临床研究概论

主　编　王兴鹏　钱碧云

人民卫生出版社
·北京·

图书在版编目（CIP）数据

临床研究概论 / 王兴鹏，钱碧云主编 . —北京：
人民卫生出版社，2024.2
ISBN 978-7-117-35754-8

Ⅰ . ①临…　Ⅱ . ①王…　②钱…　Ⅲ . ①临床医学
Ⅳ . ①R4

中国国家版本馆 CIP 数据核字（2024）第 007453 号

人卫智网	www.ipmph.com	医学教育、学术、考试、健康，购书智慧智能综合服务平台
人卫官网	www.pmph.com	人卫官方资讯发布平台

临床研究概论
Linchuang Yanjiu Gailun

主　　编：王兴鹏　钱碧云
出版发行：人民卫生出版社（中继线 010-59780011）
地　　址：北京市朝阳区潘家园南里 19 号
邮　　编：100021
E - mail：pmph @ pmph.com
购书热线：010-59787592　010-59787584　010-65264830
印　　刷：北京盛通数码印刷有限公司
经　　销：新华书店
开　　本：889 × 1194　1/16　印张：32
字　　数：811 千字
版　　次：2024 年 2 月第 1 版
印　　次：2024 年 3 月第 1 次印刷
标准书号：ISBN 978-7-117-35754-8
定　　价：199.00 元
打击盗版举报电话：010-59787491　E-mail：WQ @ pmph.com
质量问题联系电话：010-59787234　E-mail：zhiliang @ pmph.com
数字融合服务电话：4001118166　E-mail：zengzhi @ pmph.com

编 委 名 单

前　言

　　临床研究作为连接基础研究和临床应用的关键环节,正成为医学科技创新和成果转化应用的重要支撑。而临床研究体系建设也成为两大国家战略——健康中国战略和创新驱动发展战略实施的重要内容。随着近年来我国临床研究项目蓬勃开展,相应理论体系指导也日臻完善。但是,我们也注意到,相关出版物以介绍临床研究方法学知识为主,涵盖政策体系、顶层设计、支撑平台、实施管理、成果转化及方法学实践等内容,全方位、系统性总结的著作尚不多见。

　　近年来,依托上海市级医院具有领先优势的学科群、丰富的科技创新与临床研究资源,上海申康医院发展中心全面谋划市级层面临床研究体系建设,探索实践包括临床研究中心、研究型病房和医企对接等较为完善的创新措施,推动临床研究"申康式革新"全面布局的实现,有效激发了临床医师投身研究的内在驱动力,提高临床研究创新策源能力,助力上海生物医药产业发展。

　　在此背景下,上海申康医院发展中心牵头,依托 37 家市级医院,汇集临床领域顶尖权威专家、医院临床研究中心主要负责人及骨干,结合研究实践及工作体会,组织编写了《临床研究概论》。本书由基础建设和技术实践上下两篇组成。上篇"基础建设"共分七章,包括绪论、体系建设的顶层设计与实践、支撑平台建设、人才队伍建设、受试者保护体系建设、项目管理与成果转化管理等内容。下篇"技术实践"共分六章,包括方案设计及统计学考量、方法学、数据管理、质量管理、临床药理研究及实践、专病临床研究案例及实践等内容。书中系统介绍了国外临床研究体系建设现状,同时总结上海经验,全面梳理临床研究体系建设中的关键要素,提供最新临床研究方法学指导,并以专病临床研究案例形式展现前沿创新成果,以期为管理者、研究者、临床研究支撑服务人员提供可遵循的理论和切实的经验,进而推动临床研究高质量发展。

　　本书所编撰内容是编委们集体智慧的结晶。感谢各位编委在百忙之中对本书的内容反复讨论、修改。因时间紧迫、水平有限,本书中涉及的内容和范畴尚有局限,特别是对政策法规的把握还需要随着临床研究的飞速发展动态深化。书中可能有遗漏和错误之处,有待后续补充和完善。敬请广大读者批评指正,并提出宝贵意见,为开展高质量的循证医学和转化医学研究,切实提升我国临床研究水平共同努力。

王兴鹏

2024 年 2 月

目　录

上篇　基础建设

下篇　技术实践

上篇　基础建设

第一章 绪 论

习近平总书记在党的二十大报告中强调,科技是第一生产力、人才是第一资源、创新是第一动力,深入实施科教兴国战略、人才强国战略、创新驱动发展战略,开辟发展新领域新赛道,不断塑造发展新动能新优势。坚持创新在我国现代化建设全局中处于核心地位,对生物医药产业发展和临床研究产生着重大而深刻的影响。

临床研究连接基础研究和临床应用,是推动成果转化的重要支撑,是生物医药创新发展的重要策源力;临床研究是提高医疗水平和质量的重要保障,是医院高质量发展的必由之路;同时,临床研究也是健康中国战略的重要期待,是满足人民群众对健康新需求的必由之路。

◇ 临床研究是推动基础生命科学和医学研究成果向临床转化应用的重要支撑。

作为医学科技创新链的关键环节,临床研究是推动基础生命科学和医学研究成果向临床转化应用的重要支撑。各类新的治疗方法、手术方法或临床新技术必须通过成果转化,最终应用于临床诊疗。因此,针对我国专利转化产出不足、成果转化效率低的问题,大力开展高水平临床研究,接轨国际先进转化理念,是突破成果转化瓶颈问题的内在需求。

◇ 临床研究是生物医药创新链的关键环节,是生物医药创新发展的重要策源力。

生物医药产业正成为全球经济发展新引擎。数据显示,全球研发一个新药平均周期超过 12 年,其中临床研究需 7~8 年,平均成本约为 26 亿美金,其中临床研究投入成本的比例约为 70%。临床研究已成为生物医药产业发展中投入资源和时间最多的一环。在原研药和创新医疗器械的研发过程中,临床研究是关键环节,研究数据质控和全程管理直接关系到研发的进程与成败,因此提升临床研究水平是生物医药高质量发展的前提与保障。以国内大循环为主体、国内国际双循环相互促进的新发展格局进一步激发生物医药创新活力,生物医药领域自主创新将迎来新的发展契机,而作为其保障和前提的高水平临床研究也成为重要策源力。

◇ 临床研究是现代医学进步的推动力,是医院高质量发展的重要引擎。

高水平临床研究有助于认识疾病的发展规律,形成新的医学发现,实现重大疾病诊疗技术突破。高水平临床研究成果是临床指南、共识、标准制订的重要依据,为提高临床医疗水平和质量提供重要保障。在新发展格局下,临床研究必将成为医院由高速增长发展向高质量内涵发展转型换挡的重要引擎。

◇ 临床研究是健康中国战略依赖的要素,是人民健康福祉的重要保障。

随着我国经济实力不断提升,人民对健康生活的需求日益增长。现阶段我国面临着人民重大健康问题亟待解决、社会发展健康危险因素亟待破解的现状。健康是人民最具普遍意义的美好生活需要,人民期望更长寿、更高质量的生存状态,期望更舒适、更多样的健康服务。通过推进高质量的临床研究,研发疾病预防、诊断以及治疗的手段和药物,提供更好的药物和器械,优化更好的诊疗指南、标准和临床路径,制定更好的政策策略,培育更好的人才,使不同地区、城乡人群更均衡发展,显著提高患者生存质量,让患者获得更多的幸福感和安全感,才有可能满足人民群众的健康需求,保障人民健康福祉。

然而我国临床创新研究水平与国际先进水平相比存在差距,如临床研究管理体系的系统性和规范性相对滞后、临床研究学科分布分散、病例资源缺乏整合、医企沟通周期较长等问题长期存在。近年来,随着细胞治疗、基因治疗、免疫治疗、多组学研究、人工智能、5G通信和可穿戴设备等新技术涌现,临床研究面临巨大机遇,也面临巨大挑战。随着临床研究项目的蓬勃开展,相应理论体系指导也亟须跟进。但是目前相关著作大多以临床研究方法学知识为主要内容。从政策体系、支撑平台、实施管理及方法学实践等全方位总结临床研究的书籍尚不多见。上海将生物医药作为三大先导产业之一纳入"十四五"建设规划,并预期在生物医药领域打造世界级产业集群,更需要高质量临床研究的支撑。因此,本书编委会组织上海各市级医院编写了《临床研究概论》,旨在为从事临床研究的研究者、支撑服务团队及相关管理者提供较为全面的指导和帮助。

第一节　临床研究概述

临床研究是以疾病的诊断、治疗、预后、病因和预防为主要研究内容,以患者为主要研究对象,以医疗服务机构为主要研究基地,由多学科人员共同参与组织实施的科学研究活动。

一、临床研究的分类

临床研究有不同的分类方式,每种分类侧重点有所不同,适用于不同的管理重点。

1. 根据发起人分类　按照发起人不同,临床研究可分为两类。

第一类称为医药企业发起的临床试验(industry sponsored clinical trial, IST),是由医药企业作为申办方发起、以产品(药品、医疗器械含体外诊断试剂)注册为目的的临床试验。其中药物临床试验,指以人体(患者或健康受试者)为对象的试验,意在发现或验证某种试验药物的临床医学、药理学以及其他药效学作用、不良反应,或者试验药物的吸收、分布、代谢和排泄,以确定药物的疗效与安全性的系统性试验。

第二类称为研究者发起的临床研究(investigator-initiated trial, IIT),指医疗卫生机构开展的,以人个体或群体(包括医疗健康信息)为研究对象,不以药品、医疗器械(含体外诊断试剂)等产品注册为目的,研究疾病的诊断、治疗、康复、预后、病因、预防及健康维护等的活动。

2. 根据研究设计类型分类　按照研究时有无设计干预因素,临床研究可分为实验性研究和观察性研究。实验性研究根据是否随机,又分为随机对照研究和非随机对照研究。观察性研究根据有无对照组,又分为描述性研究和分析性研究;根据时间方向不同,又分为队列研究、病例对照研究和横断面调查;根据不同统计学假设类型,又分为非劣、等效和优效设计研究。

3. 其他分类　根据适应证范围,临床研究可分为适应证范围内研究和扩大适应证研究两类;根据是否有资助,临床研究可分为无资助、部分资助和全额资助三类;根据知识产权归属,临床研究可分为享有完全知识产权、部分知识产权和无知识产权三类。

以上介绍的几种分类并未涵盖所有情况,当管理重点不同时,还可以有更多分类方法。

二、临床研究的发展历史

1. **临床研究设计与实践的发展** 临床研究设计与实践方法的发展经历了漫长的探索过程。公元前,神农遍尝草药,寻找治病解毒良药,被誉为中国医药学的创始者。宋代《本草图经》中记载了人参的药效:相传欲试上党人参者,当使二人同走,一与人参含之,一不与,度走三五里许,其不含人参者,必大喘,含者气息自如者,其人参乃真也。西方最早有记录的临床试验发生在公元前 600 年左右,古巴比伦国王将 4 个人分成 2 组,比较吃"蔬菜和水"与"王的御赐食物和酒"对人健康状况的影响。

1747 年,苏格兰海军军医詹姆斯·林德进行了著名的"柠檬汁预防坏血病的临床试验",被视为第一个现代意义上的临床对照研究。为纪念这一历史性事件,世界卫生组织(World Health Organization,WHO)将每年的 5 月 20 日定为国际临床试验日。随后,临床研究方法进入了发展期(表 1-1),出现了对照设计、安慰剂设立和研究对象分配方法等各方面的探索和应用。自 1938 年临床流行病学诞生以来,循证医学、转化医学、精准医学以及真实世界研究等重要概念相继出现,丰富了临床研究内容,推动了临床研究的快速发展。

表 1-1 临床研究标志性设计方法的理论提出和实践应用

首次时间	标志性研究设计	理论或实践示例
1747 年	临床对照试验	柑橘和柠檬治疗坏血病
1781 年	单盲临床试验	蒙面法评价"动物磁力说"
1801 年	安慰剂对照试验	金属棍电磁作用试验
1855 年	病例对照研究	伦敦宽街水与霍乱暴发关系研究
1898 年	半随机临床对照试验	血清治疗白喉试验
1913 年	前瞻性队列研究	结核病父母子代死亡率研究
1920 年	考虑混杂因素的病例对照研究	糙皮病影响因素研究
1926 年	现代模式下的病例对照研究	生殖因素与乳腺癌的关系研究
1931 年	配对随机分组设计的临床试验	硫代硫酸金钠对肺结核的研究
1933 年	回顾性队列研究	家庭接触史与结核病传播研究
1943 年	多中心临床对照试验	棒曲霉素治疗感冒试验
1948 年	临床随机对照试验	链霉素治疗结核试验
1989 年	基于随机对照试验的系统评价	糖皮质激素降低早产儿的病死率研究
1989 年	适应性设计研究	Peter Bauer 首次提出
2015 年	精准医学母方案(包括设计类型)	Mary W. Redman 和 Carmen J. Allegra 首次提出

2. **研究者发起的临床研究** 近年来,临床研究的数量呈现高速增长趋势。国内外两大临床研究注册网站(中国临床试验注册中心和美国临床试验注册网站)登记的项目显示,注册类新药、新器械、体外诊断试剂临床试验增多,由非医药企业实体发起、不以新产品注册为目的的上市后研究也占据相当比例。这些研究中,大部分由医疗机构的临床医师,即研究者发起,因此国际上将其称为"研究者发起的临床研究"(IIT)。IIT 的范围通常是医药企业发起临床试验(IST)未涉及的领域。IIT 与 IST 并行,互为补充,才能更好地推进临床研究的深度和广度,获得更多研究数据,为生物医药产业研发提供更多的支撑。

例如,美国临床试验注册网站(Clinical Trials.gov)数据显示,近 11 年来,IIT 项目数量从 10 757 项 / 年增长至 28 342 项 / 年;同期 IST 项目数量从 7 003 项 / 年增长至 9 199 项 / 年,增长幅度不大,基本保持稳定。从这一趋势可知,IIT 的数量快速增加,并在临床研究中已逐渐占据主导地位(图 1-1)。

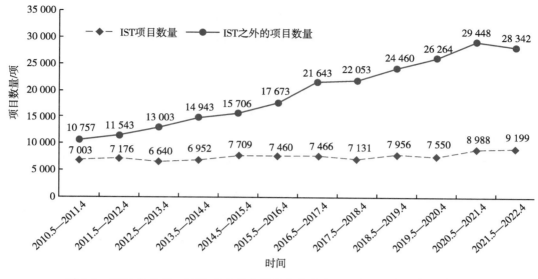

图 1-1 2010 年 5 月—2022 年 4 月美国临床试验注册网站显示的临床研究数量

中国临床试验注册中心（Chinese Clinical Trial Registry, ChiCTR）由四川大学华西医院于 2005 年建立，2007 年由卫生部指定代表我国参加世界卫生组织国际临床试验注册平台的国家临床试验注册中心，并于同年被认证为世界卫生组织国际临床试验注册平台的一级注册机构。截至 2022 年 10 月，共 62 587 项研究项目在该系统注册，并且注册的临床试验数量逐年增长（图 1-2）。

根据《干细胞临床研究管理办法（试行）》和《涉及人的生物医学研究伦理审查办法》的管理要求，国家卫生健康委员会科教司根据需要，研发"医学研究登记备案信息系统"，实现医学研究从立项、审批、监管、结题到成果转化等全链条备案管理和信息化管理，为电子化登记、审查、监管、备案提供支撑。截至 2022 年 12 月，共 84 448 个 IIT 研究项目在该系统备案。

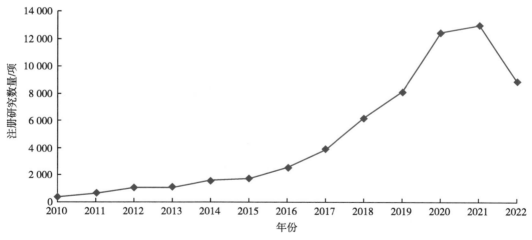

图 1-2 2010—2022 年在中国临床试验注册中心注册的临床研究数量

三、国内外临床研究的管理体系

（一）IST 的规范化管理

《药物临床试验质量管理规范》（Good Clinical Practice, GCP）是为保证临床试验数据质量、保护受试者安全和权益的临床试验全过程标准化、规范化管理的规定，也是药品监管部门监督管理药物临床试验的主要依据。美国、日本和欧洲的许多国家在 20 世纪七八十年代先后制定并实施了 GCP。人用药物注册技术要求国际协调会议（International Conference on Harmonization, ICH）是由美国、日本和欧盟三方药品注册部门和制药行业发起的，目的是对药品研发和注册的最低标准进行讨论和界定，实现新药申报注册要求的合理化和一致化。ICH 制定和发布的指导原则包括质量（quality, Q）、安全性（safety, S）、有效性（efficacy, E）、多学科（multidisciplinary, M）。ICH-GCP E6（R1）在 1996 年制定，2016 年修订，是目前全球适用面最广的临床试验质量标准。

2017 年 6 月，我国国家药品监管部门正式加入 ICH，成为管委会成员。这一举措有利于促进我国医药产业国际化，缩短国外药品进入国内时间，让人民群众能尽快使用国外最新的药物。同时，为了适应我国药品研发快速发展的需求，深化药品审评审批制度改革，对接电子数据、基于风险的质量管理等新技术和新概念，国家药品监督管理局（National Medical Products Administration, NMPA）会同国家卫生健康委员会组织修订了 GCP，于 2020 年 7 月 1 日起实施。新版 GCP 参照国际通行做法，突出以问题为导向，并与 ICH 技术指导原则基本要求相一致。

GCP 包括总则、术语及其定义、伦理委员会、研究者、申办者、试验方案、研究者手册、必备文件管理、附则共 9 章，细化明确参与方责任，强化受试者保护，建立质量管理体系，优化安全性信息报告，规范电子数据管理系统、信息化系统等新技术的应用，参考国际临床监管经验，体现卫生健康主管部门医疗管理的要求。

（二）IIT 的规范化管理

欧美国家对 IIT 的管理法规和经验相对成熟。在美国，用于新适应证申请的 IIT，即研究性新药（investigational new drug, IND）IIT 也归为新药临床试验管理；非研究性新药（Non-IND）的 IIT 则由所在大学和医院的学术机构自行管理，但知情同意过程需符合美国联邦法规。欧盟国家对 IIT 的管理更趋于严格和保守，所有干预性研究都必须向所在成员国药政管理部门递交申请。虽然后续一些由研究者发起、非商业性研究的审批流程有所简化，但具体实施中仍然存在较多争议，对 IIT 的管理仍然较为严格。

在我国，为了规范 IIT 管理，提高研究质量，国家卫生健康委员会于 2021 年发布《医疗卫生机构开展研究者发起的临床研究管理办法（试行）》（以下简称管理办法），对 IIT 的组织、立项、财务、实施、监督等方面提出了具体要求，并定于在北京市、上海市、广东省和海南省先行试点实施。2022 年辽宁、浙江、四川等 8 个省份被纳入第二批试点范围，总的试点省（自治区、直辖市）达到 12 个。

管理办法根据研究者是否基于研究目的主动施加某种干预措施，将 IIT 分为两类。第一类称为观察性研究，第二类称为干预性研究。

观察性研究的特征是在研究中不向研究对象施加任何干预因素，可以将观察对象按某种特征分组，但不需随机分组。研究者不能人为设置处理因素，同时受试对象暴露何种特征因素或同一特征因素的不同水平也不是随机而定的。管理办法规定，开展观察性研究不得对研究对象施加研究性干预措施，不得使研究对象承担超出常规诊疗或疾病防控需要的额外健康（疾病）风险或经济负担。

干预性研究的特征是研究者基于研究目的，向研究对象主动施加某种干预措施。管理办法规定，开展干预性研究应当做到：研究性干预措施符合医学的基本理论和伦理规范、具有扎实的前期研究基础、制订科学规范的研究方案和风险预案、通过科学性审查和伦理审查。干预性研究一般由三级医疗机构、设区的市级及以上卫生机构牵头开展,其他医疗卫生机构可以参与。

与 IST 相比,IIT 在研究目标、研究运行体系及人才队伍、研究经费等诸多方面常面临更多困难和挑战。现阶段,IIT 更需要政策支撑和规范管理。

四、我国开展 IIT 面临的机遇与挑战

IIT 与 IST 在诸多方面的差异为开展 IIT 提出了新的挑战,同时,也带来了新的机遇。

（一）研究目标方面

IST 是以产品（药品、医疗器械含体外诊断试剂）上市注册为目的,为确定产品安全性与有效性在人体开展的临床试验。

IIT 是研究者发起的临床研究,其不局限于新药或医疗器械,通常会产生新的治疗概念,如治疗方法、手术方法或临床新技术,具有重要的学术研究价值和临床意义。

事实上,研究者发起的 IIT 由于不以营利为目的,往往更贴近临床患者需求,在现有诊断和治疗的基础上,进一步扩展上市产品新用途、新诊疗技术、数据挖掘和人工智能技术研发和运用等潜能,因此对于很多患者,尤其是罕见病、肿瘤和难治性疾病等,通常是十分有益的。另外,高质量 IIT 研究是临床指南、共识、标准制订的重要证据支撑,还可以作为药品注册审评的参考,支持新适应证的批准,或作为诊疗指南修订的一线证据,进而造福广大患者。因此,高质量 IIT 的开展对推动我国医学科技创新、研发适合国情的疾病诊治防控手段、提高人民健康水平具有重要意义。

（二）研究运行体系及人才队伍方面

IST 以医药企业作为申办方,通常有较为完整而全面的技术服务团队,在政府长期的规范管理下,已形成了较为完善的运行体系和稳定的人才队伍。

与 IST 相比,IIT 在研究运行体系、技术服务团队、人才队伍稳定性等方面面临更多困难。高水平 IIT 研究需要临床研究团队和专职辅助团队密切协作完成。前者包括主要研究者（principle investigator, PI）、研究者（investigator）等;后者包括流行病学/统计学、数据管理、项目管理/质量控制、生物信息专业、成果转化及教育培训人员、临床研究协调员/临床研究助理（clinical research coordinator, CRC）、研究护士（research nurse, RN）、临床研究秘书/项目经理等。

IIT 研究由于研究者学科背景单一、方法学培训不足等原因,常难以单独开展高水平临床研究。在研究设计实施方面,IIT 常存在一些问题,如研究方案缺乏可行性,研究目标与方案不一致,研究主要终点等关键指标模糊等。并且,研究者在完成繁重的医疗和教学任务的同时开展 IIT,需兼顾研究质量监管、研究设计和实施、伦理论证等多重任务,要做到规范有一定难度,同时多重任务叠加也会影响研究进度和结果。在过程管理和质量控制方面,有时存在受试者招募困难、质量管理不规范、数据缺失及缺乏整体数据分析计划等问题。IIT 主要研究程序执行者和数据收集者经验不足、合规意识不强,会导致数据收集在及时性、准确性、完整性等方面存在缺陷。若 IIT 研究者风险意识薄弱,则难以构建完整有效的风险控制体系,容易出现对受试者的保护关注不足、不良事件的处理和报告不及时,退出、终止研究的标准掌握不严格,以及不及时支付受试者补偿等情况。

（三）研究经费方面

IST 以医药企业作为申办方,通常可获得较为雄厚的资金支持。但 IIT 与 IST 不同,常会面临研究经费不足的问题。IIT 的经费来源大致分三类,包括政府设立的纵向课题、企业或基金会赞助及研究者自筹。

我国医学研究资助体系中，针对基础研究的资助占比较大，对 IIT 的资助有限，而 IIT，尤其是高质量 IIT 需要充足的经费支持。

为解决上述挑战，政策支撑和规范管理至关重要。因此，管理办法的提出，为规范 IIT 提出了指导方向，也为其带来新的发展机遇。

在国家重大改革时期，把握全球生物医药产业发展新机遇，聚焦大力提升临床研究能力和研究成果快速转化能力，加强临床研究体系和支撑平台建设，将有利于临床研究体系与产业发展新格局，实现跨越式发展。

第二节　国外临床研究体系建设状况

大力加强临床研究体系建设已成为世界各国推进医学科技发展的重要战略方向。分析和研究发达国家的临床研究体系，有助于我国在功能定位、发展目标、建设运行模式和管理机制等方面借鉴经验，并进一步完善我国临床研究体系建设。

欧美等发达国家高度重视临床研究，政府通过政策供给、专项资助和搭建研究网络及支撑平台，持续支持生物医药和临床诊疗领域的创新发展。笔者结合文献、培训报告等，分别选取美洲、欧洲、大洋洲及亚洲等地区的几个代表性国家进行现况总结。

一、美国临床研究体系建设状况

美国在临床研究领域长期处于领先地位，临床研究的大力开展使美国在生物医学科学研究及其临床应用领域始终走在世界前列。美国医学院协会和美国医学会早在 1999 年就意识到，临床研究已成为生物医学发展的"科学瓶颈"，所有基础科研成果必须通过这个"瓶颈"才能转化为应用，因此组织召开了临床研究峰会，意在打破临床研究瓶颈问题，加速医学成果向临床实践的转化。现在，美国每年医学科研经费的 55% 左右用于支持医学基础研究领域，45% 左右用于支持医学应用研究领域。

（一）临床研究前沿布局及支撑平台建设

美国主要通过成立临床医学研究网络组织联盟来加强国家的临床医学研究能力。美国国立卫生研究院（National Institutes of Health，NIH）建立了由实验性治疗临床试验网络（含 NIH 临床中心、80 个临床站点）和国家临床试验网络（含 3 000 多个站点）构成的全球最高水平的临床研究体系。

例如美国国立综合癌症网络（national comprehensive cancer network，NCCN），成立于 1995 年，初衷是在癌症研究与治疗领域建立国家级的联盟和行业发展标准，其成员机构已从最初的 13 家发展到现在的 27 家，包括耶鲁癌症中心、得克萨斯大学 MD 安德森癌症中心、密歇根大学罗格尔癌症中心、梅奥诊所癌症中心和斯坦福癌症研究所等。NCCN 每年发布的癌症临床实践指南在美国乃至全球癌症临床实践中广泛应用。除临床指南外，NCCN 还在全球癌症基础研究、临床转化与企业合作、政策推广、癌症教育等多个领域做出了重大贡献。美国国家癌症研究所（National Cancer Institute，NCI）牵头建立的人类组织协作网络（cooperation human tissue network，CHTN）始建于 1987 年，收集了来自数万名患者和健康群体的不同组织、器官样本 80 万份以上。目前，美国已有超过 600 个生物样本库，存储的人体组织样本总量已超过 3 亿份，且以每年 2 000 万份的速度增加。

临床研究前沿布局方面，美国在基因治疗和基于真实世界数据开展临床研究方面积极探索。2018

年,由 NIH 与食品药物监督管理局(Food and Drug Administration, FDA)双规监管,同时辅以机构审查委员会从伦理角度监督的模式建立;2020 年,数字医疗卓越中心(Digital Health Center of Excellence, DHCOE)成立,服务于真实世界数据和先进临床研究。

2003 年,NIH 发布医学研究路线图,重点推进转化医学的发展。2006 年,NIH 推行临床与转化科学奖励计划(clinical and translational science awards, CTSA),至 2012 年建成囊括 60 个美国相关研究机构的临床和转化医学研究中心的研究网络。2012 年 3 月,美国又设立了国家转化科学促进中心,负责全美转化医学研究中心的顶层设计和政策指导。根据转化医学研究的不同阶段,美国临床和转化医学研究中心划分为数个相对独立、有机统一的研究单元,提供从临床前研究到社区应用"多节点、全链条"的保障服务。例如,杜克大学转化医学中心建立的转化研究所、临床医学研究病房、临床医学研究所及社区研究中心分别承担临床前、临床 I 期至临床Ⅳ期及社区应用等研究工作。

国家转化科学促进中心还配套多类别的通用技术平台和专业技术平台,以满足转化医学研究需要。其中,通用技术平台大都引入了"开放、联合、共享、高效"的运行机制,按照研究对象和服务领域分为分子研究平台、细胞研究平台、生物影像支持平台和临床试验支持平台 4 类,如梅奥转化医学中心基因组学、药物基因组学、蛋白质组学、代谢组学和生物影像等平台。专业技术平台是根据转化医学中心自身的学科基础和特色优势设立的,如梅奥诊所的心血管生理平台和神经生物平台、杜克大学的止血及血栓形成试验平台和成像分析平台等。

在临床研究业务支持方面,美国以医药企业为主导,并且拥有先进的合同研究组织(Contract Research Organization, CRO),提供技术支持和专业化服务。这些前沿布局及支撑平台体系建设极大地促进了美国的临床研究开展,使其在临床研究项目和成果方面表现卓越。

(二)临床研究项目开展情况

以 2021 年为例,在美国临床试验注册网站登记的临床研究项目中,美国开展的临床研究项目有 9 776 项,占该年度全球总数量的 26.40%(图 1-3),位列全球首位。临床研究受试者参与度方面,在全球主要国家和地区开展的临床试验中,美国占 41%。

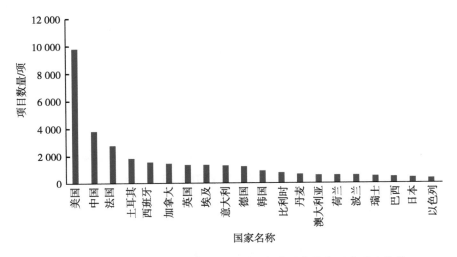

图 1-3 美国临床试验注册网站登记的主要国家临床研究项目数量

（三）临床研究成果产出及转化情况

在临床研究成果产出方面,无论是研究论文数量还是影响力,美国均保持全球首位,其总体研究水平和学术产出远超其他国家。以 2020 年为例,美国共发表临床医学研究论文 132 853 篇（图 1-4）,其中四大顶级临床医学期刊《新英格兰医学杂志》（*The New England Journal of Medicine, NEJM*）、《柳叶刀》（*The Lancet*）、《美国医学会杂志》（*Journal of the American Medical Association, JAMA*）和《英国医学杂志》（*British Medical Journal, BMJ*）上共发表 2 739 篇,位居全球首位。

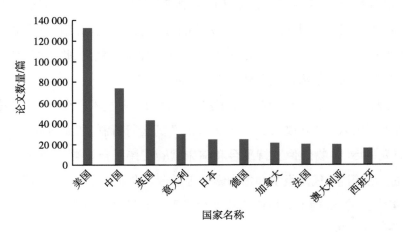

图 1-4　部分国家 2020 年临床医学研究论文发表数量

在临床转化方面,研究机构与企业在创新药物和新型疗法、医疗器械领域均取得了多项重大进展。2008—2017 年的 10 年间,美国 FDA 共批准新药 320 个,其中包括 249 种新化合物和 71 种生物制品,平均每年有 31 个新药获批上市。

二、欧洲部分国家临床研究体系建设状况

在平台建设方面,欧洲建立了临床医学研究基础设施网络（European clinical research infrastructures network, ECRN）以促进临床医学研究的协同发展。其中,泛欧洲生物样本库与生物分子资源研究中心 - 欧洲研究中心联盟（Biobanking and BioMolecular Resources Research Infrastructure-European Research Infrastructure Consortium, BBMRI-ERIC）共享了欧盟 24 个国家、超过 200 个机构的生物样本库。该联盟最新开放的 2.0 版目录公布,其样本库网络中涵盖 515 个生物样本库的资料,样本总量超过 6 000 万个,包括 136 个临床或疾病相关的生物样本库以及 189 个正常人群样本库。

本书选取法国、英国及德国作为代表进行总结。

（一）法国

1. 临床研究支撑平台建设　法国生命科学研究投入经费占总体学术研究投入经费的 50%。法国公立医院开展临床研究主要的外部资助来源有国家医药卫生相关学术机构、欧盟组织、相关企业及基金会等。其中,法国国家科研中心（Centre National de la Recherche Scientifique, CNRS）类似于我国的中国科学院,法国国家健康与医学研究院（Institut National de la Santé Et de la Recherche Médicale, INSERM）类似于美国的 NIH。CNRS 是法国最大、研究领域最为广泛的科研机构,也是欧洲最大的基础研究机构。CNRS 的经费主要来源于国家财政拨款。INSERM 成立于 1964 年,是开展健康和医学研究的公立科研机构,下属超过 365 个研究单位,遍布全世界,其中 80% 的研究单位设在法国各大学的附属医院。INSERM

自建立以来,一直致力于临床研究中心(Clinical Investigation Centre, CIC)的建设推进和临床研究项目的资助。目前,INSERM 已经在法国各大学的附属医院内推动建立了 35 个 CIC。截至 2017 年,INSERM 共计资助了 325 项队列研究,其中 167 项为生物医学研究。在国家层面上,INSERM 资助了"法国基因治疗 2025 计划"中的 4 项试点项目。在国际层面上,INSERM 资助了超过 15 项欧洲和南半球的临床研究项目。

法国于 1993 年依托巴黎公立医院集团(Greater Paris University Hospitals, APHP)在全国建立了由 54 个临床研究中心组成的网络。APHP 是欧洲最大的公立医院集团,管理着 12 个医联体的 39 家公立医院(表 1-2)。APHP 集团设有临床研究和创新管理部(Direction for Clinical Research and Innovation, DRCI)。DRCI 管理和实施超过 3 100 项研究项目,其中 821 项为政府专项预算资助,1 627 项为企业资助,710 项为研究机构资助。2016 年统计数据显示,DRCI 有职工 759 人,其中 10% 是医生,非医务人员中最多的是临床研究助理,约占 36%,其次是临床研究技术人员,占 13%。医联体层面的临床研究中心(Clinical Research Unit, CRU)负责医联体内医院临床研究项目的管理与技术支持。CRU 在医院内一般按照小型营利性公司运作,具有项目筹资、项目管理和质量控制、政策和技术支持等功能,内设行政管理、教育培训、信息收集和传播、数据管理和方法学、专项项目管理、成果转化、项目跟踪以及技术和实验等部门。医院层面设立的 CIC 具体负责实施临床研究。目前,全法国共有 54 个 CIC,其建设资金主要来自法国卫生部。CIC 可以分为 4 类:一是临床研究类 CIC(27 个),主要依靠所在医院或所在区域内医院的特色临床学科开展临床研究项目;二是技术创新研究类 CIC(8 个),主要服务于创新性医疗器械等的临床试验;三是生物治疗类 CIC(10 个),主要服务于生物治疗的临床试验;四是临床流行病学类 CIC(9 个),主要为各医院开展临床研究提供统计学、流行病学方面的技术支撑。除全职人员以外,医院 CIC 还有大量的兼职人员(主要是数据管理与统计、研究助理或研究护士等临床研究辅助人员),兼职薪酬可列入临床研究项目预算支付。

表 1-2 APHP 临床研究管理架构

层级	机构名称	数量	建设单位	职能
第一层	DRCI	1 个	APHP(挂靠在圣路易医院)	顶层设计、政策研究、协调、质量控制和监管;人员培训;成果转化
第二层	CRU	14 个	APHP(医联体牵头医院)	项目管理、技术支持、项目筹资与预算管理
第三层	CIC	54 个	法国国家健康与医学研究院(INSERM)、APHP(医联体医院)	项目实施

在推动研究成果转化方面,法国于 2006 年成立了生物医药中小企业管理办公室(Medicen)。Medicen 从三个方面推动成果转化:一是推动大量的创新合作项目,并将其转化为应用产品和经济价值。项目主要围绕生物诊断、诊断和介入、再生医学和生物材料、信息通信技术和健康服务、转化医学 5 个战略领域。Medicen 已资助 284 个研发项目,总投资超过 10 亿欧元,形成了 49 个创新产品;对 55 个已完成的项目进行了营销,孵化期从 2 个月到 2 年不等。二是向企业集群成员提供个性化服务,支持中小企业的发展。三是促进巴黎地区中小企业的国际化发展。例如,Medicen 召集 3 个制药集团和 INSERM 等 10 个学术团队在内的 13 个合作伙伴,共同发起了 CReMEC 项目。该项目在 2006 年获得了

240 万欧元政府资金和 250 万欧元企业基金投入,项目团队完成了肿瘤样本的分子和药理学特征学分析,建立了研究模型。在后续的 5 年里,在 Medicen 的孵化与扶持下,该项目获得了多渠道来源的资金投入和企业 / 实验室等合作伙伴。2013 年,以 CReMEC 项目为基础的新项目 IMODI 癌症中心成功获得 1 340 万欧元的资金支持,项目建设了中央生物样本库,拥有 4 万多份生物样本和组学数据资源以及可用于肿瘤、免疫和微生物标志物识别的分析工具,从仅针对结直肠癌 1 种癌症逐渐拓展到针对 9 种癌症研发有效治疗方法。

2. 临床研究项目及成果产出　在 2021 年,法国开展临床研究项目数量达 2 731 项,位列全球第 3 位(见图 1-3)。在全球主要国家和地区开展的临床试验中,法国临床研究受试者参与度达到 4%。在临床研究成果产出方面,以 2020 年为例,法国共发表临床医学研究论文 20 344 篇,数量位居全球第 8 位(见图 1-4),其中在 *NEJM*、*The Lancet*、*JAMA*、*BMJ* 4 个综合医学期刊上共发表 252 篇,位居全球第 7 位。

(二)英国

1. 临床研究支撑平台建设　英国健康与社会保健部(Department of Health and Social Care)于 2004 年构建了一个跨领域的英国临床医学研究协作网络(UK clinical research network, UKCRN),旨在资助和协调各种疾病的合作研究,希望依靠 UKCRN 进行大规模、多中心临床试验,同时加强方法学、生物信息学等试验理论和设施的建设,并寻求与企业的合作机会。

UKCRN 包括 4 级结构。第一级结构是由国家临床医学研究联盟成立的国家临床医学研究网络。第二级结构为英国 4 个行政区域的临床医学研究网络,分别为英格兰、北爱尔兰、苏格兰和威尔士临床医学研究网络。第三级结构是在二级结构基础上,按照地区、研究主题或机构类型组建的:英格兰临床医学研究网络由国家协调中心统一管理,覆盖 15 个地区,涉及 31 个研究领域;北爱尔兰临床医学研究网络由健康与社会保健研发部(Health and Social Care R & D Division, HSCR & D Division)建立,由设在贝尔法斯特皇家医院的协调中心管理,重点关注 9 个研究领域;苏格兰临床医学研究网络由苏格兰政府首席科学家办公室(Scottish Government Chief Scientist Office, CSO)建立,根据研究主题又分为 7 个研究网络;威尔士临床医学研究网络由威尔士政府通过卫生保健研究院(Health and Care Research Wales)建立,包含 5 个研究中心、3 个研究单元、3 个基础设施支持组及 3 个运输中心,各功能单元均由大学来牵头领导。第四级结构为 62 个经过注册认证的临床试验单元(Registered Clinical Trials Units, Registered CTUS)。

英国生物样本库(UK biobank)始建于 1999 年,为大型前瞻性人类遗传队列生物样本库,募集了 50 万名 40~69 岁的英国人志愿者(占英国总人口的 1%),采集其血液、尿液和唾液样本(保存了 1 500 多万份生物样本)并跟踪记录其健康资料。

2. 临床研究项目及成果产出　以 2021 年为例,英国开展临床研究项目数量为 1 347 项,位列全球第 7 位(见图 1-3)。在全球主要国家和地区开展的临床试验中,英国临床研究受试者参与度达到 4%。在临床研究成果产出方面,以 2020 年为例,英国共发表临床医学研究论文 43 287 篇,数量位居全球第 3 位(见图 1-4),其中在 *NEJM*、*The Lancet*、*JAMA*、*BMJ* 4 个综合医学期刊上共发表 1 482 篇,位居全球第 2 位。

(三)德国

1. 临床研究支撑平台建设　德国在大学设置研究机构的同时,还会在医院附近设置独立的医学研究机构,以便建立起一个资源共享的研究平台,促进研究成果快速转化及应用,也兼具区域性转化医学中心的作用。

作为政府预算的重要项目之一,医学研究机构费用的 90% 来自政府拨款,以保证科研人员有较为优厚稳定的薪酬待遇和研究条件。在此基础上,实验室负责人可通过自由申请国家科研课题项目以获得实验经费。这样的双轨制模式在很大程度上保证了医学相关基础研究的投入,也为培养一批稳定而优秀的基础科研人才提供了物质条件。

以海德堡国家癌症研究中心为例,2010 年德国政府总共投入 11.4 亿欧元作为其日常运作的费用,另外其内设各实验室还得到了不少于 5 亿欧元的专项课题资助和成果转化投资。当然,作为国家自然科学研究联盟之一的海德堡国家癌症研究中心,内部有较为严格的选拔和考核体系,获得的经费资助与项目负责人的研究成果有关。实验负责人在接受专项课题完成情况考核的同时,也要接受中心科学委员会发起的职位评审和年度考核。相比较而言,德国研究小组的成果取得周期较长,但往往质量较高。

德国医学专业排名第一的海德堡大学医学系,拥有众多的研究机构,如德国癌症研究中心、欧洲分子生物学实验室、马普医学研究和细胞生物研究所、曼海姆心理康复中心研究所。海德堡大学附属 15 家部门医院、46 个专科、8 个医学研究所,是欧洲最优秀的五所医学院之一。

弗莱堡大学医学院是德国历史最悠久、最杰出的医学院之一,拥有包括弗莱堡大学医学中心在内的 16 所教学医院。弗莱堡大学医学中心是德国最大的医学中心之一,有近 1 800 张床位,是德国第三大综合性医院。2006 年落成的综合癌症治疗中心被德国癌症援助协会评选为德国顶尖癌症医疗机构,为德国五大癌症中心之一。弗莱堡大学医学院在 2009 年获得国家教育科研部资金,修建了慢性免疫力缺乏性疾病中心;2012 年新建了国际最先进的急救中心。弗莱堡大学医学中心还拥有德国规模最大的心脏中心——Bad Krozingen 心脏中心。

在产、学、研结合的道路上,德国科研人员与生产商并不完全追求规模效益和成果收益最大化,而是将后续开发能力与质量控制作为优先保证的内容。例如,西门子医疗在近 10 年内仅推出 3 个系列的大型影像学设备,但每个系列都有独到之处,哪怕是普通的 X 线摄片机,都有其专利内容。技术的不可复制性和稳定性保证了西门子产品的先进性和优异性。

在法律体系上,德国通过详尽的医疗立法保证新技术和新设备的安全性。根据产品安全性和医疗效应分级标准,从 I 类皮肤外用药到 III 类牵涉患者生命的急救药品,都有严格的法律路径和申请流程。要上市就要先符合标准,对医学成果转化领域的全面监控是最重要的环节。以干细胞治疗为例,德国的研究水平稳居世界前列,但时至今日尚未有符合法律和行业标准的干细胞治疗项目能进入医疗市场。对医学成果转化的慎重态度,最大限度降低了医疗技术和伦理风险。

2. 临床研究项目及成果产出 以 2021 年为例,德国开展临床研究项目数量为 1 211 项,位列全球第 10 位(见图 1-3)。在全球主要国家和地区开展的临床试验中,德国临床研究受试者参与度达到 7%。在临床研究成果产出方面,以 2020 年为例,德国共发表临床医学研究论文 24 764 篇,数量位居全球第 6 位(见图 1-4),其中在 *NEJM*、*The Lancet*、*JAMA*、*BMJ* 4 个综合医学期刊系列上共发表 274 篇,位居全球第 5 位。

三、澳大利亚临床研究体系建设状况

1. 临床研究支撑平台建设 澳大利亚面积 769 万 km^2,人口约 2 500 万,从交通便利性、医院资源、患者绝对数量上来讲,很难与中国媲美。但几十年来,澳大利亚始终处于世界临床试验主流阵营,这归功于政府对临床试验的重视。较高的伦理水准、学术水平和知情人群受教育程度,以及丰富多样化的人口,让澳大利亚成为全球临床试验首选,其Ⅰ期临床试验水平更是具有世界级竞争力。临床试验行业价值达每年 10 亿美元,其中外资投资就达到 4.5 亿美元,原因主要在于审批流程快、临床医疗水准优、临床研究中心科研素质及水平高。澳大利亚联邦、州和地区各级政府均参与到提高临床试验质量的工作中,相应举措包括但不限于为大学、医院、研究机构和公司提供资金和基础设施,以及规范各环节标准,如伦理和科学审查、保护受试者隐私、电子病历记录等。

以新南威尔士大学医学院为例:威尔士亲王临床学院是其附属医院之一,有 26 个实验室和临床研究组,能容纳所有阶段的临床试验。威尔士亲王临床学院在肿瘤生物学、免疫学、风湿病学、肾脏医学、胃肠病学、重症监护、微生物学等领域具有优势。2007 年,新南威尔士大学耗资 1 亿美元,由其悉尼分校和儿童癌症研究所联手,创建了洛伊癌症研究中心。该中心是澳大利亚唯一的儿童和成人癌症医学综合研究所,也是澳大利亚第一个同时研究和实施成人和儿童癌症临床药物试验的机构。

2. 临床研究项目及成果产出　以 2021 年为例,澳大利亚开展临床研究项目数量为 632 项,位列全球第 14 位(见图 1-3)。在临床研究成果产出方面,以 2020 年为例,澳大利亚共发表临床医学研究论文 19 950 篇,数量位居全球第 9 位(见图 1-4),其中在 *NEJM*、*The Lancet*、*JAMA*、*BMJ* 4 个综合医学期刊系列上共发表 332 篇,位居全球第 4 位。

四、日本和以色列临床研究体系建设状况

(一)日本

1. 临床研究支撑平台建设　为推动临床医学研究的发展,日本着重推动临床医学研究集群的体系建设,并设定合理的研究层级,推动临床医学研究机构资源的均衡配置,提升整体效率和水平。借鉴美国 NIH 体制,日本建立了临床医学研究三级机构体系。第一级由 8 个核心转化研究中心、10 个核心临床医学研究中心和 2 个全球核心临床医学研究中心组成,负责设计执行和统筹管理高质量的多中心临床试验。各机构职能设置和人员配备完善,同时具备人才培训、伦理审查和数据管理的能力。这些中心具有较高国际化水平,具备符合国际标准的机构审查委员会(Institutional Review Board, IRB)、规章制度和财务系统,能领导国际多中心研究,提供研究设计、数据分析和研究者培训等服务。第二级主要负责执行多中心临床试验。第三级为大规模临床医学研究提供受试者招募和随访支持。

2. 临床研究项目及成果产出　以 2021 年为例,日本开展临床研究项目数量为 446 项,位列全球第 19 位(见图 1-3)。在临床研究成果产出方面,以 2020 年为例,日本共发表临床医学研究论文 24 773 篇,数量位居全球第 5 位(见图 1-4),但在 *NEJM*、*Lancet*、*JAMA*、*BMJ* 4 个综合医学期刊系列上发表论文数量排名中尚未进入全球前十位。

(二)以色列

以色列的生命科学是全球公认的世界高科技创造性发展的引领者。以 2021 年为例,以色列开展临床研究项目数量 374 项,位列全球第 20 位。

以色列是一个重视创新和创业的国度,其创新竞争力在全球排前 3 名。以色列在高科技研发经费上的投入占国内生产总值(gross domestic product, GDP)的 4.2%,这一比例位居全球首位。取得这样的成果,以色列的政府引导基金发挥了巨大作用。以色列股权投资基金在 1990 年只有 4 500 万美元募集规模,而随着第一支风险投资基金——Yozma 基金的推出,股权投资基金也开始迅速发展,2000 年达到

27.8亿美元募集规模，10年时间扩充了约60倍。

以色列政府于1974年成立了首席科学家办公室（Office of the Chief Scientist，OCS）。OCS有5大工作内容：研发基金、磁石计划、"趋势"项目（the trends program）、孵化器计划（the incubator program）、国际交流合作。其中，"趋势"项目是用于扶持萌芽期个人创业的种子基金，对有潜力的创业项目发放一定资金，并协助个人发明者或新生创业公司进行项目技术和商业潜力的评估、申请专利、起草商业计划、发展初期业务等；孵化器计划为创业公司提供舒适方便的孵化环境以完成调研、开发和市场化，将技术想法真正转化为现实的商业产品，每个孵化项目为期2年；国际交流合作是通过成立专属部门——MATIMOP，专门开发并施行国际研发合作项目。

以色列医疗支出占GDP的8%。从社区诊所到世界知名的创伤中心，以色列都拥有高水平医疗和大规模优质资源及基础设施。在临床研究方面，以色列通过法规制度将转化研究和临床研究固化为高质量医生培养体系的核心内容，引导临床医学科学家专注临床研究和临床科技创新。以色列的人均生物技术专利量排名世界第4，许多医生既是新技术的早期尝试者，又是原始技术的开发者。以色列大学和医院也都有自己的孵化器，如希伯来大学成立了自己的技术商业公司。

第三节　中国临床研究体系建设状况

与发达国家相比，我国临床研究体系建设起步较晚。近年来，我国在临床研究体系的支持和引导政策、资金保障、生物医药产业布局、协同网络及支撑平台建设、人才队伍建设等方面快速进步并日趋健全。

一、中国临床研究体系建设

（一）战略顶层规划

从全球格局来看，随着生命科学基础研究的突破性进展，医药产业发展和创新已成为战略制高点。

2012年，生物医药被列为我国七大战略性新兴产业之一。"十三五"期间，国务院发布《"健康中国2030"规划纲要》。十八大以来我党高度重视科技创新，提出了一系列的新思想、新论断和新要求。为全面落实、创新驱动发展战略，中共中央、国务院于2016年5月印发了《国家创新驱动发展战略纲要》，旨在在新的发展阶段贯彻执行这一立足全局、面向全球、聚焦关键、带动整体的国家重大发展战略，也为我国临床研究步入创新发展快车道奠定了基调。迈入"十四五"时期，我国科技发展的指导思想从2016年的"三个面向"升级为2020年的"四个面向"，"面向人民生命健康"上升到与"面向世界科技前沿""面向经济主战场""面向国家重大需求"同样的高度。"十四五"医药工业发展规划提出强化关键核心技术攻关、推动创新药和高端医疗器械产业化与应用、健全医药创新支撑体系三个方面，从而加快医药产品创新和医药产业化技术突破。

临床研究的推进是我国"创新驱动发展战略"和"健康中国战略"相互交融的必然结果。

（二）优化科技体系

科技部在"十二五"期间就启动了"临床医学研究协同网络建设示范应用研究"项目，以协同研究网络建设，引领我国临床医学研究发展方向。

"十三五"期间，我国为落实"创新驱动发展战略"，加强科研顶层规划，制定了《"十三五"国家科技创新规划》，首次将"科技创新"作为一个整体进行顶层规划。通过实施中央财政科技计划（专项、基金等）管理改革,整合形成新五类科技计划,包括国家自然科学基金、国家科技重大专项、国家重点研发计划、技术创新引导专项、基地与人才专项,优化了科技计划体系。在卫生健康领域,制定了《"十三五"卫生与健康科技创新专项规划》,以强化部门协同机制建设、推进科技管理体制改革、构建多渠道科技投入体系及加快创新人才队伍建设等,多措并举促进成果转移转化、加强创新体系建设、构建国际合作网络及推进科学技术普及。依托国家科技重大专项和国家重点研发计划,设立国家"重大新药创制""精准医学研究""重大慢性非传染性疾病防控研究""生物医用材料研发与组织器官修复替代""干细胞及转化研究"及"数字诊疗装备研发"等一系列专项。在 2020 年底收官的"重大新药创制"科技重大专项,对 3 000 多个课题提供了支持,针对 10 类重大疾病的自主创新品种成果斐然,我国药物创新技术体系初步建成,包括以科研院所和高校为主的国家级综合技术平台、企业药物创新技术平台以及为新药创制提供评价和支撑的单元平台等。

我国科技体系"十四五"规划延续"十三五"顶层规划,依托国家科技重大专项和国家重点研发计划,继续设立一系列与临床研究相关的重大专项。

（三）加大资金保障

过去,我国在临床研究方面的资金投入明显不足。虽然医疗科研领域的资助金额逐年增加,但医学研究和临床研究领域的支持力度和经费分配存在明显差异。科技部和国家自然科学基金委员会是医学科研基金支持的主要单位,科研项目及科研经费支持的重点在医学基础研究领域,在临床研究领域支持的科研项目相对较少。科技部数据显示,2011 年我国政府在生物医学领域投入资金 10 亿美元,在临床研究上的投入仅为 2.5 亿美元。

近年,尤其是"十三五"以来,我国在临床研究领域支持力度逐步加大。通过建立多层次临床研究专项基金、鼓励社会力量支持、参与临床研究以及强化临床研究资助评审管理等方式,建立多元化临床研究资助体系。例如,"重大新药创制"科技重大专项从 2008 年启动到 2020 年收官,中央财政共投入 233 亿元人民币;国家重点研发计划"干细胞及转化研究"专项中,2016—2020 年扶持项目共 136 项,资金约 26 亿元人民币,涉及干细胞的基础研究、动物研究与临床试验等环节。

"十三五"期间,医药研发投入持续增长,规模以上企业研发投入年均增长约 8%。2020 年上市公司研发费用占销售收入的比重超过 6%。在研新药数量跃居全球第二位,1 000 余个新药申报临床试验,47 个国产创新药获批上市,较"十二五"期间翻一番。医疗器械、制药装备、生产用耗材等领域的一批高端产品填补了国内空白。

从研发经费投入占比来看,2020 年我国基础研究投入占研发总投入的比例虽然达到了 6%,但与全球生物医药领先国家（普遍在 15% 以上）相比,还有明显差距。此外,我国应用研究投入占研发总投入的比例为 11%,也远远落后于全球生物医药领先国家的平均水平（近 20%）。

（四）健全协同网络、搭建支撑平台

1. 健全协同网络　我国将临床医学研究领域协同网络建设作为国家重点支持的战略目标,以"十二五"期间开展的"临床医学研究协同网络建设示范应用研究"项目为标志,逐步建立覆盖临床医学全学科领域以及全国的临床医学协同研究平台。

"十三五"期间,设置"重大慢性非传染病防控重点专项""精准医学研究重点专项""生殖健康及重大出生缺陷防控研究重点专项"等,将临床医学协同研究作为项目顶层设计和组织实施的指导原则,进一步扩大延伸了"协同研究"的应用范围。

在研究基地平台方面,我国提出《国家科技创新基地优化整合方案》。2017年,为打造一批临床医学和转化研究的"高地",科学技术部、国家卫生计生委等印发了《国家临床医学研究中心五年(2017—2021年)发展规划》,并出台配套《国家临床医学研究中心管理办法》和《国家临床医学研究中心运行绩效评估方案》,国家临床医学研究协同创新战略联盟以及下辖的一批国家临床医学研究中心正在组织实施各临床学科领域的协同研究网络建设。目前,科技部已经在心血管疾病、神经系统疾病、慢性肾病、恶性肿瘤、呼吸系统疾病、代谢性疾病、精神心理疾病、妇产疾病、消化系统疾病、口腔疾病、老年疾病等28个疾病领域布局,通过4个批次建设了50家国家临床医学研究中心,并于2021年启动第五批国家临床医学研究中心申报工作。

同时,我国强化区域布局,推进区域特有重大疾病省部共建中心的建设,引导在心血管疾病、恶性肿瘤、神经系统疾病、呼吸系统疾病、代谢性疾病、精神心理疾病、感染性疾病、老年疾病等重大疾病领域建立相应的分中心。鼓励各地开展省级中心的建设,完善学科领域与区域布局;构建体制化、机制化的转化推广体系,打造一批规范化、标准化、规模化的健康医疗大数据平台、生物样本库和信息库,搭建国际一流的临床研究公共服务平台;开展万人以上规模的疾病人群队列研究,开发疾病综合治疗方案,研究制订国际水平的临床实践指南,普及推广一批医学科技成果。

截至2020年底,已成立的50家国家临床医学研究中心在全国建设网络成员单位11 225个,共开展临床试验1 906项,有7项临床研究结果被国际疾病防治指南引用,10项临床研究成果被国内疾病防治指南引用,发表论文6 700篇,获得发明专利135项。

2. 搭建支撑平台　我国已建成学科布局较为完备的国家自然科学和医学研究体系。中国科学院是国家自然科学研究最高学术机构、科学技术最高咨询机构和自然科学与技术综合研究发展中心,设有多个创新单元,通过聚焦基础性、前沿性、交叉性的研究方向,提供科学技术基础支撑服务,起到承接国家战略方向、引领科学进步的带头作用,包括国家级和院级重点实验室、研究中心、重大科技基础设施和国家科技资源共享服务平台等。

我国人口众多,疾病和生物样本资源极其丰富,近年来生物样本库建设的投入不断加大。1994年开始,中国科学院就启动中华民族永生细胞库,保存了中国42个民族、58个群体3 000余人的永生细胞株及6 000余人份DNA标本。中山大学肿瘤防治中心肿瘤资源库是目前国内最大的肿瘤资源库之一,拥有世界上最大的鼻咽癌样本库。天津市协和干细胞库是目前亚洲最大的脐带血干细胞库。复旦大学泰州健康科学研究院以泰州500万居民为代表人群,35~65岁居民为研究对象,建成约20万人中国社区健康人群前瞻性队列,并建设了配套的大型队列生物样本库。该样本库也是目前我国最大的单一地区健康人群样本库。深圳华大基因研究院组建并运营的深圳国家基因库是目前我国唯一获批筹建的国家基因库,已存储多种生物资源样本1 000万份。

此外,大样本、多中心、可持续扩大延伸的临床资料库和生物样本库,包括临床生物样本库、基因库、标准化菌毒种库、生物医学数据库和医学科研数据库等,依托国家临床医学研究中心逐渐建立,新型临床研究资源平台也在此基础上搭建起来,通过分中心及核心成员单位及协同创新单位等进行资源开放共享,促进临床研究资源共享与合作,具有重大战略意义。我国还利用国家转化医学中心、省部级临床医学研究中心等平台,坚持市场主导,搭建医疗技术协作与转化平台,推进临床研究网络建设,推动具有自主知识产权的成果实现临床转化应用与推广。

（五）健全人才队伍

我国长期坚持从顶层设计层面指引生物医学人才的发展方向。2011年和2017年分别颁布了《国家中长期生物技术人才发展规划（2010—2020年）》和《"十三五"国家科技人才发展规划》，旨在对生物技术人才创新创业、跨领域跨地区流动、国际合作、海外高层次人才引进等方面起引导作用。各地在上述指导意见下也出台相关政策，引育结合，加快生物医药人才队伍建设。

我国持续优化临床研究人才评价体系，制定了系列政策。2018年，中共中央办公厅、国务院办公厅印发了《关于分类推进人才评价机制改革的指导意见》和《关于深化项目评审、人才评价、机构评估改革的意见》，健全人才评价标准，对主要从事科研工作的人才，重点考察其创新能力业绩，突出创新成果的转化应用能力，建立以增加知识产权价值为导向的绩效激励机制，改革临床研究成果权益管理。《关于印发重大新药创制科技重大专项示范性药物临床评价技术平台建设课题工作要求的通知》（国卫科药专项管办〔2019〕3号）中，将药物临床试验项目类同于同级别纵向课题项目，将临床试验条件和能力评价纳入医疗机构等级评审，支持医院、机构与人员开展临床试验。

过去10年间，在生物医药领域临床研究领军人才方面，随着屠呦呦2015年获诺贝尔生理学或医学奖，我国实现了国际顶级奖项零的突破。高层次人才和优秀青年人才作为生物医药基础科研中坚力量，数量和储备逐渐增加。生物医药领域论文被引频次位列全球前1%的人数从2015年6人上升至2020年的22人，在生物医学领域的国际知名青年科学家奖项中，2022年我国获奖人数占比为15.6%。

（六）鼓励成果转化

近年来，我国连续出台鼓励科技成果转化的法律、政策和方案。通过《促进科技成果转化法》的修订以及实施《〈促进科技成果转化法〉若干规定》和《促进科技成果转移转化行动方案》的制定，来完善法律条款、明确配套细则和部署具体任务。

为激发科研人员创新创业积极性，在临床研究成果转化激励方面，2016年《关于加强卫生与健康科技成果转移转化工作的指导意见》和《关于实行以增加知识价值为导向分配政策的若干意见》等文件相继出台，鼓励医疗卫生机构加强科研成果转化组织建设，建立科研成果转化机构，专门从事科研成果转化工作，鼓励和支持医疗卫生机构委托第三方服务机构开展技术转移服务。2022年6月29日，国务院常务会议决定，选择部分高水平医院开展提升临床研究和成果转化能力试点，在落实科研自主权、薪酬激励、科技成果所有权和收益使用分配、科研仪器设备采购等五方面，采取与支持高校、科研院所创新的同等政策，特别是增加临床和转化研究经费，简化科研和经费管理审批、报表等。

在科研机构成果转化探索方面，以中国科学院上海药物研究所为例，自2015年，先后颁布成果转化制度、制订科研人员自主创业和兼职创业管理办法，并每年投入5 000万元人民币支持早期药物研发，从制度保障、流程规范、资金支持等多方面加速科技成果转化效率，至今已有50项科技成果实现转化，其2019年科技成果转让合同金额高达17.17亿元人民币，在全国科研高校院所中排名第一。

二、我国开展临床研究项目及成果产出状况

（一）临床研究项目数量逐年增加

目前，我国开展的临床研究项目数量方面在全球位居前列，仅2021年项目数量达3 805项，位列全球第2位。同时，IIT研究正处于蓬勃发展阶段，美国临床试验注册网站和中国临床试验注册中心两大临床研究注册网站数据显示,在 2011—2021 年,我国发起的 IIT 数量迅猛增长。

在国家"医学研究登记备案信息系统"中,已有来自 29 个省、自治区、直辖市的医疗机构的 IIT 研究进行了备案,截至 2022 年底项目数量超过 8 万项(图 1-5,图 1-6),其中超过 79% 的项目为三级甲等医院备案,干预性研究占比约为 39.85%,新技术临床研究占比约为 19.38%,干细胞临床研究 465 项,体细胞临床研究 630 项。

在系统整体提高地区临床研究能力方面,上海申康医院发展中心(简称申康中心)协同上海市级医院进行了实践探索。申康中心作为上海市级医院国有资产运营与管理的责任主体和政府办医的责任

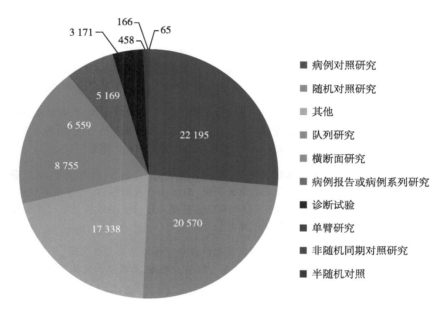

图 1-5　按研究设计分类的备案临床研究项目数 / 项

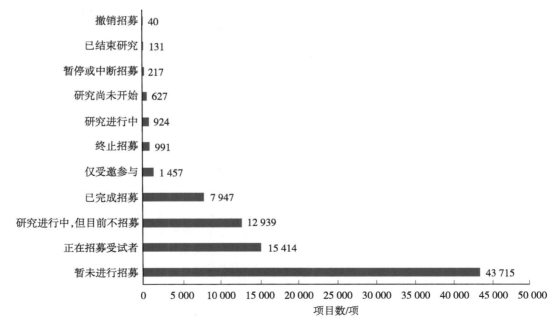

图 1-6　按照研究阶段分类的项目数量

主体,在2020年启动了第二轮《促进市级医院临床技能与临床创新三年行动计划(2020—2022年)》,一共设计了10类项目,分别为重大疾病多中心临床研究项目、疑难疾病精准诊疗攻关项目、临床"五新"创新研发项目、临床研究青年项目、医企融合创新协同专项、医企融合创新成果转化专项、医企融合创新支撑技能培训专项、特色专病队列数据库建设项目、重大专病队列数据库与生物样本全息库建设项目、示范性研究型病房。每类项目精准指向一个关键环节,从而形成临床研究全链条整体建设(表1-3)。项目数量和经费分布情况见图1-7。据此,达到市级医院临床研究和转化能力从基础建设、人才建设、管理平台、医企协同融合等全方面规范提升以及基础支撑建设。

表1-3 上海市第二轮"三年行动计划"各类项目建设目标

项目名称	项目数/项	建设目标
重大疾病多中心临床研究项目	50	聚焦高发病率、高患病率、高致残率、高死亡率和高疾病负担的重大疾病,重点支持具有先进性和临床意义,有研究价值以及一定临床研究基础的多中心临床研究项目,推动若干重要临床专科领域或科学前沿取得突破
疑难疾病精准诊治攻关项目	70	聚焦一批尚缺乏有效诊断和治疗手段的疑难疾病,针对疾病诊断、治疗、预后预测及综合防治中的关键问题,通过临床研究进行攻关,开展重大慢性疾病个体化精准诊疗的临床研究,提高疾病诊疗的临床质量
临床"五新"创新研发项目	100	针对临床实际问题,推动一批原创"五新"(即新技术、新设备、新器械、新材料和新药)项目的临床研究,鼓励融合大数据、人工智能等技术,实现成果转化或临床应用推广,推动市级医院建立起符合全球科创中心建设发展要求的"五新"研发人才队伍和成果转化新机制
临床研究青年项目	100	支持临床骨干医师聚焦疾病诊疗领域临床关键问题,开展前期的、探索性的临床研究,形成临床研究重大项目储备库,为组织和实施更高水平临床研究奠定基础
医企融合创新协同专项	25	发挥市级医院临床资源优势和本市生物医药企业创新研发实力优势,深化医企融合,强化协同创新,提升市级医院临床研究创新策源能力,加快产业关键核心技术攻关
医企融合创新成果转化专项	50	对标国际最高标准、最高水平,培育一批既具有丰富临床诊疗技能,又拥有较高临床研究创新思路的优秀中青年研究型医师,引导其与相关企业研发团队联合开展创新转化应用研究,进一步提升市级医院临床科技成果转化效率
医企融合创新支撑技能培训专项	50	加强临床研究专业技术辅助人才在临床研究方案设计、数据管理、统计分析、质量控制、成果转化、运营管理等方面的能力培养,保障医院临床研究项目的高效率、高质量开展
特色专病队列数据库建设项目	30	项目牵头单位需联合不少于3家市级医院,重点建设标准统一、专业权威、开放共享、按需拓展、覆盖全病程随访跟踪,并能在市级医院层面推广的特色专病队列数据库,为推动全面提升市级医院特色专病临床诊疗质量和临床研究水平奠定基础,助力本市生物医药产业的高质量发展
重大专病队列数据库与生物样本全息库建设项目(定向引导)	15	项目牵头单位需联合不少于3家市级医院,聚焦严重危害人民群众健康,且上海具有明显诊疗优势,有望对国际诊疗指南方案制订产生重大影响的专病病种,融合临床重大关键技术和先进的生命组学技术,整合专病队列临床数据和生物信息组学数据,为开展精准医学研究奠定基础,提升上海专科领域的国内外学术地位,占据未来医学及相关产业发展主导权
示范性研究型病房	15	示范性研究型病房建设项目旨在瞄准全球医学发展前沿、聚焦生物医药产业需求、落实国家和本市相关战略规划,建立规范化、创新型、智慧化的临床研究基地及其支撑保障体系

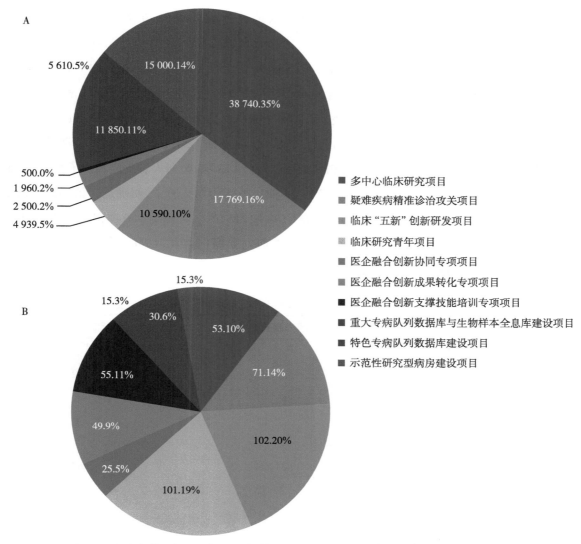

图1-7 上海市第二轮"三年行动计划"设立的项目数量(A)和经费投入(B)分布情况

（二）新药研发数量快速增长

1. 新药研发上市聚焦领域 2017—2021年,我国上市的创新药产品聚焦在国内疾病负担最大和增速最高的疾病领域,包括肿瘤以及消化道及代谢、呼吸、心脑血管等系统的慢性病,逐年递增（图1-8）。

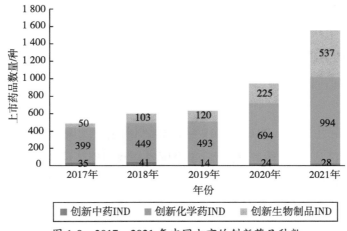

图1-8 2017—2021年中国上市的创新药品种数

在肿瘤治疗领域,2020 年我国抗肿瘤药物临床试验数量及试验药物数量保持高水平增长(表 1-4),其中登记注册的临床试验数量达 722 项,占全年药物临床试验的 28.3%,与 2019 年相比增长率为 52.3%。涉及肿瘤试验药物数量为 458 种,与 2019 年相比增长率为 36.7%,其中 77.1% 为原研药,肿瘤治疗药物占比为 92.8%。主要作用机制为靶向药物和免疫药物,占比分别为 76.6% 和 22.9%。其中有 4 个肿瘤靶点分别聚焦超过 10 项试验药物:靶向程序性死亡受体 1(programmed death-1,PD-1)试验合计 24 项,靶向表皮生长因子受体(epidermal growth factor receptor,EGFR)试验合计 21 项,靶向程序性死亡受体配体 1(programmed death-ligand 1,PD-L1)试验合计 13 项,靶向人表皮生长因子受体 2(human epidermal growth factor receptor-2,HER2)试验合计 13 项。肿瘤药物试验中,明确适应证的共涉及 27 种肿瘤,前 10 位依次为实体瘤(158 项,21.9%)、肺癌(108 项,15.0%)、乳腺癌(80 项,11.1%)、淋巴瘤(74 项,10.2%)、肝癌(44 项,6.1%)、白血病(39 项,5.4%)、前列腺癌(34 项,4.7%)、食管癌(18 项,2.5%)、胃癌(17 项,2.4%)和结直肠癌(17 项,2.4%)。

表 1-4 2020 年国内与国际制药企业开展的肿瘤药物临床试验数量比较

项目	国内制药企业 / 项	国际制药企业 / 项
按药物类型分类		
原研药	291	62
仿制药	77	2
类似药	25	1
按药物作用分类		
肿瘤治疗药物	362	63
肿瘤辅助治疗药物	25	2
肿瘤预防药物	6	0
按作用机制分类		
细胞毒性药物	36	3
靶向药物	292	59
免疫药物	87	18

国内制药企业已经成为我国肿瘤药物研发的中坚力量。2020 年,肿瘤试验药物和临床试验中约 85% 是由国内制药企业开发或发起的。国内制药企业在抗肿瘤自主创新药物方面取得一系列关键性突破。例如,泽布替尼是首个获批的国产 Bruton 酪氨酸激酶抑制剂,实现了中国创新药在中美两地同步开发并且成功获批上市零的突破。此外,阿美替尼是首个获批的第 3 代 EGFR 酪氨酸激酶抑制剂自主创新药,恩沙替尼是首个获批的间变性淋巴瘤激酶自主创新药,氟唑帕利是首个获批的国产聚腺苷二磷酸核糖聚合酶抑制剂。

2. 医药创新开启国际化进程 2015—2019 年,我国制药企业开展的国际多中心临床试验数量从 48 项增加到 131 项,覆盖地区从 14 个国家增加到 51 个国家。我国创新药企研发药物获得美国食品药品监督管理局(FDA)多项加速审批与孤儿药资质,其中百济神州自主研发的抗癌新药泽布替尼在多项加速认证的助推下,成为第一个在美国获批上市的中国公司自主研发创新药。

3. 创新药审批监管改革 我国创新药审批监管改革,尤其是 2015 年 8 月推出优先审查措施,缩短审批时间,鼓励和促进创新药物研发和发展。其间,我国研究性新药(IND)申请获批数量急剧增加,新药申请(new drug application,NDA)数量也在稳步增长。

2010—2020年,首次获批IND的创新药数量从19种快速增长至393种,年均复合增长率达35%。尤其是2015年7月实施监管改革后,此数量从2015年的74种激增到2016年的142种,有效缓解了申请积压,鼓励了医药创新。

2010—2020年,国家药品监督管理局(NMPA)一共收到101种创新药NDA,批准了58种。其中,37种是新分子实体(new molecular entity,NME),21种是已经在国外批准或上市的药物,包括传统疫苗、血液制品、细胞因子等。此外,在40种获得优先审评的创新药中,有35种(88%)是在2015年7月之后获得批准的。

(三)临床研究论文数量和质量全面提升

过去,我国发表的医学临床研究类论文比例相对低且质量不高,常缺少循证医学证据等级较高的随机对照试验及前瞻性队列研究。近年来,我国临床研究论文发文量呈逐年快速增长态势,在全球位居前列。2008—2017年10年间,我国共发表临床医学研究论文3万余篇,全球占比从3.7%增至10.3%。其中2020年,我国临床医学研究论文发表数量达73 616篇,位居全球第2位。

此外,我国临床研究论文质量全面提升。2008—2020年,在《新英格兰医学杂志》(*The New England Journal of Medicine*,*NEJM*)、《柳叶刀》(*The Lancet*)、《美国医学会杂志》(*Journal of the American Medical Association*,*JAMA*)和《英国医学杂志》(*British Medical Journal*,*BMJ*)4个综合医学期刊系列上发表的论文数量呈增长趋势,从82篇增长至263篇,全球排名从第11位提升至第6位。

(四)临床研究参与度和贡献度逐渐增长

我国参与临床研究的研究者数量不断增多,以美国临床试验注册网站(Clinical Trials.gov)数据为例,2020年由我国牵头开展的临床研究有3 334项,是2010年数量的6倍。

适用于我国人群的临床诊疗指南的制/修订数量呈增长趋势。仅2020年,国家药品监督管理局与国家药品审评中心共发布45份指南,主要涉及临床试验设计、药物一致性评价、临床数据处理等;国家卫生健康委员会共发布61份诊疗指南、行业规范等文件,其中儿童用药、中医药是重点领域;中华医学会通过学术期刊发表临床医学指南35份、专家共识29份,涉及神经系统疾病、恶性肿瘤、肌肉骨骼疾病、感染性疾病等领域。

(五)医药专利数量同步增长

我国医药创新相关的专利数量已位居世界前列。根据世界知识产权组织发布的《世界知识产权指标》统计,2015—2019年,我国生物技术、药品和医疗技术专利申请数分别达9 500件、18 800件和16 600件,均位列全球前两位,全球占比也从25.0%增长至29.2%。

但是,我国长期存在专利转化产出不足、成果转化效率低的问题。虽然专利产出量大,但真正实现产品化和商业化的转化比率不高。根据《2020年中国专利调查报告》,在735所受访高校和381所受访科研单位中,有效发明专利的实施率分别为14.7%和28.9%,低于美国高水平高校约37%的平均转化水平。

三、我国临床研究能力和体系建设的差距与不足

长期以来,临床研究一直是我国医学科技创新链条的薄弱环节,许多生命科学基础前沿研究领域取得的进展未能及时有效地转化到临床应用,临床研究能力和体系建设与发达国家仍存在较大差距。

1. 临床研究前沿布局与发达国家尚有差距,区域效应尚未成熟　在临床研究前沿布局和区域效应方面,我国与发达国家相比还有差距。为保证临床研究的先进性和高效性,发达国家多已建立较为成熟的生物医药研究管理与统筹体系。例如,美国国立卫生研究院(NIH)每年管理近 400 亿美元的资金,其中通过 24 个细分学科领域的研究所统筹 80% 资金资助院外研究机构,推动美国医疗前沿研究。2018年,在基因治疗和基于真实世界临床研究方面,美国建立了 NIH 与 FDA 负责的双规监管模式,同时辅以机构审查委员会的伦理监督。后续,在 2020 年又成立了数字医疗卓越中心(DHCOE),服务于真实世界数据和先进临床研究。

在临床研究区域效应方面,美国已形成成熟的生物医药产业集聚区。波士顿生物医药产业集聚区拥有麻省理工学院等世界一流高校、麻省总医院等优质临床医学资源,以及众多相关研究领域内引领世界的优势学科群和实验室,并依托科研与医药龙头企业积极互动,引领医药领域形成最新发展趋势的研发模式——"临床 - 实验室 - 临床"(Bed-Bench-Bed)研发模式,顶级科研资源和跨学科协作赋予了该地区强大的创新能力。

2. 临床试验数据和样本资源库国家级共享平台亟须搭建,国家级大型队列建设亟须顶层规划　随着生命科学高通量技术、计算机数据分析和处理能力的迅速发展,欧美发达国家及国际卫生组织都投入大量资金建立大型生物样本库,并形成了资源共享,如 TCGA、1000 GENOMES、UK biobank 以及护士队列等的建立和建设。我国科技部国家重点研发计划资助建立了大型专病队列,如乳腺癌专病队列、结肠癌专病队列等。国内单一地区最大的人群队列——"泰州队列",耗时 15 年,以泰州全市 500 万居民为样板人群,建成 20 万人规模、基于表型组思维设计的大型自然人群队列,积累 240 余万份生物样本和 PB 级健康大数据资源,并纳入国家精准医学计划,成为国家百万人群队列计划的重要组成部分。同时,我国也加大了在生物样本库建设方面的投入和建设。我国人群和样本资源总量大、种类齐全,但是在规模化、信息化、管理操作规范化方面仍然落后于世界发达国家,且多采用不同信息化管理系统,缺乏统一的运行标准,尚未有通用、标准的管理系统平台可推广,严重限制了数据整合和资源共享。

因此,我国亟须从国家层面上加强统筹规划,通过组织各相关方进行顶层设计与周密规划,建立统一的生物样本库与数据库,或以标准统一、互联互通、数据共享的形式搭建由多点分中心构成的高质量平台,对资源进行科学管理;亟须规划国家级大型队列建设,深入论证、探讨符合我国国情的国家级大型队列的组织管理模式与稳定的资助机制、标准工作流程与可持续运行机制、安全存储措施、开放共享方案以及有效的知识产权保护政策等,形成国家级大型队列建设的路线图和实施方案,加强队列的标准化研究,制定符合国际水准的信息和样本资料采集、存储的统一规范和数据处理标准等,以加强不同队列间的数据可比性和互补性,最大限度地发掘利用获得的信息。

3. 本土医药创新仍处于"跟跑"和"并跑"状态,聚焦热门靶点的现象明显,创新差异化不足　我国生物医药基础研究水平较之前取得了长足进步,目前本土创新药物落后国际首创新药的上市时间在逐渐缩短。但是,我国优质期刊论文数占比较低,热点前沿以跟进为主且贡献率远低于欧美领先国家。本土医药创新仍处于"跟跑"和"并跑"状态。

我国全球首创新药数量仍然非常有限,2017—2020 年我国上市的 37 个Ⅰ类新药中,仅 3 个在作用机制上实现创新。2010—2020 年获批 NDA 的 58 个创新药中只有 3 个是首创新药。

在热点前沿研究领域,我国医药创新跟风现象严重,研发聚集于热门靶点现象明显,存在同质化创新现象。以单抗药物为例,目前全球活跃的在研单抗药物覆盖靶点共计约 400 个,我国药企研发仅为其中的 1/5 左右。围绕相对成熟"热门"靶点的研发在我国更加集中,如针对前十大靶点的在研单抗药物数量占比在全球为 22%,在我国高达 47%。靶向 EGFR、PD-L1 和 HER2 的仿制药物有 40 多种,靶向 EGFR 的获批药物数量最多,其中 4 种药物已上市,64 种药物进入临床试验阶段。这些集中靶点和适应证相同的药物研发未来可能会显著降低新药创新效率。

上述突出问题和瓶颈的原因可能有研发投入分布阶段不合理、优质前沿研究有待提升、专利转化产出难、专业机构和人才缺失严重等。

4. 药物临床试验效率有待提高,临床研究受试者参与度不高　提高临床试验效率是我国鼓励创新的重要改革方向。我国创新药审批监管改革措施出台后,至 2020 年,NMPA 的 IND 和 NDA 审批时间分别比改革前缩短了 414 天和 441 天。虽然改革措施显著缩短了审批时间,但临床试验的速度没有增加。改革后首次 IND 申请获批直至第一个参与者入组的临床试验开始时间反而比改革前增加了 59 天(328 天对 269 天)。这可能是受到伦理审查效率、研究者经验和临床试验资源等多重因素的影响。

此外,在全球主要国家和地区开展的临床试验中,临床研究受试者参与度方面,美国 41%、德国 7%、法国 4%、英国 4%,我国目前不足 1%,排名在第 26 位。

因此,我国药物临床试验的效率仍有待提高,需要通过国家临床试验能力战略升级来解决这一问题。

5. 临床研究业务支持体系不足　美国在临床研究支持方面,以医药企业为主导,并且有先进的合同研究组织(CRO)和临床机构管理组织(Site Management Organization, SMO)提供技术支持和专业化服务,直接协助主要研究者(PI)开展研究工作。相比之下,我国 CRO 和 SMO 仍处于萌芽阶段。尤其在 IIT 领域,技术服务团队、人才队伍稳定性等方面常面临更多困难。高水平的 IIT 需要临床研究者团队和 IIT 专职辅助团队密切协作完成。主要研究者由于学科背景单一,接受方法学培训不足,需要同时完成繁重的医疗、教学任务等原因,常难以单独开展高水平临床研究。因此,更需要 CRO 和 SMO 等组织提供质量监管、临床研究协调等专业化服务。

6. 知识产权转化产出不足,复合型人才缺乏　发达国家普遍重视成果转化,"从实验室到病床"的转化理念贯穿国家的产业发展。例如,美国成立国家转化科学促进中心,搭建基础医学到临床研究的转化桥梁,并建设了遍布全国的学术医疗中心网络,促进全国临床转化医学发展。

我国专利产出量大,但真正实现产品化和商业化的转化效率低,亟须突破成果转化瓶颈。例如,我国 2016—2020 年医药生物项目风险投资用于支持基础研究成果转化和概念期项目孵化的资金占比为 0.5%,交易笔数占比为 7.4%,远远低于欧美国家 4% 资金占比和超过 35% 的交易笔数占比。

此外,尽管我国临床研究人员的基数已不小,但领军人才和团队仍然稀缺。同时,医疗机构人才评价体系较为单一、片面,缺乏具备医学背景、产业经验综合能力的复合型人才。我国现有人才培养路径无法满足对交叉型、复合型人才的需求,造成国内开展产业转化的人才瓶颈。《2020 年中国专利调查报告》显示,56.7% 的受访高校和 43.5% 的受访科研机构认为缺乏技术转移的专业队伍是专利转移转化的最大障碍。缺乏专业人员识别、推动具备转化价值和应用潜力的成果,导致无法建立健全的专利战略,不能主动进行专利成果的市场营销。

　　因此,我国需要通过政策引导、平台支撑、设立孵化资金和人才培养等手段,与国际先进转化理念接轨,以推动临床研究成果转化。

参考文献

[1]洪明晃,曹烨,葛洁英.中山大学肿瘤防治中心临床研究常用制度/SOP汇编.广州:中山大学出版社,2015:76-83.

[2]国家药品监督管理局,中华人民共和国国家卫生健康委员会.国家药监局 国家卫生健康委关于发布药物临床试验质量管理规范的公告(2020年第57号).(2020-4-23)[2022-8-12].http://www.nhc.gov.cn/yzygj/s7659/202004/1d5d7ea301f04adba4c4e47d2e92eb96.shtml.

[3]中华人民共和国国家卫生健康委员会.医疗卫生机构开展研究者发起的临床研究管理办法(试行).(2021-09-09)[2022-08-12].http://www.nhc.gov.cn/qjjys/s7945/202012/630fa2bf316d48a4856f8727450c429b.shtml.

[4]曹烨,王欣,曹玉,等.我国研究者发起的临床研究管理现况调查与分析.中国新药与临床杂志,2018,37(7):395-400.

[5]孙喆,谢丽,胡婷婷,等.研究者发起的临床研究管理模式国内外比较与分析.中国新药与临床杂志,2020,39(2):83-87.

[6]杨志敏.对研究者发起的临床研究的认识和思考.中国新药杂志,2014,23(4):387-390.

[7]国家药品监督管理局.已上市抗肿瘤药物增加新适应证技术指导原则.(2012-05-15)[2022-08-16].http://www.sda.gov.cn/WS01/CL1616/90964.html.

[8]HERFARTH HH, JACKSON S, SCHLIEBE BG, et al. Investigator-initiated IBD trials in the United States: facts, obstacles and answers. Inflamm Bowel Dis, 2017, 23(1): 14-22.

[9]吕文文,胡婷婷,张维拓,等.研究者发起的临床研究项目实施过程质量评估流程的探讨.中国新药与临床杂志,2020,39(1):17-21.

[10]张卿,张力.提高研究者发起的临床研究质量的策略和方法.中华医学科研管理杂志,2022,35(1):16-19.

[11]NIH. The NIH roadmap for medical research.(2003-10-01)[2022-09-08]. http://nihroadmap.nih.gov.

[12]National Cancer Institute. Cooperation human tissue network.(2014-02-10)[2022-09-08]. https://www.chtn.org/about/history.html/.

[13]COLLINS F. The bridge between lab and clinic. Interview by Meredith Wadman. Nature, 2010, 468(7326): 877-884.

[14]HOLUB P, SWERTZ M, REIHS R, et al. BBMRI-ERIC directory: 515 biobanks with over 60 million biological samples. Biopreserv Biobank, 2016, 14(6): 559-562.

[15]SWANSON JM. The UK Biobank and selection bias. Lancet, 2012, 380(9837): 110.

[16]陆勇.德国转化医学镜鉴.中国卫生人才,2013,10:62-63.

[17]赵一鸣,曾琳,李楠,等.临床医学研究协同网络建设的意义.中华医学杂志,2014,94(44):3460-3462.

［18］中国医药创新促进会,中国外商投资企业协会药品研制和开发行业委员会（RDPAC）.构建中国医药创新生态系统——系列报告第一篇：2015—2020年发展回顾及未来展望.（2021-03-02）［2022-08-12］.http：//www.phirda.com/artilce_23726.html?cId=6.

［19］中国医药创新促进会,中国外商投资企业协会药品研制和开发行业委员会（RDPAC）.构建中国医药创新生态系统——系列报告第二篇：推动基础研究,激活创新源头.（2021-06-11）［2022-08-12］.http：//www.phirda.com/artilce_24580.html.

［20］中华人民共和国工业和信息化部,中华人民共和国国家发展和改革委员会,科学技术部,等."十四五"医药工业发展规划.（2022-01-31）［2022-08-12］.https：//www.gov.cn/zhengce/zhengceku/2022-01-31/5671480/files/b2cafa62d001408e8e20acf71ab4bf26.pdf.

［21］赵一鸣,曾琳,李楠,等.试论临床医学协同研究.中华医学杂志,2017,97（12）：890-893.

［22］中华人民共和国科学技术部.《2018国家临床医学研究中心年度报告》完成内部发行.（2019-09-27）［2022-08-12］.http：//www.most.gov.cn/kjbgz/201909/t20190927_149009.html.

［23］史晓红,郭健.国际生物样本库的发展现状.中华临床实验室管理电子杂志,2017,5（2）：19-23.

［24］SU X, WANG H, ZHAO N, et al. Trends in innovative drug development in China. Nat Rev Drug Discov, 2022, 21（10）：709-710.

［25］王长通,郭启勇.中、美、日三国医学基础研究与临床研究类论文发表现状及影响因素分析.中华医学科研管理杂志,2018,31（3）：219-223.

［26］王吉耀.我国临床研究的现状和展望.中华医学杂志,2010,90（38）：2665-2666.

［27］中国生物技术发展中心.中国临床医学研究发展报告2021.北京：科学技术文献出版社,2021.

［28］WIPO. Intellectual Property Statistics Data Center.［2022-08-12］. https：//www.wipo.int/ ipstats/en/

［29］国家知识产权局战略规划司,国家知识产权局知识产权发展研究中心.2020年中国专利调查报告.（2021-04-28）［2022-08-12］. https：//www.cnipa.gov.cn/art/2021/4/28/art_88_158969.html.

［30］许丽,李伟,孙学会,等.大型队列建设模式与运行机制及其启示.中国卫生资源,2021,24（6）：739-743.

第二章 临床研究体系建设的顶层设计与实践

自 2017 年起,国家多部委出台了系列文件,如《国家临床医学研究中心五年(2017—2021 年)发展规划》《国家临床医学研究中心管理办法(2017 年修订)》和《国家临床医学研究中心运行绩效评估方案(试行)》等,旨在鼓励创新发展,推动临床研究能力提升。《关于深化审评审批制度改革鼓励药品医疗器械创新的意见》《药品注册管理办法(修订稿)》《关于优化人类遗传资源行政审批流程的通知》等文件在改革临床试验管理、加快上市审评审批、促进药品创新、利用中国人类遗传资源开展国际合作临床试验的优化审批流程等方面,提出了若干项重大改革举措。

同期,全国多地区在临床研究体系构建方面进行了实践探索。北京市以研究型病房建设项目的启动为抓手来推动临床研究体系构建。四川大学华西医院是中国西部疑难急危重症诊疗的国家级中心,通过建立独立的成果转化机构助推医学科技创新和成果转化,积累了丰富的经验。中山大学附属第一医院建立了"科研院所 + 医疗机构 + 临床试验中心"的一体化国家药物临床试验机构,实现了科研机构、医疗机构和临床试验中心的无缝对接,促进了临床研究水平的提升。深圳建立了深圳市临床医学研究中心,支持临床研究项目的开展,为临床研究提供了全方位的服务和支持。

上海作为医学科技成果沉淀丰富的城市,近年来对临床研究体系构建进行了诸多探索。本章围绕"上海临床研究体系建设的策略与实践"主题,基于"构建市级医院临床创新体系、推动市级医院高质量发展格局"战略谋划,由纵深介绍医疗机构临床研究中心的标准化建设、成果转化平台搭建以及探索临床研究创新的评价指标体系,同时选取代表性案例提供具体实施经验。

第一节 "中心枢纽型"临床研究体系建设策略

一、临床研究体系的建设目标

围绕公立医院高质量发展内涵,依托现有资源形成临床重点专科群,集中力量开展疑难危重症诊断治疗技术攻关,开展前沿医学科技创新研究和成果转化,更好满足人民日益增长的医疗卫生服务需求,普遍建立以"高质量、创新型、智慧化"的高水平临床研究为核心的医学研究体系,同时与生物医药企业等共同构建衔接紧密、转化顺畅、协同整合的临床科技创新生态体系。

二、临床研究体系的顶层设计

1. 全面提升市级医院临床研究能力

(1)打造规范化、标准化的临床研究中心。建立健全医疗机构的工作体系,明确院内临床研究中心的管理架构、建设标准和工作职能,制定完善相关制度,配齐相应的专业人员、设施设备;深化业务功能内涵,强化对临床研究的服务支撑。

（2）加强临床研究专业队伍能力建设。推动医疗机构建立规范化培训机制,推进覆盖临床研究各类人员、各个环节的常态化专业培训,建立集培训、考核、项目准入为一体的培养模式,形成一支初具规模的高水平临床研究专业人才队伍。

（3）积极探索突破制度瓶颈问题。针对阻碍临床研究开展及成果转化的瓶颈问题,如"跨院伦理协作审查工作机制""医企对接制度保障和实体运作""临床研究多元投入""专职技术人员的职称晋升制度"和"创新成果转化激励办法"等,积极探索、大胆试行,推动建立"临床诊疗 - 临床研究 - 技术研发 - 成果转化"的一体化体系,保障临床研究生态体系常态化良性运行。

2. 全面加强支撑体系建设

（1）加快推进临床诊疗中心建设。建设一批具有国际先进水平的重大疑难疾病临床诊疗中心,更好地支撑市级医院提升专科临床诊疗能力、研究创新能力、共性服务和成果转化能力。

（2）建设标准化、规范化的研究型病房。借鉴国际国内先进经验,建设标准化、规范化的研究型病房。对获得国家、省市临床医学研究中心以及运行良好的市级医院临床研究中心,可优先配置资源,进行成功经验示范推广,支撑医疗机构成为国内领先、国际一流的临床研究基地,全面提升临床研究对生物医药协同创新的支持作用。

（3）加强基础性支撑平台建设。依托重大临床研究项目,建设符合国际标准的专病数据库、生物样本库、基因检测与生物信息库等重要设施,推动临床医疗数据、随访数据以及生物样本数据的整合,建设覆盖全疾病周期的临床医学研究大数据平台,建立数据开放共享新机制,为具有自主知识产权的高水平临床研究科技创新攻关提供基础性支持。

（4）设立临床研究专项资金资助。一方面围绕提升临床研究能力和学科竞争力,聚焦重大疾病领域疑难诊治问题和引领性关键诊疗技术,重点布局重大临床研究项目和关键支撑平台项目,努力在精准医学、转化医学等重点领域取得突破,产出一批具有全球影响力的原创成果,形成一批疾病诊治国际指南和标准,推动建立集约、科学、高效、高质量的关键疾病诊疗体系,使医院急危重症和疑难复杂疾病的诊治能力保持全国领先、力争达到国际一流水平。另一方面牢牢瞄准临床研究能力促进本市生物医药产业高质量发展的目标,充分发挥医疗机构生物医药产品研发的优势,项目立项和资助力度向成果转化在沪落地倾斜,有力促进我国生物医药产业发展。

（5）建设一支高水平国际化的临床专业人才队伍。通过研究型医院、研究型学科、研究型医师的建设,推动市级医院打造一批国内外知名的掌握临床关键核心技术和高水平医学研究能力的临床医学专家。推动医疗机构与国际著名学府、医疗机构及临床专科的长期深度合作交流,通过学术交流、技术合作、进修学习等多种形式,加强医学人才的培养,鼓励并支持医院完善并实施中青年学科骨干、关键岗位的海外中长期进修计划,并与干部选拔、职称晋升等有机衔接。"十四五"期间医院投入国际化人才培养经费和赴海外进修医务人员数量显著增长。

3. 临床诊疗技术创新

（1）大力发展先进临床诊疗技术,着力提升疑难危重疾病诊疗水平,提高疑难复杂疾病的诊治能力。一是推动医院大力开展代表国内领先、国际一流水平的面向重大疾病领域的高精尖临床诊疗技术和手术操作,进一步提升临床技能、提高临床疗效;二是鼓励医院聚焦一批缺乏有效诊断和治疗手段的疑难疾病,针对疾病诊断、治疗、预后的关键技术进行临床攻关;三是推动医院以临床问题为导向,建立以先进诊疗技术、诊疗方案为基础的精准治疗体系,提高疑难危重疾病的诊疗效果;四是推动专病诊疗新技术临床应用,形成具有推广价值的国际先进的创新性临床技术规范与标准,以促进临床技术创新,提高临床服务水平;五是探索建立以临床能力为核心的临床技能评价体系,通过绩效考核、薪酬分配、岗位竞聘和培训培养等方式,加快推进临床新技术应用。

(2)积极推进临床新兴前沿诊疗技术研发和应用。一是推动医疗机构开展关键诊疗技术和创新技术研发,形成在基因诊断、生物靶标研究、细胞治疗、介入治疗、人工智能辅助诊疗、机器人相关治疗系统以及可穿戴医疗设备等方面的新技术群;二是建设国际一流水平的治疗装备及研发机构。支持医院研发国产高端医疗仪器设备,达到并超过国际同类机构先进水平,成为国际知名的临床示范基地、临床创新中心、成果转化中心。开展首套国产化大型治疗装置的临床试验、临床应用和相关研发。推动形成中国标准,助推高端诊疗装备临床研发和应用达到国际一流水平。

4. 医疗机构与企业合作深入　为进一步推动高水平医疗机构和创新型生物医药企业深入合作,进行产医融合的政策突破,通过试点创新临床研究相关政策,加快提升医疗机构推动生物医药产业发展的力度,试点建设产医融合创新示范基地。提升医院临床研究国际影响力,培育医学成果转化医企对接常态化、持续化、普遍化的新业态,实现临床研究"双闭环",即以受试者入组为始,以发表国际认可的专家指南性结果为终的研究闭环,提供诊疗新策略,以提升医疗机构临床诊疗和临床研究整体能力;从企业端视角,实现以新药新器械研发为始,以获得高经济效益为终的产业闭环,激发企业整体向创新驱动发展转型的积极性,助力生物医药企业能级提升。

"推动产医融合,鼓励企业与高水平医院合作,建立医企融合示范基地",提出"建立产医融合示范基地和医企对接工作机制"。

(1)基于"两个闭环"的基地建设目标,探索生物医药临床创新示范基地,包括以国际临床诊治指南为方向的"临床研究创新示范"基地;和以获得新药品、新器械、新诊断试剂等为方向的"医企联动创新示范"基地。

(2)基于学科特点与不同发展阶段,建议同一学科在不同医疗机构的差异化布局,或同一学科与不同生物医药企业的个性化合作;基于药械不同研发特点,探索将基地项目类别分为药物研发创新和器械研发创新,其中Ⅱ类创新器械可参考《上海市第二类创新医疗器械特别审查程序》和《上海市第二类创新医疗器械优先审批程序》,即具有显著临床应用价值、国内领先、国内首创、具有核心技术;或者对治疗罕见病、老年病、儿童专用、临床急需以及列入国家或省市级相关科技项目等情形的第二类医疗器械。

(3)示范基地拟由上级行政管理部门统筹管理指导,由医疗机构牵头承建,并联合地区生物医药企业、科研机构、第三方专业服务机构等单位组成联合体共同建设发展。示范基地设立在医院,以促进地区生物医药产业高质量发展为目的,结合临床与产业创新需求,通过建立考核体系、给予资金支持、优先审评审批等政策支持,为束缚松绑,对创新激励,引导本市优质临床与先导产业的融合发展,鼓励医院与企业共建技术平台,加速创新产品推广应用,加快创新成果产业转化,提升医疗机构创新能力。

5. 医疗大数据训练设施平台升级　支持医院、科研院所、人工智能企业开展深度学习多种算法训练试验,对标国际一流,建立人工智能医疗专用、高质量的测评数据库、人工智能(artificial intelligence, AI)算力验证机制和评估规范,建立大规模以临床应用为导向的医疗大数据训练设施。创建高可信、高算力、高安全性的标注、训练、验证、评测等服务环境,形成具有全国代表性、权威性、多样性的高质量医疗数据集。构建一体化大数据训练工具及评测规范,加快医疗 AI 产品的研发、验证与推广应用。

第二节 医疗机构的临床研究中心标准化建设

医院作为临床研究的主战场,存在临床研究相关的组织架构、人员配置、基础设施及专业培训等方面不足问题,建设实体化、专业化和规范化的临床研究中心(CRU),是完善我国临床研究体系、补齐公立医院临床研究相关短板的重要举措,对提高我国临床研究能力具有重要意义。近年来国内医疗机构纷纷新建 CRU,然而有些隶属于科教条线,有些隶属于医务条线,有些隶属于 GCP 管理等,目前尚无一套全面的指导性意见来规范和指导 CRU 的建设。迄今上海市 36 家市级医院已经全覆盖建立了独立的 CRU 并实体化运行,本章节内容结合上海市市级医院建立 CRU 的经验总结,为临床研究专业技术人员配置和基础设施建设提供借鉴,促进临床研究高质量发展。

CRU 是医疗卫生机构成立的,为院内研究者开展临床研究提供专业技术支持、实施规范化管理和统筹协调研究资源的专门部门。CRU 的建设是完善临床研究管理体系和管理机制、提高我国临床研究能力的重要基础。

制定 CRU 建设规范,旨在建立院内规范的临床研究中心实体机构;制定规范标准的临床研究管理体系制度;依据国家法律、法规、伦理原则以及规范化管理体系制度开展临床研究项目管理、数据管理、质量管理和成果转化;旨在全面构建临床研究管理体系、架构和制度,推进全国临床研究和研究型医院建设。

一、CRU 功能和职责

（一）服务职能

CRU 应为研究者提供临床研究咨询、研究方案设计、数据管理、统计分析、成果转化等方面的专业技术支持,组织开展临床研究学术交流和教育培训,提高所在医疗卫生机构的临床研究水平。

（二）管理职能

1. CRU 应负责协调科研、医务、信息、伦理委员会和药物临床试验机构等相关部门,对所在医疗卫生机构开展的临床研究项目实施全流程统一管理,保障临床研究项目规范、高效、高质量地进行。

2. CRU 应对所在医疗卫生机构开展的研究者发起的临床研究(IIT)承担项目管理和质量管理的职责。

（1）项目管理:负责对各类临床研究项目的全过程进行监督管理,包括研究方案和预算审议、研究进度管理、药品管理、合同管理、经费管理等。

（2）质量管理:包括建立质量控制体系、研究数据和资料管理,统筹协调项目稽查和监管核查。

（三）支撑与统筹职能

1. CRU 应统筹协调医疗卫生机构临床研究基础设施的建设与完善,建立并落实临床研究基础设施的申请、审批、使用、维护、记录等相关管理规范,促进临床研究基础设施的充分、合理、规范使用。

2. CRU 亦负责建设与管理医疗卫生机构的研究型病房,为所在医疗卫生机构的临床研究提供关键的公共支撑,协助研究者在研究型病房开展临床研究。

3. CRU 还需要协调医疗卫生机构的基础研究平台,促进成果转化。

二、组织架构

CRU 应独立设置,作为医院一级内部组织机构,应在临床研究管理委员会和临床研究学术委员会指导下工作,设办公室、技术组、管理组和平台组,CRU 组织架构见图 2-1。

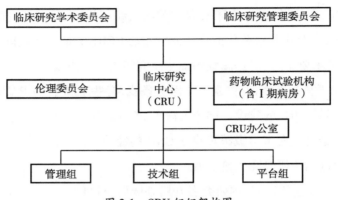

图 2-1 CRU 组织架构图

1. 医疗卫生机构临床研究管理委员会由院领导及相关部门负责人组成,责任包括但不限于:制订并审核 CRU 发展战略规划;制订并审核 CRU 总体建设方案;制定并审核 CRU 管理制度。

2. 医疗卫生机构临床研究学术委员会由机构内／外专家组成,责任包括但不限于:临床研究立项评审与决策;审核、管理和监督项目实施中的重大技术问题;考核专业技术服务人员。

3. CRU 办公室负责日常行政管理,责任包括但不限于:行政管理;人员管理;经费管理;多中心协调;对外交流。

4. CRU 技术组负责为临床研究提供以下专业技术支持,责任包括但不限于:临床研究咨询;临床研究方案设计;数据采集与治理;统计分析;成果转化;教育培训。

5. CRU 管理组负责对临床研究项目实施全流程规范化的项目管理、质量管理。

(1)项目管理:责任包括但不限于立项审查;预算审核;过程管理;试验药品、器械等管理;合同管理;项目经费管理;结题验收;成果管理;文档保存。

(2)质量管理:责任包括但不限于建立分级质量管理体系;研究数据与文档管理;项目监察管理;统筹协调项目稽查。

6. CRU 平台组应统筹协调医疗卫生机构临床研究基础设施的建设、完善与管理,协助研究者充分、合理、规范使用医疗卫生机构的临床研究基础设施。临床研究基础设施是医疗卫生机构建设的、供机构内研究者使用的临床研究资源,包括临床研究信息系统及数据库;研究型病房;中心药房;生物样本库;中心实验室等。

三、人员配置

医疗卫生机构应配备结构合理、分工明确的专业队伍,包括 CRU 主任、流行病学／统计分析人员、数据管理员、项目管理员、质量管理员等,实现专事专人专管,团队分工协作,保证临床研究项目管理效能的最大化,提升临床研究专业人才队伍整体水平。

1. CRU 应常设中心主任 1 名,可为医院院长、分管业务院长或能够统筹或协调医院科研、医务、信息、伦理、财务、法务和药物临床试验机构等的负责人,CRU 可设执行主任 / 副主任,执行主任 / 副主任应具备临床研究经验和科研管理能力。

2. CRU 应专设方法学人员岗,具有流行病学 / 统计学等相关专业本科以上学历或一年以上相关从业经验,并至少掌握一门统计编程语言,可提供临床研究方案设计、统计分析等咨询服务。

3. CRU 应专设数据管理人员岗,具有数据科学、信息科学等相关专业本科以上学历,或一年以上相关从业经验,能够撰写数据管理计划、建立试验数据库、按照计划定期进行数据管理和核查、撰写数据核查报告、保存数据相关文件等。

4. CRU 应专设与研究体量相匹配的项目管理 / 质量管理人员岗,具有临床、护理、药学等相关专业教育背景,且具有一年以上药物临床试验从业经验,熟练掌握临床研究相关伦理、法规和政策,能对临床研究项目进行规范化管理。

5. 医疗卫生机构开展临床研究的临床科室,应常设临床研究助理,应具有卫生系列中级以上职称,具备主持或参与临床研究项目经历,能够承担所在科室开展临床研究项目的计划安排、进度推进以及与CRU 的固定联络工作。

6. CRU 宜设有相关从业经验的研究协调、生物信息、成果转化、教育培训等人员。

7. CRU 所有人员均应持有有效的 GCP 机构培训证书。

四、管理制度

CRU 应在临床研究管理委员会指导下,制定健全临床研究相关的各项规章制度、设计规范、标准操作规程(standard operation procedure,SOP)等,相关制度包括临床研究项目管理、临床研究数据管理、临床研究质量管理、技术服务、临床研究基础设施管理与使用、临床研究专职人员岗位职责、考核激励等,由临床研究管理委员会审核,CRU 具体严格执行。

五、信息系统

医疗卫生机构应根据临床研究需要,配置完备的硬件设施,加强医院结构化电子病历系统建设,实现多系统数据的整合。应结合医院实际,统筹建设衔接院内各个业务系统的临床研究管理系统、中心随机化系统、统一数据标准的临床研究数据电子数据采集(electronic data capture,EDC)系统等,支撑高质量的临床研究。

1. CRU 应具备满足临床研究需要的硬件平台,主要包括计算、存储、网络与安全相关设备。硬件平台应符合安全性与可靠性原则,性能应与医疗卫生机构的临床研究体量相匹配。

2. CRU 应具备支撑临床研究开展的基础软件系统,包括项目管理系统、数据管理系统、统计软件和成果转化等。

(1)CRU 应对项目管理系统中的所有临床研究项目和成果转化进行统一的规范化管理。

(2)CRU 应对数据管理系统中的适用临床研究项目提供 EDC 系统、中央随机化系统、不良事件上报以及成功转化等功能。

(3)CRU 应根据所在医疗卫生机构的情况,为专病队列、研究型病房、生物样本库、成果转化等功能模块建设相应的信息系统。

3. CRU 宜根据所在医疗卫生机构情况依据临床数据交换标准协会(Clinical Data Interchange Standards Consortium,CDISC)标准,实现 CRU 信息系统与医疗卫生机构内部数据平台及其他业务系统

（如医院信息系统、实验室信息系统、影像信息系统等）的互通兼容、数据集成和分级管理。

4. CRU 信息系统应符合国家网络安全等级保护制度相关规定。

5. CRU 应具有对信息系统的规范化运营管理和日常维护能力。

六、研究型病房

研究型病房（Clinical Research Ward，CRW）是在具备条件的医疗卫生机构内，医务人员开展药物和医疗器械的临床试验、生物医学新技术的临床应用观察等临床研究的场所，是重要的临床研究基础设施。

（一）CRW 工作职能与制度体系

1. 工作职能

（1）临床研究管理职能：对临床研究病房内开展的项目进行规范管理，包括涉及的人员管理、物资管理、病房运行管理等。

（2）临床研究质量保证职能：管理制度及标准操作规程（SOP）的修订、贯彻执行，满足研究病房开展项目的质量管理，保证项目的质量。

（3）信息化及数据资源管理职能：协调进行临床研究信息化建设、维护及使用。

2. 管理制度和标准操作规程　应制定、及时更新和完善临床研究病房相应的管理制度和 SOP。

（1）管理制度：包括合同管理、人员管理、文档管理、试验用药品管理、试验场所和设施管理、仪器和设备管理等。

（2）SOP：包括试验设计、试验实施过程、试验用药品管理、不良事件处置、数据管理、试验总结报告、文档管理和质量控制等。

（二）CRW 功能分区

CRW 应包括筛选区、病房区域、试验用药品储存室、样本处理室 / 储存室、办公区、档案室等，功能区各自独立、布局科学合理。

1. 筛选区　包含受试者宣教室（区）兼候诊区、受试者知情同意室、诊室 / 体检室等。

2. 病房区域　包含护士站、静脉注射区域、治疗室、抢救室、病房、采血区、受试者活动区、就餐室（区）等。

3. 试验用药品储存室（兼准备室）。

4. 样本处理室、储存室。

5. 办公区　包含行政办公室、医 / 护值班室、会议室、CRC 及临床研究监察员（clinical research associate，CRA）工作区域等。

6. 档案室。

（三）CRW 运行机制

1. 鼓励研究型病房探索嫁接基础研究、企业研发、临床实践、临床药物 / 器械试验、研究者发起的创新临床研究，形成相互衔接的产、学、研一体化运行机制。

2. 对研究型病房进行规划设计前必须做好前期的测算工作，确定最合理的规模效益，从而为决策提供科学依据。

3. 研究型病房应积极借鉴先进理念，与时俱进，不断总结提升。

七、CRU 评估

1. CRU 应组织行业专家对 CRU 的建设及运行等情况定期开展自我评估，至少每年 1 次；对 CRU 工作人员的知识和技术能力、服务、管理、工作业绩进行评估，至少每三年 1 次。

2. CRU 评估方式可采取抽查相关资料、面谈相关人员、视察工作现场等方式进行评估；并出具评估报告、问题清单和改进建议。

目前，各级医院 CRU 建设体系不断完善。在组织架构方面，医院建立临床研究管理体系和架构；在人员配置方面，医院逐步重视和增加专业技术辅助人员配置；在支撑平台建设方面，医院逐步建立临床研究电子数据采集（EDC）系统、中央随机化系统（interactive web response system，IWRS）、临床研究管理系统（clinical trial management research system，CTMS）等；同时，医院逐步重视专病库、生物样本库建设，Ⅰ期病床数量逐渐递增。医疗机构参考本规范，结合医院实际，从各个方面逐步完善 CRU 建设，以促进高质量研究和高质量成果的产出，推动医疗机构高质量发展。

第三节　中心化临床研究体系实践——以"申康式革新"为例

上海市具有丰富的临床资源以及在全国处于领先优势的学科群。市级医院拥有 26 位两院院士、国家临床医学研究中心、国家医学中心、国家中医临床研究基地建设单位及上海市临床医学研究中心，沉淀了丰富的科技创新与临床研究资源，在医学科技创新研究中极具优势。申康中心作为上海市级医疗机构国有资产运营与管理的责任主体和政府办医的责任主体，充分发挥自身职能，全面谋划市级医院临床研究体系建设。申康中心成立于 2005 年 9 月，始于上海市率先实施管办分开、政事分开、政资分开改革，探索设立国有非营利性事业法人，主要负责预算、资产管理、规划以及院长绩效考核，代表上海市政府举办管理市级医院 24 家，共建、托管、合作建设部委、军队等在沪三甲医院 12 家。紧紧依靠市级医院，申康中心对创新体系建设、深化体制改革、营造制度环境、管理战略规划、强化资金统筹、优化资源配置等进行了系统布局，并建立医企对接平台推动医企合作，多措并举构建市级医院临床研究体系，推动临床研究体系建设和质量提升，助推生物医药产业发展，惠及社会民生。

为了统筹市级医院临床研究资源，充分发挥市级医院资源和学科优势，进一步推动上海临床研究水平提升，申康中心于 2020 年创新建立了市级医院临床研究促进发展中心（简称临促中心），承担牵头组织、引导推动的任务，作为集约型专业化枢纽型临床研究平台提供技术支撑服务，并负责统筹临床研究相关工作。根据"促进、服务、协调"的总体定位，临促中心作为大型平台对内整合资源，支持市级医院的转型发展；对外对接相关的生产企业，打通企业新产品在医院内快速验证和应用渠道，助力全市生物医药产业实现高质量发展。并依托第二轮"促进市级医院临床技能与临床创新三年行动计划（2020—2022年）"（简称第二轮三年行动计划），在医院临床研究建设方面探索对外合作机制、持续投入机制、引导考核机制、培训教育体系等长效保障机制方面的创新改制，通过项目引领临床研究氛围，医企融合团队创新成果转化，平台建设夯实临床研究体系，全面布局临床研究创新体系，详见图 2-2。在申康中心的大力推动下，市级医院以内在驱动的创新为主，逐步聚焦到医院内涵质量提升和临床科技原始创新上来，促进医院的高质量转型发展。

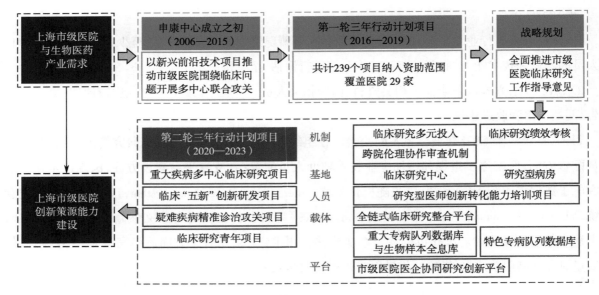

图 2-2　医院临床研究的"申康式革新"全面布局

一、项目前置，启动第二轮三年行动计划

申康中心自成立之初起，以新兴前沿技术项目推动市级医院围绕临床问题开展多中心联合攻关，共立项 254 个。2016 年起，启动第一轮《促进市级医院临床技能与临床创新三年行动计划》，共计 239 个项目纳入资助范围，覆盖医院 29 家市级医院，引导市级医院开始重视临床技能、规范研究设计。

第二轮三年行动计划于 2020 年启动，总投入超过 10 亿元人民币，聚焦重大疑难疾病领域和关键诊疗技术、支持生物技术和医药产业转化以及加快临床研究成果转化，分别设置重大临床研究、临床研究关键支撑平台建设和医企融合创新三大项目类别，细分十余类小项，为临床研究平台和支持体系提供保障。其中重大临床研究设置重大临床研究项目，分为重大疾病多中心临床研究项目、疑难疾病精准诊治攻关项目、临床"五新"创新研发项目、临床研究青年项目，共计 327 个立项项目纳入资助范围，覆盖 36 家市级医院、19 个系统疾病领域的 128 个病种（恶性肿瘤病种 26 个），项目的设定与生物医药产业更紧密捆绑。

为了支持市级医院打造医企融合创新模式，申康中心还设立了研究型医师创新转化能力培训项目，包括医企融合创新协同专项、医企融合创新成果转化专项、医企融合创新支撑技能培训专项，分别靶向支持市级医院优秀学术带头人与本市生物医药头部企业组成长期合作攻关临床研究创新团队，同时对研究型医护以及临床研究辅助支撑人员进行项目支持，保障医企临床研究合作项目的高效率、高质量开展。

此外申康中心拓展多元资金投入，与企业共同设立"联合科研发展计划"，立足"研发 + 临床 + 制造 + 应用"，支持基于国产自主创新药械或设备的重大临床应用研究，推动创新产品研发，强化医企协同及临床研究成果转化，发挥多元创新投入溢出效应。

通过持续地临床研究项目投入和资金支持，助力市级医院更好地形成临床诊疗与临床科研"双轨发展"的新格局，有助于 36 家市级医院明确各自临床研究的主攻方向，形成专业优势，锻造专业团队，研发新药物、新装备、新材料、新技术，不断反哺专科建设；有助于市级医院的临床医师、临床护士从思想意识、教育背景、临床实践上产生根本性转变，培育具有科研思维的医师和护士；有助于把市级医院优势的临床资源用到解决群众最急需的问题上去，推动临床的创新、推动我们诊疗技术的不断提升，造福群众健康福祉；有助于在上海整个社会推动创新体制变革的背景下，形成环市级医院的生物医药创新生态圈，助推生物医药产业发展。

二、医院临床研究的机制改革

申康中心要求市级医院对临床科研任务开展自主安排，对标国际标准打造优势学科，在医院预算编制中进行引导，对临床研究投入有明确要求：要求各医院对该领域的学科和人才建设经费投入不低于医疗收入的 2%；临床研究工作成绩纳入院长绩效考核，引导医院在内部绩效考核和资源分配中，重点向临床研究重点学科进行倾斜。

同期，申康中心从研究体系、支撑平台、生物医药创新开发和成果转化等多个维度研究建立市级医院临床研究工作考核引导体系，形成市级医院临床创新指数（见本书第二章临床研究的创新评价），构建一个统一的标准化评价体系，发挥绩效引领作用，为医院临床研究工作的科学评价奠定基础。

针对多中心项目伦理无法完全互认、审查周期较长的瓶颈难题，申康中心积极探索并开展医院间整体的线上伦理审查互认工作，在推进伦理审核工作标准化同质化建设的同时，依托伦理联盟优势和市级医院医企协同研究创新平台（hospital-industry collaborative innovation platform, HI-CLIP）多中心伦理在线协作审查功能（图 2-3），对方案共性和个性问题分别采用互认和协作快速审查方式分类处理：组长单位完成伦理审查后，参与单位可在 10 个工作日内完成审查并出具意见，提高了效率。同时，通过材料标准化及服务流程规范化建设，优化企业递交项目申请模式，实现"一套材料，一次提交"办理模式，达到一套材料同时满足多个市级医院及下辖不同部门的需求，提高了项目受理的一次成功率。

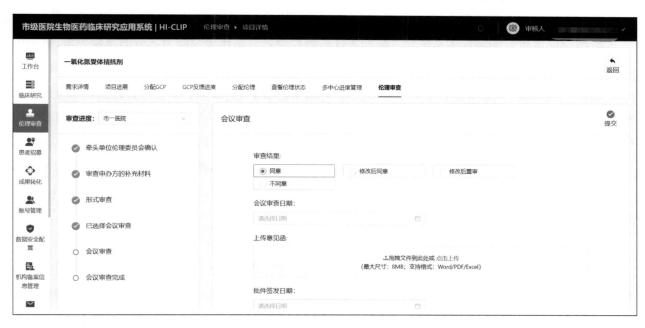

图 2-3　HI-CLIP 多中心伦理在线协作审查功能示意图

三、医院临床研究的基地建设

1. 市级医院临床研究中心（CRU）的成立　在申康中心的组织推动下，制定 CRU 建设的管理规范，预期形成上海地方标准并填补国内空白。到目前为止，上海市 36 家市级医院都参照建设标准新设 CRU，独立并专职服务于临床研究的部门，实体化运作，为院内研究者开展临床研究提供专业技术支持和实施规范化管理，并统筹协调研究资源，解决部分在临床研究推动工作中的基础性问题。

2. 研究型病房的建设　研究型病房是重要的临床研究基础设施,是医务人员开展药物和医疗器械的临床试验、生物医学新技术的临床应用观察等临床研究的重要场所。研究型病房围绕临床研究需求而建,除配备了临床研究所需的软硬件设施外,与普通病房最大的区别是拥有统计学、人工智能、信息技术、医工交叉专业、伦理学等专职人员,这些岗位构建起临床科研平台,辅助临床研究项目的开展。现今在全国范围内,仅上海和北京在大规模推行研究型病房的建设。

在申康中心的推动和资助下,上海市第一批示范性研究型病房予以立项。15家市级医院开始建设规模合理、功能完备、规范有序、集约共享、前沿创新的研究型病房,与之配套的临床研究实验室,建设方案凸显临床研究宗旨、发挥全专结合特色,与开展GCP项目的Ⅰ期病房进行明确功能区分,注重共性综合集中管理的同时关注个性专科的协同发展。

四、医院临床研究的队伍孵育和培训体系建设

1. 临床研究的队伍孵育　根据临床研究所需的创新策源能力、协同转化能力、落实开展能力等关键需求点,设置专项项目予以靶向支持,对于临床研究队伍的建设进行分层次的孵育和培养,通过项目实践边培训边提升临床研究能力。

创新策源能力着重于领军人才队伍和研究型医师队伍的创建。协同转化着重于医企融合研发团队创建,支持市级医院优秀临床学术带头人及学术骨干与头部生物医药企业组成长期合作团队,深耕临床关键问题,着力解决患者病痛。实施开展能力着重于研究型护士及辅助人才队伍创建,临床研究是一个庞大而复杂的工程,需要临床研究护士、统计师、临床研究协调员(CRC)辅助临床科研人员完成大量基础性的工作,关系着临床研究项目的质量和速度。

2. 医院临床研究的培训体系搭建　长期系统的教育培训是临床研究能力提升的重要手段,申康中心通过组织和推进大量的临床研究培训活动后,逐步建立起三个层面多维度的培训体系。第一级层面,由申康中心面向高级研究者和管理者主办的上海市临床研究高级研修班。课程设置包括临床研究的全球发展、政策体系、研究管理,指南撰写、方法设计与临床实践等模块,主要面向本市各市级医院院领导、科主任,临床一线专家与管理者。第二级层面,是由上海申康临促中心主办、各市级医院承办的临床研究系列专科培训,以市级医院的特色学科为核心,如与肺科医院联合举办呼吸系统为模块的培训体系。第三级层面,指的是各市级医院开展院内临床研究培训,在医师、护士还有临床研究相关专业人员中,把临床研究的基本知识、实施方法、标准体系构建起来。

五、医院临床研究的载体建设

现今,由于缺乏跨院间的信息技术支持和专病数据资源,无法满足多中心IIT研究开展和临床科研成果高效、高质、高量产出需求。申康中心以中心端协作平台为基础,对临床研究信息化进行流程规范和数据标准化,实现以统一标准进行稽查,构建服务于临床研究和临床质量评价的真实世界数据库,探索专病数据和生物样本共享机制,促进临床与基础融合、基础向临床转化。

1. 全链式临床研究整合平台的建立　基于风险的监察(risk-based monitoring,RBM)方法,开发建设全链式临床研究整合平台(clinical research integrated platform,CRIP),从临床研究项目的立项前期准备、项目实施、数据采集、质量监管、安全警戒到研究项目结束,为临床研究全过程提供统一标准的高质量、高效率、智能化的全流程、全链式信息化服务和质量监管。

平台下设十余个模块,具体包括临床研究项目管理系统、CRU临床研究信息管理系统、试验方案标

准化与电子化模块、经费过程管理监控模块、临床研究数据采集系统、电子源数据管理模块、受试者随机化分组系统、项目执行管理评估模块、研究者临床研究能力培训系统、移动端数据录入系统、患者随访模块和基于风险管理理念的临床研究质量保障服务模块,旨在为临床研究从发起到验收过程的整体质量监管提供数字化工具,实现全流程管理和控制。

2. 专病数据库和生物样本信息库的建设　申康中心以项目为抓手,设置临床研究关键支撑项目,包括重大专病队列数据库和生物样本全息库建设项目以及特色专病队列数据库建设项目,以宏观政策引导市级医院建立优势学科的专病数据库,引导医院做好数据收集和整理,逐步建立结构化专病数据集标准、临床专病登记研究、特色专病队列及专病数据汇聚共享机制。

首批项目包括 15 个重大专病数据库和生物样本全息库,以及 30 个特色专病数据库,聚焦严重影响人民群众健康,上海具有明显诊疗优势的特色专病,及死亡率高、致残率高、疾病负担重的代表国家重大疾病研究方向的重大疾病。生物样本全息库建设项目和特色专病队列数据库融合临床重大关键技术和先进的生命组学技术,整合专病队列临床数据和生物信息组学数据,确定样本库收集和应用的生物样本类型、制订多中心生物样本采集与检测标准操作规范和质量控制方案、制订和采用统一的组学数据格式或标准。未来将形成一集(通用专病数据集)、两库(专病数据库、生物样本库)、一平台(基于医联的大数据平台)、一机制(专病数据和生物样本共享机制),进而在市级医院示范推广、全面应用。其中一集已由申康中心组织编写完成,形成《临床研究专病结构化数据集》的系列丛书,由人民卫生出版社出版,为符合诊疗指南并生成标准化、模块化的专病数据库奠定基础。在申康中心的推动下,近两年市级医院临床研究大数据建设快速推进,预期构建一个服务于临床研究和临床质量评价的真实世界数据库,同时为生物医药的研发提供临床证据和线索。

六、临床研究医企需求对接平台的建设

市级医院医企协同研究创新平台(HI-CLIP)是国内首个线上开发并发布,建立医企需求对接的联席会商工作机制,建立了规范化的生物医药企业与医院临床试验机构线上线下的对接机制和流程,提供从申请、承接至开展实施全链式统一、高质量、高效率、智能化的服务,有力支撑了生物医药创新研究。

HI-CLIP 建立了由 501 名高级别临床专家组成的专家资源库以及由 31 家具备国家 NMPA 认证的 GCP 机构、414 个专业组、3 433 位主要研究者(PI)、839 名临床研究护士团队等支撑团队组成的项目管理库。同时建立了本市企业产品需求库,按照产品的创新性、科学性和可行性,采取优先审核、优先推介策略,通过智能精确匹配实现"两库"联动(图 2-4)。该平台已接入市政务"一网通办",并于 2020 年 12 月 19 日对外正式发布。

通过 HI-CLIP,企业可以改变原有通过线下寻求每家医院支持的传统串联方式,形成统筹管理后各医院同时线上接收信息的并联方式,预计将临床研究试验的平均启动时间从 6~13 个月缩短到 3~5 个月。这个临床试验加速器平台上线一年多来,已经有 76 家企业的 155 项药物(器械)临床试验与市级医院通过它成功对接。

HI-CLIP 面向本市生物医药企业和医疗机构,提供临床研究试验及成果转化的需求对接和管理服务,实现产业需求、医院资源和政府服务与监管对接,推动医学科技和生物医药产业的创新协同发展。积极联合企业开展产品的研发,建立流程化、制度化、实体化的对接转化机制,为打造医企协同的医学创新联合体打好基础。

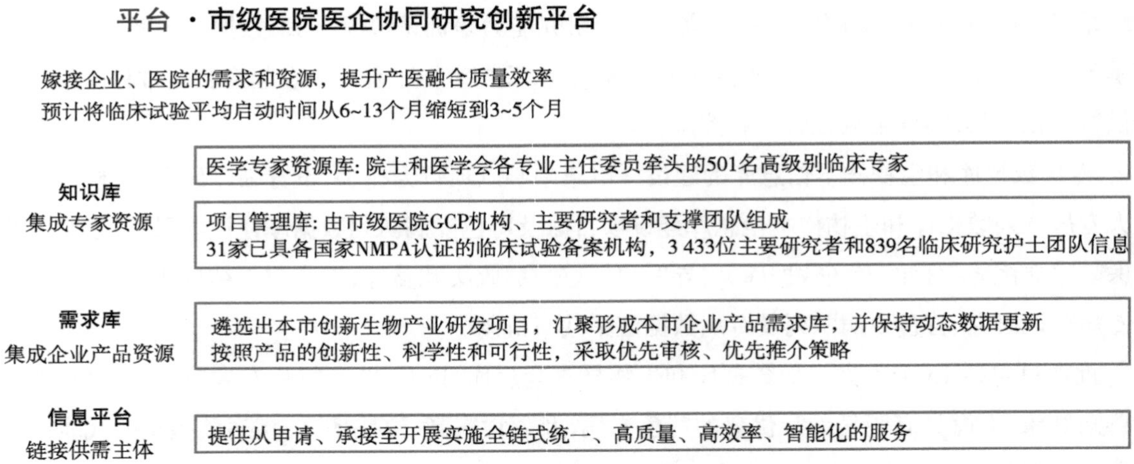

平台 · 市级医院医企协同研究创新平台

嫁接企业、医院的需求和资源，提升产医融合质量效率
预计将临床试验平均启动时间从6~13个月缩短到3~5个月

知识库 集成专家资源	医学专家资源库: 院士和医学会各专业主任委员牵头的501名高级别临床专家
	项目管理库: 由市级医院GCP机构、主要研究者和支撑团队组成 31家已具备国家NMPA认证的临床试验备案机构，3 433位主要研究者和839名临床研究护士团队信息
需求库 集成企业产品资源	遴选出本市创新生物产业研发项目，汇聚形成本市企业产品需求库，并保持动态数据更新 按照产品的创新性、科学性和可行性，采取优先审核、优先推介策略
信息平台 链接供需主体	提供从申请、承接至开展实施全链式统一、高质量、高效率、智能化的服务

图 2-4　市级医院医企协同研究创新平台（HI-CLIP）

目前,市级医院临床研究的氛围很活跃,临床医师的临床研究意识明显加强,同时市级医院也高度重视。36 家市级医院建立了院级临床研究中心;34 家 GCP 机构获得国家 NMPA 备案认证资质;36 家医院成立了伦理委员会;临床研究专职辅助技术人员达到 1 176 人,是 2019 年(470 人)的 2.5 倍,结构也从“临床医师 + 研究辅助人员”的单一模式向“临床医师 + 临床研究专职医师 + 临床研究技术人员 + 研究辅助人员”的专业化、多元化逐步转变;27 家医院部署了专门临床研究信息系统;用于临床研究的床位现有 1 430 张,其中用于 I 期临床试验床位 903 张。连续两轮“临床研究三年计划”实施以来,高水平临床研究科研成果持续涌现。各项目组共发表临床研究相关学术论文 1 467 篇,累计主持、参与制订诊疗指南、规范 723 项,由市级医院牵头和参与的国际指南 14 项,形成了一批疾病诊治的“上海方案”。近三年,获得专利授权 1 869 项,实现科技成果转化 84 项,转化收益逾 2.3 亿元人民币。

2021 年,共有 9 个项目成果获得 2020 年度国家科学技术奖。其中,牵头获得科技进步奖二等奖 6 项(占全市牵头获得科技进步奖二等奖的 67%),合作获得科技进步奖一等奖 1 项、二等奖 2 项。中山医院牵头的“基于液体活检和组学平台的肝癌诊断新技术和个体化治疗新策略”项目,立足解决肝癌患者药物治疗效果差这一临床问题,建立了肝癌早期诊断新技术,使肝癌早期诊断灵敏度提高 30%,该类型患者 5 年生存率提高至 60%。上海市第一人民医院牵头的“前列腺创面修复新理论与精准外科干预体系”项目,着眼前列腺术后易复发、术后并发症多等问题,首创经尿道铥激光剥橘式前列腺切除术,手术时间缩短 32%,术后并发症发生率降低 45%。上海市第六人民医院牵头的“创伤后肘关节功能障碍关键治疗技术的建立及临床应用”项目,围绕骨折患者创伤后肘关节功能障碍发病率高的问题,建立病理组织精准切除技术,术后并发症发生率降低 28%。上海交通大学医学院附属第九人民医院牵头的“颞下颌关节外科技术创新与推广应用”项目,立足解决颞下颌关节病及继发牙颌面畸形诊治这一难题,创新颞下颌关节镜下盘复位缝合术,治疗周期从 3~4 年缩短至 2 年左右,术后复发率从报道的 30% 降低至 5%以内。中国福利会国际和平妇幼保健院牵头的“发育源性疾病和遗传性出生缺陷的机制研究及临床精准防控”项目,针对遗传性出生缺陷缺乏精准防控技术,对产前基因诊断、胚胎遗传学诊断进行技术集成创新,临床诊断成功率和健康新生儿出生符合率达 100%。在临床研究“申康式革新”的推动下,市级医院依靠科技进步,坚持自主创新,以临床问题为导向开展科学研究,这些前沿成果必将进一步推进临床与转化医学研究,推动医学发展,造福更多患者。

第四节　上海市级医院临床研究中心建设实践

上海市级医院在申康中心整体布局和政策指引下,结合医院实际建立临床研究中心,完善组织架构、人员配置、制度建设等,并围绕疾病防治的实际需求,聚焦临床问题,衔接基础科研成果,整合院内外优势资源,立足医疗机构,面向全国,开展高质量的循证医学和转化医学研究,搭建国内一流的临床科研、技术服务、信息管理平台。

一、建设临床研究立项前咨询平台,为 IIT 研究提供技术支撑

1. 临床研究咨询门诊　所有临床研究都需要从提出科学问题设计研究方案开始。因此撰写研究方案是临床研究开展的第一步。提高方案撰写水平对于后期临床研究开展的质量至关重要。上海交通大学医学院首创"临床研究咨询门诊平台",旨在解决临床医师在开展临床研究项目过程中所遇到的问题。通过方法学专家与临床医务人员一对一咨询,了解临床研究项目的难点,为临床医师答疑解惑,对合适的项目"收住院"进行辅导。该平台的建立为临床研究项目的开展提供了更加全面的支持和服务,也可让医师更好地理解临床研究的重要性和意义。通过这种方式,医师们可以更好地了解临床研究项目的方法学和实施流程,更好地掌握开展临床研究项目的技能和技巧,有助于提高医师的临床研究能力和素质,为临床研究的开展提供更好的支持和保障。

上海市交通大学附属仁济医院(简称"仁济医院")CRU 建立了一套系统体系,以支持 IIT 项目的开展。研究者可在启动研究方案撰写前或研究进行期间的任意时期登录 CRU 网站 https://cci.renji.com/,通过线上预约的便捷流程化管理方式为研究者提供定制化的科研支撑服务。咨询门诊共开设临床研究管理、统计分析、数据管理、质控管理四大类别,覆盖临床研究政策法规、研究方案设计、统计方法、数据处理、病例报告表(case report form, CRF)设计、成果整理等多项内容。研究者可在线上平台查询咨询老师的研究方向,灵活选择咨询时间,并提前上传研究问题与附件材料,有针对性地提高沟通效率(图 2-5)。

为进一步优化咨询质量,咨询门诊还聘请了院外及国际高质量临床研究专家进行联合会诊,不仅能够帮助研究者答疑解惑,还可以提升团队成员的整体水平,扩展国际视野。

2. 研究方案撰写　在研究方案撰写阶段,中心在官网为研究者提供不同研究类别的研究方案模板。参照 CONSORT 标准、STROBE 标准、STARD 标准等,对于模板中方案所涉及的部分提供详细注释,如标题页(一般信息)、研究背景、研究目的、研究设计、受试者入选排除的标准、具体干预措施、疗效评估指标、安全评估指标、不良事件、中止研究、统计数据、质量控制和保证、伦理、数据处理和记录储存、出版政策、项目流程图、参考文献、补充/附录等。

3. 研究立项流程设置及介绍　研究中心为研究者提供立项前支持。包括以下几个方面:准备方案摘要并根据摘要撰

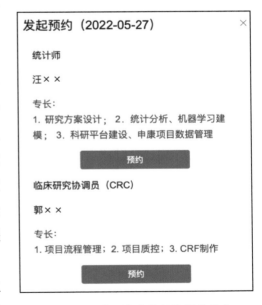

图 2-5　临床研究咨询门诊预约平台

写研究方案,在此过程中,如有任何疑问可向 CRU 专业人员寻求帮助;根据研究方案制订研究预算并寻找资助方;在 CTMS 上提交临床研究相关文件,接受学术审查以及伦理审查,并建立相应的管理文件夹;审查通过后需要在临床研究注册网站上注册,在国家备案网站进行研究备案;如研究涉及人类遗传资源采集、保藏、利用、对外合作,还须向人类遗传资源办进行申报备案或审批。以上均完成后,方可与资助方签署合作协议,启动临床研究项目,中心根据以上流程制作了工作流程介绍手册,方便研究者了解立项流程,并快速获得所需要的资料以及相关联系人,具体立项流程图(图 2-6)。

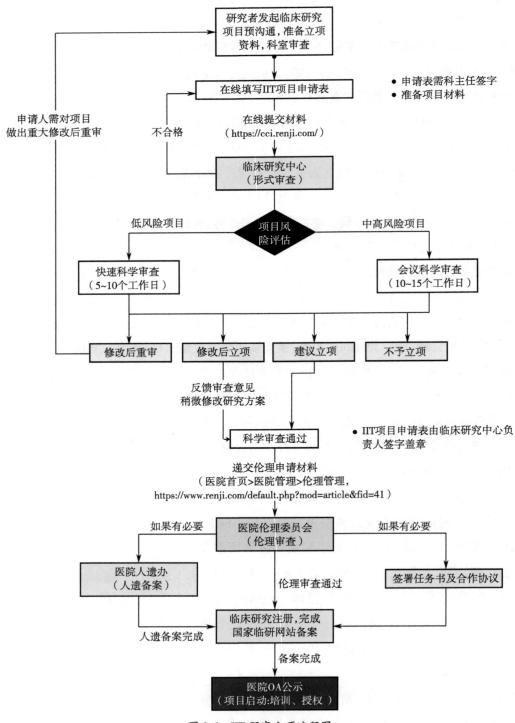

图 2-6 IIT 研究立项流程图

二、结合医院诊疗特色，建设标志性平台，推动前沿临床研究开展

以创新平台为抓手，实现 IIT 项目临床研究资源的统管共用。以下以海军军医大学第一附属医院（上海长海医院）CRU 中心为例介绍。

医院启动建设四个创新性的技术服务平台，一是为临床研究的个性化诊疗提供技术支撑的平台，充分利用医疗机构国家肿瘤高通量基因测序临床应用试点单位的资质，建立临床精准医学研究中心；二是支撑医疗机构在"炎癌转化"研究领域的前沿基础研究平台，开展"炎癌转化"的前沿基础研究，同时与临床疾病诊疗相结合，开展重大原创性"炎癌转化"治疗技术研究，构建跨学科、开放式的"炎癌转化"平台；三是支撑医疗机构在生物材料领域的前沿基础研究平台，开展生物医用材料与器械的前沿基础科学研究，并与临床治疗产品开发相结合，发展重大原创性生物材料与技术，建设生物医用材料临床与技术转化平台；四是作为肠道微生态学科的重要组成部分，利用其已在学术研究和临床应用领域的现有成果，建立粪菌移植平台。

医院借助平台开展高水平临床研究，重点开展临床循证研究、转化应用研究、应用推广研究及防控策略研究四类研究。完善优势病种大型生物样本库和临床研究队列，建成急、慢性胰腺炎，心脑血管疾病，前列腺癌，结肠癌，喉癌等多个数据库平台，牵头开展消化道疾病、脑血管病、泌尿系疾病、肿瘤诊治新技术等多中心临床研究，开发疾病综合治疗方案，研究制订国际水平的临床实践指南，普及推广一批医学科技成果，为更多疑难杂症提供更有效的诊疗手段。

1. 临床循证研究案例

（1）非甾体抗炎药（nonsteroidal anti-inflammatory drug, NSAID）预防体外冲击波碎石术（extracorporeal shock wave lithotripsy, ESWL）后急性胰腺炎临床研究：慢性胰腺炎的胰腺结石临床治疗困难，医院在国内首创 ESWL 治疗胰管结石，碎石成功率达到 90% 以上，但 ESWL 会导致术后胰腺炎的并发症，如何降低术后胰腺炎发生率是重要的临床难题。医疗机构消化内科团队，于 2016—2019 年开展了一项国内单中心前瞻性临床研究，纳入 1 370 例慢性胰腺炎患者，随机分为吲哚美辛栓（消炎痛栓）纳肛组与安慰剂对照组。结果表明吲哚美辛栓纳肛组的术后胰腺炎发生率为 9%，显著低于对照组的 12%（P=0.04），证实吲哚美辛栓纳肛是降低术后胰腺炎发生的有效措施。该项临床研究于 2022 年 3 月发表于国际权威期刊《柳叶刀 - 胃肠病学和肝脏病学》（*The Lancet Gastroenterology & Hepatology*），期刊主编同期配发编者按，认为"该研究对所有操作术后的急性胰腺炎预防有重要借鉴意义"，为今后慢性胰腺炎领域国际或国内指南的制订提供了有力的循证依据。

（2）立体定向放射治疗联合化疗治疗胰腺癌临床研究：胰腺癌是恶性程度最高的消化系统肿瘤。胰腺癌外科术后复发患者生存期普遍较短，如何提高该类患者的生存率是世界性难题。医疗机构放射治疗科和胰腺外科团队，针对这一难题设计了一项二期临床试验，2016 年 10 月—2017 年 10 月，招募了 170 例外科术后复发的胰腺癌患者，随机采用立体定向放射治疗（stereotactic body radiation therapy, SBRT）联合帕博利珠单抗（PD-1 抗体）+ 曲美替尼（*K-ras* 基因突变靶向药），或 SBRT 联合吉西他滨治疗，结果发现 SBRT 联合免疫及靶向治疗组的中位生存期为 14.9 个月，而对照组为 12.8 个月，且没有明显增加不良反应的发生率。该研究为利用医疗机构丰富的胰腺癌病例样本开展的研究，同时也以胰腺癌长期随访数据库为支撑，被国际同行公认为胰腺癌治疗领域重要的循证依据之一，发表于国际肿瘤学顶级期刊《柳叶刀 - 肿瘤学》（*The Lancet Oncology*）。

2. 转化应用研究案例

（1）磁控胶囊内镜医疗设备研发：传统胃镜检查对患者来说有一定痛苦，导致患者依从性低，影响上消化道肿瘤检出效能。医院国家消化病临床医学研究中心团队与上海某医疗科技公司开展长期医工合作，采用先进磁控技术达到在体外控制胶囊内镜的效果，研发出新一代胶囊内镜并于 2017 年获批上市（图 2-7）。通过一系列对磁控胶囊胃镜的技术改进及临床应用，实现了该新型医疗器械的成功转化。为明确磁控胶囊内镜对胃部疾病的诊断效能，开展了一项多中心临床研究，明确其对胃部病灶诊断准确度高达 93.4%。为优化胶囊胃镜的临床应用，首创改良相关胃准备方案（*Digestive and Liver Disease*，2018）；率先开展口服祛疱剂结合重复体位改变的方法，显著提高了胃黏膜检查的清晰度及可视度（*Digestive Diseases and Sciences*，2018）。与此同时，为了改善胶囊内镜胃部滞留的情况，首次明确体外磁控可显著易化胶囊通过幽门，提高小肠检查的完整性（*Gastrointestinal Endoscopy*，2018）。首次采用自身对照方法，明确磁控胶囊胃镜对早期胃部肿瘤及患者的诊断效能分别达到 91.7% 及 100%（*Digestive and Liver Disease*，2018）；为明确胶囊在无症状人群中的应用效能，一项针对全国 99 家体检中心、3 000 余例行磁控胶囊胃镜检查无症状人群的研究结果显示，胃溃疡的发生率为 5%，而 50 岁以上人群胃癌检出率甚至高达 0.74%，进一步证实了磁控胶囊胃镜可安全有效地应用于大规模人群，尤其是无症状人群的胃癌筛查（*Gastrointestinal Endoscopy*，2018），为我国胃癌筛查的临床实践及指南制订提供了循证依据。作为全球第一个上市的磁控胶囊胃镜机器人系统，磁控胶囊胃镜机器人已在全国 31 个省、自治区、直辖市的大型三甲医院、体检中心等近千家医疗机构临床应用，受检者依从性好，无并发症。

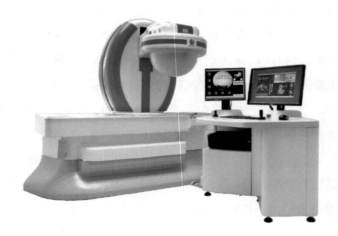

图 2-7　磁控胶囊操作台

（2）细胞海绵联合人工智能破解食管癌筛查瓶颈：我国是食管癌高发国家，食管癌发病和死亡的总例数均超过全球总数的 1/2，食管癌患者总体预后较差，5 年生存率仅为 29.6%，多数患者在确诊时已进展至中晚期。如果能在早期无症状阶段发现病灶，经内镜下微创治疗即可实现根治，5 年生存率可超过 90%。CRU 主任率领多学科团队开展科研攻关，改良传统食管拉网细胞学检查，研制适合我国人群的食管新型细胞富集装置（图 2-8）。该细胞富集装置由可溶解胶囊外壳、伞形海绵状细胞高分子细胞富集材料和提线组成，可实现在 3 分钟内富集来自整个食管的数百万个细胞，显著提高了采样效率、质量和舒适度。相关研究结果于 2021 年 9 月发表于全球消化领域顶级期刊 *American Journal of Gastroenterology*。这标志着我国自主创新研发的食管癌筛查方法受到国际学术界认可，有望破解食管癌早筛瓶颈难题，助力高发地区食管癌防控。研究团队在社区筛查人群中对上述新方法的可行性和准确性进行了验证,结果显示敏感性达 90%,特异性达 93.7%,并能减少 92.5% 的非必要胃镜检查。96.1% 的受试者对新筛查方法具有良好的接受度,在高发地区和高危人群食管癌筛查中具有良好应用前景,为探索适宜中国国情的食管癌筛查方案和路径带来了新视角。

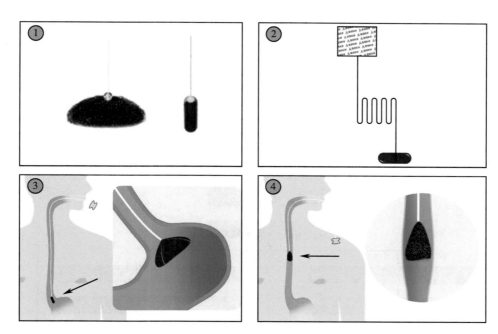

图 2-8　食管新型细胞富集装置示意图

三、搭建临床研究信息化管理平台,实施 IIT 项目规范化管理

上海市同济医院 CRU 中心以数字化管理思维模式为指导,以优化服务流程为指引,以现代信息技术为抓手,以保障临床研究规范化为核心,搭建了全院级别的临床研究信息化管理平台,包括 IIT 项目管理、伦理审查管理、临床科室项目管理。建立临床研究者、IIT 项目管理、伦理办公室 3 个层面一体化管理方式(图 2-9)。建立包括项目资料审核、递交学术委员会和伦理委员会审查、召开启动会、受试者筛选、知情同意、严重不良事件报告、访视等全流程管理。实现临床研究申报审批网络化,患者招募智能化、临床信息共享化。受试者的个人信息、检验检查数据、病历数据等与患者 360 视图对接,确保研究数据的存储统一和有效利用。同时,临床研究管理系统(CTMS)能够实时统计、分析研究数据,研究者可以根据项目实际执行情况,做出及时调整;管理人员也可根据数据进行实时监控,发现并向研究者及时反馈问题,协助研究者顺利完成项目。

1. CTMS 同时整合了 IIT 项目管理和伦理审查,研究者在线递交一次研究文件后,根据各类项目分别进行伦理委员会审查和 / 或学术委员会审查,避免了重复递交资料,缩短审查时间,实现多类别临床研究项目一体化高效、准确、留痕的新审查模式(图 2-10)。

根据 2020 版《药物临床试验质量管理规范》必备文件和其他相关法规的要求,制订立项文件目录,研究者登录系统后,按照目录上传文件,CRU 管理人员在相应权限下在线查看,实时执行审批通过或者驳回补充材料等操作。审批通过,可直接关联到伦理委员会审批系统端口,伦理委员会秘书即可在线预审项目文件。如果是 IIT 项目,管理员会将资料推送至学术委员会委员的邮箱,进行评审。

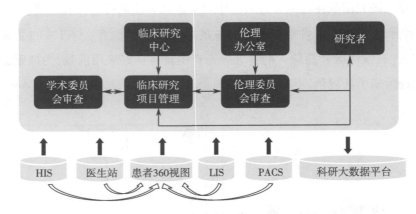

图 2-9　临床研究信息化管理平台示意图

注：HIS 为医院信息系统；LIS 为实验室信息系统；PACS 为医学影像存档与通信系统。

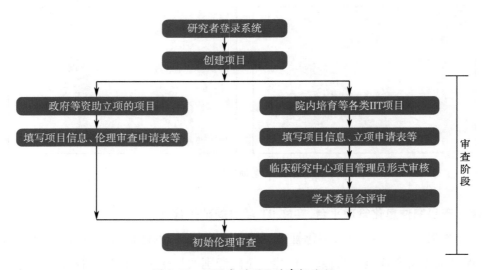

图 2-10　不同类别项目的审核流程

2. CTMS 与患者 360 视图对接，实现系统之间的互联互通和数据的集成整合。研究者和 CRU 管理人员在一个系统上可以实时跟踪受试者的所有信息，避免了在医院信息系统（hospital information system，HIS）、实验室信息系统（laboratory information system，LIS）等多个系统中进行切换。由于医疗机构信息系统的复杂性和多样性，各系统间数据分散，标准不一致，难以实现交换和共享。为解决各信息系统之间的数据孤岛，便于临床数据分析并进行深度挖掘，患者 360 视图实现患者诊疗活动的全程历史纪录的多视角浏览界面，将研究者、质控人员关注的临床信息以患者为中心进行全方位地展现，包括门急诊、住院、体检的患者基本信息、就诊记录、诊断记录、电子病历、各种检查检验报告等所有临床信息（图 2-11）。

3. CTMS 上建立二级质控体系，项目组一级质控员和医疗机构二级质控员线上互动，实时提醒，实现医疗机构对研究项目的中心化、动态监管。项目由受试者入组后，根据入组例数 CTMS 向专业组发出一级质控自查提醒，研究者自查后在线填写并产生质控报告，CRU 质控人员实时审查，根据自查报告内容、入组进度、患者 360 视图在线监察等，评估项目执行风险，决定医疗机构二级质控的频次和重点（图 2-12）。

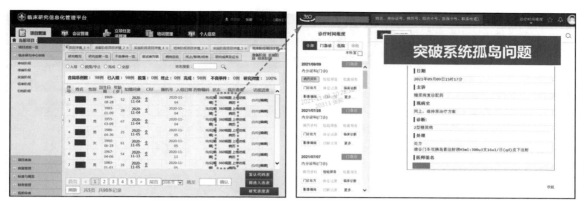

图 2-11　CTMS 与患者 360 视图直接对接

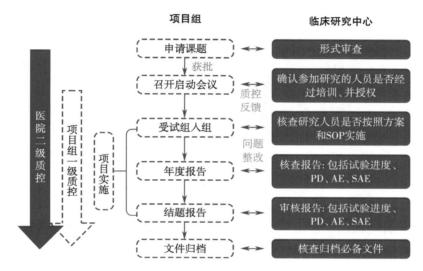

图 2-12　CTMS 实现在线二级质控

注：PD 为方案偏离；AE 为不良事件；SAE 为严重不良事件。

4. CTMS 上依据实时分析，指导研究者和 CRU 管理人员的决策，实现高效数字化管理。系统自动、实时地对研究者目前承担的项目数、项目入组进度情况以及质控情况（如自查次数、医疗机构质控次数等）进行统计分析，研究者和管理人员根据产生的客观数据，及时发现项目执行过程中的问题，以采取进一步的措施，实现了数据指导决策的精准管理（图 2-13）。

四、中医继承、发展、创新平台助力基于中医药特色优势的临床研究

上海中医药大学附属龙华医院 CRU 中心聚焦中医药特色优势，实践临床研究开展的新模式。

1. 名老中医工作室的传承研究模式　医院于 2001 年首创名老中医工作室的传承研究模式，以建立名老中医工作室为载体，全面实施中医药的继承、发展、创新工作，推进医院内涵建设的发展战略。先后成立 40 个名中医工作室，其中 17 个入选全国名中医工作室建设推进项目。作为海派中医流派传承研究主基地与分基地，承担 9 项中医流派传承及特色技术研究工作。构建起了具有"大医精诚、龙兴华医"文化特色的中医继承、发展、创新的平台。通过名中医的引领带动作用，采用"继承 - 发展 - 创新 - 应用"的科研模式，不断传承和挖掘名中医和流派学术精髓，凝练科学问题，结合现代技术，依靠信息支撑，推进临床科研信息一体化平台建设，高度融合临床实践和科学研究，总结制定诊疗规范，将中医药特色优势诊疗技术向全市和全国推广应用。

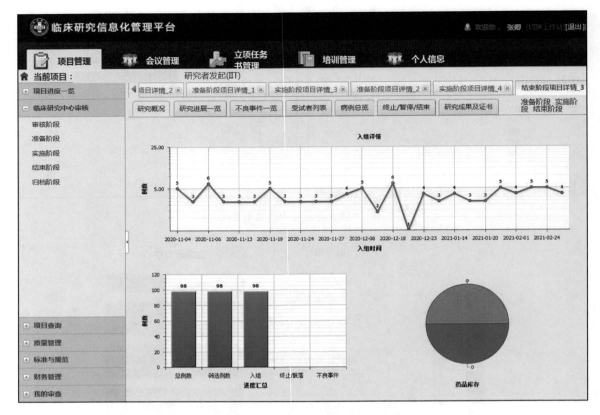

图 2-13　CTMS 实时显示各种数据信息

2. 中医特色专病库与医案库建设　医院建成 13 个特色病种专病库与名中医医案数据库,专病库包括膜性肾病、三阴性乳腺癌、脑卒中等。

以名中医工作室为平台进行名中医医案数据库建设:为名中医工作室建立开发数据库软件,进一步开发舌脉齐备的四诊完善的医案数据库系统,由工作室成员定期录入工作室导师的有效验案;在此基础上进行名老中医学术经验的整理、数据挖掘工作。一方面保存名中医的医案,同时另一方面以现代信息技术进行深度挖掘。名中医医案数据库包括肺癌医案数据库、干燥综合征医案数据库与系统性红斑狼疮医案数据库、免疫球蛋白 A(immunoglobulin A,IgA)肾病医案数据库与膜性肾病医案数据库、膏方治疗强直性脊柱炎医案数据库、难治性创面医案数据库、乳腺癌医案数据库、便秘医案数据库等。

标志性成果:①国家临床研究基地建设成效显著,建设期间,恶性肿瘤和骨退行性病变两个重点病种研究取得显著进展;②2019 年国家重大新药创制科技重大专项实施管理办公室下发《关于发布重大新药创制科技重大专项第一批优秀课题承担单位清单的通知》(国卫科药专项管办〔2019〕37 号),经专项实施管理办公室组织对专项成果产出进行系统评价,医疗机构入选第一批国家重大新药创制科技重大专项"药物临床评价示范平台";③2021 年医疗机构入选首批国家医学中心"辅导类"建设单位,建设方案得到国家中医药管理局的高度肯定。

市级医院临床研究中心的建设植根于国家深化医疗体制改革、落实"十四五"发展目标的大背景下,符合申康中心对推进研究型医院建设的发展要求,充分体现了医疗机构加强体系建设,转变发展模式,提升发展质量,激发创新活力,优化学科布局的战略规划。

第五节　临床研究的创新评价

随着临床研究的蓬勃发展,已然看到由建立临床研究平台和研究项目投入带来的巨大成果。通过构建 CRU、专病数据库以及研究型病房等方式,提高了临床研究水平,提供了基本的数据保障,同时也看到了由创新发展带来的收益。因此,应进一步强调创新,结合新方法、新工具、新理念,建立一套完善的内生激励机制,并开发出更加精准的评价手段,以便更好地评估研究成果的质量和创新性,从而不断推动临床研究的发展。

一、创新指数的概念与研究现状

创新的概念最早见于美裔奥地利人熊彼特所著《经济发展理论》。熊彼特认为“创新”不同于发明,是能接受市场检验,遵循投入和产出规律的市场行为。他将经济领域的创新活动归纳为引进新产品、引进新生产方法、开辟新市场、获得新的原材料或半成品供应渠道和实施新的产业组织方式 5 种形式。伴随国际创新浪潮的快速兴起,创新理论也日趋成熟。1992 年以来,国际创新调查标准规范——《奥斯陆手册》在统计学意义上将创新进一步定义为实现新的或有显著改进的产品或工艺,或采用新的组织方式或营销方法。与此同时,世界上诸多国际组织、学术机构和专家团队,相继开发出了大量的国家创新能力和竞争力评价体系,并对世界各国的创新能力和竞争力进行了卓有成效的评价。其中影响力大、测度范围广的指标体系主要有瑞士洛桑国际管理发展学院的《世界竞争力年鉴》、世界经济论坛的《全球竞争力报告》、欧盟的《欧洲创新记分牌》和《全球创新记分牌》、欧洲工商管理学院和印度工业联合会制订的《全球创新指数报告》、中国科学技术发展战略研究院制订的《国家创新指数报告》。

全球创新指数(global innovation index, GII)研究由欧洲工商管理学院于 2007 年首次启动,旨在评估国家或经济体的创新能力和相关政策表现,其关键目标是超越传统的创新测度方法,如博士学位数量、研究论文、研发支出及专利数等,寻找更好的方法和途径描述丰富的社会创新活动,制定更好、更科学的评估创新标准与策略。即通过评估各经济体为创新提供的支持因素,如体制、人力资本与研究、基础设施等来衡量一个国家或经济体的创新能力,为企业领袖和政府决策者提供了解提升一国竞争力可能面临的缺失与改进方向。该报告是目前国际上关于创新对竞争力和增长影响最全面的评估研究之一,它是根据重要国际机构,如世界经济论坛、世界银行、联合国教科文组织等的权威数据,由学术界与企业界专业人员,联合对全球多个国家或经济体的创新能力进行研究后编写出来的。全球创新指数关注的焦点在于全世界的新趋势和实践,试图使政策制定者更加重视创新和相关政策,并强调其中难以把握的重要内容。

我国科技部制定的《创新型国家评价指标体系》用于评价世界主要国家的创新能力,揭示我国创新能力变化的特点和差距。评价对象选取了 40 个国家,其研究与发展(R&D)经费之和占全球的 98% 以上,GDP 合计占全球的 88% 以上。力图通过逐年评价与国际对比来监测我国建设创新型国家的进程,为实施国家创新发展战略提供支持信息。国家创新能力评价指标体系由创新资源、知识创造、企业创新、创新绩效和创新环境 5 个一级指标和 33 个二级指标组成。一是创新资源,反映一个国家对创新活动的投入力度、创新人才资源的储备状况以及创新资源配置结构,包括 5 个二级指标: 研究与发展经费投入强度、研究与发展人力投入强度、科技人力资源培养水平、信息化发展水平和研究与发展经费占世界比重;二是知识创造,反映一个国家的科研产出能力、知识传播能力和科技整体实力,包括 7 个二级指标: 学术部门百万研究与发展经费的科学论文引证数、万名科学研究人员的科技论文数、百人互联网用户数、亿美元 GDP 发明专利申请数、万名研究人员的发明专利授权数、科技论文总量占世界比重和三方专利总量占世界比重；三是企业创新，主要用来反映企业创新活动的强度、效率和产业技术水平，包括 5 个二级指标：企业研究与发展经费与工业增加值的比例、万名企业研究人员拥有实用临床试验（pragmatic clinical trial, PCT）专利数、综合技术自主率、企业主营业务收入中新产品所占比重和中高及高技术产业增加值占全部制造业的比重；四是创新绩效，反映一个国家开展创新活动所产生的效果和社会经济影响，包括 6 个二级指标：劳动生产率、单位能源消耗的经济产出、人口预期寿命、高技术产业出口占制造业出口的比重、知识密集型服务业增加值占 GDP 的比重和知识密集型产业占世界比重；五是创新环境，主要用来反映一国创新活动所依赖的外部硬件环境和软件环境的好坏，包括 10 个二级指标：知识产权保护力度、政府规章对企业负担影响、宏观经济环境、当地研究与培训专业服务状况、反垄断政策效果、员工收入与效率挂钩程度、企业创新项目获得风险资本支持的难易程度、产业集群发展状况、企业与大学研究与发展协作程度和政府采购对技术创新的影响。其中，前 4 个一级指标对应 23 个二级指标都是定量统计硬指标；第 5 个一级指标"创新环境"包含的 10 个调查指标都是定性评分软指标。

目前医疗卫生机构临床研究缺少评价标准，创新又是国内外科技发展的宗旨，因此我们旨在通过构建临床研究创新评价指标体系客观科学评估临床研究，为临床研究创新政策提供参考，促进临床研究高质量、高标准、高效率创新发展，提高医药研发和临床转化效率，为"科创中国"或者"健康中国"做出一定的贡献。

二、构建医疗卫生机构临床研究创新指数

构建统一的临床研究创新指数指标框架，通过评价实践，形成标准化的创新指数指标体系、规范的指标定义、指标计算方法及分析框架，力求全面、客观、准确地反映市级医院临床研究在创新链不同层面的特点，促进市级医院临床研究高标准、高质量、高效率创新发展。

1. 临床研究创新指数选择原则

（1）数据来源具有权威性：基本数据来源于各家医院填写自报的数据。通过正规渠道定期搜集，确保基本数据的准确性、权威性、持续性和及时性。

（2）指标具有可扩展性：每一指标都有独特的宏观表征意义，定义相对宽泛，非对应唯一狭义数据，便于指标体系的扩展和调整。

（3）评价体系对于医院规模体量不敏感：选取指标以相对指标为主，兼顾不同规模医疗机构在基础设施建设、创新制度建设、临床研究活动和成果产出广度上的不同特点。

（4）定量测评与定性分析相结合：既采用定量统计指标，也采用权威的、来源可靠的定性调查指标。

2. 临床研究创新指数构建方法　通过文献回顾、专业领域专家咨询，综合运用德尔菲法、层次分析法、实证研究，构建市级医院临床研究创新指数评价指标体系。

3. 临床研究创新指数指标体系　创新指数包括 4 个一级指标、13 个二级指标和 37 个三级指标（表 2-1）。4 个一级指标由临床研究创新投入的基础设施、创新制度、临床研究活动和体现创新产出的成果产出组成。

基础设施：评估医疗机构对临床研究中心、研究病房建设、临床研究信息化建设的资源投入力度及建设水平，反映市级医院临床研究创新发展的体制、物资及人力资本等基础设施情况。

表 2-1　医疗卫生机构临床研究创新指数指标体系

一级指标	二级指标	三级指标
I　基础设施	I-1　临床研究中心建设	I-1-1　设置临床研究中心，职能明确、统筹管理
		I-1-2　临床研究专业人员占比
	I-2　研究病房建设	I-2-1　研究病床占总床位数比例
		I-2-2　研究护士配置率
		I-2-3　研究病床使用率
	I-3　信息系统建设	I-3-1　临床研究项目管理平台
		I-3-2　临床研究数据采集平台
		I-3-3　院级层面生物样本库建设
		I-3-4　临床研究数据整合
II　创新制度	II-1　临床研究人才培养	II-1-1　临床研究人员接受临床研究培训并经过考核的分数
		II-1-2　研究型医师占比
	II-2　院内经费投入	II-2-1　医院临床研究项目经费投入占医疗收入的比例
	II-3　伦理审批效率与质量	II-3-1　伦理审批时效满意度
		II-3-2　伦理审批周期
	II-4　财务与成果转化制度	II-4-1　临床研究经费的执行率
		II-4-2　临床研究成果转化的收益中研究团队的奖励比例
III　临床研究活动	III-1　开展临床研究的数量	III-1-1　纳入临床试验的患者占总患者比例
		III-1-2　纳入专病数据库患者占总患者比例
		III-1-3　具有 GCP 资质并开展临床试验的科室占全院临床医技科室的比例
		III-1-4　五新项目数
		III-1-5　（床均）参加创新药物、医疗器械的临床研究项目数
		III-1-6　（人均）高质量临床前研究项目数
		III-1-7　（床均）承接国际/国内医药企业 GCP 项目数
		III-1-8　（床均）牵头及参与国际/国内多中心 IIT 项目数
	III-2　开展临床研究的质量	III-2-1　IIT 项目可疑且非预期严重不良反应（suspicious and unexpected serious adverse reactions，SUSAR）申报率
		III-2-2　接受国内外管理部门稽查、审查而未通过的 GCP 项目数
IV　成果产出	IV-1　临床研究论文	IV-1-1　（人均）临床研究论文被引次数
		IV-1-2　（人均）临床研究论文数
		IV-1-3　（人均）高质量临床研究论文数
		IV-1-4　（人均）高质量临床前论文数
		IV-1-5　（人均）临床研究论文质量
	IV-2　指南引用	IV-2-1　（人均）临床研究论文被指南引用
	IV-3　成果转化	IV-3-1　（人均）新获专利授权数
		IV-3-2　（人均）科研成果转化金额
	IV-4　科学影响力	IV-4-1　科技成果奖项
		IV-4-2　医院自办报刊数
		IV-4-3　学科基地数

创新制度建设：评估医疗机构对临床研究的经费投入、伦理以及财务及成果转化方面的制度建设情况。

临床研究活动：评估医疗机构开展临床研究数量和质量的情况。

成果产出：评估医疗机构的临床研究论文、指南引用、成果转化、科学影响力情况，反映医疗机构的科研产出能力和知识传播能力。

4. 临床研究创新指数权重确定　采用两轮德尔菲专家咨询法对临床研究创新评价指标的重要性，可行性和敏感性进行评估，问卷内容主要包括专家咨询情况说明函、专家的基本信息、指标体系内容等，通过电子邮件/微信向专家发送咨询问卷。第一轮调查问卷后，召开会议，根据专家的意见和建议对指标进行调整，如专家建议增加医院自办报刊指标。将修改后的问卷再次发放，专家做第二轮德尔菲咨询，主要对指标的重要性进行评估。运用层次分析法计算临床研究创新评价指标体系的权重系数。

在德尔菲法研究中，为了评估不同专家意见的一致性，本研究使用肯德尔系数作为参数。可以反映专家意见在临床研究创新指标评价中是否存在严重分歧。为了计算权重，本研究采用了层次分析法和组合赋权法。利用 yaahp 7.5 软件建立判断矩阵，用层次分析法确定各指标的权重系数。具体步骤包括建立层次模型、构造判断矩阵和一致性检验。权重表示指标的相对重要性，可以为临床研究创新评价模型的应用提供参考值。

研究小组根据矩阵计算各级临床研究创新指数评价指标的权重。在一级指标中，重要性排序依次是成果产出（0.303）、临床研究活动（0.301）、创新制度建设（0.215）、基础设施建设（0.181）。基础设施建设的二级指标中，重要性排序依次是信息系统建设（0.369）、临床研究中心建设（0.368）、研究病房建设（0.263）。创新制度建设的二级指标中，重要性排序依次是院内经费投入（0.261）、财务与成果转化制度（0.257）、临床研究人才培养（0.251）、伦理审批效率与质量（0.231）。临床研究活动的二级指标中，开展临床研究的数量（0.500）和开展临床研究的质量（0.500）指标同等重要。成果产出的二级指标中，重要性排序依次是科学影响力（0.317）、临床研究论文（0.242）、成果转化（0.227）、指南引用（0.214）。如图 2-14 所示。

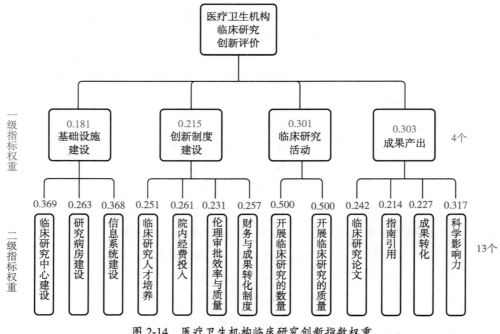

图 2-14　医疗卫生机构临床研究创新指数权重

三、医疗卫生机构临床研究创新指数综合结果

（一）医疗卫生机构临床研究创新指数数据采集方式

采用定性和定量的数据采集方式，并且以定量统计指标为主、定性调查指标为辅。指标数据来源主要包括申康系统数据填报、调查问卷等。定性调查指标主要涉及医院信息化建设、伦理时效、CRU 建设以及成果转化方面的激励政策等。PI 问卷的数据与研究收集的定量数据使用相关性分析来验证数据的可靠性结果。

根据医疗卫生机构临床研究创新指数，按照系统表单，建立创新指数标准数据集，涉及系统模块 14 个，共 143 个字段，根据标准数据集，将系统数据按医院整理合并，每家医院合计表单 23 张，数据量 47 531 条，生成每家医院数据质量报告，发送数据质量报告和数据更正附表给医院。研究团队确定每家医院的数据再次发送给医院进行确认，对确认后的数据进行分析。

（二）医疗卫生机构临床研究创新指数计算方法

医疗机构临床研究创新指数的计算采用国际上通用的标杆分析法。标杆分析法的原理是：对被评价的对象给出一个基准值，并以此标准去衡量所有被评价的对象，从而发现彼此之间的差距，给出排序结果。

1. **数据描述**　由于有 5 个指标（研究型医师占比、伦理审批时效满意度、纳入临床试验的患者占总患者比例、纳入专病数据库患者占总患者比例、IIT 项目 SUSAR 申报率），缺失医院数量超过 50%，故本次纳入分析计算的有 32 个三级指标，对其数据进行描述，具体数据分布情况见表 2-2。

表 2-2　2018—2021 年医疗卫生机构临床研究创新指数数据描述

指标	中位数（四分位数）	最小值 ~ 最大值
临床研究中心设置情况	100（100~100）	0~100
临床研究专业人员数 / 名	83（66~100）	16~100
研究病床占总床位数比例	0.015（0~0.024）	0~0.021
研究护士配置率	0.083（0~0.222）	0~0.833
研究病床使用率	0.091（0~0.479）	0~1
临床研究项目管理平台	1（1~2）	0~2
临床研究数据采集平台	2（0.5~2）	0~2
生物样本库建设	100（100~100）	0~100
临床研究数据整合	100（100~100）	0~100
接受培训并经过考核的分数 / 分	82.500（75.937~86.146）	63.333~94.167
经费投入占医疗收入的比重	0.008（0.004~0.017）	0~0.058
伦理审批周期	100（87.915~100）	41.609~104.379
临床研究经费的执行进度	0.212（0.159~0.293）	0.025~0.588
临床研究成果转化的收益分配比例 /%	100（100~100）	0~100
有 GCP 资质并开展临床试验的科室占比	0.324（0.206~0.613）	0~1
五新项目数 / 个	4（1~8）	0~25
参加创新药物和医疗器械床均数 / 个	0.032（0.017~0.085）	0~0.347
高质量临床前研究项目人均数 / 个	0.031（0.021~0.044）	0.003~0.098
承接国际 / 国内医药企业 GCP 项目床均数 / 个	0.036（0.019~0.081）	0~0.371
牵头及参与国际 / 国内多中心 IIT 项目床均数 / 个	0.029（0.014~0.052）	0~0.227

续表

指标	中位数（四分位数）	最小值～最大值
国内稽查未通过数量 / 个	100（100~100）	100~100
临床研究论文人均被引次数 / 篇	1.469（0.862~2.233）	0~4.005
临床研究论文人均数 / 篇	0.442（0.307~0.491）	0.136~0.799
高质量临床研究论文人均数 / 篇	0（0~0.002）	0~0.005
临床前高质量论文人均 / 篇	0.001（0~0.002）	0~0.037
临床研究论文人均质量 / 篇	0.102（0.057~0.145）	0~0.274
临床研究论文被指南引用数 / 篇	5（1~14.75）	0~103
新获专利授权人均数 / 个	0.032（0.021~0.061）	0~0.148
科研成果转化人均到账金额 / 万元	0.569（0.004~0.193）	0~9.151
科技成果奖项数 / 个	7.4（1.7~12.8）	0~38.4
医院自办报刊数 / 个	0（0~1.3）	0~8.4
科学基地数 / 个	0（0~1.4）	0~1.8

2. 数据预处理

（1）去体量分析：创新指数中部分指标与医院体量密切相关，为增强不同体量医院间可比性，对指标进行去体量化处理。去体量化需要明确去体量化分母以及处理指标与体量间的非线性关系。采用 Spearman 进行相关性分析，分析 9 个指标与体量的相关性。从数据角度看，"医疗收入"与多数指标的相关性最高，是最合适的去体量化分母。本研究采用总结了基于经验判断以及数据分析的去体量化分母（表 2-3）。

表 2-3　医疗卫生机构临床研究创新指数去体量说明

序号	指标	去体量分母（当前）
1	医院投入临床研究项目的经费	医疗收入
2	参加创新药物、医疗器械的临床研究项目数	医院床位数
3	高质量临床前研究项目	卫技人员数
4	承接国际国内医药企业 GCP 项目数	医院床位数
5	牵头及参与国际 / 国内多中心 IIT 项目数	医院床位数
6	临床研究论文数	卫技人员数
7	四大期刊及其子刊影响因子数	卫技人员数
8	新获专利授权数	卫技人员数
9	科研成果转化金额	卫技人员数

（2）无量纲化：是为了消除多指标综合评价中计量单位上的差异和指标数值的数量级、相对数形式的差别，解决指标的可综合性问题。对 31 个三级指标采用两种无量纲化方法，即直线型无量纲化和秩型无量纲化。

（3）异常值处理：基于数据分布检测到的异常值通常提示数据采集错误，也可能导致后续数据处理中模型失效，因此要特别处理。使用箱线图法进行异常值检测，检测界值为：Q1−1.5*IQR，Q3+1.5*IQR。对于检测出的异常值，先发送数据质疑，由数据来源部门进行复核。复核无误的，使用缩尾法（winsorize）

进行异常值处理。

（4）缺失值处理：若指标在某些医院无法获得，标记为缺失值。根据缺失值产生的原因，分类进行缺失值处理。当存在无信息缺失时，即数据缺失与相应医院的临床研究开展情况无关，由其他外部原因导致（例如经费执行情况），采用回归插补法的方法，根据相关指标建立回归模型，将缺失值插补为回归模型的预测估计值。当存在有信息缺失时，即数据缺失本身反映了医院临床研究基础设施、管理水平、开展情况相关缺陷（如缺乏相关信息系统）。未按要求完成数据采集的也暂时按此类处理。采用最小值填补法，在无量纲化后的指标中，将缺失值填补为最小值（0）。

（三）医疗卫生机构临床研究创新要素间相关性分析

一级指标之间存在一定的相关性，运用 Spearman 分析了 4 个一级指标间的相关性，连线代表具有显著相关性。根据中介分析，基础设施建设通过增加临床研究活动（$R=0.563$）影响成果产出，临床研究活动起到完全中介效应。临床研究活动与成果产出之间具有强相关性（$R=0.614$），如图 2-15 所示。

（四）医疗卫生机构临床研究创新指数按医院类别分布情况

医疗卫生机构临床研究创新指数的初步评价共纳入 35 家医院，其中 13 家综合性医院、12 家专科医院、6 家妇儿类医院、4 家中医医院。4 个一级指标对各类别医院分布情况的分析（图 2-16）表明，各类别医院的创新制度建设得分优于基础设施建设、临床研究活动以及成果产出得分，充分说明上海市各家医院响应上海市政府乃至国家层面对临床研究方面的重视，出台了一系列制度。综合性医院在成果产出和临床研究活动方面的得分优于专科医院、中医医院以及妇

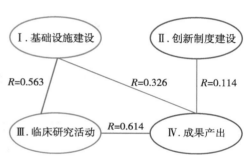

图 2-15　一级指标之间的相关性图

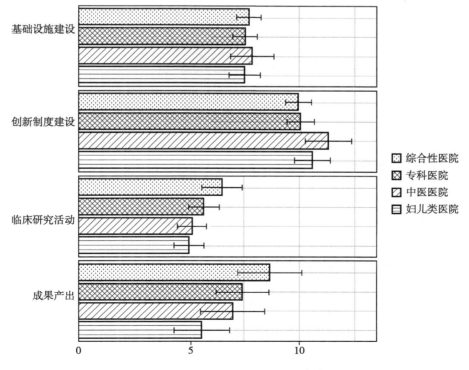

图 2-16　按医院类别一级指标分布情况

儿类医院。通过分析一级指标在各类别医院的分布情况,在成果产出和临床研究活动方面,综合性医院的临床研究创新能力高于专科医院、中医医院以及妇儿类医院。

医疗卫生机构临床研究创新指数中包括 13 个二级指标,由于本轮数据采集中,"开展临床研究的质量"此变量在所有医院中都未发现存在问题,因此仅对 12 个二级指标在各类别医院的分布情况进行分析。图 2-17 展示,综合性医院的科学影响力、指南引用、临床研究论文和开展临床研究的数量明显高于其他类型的医院,说明综合性医院在成果转化和临床研究活动中优于妇儿类医院、中医医院和专科医院。但在成果转化、院内经费投入和研究型病房建设等方面,稍劣于其他类型医院,后续需要进一步加强。在财务与成果转化制度、院内经费投入和研究病房建设等方面,中医医院在创新制度建设和基础设施建设等方面较好。

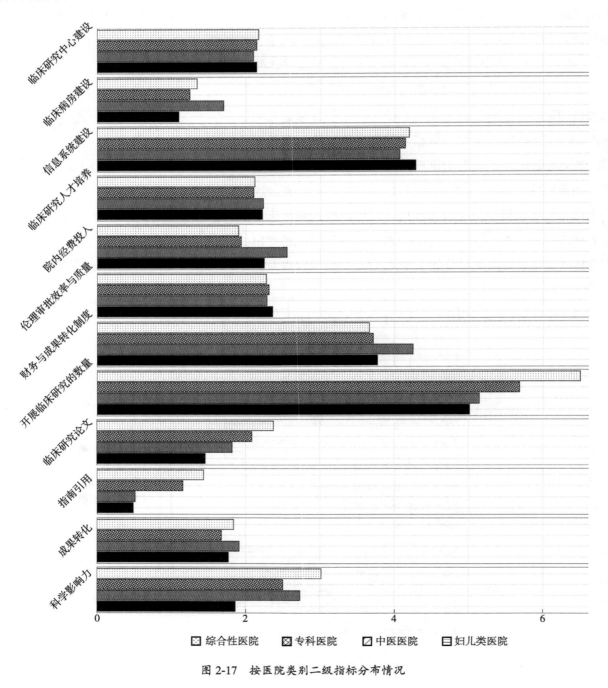

图 2-17 按医院类别二级指标分布情况

创新指数中纳入分析计算的有 32 个三级指标,由于临床研究中心建设、接受国内外管理部门稽查、审查而未通过的 GCP 项目数各医院无差异,未纳入最后计算。图 2-18 展示,综合性医院的学科影响力、指南引用、临床研究论文和开展临床研究的数量明显高于其他类型的医院。但在财务与成果转化制度、院内经费投入和研究型病房建设等方面,稍劣于其他类型医院,后续需要进一步加强。在财务与成果转化制度、院内经费投入和研究病房建设等方面发现中医医院在创新制度建设和基础设施建设等方面建立较好。其原因可能是综合性医院的学科建设的基础和成果较多,因此在前端学科影响力、诊疗指南和研究论文等方面成果较多。然后在后端医疗成果转化方面重视程度不够,呈现财务和转化支持制度、相关院内经费投入和临床研究基础建设欠缺。

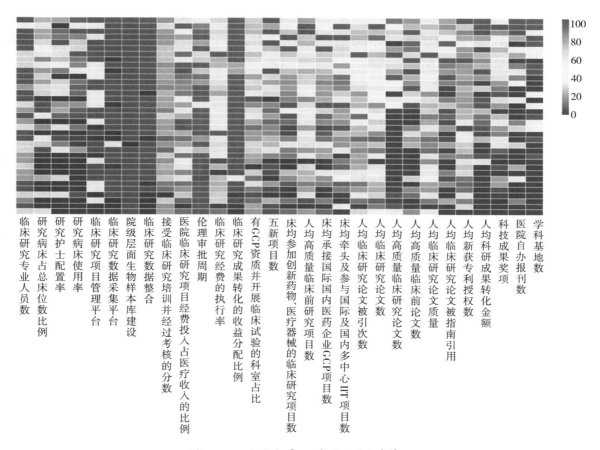

图 2-18　三级指标在 35 家医院的分布情况
注:五新为新技术、新设备、新器械、新材料和新药的临床研究。

近年来,国家开发出了大量的国家创新能力和竞争力评价体系,并对世界各国的创新能力和竞争力进行了卓有成效的评价。但较少有医疗卫生机构临床研究创新评价的研究。上海市乃至全国都在大力推进临床研究,有利于提升中国原创临床医学在世界范围内的地位,为公众提供均质化的医疗和健康服务,降低获得医疗和健康服务的成本,切实提升公众获得感。通过开展临床研究创新评价有利于了解各医疗机构临床研究现状,为临床研究创新政策的制定提供参考,促进医院临床研究高标准、高质量、高效率创新发展。

本研究构建统一的临床研究创新指数指标框架,主要由临床研究创新投入的基础设施、创新制度、临床研究活动和体现创新产出的成果产出组成 4 个维度,4 个维度指标间既相互联系又相对独立,客观反映了整体创新指数及其变化趋势。通过相关性分析显示,临床研究活动与成果产出之间具有强相关性,基础设施通过影响临床研究活动,进而影响成果产出,基础设施与临床研究活动之间的相关性较弱。通过各家医院采集的数据来看,创新制度的得分优于基础设施建设、临床研究活动及成果产出,也表明了上海市重视临床研究得到了各家医院的积极响应,尤其是中医医院在创新制度上的得分优于其他类别的医院。综合性医院在开展临床研究以及成果产出等方面的得分优于其他类别医院,也表明了综合性医院的临床研究创新能力较强。通过分析二级指标在各类别医院的分布情况,上海市各家医院在研究型病房建设、指南引用、成果转化等方面有待加强。

临床研究创新评价指标体系从创新的前期调查、评价体系概念模型的构建到评价结果分析的全过程形成严密的评价程序,采用更为客观的评价方法,将创新评价工作制度化和长期化,并在连续的评价实践中不断积累评价经验,保持评价指标体系的成长性。此外,采用创新指数能够反映创新能力的整体水平及变化,成为政策制定的依据。

参考文献

[1] 张治河,赵刚,谢忠泉. 创新的前沿与测度框架——《奥斯陆手册》(第3版)述评. 中国软科学,2007,000(003):153-156.

[2] 姚俊梅. IMD 世界竞争力年鉴:2002. 北京:中国财政经济出版社,2002.

[3] 郝凤霞,陈飞翔. 解读《全球竞争力报告》评价指标体系. 科技进步与对策,2005,022(003):117-118.

[4] 关晓静,赵利婧. 从《欧洲创新记分牌》看我国创新型国家建设面临的挑战. 统计研究,2007,24(003):74-77.

[5] 王林,钟书华. 中国与欧盟创新能力评价体系比较——基于《2017欧盟创新记分牌》报告分析. 科学学研究,2018(9):1716-1728.

[6] 王葳. 世界知识产权组织发布《2020年全球创新指数报告》中国排名14. 互联网天地,2020(10):62-62.

[7] 中国科学技术发展战略研究院. 国家创新指数报告.2014. 北京:科学技术文献出版社,2015.

[8] 国家药品监督管理局. 临床试验数据管理工作技术指南. (2016-07-29)[2022-08-16]. https://www.nmpa.gov.cn/yaopin/ypggtg/ypqtgg/20160729183801891.html.

[9] 渠田田,冯铁男,李蔷,等. 支持研究者发起的临床研究中心建设标准探讨 - 以上海交通大学医学院临床研究中心为例. 中华医学科研管理杂志,2021,34(1):77-80.

[10] 国家药品监督管理局. 临床试验的电子数据采集技术指导原则. (2016-07-29)[2022-08-16]. https://www.nmpa.gov.cn/xxgk/ggtg/qtggtg/20160729184001958.html.

[11] 上海申康医院发展中心. 关于全面推进市级医院临床研究工作的指导意见. (2019-09-30)[2022-08-16].

[12] 北京市卫生健康委员会. 北京市关于加强研究型病房建设的意见. (2019-11-08)[2022-08-16]. http://wjw.beijing.gov.cn/zwgk_20040/fgwj/wjwfw/201912/t20191219_1301341.html.

[13] Clinical Data Interchange Standards Consortium. CDASH v2.2. https://www.cdisc.org/standards/

foundational/cdash.

［14］钱碧云,张维拓,吕明,等.中国医药生物技术协会团体标准:临床研究中心建设规范(征求意见稿).(2022-03-04)[2022-08-16].http://www.cmba.org.cn/common/20220304/index.html.

［15］孙喆,谢丽,冯铁男,等.研究者发起的临床研究方法学支撑体系建设思考——以上海交通大学医学院临床研究中心 MACRO 建设为例.中华医学科研管理杂志,2019,32(6):469-473.

［16］罗榕,张熙,王耀晟,等.基于研究型医院的临床研究中心平台建设与管理模式实践探索——上海某三级甲等综合性医院案例探讨.中华医学科研管理杂志,2019,32(2):81-85.

［17］王頔,张翔,孙珊,等.医院临床研究中心建设经验与思考——以上海市某三级甲等专科医院为例.中华医学科研管理杂志,2021,34(6):477-480.

［18］王瑞平,施鹏,李俊,等.上海市级医院临床研究中心建设现状及临床研究者的服务需求分析.世界临床药物,2021,42(9):779-784.

［19］屠强,徐冬,平措.国家重点临床研究中心下的健康医疗大数据平台研究建设与发展.中国临床研究,2019,32(5):700-702.

［20］罗榕,张熙,王耀晟,等.基于研究型医院的临床研究中心平台建设与管理模式实践探索.中华医学科研管理杂志,2019,32(2):81-85.

［21］康迪,张音,王磊.中国与美国临床研究资源的对比分析.军事医学,2016,40(4):338-341.

［22］孙喆,谢丽,胡婷婷,等.研究者发起的临床研究管理模式国内外比较与分析.中国新药与临床杂志,2020,39(2):83-87.

［23］顾翠峰,张俞莹,高月求.中医医院临床研究管理体系建设.解放军医院管理杂志,2020,27(8):741-743.

［24］高蕊.中药临床研究设计的关键问题思考.中国中西医结合杂志,2019,39(11):1305-1306.

第三章　临床研究支撑平台建设

　　临床医学研究作为基础研究与临床实践之间的"桥梁",一直是我国医学科技创新链条的薄弱环节。经过十余年的实践和探索,我国的临床研究体系初步建成。但由于研究团队专业化建设滞后、临床资源利用率不高、缺乏专业化的科研创新支撑平台以及管理能力不足等原因,我国仍面临缺乏高质量的临床研究产出的困境。同时,临床研究的数据质量也是循证医学发展和应用的主要挑战。从临床数据的记录、收集、整理到统计分析,只有全部数据流符合真实、完整的质量标准,才能汇聚成高质量的临床研究,证明研究结果可信可靠。随着临床研究方法学与指导原则不断革新,以及大数据、人工智能等信息技术的迅速发展,临床科研数据的内涵正在从根本上发生改变。传统的数据收集和处理方法已无法满足所需信息在数量、维度、速度等各方面所带来的日益增长的复杂程度。为此,建设临床研究创新平台、优化临床研究体系、增强临床研究能力、尽快将我国医疗资源优势转化为服务于临床诊疗和公共卫生健康的临床研究高地,是公立医院高质量发展的重要任务和使命。本章内容包括研究型病房、临床研究信息系统、科研大数据平台、专病数据库和生物样本库的建设和实践经验的介绍,为规范化的临床研究综合支撑平台的建设提供思路和参考。

第一节　中心化临床研究数字化平台建设

　　临床数据管理学会(Society for Clinical Data Management, SCDM)在2020年发布的白皮书 *The Evolution of Clinical Data Management to Clinical Data Science* 中指出,结合医疗大数据"5V"的数据特点,即大量(volume)、多元(variety)、高速(velocity)、真实(veracity)、价值(value),临床数据管理需采用新的策略来支持海量数据的收集、处理和归档,通过整合多种来源的结构化及非结构化数据,在保障数据完整、真实和安全的前提下,高效连接各项临床研究系统,打破信息孤岛和沟通障碍,优化工作流程,最大化发挥数据价值。医院信息化建设不断发展,已经从信息技术时代步入大数据时代。在实现通过系统集成建立面向医疗过程和流程的临床数据中心(Clinical Data Repository, CDR)基础上,将原始临床数据进行结构化、归一化等数据处理,建设具有更高数据丰富度的科研大数据平台更符合临床科研及数据深层转化利用需求。未来的临床科研数据应用将着眼于端到端的标准化数据传输与数据整合战略。

一、国外数据平台简介

　　美国FDA于2008年建立的"哨点计划"(sentinel initiative)数据平台和加拿大2011年建立的药物效果观察性研究网络平台(canadian network for observational drug effect studies, CNODES)是当前两个比较有代表性的国家区域级的研究数据平台。他们的共同特点是建立分布式数据网络(distributed data network），合作机构（data partner）可以按照通用数据模型（common data model，CDM）和标准数据格式采集和汇聚电子健康数据，产生和保存数据文件。对于中心端发出的电子健康数据检索需求（query），合作机构可使用本地运行中心统一的程序，将运行结果返回中心端。这样既兼顾了数据的安全性，也保证了数据格式和分析结果的统一性。通过建立分布式国家区域级研究数据平台，可以开展大规模的药物安全性监测、真实世界药物效果比较、公共健康政策等研究。

英国邓迪大学健康信息学中心提供的研究数据管理平台（research data management platform，RDMP）可同时集成医疗存储数据和临床研究项目数据等两类数据的全生命周期服务，为研究者提供可重复及可扩展的数据集。韩国牙山医学中心（Asan Medical Center，AMC）构建了涵盖数据集成、管理和应用的集中式临床研究管理系统（CTMS）。

二、数据平台建设关键要素

1. 通用数据模型与标准术语集　通用数据模型（CDM）和标准术语集（standardized vocabularies）是保障分布式数据网络数据质量可信度的关键。当前应用最为广泛的是观察性医疗结局合作组织（Observational Medical Outcome Partnership，OMOP）CDM 和标准术语集。OMOP 是由美国 FDA 联合学术界、国际数据公司、药品生产企业等开展的公共和私营部门建立的合作项目。该项目意在建立多数据源、覆盖大规模人群、采用分布式网络和 / 或集中式中央数据库，利用观察性医疗数据推动医疗产品主动安全监察科学地发展。2014 年，OMOP 被观察性健康医疗数据科学与信息学（Observational Health Data Sciences And Informatics，OHDSI）项目所取代。OHDSI 作为一个国际合作组织，延续 OMOP CDM 对不同来源的医疗数据建立起统一标准的形式。OHDSI 团队还基于 OMOP CDM 开发多种数据挖掘和数据分析的工具，如提取 - 转换 - 加载（extract-transform-load，ETL）工具（如 WhiteRabbit、Usagi 等）、数据分析工具（如 ACHILLES、PLATO 等）。基于 CDM 的网络合作式研究，打破了合作的阻碍，数据的结果可以分享到多中心的合作组织，利于数据结果的整合；通过研究者之间的讨论和审阅，提高研究质量。美国 FDA "哨点计划" 数据平台、加拿大 CNODES 数据平台、欧洲 IMI-PROTECT 数据平台、亚洲 AsPEN 数据平台均借鉴了 OMOP CDM。

2. 临床表型数据模型　区域性研究网络的建立为开展多中心研究，汇聚和积累分散的患者数据和元数据资源，建立研究队列奠定基础。临床表型数据模型（model for computable phenotyping）也称为计算表型数据（computable phenotype），规定了研究队列的纳入和排除标准。明确且客观的标准能够转化为计算机可读的检索语句，在不同的数据来源中共用。一般描述性的文字或者电子病历厂商特有的编码规则都不能成为通用的临床表型数据，只有一系列的标准医学数据编码，如国际疾病分类（International Classification of Diseases，ICD）诊断编码、医疗保健通用操作编码系统 HCPCS、观测指标标识符逻辑命名与编码系统 LOINC、国家药品代码 NDC 等可成为计算表型数据。计算表型数据对于描述队列特征，重复临床研究十分必要，需要一套标准化的解决方案。目前国际上常见的标准化方案有 OMOP、PCORNet Front Door、i2b2、SHRINE 等。这些方案均基于美国以患者为中心的结局研究院（Patient-centered Outcome Research Institute，PCORI）建立的通用数据模型和标准化的研究数据仓库，执行数据检索，建立研究队列，开展临床研究。

3. 电子源数据（electronic source，eSource）　通过直接捕获、收集和存储电子数据等方式汇集电子病历记录（electronic medical record，EMR）、电子健康记录（electronic health record，EHR）或可穿戴设备

中产生的医疗数据,具有一旦生成记录便几乎无法更改的特点。因此,应用数据质量、完整性和隐私安全符合管理标准的电子源数据,将源数据流直接导入专病库、临床电子数据采集(EDC)系统等数据系统,将大幅减少人工干预,从而改善数据真实性与可溯源性。采用 EHR 作为随机对照试验(randomized controlled trial, RCT)研究的电子源数据探索已经开始了近 20 年,然而,由于存在缺乏统一的全球性数据标准、系统间互操作性问题等基础性障碍,以及数据隐私、法律协议、日益复杂的研究设计、开发成本等相关问题,电子源数据的使用在大规模实施及真实世界研究中仍需要不断进行技术迭代和管理模式的创新发展。近年来,国内外均已有研究团队在临床科研源数据自动填入 EDC 系统的探索中取得突破性进展。如美国 Protocol First 团队开发的 Clinical Pipe 应用,可将非标准的数据转换为内部一致的结构,进而转换为临床数据获取标准(clinical data acquisition standards, CDASH)和操作数据模型(operational data model, ODM)等标准格式并导入 EDC 系统。北京大学临床研究所通过开发电子源数据记录工具,将自动对接应用于一项真实世界研究项目中。以上研究均表明,eSource 方式能提高源数据的采集效率,减少完成数据转录所需的工作量,提升数据准确性,为电子源数据的可行性和应用价值提供验证。

三、临床研究中心化枢纽平台建设实践

申康临促中心建立中心化枢纽平台以推进临床研究信息化和平台化,分别是全链式临床研究整合平台(CRIP)、"湖仓一体化"高质量专病大数据平台、市级医院医企协同研究创新平台(HI-CLIP),可以为市级医院临床研究提供规范化、全流程、一门式的模块化临床研究专业服务,包括项目管理和质量监察、研究方案设计和修订、数据库和数据管理、数据统计和分析、生信和基因解读、大数据挖掘和人工智能、研究成果转化以及医企协同和供需主体对接,并能够提供中心化核查与现场质控,为申康 - 医院 - 项目组三级质控实施奠定基础。

(一)全链式临床研究整合平台

近年来,国内和国际多中心临床项目需求呈高速增长态势,项目设计不断创新,多中心 IIT 研究阶段多,参与研究的角色多,增加了跨中心之间的沟通难度。同时,信息化的不健全造成设计方案随意修改、数据记录不完整、数据传输不同步、数据锁存不执行、统计分析不专业、试验药物管理不规范、项目管理缺乏时效性等一系列问题。目前,临床信息化行业整体的行业标准尚未统一,跨中心的科研团队之间无法有效共享科研设计和数据,所以通过建立标准实现信息联通是亟待解决的问题。

申康临促中心自研开发 CRIP,使用 WHODrug Global 药品信息词典和 MedDRA 医学标准数据集对变量值进行标准化编码。平台包括 11 个模块:研究数据采集、药物警戒、中央随机化系统(IWRS)、培训提升、项目流程管理、项目效能管理、中心管理、独立影像评估、远程检查、真实世界研究和临床数据湖。临床试验项目组可以通过 eTMF 模块上传和管理项目资料,如研究方案、病例报告表、伦理批件、质控文件等,还可以下载申康临促中心核查文件等;通过 Design 模块建立电子数据库,如建立访视 / 表单 / 指标,添加逻辑核查等;通过 EDC 系统录入数据,进行随机化分组、受试者随访、药物警戒等。CRIP 的应用实现了远程质量监控、数据有效聚集和开放共享,为市级医院临床研究全程提供了统一、高效、智能的信息化服务(图 3-1)。

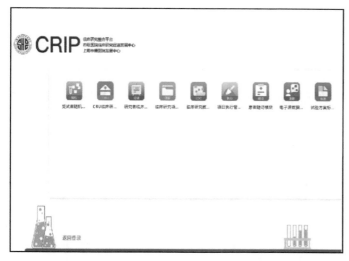
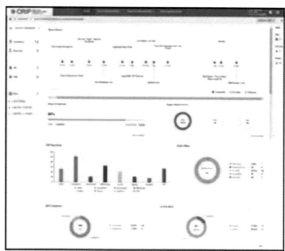

图 3-1　全链式临床研究整合平台（CRIP）

（二）"湖仓一体化"高质量专病大数据平台

医学是数据密集型行业，医院数据主要来自医疗过程的记录。然而，医疗机构间系统标准不一致，大量非结构化数据，缺少数据治理，造成跨院专病数据难以汇聚融合。多中心 IIT 研究阶段多，参与研究的角色多，信息管理支持的缺乏造成研究过程难以协调组织。为推动科研成果高效、高质、高量地产出，申康临促中心以中心端协作平台为基础，对跨院的临床研究信息化进行流程规范，数据标准化，并实现以统一标准进行稽查，构建服务于临床研究和临床质量评价的真实世界数据库，探索专病数据和生物样本共享机制，促进临床与基础融合、基础向临床转化。

"湖仓一体化"高质量专病大数据平台（图 3-2）作为一项基础性工程，聚焦严重影响人民群众健康，且上海具有明显诊疗优势的特色专病和死亡率高、致残率高、疾病负担重的重大疾病，首批纳入重大专病队列数据库和生物样本全息库建设项目 15 项、特色专病队列数据库建设项目 30 项，对标国际最高标准、最高水平，通过项目建设，形成一集（通用专病数据集）、两库（专病数据库、生物样本库）、一平台（基于医联的大数据平台）、一机制（专病数据和生物样本共享机制）。通过市级医院多家临床中心数据和资源的整合，扩大了研究范围，提升了样本量。临床研究数据颗粒度和完整性的保障，提升了临床研究数据的可挖掘性。临床研究数据的可溯源性，提升了临床科研的质量。基于海量真实世界数据为基础研究证据，已成为循证医学的重要证据来源，在效果比较研究（comparative effectiveness research，CER）、药物和医疗器械研发与评审等领域都有重要的应用，日益受到国内外监管机构和学者的关注。

为支持数据存储、传输、访问等安全保障，实现专病数据开放共享，建立高质量的专病大数据平台必须满足以下几点：

1. 整合多源异构的临床数据，构建标准化数据集　多中心临床数据种类很多，包括医院信息系统、电子病历系统、实验室信息系统、放射科信息管理系统等。针对不同的临床科研需求和数据特点，遵循医疗信息交换标准 HL7（Health Level Seven）对各种来源的多中心临床数据进行语义转换、结构变换，以统一数据标准对多源数据进行归一化处理，调用统一数据访问接口将其存储到合适的底层存储系统中，形成标准化的数据集。

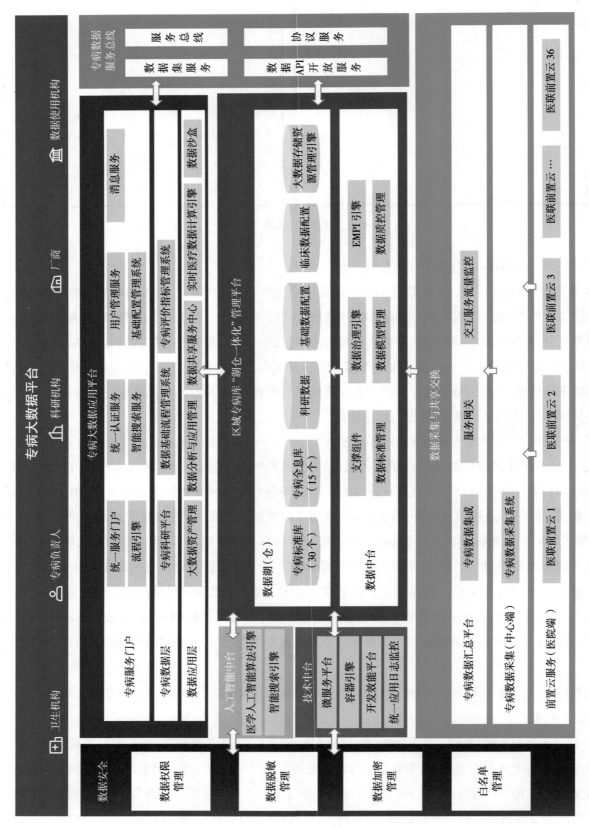

图 3-2 "湖仓一体化"高质量专病大数据平台

注：API 为应用程序接口（application programming interface）。

2. 深度治理临床数据,建立稳定高效的电子数据平台　基于关键技术和"申康 - 市级医院"临床研究信息化整体框架,对来自市级医院的源数据进行治理,形成临床数据库和生物信息学数据库。基于临床和科研要求进行数据分析,形成多中心临床研究大数据中心。电子数据平台通过五大系统完成数据整合:①元数据管理系统进行数据建模和设计;②数据融合引擎实现市级医院大数据融合;③主数据管理系统实现不同来源数据的标准化;④数据质量管理系统确保全面数据体检、实时质量监控、数据问题溯源、端到端质量;⑤数据安全管理系统包括权限管理、数据脱敏、数据加密、数据安全审计。

3. 全周期过程管理与质量控制　数据从产生到能够进行临床决策需要经过 5 个步骤,每个步骤都会对数据进行逻辑上的衍生,每次衍生都需要进行质控:①HDR 的数据一致性质控;②术语体系质控,包括术语的生产标准选取、术语分类与分级质控;③医院数据标准化质控;④疾病取数逻辑质控;⑤病情分类数据(中间变量)质控。

（三）国内首个医企协同研究创新平台

为激活生物医药创新要素活力、加快医企融合创新成果转化为医药健康产品,加快医院临床研究能力转化为地区生物医药产业的生产力,面向生物医药企业、面向市级医院、面向患者构建了 HI-CLIP。

平台设计了企业端、医院端和患者端。企业端汇集了地区企业产品需求库,具有地区创新生物产业研发项目汇聚形成的企业产品需求库,企业产品需求包括按照企业名称、企业联系人、联系方式、需求类型、产品名称、产品分类、预计适应证、专业分类、试验名称、拟定主要研究者 PI 信息、临床试验注册号、临床试验分期、项目进展状态、伦理审查、第一例受试者入组等 15 个方面信息,并保持动态更新。医院端为支持创新性、科学性和可行性的研判,建立了本地区首个临床研究医学专家资源和项目管理知识库,包括院士和医学会各专业主任委员牵头的 500 余名高级别临床专家;项目管理库由市级医院 GCP 机构、主要研究者和支撑团队组成,包括 34 家已具备国家 NMPA 认证的临床试验备案机构、3 172 位主要研究者和 641 名临床研究护士团队信息。并对已具备资格的药物临床试验专业组和医疗器械临床试验专业组进行结构化分类。在上述对接生物医药企业临床研究需求的基础资源库的支持下,HI-CLIP 链接供需主体,提供从申请、承接至开展全链式统一、高质量、高效率、智能化的服务,通过双向序贯流程实现"医企联动对接"机制。平台流程路径设计如下:企业通过 HI-CLIP 向政府提出临床研究需求,相关行政主管部门初步预审再组织专业评审,根据企业需求,匹配适应证,结合临床可行性,精准匹配拟承接的医疗机构以及专科特色合适且具有开展实力的主要研究者及团队。执行过程中,依托 HI-CLIP 提供专业临床研究管理平台、伦理加速、入组辅助等服务,促成项目的落地。HI-CLIP 改变了企业原有通过线下寻求每家医院的传统串联方式,形成了统筹管理后各家医院同时线上接收信息的并联方式,有效提高临床试验的平均启动时间(图 3-3)。截至 2022 年 12 月,平台收到 80 家企业的临床试验申请项目 160 项。HI-CLIP 能够推进企业产品进入临床试验,加速产品上市或应用,精准匹配市级医院试验单位,推动全流程加速;促进医院科技成果有效转化,缩短科技成果转化周期,保护医师知识产权。

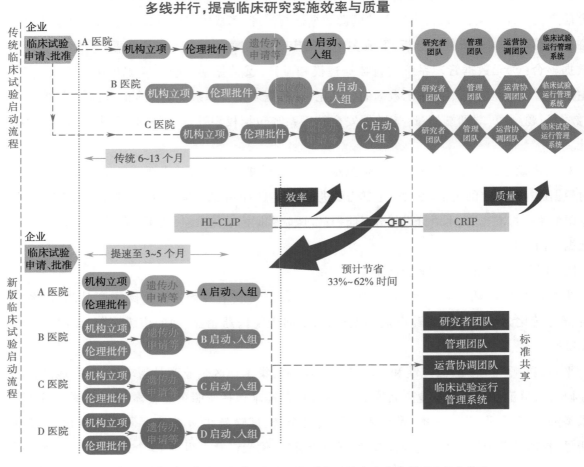

图 3-3　传统临床试验和基于 HI-CLIP 的新版临床试验的启动流程比较

第二节　医院科研大数据平台

　　近年来,在快速发展的大数据技术支持下,临床研究机构通过建立科研大数据平台完成临床数据向临床研究数据的转化。科研大数据平台通过数据清洗、转化、融合、质控等数据加工流程,将多源数据生产为以病种为中心的科研基础数据,在应用层多以专病库的形式服务于科研应用。对于临床研究人员来说,不断引入新的数据,强化和丰富专病库疾病数据模型,是科研大数据平台建设后持续高效产出的关键。

一、科研大数据平台的建设目标需求

　　科研大数据平台是医疗机构开展临床研究的数据汇集、融合、加工工具。由于临床科研应用场景对数据的质量有特殊要求,所以相对于医疗机构中面向临床业务应用的临床数据中心(CDR)和面向管理分析应用的运营数据中心(Operational Data Repository, ODR),科研大数据平台在数据处理上的业务需求更加精细化。

　　我国从 20 世纪 90 年代中期开始的医院信息化建设,为临床科研数据提供了重要的数据来源。各个阶段医院信息系统对业务覆盖逐渐完善,2000 年前后的医院基本 HIS 建设覆盖了门诊住院业务中的患者基本信息、门诊处方、住院医嘱、用药、诊断、费用等数据采集。之后 10 年随着检验信息系统、影像信息系统、手术麻醉等专业医技系统逐渐普及,临床数据也逐渐在医院信息系统中完成采集和沉淀。从

2010年开始的医院电子病历系统普及,不但将各种病案文书的电子化采集在系统中完成全流程得到了实现,而且启动了以电子病历数据为核心的临床数据汇集工作。在2015年前后,越来越多的医疗机构开始在电子病历系统上建立"临床数据中心",完成以患者为中心的跨越HIS、电子病历、各种临床医技系统的数据存储和展示,并且针对在院患者的诊疗服务提供危急值管理、院内感染监控等数据驱动的功能服务。

伴随电子病历系统建设的同时,研究型医疗机构已经开始尝试将临床数据与科研数据打通,实现临床科研一体化的业务目标。在结构化电子病历被引入临床业务阶段,一些医疗机构开始尝试在临床电子病历模板中融入科研病历模板,试图通过一次录入同时解决临床病历书写和科研数据采集的问题。然而,由于两种数据的术语体系、描述角度、时效要求和质控要求相差甚远,这种直接在前端完成数据同步处理的尝试没有得到广泛应用。

在临床数据中心系统建立之后,医疗机构第一次实现业务系统数据采集与平台系统数据分析展示分离,以患者为中心的数据汇集首次在医疗机构内实现。因此临床数据中心也试图在支持临床之外,为医学科研提供数据支持。但是经过一段时间磨合,逐渐发现医学科研对数据的要求还是明显不同于临床支持要求的,这些特异要求包括:

（一）数据的时间跨度和患者主索引

长期以来,医院信息系统在处理时间大跨度数据的时候,为了保证系统性能会采用分表（部分数据离线）的手段。因为大部分在院患者临床业务中不涉及跨多年的数据访问问题（如3年前的门诊处方用药或5年前的住院手术记录等）,因此这种处理方式在支持临床服务业务的场景下并不暴露问题,在临床数据中心系统建立初期,主要面对12个月之内的临床数据查询、分析、展示处理,因此此问题也不突出。但是医学研究项目中,往往需要对同一患者长期诊疗数据做检索分析,这时候受制于传统关系型数据库单表记录条数的限制,系统的查询性能会快速下降,直到完全不能响应前端查询需求。

因此,临床医师往往通过数据导出的方式,选择感兴趣的病历进入一个单独的研究数据库,定期手工更新研究数据库,而对浩如烟海的历史临床数据库望洋兴叹。另外,由于临床研究往往需要关注一个患者长期的诊疗数据,对于系统数据中的跨诊次患者数据识别、合并也有明确而严格的要求。由于传统HIS和电子病历系统的设计初衷是以一次门诊就诊或一次住院治疗为最核心时间单位,没有强制要求同一患者多次看诊的标识一致。即便在医院信息平台上线之后,对各个业务系统提供患者主索引（enterprise master patient index, EMPI）服务,通过技术手段保持患者标识一致,仍然不能解决EMPI上线前历史数据中的患者标识一致问题。

（二）数据融合与可溯源

由于医学研究的严谨性,在将临床数据转化为科研数据的时候,要求数据多源采集而且能够直接回溯到原始数据位置。

以检验报告数据为例,医院检验信息系统中存储有最原始的检验设备下机数据,经过实验室人员质控复核的报告数据,同时医院电子病历系统中也往往保存有一份来自实验室信息系统的报告数据。但是前者不但具备更多的细节信息,而且更贴近数据源头,因此更适合作为研究数据使用,而电子病历中的检验报告数据往往已经将:"检验值"单位"+"阳性标识混合为一个字符串,损失了信息细节,不适合作为分析数据使用。

医学研究中的数据处理不但要求能够以患者维度重新融合来自检验系统和电子病历系统的临床数据,而且要求保留检验报告数据和电子病历数据的原始数据信息,保证数据来源可回溯。在传统的以消息集成为基础的临床数据中心系统中,实现上述能力必将面对巨大的复杂性和运行系统开销。

(三)数据标准化与结构化

由于医学研究对数据处理的必经阶段是对指标数据的统计分析,因此对临床数据的标准化要求更高,医学研究的标准化要求体现在3个方面:

1. 医学研究的标准化体系与临床业务不同 医学研究中数据标准更多的是从医学角度出发,而临床数据在业务系统中生成的时候更多的是从业务运行角度出发。比较典型的就是药品编码,医院业务系统中的药品编码或者是处于库存、费用管理角度编码到商品名规格和批次,或者是从医保报销角度编码到最低收费单位。但是医学研究中对药品编码分类要求往往结合疾病使用目标,按照药理和最小使用计量完成编码计算。这就需要单独做一次编码转化处理。

2. 医学研究中的编码严谨性要求更高 在临床业务中允许出现疾病名称、手术名称甚至检查名称的描述性短语名称,ICD-10 编码会允许出现临时扩展编码。但是这类数据,会严重干扰医学统计结果,所以需要有对照表对这类不规范名称作规范化处理。

3. 医学研究中的标准化要求会随着研究主题而改变 例如对某些用药是否属于预防性用药,随着针对疾病的临床指南变化和试验目的变化,会有不同的规则判断,因此医学研究需要一个独立的标准化处理功能,这个处理功能无法在临床信息系统或者临床数据中心层一次性完成。其次是结构化问题,即便在电子病历系统已经普遍实现结构化录入之后,现有临床信息系统中的数据颗粒度仍然不能满足医学研究对数据结构化的要求。实际上包括电子病历系统在内的大部分临床信息系统实现了 HL7 临床文档架构(clinical document architecture, CDA)二级结构化,即章节级的结构化,举例来说可以看到影像报告中“检查印象”内容为:“右侧椎动脉起始段狭窄(50%~60%)”,而非理想中的“解剖位置:右侧椎动脉起始段、所见:狭窄、程度:50%~60%”,而后者才是理想中的可分析数据。

二、科研大数据平台的技术基础架构

面对科研数据的业务需求特性,传统技术关系型数据库和服务器存储的基础架构在性能、经济性和可扩展性上存在短板。借助大数据技术架构,科研大数据平台通过分离数据采集、离线数据处理和在线数据处理层的架构,在性能和灵活性方面达成平衡。

长期以来面对大规模集中数据处理,昂贵的高性能服务器和大容量高冗余存储设备是系统建设的主要门槛。2010 年前后,随着大数据和云技术的发展,去 IOE 化的技术创新,新的大数据平台可以基于廉价的中低端 PC 服务器大量堆叠,搭建计算和存储集群,提供丰富廉价的计算资源和存储资源,从而降低了数据平台建设的基础架构门槛。

在解除了硬件成本的束缚之后,借鉴源自互联网的大数据底层技术,数据平台呈现明显的分层处理倾向,其基本原则是在不同数据层利用不同数据存储技术支持各自的数据特性:接入层保证原始数据的完整性、数据加工层的灵活性以及支持应用层不同访问方式的数据高性能存储优化。

(一)数据采集层基础架构

传统数据采集方式一般是通过数据集成接口或者商定数据导出格式的技术手段实现临床信息系统输出数据给科研数据库。这两种方式前者成本比较高、实时性好,后者成本低、实时性差,适合定期批量导出。但是,两种方式的共同问题是数据范围固定,一旦新的研究项目改变了数据内容要求,就需要重新开发接口或者商定导出格式。而且在数据接口和导出转化时会有转化损失,数据转化完成后,溯源原始数据就只能登录来源业务系统,这对数据溯源工作极不友好。

科研大数据平台的采集方式是借助业务系统数据库同步机制(如 OGG 数据同步服务),将业务系统数据库实时同步到前置机数据库上,在前置机上通过脚本完成增量数据提取,定期传送给大数据平台(图 3-4)。

对于部分数据实时性要求不高的系统,可以通过定期数据库备份文件传输替代数据同步,完成全量数据采集。由于数据采集层采用了利用业务数据库自身服务机制,直接全量抽取数据的路线,避免了接口开发的工作量,以及接

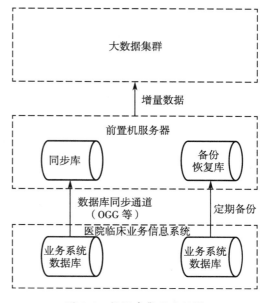

图 3-4　数据采集层流程图

口查询(包括数据导出查询)给业务数据库带来的额外运行负担,因此可以长期稳定安全运行,但需要医疗机构有一定的业务系统数据库运维能力。

(二)离线数据处理层架构

离线数据处理层是科研大数据平台核心的数据加工场所,平台在这个处理层完成数据的融合、清洗、结构化、归一、质量控制工作。从技术底层来说,能够支持大量数据的多层次处理计算,分布式数据库架构是这一切的基础。

以主流的 Hadoop 框架为例,构建一个离线处理层主的基础架构要通过在一个 Linux 集群之上部署 Hadoop 分布式文件系统(Hadoop distributed file system, HDFS)文件存储系统和 MapReduce 引擎来完成,其中 HDFS 负责将 Linux 集群中各个 PC 服务器的硬盘划分为数据节点,接受来自上层的数据存储任务,将数据划分为多个数据块存放在不同的数据节点上。因为数据块划分的时候会自动产生最少 3 份副本,所以 HDFS 以空间换时间保证了海量数据分布式读写的同时提供了一定的数据冗余安全,任何一个服务器的单点失效不会引起数据丢失。MapReduce 模型负责将上层计算任务拆分成为在不同服务器上的并行计算任务。以往需要依靠高性能算力完成的工作,可以在 Hadoop 框架下实现分布存储,并行计算,平台的扩展性得到极大提高。

在离线数据平台的强大算力和存储能力支持下,各项数据生产加工工作分层级展开(图 3-5)。

数据映射:来自不同业务系统的数据,通过 ETL 脚本完成数据抽取的转化,写入统一的数据结构达成数据融合的目的。完成融合的数据屏蔽了不同业务系统数据结构差异,为后续数据自动加工奠定基础。同时,由于融合后的数据尚未加工保留原始数据的格式和内容,可以作为原始数据资源层提供数据溯源服务。

数据清洗转化:用于统一转化由于来源业务不同造成的数据格式差别,同时根据质控规则对明显违背业务规则的数据做清洗标记处理。这些问题数据包括关键数据项空值、数据值域超出合理范围、数据记录主键冲突等问题。清洗后的数据对于不可用的数据记录通过标记屏蔽,不进入下一步处理分析,对于可用数据通过格式统一转换降低了后续加工使用的难度。

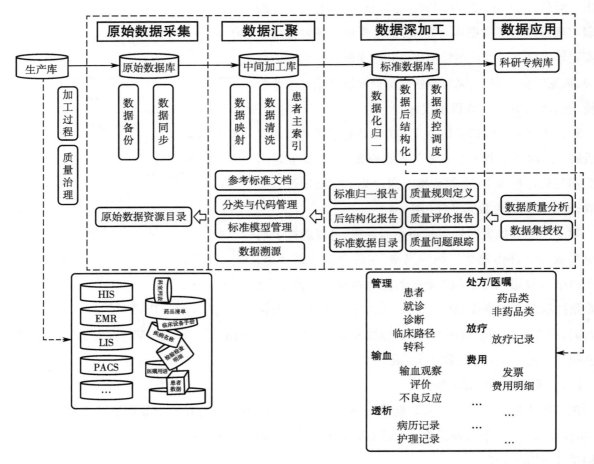

图 3-5 离线数据加工流程

数据归一处理：将医院数据中因各种历史原因或不明原因导致不规范、错误的字段信息，通过自然语言的同义词表、医学术语的同义关联词表，对文字中表达不同但是含义相对一致的字段信息进行归一，为后续和上层应用提供正确且统一的信息表达。

数据结构化处理：针对病历中的大段文本内容按照语义层次完成结构化拆分，以便下一步数据搜索分析使用。主要拆分内容包括电子病历、检查报告等；主要主题字段有症状、体征、烟酒情况、病理诊断、病理表现、过敏情况、婚育状况等。

数据质量控制：在各级生产加工中，会逐渐暴露原始数据质量的深层次问题，例如检验检查时间与医嘱时间的先后对应问题，诊断性检查与治疗操作的时间一致性问题，这类数据会最终影响到研究数据的可用性。因此，在各个数据加工层级需要同步加载数据质控规则，及早发现数据质量问题并且提示平台使用人员修复或者放弃数据。

经过各层级加工之后，临床数据的结构、质量、标准化程度得到提高，最终生成科研可用的数据资源。

（三）在线数据处理层架构

经过离线数据处理层加工的数据，最终由在线处理层通过应用访问提供给最终研究人员使用。为达到研究人员对数据访问的灵活性、时效性、安全性要求，在线数据处理层大多利用云计算技术能力，通过容器部署技术和特定数据存储框架实现在线数据处理层基础架构搭建。

常见的微服务管理框架和容器管理框架是 SpringBoot 和 Docker 框架，在 Linux 服务器集群上部署上述框架之后,可以将集群资源虚拟化分配给应用并且可以根据业务压力灵活调配计算资源,支持科研项目中对应用工具随时部署,随时扩容的业务需求。

在虚拟化和微服务框架之上面向业务应用场景还需要部署不同类型的数据查询搜索工具。

应对搜索场景,常见工具是 ElasticSearch、Solr 这样的搜索服务器,搜索服务器首先将可用数据资源引入自己的分布式数据库中,然后用分词控制器对数据库中的文件完成分词处理,形成分词索引库,在用户录入搜索条件时,可以利用索引库的倒排索引高速返回搜索结果。在科研应用中,对分词的不断优化和对复杂搜索条件的支持是搜索服务器是否贴合使用场景的关键点。

应对数据分析场景,常见部署工具有 Presto、Kylin 和 Druid,其中 Presto 通过将所需分析的数据调入内存加快分析速度,适用于数据量较小的在线数据分析场景;Kylin 的基本原理是实现制订计算指标和计算维度,通过预计算将所有的分析维度指标写入 Hbase 库,当用户做数据分析时直接调用已经写好的计算结果,以空间换时间提高大规模数据分析时的数据响应效率,适用于数据量比较大且分析指标可预测的场景;Druid 则针对实时更新的数据分析做了优化,适合分析不断更新中的数据库。在科研数据分析场景中,根据不同的数据分析需要应用系统会选取不同的分析工具。

应对数据发布、导出场景,常见工具是 MongoDB 这一类的分布式文件存储数据库。这类数据库数据结构的核心是键值,通过各种索引指向文件,同时支持多节点部署,可以实现大量文档型数据的低成本、高冗余、高性能查阅调用。在研究场景中非常适合做登记表格、病历归档、导出数据版本保存这一类的文件数据管理。

应对数据沙箱使用,大多数平台会基于虚拟机(VMware)或者容器(Docker)工具提供数据沙箱服务。两者的共同之处是能够为特定用户临时生成应用环境,有独立的数据访问范围和计算 - 存储资源划分,在使用结束后可以完成系统数据归档资源回收。相对来说,后者的优势是部署创建更方便、快捷,版本控制更容易,不足之处是对微软 Windows 下的应用支持稍弱。

综上所述,在线数据处理层作为科研大数据平台面向用户应用的门面,为支持不同类型的应用部署,一方面需要支持灵活部署应用管理计算资源的微服务框架,另外一方面需要跟随应用场景部署支持不同特性的数据工具。作为一个计算密集型平台,在线数据处理层的安全性和稳定性,直接影响到用户使用体验。

三、科研大数据平台的功能设计

科研大数据平台作为科研数据的接入、生产、分析利用工具,面向最终用户提供的支持既包括了对数据本身的探查、准备能力,也包括了初步的分析、补充、导出能力。下面我们按照数据在科研大数据平台中的应用流程,详述科研大数据平台应当具备的主要功能。

(一)数据资源概览

数据平台展示需要支持对平台现有数据情况的概览功能,展示内容包括平台现有患者数量、病历数量、数据时间跨度、平台数据最新更新时间等指标(图 3-6)。

在宏观数据概览之外,考虑到医学科研对数据的视角多采用疾病诊断、患者年龄等角度做特定患者人群观察,因此平台需要有能力从疾病诊断、就诊类型、首诊年龄、性别等条件筛选患者人群,然后对选定患者人群数据情况做分析展示。展示内容包括符合要求患者数量的年龄阶段分布、就诊时间分布、就诊科室分布、门诊首诊医师分布、住院手术医师分布和手术类型分布等关键描述指标。

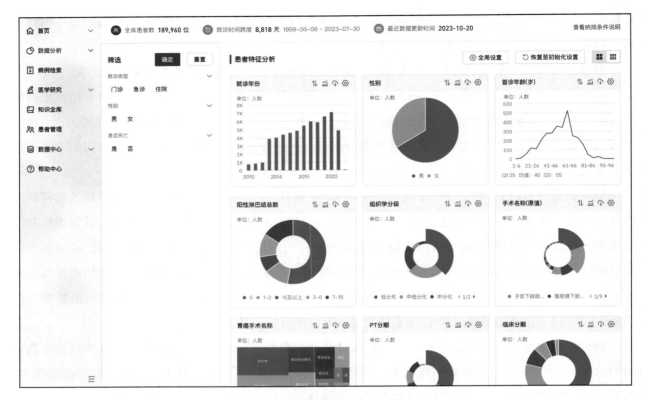

图 3-6 数据库资源功能概览

数据资源概览功能的意义是摘要显示平台最新数据生产概况,让科研人员快速了解数据平台最新资源情况,其中对于特定患者人群的数据概览观察指标应当能支持不同专科、不同科研项目人员针对其关心的患者人群设定过滤项目和描述指标范围。

(二)数据生产加工与质量控制

科研大数据平台经过数据采集、融合和加工为医学研究人员呈现了可用性更好的数据,但同时需要对数据使用人员透明化数据转化加工过程,避免使用人员对数据产生疑虑。

科研大数据平台需要展示给用户的加工过程包括,各个业务系统数据同步通道的连通情况,最近一次(对于连续数据更新指 1 天内)数据更新量。数据映射、清洗、归一处理的数据量。清洗、归一中启用的规则,已经清洗前后数据量和具体数据记录中清洗前后的数据变化。目前系统运行中对于映射层、清洗层、归一结构化层数据质量规则的检查情况,包括总体各个维度质控规则触发的数量和加权打分情况,以及不同严重级别数据质量问题的明细情况。

医学研究人员虽然不需要亲自参与到数据加工和数据质控过程中去,但是数据生产加工和质控过程的透明化,仍然有重要意义。一方面通过了解数据加工和质控中发现的问题有助于从医学研究人员源头改善数据质量;另外一方面研究人员可以对现有的质控规则和数据加工条件给出优化建议,不断提高数据生产加工效率,减少数据加工损失。

(三)数据搜索纳排

由于数据平台汇集了多个业务系统的临床数据,数据时间跨度大,患者就诊情况各不相同,对于医学研究人员来说最快捷的数据探查方法就是通过关键词搜索圈定所需要的病例。结合医学科研的实际应用场景,科研大数据平台的搜索功能需要考虑到更多细节的支持。

　　在单个关键词的简单搜索功能中,需要允许用户选定关键词搜索范围,例如可以限定在既往史、家族史中搜索某种疾病名称,或者在出院带药范围内搜索某种药品名称。

　　在多个关键词的高级搜索中,需要提供给用户一个简洁明了的界面,让用户输入包含综合"或、与、非"筛选关系的搜索条件(图 3-7),例如:首诊诊断为 2 型糖尿病,年龄为 45~50 岁,有本院住院历史,用药中包含拜糖平的患者。

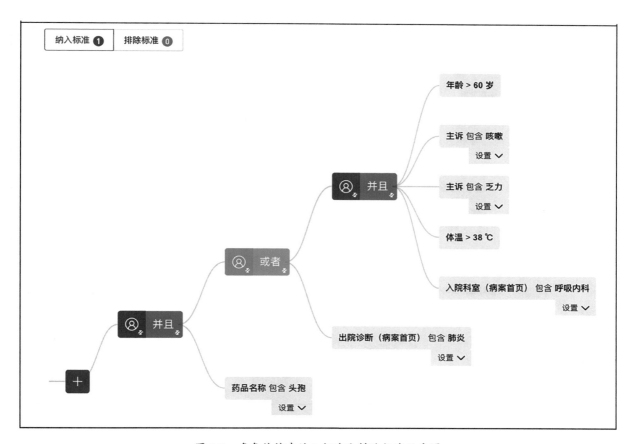

图 3-7　多条件搜索纳入标准和排除标准示意图

　　在不同搜索返回页面中,不但能够提供符合条件的患者列表,而且能够展示符合条件的患者总数、患者的就诊年龄、性别分布等轮廓信息。

　　在某些条件下,研究人员可以通过临床信息系统获得患者准确的定位信息,例如某次住院的病案首页编码,某次门诊的影像报告单号,平台需要支持利用这样的条件完成精确定位搜索,并且能够关联出同患者多次门诊、住院的诊疗记录。

　　在医学研究中还有一类典型的搜索场景:研究人员需要找到某类临床事件前后一段时间内发生另外一类临床事件的患者,例如:肝肿瘤切除术之前 1 年内曾经做过肝动脉插管化疗栓塞术的患者。针对这类搜索,科研大数据平台需要提供事件搜索功能,通过对多个事件之间的时间条件设定,完成后台数据搜索。

　　数据搜索是研究人员对大数据平台完成数据探查的有力工具,而数据探查往往只是科研数据准备的第一步,因此科研大数据平台的搜索功能需要考虑后续流程的衔接问题。首先,需要支持保存搜索条件,将搜索返回的病例导入独立的项目数据管理中;其次需要支持基于当前搜索条件修改后,产生对照组病例纳入同一项目管理;第三,在满足搜索条件病例数量较多时,允许设定导入项目的病例人数上限值,随机抽取病例导入项目。

完成项目入组后,针对选定的病例人群,研究人员会展开观测指标设定、随访数据增补和观测指标分析等工作。大数据平台需要支持对系统中已有的观测指标(如术后住院天数、出院转归等)直接导出给研究人员。部分大数据平台会对观测指标提供统计分析工具,完成类似回归分析、相关性分析等基本的统计结果输出,能在一定程度上减轻研究人员数据处理的负担(图 3-8)。

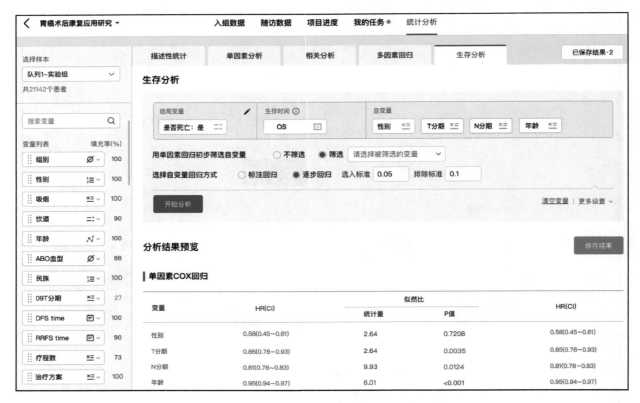

图 3-8　基于大数据平台的在线统计分析功能示意图

(四)病例全景浏览

除了自顶向下的数据探查工具,研究人员还需要针对个案病例的完整数据浏览视图。平台在组织数据完成单个病例数据展示时,一般会从两个角度出发组织数据展示:出于患者周期概览角度的时间轴视图和出于临床习惯的文档详情视图。

时间轴视图充分利用平台的数据标准化和结构化能力,将患者的诊断、检查、用药、手术数据按照时间轴横向展开,着重表现关键指标的时序变化和重大临床事件之间的时序关系。

文档详情视图则按照临床记录对应的诊疗时间、门诊住院就诊次数逐次展开就诊记录、处方、病程记录、检验检查报告等文档。文档详情视图可以展示更多的数据细节,一定程度上更符合临床人员的思维方式(图 3-9)。

需要注意的是,由于科研大数据平台对业务系统原生数据做了融合清洗,所以系统需要有能力对病例全景视图上展示的数据做溯源说明,让用户直接了解到具体数据的系统来源和加工过程。

(五)科研专病库

大数据平台中的数据纳排搜索可以快速从临床数据中发现符合特定科研项目入组条件的患者,并且完成数据项目入组操作。对于很多临床研究人员来说,不断进行的科研项目中病例人群和数据有很强的重叠性和复用性,因此需要建立以病种为中心的持续病例数据跟踪记录库。这就是科研大数据平台中专病库的需求动力。

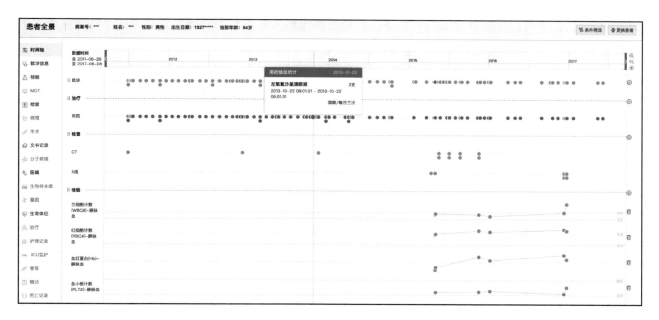

图 3-9　病例全景数据浏览示意图

专病库已经从数据结构上完全脱离临床数据,因此围绕疾病描述和研究关注点可以定义更加符合科研要求的疾病数据模型。例如在肿瘤类专病库中,病理诊断分型的细致度要求远远高于一般临床报告中的病理诊断字段。在化疗用药的字典中,也会明确定义药品品种和化疗阶段之间的对应关系。围绕专病库数据模型的定义,数据模型中每个字段和临床数据的对应转化关系,形成专病库独立的数据生产加工流程和规范。

专病数据模型进一步影响到其所适配的数据统计分析工具和随访表单内容。因此医疗机构完成科研大数据平台基础建设之后,围绕不同专科疾病建立和完善一个个麻雀虽小五脏俱全的专病库数据工具成为科研大数据服务的中长期任务。

以上海某综合医院为例,该院在 2019 年完成基础科研大数据平台建设之后,陆续在优势专科方向上开发了房颤、急性胰腺炎、重症肺炎、骨肿瘤等专病库。由于有了基础科研大数据平台的基础,各个专病库在半年内完成建设并上线。其间关于专病库专病数据集定义各个专科医疗专家参与意见,经过 4 个多月反复讨论形成各自的专病数据集,支持了申康中心开展的区域专病数据平台建设。

（六）大数据平台的数据沙箱功能

由于科研大数据平台上往往汇集了医疗机构完整的临床诊疗数据,而对在执行时间比较长的科研项目中会有机构内外不同角色的人员参与,因此对于特定项目参与人员划定有限数据访问范围,避免数据超边界访问和数据流出成为普遍需求。

科研大数据平台可以通过数据沙箱功能,为指定研究人员开辟独立的虚拟服务器资源,在独立的应用环境中使用有限数据,完成科研数据处理分析工作。完整的数据沙箱流程包括对平台数据的概数性探查,只返回数据分布情况不直接返回数据明细。根据一定纳入排除条件提出的数据申请,以及批准后的数据进入沙箱环境。为支持更为灵活的数据指标分析和沙箱内数据二次加工,沙箱需要提供数据分析脚本运行环境支持,如 SQL、R、Python 等主流数据分析处理语言运行,以及一定权限控制之下的运行结果导出。现有沙箱功能的实现大多是基于虚拟机或者 Docker 技术,因此即便在科研项目运行结束,沙箱资源收回之后,仍然可以保证在需要的时候通过归档数据包载入恢复沙箱环境和数据。这个特性赋予了平台数据管理人员数据全生命周期管理能力和最大的数据管理权限。

（七）大数据平台的科研随访功能

科研随访作为临床数据的补充手段,也是科研大数据平台的重要辅助功能之一。和传统的科研随访系统类似,大数据平台上的科研随访功能也需要支持随访模板制作,项目管理、随访任务管理、数据质控、患者数据入口等功能。

依托科研大数据平台,科研随访还可以完成更多提升效率的功能。例如临床事件提醒,当随访人员在本院门诊看诊之后,自动发起随访任务;随访数据自动补充,在科研项目数据中自动回填随访数据内容等。科研大数据平台在过去数年内得到快速发展,应用价值也被越来越多的医院用户认可,平台的功能范围经历了一个不断扩展的过程。随着真实世界研究理念在研究型医疗机构中的广泛接受和实践落地,基于大数据平台的科研应用将会出现更丰富的产品形态。

四、科研大数据平台的应用案例

上海市某专科医院自 2019 年开始规划基于科研大数据平台的肺癌专病库项目。2020 年 4 月完成科研大数据平台搭建,平台接入医院 HIS、电子病历、手术麻醉、实验室系统等多个临床信息系统数据。科研大数据平台完成患者人口学信息、就诊记录信息、检验报告、医嘱记录、检查报告、手术记录、诊疗记录、病理报告、病程记录等临床活动记录数据标准化加工和自然语言处理（natural language processing,NLP）数据处理生产。

建成后的平台为临床提供了病例搜索、纳排入组、指标观测等功能,成为临床医师对医院历史病例快速摸底、寻找科研项目灵感、了解科研方向及现有病例数据支持情况的快捷工具。与此同时,作为一所专科医院,医学研究人员需要建立跨越多个科研项目的稳定患者队列数据,从科研角度定制更加细致规范的描述数据集,并且需要对队列数据持续更新。

医院专门设计了肺癌专病库的数据集,数据集覆盖从检验检查到病理放疗共 24 个数据表的 1 378 个数据项目。经过梳理整合,专病库所需 1 378 个数据项目中的 440 个字段可以在大数据平台中通过单一来源字段对照抽取,另外还有 298 个字段可以通过多来源映射字段抽取。其中多来源抽取的数据需要按照一定数据逻辑取舍,例如"手术名称""术前诊断,术后诊断名称"需要在电子病历、手术麻醉和病案首页多个数据来源作逻辑判断。这部分数据加工通过平台医学规则逻辑判断完成。另外还有 457 个字段,需要借助平台 NLP 能力完成抽取转化,例如电子病历系统中的主诉症状、影像报告中的肿瘤部位和直径数据等。针对肺癌专病库还有一些临床信息系统没有直接记录,但是可以间接计算得出的指标,例如 ASA 分级,这类数据在专病库抽取平台临床基本数据之后加工得出。

基于搭建的科研大数据平台,研究人员对数据进行分层加工和质控,完成门诊/住院诊疗数据的抽取、筛选和加工,形成十万数量级的标准病例数据集,转入专病库进行统一管理,为后续基于该科研数据开展临床研究奠定了良好基础。

第三节 医疗机构的数字化平台建设案例

建设高质量医院科研数据平台,实现海量临床原始数据到科研数据储备池的转变,同时采用 eSource 技术更快地访问研究数据、支持研究决策,以显著提升数据可及性和研究效率,促进临床研究远程监管等新型管理模式的发展,更大程度探索数据使用价值,为临床科研的蓬勃发展提供坚实的数据支撑。本节以仁济医院临床科研数据平台建设为例,阐述 eSource 在平台建设中的架构、主要功能和实际应用效果。

一、医院临床科研数据平台介绍

医院临床数据中心(CDR)汇集了来源于 HIS、LIS 等院内不同业务系统的海量数据,然而其数据标准、专业术语、质控规范等存在差异,存在质量参差不齐、规范不统一、敏感信息易泄露等问题,无法达到临床研究数据所需的科学性、准确性、安全性,面向科研决策的数据支撑力度明显不足。因此需要建设临床科研数据平台,利用大数据手段进行数据汇集、质控、治理、展示,促进数据质量提升。

医院临床科研数据平台于 2020 年 3 月启动建设,经过几年的开发、测试,已形成汇集超过 1 378 万名患者的临床科研数据池,支撑专病库建设 7 项,IIT 临床研究项目 10 余项,提供具有自定义功能的数据采集工具,并与申康 CRIP 联动,实现符合 CDISC 标准的电子病例报告表(electronic case report form,eCRF)自动对接,打破既往数字化产品的单点限制,达成临床研究源数据从临床到科研的无缝迁移。

二、临床科研数据平台总体框架

医院临床科研数据平台基于 Hadoop 大数据存储与计算架构,部署科研大数据管控平台、临床研究数据共享资源池及临床研究服务与监管系统(图 3-10)。

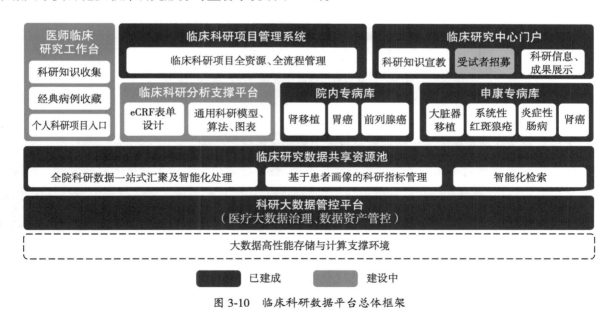

图 3-10 临床科研数据平台总体框架

临床研究数据共享资源池包括建设面向结构化、半结构化、非结构化数据的大数据采集层;通过数据源管理、元数据管理、数据规范核查、数据质量评估、资源目录管理等功能为用户根据业务应用场景的不同灵活调配数据,支持通过人口信息学、诊断、检验、药品、手术等模块对数据进行标签化智能搜索和数据集构建的数据存储与治理层;集成预处理、算法、可视化工具集,为用户提供数据分析辅助的数据应用支撑层。

大数据管控平台包括建设数据权限管理、安全审批管理、数据重构管理、统一监管分析、数据隐私防护等功能,构建医院数据管理与监控体系,为医院数据使用、业务开展等过程提供统一管理和安全保障,帮助数据管理人员以数据的全生命周期为链条,对数据使用的过程进行全面把控。

临床研究服务与监管系统集成临床研究项目各环节管理需求,划分立项申请、学术审查、伦理审批、数据申请、项目进度管理等功能模块,为试验项目整个周期提供高效快捷的统一化管理和信息化支持。

为进一步保障和提升数据平台建设质量,医院 CRU 制订了《临床科研数据平台质控方案》,通过逻辑条件搜索质控、数据质量抽样质控、数据平台日志维护等测试方法开展中心端多粒度平台质控。同时,结合实际开展的临床研究项目建立研究者与数据平台循环反馈机制,在实践中优化数据采集逻辑、迭代开发需求,并由数据管理员汇总质控月报,及时跟进闭环质控问题,不断改善临床科研数据平台使用体验(图 3-11)。

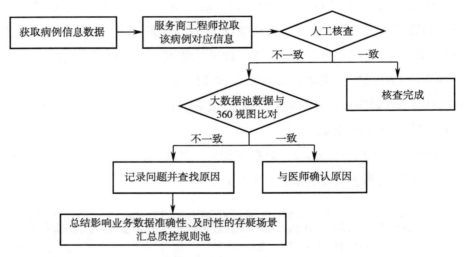

图 3-11　临床科研数据平台抽样质控流程

三、临床科研数据平台专病数据库项目案例分析

以大脏器移植队列数据库与生物样本全息库中的肝移植队列为例。

临床科研数据平台对临床业务数据的采集与治理,最终会运用于医疗大数据的科研实践。医院结合主要临床专科特色,选择代表疾病研究发展方向的专病建设专病数据库。基于国际医学信息标准,结合医学科研实际需要,整合挖掘患者院内外海量医疗数据,形成围绕某一专病全周期事件的多维、全息标准数据集。

专病库汇集了患者在院诊疗过程中产生的临床信息以及科研、随访过程记录,与仁济医院临床科研数据平台系统对接,最大限度实现自动导入及更新自动化。专病库采用 ICD-10 疾病编码和 ICD-9-CM-3 手术编码确定入组标准,表单结构参照临床数据交换标准协会(CDISC)制定的临床数据收集规范。

在各病种专病库设计及开发阶段,临床研究中心组织临床专家与院内业务系统开发团队进行多次面对面沟通,以解决临床科研需求为基础,基于国际权威、成熟的专病库模型,结合医院临床特色及多年积累,建立标准化、结构化数据集和字典库,明确质控标准,保障数据采集的规范性与完整性。为充分挖掘临床大数据、实现临床积累到科研成果转化打下坚实基础。

1. eCRF 表单智配与模板化管理　专病数据库的建设主要包含两部分数据内容：患者在院内的相关诊疗数据以及患者随访数据。为保障专病库建设及研究的临床性与先进性，专病库项目基于临床专家和方法学专家制定的数据收集标准和 eCRF 表单进行定制与模板化管理。同时，可以支持随访表单的个性化发放，如根据事件触发一次性发放、根据业务判断医师手动新增、根据随访计划定时按规则发放等，通过表单智配，提升数据收集质量。在队列管理模块中，将表单分为一次性发放（受体基本信息等）、自定义发放（专病相关实验室检查、基因组学数据等）、事件触发（术中情况、术后恢复情况、供者基本信息等）、随访问卷（术后常规随访、再住院随访等）共四部分，按照表单类型清晰分组，便于研究团队填写及分析（图 3-12）。

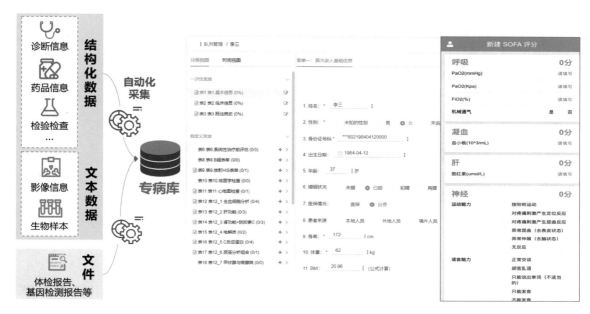

图 3-12　专病数据库表单智配设计

2. 院内数据自动抓取，PRO 数据无纸化采集　基于临床科研数据平台，专病库可根据入排标准关联病案首页信息，实现自动入组和多源数据智能化采集。其中患者院内诊疗数据与经过治理标化后的科研数据资源池进行对接，入组患者的就诊记录、诊断、药品、检验等相关数据均可自动回填至专病数据库，并按照既定的质控规则进行符合度校验。对于固定格式的患者报告结果（patient-reported outcome，PRO）外部数据也可通过定制数据模板批量导入，实现 PRO 数据的无纸化采集，通过直接从患者处收集其健康状况的标准化方法，对随访数据等进行有效补充，提升数据扩展功能，有助于更全面及时地了解患者的健康状况。

同时，专病数据库正在开发完善数据后结构化，将诊疗过程中积累的各类医学非结构化文本数据进行结构化处理，为提高临床医疗科学研究的效率提供方便。医学文本数据结构用于规范描述医学文本中的层次结构关系，即将医学文本数据分解至最小化结构并作为一个单元。由此，医学文本数据能够分别定位在相应的层级结构中，最终实现结构化的录入、存储、查询和共享。

医学文本中记录着患者在诊断与治疗过程中所产生的非结构化文本报告，包括超声检查文本报告、CT 检查文本报告和病理报告等，其中蕴含着非常丰富的医学科研信息。然而，由于个体间记录方式差异等原因，中文医疗文档中存在大量的非结构化自然语言文本数据，难以直接运用于 AI 数据算法进行分析。为使非结构化数据能被有效汇集利用,院内业务系统开发团队采用医学自然语言技术实现对医学文本的结构化处理。根据预定义的文本数据结构化所需的实体类型对文本数据进行标注,以生成具有实体类型标注的样本数据集;通过序列标注规则,转换样本数据集为具有实体信息和对应实体类型标签的训练标签样本数据集;经训练病历标签样本数据集训练深度学习实体识别模型,以生成实体识别模型(图3-13)。

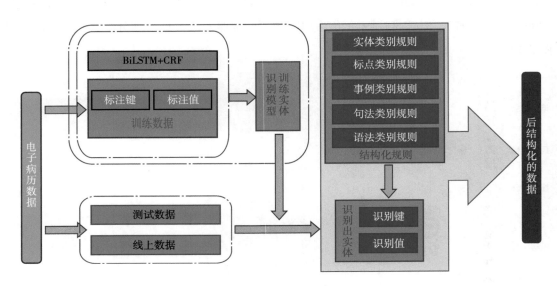

图 3-13 医学文本后结构化技术流程
注:BiLSTM 为双向长短期记忆。

目前,临床科研医学文本数据结构化处理仍处于探索阶段,增强对非结构化数据的信息识别,将大幅推动专病数据库建设,促进临床科研整体水平的提升。

3. 基于特征标签的高精度专病数据检索 专病数据库建成后,可在前端检索界面基于 eCRF 表单字段、临床数据形成的指标等患者特征标签进行标签化检索,辅助临床科研数据进行精准筛选,为临床研究方案的设计提供参考。专病库搜索支持精准搜索和模糊搜索两种方式,以满足不同场景下的患者筛选需求。研究者可结合研究方案入排标准,通过字段间的逻辑关系在专病库中进行数据匹配。

为确保专病库中数据信息安全和系统稳定,专病库根据使用角色实行权限管理,对隐私数据进行脱敏。研究者可查看检索结果的患者数范围及初步统计描述结果,为设计临床研究方案做准备。在完成立项流程后,方可在 CTMS 申请数据导出,并在医院内网进行数据分析。

专病库数据支持将需要导出的病例数据批量导出为在常用统计分析软件,如 SPSS、R、SAS 中可兼容的文件格式。

4. 数据安全与规范化管理 为确保临床研究数据安全与规范化管理,医院基于临床科研项目管理系统,制订了临床研究数据管理及共享管理方案。科研数据平台相关数据申请仅适用于已立项且已取得正式伦理批件及其他必要合规性登记或审批文件的研究方案。研究者提出数据申请后,须经由科主任、信息科及相关职能部门的审批,所有申请记录、审批记录都在 CTMS 中留存,便于管控。流程审批完成后,由院信息中心负责向临床研究中心数据支持部门提供原始数据集。

通过医院授权审批的项目数据正式交付前,须由临床研究中心支持部门协助研究者对信息中心提供的数据集进行数据标准化和 / 或个体化治理,以确保临床研究数据的一致性及分析结果可复现。平台支持多角色成员进行用户权限划分管理,首先由数据管理员依照研究方案进行数据字段勾选,并与研究者确认数据导出范围;接下来由统计师进行二次核对,并对数据集进行数据初步清洗及质控,包括标准化或个体化治理,以确保临床研究数据的重复利用;临床研究中心对治理后的数据集进行锁库、命名存档。通常情况下,研究者对经医院审批、治理后的数据集在临床研究中心的内网专用电脑上进行统计分析研究,以确保数据的安全性与可溯源性。

为巩固科研数据平台及专病库对患者隐私数据的保护,系统提供隐私数据识别、隐私数据保护和隐私数据管理等功能,贯穿项目数据采集、数据重构以及数据授权阶段,通过数据扫描,自动发现并标识数据集中的敏感数据。辅助数据管理人员确定敏感数据的范围,有效提高了数据隐私保护的效率和准确性。如在检索展示界面中,研究者用户通过关键字自行检索查询后只能获得数据量的大致范围及以柱状图的形式展示的描述性数据分布,无法看到患者个体的相关信息,将数据范围最小化原则体现在不同用户权限划分等数据管理流程的每个环节。

5. 专病数据库建设进展 当前,该院医院依托科研数据平台,已建成肾移植、胃癌、前列腺癌等多个科研专病数据库,汇集 2016 年以来的相关专病数据,并为专病数据库的有效持续运行提供长期稳定支持,维护专病库的长效性。以肾移植专病数据库为例,截至 2022 年 3 月,专病库已入组患者约 1 750 例,是上海市首个器官移植数据库及上海市最大的肾移植数据库,通过专病数据库已完成 2 项高质量临床研究。在多个正在进行的临床科研项目中,专病数据库为研究的顺利进行提供了坚实的数据基础保障。

同时,大脏器移植、肾癌、炎症性肠病、系统性红斑狼疮等 4 个申康关键支撑项目专病库也已建设完成,并逐步建立多中心专病数据库管理规范和数据共享开放机制,将分散于各中心的医疗数据按照统一标准汇集整理,助力推动特色专病临床诊疗质量和大规模临床研究水平持续发展。

临床科研数据平台的建设职能是为临床研究提供个性化的数据服务,随着数据源范围的不断拓展,大数据平台需逐步提高系统间的互操作性,减少数据传输的接口依赖,以降低数据服务开发成本和数据范围限制。

结合已有的实践基础,医院临床科研数据平台建设将进一步结合真实世界临床科研场景的多样性,探索完善更为复杂业务环境下的数据对接,积累实战经验。依托仁济医院临床科研数据平台一体化优势,结合大脏器移植数据库与生物样本全息库、系统性红斑狼疮特色队列及临床共享大数据库等多个专病库项目,进一步拓展数据同步在真实世界数据中的采集模式,为高质量临床研究提供强力支撑。在大数据时代背景下,临床研究中心也将进一步完善对 IIT 项目临床科研数据、临床研究项目制度体系,在管理层面与时俱进,提升团队在大数据资源领域的敏锐度与洞察力,加速临床研究支撑平台建设发展。

第四节 医疗机构临床科研数据平台与申康 CRIP 对接案例

申康临促中心研发的 CRIP,实现对临床研究从发起到验收过程的整体质量监管,实现全流程管理和控制。上海交通大学医学院附属仁济医院依托科研数据平台,以申康第二轮重大临床研究项目《小儿肝移植围手术期不同输血策略对预后的影响》为试点项目,与申康 CRIP 系统进行数据对接,在实现数据自动采集的同时按照申康中心的要求进行数据质控和数据治理,并达到医院临床研究数据能在 CRIP 准确展示的效果。

一、医疗机构临床科研数据平台与集成中心端 CRIP 数据同步对接流程框架

临床科研数据平台与申康 CRIP 数据对接由医院端和申康 CRIP 端合作开发完成,对接流程框架如图 3-14。

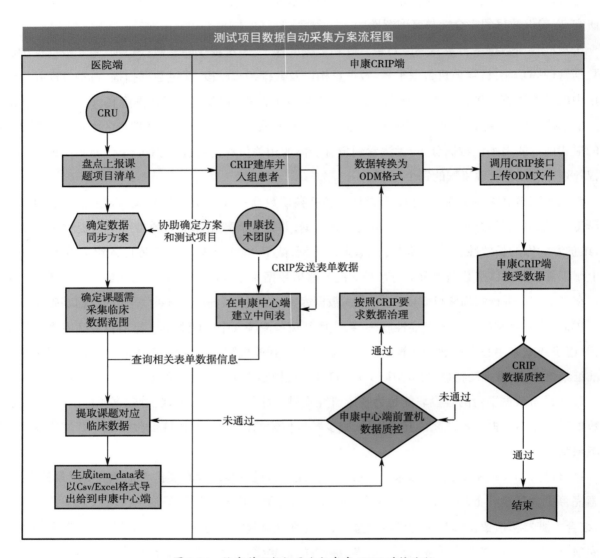

图 3-14　临床科研数据平台与申康 CRIP 对接流程

1. 确定试点项目数据同步方案　整体数据流过程基于医院临床科研数据平台。在明确对接项目后,医院 CRU 联同本院项目组和院内业务系统开发团队根据项目 eCRF,明确可实现自动采集的数据范围,如人口学资料、检验检查等,并将住院号作为患者院内唯一识别码与入组患者受试者编号匹配,在科研数据平台系统内对入组患者数据进行跟踪。为实现全流程数据质控,在院内数据采集阶段,开发团队根据项目组个性化需求,明确数据变量由医学逻辑到数据逻辑的转换,并依照访视时间窗制订变量提取逻辑,从数据源头提升精细化管理水平。

2. CRIP 建库并入组患者　对接项目首先在 CRIP 建立 EDC 系统,入组患者确认筛选成功状态后,通过受试者编号和住院号实现 EDC 系统和院内科研数据平台的联结。同时还需在 EDC 系统填写自动抓取数据时所需的时间定位字段。在本试点项目中,由手术起止时间来计算手术当天,术后第1、3、5、7天及术后6个月的时间点,通过住院号在院内科研数据平台追踪患者从入院到出院的全流程数据。项目组在确认入组患者筛选状态并填写手术起止时间字段后,申康技术团队由CRIP的eCRF表单建立中间表,将相关表单数据信息更新到前置机中间库上。

3. 医疗机构临床科研数据平台数据抓取　院内业务系统开发团队由中间库获取入组患者中间库数据库结构,结合项目数据采集范围及逻辑规则,根据动态数据字段从科研数据平台中精准抽取出覆盖变量范围的数据,按照标准数据格式回填入中间表。同时,对于新产生的业务数据,将采用增量方式定期更新,保障科研数据的时效性。按照质控规则对数据进行自动化质控,并将完成质控后满足完整性、一致性、关联性、规范性等相关要求的数据生成item_data表以Csv/Excel格式自动导出,回传至申康中心端。

4. 集成中心端CRIP数据导入　申康技术团队将通过数据质控审核的数据按照CRIP要求进行标准格式统一、标准化字段输出、标准接口集成等进一步的数据治理。完成数据治理后的数据将按照CRIP的相关要求转换为ODM格式并最终同步至CRIP,同时根据EDC系统质控标准进行二次数据质控,双重保障自动抓取数据的质量。

5. 项目组数据审核　项目组可在数据同步完成后,在CRIP EDC系统中核对数据自动抓取结果与医院原始数据是否一致,并对需要修改的数据进行可追溯的变更调整。如附图3-15所示,若该访视中有自动采集的数据字段则会标注图标提示,项目组可根据同步显示的院内唯一码编号在院内业务系统中进行源数据核验。如果访视时间窗内有多次检查记录,项目组可根据检查时间标签进行选择。数据核验无误后,点击数据列表中的确认完成按钮,将数据正式同步至生产环境。此时数据已填入,但未提交保存,对数据进行修改不会留痕,如发现数据不一致,项目组可直接进行修改或反馈给临床研究中心定位问题,重新拉取数据。在对表单内的全部列表核对完毕后,点击提交对勾按钮,数据正式填入系统,此后的修改将会留痕。

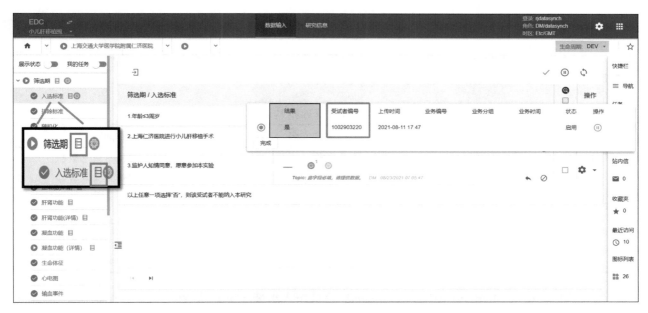

图3-15　申康CRIP EDC系统数据核对界面

二、临床科研数据平台与申康 CRIP 对接网络拓扑图说明

为保证数据传输的安全性,防止数据在传输过程中被恶意攻击,在数据传输过程中,数据首先由院内业务系统开发团队同步至申康医联数据中心在医院部署的前置机,再经医联专网上传至申康 CRIP 端,全部数据流程及服务完全基于医院内网和医联专网,不涉及外部网络(图 3-16)。

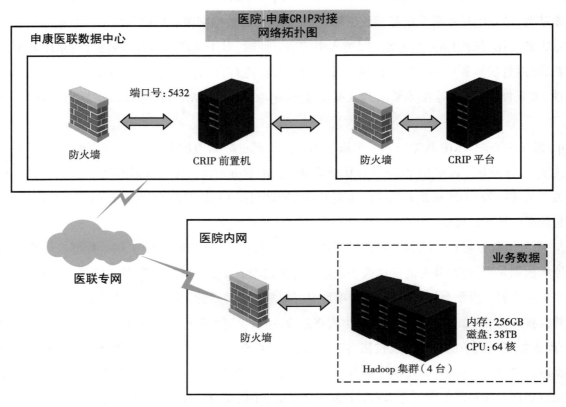

图 3-16　医院 - 申康 CRIP 对接网络拓扑图

三、医院端 CRIP 接口对接步骤

1. 中间表结构　根据试点项目《小儿肝移植围术期不同输血策略对预后的影响》数据范围、变量逻辑及申康 CRIP 端所提供的表单建库信息和中间表数据库结构,院内业务系统开发团队从院内 Hadoop 数据库中提取出覆盖变量范围的数据填入指定表结构中间表(表 3-1)。

表 3-1　中间表数据库结构说明目录

序号	表名	表中文名	说明
1	study	课题信息	CRIP 回传单信息数据
2	study_event	课题事件对应信息	CRIP 回传单信息数据
3	form	课题表单信息	CRIP 回传单信息数据
4	event_form	事件表单对应信息	CRIP 回传单信息数据
5	itemgroup	课题表单变量组信息	CRIP 回传单信息数据
6	codelist	选项框列表	CRIP 回传单信息数据

每次数据上传前,由申康 CRIP 中心端根据项目最新入组情况更新课题信息、表单结构信息、入组患者及访视信息、变量映射信息等参数,并将表单通过医联前置机写入医院前置机。院内业务系统开发团

队通过表间关联逻辑整合信息,并获取患者院内唯一码,在 Hadoop 仁济医院临床科研数据平台中抓取对应时间和对应字段的患者数据,经转换格式后将数据回填入 item_data 表中。

为保障历史数据记录可追可溯,更好地协助申康 CRIP 技术团队进行数据质控和数据治理相关工作,经过院方和 CRIP 技术团队讨论,item_data 表采用增量方式采集存放数据。每次更新数据时在表中增加最新同步的患者数据,并保留历史同步的患者数据。item_data 表中 upload_flag 列字段为上传标识,0 值代表最新上传批次,1 值代表历史上传批次,CRIP 技术团队只需要对标识为 0 的字段在 EDC 系统中进行更新同步,并在完成处理后将对应字段的 upload_flag 字段值调整为 1,即可完成对新数据和历史数据的区分。

2. 网络联通过程及开发工具　试点项目自动对接的数据均源于仁济医院内网科研数据平台,其底层采用大数据高性能存储与计算支撑环境——Hadoop 大数据集群,因此 CRIP 接口对接需要基于 Hadoop 大数据集群平台进行操作。申康 CRIP 端与医院端通过医联前置机与仁济医院内网进行数据传输。

在院内网络部署中,须由信息科配合调通前置机与申康医联数据中心网络,并为院内平台开发团队开放相应数据权限。院内平台开发团队采用 Sqoop 工具,将医联前置机 PostgreSQL 数据库内的数据表抽取至仁济医院临床科研数据平台 Hadoop 集群。在数据采集过程中,通过 SQL 代码进行数据字段提取,并在进一步治理后合并为标准化格式结构的中间表,以增量方式将数据同步至 CRIP。采集流程使用 Airflow 进行统一调度管理,监控工作流状态,进一步加强数据传输的有效性。

抽取医联前置机中间表信息,须登录 Hadoop 大数据集群平台,进入命令窗口使用 Sqoop 命令,将医联前置机 Postgres 数据库中间表导入 Hadoop 大数据集群平台 HDFS 上,并指定输出路径、指定数据分隔符。运行完成后需验证是否抽取成功,在 Hadoop 大数据集群平台,执行 sql 程序查询 CRIP 中间表是否存在。接下来进一步对比同步的数据与 Postgres 数据库中间表数据是否一致,如果一致则表示 Hadoop 大数据集群平台从医联前置机 Postgres 数据库的中间表同步数据成功,如果不一致或者查询不到中间表表示同步失败,需要进一步查看失败原因。

3. 业务数据自动抓取开发逻辑　院内业务系统开发团队根据医联前置机上同步到 Hadoop 大数据集群平台上的中间表信息,进行 sql 代码开发。sql 代码逻辑如下:

(1)根据中间表信息,在科研数据平台中检索患者数据,包括查找下发患者信息和窗口期、患者信息、护理信息、检验数据、筛选期检验指标和合并术后检验指标等。

(2)增量抓取数据字段,生成 CRIP 最终所需要的数据格式,包括生成患者个人信息表、检验信息表和检验详情表,整理 Hadoop 平台的 ITEM_DATA 配置表。

(3)提交最终结果数据:根据表 3-1 中间表和关联逻辑信息,将自动抓取的数据结果整合到 Hadoop 平台的 ITEM_DATA 配置表中,该表的内容格式与最终提交至 CRIP 的 item_data 表结构相同。抓取完成后,开发团队会将 ITEM_DATA 表中生成的数据,与 Hadoop 大数据集群平台原始数据进行比对,确保数据的准确性。验证通过的数据通过 Sqoop 工具以增量方式同步到 CRIP 的 item_data 表中。在执行同步命令前,须确认医联前置机 PostgreSQL 数据库 item_data 表中已不存在 upload_flag 字段为 0 的数据。

四、临床研究项目数据采集原则与数据安全机制

自动对接从数据开放范围和数据传输过程两方面为临床研究数据安全提供双重保障。项目数据采集遵循数据最小化原则,即只能采集项目入组患者 eCRF 中相关数据信息。项目组在 CRIP 完成受试者入组后,CRIP 端生成对应患者可抓取字段的中间表,医院端只对相应数据进行提取传输。

在网络联通方面,数据通过内网进行传输,医院端具有仁济医院院内 Hadoop 大数据集群平台和医联前置机服务器读、写入、删除权限;CRIP 端具有将生成的表单及相关内容写入到医联前置机的权限,在实现功能灵活性的同时,通过权限设置最大程度确保双方数据安全。

五、临床研究项目数据全流程溯源保障

临床科研数据平台与申康 CRIP 对接通过 4 个层面的严谨设计,围绕临床科研数据全生命周期,实现全流程数据跟踪保障。

1. 业务层面　明确项目的采集范围。

项目组结合仁济医院临床科研数据平台的业务数据范围,在 CRIP 完成 EDC 系统建库后将医学文本报告表以 Excel 格式导出。首先在文件上标注可采集模块(例如人口学资料),接下来在各访视及表单中,以字段为单位,与院内业务系统开发团队共同精细确认数据采集范围。

2. 对接规范层面　标化接口与取数规则。

医院端在数据采集过程中,明确数据逻辑关系,便于数据同步取值与问题溯源。同时采用标准化接口,提升数据多平台传输的灵活性。

3. 传输层面　保留平台间同步日志。

为明确数据源,CRIP 提供可视化的平台传输日志管理,在研究信息功能界面中,点击外部数据资源列表,可查看数据同步记录及数据同步次数。同步日志中包括数据内容、同步时间、同步状态、相关操作等信息。如因各种原因,数据同步有误,可在相应传输记录点击"弃用"按钮。弃用后,该次传输涉及的数据不会显示在 EDC 系统表单中。

4. 数据变更层面　保留数据修改的痕迹。

当数据发生修改变更时,稽查轨迹会记录当前项同步数据选取情况以及当前项数据修改调整情况,轨迹记录信息中包括修改日志、修改类型、修改用户名及修改日期时间,变更记录中会记录该项每次数据变更的前后数值及变更原因。

六、临床研究项目随访数据个性化采集方案探索

考虑到临床研究试验的随访计划,自动对接方案对访视时间段及窗口期内多次检查等情况进行了相应设计。在试点项目数据采集过程中,通过患者入组时间对预期访视日期进行计算,并抓取访视期内的全部检查数据。研究者在 CRIP 界面进行数据核对时,如果患者在窗口期有多次检查记录,可以通过时间标签进行选取。对于超窗等情况,也可以手动录入补齐。数据同步记录中包括数据内容、同步时间、同步状态和相关操作等信息,实现各环节数据可追可溯。同时,数据增量填补的方式也使得抓取过程更加快捷高效,确保 EDC 系统数据填充随临床业务数据产生的时效性。

同时,基于实际临床场景的多样性,开发团队也在不断探索,在自动对接方案中纳入多次入院、同一患者对应多个住院号等更为复杂的业务模式,为更好地服务于各种类型的研究方案打下坚实基础。

七、临床科研数据平台与申康 CRIP 对接进展与意义

目前,首个试点项目已实现全流程自动对接,包括医院端从医院临床科研数据平台抓取入组患者相应的数据字段并将质控后的数据推送至医联前置机 PostgreSQL 数据库,申康 CRIP 中心端将治理后的数据批量导入 EDC 系统并进行数据维护,整个过程在医联前置机联接下通过内网进行数据双向传输。在试点项目中,自动对接已覆盖多个数据域的字段 60 余项,在 488 例入组患者中,节省手动录入数据共计 3 万余条,不仅极大缓解了研究者的科研压力,更提高了科研数据导入 EDC 系统的准确性与及时性。同时,医院临床研究中心也正在积极推动自动对接在更多项目中的应用,在实践中不断探索完善,为广大研究者带来更为高效便捷的临床科研数据应用及数据管理体验。

通过与申康 CRIP 完成自动对接,该院临床科研数据平台实现了覆盖临床数据和科研数据的信息模型,并支持 CDISC 等标准的数据整合与规范表达格式,为临床研究数据的获取、交换和归档提供便捷。在保障数据质量、实现数据全流程安全跟踪的前提下,大幅提高数据可及性。依托科研数据平台灵活的底层数据共享访问架构,上海交通大学医学院附属仁济医院作为首批试点医院,率先实现医院科研数据平台与申康 CRIP 系统对接,以源数据自动采集方式,显著降低临床研究项目组数据录入工作量及数据转录带来的潜在错误,为高质量临床研究提供有力保障。

八、建设实践经验与展望

通过建立临床科研数据平台,并基于平台探索 eSource 在专病库建设与申康 CRIP EDC 系统自动对接中的实践,实现了覆盖临床数据和科研数据的信息模型,并支持 CDISC 等标准的数据整合与规范表达格式,为临床研究数据的获取、交换和归档提供便捷。在保障数据质量、实现数据全流程安全跟踪的前提下,大幅提高数据可及性和科研效率。

第五节　医疗机构的成果转化平台建设

2021 年《中国研究型医院建设指南》定义了研究型医院,即以新的医学知识和新的医疗技术的产生与传播为使命,坚持临床与科研融合,在自主创新中不断催生高层次人才和高水平成果,推动临床技术水平持续提高,为医疗卫生事业和人类健康做出重要贡献的一流医院,研究型医院要按照"临床 - 研究 - 转化 - 临床"链条式模式,建立基础研究、临床研究、转化研究和临床科室与研究团队分工明确、密切协作、相互促进的临床科研融合创新机制。

一、成果转化平台实现双重验证

科研合作能够为基础研究与临床研究提供密切结合的机会,增加基础研究人员与临床医师的交流,因此,应在不同层面上设立基础与临床科研合作项目。首都医科大学早在 1993 年就设立了基础与临床科研合作项目,用于支持学校基础学科与各附属、教学医院、研究所联合研究的课题,合作课题紧密围绕临床防病治病的专题进行,促进了医学院校基础研究与各附属医院临床应用研究的相互转化,将学校基础学科与临床医院的科研紧密连在一起。

二、成果转化平台加快双向转化

美国国立卫生研究所(NIH)最早于 2003 年提出了转化医学的概念,旨在打破基础研究 - 临床研究间的壁垒,最大限度降低临床研究的自身限制,充分利用基础研究手段剖析临床难题。转化医学的观念

提出后发展至今,形成了从基因-细胞-器官-小动物-大动物-临床研究的多水平、立体研究模式和"从实验台到临床"的连续、双向及开放的研究过程,为开发新药品、研究新的治疗方法开辟出了一条具有革命性意义的新途径。转化医学平台通过对相关的科研资源进行集成整合、优化配置、合理布局,积极推进大型仪器设备开放共享,解决科研资源分散的问题,为医学研究打下良好的物质基础。

（一）国家级转化医学平台建设

1. 2015年10月9日,国家临床医学研究协同创新战略联盟在上海成立,由国家临床医学研究中心、地方临床医学研究中心,与临床医学研究和转化相关的企事业单位、社会团体以及学术组织自愿联合发起成立,属于中国软科学研究会下属的非营利综合性社团,旨在以国家临床医学研究中心为基础,以体制和机制创新为核心,打造可持续的能够有效支撑我国医学科技整体发展的新型临床研究体系,系统提高临床研究协同创新水平,更好地服务于医学科技创新。

2. 转化医学国家重大科技基础设施作为16项重大科技基础设施之一,分别依托上海交通大学（瑞金医院）、北京协和医院、中国人民解放军总医院、空军军医大学和四川大学（华西医院）建立。通过将大型仪器设备面向国内外用户开放,实施跨学科合作创新,同时构成从基础到临床上下游结合的完整技术链,使关键技术和平台达到国际先进水平。

（二）医院层面的转化医学平台建设

目前,我国不少三级医院设立了临床研究中心和转化医学中心,除了临床医师与研究人员之外,还配备研究助理、信息、工程、统计等学科人员,促进了临床研究项目的开展,但是临床和基础相结合的研究仍然不多,因此需要在医院之间建立区域中心或市级临床研究中心进行关联。比如,申康中心正在搭建的数字虚拟临床研究院,通过数字孪生技术,即充分利用物理模型、传感器更新、运行历史等数据,集成多学科、多物理量、多尺度、多概率的仿真过程,在虚拟空间中完成实时映射,从而反映与之对应实体的全生命周期过程,是实际物理产品的数字化表达。数字虚拟临床研究院的探索,将采集36家市级医院临床研究资源,达到病房数字孪生、项目数字孪生和患者数字孪生的应用效果,为地区间资源整合、有效关联和充分利用奠定基础。

（三）医研企协同创新加快推进临床与基础共生共建

市场竞争是技术创新的重要动力,企业对市场变化的感应最为敏感,应该走在科技创新的最前沿。为进一步实现临床与基础结合,为解决"临床问题"开辟新路径,需要促进医研企协同创新。例如,中南大学湘雅医院积极与国际高新企业、研究院所共同搭建平台,开展共建联合实验室、合作建设病原库等;广东省转化医学学会积极联合佛山中国科学院产业研究院、霍英东鹤年堂中医城、各地市三甲医院等机构,建立整合患者危险因素、临床诊治、预后生存等临床数据库资料,构建专业与产业相互促进、开放共享互动的大健康领域的产、学、研、用协同创新体系,共建国际高端医院、推进医养结合综合体等优质项目,为大健康领域的科技工作者、临床专家、企业家及投资机构等提供高水平的承接服务和转化落地平台,努力推动成果转化,衔接临床应用。

（四）我国转化医学平台的问题分析

我国转化医学处于刚起步的阶段,存在缺乏顶层整体统筹与规划、缺乏专职研究人才和管理人员、成果绩效评价机制不健全、投入不足、缺乏有效组织等问题,目前是制约我国转化医学机构发展的关键因素。此外,转化医学公共平台的建设不可避免地将面临硬件建设、软件建设和管理方面的问题,因此需要明确规定共建与共享者的权利和义务、数据采集与分享的规则和流程。

三、多学科促进融合和转化

（一）鼓励医院与医学院合作，加强学科共建

医院是临床研究的重要阵地，开展临床研究有天然的优势，但临床一线人员的科研创新性和深度欠缺；大学是科技创新的前沿，有来自各个学科、理论知识扎实、科研水平高、拥有着国际视野的顶尖专家学者，但学校科研人员的基础研究局限于理论层面，医学基础研究和附属医院临床研究严重脱节。临床医学应与基础学科共建，以重大疾病为主要研究对象，由临床医务人员根据日常医疗活动中的实际情况提出问题，基础学科研究人员根据临床工作中的实际问题凝练出科学问题，并提供科学研究思路和科研技术手段支持，双方针对共同的科学问题联合研究，搭建基础医学到临床应用的桥梁，在进一步加强对重大疾病认知的基础上，发展有效的创新性诊疗手段，提高解决临床问题的能力，提升学科建设水平。同时，应当积极探索临床医学学科和大学基础学科交叉融合共建的实施路径和措施，包括定期进行学术交流、实行研究生双导师制培养等方式。

以上海为例，仁济医院、瑞金医院、第一人民医院、同仁医院、儿童医院近年来分别与上海交通大学基础医学院共建基础临床协同研究中心，充分发挥了临床科研孵化器的功能，以解决临床问题为根本，打造一批具有标志性的基础研究和临床诊疗成果；曙光医院与上海中医药大学基础医学院本着"优势互补、资源共享、互惠双赢、共同发展"的原则，在教学、科研和医疗领域全面深入结合，全面合作共建，充分协调学校与医院的资源，促进中医理论基础与临床实践的有机结合，成立中医经典临床研究中心，建立长期、稳定、深度的互惠协作关系。

（二）鼓励医院与理工学科开展交叉合作

药学、生物信息学、计算机等非医学专业人士的共同参与为实现基础和临床研究者的有效沟通提供保障。上海科技大学因其成熟的内部机构和专业设置，包括生命科学与技术学院、生物医学工程学院、信息科学与技术学院、物质科学与技术学院、数学研究所等，和上海市第九人民医院、上海市第一人民医院等开展多形式、多层次的科学技术交流与合作，促进基础研究、转化研究与临床医学的深度融合，激发创新活力，为大健康领域下的临床研究建设奠定了良好基础。

此外，人工智能在医学研究中也存在独特的优势。近年来，计算机虚拟临床试验概念的出现为开展预测性、预防性、个性化的医学研究提供了新的途径，在一定程度上解决临床试验设计困难、受试者不足、试验成本高等问题。国际顶尖学术期刊《自然·机器智能》发表的军事科学院军事医学研究院研究团队的文章中提出了一种基于图神经网络技术的转录因子调控网络建模方法，该方法可通过实验观测数据和计算分析方法重构转录因子的调控网络，是一项具有挑战且有重要意义的"逆向工程"，此种以人工智能技术为基础的方法在构建转录因子调控网络的准确性和计算效率等方面具有显著优势。调查表明，2016—2019 年，我国人工智能主题在医学领域的发文量呈爆炸性增长。人工智能技术与生物医学大数据的交叉融合正在开启生物医学研究新范式。

四、完善医企融合人才培养体系

（一）完善医企融合人才培养

1. 培养医企融合协同创新领军人才　通过发挥医院临床资源优势和市级生物医药企业创新研发实力优势，深化医企融合，强化协同创新，提升医院临床研究创新策源能力，加快产业关键核心技术攻关。

重点聚焦某一专病诊疗,培养优秀临床学术带头人及学术骨干,与生物医药企业组成长期合作攻关的临床研究创新团队。整合市级医院相关临床诊疗资源,采取多学科协作的模式,开展高水平的产、学、研、医协同创新,开展原创产品的研发、开发更多有潜力的医学技术和治疗方法,引领原始创新。

2. 培养医企融合创新成果转化人才　通过双向适配医院端临床需求和企业端产品研发需求,培养医院中既具有丰富临床诊疗技能、又拥有较高临床研究创新思路的中青年研究型医师,围绕主攻专病领域,与生物医药企业合作攻关,与企业研发团队联合开展创新转化应用研究,联合开展创新产品概念验证和技术成熟化试验,提升医企融合创新成果转化能力。

3. 培养临床研究专业技术辅助人才　聚焦临床研究专业技术辅助人员在临床研究项目实施推进过程中的各个重要环节,通过临床研究系统培训和项目管理实施,提高临床研究专业技术辅助人才在临床研究方案设计、数据管理、统计分析、质量控制、成果转化、运营管理等方面的能力,逐步提升自身专业能力,保障医院临床研究项目的高效率、高质量开展。

（二）积极引进临床研究人才,组建资源共享团队

强化临床队伍建设,灵活机动地引进海内外优秀人才,特别是专门从事交流科研岗的研究人员,加强医院专职科研队伍建设,为带动医院整体科研高效发展提供新能量,同时为临床人员开展科研提供辅助,从时间上给予临床人员大力支持,为临床转化打下基础。一方面,允许临床科室根据需求设置专职科研人员,就各专科临床与基础紧密结合另辟蹊径,提高博士后待遇,吸引博士后到医院临床科室开展专职科研,进一步强化临床研究转化队伍建设,为成果转化创新模式发展迈出坚实的一步。另一方面,与其他医学（药学）相关院系以及高校理学（生物学、化学）、工学（材料学、信息学）学院合作,双方自由组建双PI团队,实现资源共享以及合作研究互惠,此项举措针对性强,对方合作团队一般实力强劲且与医院团队有一定的合作基础,有利于全面实现临床研究成果转化协同创新。

总之,可通过多渠道资助引导医院与高校、科研机构、高新技术企业和技术转移机构等联合开展药品和医疗器械研发、生命科学前沿技术的基础和临床研究、人工智能和医学大数据的开发和利用等转化研究。鼓励支持依托医院通过建立长期合作伙伴关系的方式,探索医、研、企之间的成果分享和转化的新机制。对符合条件和程序要求的医疗服务项目,医疗机构可按规定执行新增医疗服务价格。根据安全、有效、费用可负担等要求,鼓励支持医院使用创新药物和医疗器械及相关技术和规范,加快推动科技成果转化,促进医药健康科技成果及时进入临床应用。

第六节　研究型病房

研究型病房作为研究型医院建设的关键平台和重要支撑,有助于完善临床研究体系、增强临床研究能力,北京、上海等城市相继将其作为增强医学创新能力、支撑医药产业发展的重要手段和方法。本节从研究型病房的历史背景、科学内涵、软硬件以及配套制度建设等方面予以介绍。

一、研究型病房的建设背景及科学内涵

（一）研究型病房的建设背景

受研究型大学办学理念和成功实践的启发,早在21世纪初,我国学者创新性地提出了建设研究型医院的理念,并在之后的近20年里进行了研究型医院建设的探索及实践,不断发展其理论体系。其强调

医院由传统的规模扩张型转向质量效益型,将新医学知识与新医疗技术产生作为使命,以科研为引擎,推动临床和科研互动性发展。规范化、高质量的临床研究是医院向研究型医院转型发展的战略支撑之一。

随着我国老龄化的加速,在慢性非传染性疾病为主、新发传染病病毒不断变异的背景下,临床研究需要长期、持续、系统地深入开展重点疾病的科学研究。现有的课题制临床研究模式,即以课题或项目为出发,以兼职人员为主体,以缺乏规范的软硬件设施的普通病房为场地,无法完全满足这种持续的研究需求。遵循从临床中来、到临床中去的学科发展属性,开设临床研究病房,通过科学规划和设计其软硬件布局、运行机制、管理制度,可能是保证临床研究的延续性、系统性、深入性的有效模式。自2016年以来,以GCP中心Ⅰ期病房为参考,国内少数医疗机构开展了研究型病房的探索实践。2019年北京市卫健委等六部门为充分发挥北京市医疗卫生资源优势,全面提升临床研究对医药健康协同创新的支持作用,联合发布了《北京市关于加强研究型病房建设的意见》,在全市范围内启动研究型病房规范化建设;并于2022年发布《关于加快促进北京市研究型病房优质高效发展的若干措施》,从多方面为研究型病房科技创新和成果转化提供政策支持。2022年6月,上海申康医院发展中心发布《上海市级医院示范性研究型病房建设指引》,进一步规范和加强上海市级医院示范性研究型病房的建设与运行管理。

（二）研究型病房的科学内涵

目前研究型病房的理念已经得到普遍认可,但我国研究型病房的建设仍处于早期阶段,如何规范化、标准化建设研究型病房还没有可以参考的成熟标准。普通病房与研究型病房均定位为"提供目标人群的日常诊疗实践场所",但研究型病房强调临床研究实施过程以及全流程管理的规范性以确保研究的质量。因此,研究型病房除具有普通病房所具备的基本诊疗要素外,应能提供高质量、持续性临床研究所必须的研究要素,如业务用房、仪器设备、技术平台、人员配置、管理措施、保障机制等,使其在诸多要素上与普通病房具有明显的区别（表3-2）。

表3-2 普通病房与研究型病房的区别

要素	普通病房	研究型病房	研究型病房优点
人	普通医师、兼职护士或临聘人员组成	专业稳定的研究型医师、研究型护士团队、CRC、统计师等方法学团队	保证项目高质量完成
财	医疗收入	科研经费、社会资本、成果转化收益等	多元化的研究经费保障
物	一般临床诊疗设备	临床设备和科研设备,应用信息化、物联网、人工智能等前沿技术	满足科研需要
地	设置于各个病区	研究专用的办公地点、病房、处置间、活动区、智慧化药房等	受试者集中管理,利于科研观察和隐私保护
政策	院内临床相关考核标准	配套政策和管理办法保障,放宽相关临床医疗工作量的限制	使研究人员专注科研
其他	研究资源和手段相对单一,缺少平台性资源支持	需要临床研究资源、方法学、数据、信息化等科研条件、工具、平台的支撑	临床研究必要的软硬件,可有效提高研究效率和水平

研究型病房的基本特征:①具有基本的诊疗要素,能够开展日常诊疗实践;②拥有临床研究创新资源,如患者资源、基础研究资源以及产业转化资源等;③配备齐全的临床研究支撑要素,如业务用房、仪器设备、技术平台、人员配置、管理措施、保障机制等;④明确研究型病房的功能定位。作为规范化、高质

量临床研究的实践场所,开展药物和医疗器械临床试验、生物医学新技术临床应用观察等研究活动,成为新技术、新方法和新方案的策源地,引导医院向研究型、创新型方向发展,形成医疗卫生服务与科学研究协同发展的格局,为我国医药健康协同创新发展提供支撑作用,最终提升我国医疗卫生行业满足人民群众生命健康需求的能力。

因此,研究型病房的定义可以归纳为:在具备条件的医院内,整合基本诊疗要素、临床研究创新资源与研究支撑要素,支撑医疗研究人员进行符合规范的、高质量临床研究的实践场所。

（三）研究型病房的建设原则

在医院发展模式已经从"量的积累"全面转向"质的提升"的历史时期,运行管理更加注重效率和质量,因此建设研究型病房应摒弃优质资源简单堆砌的思路,而应围绕重点领域科研需求,通过系统集成、优化配置、资源共享,规划合理架构,加强产、学、研、医、政资源的集合,探索共建模式,产生聚合效应,实现 1+1>N 的效果,追求研究型病房功能最大化和资源结构最优化。

1. 坚持需求导向与创新发展　研究型病房应坚持以人民生命健康和生物医药产业发展需求为导向,结合自身条件,立足学科特色及对产业增长拉动较大或"卡脖子"问题突出领域,开展多学科融合的最高级别临床医学研究,以科研带动临床,推进高精尖医疗科研发展,加强基础研究向临床应用转化。

2. 坚持医院主导,多方参与　通过与高校、科研院所、企业等合作开展医学前沿技术联合攻关和医药健康产品的开发,促进医院内部资源整合和外部资源集聚,提高研究型病房建设水平。

3. 坚持规范建设　规范临床研究病房建设及管理,确保科研诚信、研究数据真实可靠可溯源,提高临床研究质量及管理水平。

4. 注重安全保障　坚持将受试者安全放在首要位置,加强风险防范,建立安全保障机制,保障受试者的权益和安全。

二、研究型病房的基本建设

（一）研究型病房的基本要素配置

研究型病房的建设主要采用"医院主导"模式,以医院需求为导向搭建,通过运用医院海量临床资源、专业化全方位的临床研究技术支撑和管理服务,提高临床研究项目的质量和效率。受到卫生资源不足和坚持公益性属性的制约,研究型病房的建设必然是一个循序渐进的过程,可以从长远角度出发,分目标、分阶段逐步发展与完善。在前期建设阶段,应做好前期测算工作,确定最合理的规模效益,科学决策场地面积、床位数、设备规模、人员配置以及运行经费等投入。一般来说,在该阶段,床位规模以及占地面积应在不影响日常医疗的前提下,根据临床研究项目数量,以满足开展全流程临床试验的需要为出发点,科学合理测算并充分论证,通常不超过医院核定床位的 10%。

研究型病房设置模式,目前国内外主要包括以下 3 种。①独立共享型:独立病区设置的研究病房,作为共享型的平台,并不专属于某个临床科室。当临床科室有研究任务和需求时进行床位申请,经医院专门管理部门审议后,按需使用研究病房。②独立专科型:独立病区设置的研究病房,一般为具有特殊需求的专科或者医院重点专科专用。如早期临床研究病房、有层流需求的血液科、有防辐射要求的核医学科等。③平战结合型:非独立设置的病区,其日常作为普通病房,按照普通病房进行管理与运行,承担常规诊疗任务;承接研究任务时,其转为研究病房,并按照研究型病房进行管理与运行。我国的研究型病房采用何种模式,目前并没有定论,通常 3 种模式兼具。

无论是独立型还是结合型研究病房,在场地规划时应充分考虑主要的功能需求,如受试者的筛选、研究期间受试者的生活环境、研究过程中的生理指标监测、生物样品处理及储藏、试验药品的管理以及研究过程性资料的存储等,应至少设有筛选区、医疗区、操作区、办公区4个功能区,办公区一般应包括医师、研究护士、CRU工作人员[含临床研究监察员/协调员(CRA/CRC)、方法学人员等]办公室、档案资料室、会议室等。各区域应布局合理,不仅要求满足临床研究的使用需求,同时保证各功能区域的相对独立与集中,确保研究过程中受试者的隐私保护以及规范化管理,并为受试者提供舒适的生活环境。

研究型病房应根据临床、科研需要配备相应的仪器设备,包括检查、检验设备、急救设备以及生物样本采集、处理设备等。仪器设备管理应由专人负责,并进行维护、检测和校准,确保仪器设备准确可靠。同时应配备完备的急救设施设备,具有原地抢救或迅速转移受试者至重症监护室(Intensive Care Unit,ICU)的能力,满足保障受试者安全的要求。

在研究型病房建设过程中,有条件的医院可以配套建设临床研究实验室(非用于主要目的为基础研究的实验室),建设合格的示范性药品、医疗器械和创新医疗技术临床评价技术平台,并对外提供服务,以支持生物医药行业发展。

研究型病房应配备相对稳定的高水平研究团队。以病房负责人为根本,统筹协调专职及兼职人员工作职责和范围。配备具备相应资质的人员作为专职研究辅助人员(如研究护士、临床协调员、监察员等),协助完成伦理审查、受试者筛选、知情同意获取,入组及随访工作;协助完成研究资料的收集、核对、录入、归档和管理工作。最终保证研究遵循规范,全程管理受试者,提高受试者依从性。此外,研究型病房亦需要配备其他辅助人员,如统计师、质控员等,主要保障研究方案设计、研究过程、数据分析、疗效评价符合规范。所有人员应具备与承担工作相适应的专业特长、资质和能力。

(二)研究型病房信息化平台建设

研究数据的可靠、准确是研究型病房开展高质量临床研究的根本保证,因此通过信息化平台(临床试验管理系统、临床试验数据管理系统、伦理审查系统等信息数据系统)的建设,保证研究过程中研究数据的全程、全面采集和管理以及可溯源,是研究型病房建设的重要组成部分(数字化平台建设内容详见本章第三节)。主要包括:

1. 优化研究型病房数字化管理服务平台,缩短研究周期、简化研究环节、提升受试者体验,保证数据采集和管理的实时性、准确性、真实性和完整性。

2. 完成HIS、LIS、医学影像存档与通信系统(picture archiving and communication systems,PACS)等系统和/或科研大数据系统的对接,作为持续推进临床研究数字化的基础支撑平台。

3. 自动区分受试者和普通住院患者身份,实现受试者自付住院费用与临床研究费用自动分解和临床研究的财务费用直接及时结算。

4. 开发和利用智能化临床研究受试者招募和筛选系统,提高研究入组效率。

5. 持续推动电子知情同意、远程访视、自动化数据采集及上传等远程智能临床研究实施,提高受试者依从性。

6. 建设和优化床旁智能交互系统,有效提升受试者满意度。

三、研究型病房的能力建设

在"临床-研究-转化-临床"的创新转化闭环中,研究型病房作为临床问题的提出者、临床研究的实施者、新产品新技术的试验者、科技成果的应用者、科研成果市场价值的评估者,在创新转化实践过程中起到衔接、催化、引领的作用,在创新实践过程中处于承上启下的核心地位。因此,其能力建设关系到基础与临床、临床与产业能否无缝链接,关系到创新转化能否顺利推进、落地。

(一)临床医疗创新转化能力建设

研究型病房的建设是一项创新性、探索性工作,宜采用分步实施的方式推进。因此,研究型病房的建设应遵循重点投入的原则,考虑优势产业发展需求,选择诊疗水平高、科研能力强的优势学科,依靠其学术地位引导研究型病房与高校、科研机构、高新技术企业和技术转移机构等联合开展药品和医疗器械研发、生命科学前沿技术的基础和临床研究、人工智能和医学大数据的开发和利用等转化研究。研究型病房的转化创新成果,如新技术、新规范应反哺学科的发展,不断提高诊疗水平,形成良性循环。

高水平的临床能力是创新转化的基础。在疾病多样化、复杂化的背景下,多学科诊疗是提升医疗能力的重要方向,其能够加强各学科间的学术交流,通过联合攻关为患者提供优质高效的个性化、精准化诊疗服务,有利于形成疾病诊疗新技术、新方法、新规范、新指南。因此,在研究型病房建设过程中,应围绕疑难重症组织相关学科形成多学科高水平诊疗团队,开展临床诊治和科研攻关。此外,还应根据疾病诊治和临床科研需求,面向国内外遴选相关专家,组织会诊和科研团队,打造优势互补的多学科会诊、科研力量。

(二)临床研究关键支撑能力建设

规范化、高质量的临床研究是研究型病房的根本性任务,但临床研究力量分散、缺乏规划部署和项目管理能力不足等问题仍显著影响研究的开展。因此,建设研究型病房的实践过程中仍应着力加强临床研究支撑体系建设(内容详见本书其他章节),主要包括:①完善 GCP 机构、伦理委员会、临床研究学术委员会、临床研究管理委员会,不断优化组织构架、管理机制及业务流程。②探索临床研究管理的新形式和新途径,创新临床研究管理模式,注重提高运行效率(如科学审查、伦理审查及立项、合同签署及入组效率等)。③建设支撑性平台[包括专病队列数据库、生物样本全息库以及多学科诊疗(multi-disciplinary treatment, MDT)等平台]、团队保障、规范性管理、多中心/专业协调等多功能一体化保障服务体系。

四、研究型病房人才建设

高层次的研究型人才是研究型病房最持久、最具潜力、最可靠的竞争优势,亦是建设研究型病房的基础和保障。因此应注重研究型人才的培养,规划有利于研究型人才成长和进步,有利于研究型病房的持续、健康发展的培养体系。

研究型人才不仅包括临床专家、科学家、教育家和管理专家等"四家兼具"的复合型人才,同时也包括具备创新性思维、超越性思维特质和创新研究能力的平台型人才。

(一)复合型研究人才培养

复合型研究人才是研究型病房的核心人才。其不仅要求具有一流的临床专业技能、开拓创新的科研能力、人才梯队培育能力,还要求具有组织协调的管理决策能力以及成果转化能力。复合型研究人才的培养应注重以下几个方面:

1. 建设高质量多学科和跨学科交流、科研平台,通过多学科、多领域的交流、沟通与科研创新实践,在提高临床医师疾病诊治能力的同时,重点关注科学精神、科研素养的培养提高,切实增强临床医师在临床实践中发现问题、研究问题、解决问题的能力和水平。

2. 制定多层次的激励政策,通过目标责任激励、物质激励和精神激励,在晋职晋级、岗位竞聘、科研活动扶持和奖励方面给予政策扶持,营造复合型人才脱颖而出的环境氛围。

3. 建立精准化的选拔机制,针对特定的岗位要求,公平公正选拔合适的人才。

4. 创建个性化的人才培养体制,针对经过精准化选拔的人才进行分析评估,分清优势、劣势,找准目标差距,在个人发展的基础上,通过深造、科研资助以及政策引导的方式,进行全面性的培养。

5. 加强专业化研究队伍培训,开展病房全员培训和考核上岗;设立多层次、差异化的临床研究培训项目,针对临床骨干和青年医师等开展临床研究培训。

（二）平台型研究人才培养

研究型病房的发展离不开平台型研究人才的支撑。平台型研究人才界定为:除了团队核心人才以外,其他具有良好科研素养,拥有一定专业知识或专门技能,在各自岗位上能进行创新性工作,对研究型病房建设发展做出贡献的人才,如专职研究医师、专职研究护士、临床协调员、监察员、研究药师、统计师、质控员等。对于平台型研究人才的培养应注意以下几个方面:

1. 完善平台型研究人才的岗位聘用模式并严格控制聘用标准、加强管理,提高临床研究开展的效率,保障临床研究的质量。

2. 健全平台型研究人才的岗位设置、培养方案以及晋升途径,加大平台型人才培养、培训和引进力度。

3. 建立平台型研究人才考核制度,建设一支具有良好科研素养和研究能力的专职研究人才队伍。

五、研究型病房管理、运行机制建设

（一）研究型病房的运行模式

与国内不同,国外更强调转化医学的概念。国外先进医院建设转化医学中心的实践经验对我国研究型病房的建设具有参考意义。国外转化医学中心外部联合及内部整合的运行模式,亦可能是我国研究型医院、研究型病房的发展趋势。外部联合是指对外与同类型、同级别的医院以及卫生机构间根据优势互补的原则以联合体的形式开展合作,或者通过大型医院辐射低级别医院、诊疗中心及医疗机构的模式以集团体的形式开展合作,前者以加拿大大学健康网络（university health network, UHN）模式为代表,后者以美国霍普金斯医院与梅奥诊所为代表。内在融合是以麻省总医院为代表的医院通过内部资源整合,以重点疾病为导向将基础和临床、医学和其他学科融合成主题科研中心,进行多学科、跨学科交叉协作,促进新发明、新技术的产生。

我国大型公立医院综合实力较强、学科丰富、资金雄厚,具有建设研究型病房的先天优势,是研究型病房建设的主体。不同类型、不同规模的医院均可灵活运用研究型医院、研究型病房的建设理论,立足于自身优质资源,开展实践探索。通过建立统一的临床研究管理和服务平台、伦理审查结果互认机制,可以对外形成信息透明对称、资源开放共享的科创研究联合体。此外还可以通过建立与下级医院之间的沟通联系,建立科创研究集团。

此外,研究型病房的建设应时刻关注外部政策、研究需求、内部结构的发展和变化,与时俱进,借鉴先进理念及时调整决策及部署。

（二）研究型病房的运行机制

研究型病房的建设应重视和加强运行管理,建立、健全内部规章制度,积极创新管理体制和运行机制,不断完善支撑服务体系。可以由医院 CRU 负责协调示范性研究型病房的运行和技术支撑。设立研究型病房运行负责人,并建立其与研究项目负责人协同管理和推进项目运行的机制,在病房运行、项目选择、项目推进、受试者管理上明确职责,分工协作,充分释放研究型病房运行机制创新优势。

集中共享型研究病房,应常规配备专职的研究医师、研究护士、研究药师、质控员、统计师、数据管理以及项目管理等专职人员。研究项目获得同意使用病房后,建议由专业科室牵头,研究型病房作为场地,专职医 - 护 - 药 - 质控团队参与项目实施。对于风险较小的临床研究项目,可以由病房专职研究医师和临床专科医师共同管理,两者之间建立高效的沟通渠道,随时关注受试者病情变化和研究开展状况。

平战结合型研究病房,一般嵌入设置在专科病房内,在承接项目时按研究型病房进行管理。运行上,专业科室作为项目的具体实施方,所有研究的现场活动均在专业科室完成,集中共享型病房的专职人员可以按需参与配合专业科室实施项目。这种合作模式,既能充分发挥专科医师的专业知识、充分利用科室自有的完善医疗资源,又可借助平台专职人员获得规范化的研究流程支持,实现资源共享、优势互补、合作共赢的目的。

（三）研究型病房绩效考核机制

研究型病房建设过程中应注重科学研究的转化前景,强调以临床问题为导向的科研成果转化,把绩效考核作为建设研究型病房的指挥棒,从根本上改变医学科技人员"开展科研的目的主要是职称晋升"的错误意识,牢固树立科学研究的最终目的是为患者服务的理念。同时,应以研究型病房功能定位为核心指向,大力改革和科学设计绩效考核体系,通过配套政策、管理办法保障研究型病房不再以临床医疗工作量为考核内容（如病床周转率、住院天数、病床使用率、出院入院人数等）,不以论著产出为主要指标,而以临床研究数量和质量,特别是社会价值、转化效益、发展效能、资源整合能力为考核内容。

（四）研究型病房保障和激励措施

研究型病房建设过程中,医院应探索制订有利于激发研究型病房专业技术人员和专职管理人员内生动力的绩效与薪酬制度,制订专职人员在职务、职称晋升方面的鼓励政策。具体如下:

1. 完善内部人力资源管理、科研管理和财务管理制度,落实科研制度,在职务评聘、绩效考核和表彰奖励等方面予以倾斜。

2. 畅通平台型研究人才的职业发展路径,确保研究型病房达到所需的人力资源配置和能力要求。

3. 研究型病房承接企业委托的研发、测试及临床试验的服务收入作为病房的技术服务收入或科研合同项目收入,可以按照科研项目经费或科研成果转化金额计入绩效考核成绩,纳入预算管理,可用于人员绩效激励和培训。

（五）研究型病房经费保障机制

为维持长期可持续运行,研究型病房需要建立长效的经费投入机制。但我国公立医院是不以营利为目的的差额拨款事业单位,必然要求研究型病房以公益性为主。因此,研究型病房可积极尝试产、学、研结合,国家、地方、企业、医院多渠道经费投入、多方共建的可持续模式,即"政府引导、社会为主、专业化管理、市场化运作"的临床研究筹资与管理运营体系。依靠政府,引导社会资金和捐赠等建立专门支持临床研究和创新成果转化的专项产业发展基金。以政府资金、院内资金用于公益性、应急性及高风险项目；以产业发展基金、社会捐赠以及企业横向合作等经费，支持临床医师开展基于临床问题的具有产业转化前景的探索研究；同时，依靠知识产权转化获益反哺研究型病房发展。

此外，研究型病房应建立精准高效的临床研究费用监管措施，明确临床研究中申办方、研究型病房、受试者等各方的职责和权利，细化研究经费、医保、商保等费用的分担方式和内容，严格把关临床研究过程中各种费用的支付流程，确保临床试验过程中不违规占用医保资源。

（六）研究型病房质量管理体系

研究型病房应建立完善的质量管理体系。根据法律法规、指导原则、规范等的更新，或者根据研究项目实施中发现的问题，不定期对临床研究病房管理制度、SOP 等进行及时的补充、修订，保证临床研究高质量开展。质量控制的频率和性质应根据研究的实际情况而定。质控人员［质量保证（quality assurance，QA）/ 质量控制（quality control，QC）］如实记录核查过程中发现的问题，督促研究人员解决问题。对发现的问题提出改进措施，确保研究人员正确执行，保证数据完整、准确、真实、可靠。

（七）研究型病房医研企协同机制

研究型病房的运行应积极探索医研企协同机制，在研究发起和成果转化上形成闭环结构。既可加快研发工作，解决临床医学领域的科学难题、"卡脖子"问题，推进新药新器械和新技术新应用产出，也能获得知识产权收益。鼓励更多地参与企业初始的研发设计和论证工作，支持并鼓励开展为经济增长做出贡献的临床研究项目，通过临床研究嫁接生物医药产品市场从而获得可持续的资金投入，实现研究型病房的可持续发展。积极建立更为有效的知识产权共享及利益分配机制，推动医院、高校、科研院所、企业在研究创新上的深度协同。而后，对于优秀临床学术带头人及学术骨干，应支持其与优质生物医药企业、研究机构组成长期合作攻关的临床研究创新团队，聚焦某一专病的诊疗，整合相关临床诊疗资源，采取多学科协作的模式，开展高水平的产、学、研、医协同创新，开展原创产品的研发，开发更多有潜力的医学技术和治疗方法，引领医学创新；对于既具有丰富临床诊疗技能，又拥有较高临床研究创新思路的优秀中青年研究型医师，应引导其与相关企业、研究机构的研发团队联合开展创新转化应用研究，进一步提升临床科技成果转化效率。

科技成果转化工作，不仅操作周期极长，还经常面对各种各样的专业问题，对参与管理的人员专业化水平要求较高。从国内外的一些经验来看，在研究型病房建设达到一定规模后，有必要成立专门的机构和专业的团队来负责这项工作。团队成员需配备涵盖法律、经济和企业管理等各种背景的人员。医院应制订标准化的成果转化工作流程和程序规则，明确部门职责和岗位职责，通过筛选重点工作和关键环节，制订合同管理、专利管理、成果转让 / 许可、科技成果作价入股以及技术转移服务的标准化工作流程和程序规则；梳理各环节的风险点、防控措施和成效评估指标，在健全的管理制度基础上建立起实操性强的成果转化工作标准化管理流程，增强管理岗位的责任意识和风险意识、提高管理服务办事效率，同时打消科技人员的顾虑，增强企业、科研机构与医院产、学、研深入合作的信心，保障和促进医院成果转化工作的顺利开展。

（八）研究型病房建设案例

上海申康医院发展中心发布《上海市级医院示范性研究型病房建设指引》，并启动第二轮《促进市级医院临床技能与临床创新三年行动计划》示范性研究型病房建设项目，首批有 15 家市级医院获得资助。

上海市示范性研究型病房建设项目旨在瞄准全球医学发展前沿、聚焦生物医药产业需求、落实国家和本市相关战略规划,建立规范化、创新型、智慧化的临床研究基地及其支撑保障体系。一是成为"国内领先、国际一流"临床科技创新策源平台,出技术、出产品、出标准、出指南,成为研究型医院建设的启航点;二是成为生物医药产业高质量发展的连接器、催化器和加速器,显著提升开展国际多中心临床研究、实施首创新药(器械)临床试验的能力,加速医药产品创新,应对公共卫生挑战,服务本市生物医药企业。

示范性研究型病房建设基本原则是注重需求导向与创新发展、注重安全保障与规范管理、注重体系建设与示范引领、注重医企融合与转化应用。

示范性研究型病房建设内容包括:

1. 建设规范化的示范性研究型病房 根据医院临床研究战略规划,对标国际先进临床研究中心的研究型病房配置标准,遵循《综合医院建筑设计规范》《药物临床试验质量管理规范》(GCP),以及国家和本市有关部门关于加强医疗卫生机构临床研究管理、规范临床研究行为的有关规定和要求,参考《药物Ⅰ期临床试验管理指导原则(试行)》,建设规模合理、功能完备、平战结合、规范有序、集约共享、前沿创新的研究型病房,和与之配套的临床研究实验室、支撑服务保障体系一同构成示范性研究型病房的有机整体。建设方案凸显临床研究宗旨、全专结合、平战结合特色,注重共性综合集中管理的同时关注个性专科的协同发展,开展创新药、械,制剂等的研究,促进原创成果的转化,提高突破性疗法的可及性。

2. 建设与研究型病房配套的集约共享型临床研究实验室 围绕生物医药研发的临床评价和产业创新需求,深化与本市一流研究机构和生物医药企业的合作,建设与示范型病房配套的临床研究实验室(非用于主要目的为基础研究的实验室),成为示范性临床研究协同创新基地和一站式生物医药研发服务平台,推动市级医院研究型病房"1+N+X"(即 CRU+ 临床优势特色学科 + 医企协同创新项目和成果)的示范建设取得实效。探索医企融合创新机制,优化创新转化路径,提高创新转化效率,搭建临床创新成果向产业转化的桥梁;建设合格的示范性药品、医疗器械和创新医疗技术临床评价技术平台,获得国际行业认可,积极承接国家和本市卫生健康部门组织开展的药品临床综合评价任务。

3. 完善研究型病房支撑服务体系 根据研究型病房功能定位,充分发挥其在临床科技创新策源、数字化管理、资源整合和制度激励等方面的试点示范作用,加强医企融合,注重多学科诊疗(MDT)协同,优化研究团队配置,优化制度规范,建立研究型病房数字化管理和服务平台,形成集平台支持、团队保障、规范性管理、多中心/专业协调等多功能一体化保障服务体系,开展符合规范,符合科研伦理、高质量的探索性或验证性临床研究。

根据示范性研究型病房建设的要求,设置相应的考核指标,包括病房和配套实验室建设、支撑保障体系、临床研究能力、运行效率、社会效益等方面。

第七节 专病数据库

当前,医学研究已进入信息化时代,生物医学与信息科学的结合已成为临床研究的一个重要特征和趋势。医学领域各类信息数据海量增长,除医院诊疗、病理、影像等数据外,包括基因组学、表观基因组学、蛋白组学和代谢组学在内的组学技术迅猛发展,促使生物医学领域研究快速进入"大数据"时代。本节将从临床研究管理者和临床研究者视角,基于国内外专病库建设现状,探讨专病数据库建设的意义、目标、方法及流程,结合数据应用构建高质量、高标准的专病数据库。

一、专病数据库建设的意义、目标及科学内涵

（一）专病数据库的建设意义

发展重大疾病专病数据库主要有两方面的意义:一是依靠快速增长的生物医学数据,可以重新审视疾病,对疾病细化分层。这样就能使医学研究的重点更加精细深入,逐渐集中于医学亚专业和专病,特别聚焦于高发病率、高死亡率、高医疗负担,严重影响人群健康的重大疾病。二是有助于加强学科建设、提升专病领域的国际竞争力、话语权和国际影响力。因此,建设标准化、可共享,符合伦理规范的,整合临床表型、疾病诊疗信息、临床样本及其生命组学信息等多层次的重大疾病专病数据库,具有重要战略意义。

（二）专病数据库的建设目标

医院建设专病库一般有以下目标:①对医疗机构积累的大量数据按照不同病种建设为多维动态、不断积累的病种库,对数据进行数据治理和复杂逻辑结构化处理,形成病种专病库;②进行深度的分析、挖掘,对建立的科研课题进行回顾性和前瞻性科研分析;③找寻体征、诊断、用药、治疗方式等的相关性,比较不同治疗方案的优劣,开展药品、医疗器械临床试验和评价研究。

区域内建设共享的专病库,除了上述目标外,还需要:①主动收集和分析专病数据结果,促进更好的医疗决策和医疗服务;②利用区域专病医疗数据,推动主动医疗产品安全监察科学的发展;③进行方法学研究,推进数据标准化,开发开源分析软件,形成编码一致、透明、可重现的解决方案,并应用于临床,产生可以指导医疗政策和医疗服务的证据。

（三）专病数据库的科学内涵

专病数据库(disease-specific database)目前没有明确、统一的定义,本节基于已发表的专病数据库文献,作如下描述:专病数据库应基于流行病学的队列研究、患者注册研究,由医学研究者驱动,针对明确定义疾病范围的人群,采集和汇聚来自电子病历、影像、基因等多源数据,建立标准化的数据库,用以支持临床实践、科学研究及教学等的数据分析和应用。基于专病数据库,临床医师可以开展疾病自然史描述、不同疾病亚组人群结局比较、不同干预措施结局比较、药物不良反应监测等方面的研究。

二、专病数据库建设国内外现状

（一）国外常见专病数据库资源

1. SEER 数据库 美国国立癌症研究所的监测、流行病学和结果数据库(surveillance, epidemiology and end results program, SEER)是北美最具代表性的大型肿瘤登记注册数据库之一。该数据库收集了大量恶性肿瘤患者的发病率、病死率和患病信息,为临床研究提供了系统的证据支持和宝贵的第一手资料。

SEER 的研究数据主要由肿瘤发病率情况和人口数据两大部分组成。数据记录中包括患者的注册编号、个人信息、原发病灶部位、肿瘤尺寸、肿瘤编码、治疗方案、死亡原因等信息。数据库涉及的肿瘤分为九类:乳腺、结肠和直肠、其他消化系统、女性生殖、淋巴和血液、男性生殖、呼吸系统、泌尿系统及其他未确定的类型。通过该数据库,可以获得美国癌症国家年度报告(1975—2014 年),27 种常见肿瘤的发病率、死亡率、生存率、患病率、寿命风险等统计指标(cancer stat facts)和 SEER 癌症统计数据回顾(1975—2015 年),为肿瘤研究人员提供完整、系统的分析数据。同时,数据库中肿瘤信息通过 SEER*Stat

软件进行统一和规范,为临床研究者提供了很好的数据来源。

2. MIMIC-Ⅲ数据库 MIMIC(medical information mart for intensive care)是一个大型单中心重症医学数据库。2003年,在美国国立卫生研究院(NIH)的资助下,由来自贝斯以色列女执事医学中心(Beth Israel Deaconess Medical Center)、麻省理工学院(Massachusetts Institute of Technology, MIT)、牛津大学和麻省总医院(Massachusetts General Hospital, MGH)的急诊科医师、重症科医师、计算机科学专家等共同建立。

数据库共包含26个Csv格式的表格,这些表格详细记录了患者在ICU治疗期间的数据,如患者人口学特征、生命体征、病史信息、实验室检查、微生物检查、手术编码、诊断编码、影像报告、治疗过程、用药、体液进出量、住院期间流转、入院天数、生存数据等。该数据库还链接了社保数据库(social security database),记录了患者的随访时间和结局。数据库中涉及个人隐私的数据均进行了匿名化处理,如用一个数字标识患者身份(subject ID),表格中记录的时间并非真实时间(如入院日期、出生日期、死亡日期等),而是随机加减了一些数字。该数据库可通过使用权限获取、数据库安装、数据提取开展临床研究。

3. BioLINCC数据库 生物标本和数据采集信息中心(Biologic Specimen and Data Repositories Information Coordinating Center, BioLINCC)数据库是2008年由美国国家心肺血压研究所(National Heart, Lung and Blood Institute, NHLBI)建立的数据库。该数据库主要包括两类数据:一类是NHLBI生物标本数据,自1975年由血液疾病部门管理;另一类是NHLBI临床研究数据,自2000年由心血管科学研究中心管理。NHLBI生物数据库的标本主要包括血浆、血清以及全血,心血管、肺部疾病以及血液系统疾病研究的标本。NHLBI临床研究数据主要来源于近79年来的流行病学研究和临床研究,包括来自145家中心的临床注册研究和观察性研究中的数十万患者数据,包括患者基线资料、中期随访信息、辅助研究、实验室检查,以及预后资料。

(二)国内常见专病库数据平台

1. 中国队列共享平台 北京大学医学部公共卫生学院发起和建立了中国队列共享平台。国内现有的队列研究多自成体系、独立存在,队列间合作的程度不高,数据共享程度不足,造成所收集和存储的研究数据的学术价值未能被充分挖掘和利用。该平台的建立和运行,旨在通过支持系统建设,将已有各个队列资源进行规范化的信息展示,建立多层次立体化的合作策略和共享机制,形成包括信息管理、信息交互、工具开发和知识支持在内的多功能信息整合平台,为公共卫生和临床研究的发展提供新的合作渠道和数据来源。

2. 中国肾脏疾病数据网络 北京大学肾脏疾病学系和北京大学健康医疗大数据研究中心协同建设,整合中国多源肾脏疾病数据,利用机器学习等前沿的数据分析方法,为医疗决策提供基于数据的证据支持,开展高水平科学研究,进而促进对肾脏疾病的有效管理。目前可用的数据涵盖了超过100万人群的若干大型数据库,数据来源包括国家级监管数据、社保数据、多中心队列研究数据和区域性电子病历数据等。

3. 中国心血管手术注册登记系统 国家心血管病中心和中国医学科学院阜外医院联合国内96家心血管外科优势单位共同组建中国心血管外科注册登记协作组和注册登记系统,对心血管外科手术治疗的患者进行连续性登记、收集病历信息,并且对入选患者进行长期随访,收集临床事件、危险因素控制、用药依从性等情况。

4. 中国国家卒中登记研究　2007年,第一次中国国家卒中登记(China National Stroke Registry-1, CNSR-1)启动,覆盖全国137家二级和三级医院的急性脑血管病事件医疗服务质量的监测和评价登记平台,连续登记了22 490例样本,是全球规模最大的卒中队列之一。2011年启动第二次中国国家卒中登记(CNSR-2)对25 018例卒中和短暂性脑缺血发作(transient ischemic attack, TIA)患者随访1年。2015年启动第三次中国国家卒中登记(CNSR-3),建立基于标准诊断流程进行病因分型的中国缺血性脑血管病研究队列,明确不同病因缺血性脑血管的相关危险因素及临床预后差异,建立缺血性脑血管病复发的预警模型,评价缺血性脑血管病医疗服务现状及社会经济学效益。

三、专病数据库构建流程

根据专病数据库的定义,专病数据库的构建是由医师和医学研究者驱动,针对明确定义疾病范围的人群,采集和汇聚来自电子病历、影像、基因等多源数据,建立标准化数据库,支持临床实践、科学研究及教学等的数据分析和应用。专病库的构建流程见图3-17。

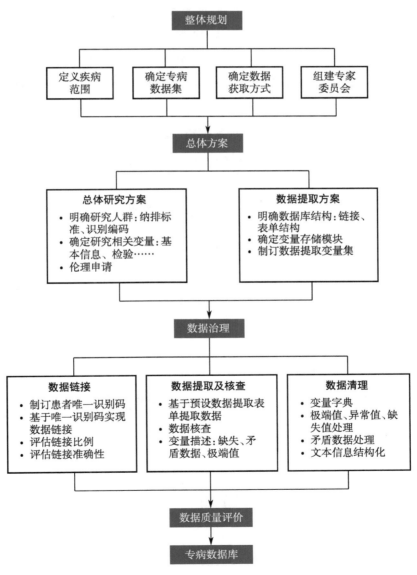

图 3-17　研究型数据库的构建流程图

（一）整体规划

1. 定义疾病范围　专病库首先要明确定义疾病范围人群。疾病定义应明确 ICD-10 诊断编码范围，列出临床常用诊断名称和对应的 ICD-10 诊断编码。在确定疾病诊断编码范围时，常会碰到如下情况：①属于 ICD-10 编码类目或亚目下的一类疾病，如心血管系统的急性心肌梗死（I21）、呼吸系统肺癌（C34）或重症肺炎（J18.903）、白血病（C91.0~C95.9）；②具有某一共同特征的疾病，需要罗列出可能的疾病诊断和清单，如儿童罕见病，包括儿童 Alport 综合征（Q87.801）、Prader-Willi 综合征（Q87.106）、多种酰基辅酶 A 脱氢酶缺乏症（E71.300x017）等近 20 种疾病；③一类以肿瘤学编码为特征的疾病，需要列出相关的 ICD 诊断编码，如视网膜母细胞瘤，肿瘤学编码是 M95130/3 或 M95140/1，对应的 ICD 诊断有视网膜恶性肿瘤（C69.200）；④以操作或患者状态为特征的一类疾病，如辅助生殖子代对应的诊断编码有试管婴儿、单胎活产（Z37.002），试管婴儿、双胎活产（Z37.204），试管婴儿、一胎活产、一胎死产（Z37.303），试管婴儿、三胎活产（Z37.502）。研究团队需根据专病库收集的疾病范围确定常见的疾病诊断名称，并与病案统计相关专业人员确定诊断编码范围和列表。

2. 确定专病数据集　数据集又称为资料集、数据集合或资料集合。是一种由数据所组成的集合，通常以表格形式出现。每一行代表一个特定变量，每一列则对变量的属性作出说明，如子模块名称、字段名称、值域 / 数据类型（数值、文本、日期、时间、是否等）、数值加工类型（映射、结构化、逻辑计算等）。专病数据集的建立具有专业性，需要遵循国家卫生行业统一标准和临床实践指南，采用数据完整性标准、临床数据交换标准、国际疾病分类等行业标准和规范。同时满足临床科研需求，实现数据标准化、结构化、规范化，构建专业领域中开放、共享、可扩展的标准数据集，提高临床科研质量及效率。专病数据集通常从医学和数据两个维度进行设计：从医学维度设计数据集构成的模块、子模块和指标名称，形成方便临床医师阅览使用的病例报告表（CRF）格式；从数据维度设计指标名称、编码、格式和结构等，形成方便信息专业人员直接应用的数据集字典格式。一般专病库数据集结构见图 3-18。

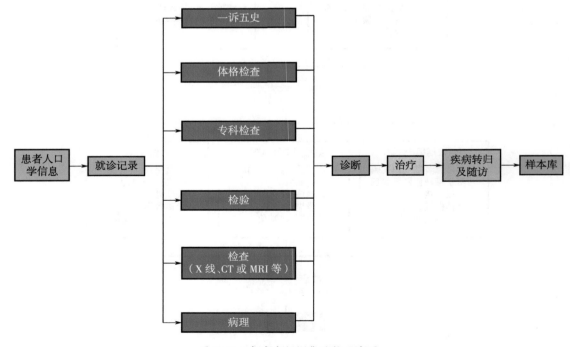

图 3-18　专病库数据集结构示意图

3. 确定数据提取方式　专病库数据集的数据提取方式包括人工病历收集、信息技术提取或两者结合等。采用信息技术提取数据准确高效,但对非结构化文本数据或复杂逻辑及临床经验判断的变量,其可行性及准确性受限,而人工病历收集在这方面具有一定优势,但耗时费力,在专病库大样本采集中可行性受限。

4. 组建专家委员会和协作组　由临床医学、流行病学与统计学、信息技术等领域专家组成专家委员会,有助于加强顶层设计和统一管理,通过多学科协作,根据专病特点建立诊疗规范和临床路径标准,建立高质量的专病数据库,并开展登记研究(registry study),建立多中心组织管理模式,形成长期随访的专病队列。

（二）总体设计

研究总体设计阶段包括总体研究方案设计和数据提取方案,其技术要点如下:

1. 总体研究方案

（1）明确研究人群:制订明确、客观的纳排标准及识别编码,便于准确、快速识别研究人群。在国际疾病分类(ICD)编码基础上,还可以限定诊断时间、年龄等因素。例如,白血病专病库的入组规则设定为:①患者出院主诊断在 C91.0~C95.9 范围内(根据 ICD10 编码);②初次诊断为白血病的病例,包括急性白血病和慢性白血病;③诊断时间为 2020.12.1—2022.09.30;④包括儿童白血病(全年龄段)。

（2）明确研究变量:通常包括患者人口学信息、就诊记录、一诉五史(主诉、现病史、既往史、个人史、家族史、月经婚育史)、体格检查、专科检查、检验、检查、病理、诊断、治疗、疾病转归及随访等模块的变量,尤其要重视结局数据和随访数据的采集。随着高通量组学数据的快速发展,也需扩展相关变量进行采集。

（3）伦理审查申请、人类遗传资源申报登记:基于专病数据库的研究需接受伦理审查委员会(Institutional Review Board, IRB)的审查和批准。研究者应阐明保证数据安全及患者隐私的方法。如不涉及患者干预或无法接触个体患者,可向伦理委员会申请豁免患者知情同意。涉及人类遗传资源采集、保藏、利用、对外提供的专病库,按《中华人民共和国人类遗传资源管理条例》进行申报登记。

2. 数据提取方案

（1）明确研究数据结构:研究者制订数据提取方案需要明确专病数据库的结构和来源,包括表单构成、表单链接和索引方式。数据库变量表单需明确涵盖变量、变量来源及意义。如表 3-3,专病数据库包括"患者信息""检验指标""CT 检查""超声检查""药物治疗"等表单,每个表单以患者唯一编码(patient unique number)建立链接。变量表单中明确了覆盖变量(包括指标编码、指标中英文名称、指标值域/格式、单位等)、数据来源(包括病案首页、LIS、放射报告等)及意义(指标说明),形成标准化的专病数据库数据结构。

（2）明确研究所需变量的存储模块:根据专病库数据结构,制订每个模块的信息存储方式。如图 3-19 将专病库所需变量分为"患者基本信息""门诊记录""住院记录""初诊病历""复诊病历""入院录""出院小结""患者诊断""影像检查""检验报告""检验报告明细""门诊处方""住院医嘱""不良事件"等不同的存储模块,每个模块内明确数据表编码、字段编码及描述、字段类型、字典值域、是否为空、是否传输加密等,形成专病数据存储模块。

表 3-3 某专病数据库标准参考示例（原始指标）

指标分类	子分类	指标编码	指标中文名称	指标英文名称	指标说明	指标值域/格式	单位	数据来源	参考标准	是否可以为空
患者信息	基本信息	HZXX-01-001	姓名	name					SNOMED	否
	基本信息	HZXX-01-002	性别	sex		0：未知的性别 1：男 2：女			SNOMED	否
	基本信息	HZXX-01-003	年龄	age			年		SNOMED	否
	住院信息	HZXX-02-001	入院日期	date of admission		YYYY-MM-DD				否
	住院信息	HZXX-02-002	出院日期	data of discharge		YYYY-MM-DD				否
检验指标	血常规	JYZB-01-001	白细胞计数	leukocyte count	标本类型：血液	1. 成人：（4.0~10.0）×10^9/L 2. 儿童：（5.0~12.0）×10^9/L 3. 婴儿：（10.0~22.0）×10^9/L	×10^9/L	LIS	LOINC	是
	心肌酶	JYZB-02-001	肌红蛋白	myoglobin	标本类型：血液		ng/mL			否
		JYZB-02-002	肌钙蛋白	troponin			ng/mL			是
CT检查	平扫CT	CTJC-01-001	检查部位	scan site	扫描类型：薄层CT	胸部、腹部等		放射报告	SNOMED	否
	增强CT	CTJC-02-001	检查部位	scan site				放射报告	SNOMED	否
超声检查	心脏彩超	CSJC-01-001	左室射血分数	left ventricular ejection fraction		左室射血分数为≥50%	%	心脏超声报告	SNOMED	否
药物治疗	钙通道阻滞剂	YWZL-01-001	硝苯地平	nifedipine		10mg	mg	CIS系统	RxNorm	否
	利尿剂	YWZL-02-001	呋塞米	furosemide		20mg	mg		RxNorm	否

注：入组规则为入院主诊断或出院主诊断（根据 ICD-10 编码）；指标编码规则举例为"HZXX-01-001""HZXX"为指标分类、"01"为子分类、"001"为指标序号。

A	B	C	D	E	F	G	H	I	J	K
数据表编码	数据表描述	数据表字段编码	数据表字段描述	数据表字段类型	字典值域	是否可为空	长度	是否传输加密	是否为数组	数组类型
PatientInfo	患者基本信息	YLJGDM	医疗机构代码	VARCHAR		否		否		
PatientInfo	患者基本信息	SFZH	身份证(脱敏)	VARCHAR		否		是		
PatientInfo	患者基本信息	SJSCSJ	数据生成时间	datetime		否		否		
PatientInfo	患者基本信息	XB	性别	VARCHAR	0 未知的性别,1 男,2 女,9 未说明	否		否		
PatientInfo	患者基本信息	XM	姓名(脱敏)	VARCHAR		否		是		
PatientInfo	患者基本信息	HZLX	患者类型	VARCHAR	0本地人员 1外地人员	是		否		
PatientInfo	患者基本信息	HYZK	婚姻状况	VARCHAR	已婚 未婚 离异 再婚	是		否		
PatientInfo	患者基本信息	CSRQ	出生日期	datetime	YYYY-MM-DD	是		否		
PatientInfo	患者基本信息	CSD	出生地	VARCHAR	字典sheet	是		否		
PatientInfo	患者基本信息	MZ	民族	VARCHAR	字典sheet	是		否		
PatientInfo	患者基本信息	GJ	国籍	VARCHAR	字典sheet	是		否		
PatientInfo	患者基本信息	DHHM	电话号码(脱敏)	VARCHAR		是		是		
PatientInfo	患者基本信息	SJHM	手机号码(脱敏)	VARCHAR		是		是		
PatientInfo	患者基本信息	GZDWYB	工作单位邮编	VARCHAR		是		否		
PatientInfo	患者基本信息	GZDWMC	工作单位名称(脱敏)	VARCHAR		是		是		
PatientInfo	患者基本信息	GZDWDZ	工作单位地址(脱敏)	VARCHAR		是		是		

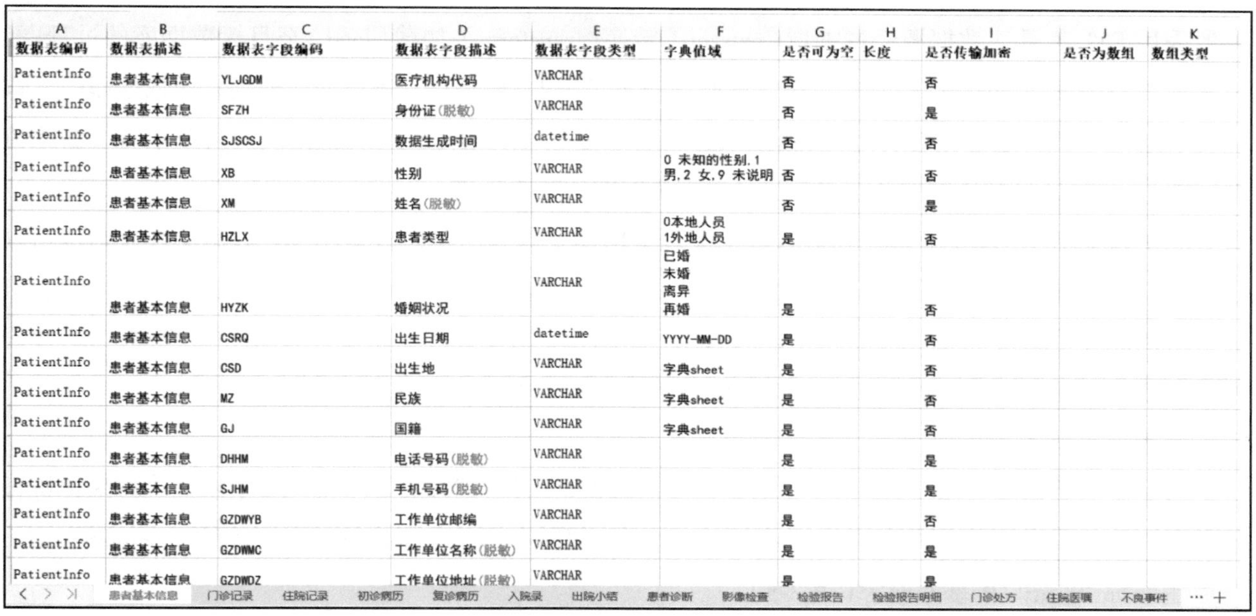

图 3-19　专病库数据存储模块示意图

（3）制订专病库数据提取变量集：根据研究变量和研究数据库结构，制订数据提取变量集，包括变量归属模块、变量名称、值域 / 数据类型、数据加工方式（映射、结构化、逻辑计算等）（表 3-4）。对于专病库中的特殊变量，需在提取变量集中明确数据的提取逻辑。

表 3-4　专病数据库数据提取变量集示意表

编号	子模块	字段名称	值域 / 数据类型	数据加工方式
1.2.1	就诊信息	就诊类型	住院，门诊，急诊	映射
1.2.2	就诊信息	门 / 急诊号 / 住院号	文本	映射
1.2.3	就诊信息	发病日期	YYYY-MM-DD	结构化
1.2.4	就诊信息	发病年龄（岁）	数值	逻辑计算
1.2.5	就诊信息	初诊日期	YYYY-MM-DD	结构化
1.2.6	就诊信息	初诊时发病天数（天）	数值	逻辑计算
1.2.7	就诊信息	就诊 / 入院日期	YYYY-MM-DD	映射
1.2.8	就诊信息	就诊 / 入院时发病天数（天）	数值	逻辑计算
1.2.9	就诊信息	就诊 / 入院科室	文本	映射
1.2.10	就诊信息	出院科室	文本	映射
1.2.11	就诊信息	出院日期	YYYY-MM-DD	映射
1.2.12	就诊信息	是否转科	是，否	结构化
1.2.13	就诊信息	转入科室	文本	映射

3. 数据治理

（1）数据链接：链接多源数据库通常可获得更全面、完整的变量信息。但通常不同数据库之间链接变量的完整性和准确性存在较大差异，数据治理中需要首先确定患者唯一识别码，并评估基于患者唯一识别码实现多源数据链接的比例及准确性。

（2）数据提取：数据提取通常由信息技术人员基于预先制订的数据提取表单进行提取。数据提取一般采用 ETL 工具从数据源经过抽取（extract）、转换（transform）、加载（load）至目标数据库的过程，经过标准化和预设规则的清洗和加工，最终按照预先定义好的数据模型，将数据加载到专病数据库中。数据提取后需对数据进行核查，评估数据提取过程的准确性，并了解变量极端值、缺失值及矛盾数据等情况。姓名、身份证号及详细住址等患者隐私数据提取时须脱敏处理。

（3）数据清理：基于清理规则进行数据清理是构建专病数据库的重要环节。数据清理规则包括变量字典、文本信息结构化规则，以及数据处理规则，即极端值、异常值、缺失值及矛盾数据的处理。缺失值处理需评估缺失机制并报告缺失比例，矛盾数据处理需建立数据处理优先级。原始数据、清理规则、数据处理流程留存可以保证数据的准确性和有效性，确保研究的可信性和可重复性。

4. 数据质量评价

（1）专病数据库数据质量标准：专病数据库的数据是由医师驱动，基于某一特定疾病人群采集符合临床研究标准数据所建立的数据库，数据质量应满足数据一致性（conformance）、完整性（completeness）、合理性（plausibility）的基本要求（表 3-5）。

表 3-5　数据质量标准

数据质量标准	指标分解	指标含义	举例
一致性	数值一致性	● 数值符合格式要求 ● 数值符合值域要求	● 性别格式是数字型 ● 性别值域按国家标准 GB 2261—80 执行，代码仅有 "0"（未知的性别）、"1"（男性）、"2"（女性）
	关联一致性	● 数值符合关联要求 ● 主键数据重复 ● 数据改变有版本记录	● 患者唯一识别码在数据表之间可以链接 ● 患者唯一识别码仅对应唯一一个患者 ● 数据改变版本记录
	计算一致性	● 计算类数据符合已定的计算规则	● 数据库中明确定义体重指数（body mass index, BMI）的计算
完整性	数据完整性	● 某一时点数据完整 ● 一段时期数据完整	● 性别数据不为空 ● 出院时间不为空
合理性	数值唯一性	● 数值所属的患者是唯一的	● 一名患者不应有多个身份识别码
	数值逻辑合理性	● 数值和分布符合患者特征 ● 独立测量的数值和分布是合理的	● 身高和体重值是正值 ● 某一诊断的患者数是合理的 ● 每位患者就诊次数、每次就诊的处方数是合理的 ● 性别与某些性别特征是一致的（如怀孕、前列腺癌） ● 静脉血糖与指尖毛细血管血糖值是近似的
	数值时间合理性	● 数值变化符合时间特征 ● 重复测量的数值变化是合理的	● 入院日期发生在出院日期前 ● 重复测量的身高值变化是合理的

（2）专病数据库数据质量评价方法：专病数据库数据质量评价须贯穿数据库构建、数据采集和数据治理整个过程，评价内容覆盖数据一致性、完整性、合理性基本要求，评价方法采用定量与定性相结合，不仅仅关注单变量的数据质量，更关注不同变量之间的逻辑性、同一变量不同时间点的时序性，多维全方位评价数据质量。基于国外数据质量评价框架和报告规范，结合我国的专病数据库实际，制订专病数据库质量评价表，开展数据质量评价（表 3-6）。

表 3-6 专病数据库质量评价表

评价维度	指标序号	关键考核指标	指标解释	评价方法
数据库构建	1	是否发表建设方案	发表专病数据库建设方案,包括总体研究方案、数据提取方案等	核对专病数据库研究项目注册号、研究方案等
	2	是否通过伦理委员会批准	专病数据库建立需经伦理委员会批准建立	检查主中心及分中心伦理批件
	3	是否与患者签署知情同意书	患者纳入需与患者签署知情同意书,知情同意书需记录版本号	检查患者知情同意书签署情况
	4	是否有方法学人员参与专病库构建	专病库建设团队需要有方法学人员(流行病学和统计学专业)参与	检查参与的方法学人员名单
	5	是否制订结构化的病例报告表(CRF)	制订结构化的病例报告表(CRF),并经专家委员会审核	检查专病库病例报告表
	6	是否制订结构化的数据集	制订结构化的数据集,包括数据域、字段名称、值域/数字类型、数据加工方式	检查专病库数据集
	7	是否建立专病数据库系统	建立专病数据库信息系统,实现专病数据的信息化采集	检查专病库信息系统
	8	是否采取标准和统一的方法收集数据	建立数据采集 SOP	检查数据采集 SOP,不同中心数据及生物样本采集标准是否一致
	9	是否制订数据核查方案	制订数据核查方案,包括数据范围设定、逻辑核查等	检查数据核查方案
	10	是否开展调查员培训	项目启动、项目开展期间定期开展调查员培训	检查培训记录
	11	是否有明确的患者招募方式	采用明确的患者招募方式	检查患者招募方式
	12	是否制订患者随访方案	包括设置专人随访,明确随访方式,采用多种措施减少患者失访,分析失访原因等	检查患者随访方案
数据采集	13	是否明确数据来源	描述数据来源,如来源于医院 HIS、EMR 系统、LIS 等	检查数据提取方案
	14	是否明确数据采集方法	描述数据提取方法,如电子数据采集、文本数据结构化等	检查数据提取方案
	15	是否验证数据采集的准确性	描述数据采集验证方法,如信息化方式从电子系统中抽取数据,采用人工核查方式验证采集数据的准确性	抽取部分样本,评估采集数据的准确性
数据治理	16	是否链接研究重要变量	采用患者唯一识别码链接研究重要变量,包括人口学信息、诊断、用药、手术、检验、检查等信息	评估数据库链接的比例及链接的准确性
	17	是否有预设的数据提取表	预设的数据提取表可保证研究的透明和可重复性,在一定程度上提高数据提取的准确性和完整性	检查数据提取表
	18	是否有清晰明确的数据清理规则及流程	研究者需保存所有原始数据,记录所有数据处理流程,并提供详细的数据清理规则	检查数据清理规则和数据清理原始记录
	19	极端值、异常值、缺失值及矛盾数据的处理是否规范	有明确的极端值、异常值、缺失值处理规则,明确矛盾数据处理规则,制订数据处理优先级	检查极端值、异常值、缺失值及矛盾数据的处理规则和原始记录
	20	文本信息结构化是否有较高的准确性	对结构化的结果进行验证,判断结构化的准确性	抽取部分样本,验证结构化的准确性

续表

评价维度	指标序号	关键考核指标	指标解释	评价方法
数据质量	21	纳入人群代表性	人群特征具有较好的代表性	描述入库人群的性别、年龄、地域等特征
	22	研究变量完整性	研究变量无缺失值	评估关键质控变量缺失比例及变量缺失机制
	23	研究变量准确性	研究变量符合值域范围	评估关键质控变量的值域符合度
	24	研究变量一致性	专病库数据与源数据，不同来源数据之间应保持一致性	核查源数据、不同来源数据的一致性
	25	数据库中是否有足够的样本量、事件数是否充分	专病库中的样本量、事件数足以评价治疗结局、预后影响因素等问题	评估专病数据库纳入患者人数和结局事件数
	26	数据库覆盖时长是否充分	数据库覆盖时长足以观察到预期的结局	评估专病数据库纳入患者中位随访时间

四、专病数据库数据应用

标准化、结构化专病数据库的建立从患者水平为开展高质量临床研究提供了可靠数据，通过对常规临床诊疗过程中获得的患者数据进行分析，可以为临床决策提供真实世界的证据，从而影响到临床实践。同时，随着专病数据库数据的积累，可以利用真实世界观察性医疗数据，推动主动医疗产品安全监察科学的发展。专病数据库作为临床研究的重要支撑平台，可以支持 3 个方面的科研应用：临床特征描述、人群水平评估、患者水平预测。

（一）临床特征描述

通过使用描述性统计学方法对专病人群特征进行描述，是提出各种健康和疾病决定因素假设的重要第一步。在描述目标人群特征之前，我们可以先从时间趋势和分布的角度来描述数据库的整体情况进行定量评估，包括：①数据库中总人数有多少？②纳入人群的年龄分布如何？③随着时间的推移，有（治疗、状况、治疗操作等）记录的人占比是多少？通过数据库整体情况描述，可以进一步开展队列特征描述、治疗路径描述、结局事件发生率计算等。

1. 队列特征描述　可定义患者特征，建立队列，描述队列中人群的基线特征，并对患者病史中所有病情、药物和器械暴露、操作和其他临床观察的特征描述。这种方法提供了目标队列的完整摘要，并通过描述数据变化全面探索队列的特征。队列特征描述方法可用于个人水平的药物利用研究以估计使用某一治疗的患者人群中适应证和禁忌证的发生率。同时，描述队列特征也是观察性研究中的一项重要内容，如可以基于高血压专病数据库，描述高血压人群的自然病史和治疗模式。

2. 治疗途径描述　针对某一特定诊断患者，可以描述患者基线后的治疗顺序，总结患者从诊断或首次处方/配药开始后的治疗路径。例如，在接受高血压治疗的人群中发现，氢氯噻嗪是这个人群最常见的一线治疗。路径分析提供了人群中治疗利用度的重要证据。通过本分析，可以描述最通用的一线治疗利用情况，停止治疗的人群情况，换用其他治疗方案或增加原治疗强度的人群情况。

3. 结局事件发生率计算　专病数据库中可以记录一名患者的观察时间，从观察开始到结局发生，根据结局发生的情况，可以计算结局事件的发生率，进一步比较干预效果。

（二）人群水平评估

专病数据库数据来源于电子病历记录，可为人群水平评估治疗效果提供真实世界证据，在治疗选择、安全性监测和疗效对比等方面有较广泛的应用。通过规范的研究设计控制偏倚，采用倾向性评分等方法控制混杂，对因果效应进行高质量的评估。例如，设计一项高血压队列研究，比较"血管紧张素转换酶（angiotensin converting enzyme，ACE）抑制剂作为高血压的一线单方治疗的新服用者"和"噻嗪类或类噻嗪类利尿剂作为高血压的一线单方治疗的新服用者"发生血管性水肿或急性心肌梗死的风险，采用倾向性评分（propensity score，PS）方法，根据人口统计学指标、病情、药物、操作、检查、观察和合并症建立PS模型，应用Cox模型比较两组研究对象事件发生的风险，从而在人群水平评估治疗效果，监测治疗安全性。

（三）患者水平预测

临床决策需要将最佳证据与医师的临床经验、专业知识及患者的需求和价值观三者结合起来。专病数据库能够为临床研究提供数据支持促成最佳证据的形成。可以利用不同患者的特征分布，如人口统计信息、疾病史、治疗史等，来比较诊断或预后结果的差异。目前，专病数据库数据主要自来电子病历记录（EMR），包括诊断、药物、实验室检测结果在内的结构化数据和临床描述的非结构化数据，而机器学习等大数据分析技术的发展更有助于数据库的价值挖掘和临床应用。如在高血压研究中，可以基于专病数据库观察性医疗数据，通过建立患者水平的预测模型，识别出有风险的患者，及时采取措施，例如放弃ACE抑制剂，改用另一种抗高血压药物。

（四）管理水平辅助决策

专病数据库可以为AI训练提供资源库、标准测试集等大数据资源，为建立更高效的AI辅助诊断系统、治疗路径以及患者预后预测打下坚实的技术和数据基础。专病库结合AI的使用实现评估、诊断、治疗过程的客观化、标准化、数字化、连续化和个性化，协助医师更高效、更快速、更准确地完成诊疗工作，辅助临床决策。同时，借助专病数据库多年数据的比较，可以评估资源投入和提供卫生诊疗服务的有效性、效率和复杂性，以及资源分配，为医保政策和管理手段提供决策支持数据。

第八节　样本 - 信息全息库

临床生物样本库平台是开展临床研究的重要支撑平台之一，对于开展精准医学研究和个体化治疗等至关重要。本节重点介绍临床生物样本库的概念、规划和设计原则，样本库的主要组成、伦理原则和相关法规，以及国际著名并以生物多组学信息为特征的公用数据库。

一、概述

生物样本库又称生物银行（biobank），主要指标准化收集、处理、储存和应用健康与疾病生物体的生物大分子、细胞、组织和器官等样本，包括人体血液、体液、器官组织、毛发等或经处理过的生物样本（DNA、RNA、蛋白等）以及样本相关的临床、病理、治疗、随访、知情同意等资料，建立标准化的质量控制、信息管理与应用系统。

临床生物样本库（clinical biobank）主要指样本来源于医疗机构并用于开展临床研究为主的样本库，建设的目的是将临床生物样本规范、有序地收集保存，支撑服务基础与临床医学研究，建设的基本准则是安全、规范、准确、便捷。临床生物样本库的服务类型涵盖了样本采集、处理、质控、入库、储存管理和分发全流程,由训练有素的专业人员统一提供。其具体内容包括:①提供各类临床样本的采集、处理、储存和技术指导;②提供临床样本和临床信息查询服务;③DNA/RNA 的提纯及检测等服务;④组织样本的病理切片制备、染色等服务。

医院建立临床生物样本库,应具有病例资源丰富和特色专病凸显的优势,并且临床资料完整、取材方便、电子病历结构完整。同时,临床科研体系和研究人才队伍利于样本的采集分析和使用,易于形成闭环运行的系统。但医院建设样本库也会面临一个共性问题,即非统一中心化管理、零散分布的专科库或专病库,存在组织松散、共享度低、样本采集和存储缺乏规范化管理、质控差、使用率低等问题。临床生物样本库不是一个单纯的样本存储单位,而是一个庞大的组织机构,会涉及不同的研究中心、部门、人员,其有效、规范的建设和运行必须依靠科学的系统体系,建立符合自身特点的临床生物样本库。

二、临床生物样本库建设要素

临床生物样本库建设的人员组成、组织架构、场地规划要求、信息平台搭建、资源保障、伦理和知情同意、样本采集处理的标准规程、样本的储存和转运等,建议依照《生物样本库质量和能力通用要求》(GB/T 37864—2019),并且参考国际生物和环境样本库协会(International Society for Biological and Environmental Repositories, ISBER)《2018 生物样本库最佳实践》开展实施。

1. 临床生物样本的采集与处理 临床生物样本的采集与处理是生物样本库最核心的工作内容。主要包括全血及血液成分(血浆、血清、白细胞、血细胞)、冷冻和石蜡包埋的组织、核酸(DNA/RNA)、尿液、唾液、头发、指(趾)甲、母乳、粪便、细胞株、骨髓、各种液体(腹水、胸膜积液、滑液、羊水)等,详见表 3-7。

表 3-7　常见的临床生物样本类型

样本类型	常见用途	样本特征
血液	生化指标、生物标志物检测;核酸物质、成分血等制备原料	临床常规采集,易于获取
尿液	检测代谢物	无创,临床常规采集,易于获取
粪便	肠道微生物	临床常规采集,易于获取
组织	RNA 或蛋白质表达	需要依赖有创操作或手术获取
唾液	活性酶检测	无创采集
毛发	微量元素或激素检测	反映过去较长时间状况

生物样本种类繁多,要求以科学研究为目的,采集和储存样本,并对样本进行规范化的管理,以保证用于科学研究样本的质量和资料信息的完整性。应制订《样本采集、处理的标准操作程序》,内容主要包括:①制订的目的和适用范围;②各种类型样本的采集方法、采集的时效和标准化流程;③各种类型样本的标准化处理流程、分装要求;④不同类型样本的保存条件及存储管理条例;⑤样本出入库的规范化程序;⑥样本运输与接收样本的管理;⑦样本的标识与样本信息记录的管理条例;⑧样本及数据质量保证和质量控制的条例及程序;⑨技术人员及质量保证人员的培训计划所需条例及程序;⑩样本库的应急预案。

2. 临床生物样本的储存 对于储存的样本应进行实时追踪和定期核对,并对其储存的内部和外部环境进行监控。除了储存的样本自身有较大差异外,各类样本库因研究目的的不同,需保存的生物样本有很大区别,其所需设备和耗材也有明显差别,这就需要采用不同储存温度及冷冻技术。

生物样本的长期储存,通常使用尽可能低的温度来降低样本内的生化反应,以提高样本内各种成分的稳定性。生物大分子、细胞、组织和器官的常用储存温度为 -80℃(超低温冰箱)、-196℃(液氮液相)。

选择储存温度应考虑样本的类型,预期储存的时间,样本中生物分子的特性,不同细胞的特性。细菌和细胞的活性临界温度通常认为是 -140℃,在这个温度下,所有的代谢活动停止,对于能承受在此温度下保存的样本,建议选择低于这个温度进行储存,利于长期稳定地储存。一些样本不能承受这么低的温度,它们的储存温度一般选择 -80℃,在此温度下,代谢活动并没有完全停止。另外,一些经过特殊处理的样本,则可在低温和室温条件下储存。

3. 临床生物样本的转运　样本转运是样本库工作流程的一个重要环节,当采集到的样本到实验室处理或库存样本分发使用时,均需要将样本从一个地方转移到另一个地方。在样本转移过程中涉及样本的包装与转运方式。一般将同一个单位内的样本短距离转运,如临床科室采集到的样本转运到临床样本库称为样本的内部转运。样本的内部转运需要遵照转运样本的标准化操作规程,满足不同类型样本要求的转运条件(如温度)以保证样本的质量,并做好样本的交接手续留存转运交接记录。

生物样本转运过程中常见的问题包括:①生物样本在转运途中没有进行温度控制,导致样本质量降低;②在样本转运途中未使用温度记录仪,导致样本递送后无法确认具体温度;③样本放置于乙醇、甲醇等溶液的容器中进行转运时,由于乙醇、甲醇属于危险品,传统的快递公司受理后未按照国际航空运输协会(International Air Transport Association, IATA)《危险品运输规则》(Dangerous Goods Regulations, DGR)规定申报被航空公司退回或没收;④生物样本需要进口或出口转运时,不了解海关以及商检的进出口要求,造成货物滞留在海关,延误研发进度;⑤在样本转运中使用不规范的包装,导致交运时被航空公司退回。

样本资源十分珍贵,但所有的生物样本均存在生物安全隐患,且其本身就很容易受到破坏。当样本需要转运到异地存储或使用,并需要通过公共交通工具转运时,通常称为样本的外部转运。外部转运的生物样本,必须遵守所在国家或地区生物样本转运的法律法规。所有从事生物样本转运的员工须接受空运、陆地转运的培训,空运应遵守 IATA 标准。样本库在库存管理系统都应保留每一份转运记录,用以记录样本转运的接收和分发情况。包装也要符合相关规定。

4. 临床生物样本库的质量管理与控制　生物样本的质量保证(QA)和质量控制(QC)是生物样本库建设的核心内容。QA 是一个完整的管理运作系统,它包含工作计划、实施、评估及方法改进,用以确保生物样本的类型和质量符合项目的要求,涉及工作人员培训、培训内容、培训记录等环节。QC 是一个技术操作系统,它以确定的标准评估生物样本的品质和性能,验证所规定的要求是否被满足。

其中生物样本质量检测是 QC 中的关键环节。在保证样本库具备对样本以及样本提取物的分析能力的前提下,由于各个样本库所用设备、具体操作细节都存在差异,因此有必要利用标准品检验各个样本库对同一样本检测结果的差异。从而了解样本库的检测能力。其次,采用行业公认的检测方法和标准对样本及样本提取物进行分析,是保证质量的重要举措。如果对特殊样本采用特殊的方法,其结果应当和常用方法具有可比性。例如,DNA 质量检测主要包括 3 个方面,基因组 DNA 片段大小、浓度和纯度。主要检测方法有紫外分光光度计法和琼脂糖凝胶电泳;RNA 样本的质量检测,涉及浓度、纯度和完整性。由于 RNA 更容易降解,因此 RNA 的完整性是质量检测的一个重要指标。

组织样本质量检测内容包括组织结构的完整性及生物大分子的稳定性。采用的技术方法包括石蜡或冰冻切片进行苏木精 - 伊红（hematoxylin and eosin staining, HE）染色、免疫组化分析及原位杂交试验等，对组织样本提取核酸、蛋白质后对特定生物大分子进行检测，或者通过聚合酶链反应（polymerase chain reaction, PCR）、蛋白质谱分析等进行质量评估。

随着精准医疗药物和技术的研发，对生物样本资源产生大量需求，也对生物样本库的建设标准提出了更高要求，促进了生物样本库的发展和完善；同时，生物样本库的建设成为精准医疗发展的基石，为其提供便利的平台和丰富的资源，助力精准医疗的快速发展。

三、公用样本 - 生物信息数据库介绍

1. 癌症基因组图谱（cancer genome atlas, TCGA） 是由美国国家癌症研究所和国家人类基因研究所 2006 年共同发起的癌症基因组学项目，具有里程碑意义。其产生了来自 33 种癌症类型的近 20 000 个原发肿瘤的分子数据，同时匹配了 11 328 名患者的正常组织。TCGA 数据库数据类型包括：①样本生物信息（biospecimen），如种族、肤色、年龄等；②样本临床信息（clinical），如病理、肿瘤分期、治疗、生存情况等；③测序原始数据（sequencing reads），包括 RNA、DNA、甲基化测序原始数据；④转录组数据（transcriptome profiling），包括 mRNA 表达量和 microRNA 表达量；⑤单核苷酸多态性（simple nucleotide variation, SNV）；⑥拷贝数变异（cope number variation, CNV）；⑦DNA 甲基化（DNA methylation），包括由 DNA 甲基化芯片得到的 DNA 甲基化数据。这些数据分为 Level 1（fastq、fasta 等）、Level 2（中间文件，主要是比对结果，如 bam 等）和 Level 3（经过处理的结果文件，表达量、突变结果等）3 个等级，绝大部分 level 1 和 level 2 的数据是限制下载的，level 3 数据大部分是开放下载的，可以通过网页或其他工具下载。这种丰富的癌症基因组数据来源使世界各地的研究人员有了突破性的发现，提高了我们诊断、治疗和预防癌症的能力，并发表了数百篇论文。

2. 千人基因组（1 000 genomes project, 1kGP） 旨在建立迄今为止最详细的人类遗传变异目录，包括所有在人群中的出现频率不低于 1% 的变异，以及那些出现频率还不到 0.5% 的位于基因之内的变异。该项目于 2008 年 1 月启动，是一项国际研究工作，最初描述了来自欧洲、东亚、撒哈拉以南、非洲和美洲的 14 个人群的 1 092 个个体的基因组，包括低覆盖的全基因组和外显子组测序。其提供了经过验证的 3 800 万个单核苷酸多态性的单倍型图、140 万个短插入和缺失以及超过 14 000 个较大的缺失，这些图谱通过公共数据库免费提供给科学界和公众。2015 年，1kGP 项目团队扩大了千人基因组计划资源，针对来自 26 个种群的 2 504 个无亲缘关系样本，进行低覆盖度全基因组测序，发布了 1kGP Phase3 的变异集合，包括 8 470 万个单核苷酸变异，360 万个短插入和缺失，以及 68 818 个结构变异，这是首次通过全基因组测序（whole genome sequencing, WGS）大规模提供人类遗传变异的目录。千人基因组项目产生的数据不仅有助于解释所有遗传关联研究，而且还提供了如何最好地设计和分析基于测序的疾病研究的教程，为人类遗传变异的研究提供了一个综合的资源。

3. 英国生物样本数据库（UK Biobank, UKB） 是英国迄今以来规模最大的有关致病或预防疾病的基因和环境因子的信息资源库，目的是探求一些特定基因、生活方式和健康状况之间的关系，提高对一些遗传类疾病致病基因的理解，包括癌症、心脏病、糖尿病和一些特定的精神疾病。该项目已经在英国境内采集 40~69 岁人群中 50 万份志愿者的基因信息和血液样本、生活方式及环境暴露数据，并跟踪记录他们之后数十年的健康医疗档案信息。在 UKB 数据库中，记录了 2 483 个与健康相关的表型，其中包括基础信息（年龄、种族、身高、体重等），疾病诊断（糖尿病、心血管疾病、癌症等）和代谢物检测（甘油三

酯、谷丙转氨酶）。在复诊过程中，参与者的表型信息也被不断更新，可以为相关的持续性研究提供大量的数据基础。对于基因组数据，UKB 在 2017 年公布了 500 000 人的基因型数据（genotype data），在 2021 年更新了 300 000 人的全外显子测序（whole exome sequencing, WES）和 200 000 人的全基因组数据，并预计在 2023 年公布所有参与者的全基因组数据。研究期间，所有疾病、药品处方以及参加者死亡等都将被记录在库，以供英国国家医疗服务体系利用并管理，成为全球少数大规模的人体生物健康信息库之一。

4. 基因表达库（gene expression omnibus, GEO）　是由美国国立生物技术信息中心（National Center for Biotechnology Information, NCBI）于 2000 年创建并维护的基因表达数据库。其收录了世界各国研究机构提交的高通量基因表达数据，目前已经发表的论文中涉及的基因表达检测的数据均可通过该数据库找到，并且提供免费下载。2000 年开始建立的时候，主要是表达芯片数据，但是之后随着数据库的流行，逐渐扩展业务到许多其他的高通量数据，比如：基因组甲基化（genome methylation）、染色质结构（chromatin structure）、基因组-蛋白交互作用（genome-protein interaction）等。目前 GEO 共收录了 500 多万个样本，包括人类、小鼠、黑腹果蝇、褐家鼠等。GEO 是当今最大、最全面的公共基因表达数据资源，其顺应了芯片数据库的发展趋势，降低了芯片检测成本，缩短了数据读取时间，高效合理地利用了资源，整合了更多研究人员的数据。

5. 基因型-组织表达（genotype-tissue expression, GTEx）　项目对来自人体多个组合和器官的样本，同时进行了转录组测序和基因分型分析，构建了一个组织特异性的基因表达和调控的数据库。最初包含来自 449 名生前健康的人类捐献者的 7 000 多份尸检样本，涵盖 44 个组织（42 种不同的组织类型），包括 31 个实体器官组织、10 个脑分区、全血、2 个来自捐献者血液和皮肤的细胞系，作者利用这些样本研究基因表达在不同组织和个体中的差异。项目最终的数据库（第 8 版）包括来自 838 位生前健康的人类捐献者的 DNA 数据［包含全基因组测序（WGS）和全外显子组测序（WES）］；17 382 份 RNA-seq 数据，来自近 1 000 个人类个体，涵盖 54 个不同组织器官部位（目前世界唯一能收集这么全的健康人体组织样本）；以及 2 个来自捐献者血液和皮肤的细胞系。GTEx 对几乎所有转录基因的基因表达模式进行了观察，从而能够确定基因组中影响基因表达的特定区域。

附录 3-1　上海市级医院示范性研究型病房建设指引

第一章　总　　则

第一条　（目的依据）　为贯彻落实《上海市人民政府办公厅关于促进本市生物医药产业高质量发展的若干意见》（沪府办规〔2021〕5 号）、《关于加强市级医院临床研究创新策源能力建设的实施意见》，规范和加强上海市级医院示范性研究型病房（简称研究型病房）的建设与运行管理，制定本指引。

第二条　（病房定位）　研究型病房是在具备条件的医院内，医务人员开展药物和医疗器械的临床试验、生物医学新技术的临床应用观察等临床研究的场所，是重要的医疗资源和科技基础设施。

第三条　（基本原则）　建设研究型病房应摒弃优质资源简单堆砌的思路，而应围绕重点领域临床诊疗和临床科技创新需求，通过系统集成、优化配置、资源共享，平战结合、规划合理的架构，促进研究型病房功能最大化和资源利用效率最优化。

（一）注重需求导向与创新发展。坚持以人民生命健康和生物医药产业发展需求为导向,坚持推动医学创新,开展多学科融合的最高级别临床医学研究,坚持加速临床应用,开展新药、新医疗器械和新技术等临床评价。

（二）注重安全保障与规范管理。坚持将受试者安全放在首要位置,坚持研究型病房建设标准和管理规范,加强风险防范,建立安全保障机制,确保科研诚信、研究数据真实可靠可溯源。

（三）注重体系建设与示范引领。坚持推进临床研究体系建设,以研究型病房作为研究型医院的起航点、临床研究创新项目的试验地、临床研究数字化转型的示范地。

（四）注重医企融合与转化应用。坚持政府主导,推动医企深度融合,促进医院内部资源整合和外部资源集聚,提高研究型病房建设的整体效益。

第二章 建设基本要求

第四条 （病房基本条件） 建设规范化的示范性研究型病房。

（一）床位规模和建筑面积。依托医院应在不影响日常医疗的前提下,根据临床研究项目类型和数量,合理测算并充分论证,在现有开放编制床位数以及批复的研究型床位数内,综合确定研究型病房床位数（不含现有Ⅰ期试验病房床位数）,一般应设置核定床位数的 10%,不少于 30 张。依托医院根据床位规模和病房功能科学合理测算研究型病房的病区建筑面积,满足开展全流程临床试验的需要。

（二）功能分区。根据研究需要合理划分研究型病房功能区域,为受试者、工作人员和申办者提供良好的试验条件。功能布局上,研究型病房研究室或病区应至少设有筛选区、医疗区、操作区、工作区四个功能区,工作区一般应包括医师、研究护士、CRU 工作人员［含临床研究监察员／协调员（CRA/CRC）等］办公室、档案资料室、会议室等。可前瞻性建立研究型门诊,设置临床研究用药品储存室／智能药柜（兼准备室）、随访区域、检查室、咨询室、门诊手术室等。专业规划上,打破原有学科划分的床位使用壁垒,针对依托医院优势特色学科开展的多学科诊疗（MDT）临床研究项目,建设集中统一管理的研究型病房,形成医院临床科技创新的中心平台;面向其他学科及开展贴近临床实践的临床研究需求,在研究型病房内设置综合学科病床,并建立审批准入制度。

（三）设施设备。研究型病房病区的设施设备应根据病房的共性与个性功能、特色专业领域和所承担的临床研究工作,合理确定配置标准,具有原地抢救及迅速转移受试者至 ICU 的能力,满足保障受试者安全、保护受试者隐私的要求。

（四）释放临床资源。示范性病房应立足学科特色及对产业增长拉动较大或"卡脖子"问题突出领域,积极通过备案增加临床试验专业,对相关新增备案专业加强指导,持续提升临床资源利用率。结合临床三年行动计划临床研究关键支撑项目,支持市级专病队列数据库和生物样本全息库建设,为疾病研究和新药研发提供可靠的参考数据,保障研究队列的规模和数据质量达到世界一流水平。

第五条 （配套临床研究实验室） 建设与示范型病房配套的临床研究实验室（非用于主要目的为基础研究的实验室）。

（一）建设成为示范性临床研究协同创新基地和一站式生物医药研发服务平台,以生物标志物开发、人源化体外新技术和临床研究数字化等创新药早期临床研究关键技术为核心,开展研究攻关、助力产品孵化、推进产品上市,推动市级医院研究型病房"1+N+X"（即 CRU+ 临床优势特色学科 + 创新项目和成果）的示范建设取得实效。探索医企融合创新机制,优化创新转化路径,提高创新转化效率,搭建临床创新成果向产业转化的桥梁。

（二）建设临床评价技术平台。结合医院学科特色和临床研究创新基础，根据《药物临床试验质量管理规范》和《医疗器械临床试验机构条件和备案管理办法》的规定，按照《药物临床试验生物样本分析实验室管理指南》《国家卫生健康委办公厅关于规范开展药品临床综合评价工作的通知》（国卫科药专项管办〔2021〕16 号）和《关于印发重大新药创制科技重大专项示范性药物临床评价技术平台建设课题工作要求的通知》（国卫科药专项管办〔2019〕3 号）要求，建设合格的、优化的示范性药品、医疗器械和创新医疗技术临床评价技术平台。

第六条　（病房支撑服务体系）　建设单位应重视和加强示范型病房的运行管理，建立健全内部规章制度，积极创新管理体制和运行机制，完善支撑服务体系。

（一）医研企协同机制。探索建立更为有效的知识产权共享及利益分配机制，实质推动医院、高校、科研院所、企业在研究创新上的深度协同。

（二）组织运行管理制度。创新运行机制：建议医院 CRU 负责协调示范性研究型病房的运行和技术支撑。设立研究型病房运行负责人，并建立其与研究项目负责人协同管理和推进项目运行的机制，在病房运行、项目选择、项目推进、受试者管理上明确职责，分工协作，充分释放研究型病房运行机制创新优势。建立质量控制和风险防控体系。提升服务效率：充分利用市级医院伦理协作审查联盟委员会等，进一步完善临床研究服务流程，推动伦理审批、项目立项、协议签署等同步进行的并联审查方式，提升临床试验效率。优化绩效评价：制定研究型病房绩效核定办法，结合医院整体运营情况，探索制定研究型病房床位不纳入医院平均住院日、床位周转次数、病床使用率及相关费用计算等的办法。探索制定有利于激发研究型病房专业技术人员和专职管理人员内生动力的绩效与薪酬评发制度，制定专职人员在职务、职称晋升方面的鼓励政策。做好应急防控：制定重大突发公共卫生事件响应下临床研究管理制度和第三方人员管理办法。

（三）研究团队。研究型病房应按照研究型床位数量，配备专职医师、护士、药师、临床研究方法学专家和研究助理等专业技术人员和专业管理人员。鼓励支持优秀临床学术带头人及学术骨干与本市头部生物医药企业、科研院所组成长期合作攻关的临床研究创新团队，采取多学科诊疗（MDT）模式，开展高水平临床研究，促进科技成果转化。加强专业化研究队伍教育培训，开展病房全员培训和考核上岗；建设一批临床研究培训项目，针对高校医学生和医疗机构青年医师开展临床研究培训。

（四）数字化临床研究。优化研究型病房数字化管理服务平台，缩短研究周期、简化研究环节、提升受试者体验，保证数据采集和管理的实时性、准确性、真实性、完整性。鼓励采用一体化建设模式，完成申康临床研究数字化平台与医院 HIS、LIS、PACS 等系统和 / 或科研大数据系统的对接，作为持续推进临床研究数字化的基础支撑平台，提高申康中心 HI-CLIP 发起的临床研究项目响应率和承接率；自动区分受试者和普通住院患者身份，实现受试者自付住院费用与临床研究费用自动分解和临床研究的财务费用直接及时结算；支持开展基于风险的监察（RBM）中心化和远程监察；开发和利用智能化临床研究受试者招募和筛选系统，提高研究入组效率；持续推动电子知情同意、远程访视、数字化健康数据采集等远程智能临床研究措施的实行，提高受试者依从性；建设和优化床旁智能交互系统，有效提升受试者满意度。在市级层面临床研究资源统筹协调服务机制框架下，以医院为主体，鼓励开展统一服务标准、统一协议模板、伦理审查互认等工作，建立专病临床科研一体化电子病历规范，支撑专病数据传输标准和医学术语的标准化建设,加快建设临床研究专病数据库与样本库。

（五）临床研究费用监管。建立精准高效的临床研究费用监管制度,病房依托建设医院进一步明确临床研究中申办方、研究型病房、受试者等各方的责权利,细化研究经费、医保、商保等费用的分担方式和内容。病房依托建设医院应严格把关临床研究过程中各种费用的支付流程,在注册临床试验过程中发生的应由临床试验经费支付的费用,不得进行医保结算后再次报销,不得占用医保资源。

第三章　质量管理、评估与撤销

第七条 （质量管理体系）　示范性研究型病房应建立完善的质量管理体系。根据法律法规、指导原则、规范等的更新,或者根据研究项目实施中发现的问题,不定期对临床研究病房管理制度、SOP 等进行及时的补充、修订,保证临床研究高质量开展。

第八条 （质量控制规范）　质量控制的频率和性质应根据研究的实际情况而定,QA/QC 如实记录核查过程中发现的问题,督促研究人员解决问题。对发现的问题提出改进措施,确保研究人员正确执行,保证数据完整、准确、真实、可靠。

第九条 （定期评估）　上海申康医院发展中心（简称申康中心）组织对示范性研究型病房进行评估,三年为一个评估周期,进行中期评估。评估主要对示范性研究型病房设施建设、临床研究能力建设、人才团队建设、机制改革情况、成果转化与服务力度等整体运行状况进行综合评价。评估结果分"优秀""良好""整改""不合格"四类。对优秀的示范型研究型病房予以肯定,开展经验交流和推广,在临床研究相关方面加大支持和倾斜力度,优先考虑纳入下一轮支持计划;评估结果为"整改"的示范性研究型病房,给予提醒和督促,暂停拨款并应在规定的期限内完成整改并提交整改情况报告,申康中心将对整改结果进行评估,经整改仍不能达到要求的和"不合格"项目,暂停示范建设工作,严重者撤销资格。

第十条 （撤销）　出现下列情形之一的,撤销其示范性研究型病房资格:

（一）不接受申康中心组织的评估等;

（二）评估结果不合格的,或评估结果未整改且在规定的期限内整改仍不能达到要求的;

（三）依托单位自行要求撤销其示范性研究型病房资格;

（四）依托单位被依法终止。

第十一条 （专项经费收回）　因执行不力而撤销的项目,未使用的专项资金按原渠道收回。

第四章　附　　则

第十二条 （病房命名）　示范性研究型病房统一命名为"上海市级医院示范性研究型病房",英文名称为"Shanghai Clinical Research Ward, SCRW"。

第十三条 　本指引由申康中心负责解释。

附录 3-2　生物样本库建设标准操作规程

一、生物样本库的主要组成

临床生物样本库建设的人员组成、组织架构、场地规划要求、信息平台搭建、资源保障、伦理和知情同意、样本采集处理的标准规程、样本的储存和转运等,建议依照《生物样本库质量和能力通用要求》（GB/T 37864—2019）,并且参考国际生物与环境样本库协会（ISBER）《2018 生物样本库最佳实践》开展实施。

1. 人员组成　临床生物样本库的人员主要包括专职管理人员和专业技术人员两类。管理人员通常设置样本库主任、执行主任和副主任等,负责组织协调样本相关研究项目的推进与实施,制订样本库运行管理章程及样本采集、处理、存储的标准规范,建立完善质量检测与控制体系,制订样本库的共享机制,确保样本库正常有序运行。专业技术人员通常为检验专业或生物技术专业,按需求分组,分别负责样本采集、处理、存储等相关工作。

2. 组织架构　临床生物样本库的组织架构根据建设单位的实际情况和样本库职能定位设置。作为核心管理机构,基本组织架构应包括学术委员会、伦理委员会、样本库管理部门等。

3. 实体样本库　实体库专指生物样本存储库,包含样本库存放的各类组织、血液及其他类型样本,以及采集、处理、储存、出库等系列过程,它是样本库建设的主体与核心。

4. 信息资源库　信息库包含与样本相关的所有临床信息、随访信息、样本动态信息和样本使用反馈信息等内容。它与实体库之间是对应的关系,每一份完整的样本必须包含对应的信息。

二、生物样本采集和处理的标准操作规程

（一）血液样本采集和处理的标准操作规程

1. 类型　血液样本的采集包括全血、血清、血浆和血细胞的采集,成分血采集后需离心分装保存。在采集血液样本前,首先要决定是采集抗凝血样还是非抗凝血样。通常情况下,样本库采集血液样本时,采集 2 份血液（抗凝血和非抗凝血各 1 管）。

（1）血清和血凝块:血凝块指在凝血过程中,血浆中的纤维蛋白原转变为不溶的血纤维。血液凝固后,血凝块又发生回缩,并释放出淡黄色液体,称为血清。

（2）血浆:血浆是离开血管的全血经抗凝处理后,通过离心沉淀,所获得的不含细胞成分的液体,其中含有纤维蛋白原。

（3）白细胞:白细胞是血液中的一类细胞。

2. 抗凝剂　可阻止血液的凝固,常用的抗凝剂作用机制不同,根据研究要求进行选择,例如血小板推荐选用枸橼酸钠;肝素利于样本稳定,但对 DNA 测序有干扰;EDTA 可以抑制蛋白酶对蛋白质的降解,但对血氧稳定性较差需要迅速处理,不适于质谱检测。

3. 采集时间　手术患者一般选择采集患者术前、术后的空腹外周静脉血。非手术患者血液样本采集时间一般按照研究需要采集,如治疗前后、化疗前后、某种药物或特殊治疗前后等。

4. 采集器材

（1）个人防护装备:工作服、手套、口罩及其他相关防护装备。

（2）设备:血液样本运输箱。

（3）采血针:软接式双向采血针系统。

（4）真空采血管:血液样本收集推荐使用一次性真空采血器,采血器应遵照国家 WS/T 224—2002 技术规范。常用 5mL 非抗凝管和抗凝管各 1 管。

（5）2.5% 碘酊或 75% 乙醇。

5. 采集要求

（1）按照研究计划实施,通常每例捐赠者尽量提供全血量 5~10mL,其中 5mL 用于分离血清;另 5mL

用于分离血浆和白细胞,儿童采血量一般为 2~3mL。

（2）严格遵守血液样本采集的标准操作程序保障样本的质量。

（3）每份样本都要有对应的《知情同意书》。《知情同意书》签署时确保签字的真实性,确保捐赠者了解知情同意的内容。

（4）每份样本都要有对应的样本基本信息。

（5）在采血前准备好血液样本运输箱,采血器械。

6. 标准操作流程

（1）确定所采集样本的捐赠者已签署《知情同意书》。

（2）捐赠者取坐位,前臂水平伸直置于桌面枕垫上选择容易固定,明显可见的肘前静脉或手背静脉,幼儿可用颈外静脉采血。

（3）用 2.5% 碘酊自所选静脉穿刺处从内向外,顺时针方向消毒皮肤待碘酊挥发后,再用 75% 乙醇以同样方式脱碘,待干。

（4）使用红色（促凝管）和紫色（抗凝管）的真空采血管,各采血 5mL。在采血管和样本采集单上记录患者的基本信息。

（5）技术人员按照要求对不同真空采血管中的血样进行处理。

（6）采集的样本送样本库进行分离。如需转运后再分离,应使用血液样本运输箱低温运送。

7. 样本处置原则

（1）短时间内可进行处理的样本放置 -4℃环境下保存。

（2）不能及时处理的样本放置 -20℃环境下冻存。

（3）库存样本放置 -80℃环境下或液氮储存。

8. 注意事项

（1）血液的采集应该由专业人员来实施,采集后应及时进行后续的血液样本处理。

（2）血液采集的量应不少于 3~5mL,以满足血液样本的后期处理,储存和使用。

（3）血液采集应使用一次性的针头和针管,防止交叉污染。

（4）血液采集的过程应让捐赠者尽可能感到舒适,提高血液样本采集的数量和质量。

（5）采集的血液根据成分分离和储存的要求保存在冻存管中。

9. 血液样本的处理

（1）分离血清

1）首先将采血管进行分类排序,并进行编号。

2）离心:血清管（无抗凝剂）样本采集后室温直立静置30分钟,离心机离心,在 4℃条件下 3 000rpm 离心 10 分钟或 2 000rpm 离心 15 分钟。

3）排列冻存管:按照每例患者需要分装的管数排列冻存管,在第一行冻存管管盖上做标记,每一列为同一例样本。

4）将血清管从离心机取出,按照处理编号顺序排放在试管架上,并与冻存管标记为一一对应关系。

5）旋开冻存管盖,按标记顺序排列。

6）按要求分装至冻存管中,注意不要吸入血丝或血凝块。

7）按顺序旋紧冻存管盖,保证样本编号的一致性。

8）贴条形码标签,准备入库。

9）将采血管丢弃入黄色医疗垃圾袋中。

（2）分离血浆

1）编号:处理编号的分配方式同分离血清操作步骤。

2）血浆管（含抗凝剂）样本采集后尽快离心。

3）排列冻存管:按照每例患者需要分装的管数排列冻存管,在第一行冻存管管盖上做标记,每一列为同一患者样本。

4）将血浆管从离心机取出,按照处理编号顺序排放在试管架上,并与冻存管标记为一一对应关系。此时血浆管内可以分成 3 层:上层为血浆,中间为白膜层,下层为红细胞。

5）旋开冻存管盖,按标记顺序排列在左侧空余位置。

6）调整移液器量程,按要求吸取血浆分装至冻存管中,注意移液器枪头不要触碰到白膜层,不能将白膜层及红细胞吸入冻存管中。

7）按顺序旋紧冻存管盖,保证样本编号的一致性。

8）贴条形码标签,准备入库。

9）采血管扣紧管盖,放在旁边,准备下一步分离白细胞。

（3）分离全血和白细胞

1）取洁净无菌离心管摆放在试管架上,用记号笔进行标记处理编号。每管加入 6mL 红细胞裂解液。

2）使用无菌巴斯德吸管吸取血浆管中间层（即白膜层）约 1mL 转移至离心管中,轻轻吹打混匀,水平摇荡 7 分钟。

3）2 000rpm 离心 5 分钟。观察底部是否有细胞沉淀,弃上清液,将管口倒置在吸水纸上去掉残留液体。

4）顺管壁加入 3mL 红细胞裂解液,轻轻冲洗,注意不要把沉淀悬浮,然后弃上清,将管口倒置在吸水纸上去掉残留液体。

5）再次加入 6mL 红细胞裂解液轻轻悬浮沉淀水平摇荡 7 分钟。

6）2 000rpm 离心 5 分钟,弃上清,将管口倒置在吸水纸上去掉残留液体。

7）观察离心管底部白细胞沉淀大小,估算可以分装的管数。

8）按实际情况加入一定量的预冷无菌磷酸缓冲盐溶液（phosphate buffer saline, PBS）缓冲液（按照每分装 1 管加入 1mL PBS）,巴斯德吸管吹打悬浮沉淀。

9）摆放冻存管,每列为同一患者样本,最后一列摆放 1.5mL EP 管,并在每个管盖上做好标记（编号顺序同离心管一致）。

10）打开冻存管及 EP 管盖,用巴斯德吸管将白细胞悬液分装至冻存管中。

11）将冻存管放入医用低速离心机,3 000rpm 离心 5 分钟。

12）将 EP 管放入低温高速离心机,13 000rpm 离心 1 分钟,弃上清,并轻轻震荡 EP 管底部,使白细胞打散混匀,直接进行下一步 DNA 提取。

13）次日,将沉淀有白细胞的冻存管从4℃冰箱取出,观察沉淀是否贴壁,倾倒上清液,旋紧冻存管盖,然后贴上标签并入库保存。

（二）尿液样本的采集和处理标准操作规程

1. 收集尿液样本的器具

（1）尿液采样容器要求保证清洁、干燥、无渗漏、无颗粒、50~3 000mL广口且配有防漏的盖子。其制作材料与尿液成分不发生反应。容器和盖子无干扰物质附着,如清洁剂等。

（2）收集晨尿及随机尿可使用医用塑料尿杯,送存尿液样本可使用带盖10~15mL塑料尿管。

（3）建议收集24小时尿样,容器的容积应大于3L,容器的开口直径≥4cm,容器具有较宽的底部,适于稳定放置,容器具有安全、易于开启且密封性良好的盖子。

（4）推荐使用一次性容器。

2. 收集前的准备　患者留取样本前,医务人员应指导患者留取样本的正确方法及注意事项:

（1）患者留取样本前要洗手,以及实施其他必要的清洁措施。

（2）交给患者的收集容器应贴有标签,并要求核对姓名。

（3）告知患者留取样本的最小需要量。

（4）指导患者留取样本时避免污染。

（5）指导患者留取样本后,将容器盖好,以防尿液外溢,并记录样本留取时间。

3. 尿液采集的常规流程

（1）采集晨尿:晨尿的白细胞和红细胞或尿液激素浓度较高,清晨起床、未进早餐和做运动之前收集第一次排出的尿液。一般要求中段尿,在排尿过程中,弃前、后时段排出的尿液,以无菌容器收集中间时段的尿液。

（2）用50mL无菌、干燥广口且配有防漏盖子的容器采集。

（3）尿液样本离心除去细胞和沉渣。

（4）分装尿液到冻存管。

（5）贴标签,储存在−80℃或气相的液氮中(尿液中的蛋白质、激素和代谢产物能稳定的,推荐在气相液氮条件下储存)。

4. 尿液样本种类

（1）随机尿样:随机尿样本的收集不受时间的限制,应留取足够的尿量满足检测及保存需求。容器标签上应记录收集尿液的准确时间。随机尿样适合常规筛查和细胞学研究。

（2）分级尿样:分级尿样用于比较尿样和血液中分析物的浓度。因为首次晨尿含有晚餐带来的溶解物及代谢物,浓度偏高不利于比较,通常采集空腹的第二次晨尿。

（3）计时尿样:包括24小时尿及夜间尿等特定时段内收集的尿液样本。

1）告知患者该时间段的起始和截止时间,留取前应将尿液排空,然后收集该时段内(含截止时间点)排出的所有尿液。

2）选择洁净干燥的容器,容量应该足够大。

3）留取完毕后应准确记录尿量。

4）取送样本前,应充分混匀,然后取出一定量的尿液分装至带盖尿管中。

（4）清洁中段尿

1）女性：采样前用肥皂水或 0.1% 的高锰酸钾溶液等冲洗外阴，用手指分开阴唇，弃其前段尿，不终止排尿，留取中段尿 50mL 于无菌容器内。

2）男性：采样前用肥皂水或 0.5% 聚维酮碘（碘伏）溶液等消毒液清洗尿道口，擦干后上翻包皮，弃其前段尿，不终止排尿，留取中段尿 50mL 于无菌容器内。

（5）采集导尿管尿

1）直接导尿法：使用 0.05%~0.1% 聚维酮碘溶液等消毒剂消毒会阴局部，用导尿管直接经尿道插入膀胱，先弃前段尿 15mL 再留取中段尿 50mL 于无菌容器内。

2）留置导尿管法：医院内尿路感染患者最常用此法。采集前先夹住导尿管，采集时则松管，弃其前段尿，使用 0.25%~0.5% 聚维酮碘溶液等消毒剂消毒导尿管的采样部位，使用无菌注射器刺入导尿管（从采样口或靠近尿道的导尿管管壁）抽取 50mL 尿液于无菌容器内。

（6）注意事项

1）尿液样本要防止混入月经血、阴道分泌物、精液、前列腺液、粪便等异物。

2）进行肾活检的患者其尿液样本应在肾活检之前采集，或在肾穿刺 3 天后无血尿时留取。

3）24 小时尿样本应准确记录 24 小时尿量。

4）样本采集后的尿液应及时分装储存于 –80℃，室温下保存时间不应超过 2 小时（夏季保存时间应当缩短或冷藏保存）。如果不及时运送，应 4℃ 冷藏，但保存时间也不应超过 8 小时。

（三）组织样本的采集和处理标准操作规程

组织样本的采集应该在病理学专业人员辅助下进行，确保采集的样本符合要求。在采集和处理的过程中相关人员要做好必要的防护措施。

1. 取材准备

（1）人员准备：人员穿好白大褂，戴好塑胶手套及口罩；取材医师穿好防护衣，戴双层手套、口罩及帽子。

（2）取材器械和用品准备：备好样本存储器具如液氮或干冰、10% 中性福尔马林固定液、OCT 包埋盒等并编号；取材用具准备齐全（镊子、取材刀柄、刀片、不锈钢尺子、不锈钢碗、不锈钢剪刀、砧板等），取材医师准备好录音笔照相机及适当擦镜纸等。

2. 取材要求

（1）采集组织样本时应该由病理学专业人员确定，在不影响用于临床诊断的前提下取材。

（2）组织样本的采集应尽量缩短组织在缺氧条件下的时间，防止细胞死亡和降解程序的启动，尽可能在 30 分钟内完成样本的取材。

（3）应尽快降低所采集组织样本的温度，必要时使用试剂或其他合适的处理方法抑制酶的降解，保证核酸的完整性。

（4）应防止采集的组织脱水，在需要转移到不同实验室时，应当保证低温条件，如使用干冰或液氮。

（5）对于特殊类型的组织样本采集，应根据具体的实验研究目的和要求执行。

（6）应防止器材对组织样本的交叉污染，采集过程的每一步都应使用消毒灭菌后的器材，避免来自周围其他组织的污染。

（7）尽量保证癌组织没有坏死（有坏死的样本很难提取高质量的 RNA 和蛋白），采集病理或肿瘤组织的同时应尽可能采集正常组织作为对照。

（8）"癌旁组织"选择距离癌灶边缘 3cm 范围内的组织样本；"正常组织"，要选择距癌灶边缘 3cm 以上或距离癌灶边缘最远段（或手术切缘处）的组织样本，应注明距离。对于空腔器官如食管、胃、肠、胆囊、膀胱等"癌旁组织""正常组织"应取相应部位的"黏膜组织"样本。

（9）取材应该以"远癌 - 近癌 - 癌灶"的顺序标明。癌灶处取材包括癌与正常组织的交界及肿瘤浸润最深处。所有取材的组织块应标明取材部位。取材大小为 1.5cm×1.5cm 以内，厚度 2~5mm。

（10）细小样本、针吸、内镜取材或少量易碎的组织，须用软纸妥善包裹以防制片过程中丢失。

（11）需要指定组织块的包埋面时，可将其非包埋面切出凹面作为标记并朝上放入脱水盒。

（12）采集到的组织根据其大小、类型和样本保存要求处理成为新鲜冰冻组织样本、OCT 包埋组织样本和福尔马林固定组织样本。

3. 取材过程

（1）取材医师针对不同类型样本的取材过程应严格按照病理样本的肉眼检查和组织学切片的取材技术要求进行。

（2）认真核对样本及其标志。

（3）取材医师对手术离体的样本进行大体评估、测量拍照后方可取材。

（4）技术员在取材过程中应如实、清楚地将取材医师的口头描述记录于取材单上。必要时，应在取材单上（或另附纸）绘简图显示巨检所见和标示取材部位。

（5）取材医师将取出的样本放入对应编号的冻存罐或包埋盒中，送生物样本库进一步处理。

（6）样本库人员认真核对当天组织块并记录。核对完成后进行脱水或冻存操作。

（7）取材医师负责将取材后剩余的样本放回原样本瓶袋中，并在袋外部标明取材日期并按时间顺序存放在病理室样本存放室的样本柜中，同时在样本柜上标明取材日期。

（8）取材完成后，取材医师负责清洗取材台。

4. 新鲜冰冻组织样本　为获取新鲜冰冻组织样本，不能使用福尔马林处理样本。应尽量保证组织没有坏死。

（1）采集完的组织应尽快转移至干冰预冷的异戊烷或者液氮中进行冰冻。冰冻的时间不宜过长，一般控制在 1 分钟，开始应浸没在干冰预冷的异戊烷或者液氮中。

（2）分割组织样本前认真核对取材记录单样本病理号和登记本上记录的住院号，准确记录其病理号、住院号、姓名等。

（3）在新鲜样本专用取材台上取材，并使用专用取材器具。同一天使用频繁时，每取完一例样本，器具应清洗后浸泡于消毒液中，以防止污染其他样本。

（4）应充分取材，良性病变取足够量病灶，恶性病变取足够量病灶及癌旁正常组织（癌旁正常组织远离恶性病灶应尽量 >2cm）。

（5）将所取样本切割成直径 0.5~1.5cm 的组织块，分装成若干份，分别装入冻存管中，做好标记（注意顺序：切取样本、放置冻存管都应遵循"先正常 - 后肿瘤"的顺序，以免组织污染）。同时将每管的编号、内容物、取材日期记录于登记本上。

（6）将冻存管装入冻存盒袋,迅速放入液氮罐中或 –80℃冰箱中,长期保存。

（7）冻存管及冻存盒应事先粘贴耐低温条形码标签,便于进一步处理储存和追踪,应按一定的顺序,避免出现差错。

（8）取材完毕后,可将剩余新鲜样本放于 10% 中性福尔马林液中固定。

（9）清洗取材台及取材器具,器具需用消毒液完全浸泡 10~15 分钟,清水冲洗后擦干置于干燥处保存备用,取材器具应定期高温消毒。

三、生物样本储存的标准操作规程

生物样本的长期储存,通常使用尽可能低的温度来降低样本内的生化反应,以提高样本内各种成分的稳定性。生物大分子、细胞、组织和器官的常用储存温度为 –80℃（超低温冰箱）、–196℃（液氮液相）。

选择储存温度应考虑样本的类型,预期储存的时间,样本中生物分子的特性,不同细胞的特性。细菌和细胞的活性临界温度通常认为是 –140℃,在这个温度下,所有代谢活动停止,对于能承受在此温度下保存的样本,建议选择低于这个温度进行储存,利于长期稳定地储存。一些样本不能承受这么低的温度,它们的储存温度一般选择 –80℃,在此温度下,代谢活动并没有完全停止。另外,一些经过特殊处理的样本,则可在低温和室温条件下储存。

1. 储存温度对样本的影响　–80℃样本储存是常用的样本保存温度。–80℃低于危害性较大的水分结晶温度范围,也是常用超低温冰箱所能达到的温度。基于操作简便性、储存量和成本等因素来考量,这一温度也是目前保存样本中生物大分子活性的常用温度。组织中 DNA 的稳定性较好,可以在 –80℃下保持数年或更长时间。但 RNA 则容易被广泛分布于细胞和各种组织里的 RNA 酶降解。

–196℃是液氮挥发的温度,所以只有液氮液相保存技术能达到此温度。样本内的生理生化活动在此温度下基本停止,稳定性状的样本可以得到长期保存。液氮保存是长期保存样本内细胞活性、组织器官的复杂结构及活性的最有效方法,已广为接受与认可。

2. 储存温度的选择

（1）固体组织样本的储存温度:长期储存的新鲜冰冻组织和 OCT 包埋冰冻组织应储存于液氮中,冰冻组织切片或者用于 DNA 和 RNA 提取的冰冻组织应储存在 –80℃。经过福尔马林固定的石蜡包埋组织及组织切片应储存在室温,在低于 27℃的环境下。

（2）液体样本的储存温度:对于液体样本,包括血液和尿液,样本里的各种成分应在储存前分离,使得每一种成分能够在最佳条件下储存。全血、血清、血凝块、非淋巴细胞和血浆样本应储存在 –80℃。血液棕黄层和白细胞应储存在液氧中。尿液应储存在 –80℃或者液氮中。

（3）细胞的储存温度:长期保存的细胞系应储存在液氮中。气相液氮比液相液氮储存样本更好。虽然液相液氮的温度更低一些（–196℃）,但气相液氮的温度（–150℃）仍在临界温度之下。对于需要但没有条件使用液氮保存的细胞样本,应至少储存在 –80℃环境中。

3. 样本的冻存和取用

（1）样本应储存在稳定的条件下,应避免反复冻融。样本反复冻融会加快生物大分子物质的降解,严重影响样本的质量。

（2）样本在冻存前,最好分装成小份样本再储存,可以避免不必要的反复冻融,一般够一次研究用量即可。当需要冻融样本时,应按照标准流程确保样本的稳定性和质量。

（3）样本在冻存过程中应采用合适的冷却速度，控制冰晶大小，以及冰晶形成速度，这些将影响到样本的质量。统一的冷却速率是从室温开始每分钟降1℃，直到-80℃，这适用于大多数细胞。

（4）样本使用时，需要采取必要的融化和复苏。储存的温度越低，所需的时间越长。当从冷冻状态中解冻的时候，最好的方式是37℃水浴，过程不宜太长，避免损害样本的生物活性。

四、生物样本转运的标准操作规程

样本转运是样本库工作流程的一个重要环节，当采集到的样本到实验室处理或库存样本分发使用时，均需要将样本从一个地方转移到另一个地方。在样本转移过程中涉及样本的包装与转运方式。一般将同一个单位内的样本短距离转运，如临床科室采集到的样本转运到临床样本库称为样本的内部转运。样本的内部转运需要遵照转运样本的标准化操作规程，满足不同类型样本要求的转运条件（如温度）以保证样本的质量，并做好样本的交接手续留存转运交接记录。

（一）样本转运前准备

样本转运前，转运负责人首先要确认样本的详细情况，应当熟悉转运监管法规的要求，以确保样本的正常转运。样本库应与样本接收方签订一份"样本转移协议"，在转运前了解双方的权利和义务，确保样本的质量，维护捐赠者在伦理、法规等方面的权益，避免日后的纠纷。

1. 负责人首先需要对转运的样本进行分类。根据样本类型，确认样本转运所需的条件（如温度、制冷剂、包装材料等）。

2. 负责人需要确定所运样本的生物安全级别。

3. 负责人需要确认是否有危险品转运。

4. 应事先了解转运目的地国家或地区的转运证明文件要求。了解相关的法规要求。

5. 确认是否需要有关部门的审批，准备好需要的相关文件资料。转运时的文件，包括转运样本的货运单、动植物检验检疫证明文件、液氮干冰等转运安全证明文件和寄送方的安全声明，这些文件作为证明材料和通关文件保证样本的正常转运，另外要准备转运记录表做好转运时的记录。

6. 准备好转运所需要的所有文件资料。随货的文件，包括转运样本的详细清单（包含条形码）、样本转移协议、转运记录表和调查问卷，这些文件跟随样本提供给接收方作为样本的说明和使用指导，并反馈信息给样本库作为样本的质量控制信息。

7. 确认样本的信息及其库存位置，与接收方协调好转运的时间，做好样本出库准备工作。

8. 填写运送清单，做好样本转运前包装的准备，如包装物品、盒子、温控装置和干冰等材料。

9. 通知样本转运目的地的接收人员，告知转运的时间和样本清单，做好接收的准备。

10. 签订样本转移协议，样本转移协议中应声明样本的安全级别和其他未知的特性；保护捐赠者隐私和个人信息；声明某种原因产生样本转运失败的赔偿说明等。样本转移协议归档保存。

（二）温度要求

1. 单位内部的样本转运应将样本在规定的温度下，置于保温容器中进行转运，保温容器应密封，防止渗漏。血液样本、尿液样本和拭子样本等可以暂时冷藏处理，然后立即运送至样本库实验室。组织样本可以使用干冰保温箱或液氮转运罐转运。各种样本到达样本库实验室后，应及时处理并按不同类型样本规定冷藏或冷冻保存。长期保存的样本应超低温冷冻（以-70℃或以下为宜）保存，尽量避免反复冻融。

2. 室温转运的样本（环境温度 20~30℃）　如石蜡包埋的组织及制作的切片样本，使用隔热包装减少温度的波动，以防止样本受到极热或极冷的环境温度影响。

3. 低温转运的样本（冷藏温度 2~8℃）　如一些蛋白质样本，使用胶体冰袋或其他一些制冷剂保持2~8℃。

4. 冷冻（-20℃）　为冷冻设计的凝胶袋，-20℃或 -20℃以下。

5. 深低温在 -80℃冰冻条件下转运的样本　使用干冰颗粒、干冰块、干冰片。干冰冷冻剂被认作危险转运物品，应贴上危险物品的标识符。

6. 需要在更低温度（≤-150℃）冷冻转运的样本　如细胞和部分冰冻组织样本，干燥液氮罐转运。应用干燥液氮罐转运时，液氮完全吸附于多孔的材料中，置于绝缘的容器内，所以在该转运方式中，液氮被认为是一种非危险的物品。

7. 对冷冻样本的转运需要准备足够的冷冻剂来保证温度以应对 24 小时的转运延误。全程温度冷链监控技术，瓶盖颜色在低于 7℃时自动显示为蓝色，在高于 7℃时显示为白色，可以更为直观地观察生物样本所处的环境温度。另外，也可以选配温度记录仪，对样本温度进行全程监控。

附录 3-3　上海市级医院临床生物样本库建设案例

上海市第六人民医院生物样本库始建于 20 世纪 90 年代初，是在内分泌代谢学科基础上，经过多年聚焦糖尿病、肥胖的临床应用和研究基础上，逐步形成的大规模代谢性疾病临床样本资源库。2011 年，在科技部新药创制 "代谢性疾病临床标本资源库建设" 项目资助下，成立了国家代谢性疾病样本库，加入了全国生物样本标准化技术委员会。2013 年以来，在国家代谢性疾病样本库的基础上，样本库在医院层面积极进行学科交叉和整合，服务范围拓展到全医院各个科室，包括骨科、五官科、运动医学科、肾内科、心内科、泌尿外科、同位素科、眼科、口腔科等。现保藏的样本来源包括在医院就诊的门急诊、住院和体检人员；社区流行病学被调查人员和遗传疾病家系人员。2013 年被授予 "上海交通大学医学院国家 '985 工程' 项目生物样本库" "科技创新平台上海高校转化医学知识服务平台样本库"。2015 年加入 "上海市重大疾病临床生物样本实体库专业技术服务平台"。2017 年参与 "国家人类遗传资源共享服务平台上海创新中心建设"，并获得中国人类遗传资源管理办公室的保藏审批，并于 2022 年延续审批。

生物样本库拥有完整的组织管理构架，在科学委员会和伦理委员会管理下建立执行委员会，下设资源平台、技术支持平台和质量控制平台。资源平台包括样本信息库、样本实体库（血液、尿液、DNA、组织、粪便、细胞等）；技术支持平台包括技术服务、科研合作、信息维护以及对外服务；质量控制平台包含信息库质控、样本库质控和检测技术质控。人员构成包括样本库主任，下设执行主任和副主任；资源管理人员，包括临床助手、分子生物学实验人员、库存专管员、运输专员、数据管理员和质控专员；技术支持人员，包括软件工程师、硬件工程师、设备管理员和安全管理员。样本库建立了代谢性疾病样本库的诊断标准和技术规范，包括主要代谢性疾病诊断标准，操作规程及技术规范（SOP），人员设备管理，样本采集、处理、存储，样本销毁、安全管理、伦理，信息系统和文件系统。

目前样本库占地面积 2 500m²，拥有双路供电系统、专业视频监控设备、独立计算机房、生物安全实验室以及独立生物样本存储空间。拥有 4℃冷库 2 间，-80℃冰箱 200 余台，-80℃大型全自动存储设备

4 台,气相液氮罐 15 台,可满足医院未来 5~10 年使用。近年来,大力发展自动化处理和保藏系统,已拥有自动移液工作台及样本管的自动开盖机,自动核酸提取仪,实现组分分层 / 分装、DNA/RNA 抽提、浓度均一化和自动化。避免存储碎片化的全自动 −80℃ 存储系统,以及可自动补充液氮的气相液氮罐,大大减少了人力成本,提高了样本保存的质量。

通过大力开展信息化建设,构建了与国际接轨的标准操作流程和规范、电子条码标准化系统、出入库管理系统、冷链温度监控系统和临床信息管理系统。通过出入库管理系统实现了分级授权管理和出入库信息化。所有样本的采集、整理、保存、质控,以及信息管理全部统一标准化。临床信息平台整合了包括实验室检查、临床诊断、病史、医嘱等信息,可长期动态化地观测样本来源者的临床症状和生物学信息。部分信息已与申康中心和交通大学医学院的信息平台对接,可为上海乃至全国的医疗系统提供服务。相关软件已取得多项软件著作权。冷链温度监控系统则集中式监控所有的冰箱、冷库、液氮装置,通过微信报警,日志和报表可溯源并全部传输至本地服务器。

该生物样本库已形成门诊高危人群库、糖尿病 - 肥胖 - 代谢综合征社区人群库、糖尿病家系库、糖尿病住院患者库、糖尿病临床药物验证样本库、胃减容术随访研究队列等各类实体样本库(血清、尿液、组织等)和临床资料数据库,已建成国内最大的糖尿病家系库。样本库已拥有血清、全血、尿液、组织、DNA等各类样本 200 余万例,每年标本处理能力达 20 万份以上。

样本库支撑了多项大型临床和基础医学研究项目,包括中国人糖尿病分子遗传和疾病防治研究、可用于精确检测人体胰岛素抵抗及胰岛素分泌功能(葡萄糖钳夹)的技术平台、国家重点研发计划、国家级研究项目(973、863、国家支撑计划、国家自然科学基金重点项目、国家自然科学基金重大国际合作项目)等。在 *Nature Genetics*、*Lancet*、*BMJ*、*J Hepatol*、*Diabetes* 等国际知名杂志发表了重要学术论著,获得与糖尿病相关的各类奖项 20 余项,其中国家科技进步奖二等奖 2 项(2004 年、2009 年),上海市科技进步奖一等奖 3 项(2008 年、2011 年、2013 年),教育部高等学校科学研究优秀成果奖一等奖 1 项(2012 年)。

参考文献

[1] CALIFF R, RUTHERFORD JD. Reflections on the clinical research enterprise: past, present and future. Circulation, 2018, 138(17): 1765-1770.

[2] 陈赛娟. 发展重大疾病专病数据库意义重大. 科技创新与品牌, 2022(03): 20.

[3] 王吉耀. 循证医学与临床实践. 北京: 科学出版社, 2019.

[4] 刘艳梅, 任燕, 贾玉龙, 等. 真实世界数据体系构建的模式探索. 中华流行病学杂志, 2022, 43(03): 418-423.

[5] PLATT R, BROWN JS, ROBB M, et al. The FDA sentinel initiative-an evolving national resource. N Engl J Med, 2018, 379(22): 2091-2093.

[6] BEHRMAN RE, BENNER JS, BROWN JS, et al. Developing the sentinel system--a national resource for evidence development. N Engl J Med, 2011, 364(6): 498-499.

[7] PLATT RW, HENRY DA, SUISSA S. The Canadian network for observational drug effect studies(CNODES): reflections on the first eight years, and a look to the future. Pharmacoepidemiol Drug Saf, 2020, 29(Suppl 1): 103-107.

［8］KAHN MG, CALLAHAN TJ, BARNARD J, et al. A harmonized data quality assessment terminology and framework for the secondary use of electronic health record data. EGEMS（Wash DC）, 2016, 4（1）: 1244-1252.

［9］KAHN MG, BROWN JS, CHUN AT, et al. Transparent reporting of data quality in distributed data networks. EGEMS（Wash DC）, 2015, 3（1）: 1052-1061.

［10］姜昌斌,夏振炜,叶蓓华,等.科教兴院创办研究型医院.中华医学科研管理杂志,2003,16（1）: 61-63.

［11］秦银河.研究型医院管理学.北京:人民军医出版社,2014.

［12］朱付元.课题制与科技资源优化配置研究.科学学与科学技术管理,2003,24（1）: 4.

［13］陈淑慧,宋苹,卢传坚,等.国家中医临床研究基地研究型门诊及研究型病房的内涵甄别与构建策略.科技管理研究,2016,36（001）: 158-162.

［14］北京市卫生健康委员会.北京市科学技术委员会等部门关于印发《北京市关于加强研究型病房建设的意见》的通知.（2019-11-08）［2022-08-18］. http://www.beijing.gov.cn/zhengce/ zhengcefagui/201911/t20191115_511748.html.

［15］北京市卫生健康委员会.北京市科学技术委员会等部门关于印发《关于加快促进北京市研究型病房优质高效发展的若干措施》的通知.（2022-01-12）［2022-08-18］.http://www.beijing.gov.cn/zhengce/ zhengcefagui/ 202201/t20220113_2589960.html.

［16］宋林子,杨敬,郝峻巍,等.北京市属三甲综合医院研究型病房建设初探.中国医院,2020,24（12）: 72-73.

［17］景新颖,李晓峰,魏合章,等.北京市属医院研究型病房建设现状及策略分析.中华医院管理杂志,2022,38（03）: 191-195.

［18］杨旭,李俊南,冯鑫,等.搭建全链条科技平台体系保障研究型病房建设.中国研究型医院,2021,8（06）: 35-38.

［19］吴小芳,吴竞轩,尹航,等.研究型病房的"共享综合"实践模式.解放军医院管理杂志,2021,28（11）: 1018-1020.

［20］黄樱硕,汪颖,张健雄,等.北京某医院示范性研究型病房"共享综合服务"医疗实践.中国医院,2021,25（11）: 55-57.

［21］赵淑华,袁延楠,傅志英,等.北京某三甲专科医院研究型病房建设实践与探索.中国医院,2022,26（1）: 92-93.

［22］郝婧灿,吴楠,贾茜,等.综合医院多学科诊疗实践与探索.现代医院管理,2022,20（1）: 31-33.

［23］姚军,高天.中国研究型医院理论解读之七——研究型医院的人才培养.中国研究型医院,2016（2）: 54-58.

［24］陶莹,张圣海,孙夷,等.某研究型专科医院临床研究人才队伍建设的实践与探讨.中国卫生资源,2021,24（1）: 90-94.

［25］王耀晟,周璟.研究型医院综合体:加拿大 UHN 的模式借鉴.中华医学科研管理杂志,2016（4）: 248-251.

［26］李林,刘丽华.研究型医院建设:国际经验与中国实践.中国医院,2017,21（5）: 77-80.

［27］邓奕,董洁,宸铁梅.促进转化医学研究的组织模式研究——基于麻省总医院转化医学研究的启示.创新发展与情报服务,2019: 26-33.

［28］梁宇光,王谦,丁倩,等.北京某儿童医院研究型病房"平急结合"管理模式探索.中国医院,2022,

26（08）：54-57.

［29］WANG M, LI S, ZHENG T, et al. Big data health care platform with multisource heterogeneous data integration and massive high-dimensional data governance for large hospitals: design, development and application. JMIR Med Inform, 2022, 10（4）: e36481.

［30］NIND T, GALLOWAY J, MCALLISTER G, et al. The research data management platform（RDMP）: A novel, process driven, open-source tool for the management of longitudinal cohorts of clinical data. Gigascience, 2018, 7（7）: giy060.

［31］PARK YR, YOON YJ, KOO HY, et al. Utilization of a clinical trial management system for the whole clinical trial process as an integrated database: system development. J Med Internet Res, 2018, 20（4）: e9312.

［32］WANG B, HAO X, YAN X, et al. Evaluation of the clinical application effect of eSource record tools for clinical research. BMC Med Inform Decis Mak, 2022, 22（1）: 1-11.

［33］PARAB AA, MEHTA P, VATTIKOLA A, et al. Accelerating the adoption of eSource in clinical research: a transcelerate point of view. Ther Innov Regul Sci, 2020, 54（5）: 1141-1151.

［34］NORDO AH, LEVAUX HP, BECNEL LB, et al. Use of EHRs data for clinical research: historical progress and current applications. Learn Health Syst, 2019, 3（1）: e10076.

［35］SCDM, The evolution of clinical data management into clinical data science.（2020-03-05）［2022-08-15］. https://scdm.org/wp-ontent/uploads/2022/03/2020_Evolution-of-CDM-to-CDS-Part-2-Technology-Enablers.pdf.

［36］沈东平, 王国光, 刘谦. 基于大数据平台的医院商业智能系统的设计与实现. 中国数字医学, 2018, 13（12）: 8-11.

［37］唐斌, 姚陆晨, 姜胜耀. 医院科研大数据平台的应用实践探索. 中国数字医学, 2021, 16（11）: 104-108.

［38］罗辉, 薛万国, 乔屾. 大数据环境下医院科研专病数据库建设. 解放军医学院学报, 2019, 40（8）: 713-718.

［39］MCLENDON R, FRIEDMAN A, BIGNER D, et al. Comprehensive genomic characterization defines human glioblastoma genes and core pathways. Nature, 2008, 455（7216）: 1061-1068.

［40］MCVEAN GA, ALTSHULER DM, DURBIN RM, et al. An integrated map of genetic variation from 1, 092 human genomes. Nature, 2012, 491（7422）: 56-65.

［41］SUDMANT PH, RAUSCH T, GARDNER EJ, et al. An integrated map of structural variation in 2, 504 human genomes. Nature, 2015, 526（7571）: 75-81.

［42］DOWNEY P, PEAKMAN TC. Design and implementation of a high-throughput biological sample processing facility using modern manufacturing principles. Int J Epidemiol, 2008, 37（Suppl 1）: i46-50.

［43］EDGAR R, DOMRACHEV M, LASH AE. Gene expression omnibus: NCBI gene expression and hybridization array data repository. Nucleic Acids Res, 2002, 30（1）: 207-210.

［44］Human genomics. The Genotype-Tissue Expression（GTEx）pilot analysis: multitissue gene regulation in humans. Science, 2015, 348（6235）: 648-660.

［45］The GTEx Consortium atlas of genetic regulatory effects across human tissues. Science, 2020, 369（6509）: 1318-1330.

第四章　临床研究人才队伍建设

临床研究是由多学科人才共同组成研究团队参与组织实施的科学研究活动。理想的临床研究团队一般以研究型医师和专职科研人员为骨干,还包括临床研究协调员、研究护士、实验技术人员、成果转化专员、质控员、统计师等支撑人员构成的临床研究辅助专业团队。临床研究的发展水平取决于临床研究人才的科研能力和创新程度。如果临床研究人才队伍建设滞后,就会影响临床研究的创新性和质量,导致临床研究项目无法有效实施和开展,以及生命科学基础前沿领域取得的进展无法及时转化到临床应用。因此,临床研究人才队伍建设是国家医学创新体系的重要组成部分,也是加快突破现有疾病诊疗技术的局限性、提高疾病防治水平的关键因素。我国发布的《国家临床医学研究中心五年(2017—2021年)发展规划》即明确了临床研究人才队伍建设的目标:"培养临床研究专业人才。加强科研设计、数据管理、统计分析、质量控制、病例随访临床研究专业人才的规范化培训,建立集中培训(包括赴国际高水平医学研究机构的专题培训)、统一考核、资质评价的培养模式,形成一支规模化的高水平临床研究人才队伍。"

第一节　研究型医师

研究型医院是一种将临床、科研和教学相结合的新型医院发展模式。它以解决临床问题为导向,以培养高层次医学科技人才为核心,以创造高水平科研成果为标志,以转化医学为依托,推动临床诊疗水平持续性提高,是医院可持续发展的有效路径。研究型医院建设的关键在于拥有临床与科研兼优的复合型专家团队,即研究型医师队伍。

一、研究型医师的定义及职责

研究型医师或称临床科学家(physician scientist)是具有医学博士学位,以从事医学研究为主要职业工作的临床医师,美国著名眼科学专家 Weinreb 教授将其定义为,在从事基础或临床科研的同时与患者保持直接接触的人员。实际上,高年资临床科学家还承担着导师角色,肩负培育未来临床科学家的重任,其岗位工作内容不仅包括临床诊疗和带教,也将科学研究纳入其常规工作,作为岗位工作的重要组成部分,与临床和教学相辅相成、相互促进。

在美国只有极少数的医师是临床科学家,也只有极少数的医师选择走这条道路,2014 年美国国立卫生研究院(NIH)报告指出美国研究型医师只占整个医师的 1.5%,而且这个比例还在下降,研究型医师的平均年龄在增加,因为整个培养过程时间长,付出巨大。首先必须是有执照的医师,并完成了住院医师甚至是专科医师的规培;其次需要有科研成绩,大多数人除了硕士学位(master's degree, MD)还同时具有哲学博士(philosophic doctor, PhD)学位,且完成了博士后的培训。当然,他们也是学科带头人的候选。

MD-PhD 是培训的关键组成,将复杂的基础生物医学整合到临床医学中。1964 年美国国立医学科学研究院建立了医学科学家的(medical scientist)的培训计划以促进和加强联合 MD-PhD 学位教育。2020 年大约有 620 个 MD-PhD 联合培养计划得到资助(美国医学院 2020 年有 20 387 人获得 MD 学位)。由于培训周期长、相关费用高、难以持续获得研究经费,所以这些培训较少。培训涵盖医学各个专业或亚专业,提供研究及职业技能额外的必要培训,在医学院毕业后进行科研培训的重要性日益受到重视,青年研究型医师可通过培训课程获益。

中国目前虽绝大多数医院没有研究型医师的分类,但现行的晋升考核体制下也已有部分医师成了事实上的研究型医师。建立适合中国国情的研究型医师的选拔与培养体系对培养研究型医师至关重要,对获得博士学位的医学毕业生进入临床工作并且完成住院医师规范化培训之后,按照一定的标准进行选拔,包括道德、学识、能力、体力等,全面评价人才素质、知识层次、技术水平、综合能力、创新能力、工作成效等。既要关注已取得一定成就的成熟型人才,更要从政策上重点扶持那些具有潜质的未来型人才。明确标准要求及建立有效的培养措施,优化人才任用的评价机制。同时,设立研究型医师相关课程对医学院毕业生进行选择性培训,同时在住院医师到主治医师阶段培训也是必不可少的。此外,医学院对学生的培养目标应定位在培养卓越医师,在医疗方面能达到最高水平,在教学、科研、学科建设方面也能起到带头人的作用。除一般人才的特点外,还要具备创新性思维及研究能力、坚持不懈的毅力、全面综合及协同合作的能力。

研究型医师在一个临床研究项目中可以作为主要研究者或参与研究者。在制订或者参与制订临床研究方案,对研究团队进行项目方案培训,实施临床研究,保障临床研究质量及受试者权益,对研究结果进行统计分析,以及成果发表或转化方面均发挥主导作用。临床科学家以其医疗、教学和科研"多面手"的身份,在医院学科建设中发挥着核心的作用,是研究型医院建设的关键,是人才队伍核心竞争力的重要标识。要从医院战略、组织结构、职位分析、绩效考评、薪酬设计、素质管理等多维度考虑研究型医院研究型医师的培养路径。

二、研究型医师的考核

随着建立研究型医院重要性日益突出,对研究型医师的培养考核也受到了重视。完善研究型医师的考核体系,能够真实客观地反映医师的胜任力,是建设精干高效的临床研究团队的重要方法,也是为研究型医师营造公平公正的良性竞争氛围的重要举措。

申康中心在国内外对医务人员和科研人员绩效考核研究的基础上,兼顾研究型医师在研究者发起的临床研究和企业发起的临床试验中的主导作用,结合研究型医师能力培养的特征以及工作特点,探索构建了临床研究型医师考核指标体系,为医院临床研究型医师的绩效考核、人才培养和科技创新评估提供理论依据(表 4-1)。具体考核指标包含思想政治作风、诊疗能力、创新胜任力、人才培养和学术影响,为医院研究型医师定期考核评估提供参考。

三、研究型医师队伍的建设模式

研究型医师的培养是研究型医院建设的核心,每所医院都有自己的建设特色,此处以上海长海医院研究型医师的建设模式为例。该医院以研究型病种为切入点,即特色专科和优势病种,以培养研究型医师、构建研究型科室、建设研究型医院为顶层设计,以"择优支持、分类建设、试点先行"为原则,经过几年的探索和实践,形成了独有的建设模式。

表 4-1　申康中心研究型医师考核指标研制

一级指标	二级指标	三级指标
1- 思想政治作风	1-1 思想政治素养	1-1-1 思想政治素养
	1-2 品行伦理道德	1-2-1 科学道德素养
		1-2-2 行医品德与责任担当
2- 诊疗能力	2-1 知识基础	2-1-1 专业知识
	2-2 医疗能力	2-2-1 医疗业务能力
		2-2-2 医患沟通能力
		2-2-3 医疗质量安全
		2-2-4 随访服务患者意识
		2-2-5 临床诊断治疗水平影响力
3- 创新胜任力	3-1 鉴别创新特征要素	3-1-1 临床科学研究方法学理论
		3-1-2 科研洞察
		3-1-3 科研创新
		3-1-4 信息处理
		3-1-5 系统思维
		3-1-6 领导
		3-1-7 合作交流
	3-2 核心研究能力要素	3-2-1 科学研究方向
		3-2-2 自发构建交流平台
		3-2-3 开展产、学、研合作
4- 人才培养	4-1 教学能力	4-1-1 临床医师、临床研究护士
	4-2 专科人才培养	4-2-1 科研引导
		4-2-2 责任心
5- 学术影响	5-1 研究成果及学术影响力	5-1-1 科技奖励
		5-1-2 发表论文、专著等
		5-1-3 专利授权
		5-1-4 学术影响
	5-2 临床研究及转化	5-2-1 临床新技术首次应用
		5-2-2 临床、社会、经济效益

　　医院层面将研究型医师培养列入医院五年规划,并定义为一把手工程,成立专项办公室,出台配套制度,先后颁发了《研究型医师培养项目管理办法(试行)》和《研究型医师培养项目实施细则(试行)》等。同时在研究型医师选拔、培训及考核方面都采取了一系列举措。

　　在研究型医师选拔方面,医院支持在临床和科研上已取得较好成绩的临床医师围绕自身专业特色开展临床工作和创新研究。围绕专病方向、学术成绩、基金和课题论文、指南共识、临床研究和成果转化等,设立了 15 项可量化指标,近 5 年工作成绩达到准入条件的医师可申报研究型医师。经过严格的评审程序,医院最终首批诞生了 30 名研究型医师,入选研究型医师者颁发研究型医师证书。

为了加强研究型医师的培养,确保支持举措有力,保证人才培养质量,入选研究型医师必须明确1个专病方向,临床和科研工作均须紧紧围绕专病方向开展,并提交项目任务书,医院在人员配备、经费投入、床位设置和研究生招生等方面予以政策倾斜。设立"234学科攀峰计划",前后共投入4 000万元人民币,重点支持研究者发起的临床研究,强调临床新技术、新设备、新器械、新药物4个类别的转化和应用,并为其配备科研助手,通过经费和人力资源的投入,缓解临床医师临床工作繁忙,科研人力和时间短缺的矛盾;同时,为研究型医师设置一定数量的科研用床,在医院临床指标考核时作特殊考虑,以解决临床科研用床难以达到临床质量考核指标的矛盾;研究型医师可优先招录研究生,确保研究型医师每人每年至少招一名研究生。医院通过打造硬件平台、信息平台、技术平台和合作平台,破解临床研究过程中的瓶颈。医院和学校共同搭建统计学、流行病学、医学伦理学、临床药理学、中心实验室等公共支撑平台,为临床研究提供良好的基础条件和公共服务;建立生物样本库、研究型单病种数据中心等,实现了丰富的临床病例资源转化为宝贵的医学研究资源;并与国内外多所知名医疗机构建立稳定合作关系。

针对研究型医师的培训是设置专门的较完备的研究型医师科研培训课程,主要包含临床研究的法律法规、临床研究设计与实践、临床研究数据采集与质控、论文撰写与发表等四大模块。通过组织研究型医师参加专业的科研培训课程,旨在加强研究型医师的科研思维,提升其创新能力。以"临床研究设计与实践"模块为例,主要课程包括临床研究类型概述、病例系列研究、横断面研究、队列研究、病例对照研究、随机对照研究、非随机对照试验、诊断试验、真实世界研究、生物标志物驱动的临床研究等内容。此外,举办研究型医师沙龙等专题培训和交流活动,进一步促进研究型医师开阔视野、拓展思路,为研究型医院建设工作奠定坚实的基础。

研究型医师考核评估方式包括季度考核、年度考核和验收考核。在培养周期结束后,研究型医师须达到一定的验收标准,才能通过验收考核。考核倾向于病种优势,根据单病种诊疗质量、学术影响和国内国际影响力设置临床科研绩效。验收考核结果分为优秀、合格、不合格3个等级,对考核优秀的研究型医师直接转入下一轮建设周期;考核合格的研究型医师直接参与新一轮的遴选;考核结果为不合格的研究型医师予以撤销,且3年内不得申报研究型医师培养项目。医院除了关注临床科研绩效外,还给予政策激励,包括经济奖励、晋升激励、荣誉鼓励等。

通过研究型医师培养项目,上海长海医院培养了一批科研拔尖、临床过硬的研究型医师,研究型医师队伍近200人,为研究型医院的建设奠定了坚实基础。

第二节　临床研究辅助专业人才团队

临床研究辅助专业人才团队是医院开展临床研究的技术支撑和专业服务队伍,旨在以辅助临床研究项目开展为目的,通过联合不同学科、不同专业背景的科研人员,最大限度为开展临床研究提供支持,从而推进医院临床研究体系的建设和完善。

一、临床研究辅助专业人才团队的定位

临床研究辅助人才与传统的从事基础科研的专职科研人员不同,通常涉及流行病与卫生统计学、数学、药学、计算机、生物信息学等相关专业,是临床研究实现"个体研究到团队合作"的技术保障。团队规

模设置与医院临床研究布局、硬件设施、信息化建设相配适。

临床研究辅助队伍可依托院级平台（如临床研究中心）或研究所，面向临床研究型医师和基础科研人员提供临床研究的研究方案设计、数据管理、数据分析、项目管理和质量控制等专业指导。临床研究辅助队伍致力于打造规范化、专业化、科学化的临床研究项目管理平台、数据平台、技术平台及服务体系，为临床研究顺利开展提供高效的技术支持和一站式服务。医院可借助临床研究辅助队伍的专业力量，定期开展临床研究培训和学术沙龙，提高研究者开展临床研究的规范性，并促进科研协作和学术交流，争取实现医院临床研究水平与能级的稳步提高。

二、临床研究辅助专业团队的人员结构

（一）临床研究辅助专业团队人员组成

临床研究辅助专业团队和专职研究人员共同组成临床研究团队（图 4-1）。其中前者以开展临床研究的关键技术人员如数据统计师、数据管理员等为技术骨干，以项目管理员、质量控制员、临床研究协调员/监察员为辅助，借助研究型医师、研究型护士、临床药师和成果转化专员的力量，相辅相成形成的团队，从而有效支撑临床研究的开展，促进研究成果的临床转化。临床研究辅助专业人员如数据统计师、数据管理员等应具有硕士及以上学历，并有良好的临床研究专业素养和开展临床研究的经验；而项目管理员、质量控制员、临床研究协调员等，如具有丰富的项目经验，可适当放宽学历要求。

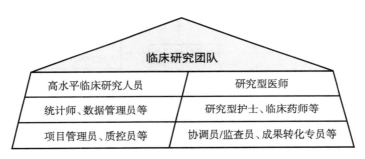

图 4-1　临床研究团队组成

（二）临床研究辅助专业团队岗位配置及职责

根据临床研究的实施过程，项目开展通常需要以下岗位的支撑，医院可根据实际需求进行岗位和人员配置来组建临床研究辅助队伍；也可以通过引进成熟的、具有国际水平的团队，减少团队成员之间的磨合成本，加快团队组建进程。建议最小功能包括项目管理、数据统计、数据管理和质量控制，同时聘用CRC 或临床研究护士（clinical research nurse，CRN）协助研究者开展临床研究工作。

1. 项目管理岗　该岗位需要跟医院其他行政部门，如科教处、药物临床试验机构、信息处、财务处等以及学术委员会、伦理委员会协同合作，负责临床研究项目的管理和督导工作。主要工作职责包括：①负责临床研究体系建设规划、组织实施及统筹协调。②对医院的临床研究项目进行全流程规划、管理，组织临床研究项目的立项、中期、结题审核；负责临床研究的实施控制、档案管理等工作；组织和协调临床研究项目实施进度等工作。③负责临床研究项目的质量促进，确保临床研究按照相关法律法规和安全制度执行的基础上指导临床研究遵循 GCP 原则，按照科学、伦理和可行性的思路规范实施。临床研究项目实施过程中，如需对研究方案进行调整，特别涉及伦理问题的应当重新进行伦理审查，确保临床研究符合伦理规范。④加强临床研究项目的文档管理。对临床研究项目开展中的安全性评价，不良事件记录、报告和处理,以及针对不良事件的性质和严重程度及时做出继续、暂停或者终止已经批准的临床研究决定,如实记录并妥善保管相关文书档案。⑤督导临床研究项目负责人严格根据项目经费预算合理使用研究经费。对批准立项的临床研究项目经费进行监督,严格按照临床研究相关经费管理办法使用,经费的使用遵循项目预算、财务管理制度,实行单独建账、单独核算、专款专用。

项目管理员在研究者发起的临床研究(IIT)中的实践案例:以上海市第六人民医院临床研究中心项目管理岗为例。目前医院对 IIT 项目管理流程如图 4-2 所示。①临床研究负责人按照 IIT 项目申请书模板准备材料并签署科研诚信承诺书;②项目管理员收到项目申请书后进行初步的资格审核,然后提交至医院临床研究学术委员会及院外相关专家进行科学性审查;③根据科学性审查结果,结合研究者需求由项目管理员组织临床研究中心统计师协助研究者完成项目书修改(立项辅导);④项目通过伦理审查后,研究者提交任务书等相关材料给项目管理员进行立项管理;⑤项目进入实施过程,项目管理员协同质量控制员、财务按项目任务书计划进度,对项目进行年度考核管理;⑥全流程联合统计师、数据管理员、质量控制员保障项目的顺利实施,直至项目结题验收。

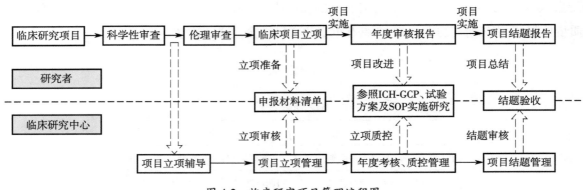

图 4-2 临床研究项目管理流程图

2. 数据统计岗 该岗位主要负责对接临床研究技术需求,参与临床研究方案设计、方法学咨询、临床研究培训、数据清洗与数据分析等工作,为医院临床研究提供专业方法学支撑,助力高质量研究成果发表。主要工作职责包括:

(1)以统计师角色参与并支撑医院研究者进行各类项目申报,协助完成临床研究项目方案设计及统计分析计划的制订。

(2)面向全院提供临床研究方法学支撑服务,提供包括方案设计、统计计划修改、数据分析等技术服务。

(3)支撑全院临床研究人才培养,面向研究型医师和临床、基础科研人员开展临床研究培训;联合临床医师,组织高质量临床研究文献学习和交流。

(4)辅助临床研究项目进行数据统计分析及图表制作,协助完成临床研究成果总结和发表。

(5)对院级课题、研究者自发课题进行方案审核和项目辅导,提高临床研究项目的质量。

尤其在项目的下述时点,推荐统计师及时参与。①研究方案设计阶段:研究者申请书撰写过程中,需要根据研究目的制订科学的研究方案,其中会涉及研究类型的选取、研究设计、统计分析计划的制订、样本量计算等统计相关的问题,统计师的参与将有利于制订可行的研究方案;②项目实施阶段:研究者在项目实施阶段,如果因为各种原因导致项目没有按预先制订的方案实施或者发现前期收集的数据跟预期差异较大,应及时咨询统计师进行方案调整,尽可能保障项目科学、规范地实施;③数据分析阶段,研究者可按照需求寻求医院统计师合作,对项目数据进行统计分析和图表制作,支撑科研成果的高质量产出;④研究者在投稿过程中遇到的统计问题也可以咨询医院的统计师进行协助。

3. 数据管理岗　该岗位主要负责临床研究项目的数据管理服务,参与临床研究项目病例报告表设计、数据库建设等工作,管理医院的临床电子数据采集(EDC)系统,并根据上级文件精神和医院发展需求,对数据库进行实时维护。主要工作职责包括:

(1)与临床研究项目组沟通,完善临床研究项目病例报告表(CRF)和数据库的设计,根据研究方案共同制订数据录入规范和 CRF 填写指南。

(2)做好数据的整理、核查(逻辑核查及医学核查)和管理;与项目组成员及统计师等共同制订数据管理计划,与项目监察员、质量控制员等共同完成数据核查,生成数据管理报告和核查报告。

(3)对收集的数据进行盲态审核和锁库。对研究者报告的所有脱落和方案偏离的病例,合并用药、不良事件的发生情况以及分析数据集的划分进行最终确认,完成数据盲态审核并进行数据库的锁定。

(4)负责临床研究 EDC 系统数据的导出管理。严格按照研究方案、数据管理计划、国家法规和监管部门的要求进行数据导出。

(5)参与医院科研数据平台、专病数据库的建设维护,以及相关的数据管理工作。

4. 项目质量控制岗　该岗位主要负责临床研究项目实施过程中的质量控制,一般参照药物临床试验质量管理规范,按照项目的进度节点进行质量管理和风险管控。鉴于 IIT 项目的自身特点,采用基于执行进度、执行质量、伦理合规、科学性等 4 个一级指标形成的 P*Q*R*S 体系进行 IIT 实施过程质量评价将比使用 IST 评价指标更加全面。对研究未达标准的环节及时补救,从而保障项目按照研究方案规范实施(图 4-3)。主要工作职责包括:①参照管理规范对项目进行核查和质控,主要对临床试验注册及伦理审查情况、项目筛选入组情况、知情同意书签署情况、受试者记录情况、方案执行情况、预算执行情况,文章成果情况等进行核查;②对质控发现的问题形成质控报告,反馈给研究者,督促研究者在规定时间内进行整改回复;③对项目质控、整改情况进行报告整理,反馈给临床项目管理人员,并将质控材料并入临床研究项目管理档案;④定期对质控中发现的问题进行汇总和整理,通过培训形式,提高研究者开展项目的规范性。

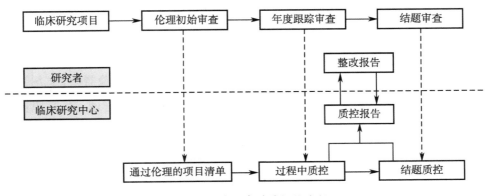

图 4-3　临床研究质量评估流程

5. 生物信息岗（可选） 随着临床重大关键技术和先进生命组学技术的融合、专病队列临床数据和生物信息组学数据的整合，以及新型生物样本全信息库的建设，生物信息岗越来越重要。生物信息通过联合高通量生物组学数据分析、分子机制的基础研究及生物样本库和临床数据库，为临床研究中的诊疗标志物研究拓展了新方向和新思路。主要工作职责包括：

（1）搭建组学数据计算分析平台，为临床研究生物样本产生的海量组学数据（如基因组学、转录组学、蛋白组学、代谢组学等）分析提供支持。

（2）面向全院提供生物信息方法学支撑服务，支持医院临床研究项目中涉及生物信息的分析计划制订及分析需求。

（3）辅助临床研究项目进行组学数据生物信息分析及图表制作，协助完成临床研究成果总结和发表。

（4）在医院生物样本库建设的基础上，协助医院打通样本库与临床信息数据库，实现样本生物组学数据与临床信息的联通对接。

6. 临床研究协调员（CRC） 其职责是在临床试验中协助研究者进行项目管理与协调等非医学判断相关工作，是临床试验的参与者及协调者。CRC需要获得主要研究者（PI）的授权，工作要遵守GCP、方案及相关SOP的要求。主要工作职责包括：

（1）依从伦理委员会（IRB）批准的方案；参与试验受试者的适当知情；支持临床试验受试者的保护。

（2）协调临床治疗、研究访视和随访；受试者筛选、招募和入组；保存研究原始文件；适当报告不良事件。

（3）补充职责包括：向法规部门递交（如IRB、FDA）相关文件；完成病例报告表（纸质或电子版）；协调试验前、试验开始和监察访视；收集、保存和运输试验标本；保存试验相关文件；准备试验预算；管理试验经费，包括受试者补偿；作为试验受试者、研究者、伦理委员会、申办方和健康照护人员的联络者。

7. 临床研究护士（CRN） 临床研究护士是指拥有护理专业教育背景、具备护理执业资格，参与临床研究相关工作的护理人员，如从事临床研究项目管理及协调研究各方，根据研究方案执行受试者治疗的护理人员。临床研究护士主要在临床试验机构工作，重点关注受试者保护与研究方案依从之间的平衡，兼顾临床护理可行性和临床研究合规性的问题。主要工作职责包括：

（1）研究护士职责设定：原则上临床研究护士承担的工作任务必须被PI授权并记录，职责不可超出护士执业资格范围。

（2）临床研究护士的工作职责范围：一是按照职责类别划分为15类职责（设备管理、培训与教育、项目计划与实施、受试者管理、受试者宣教、安全性管理、试验药物管理、试验器械/试剂管理、样本管理、数据管理、合同与经费、文件管理、物资管理、沟通协调和项目护理工作的管理），每类职责下包含若干项工作任务。二是按照临床研究发展阶段划分，分为基础工作、启动前、启动阶段、项目实施及结题5个阶段。每个阶段临床研究护士需承担的职责与任务不同。三是临床试验受试者的照护，护理操作为主，如受试者生命体征测量、样本采集、药物使用、受试者教育等。

三、临床研究辅助专业团队建设的必要性

1. 推进一体化服务体系和技术平台建设　临床研究辅助队伍的建设有利于医院形成一体化临床研究服务体系,完善临床研究相关管理规范,优化临床研究发展布局。借助专职服务团队,医院可面向全院科室提供包括方案设计、方法学指导、数据分析等技术服务,并对项目进行全流程监督、质控和数据管理,为项目高质量开展和成果转化保驾护航。

临床研究辅助专业队伍的建设为促进医院搭建一体化临床研究技术平台提供基础。通过完善临床研究专职人员的配备,有利于推进临床研究科研项目管理系统、电子数据采集(EDC)系统、中央随机化系统等信息系统建设,实现对临床研究项目的全流程信息化管理,提高临床研究总体质量和水平。完善的临床研究服务体系,需要以下技术平台的支撑:①项目管理服务平台:协助完成临床研究项目的申报、立项,开展过程的质控、管理,以及项目结题和成果转化;②技术支撑平台:对临床研究项目提供方法学支撑,主要包括数据研究方案设计、样本量计算、统计分析、数据建模、论文总结等;③临床研究咨询平台:为临床研究人员答疑解惑,解决研究开展中的困难问题;④临床研究培训平台:为临床研究人员提供专业知识培训和学术交流平台;⑤临床研究数据平台:按照"标准统一、专业权威、按需拓展"等规则对临床数据进行规范化集成,建设专病数据库,完善临床研究数据管理体系,为研究开展提供完整、科学的数据支持。

2. 助力临床研究人才培养　借助临床研究辅助队伍的专业知识为医院培养优秀的临床、研究复合型人才。联合院内多学科研究所、科研平台,推动医院不同层次学科的协同发展。通过面向全院开展系统培训和专题讲座,全方位提高临床医师发现临床科学问题、研究方案设计、解决科学问题、论文撰写及成果转化等能力;提高临床医疗人员开展临床研究的规范性和竞争力;使全院临床研究水平与能级稳步提高,形成临床、科研共同发展的良好趋势。

3. 增加临床研究成果产出

(1)临床研究项目的数量和质量提升:在专职服务团队的技术支持下,医院申报项目的竞争力将逐步提高,通过项目管理、项目质控等方式,保障临床研究项目的规范化实施,提升项目完成质量。同时借助服务团队可加强对医院研究者发起的临床研究项目和横向课题管理,通过增设形式审核,科学性审查,提高方案的科学性和可行性。通过项目管理和质控,可以将难以实施、质量不高的临床研究及时终止,减少不必要的人力、物力损失,提高科研经费的利用率。争取在专职服务团队的协助下,促进临床、基础科研协同发展,各级各类项目数量逐年增长,培育高质量研究项目,获得更有价值的临床研究成果。

(2)临床研究高质量成果增多:专职服务团队的建设,有利于促进临床和基础科研的互动,为研究型医师提供了技术、人力支持,在研究方法、研究设计、质量控制方面很大程度上弥补了研究型医师的短板。服务团队可结合医院资深重点学科和临床需求,聚焦临床循证、技术创新等方向开展临床研究,辅助重点专科和特色领域开展临床研究项目,特别是符合国际规范的前瞻性、大规模、多中心的临床效果评价与医疗质量提升的研究,力争形成一批高质量的临床指南,建立疾病规范化诊疗技术体系。

(3)成果转化增加:通过专职服务团队的重点辅导,充分利用医院数据库资源,扶持医院重点学科、优势病种项目,发起高质量的临床研究,从而增加高水平临床研究产出和成果转化,助推学科与临床研究协同发展。鼓励研究人员在研究中积极创新,通过申报软件著作权、专利,推动成果转化,实现临床科研成果转化数量和金额新突破。项目、文章和专利成果的积累,可以扩大医院优势学科和特色病种的影响

力,从而吸引更多的企业临床试验项目和国际多中心临床研究项目,促进研究成果转化。

四、临床研究辅助专业团队配套保障

1. 人才引进配套资源支持 为吸引更多的优秀专职服务人才来医院工作,医院应主动完善人才引进的配套资源。政策方面,优化人才引进模式和流程,明确专职服务团队的绩效考核、职业发展路径以及临床研究成果的奖励政策。资源方面,应提供人才启动经费、良好的工作环境、技术平台硬件、团队建设的支持。如积极帮助留学人员和应届毕业生落户,提供人才公寓,积极解决居住、子女入学等问题。发展方面,医院应定期面向临床研究专职服务人员,提供参加国内、国外交流和进修的机会,从而带动团队内部的良性竞争,不断提升自身的临床研究专业水平。

2. 职业发展规划 目前,大部分医院的职称评定体系和绩效考核体系为"临床"和"科研"两手抓,显然不适合临床研究专职服务团队的职业发展。医院应该完善不同类型人才的个性化职业发展路径,针对性地鼓励和引导专职服务人才的工作热情。临床研究专职服务团队的专业涉及公卫、药学、生物、工科、理科等交叉学科,应该根据岗位类型细化职称评定体系,其中上海市在市卫生健康委、市人社局和申康中心的通力合作下,已经形成临床研究辅助人员职称晋升评定标准,并通过《关于印发〈关于深化上海市卫生专业技术人员职称制度改革的实施意见〉的通知》(沪人社专〔2022〕320号文件)下发执行,为打造稳定、高质量的临床研究辅助专业队伍提供了保障。针对性地为专职服务团队制订侧重于临床研究支撑服务、专利申请和成果转化的职称评定标准,有利于减少晋升压力和创收指标约束,从而激励专职服务团队投入更多的时间来开展临床研究。

3. 绩效考核 建立科学、合理的绩效考核机制,可以激发临床研究专职服务人员的活力和创新动力,是积极开展临床研究的保障。根据专职服务团队的人才特点细化考核标准和体系,以服务数量和质量、课题参与、成果转化及专利等为主要指标,健全激励机制,可以激发服务团队的工作积极性。推荐制订以岗位薪酬与绩效考核相结合的临床研究团队绩效管理模式和绩效考核方案,以"绩效激励,提升效率"为方向,基于基本考核指标的基础上,通过"分类别、客观量化"的方式,优化考核内容,不断完善临床研究绩效考核指标体系的有效性,以此提高临床研究专职人员的工作热情。

五、推进临床研究辅助专业团队发展的措施

1. 动态优化专职服务团队人才结构 为了使专职服务团队稳定、持续地发展,医院应强化"人才优化"理念,实时更新人才引进政策和机制,动态优化团队人才需求。人才招聘应与医院特色和实际需求相结合,力求填补队伍专业空白,防止人才结构失衡。根据前期服务团队的工作经验,不断以临床问题匹配研究专业,定向引进具有国际领先水平的临床研究领军人才及临床研究创新团队,避免人才冗余和人才空缺。灵活创新医院专职服务团队的人才聘用模式,可以签订项目合作协议的形式,"一事一议",借助兼职临床研究专家、协调员等力量,来提高临床研究服务的效率,保障临床研究质量。

2. 政策激励充分调动团队服务积极性 目前医院的研究环境和政策,相比于企业和研究所,对专职服务团队人员缺乏吸引力,应该通过制度创新、资源倾斜、经费支持、绩效激励等全方位的"引人留人"政策,提高医院招聘的竞争力。深化临床研究专职服务人员相关政策改革,制定有效的人才管理制度和激励机制,优化临床研究相关专职团队人才评价、职称评定、绩效考核体系,从政策上解决专职人才队伍的"后顾之忧"。专职服务工作考核不应唯有第一作者和通讯作者论,肯定专职人员对项目和科研成果的辅助贡献,将服务工作量化并与职称晋升和绩效考核挂钩,才能从根本上提高临床研究专职服务人员工作的积极性。

3. 鼓励合作共享,促进成果转化 医院应统筹院内研究资源,鼓励临床研究辅助队伍与科室研究中心、实验室平台及其他研究所合作,支持辅助队伍与临床、基础科研人员项目资源、科研成果共享,临床研究与科研密切结合,促进临床医学成果的转化应用。鼓励专职研究团队自主开展新技术、新产品的开发和临床评价研究,探索与药物、器械企业之间的新型合作模式,协助研究者承接创新药物和高端医疗器械的临床试验,产出高水平的临床研究成果。发挥临床与专职服务团队的整合协同优势,建立联合研发平台,定期邀请高校、科研机构专家、企业举办临床研究交流论坛,促进多中心临床研究项目开展和研究成果落地转化。

建设临床研究辅助队伍是创建研究型医院的必然趋势,通过服务团队专业的技术支撑,可以夯实医院临床研究的薄弱环节,促进项目的科学化、规范化实施,优化临床研究的开展模式。医院可以将专职服务团队作为桥梁和契机,全方位推动临床医学、基础科研团队的合作与资源共享,以点带面发挥学科间的整合协作优势,全面提升医院的研究水平。

第三节　临床研究人员培训

临床研究人员培训是通过培养和训练,使临床研究人员掌握临床研究工作所必需的理论知识和实践技能的过程,依据临床研究人员的技能需求与医院发展的要求对临床研究能力开发进行系统性规划的过程。加强临床研究人才培训管理,优化人才使用效率,促进医院临床研究人才建设,是医院向研究型医院转型的重要环节,培训的最终目的是通过提升临床研究能力实现临床医务人员与医院的共同成长。

一、培训现状

目前,研究培训往往缺乏统一性,大多数临床研究人员仅仅接受了临时或短暂的培训。临床研究的培训传统上是以"学徒式"的方式从导师传授给学员。在临床工作期间,医师通过与经验丰富的导师互动学习并获得宝贵经验。近年来,针对研究人员的临床研究培训则通常采用"说教式"的方法,侧重于理论概念,缺乏进行临床研究所需的实用技能。例如,美国包括阿拉巴马大学伯明翰分校(University of Alabama at Birmingham, UAB)在内的学术机构为新研究人员提供结构化课程,包括临床研究学位课程,需要50~60学分才能获得正式学位或认证;其他机构提供在线和现场培训,重点关注临床研究政策、法规、道德和GCP指南。

其实,临床研究人才的培养应该尽早开始,医学院期间的学习、医院工作后继续教育学习以及临床研究实践,都是培训的时机。随着时代的进步,临床研究人员不仅需要掌握现有的临床研究政策理论和方法知识,更需要终身接受相应的培训,不断更新知识。国际上注重临床研究人才专业化培训,对院校内学生和已经进入工作岗位的研究人员和专业技术人员均提供有针对性的持续提升临床研究能力的系统培训。以NIH为例,在全日制教育阶段,其依托医学院校和医院开展医学、管理、伦理、法规、科研写作和临床实践等课程。在工作后,由医学协会、研究机构、商业机构承担院校后教育,为在职人员提供培训服务和职业规划。

二、培训意义

（一）培养复合型人才

临床研究与临床诊疗工作的不同之处在于前者侧重于解决特定的科学问题,研究特定的患者群体,并遵循严格的研究方案;而后者则是应用医学知识和临床经验来解决特定的临床问题。近年来,随着研究项目数量的增多,对于研究者的临床研究能力提出了更高的要求。临床研究的正规专业学位教育通常需要大量的时间投入,虽然对于提高临床研究理论水平非常有益,但是这部分人员无临床工作经验,不能替代临床医师履行研究者职责;另一方面,对于就业后的临床医师,大多数医疗机构只希望临床研究人员接受基本的临床研究实践和合规培训。但是,基础的 GCP 培训不能充分满足临床医师设计研究方案、管理研究数据、发表研究成果、保证研究质量和保护受试者权益的要求。

临床研究远不止是一项临床诊疗工作,临床研究型医师除了应达到一名普通临床医师的要求外,还需要额外的严格性、依从性和监督能力。已有院士积极号召:"临床研究与临床工作之间有着密切联系,科研是日常临床工作的浓缩与提炼,而进一步做好临床工作正是科研的目的所在。一名优秀的临床医师,应该不仅仅医术高明,同时也要成为科研专家。"系统规范的临床研究培训将有助于培养临床诊治能力和科研水平创新兼优的复合型人才,使其既有提出临床相关问题的敏锐性,又有将答案转化为临床诊疗的能力,能够将基础科学的进步转化为改善患者健康的实践。培养一批经验丰富、技能熟练的临床研究人才队伍是临床研究顺利开展的核心和关键要素。

（二）激发研究思维

以患者为导向的临床研究对于确保基础科学和最终以积极和有意义的方式影响患者的疾病诊疗的临床研究质量非常重要。临床研究通过发现问题、提出问题、进行研究到解决问题的过程,用科学的方法来研究疾病的病因,评价疾病的诊断方法,探索治疗和防治疾病的措施,使临床医学得到不断的发展和进步。同时,临床研究可以确定某些防治措施或药物的不良反应以及对患者的影响程度,比较这些措施的利弊,明确该研究成果能否在临床实践中推广应用。临床研究的成功是改善患者预后的一个重要组成部分,而临床医务人员具有直接接触患者的临床研究优势,在创造新知识并将其转化为改善人民健康、提供更有效的卫生服务和产品以及强化卫生保健体系方面具有卓越性。因此,临床研究培训不仅可打牢基础知识和方法学基础,更是激发研究兴趣、培养研究思维,促进医务人员发挥主观能动性,有效利用临床资源的重要过程。

（三）提升竞争力

对于临床医师而言,通过系统性的临床研究培训和学习,在以下几方面更具有竞争力:

1. 有效的临床研究培训计划和指导,使得临床医师在寻求研究资助方面具有竞争力,更容易获得纵向临床研究同行评审的资金。

2. 能充分意识到进行合理临床研究的复杂性,并将临床研究思维融入临床诊疗工作中,更善于提出创新性临床研究科学问题。

3. 熟悉临床研究全流程,实施临床研究过程更加严谨,更注重研究团队管理和数据管理,在研究结果发表和成果转化方面更具有竞争力。

三、培训目标

临床研究培训的主要目标是使临床研究人员掌握临床研究方法学知识,加强各医疗机构开展疾病预防和控制的核心研究能力,在国内建立一个拥有基本预防和控制技能的临床研究人才网络。具体目标是培养一批临床研究人才,使他们有能力致力于在各疾病领域的临床研究,并能够跨学科、跨国界开展合作。包括:

1. 清晰理解流行病学和生物统计学的核心概念。

2. 能提出临床研究问题和可验证的假设。

3. 为临床研究的设计、实施、分析和解释做出贡献。

4. 使用统计学软件进行基本统计分析。

5. 作为合作者参与跨学科临床研究团队。

四、培训对象

临床研究是突破各种瓶颈问题、寻求循证医学证据的唯一和有效手段。在这种形势下,对于各领域的疾病诊疗和预防工作者都提出了很高的临床研究培训要求。临床研究培训对象主要是来自各医院的医师、护士、研究生、CRC 和研究所工作人员。

（一）研究型医师

研究型医师是临床研究项目的主导者和具体实施者,必须通过一系列培训,熟悉临床研究的法律法规、临床研究的管理制度和标准操作规程,具备临床研究方案设计和实施能力,并且具备临床诊疗能力来保障受试者权益。

（二）研究护士

研究护士在临床研究项目中从事与医疗有关的护理工作,研究护士必须通过一系列培训,熟悉临床研究的法律法规、临床研究的管理制度和标准操作规程;熟悉具体项目的研究方案并严格按照方案执行;熟悉研究药物的性质、作用和安全性等信息并具备识别受试者用药后不良反应和应急抢救处置能力。

（三）临床研究协调员

临床研究协调员,协助研究者进行非医学性判断的事务性工作,必须通过一系列培训,熟悉临床研究的法律法规、临床研究的管理制度和标准操作规程;熟悉具体项目的研究方案和药物相关信息。

（四）研究生

每个研究生都需要于在读期间完成一个基础或临床研究项目,基础或临床研究项目的选择取决于导师的研究方向和学生的研究兴趣。除了在学期间的流行病学、医学统计学等课程授课之外,参与临床研究项目的研究生还需要具备临床研究理论知识的再学习和实践能力的强化。在一个临床研究项目中,在导师指导下完成临床研究方案制订并实施,对研究结果进行统计分析及撰写论文。研究生必须经过系统性培训,从而掌握临床研究的法规和制度、临床研究的流程,具备临床研究方案设计和实施能力以及论文撰写能力。

（五）质量管理员

质量管理员负责临床研究实施过程中各个环节的质量检查,须掌握临床研究的法规和核查制度,熟悉临床研究方案和流程,具备临床研究整体质量把控的能力。

（六）药品管理员

药品管理员负责研究用药物的接收、保管、发放、回收、退回等环节的管理,须参加临床研究的法规和项目培训,保证研究药物管理符合管理规范和研究方案要求。

（七）成果转化专员

成果转化专员负责科技成果、企业技术需求信息的搜集和筛选发布、项目推介、对接与交易活动,还需要负责单位技术专家与企业对接洽谈的联络和服务工作,因此须参加专利代理师、科技评估师、技术经纪人、国际技术转移经理人、科技企业孵化器从业人员证书等各类资质类证书培训以及科技成果转化、创新创业、工商税务法律等相关技能培训,具备政策支持、技术信息提供、知识产权决策建议的能力。

（八）统计师

统计师需要配合临床研究人员进行试验方案设计、临床试验各阶段数据管理和统计分析、收集整理临床诊疗数据并进行数据挖掘、建立医疗数据研究分析模型和独立撰写统计分析报告,其需要参加临床研究流行病学、统计学方法更新应用和临床专业知识背景的相关培训,以便和临床医护人员更好地配合完成临床研究。

五、培训方式和内容

对于临床医务人员来说,繁忙的医务工作使得他们花费很多时间致力于临床诊疗工作,同时,为了科研上的发展,他们寻求更多的临床研究设计和生物统计学概念的知识。在国内,只有少数机构提供正式的临床研究培训。培训计划的重要问题是迫切的需求加上合适培训模式的可用性,临床研究培训现状迫切要求开展多层级的培训方式来满足众多医务人员的需求。

（一）培训方式

1. 国家级、市级、医院或高校等多层级临床研究培训班　通过面对面课程以及互动研讨会的方式,以加强医务人员的临床研究技能和能力,并有助于各医疗单位参与并合作进行全国范围的临床研究。互动研讨会的目的是在理论学习的基础上,提高参与者设计、实施、分析和评论各种临床研究项目的能力。参与者可以提交一份正在计划、正在进行或处于分析阶段的研究项目的提案,培训教师根据研究设计的质量以及与培训目标一致的项目对参与者的研究项目进行评分,并选择进行演示。

2. 线上讲座和网络培训班　通过互联网进行临床研究和临床实践的远程学习。远程学习可以统筹临床研究师资力量,即使受训者在偏远地区或者受新冠疫情环境影响,他们也可以向一流的专家学习。

3. 国际合作与交流　通过"请进来 + 走出去"的方式,增进国际合作和交流,加强与世界一流大学、研究院所、医疗机构开展战略合作,重点培养一批临床研究技术和管理骨干人才。哈佛医学院主办的国际临床学者研究培训项目(global clinical scholars research training program, GCSRT)通过线下课程 + 线上课程相结合的方式,完成约 80 个课时的理论课程学习和案例讨论。临床研究设计方案部分,学员根据在 GCSRT 中学到的知识,结合自己的科研方向,进行课题的设计和课题方案的写作。经学员互评,培训老师评审和专家组评审,不断进行方案修改和完善,经过 4 个月左右的实操体验,提高了学员的科研思维能力和理论知识运用。除此之外,国际合作与交流还包括到国外临床研究机构短期交流、访学、攻读学位等。

4. 临床研究实践一对一指导　临床医师在工作中根据实际的临床前沿提出临床研究问题,通过和临床研究专家一对一合作的方式,接受临床研究专家的指导,完善临床研究方案设计,以促进他们的研究。重点是在导师的指导和监督下,通过参与的研究项目,让临床医师在工作范围内"边做边学"。选择的导师拥有丰富的临床研究经验,他们为学员提供专业知识,帮助他们了解临床研究优先领域和临床研究适当方法。

5. 研究小组组内学习　研究小组可以包括教师导师、主治医师、住院医师、不同培训阶段的学生，也可以包括研究员或其他研究人员。研究小组是分享研究想法和经验、提供专业建议、开展合作、学习和教授新方法的有效方式。与其他类型的培训方式不同，小组内学员能够相互学习和教导，培养合作精神，并鼓励更多的资深研究员对初级学员进行辅导。在课程中，受训者可以在压力较小的环境中向同龄人展示原创想法或正在进行的研究，也可以讨论最近发表的里程碑式研究，以便在分析问题等方面获得总体反馈和帮助。

6. 临床研究中心短期轮岗　临床医务人员在完成临床医疗工作的同时，到医院的临床研究中心短期轮岗，熟悉临床研究中心运作方式、项目管理流程和临床研究项目评审注意事项。

（二）培训内容

临床研究知识的坚实基础是成为一名成功的临床研究者的先决条件。研究培训的主要领域包括但不限于临床研究政策与法规、研究设计、生物统计学、数据管理、项目管理与质量控制和临床研究伦理实践。培训内容还应关注项目拨款机制、如何撰写成功的研究方案、如何进行有效的演示，以及如何撰写和发表研究成果。通过课堂教学法或在线培训模块学习掌握理论知识的同时，设计并实施一项原创的临床研究项目来进行临床研究设计、实施和报告方面的实践，是临床研究培训的主要目标。

1. 临床研究的政策与法规　政策与法规是临床研究开展需要遵循的准则和依据，现阶段主要包括：《医疗卫生机构开展研究者发起的临床研究管理办法（试行）》《药物临床试验质量管理规范》《医疗器械临床试验质量管理规范》《体外诊断试剂注册与备案管理办法》等。

2. 临床研究伦理　临床研究为社会及其成员带来益处的同时，也有可能对参与临床研究的受试者个人的权益带来损害。在任何一项研究中，受试者利益应该优先于科学性考虑。临床研究伦理的内容主要包括伦理法规的培训，受试者知情同意的合适实施，受试者隐私保护的类型和保护措施，受试者安全性的伦理标准和效用评估，以及受试者权益保护。同时，研究者和研究团队成员还需要掌握临床研究伦理学的四大原则：科学性原则、尊重原则、公正原则和安全性原则。

3. 临床研究设计　临床研究设计对于产生高质量的临床研究证据并完善临床研究实践是非常重要的。临床研究设计包括研究问题的构建、研究计划的制订、研究假设的提出、研究对象的选择、样本量计算以及研究变量的设计等。培训的范围须涵盖各种类型的观察性研究、实验性研究和基于文献的研究等，包括病例报告/病例系列分析、横断面研究、病例对照研究、队列研究、临床试验、诊断试验、meta分析等内容。研究设计的培训是临床研究培训的核心部分，通过该系列培训，旨在提高临床医师的科研思路和设计技能。运用理论知识结合案例分析的方法，帮助受训者掌握解决临床研究设计与实践中的具体问题。

4. 统计分析方法　统计分析的完整流程包括统计方法的选择、统计分析的实施以及统计图形的绘制。首先，根据研究方案中具体的研究假设和数据资料类型，基于计量资料、计数资料、生存资料或者诊断试验，学习如何选择合适的统计方法；其次，选定统计方法后，应用统计软件实现统计分析过程，对结果进行解读；同时，学习如何根据数据的性质来选择统计图，并应用软件绘制符合标准的统计图。通过培训，使临床研究工作者能够正确使用统计方法，对各种研究数据和因素进行统计分析，阐明科学规律。

5. 数据管理　数据管理是临床研究中的一个关键过程。它能从临床研究中生成高质量、可靠和有统计学意义的数据。数据管理通过数据收集、整合和治理,确保研究得出的结论得到数据的充分支持。临床研究的数据管理包括定义数据表格,开发数据录入系统,用于监测和分析的数据查询。专业的数据管理员,需要掌握从创建数据录入表,到管理和监察数据收集过程,并为统计分析而统一数据格式以及提取数据的全流程知识并加以实践。

6. 项目管理与质量控制　无论是研究者发起的临床研究,还是企业发起的注册类临床试验,在临床研究全过程中都必须遵循《药物临床试验质量管理规范》的规定。主要研究者对研究质量和数据真实性负责,研究团队成员在各自的岗位职责范围内严格把握研究质量。因此,所有研究团队成员都要熟悉项目的流程和质量控制要点并严格实施,医院的项目管理员和质控员对临床研究项目的实施进度和质量整体把关。

7. 知识产权和成果转化　临床研究是知识产权研究和保护的重要领域,和临床研究相关的知识产权主要是专利权。由于知识产权相关知识的匮乏,临床医学专家多热衷于将研究成果以论著形式发表,而忽略其中可能可用于专利等知识产权形式保护的研究成果。知识产权和成果转化培训内容包括:知识产权基本知识,《中华人民共和国专利法》和《中华人民共和国促进科技成果转化法》等法律法规,专利开发、专利权归属等专利管理内容,专利申请和审批流程,以及科研成果转向市场的平台和途径。

六、人才培训实践

临床研究的高质量开展是生物医药产业可持续性发展的重要条件,也是建设高水平研究型医院、加快标志性研究与成果转化,推进上海市市级医院临床研究中心规范化、特色化建设的核心步骤。以申康中心临床研究培训为例,为进一步推动市级医院临床研究的规范和质量,全面提升本市临床研究水平,激发临床创新潜能,通过市级和院级培训相结合的方式,分层次多系列开展临床研究培训(图 4-4)。

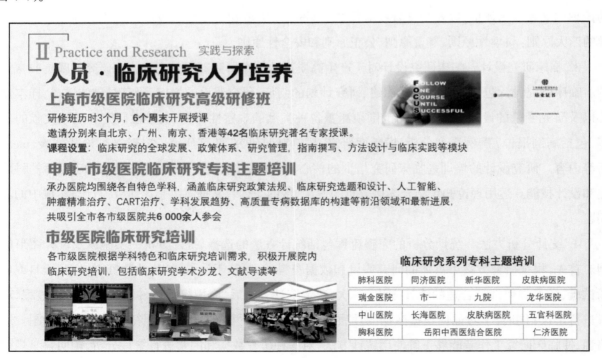

图 4-4　上海市临床研究培训体系

（一）上海市临床研究高级研修班

为活跃临床研究创新思维，激发临床创新潜能，申康中心自 2021 年起主办一年一度的上海市级医院临床研究高级研修班（简称高研班），采取全封闭式周末授课保证高质量、高效率培训。高研班针对中层及以上临床研究管理人员和副高级及以上临床研究工作者开设，严格控制人数和各院分配名额，在 36 家市级医院内部选拔 100 名左右临床研究骨干和管理者参与培训。

课程设置为期 6 天约 40 学时，合理安排间歇，以每 2 周为 1 期，开设 6 期，邀请国内外临床研究领域知名专家丰富课程内容，设置案例讨论实践探讨，并通过结课考核反馈高研班的培训效果。

培训内容紧密围绕临床研究管理及方法前沿，从政策法规、行业发展、项目管理、研究设计、课题实施、数据管理、统计分析、支撑体系建设、质控体系建设等多方位展开。高研班侧重顶层临床研究设计、实践和成果展现：着眼研究者最关心的问题，邀请长海医院杨鹏飞教授就《从科学问题到高质量文章发表——以顶刊发表经验为例》，"新英格兰医学前沿"副主编就 *How to publish a high-impact research paper* 为主题进行经验传授；博采众长开拓国际视野，以《美国多中心临床研究体系介绍》《临床研究的中外差异》为题引发临床研究管理体系建设的讨论；扎根实践和临床应用，如以《如何开展改写指南的临床研究》《医疗机构科技成果转化模式探索及案例解析》开展案例分析和实践指导等。高研班对培训者和被培训者的严格筛选，对全封闭及小班化授课模式的设置有利于学员加强临床研究创新思维，切实得到临床研究中痛点难点问题的解答，进一步激发临床研究热情。

（二）申康联合市级医院临床研究专科培训

为全面提升本市临床研究开展水平，深入推进市级医院临床研究专科应用，由上海申康临促中心主办、各市级医院承办的临床研究系列专科培训于 2021 年 3 月开始以每月一期的频率正式开展。形式以一家医院 CRU 牵头主办，设置优势学科的临床研究主题论坛，辅以方法学研讨等，对市级医院全体开放共享，促进市级医院的专科临床研究能力同步提升。

临床研究系列专科培训框架清晰，内容涵盖临床研究政策法规、临床研究选题和设计、人工智能、肿瘤精准治疗、嵌合抗原受体 T（chimeric antigen receptor T, CAR-T）细胞免疫治疗、学科发展趋势、高质量专病数据库的构建等前沿领域和最新进展，同时兼顾研究型护士、临床研究知情同意等细节内容的学习研讨。各位主讲人从实际出发，以自身临床研究工作的具体案例为切入点，为参会人员呈现出内容丰富、形式多样的精彩讲解。

截至 2022 年 9 月，申康临促中心已成功在各市级医院举办 15 期临床研究系列专科培训，参与单位涵盖上海交通大学医学院附属瑞金医院、复旦大学附属中山医院、上海市同济医院、上海市第一人民医院、上海长海医院和上海交通大学医学院附属新华医院等综合性医院，及上海市肺科医院等专科医院（表 4-2）。1~15 期临床研究系列专科培训以方法学为主，以 IIT 研究为核心每期选取 3~7 个特色主题，围绕各自医院的优势学科，覆盖重点学科前沿领域进展，邀请院内外临床专家、流行病/统计学专家、临床研究管理专家学者，对临床研究相关内容展开深入学习和探讨。共吸引全市各市级医院共 6 000 余人参会，参会人员广泛，有临床一线的医务人员，也有来自临床研究中心等管理部门的工作人员；有正高级别的教授，也有在读的医学生。此系列培训的顺利开展充分体现了在申康中心的引领下本市临床研究工作开展的热情与丰硕成果。

表 4-2　申康中心联合市级医院的临床研究培训

医疗机构	培训主题	培训内容
上海市肺科医院	肺部疾病	1. 临床研究设计与顶层实施 2. 人工智能在临床研究中的应用及实例分析 3. 肺癌药物研究设计进展
上海交通大学医学院附属瑞金医院	内分泌及血液疾病	1. 糖尿病临床研究的发展与启示 2. RCT 研究的设计 3. RCT 优效与非劣效设计：以心血管研究为例
复旦大学附属中山医院	规范研究引领创新	1. 研究者发起的临床研究及其管理模式 2. 随机对照临床试验：设计、分析与案例解读 3. 真实世界研究 4. 临床研究发表规范及诊断试验
上海市同济医院	精神医学及血液疾病	1. 大学生精神病超高危人群的筛查及认知损害的神经影像学研究 2. 临床研究设计与顶层实施 3. CAR-T 细胞治疗血液恶性肿瘤
上海市第一人民医院	眼科疾病	1. 预测模型优化眼病个体化随访间隔 2. 临床研究选题 3. 研究型护士在临床研究中的作用 4. 非劣效研究设计的统计学考量
上海长海医院	消化内科疾病	1. 从临床问题出发开展科学研究探索 2. 结肠癌筛查临床研究的经验分享 3. 胰腺癌研究新进展
上海交通大学医学院附属新华医院	儿童保健与疾病	1. 开创宫内儿科学拓展儿科学范畴 2. 构建高质量专病数据库 3. 涉及儿童的临床研究知情同意特别要求与伦理审查要点
上海交通大学医学院附属第九人民医院	口腔疾病	1. 临床研究设计与实施顶层策略 2. 临床研究中的数据科学 3. 口腔临床研究案例分享 4. 临床研究的指导原则和政策解读 5. 基于临床研究的口腔特色疾病样本库建设 6. 口腔肿瘤临床研究的经验分享 7. 口腔临床研究选刊建议
上海中医药大学附属龙华医院	骨伤科疾病	1. 临床研究的顶层设计与实施策略 2. 骨关节炎临床研究中疗效评价指标的选择与方法学考虑 3. 系统评价进展与实例 4. 临床科研设计的基本原则与方法
上海市皮肤病医院	循证医学证据和临床研究规范化设计与实践	1. 临床研究证据等级及评价 2. 观察性研究设计要点和实践——病例对照研究和队列研究 3. 汇总分析：国际多中心大数据研究 4. 随机对照试验设计要点和分析规范
复旦大学附属眼耳鼻喉科医院	眼科和耳鼻喉科	1. 基于 ICH E9/R1 举例介绍临床试验过程中发生伴发事件的处理方法 2. 耳聋基因治疗研究与转化 3. 耳源性眩晕相关的临床研究 4. 眼科基因治疗研究的探索与现状 5. 高度近视白内障治疗的一体化智能决策 6. 儿童临床研究设计和实施要点 7. 临床试验设计基本概念解析

续表

医疗机构	培训主题	培训内容
上海市胸科医院	GCP最新法规解读与实践培训暨药物、器械临床研究学术交流会	1. IIT设计与实施 2. 药物临床试验现场核查常见问题解读 3. 我国药物临床试验法规新要求 4. 新版医疗器械临床试验质量管理规范解读 5. 医药创新的新形势对伦理审查的新要求及应对思考
上海中医药大学附属岳阳中西医结合医院	针灸学科	1. 针灸治疗帕金森病运动和非运动症状（便秘和夜尿症）的临床研究 2. 从经验医学到循证医学的转化：针灸治疗膝骨关节炎系列临床研究的体会 临床研究和国际期刊发表中的关键统计学问题
上海交通大学医学院附属仁济医院	专病数据库的建设与自身免疫病	1. 高质量专病数据库的建设 2. 系统性红斑狼疮数据库建设——实践与探索 3. 自身免疫病临床研究的挑战与进展——以狼疮为例
复旦大学附属华山医院	抗生素研究所、临床伦理	1. 中国临床实践指南的制订与评价 2. 临床研究中的伦理问题 3. 十年磨一剑：循证和质量赋能万古霉素IIT

（三）市级医院临床研究培训

根据学科特色和临床研究培训需求，各市级医院积极开展院内临床研究培训，包括复旦大学附属中山医院每2周一期的临床研究学术沙龙，上海市第一人民医院、上海市第六人民医院、上海交通大学附属第九人民医院定期推出的临床研究文献解读，上海市同济医院、上海市精神卫生中心举办的临床研究专业化培训等，各市级医院针对院内临床研究人员的培训需求，从临床研究选题、研究者发起的临床研究方案设计、临床与转化研究等方向开展深入的培训和互动学习，由此增进院内人员对临床研究学习的热情，激发研究者潜能，进一步提升临床研究人员的水平。

七、培训效果

为切实有效达到临床研究培训目标，开展针对性、专业性的临床研究培训，应预先进行临床研究培训需求调研，了解培训对象对临床研究培训的需求特点，探讨有效的培训策略，结合调研结果和培训目标依据培养对象的不同需求开展多层次培训；同时应建立健全培训效果的评价体系，通过对培训效果的分析，可以判断和保证培训效果，为调整培训方案、提高培训质量提供依据。

（一）培训效果保障

1. 培训需求调研　在职医务人员的临床研究基础与技能掌握程度因学历、年龄、所学专业、工作年限及科研经历等不同而参差不齐，对培训的需求必然存在一定差异。通过对培训对象进行相关调查研究，将有助于培训方案制订的合理安排和细化提升。

一方面，从主动意识角度，可采用集中调研问卷或定期随访问卷等了解培训对象对培训内容、组织方式及时间安排等方面的不同需求。此外，了解培训对象的基本信息（如年龄、工作类别、研究身份等）及其既往对于培训类型、培训内容和培训形式的态度、参加培训的原因等信息将有利于培训者充分发挥主导作用，探讨和了解临床研究培训的最有效方式，激发培训对象的学习热情和积极性。另一方面，从问题析出角度，医疗卫生机构可通过对评审专家对临床研究的评审意见如样本量计算、随机化设计等进行分类统计；在开设临床研究咨询服务的同时对咨询者提出的相关问题进行分类统计，系统了解培训对象可能出现的重点问题以及随之产生的培训需求。

2. 建设网络培训资源共享平台　考虑到临床医务人员日常工作繁忙,应充分发挥网络学习不受时空限制的优势,通过医院的科研平台、微信公众号、微信视频号等,上传培训的课程录播,内容可反复播放以便巩固学习效果;也可准备清晰简洁、重点突出的文字讲解、PPT 课件、思维导图等学习材料供医务人员随时随地下载学习。尽管网络学习缺乏互动,但对于临床诊疗工作繁重的医务人员来说,不失为一种有效的培训方式,便于利用碎片化时间不断提高临床科研素养。

3. 完善教学组织和常态化培训　临床研究能力的提升需要不断积累,因此需要医疗卫生机构将临床研究培训作为一项重要的学科建设任务,建立规范的教学组织和培训工作领导小组,领导小组下设培训办公室,通过每年定期举办针对不同层次与应用需求的常态化培训班,形成从培训到实战的良性循环,最终实现引领研究型医院临床研究高质量发展的目标。

（二）培训效果评价

对培训效果进行阶段性评估和跟踪随访,及时调整培训计划,有利于培训对象的职业发展和临床研究项目的进行。

培训效果的评价可分为进展成果和延续成果。进展成果的量化指标可包括培训材料学习后试题成绩、集中培训后考试和培训前考试成绩对比等,主要考量培训知识的掌握程度。延续成果的量化方式可包括培训后一段时期的临床研究项目发起数量、临床研究成果的科研论文发表数量和专利转化数量、延续临床研究方向获得其他资助项目数、培训对象的职业发展情况、临床研究成果向证据转化数量等,考量培训对象将知识转化、实践产出的能力。例如,美国国立卫生研究院（NIH）的国家牙科和颅面研究所曾制订临床研究培训计划,总结其临床研究培训效果以提高未来临床研究人员的供应、支持循证实践和治疗创新,其评估的指标包括在培训期间或未来 5 年甚至更久的科研论文数量和质量、被授予 NIH 基金、职业发展以及后期开展临床研究的延续情况。

为提高医务人员临床研究的整体水平,各级医疗机构应重视并加强临床研究培训,明确培训目标,以丰富多样的培训方式全面覆盖临床研究全过程内容,充分了解培训对象需求以开展针对不同层次的常态化培训,建设网络培训资源,使医务人员能在繁重医务工作中利用平台进行自我提升,紧密结合医务人员自身发展与医院发展的内在需求,切实持续提高医务人员临床研究素养与综合能力。在未来的临床研究培训项目规划中,应囊括从培训到实践、成果展示及转化平台的全链条孵化机制,同步推动医院建设与临床医学发展。

（三）培训效果展望

如何提升培训效果,是临床研究培训工作者的长期课题。从长远看,临床研究的国际化合作发展是必然的潮流和发展趋势,包含不同基线特征人群的大数据临床研究有望为临床实践提供更强有力的、更具可信度的真实世界数据。为加速推动临床研究的国际化发展步伐,应多方探索国际化培训开展的可能方式,通过国际一流大学的临床研究前沿引进学习,拓宽我国临床研究者视野,提升培训效果,并以培训为契机与国际一流研究团队谋求更深远的合作发展。

目前,已有多家市级医院进行国际临床研究培训探索,如上海市同济医院、上海中医药大学附属龙华医院等,在申康中心支持下,联合约翰·霍普金斯大学医学院共同开展"临床研究与转化医学研究国际化能力专项培训班",通过线上会议形式开展为期 10 次的系统培训。美国约翰·霍普金斯大学是世界一流名校,其尤以医科驰名于世,在公共卫生、生物学、统计学与国际关系等相关学术领域闻名世界,已连续 31 年被美国国家科学基金会列为全美科研经费开支最高的大学。培训班讲师由约翰 - 霍普金斯大学医学院教授团队组成,学员定为医院来自临床各科室的学科带头人。培训班讲解临床研究国际前沿内容和实践,如美国机构审查委员会不断演变的作用、机器学习在临床研究中的应用、科研项目管理及国际科研合作案例分享等。

以国际研修班作为医院高质量发展、建设高水平医院的平台之一,使学员深度思考临床研究国际化的路径,汲取临床研究国际前沿知识,与全球相关领域专家保持良好的沟通与交流,为推动我国临床研究走向全球、造福全球贡献力量。

附录 4-1 CRC 发展现状

（一）CRC 产生的背景

CRC 率先在美国出现,专门对临床试验全程进行协调。在欧美、日本等发达国家,CRC 作为临床研究参与者和一种职业已有 30 多年的历史。研究市场成熟度越高的地区,CRC 的使用率越高。

中国的 CRC 职业起步于 20 世纪 90 年代末,在少数开展临床试验较活跃的医院开始出现临床研究助理,大多数由护理专业人员承担。2008 年 6 月,CRO 依格斯招募了第一批由 6 名专职人员组成的研究助理团队,这是在中国首次设置 CRC 职能的岗位。在随后几年,以提供 CRC 专职人员服务的 SMO 逐步发展起来。随着中国临床研究数量和规模的持续增大,尤其是在 ICH-GCP 的严格实施要求下,作为研究者的助手,以提高医师参与临床研究的积极性,促进入组和保证临床研究质量为目的的 CRC 职业应运而生。

（二）中国 CRC 的管理模式及特点

目前我国根据 CRC 来源分为 3 种管理模式（表 4-3）。

表 4-3 CRC 管理模式

	院内 CRC 型	院外 CRC 型	混合型
CRC 来源	研究机构 / 医院人员	SMO 派遣	部分来自研究机构 / 医院,部分来自 SMO 派遣
优势	熟悉研究机构 / 医院的流程,有利于临床研究项目沟通及管理	第三方委派,专职人员培训及客观公正性高	兼顾灵活和规范性
不足	人员配置数量有限	CRC 人员的发展及稳定性不足	对管理的要求更高

1. 院内 CRC 型 自建 CRC 团队。医院院内 CRC 分为两个类型:第一种由医院科室护士、科室研究生因研究项目临时组成的 CRC 团队。其优势是 CRC 对研究机构医院的人员、流程、制度及要求熟悉,有利于内部沟通及管理,然而也存在不足之处。兼职 CRC 通常因临时任务组成,对 GCP 和研究缺乏全面的培训和深入的理解,同时由于兼职人员常会受其临床工作或其他任务的影响,无法兼顾研究过程中的管理工作,造成相应的质量等问题。第二种是由医院返聘退休、合同制人员,这种模式的 CRC 作为全职人员,能很好地解决第一种类型专业培训以及工作冲突的问题,但是由于医院管理上对人员配置数量的限制,大的研究机构的全职 CRC 在数量上无法匹配研究管理的需求,而小的研究机构因研究需求不足,无法满足设置全职 CRC 人员的要求。

2. 院外 CRC 型　SMO 派遣 CRC。院外型 CRC 即由 SMO 派遣的专职 CRC,根据研究项目的需求派遣至研究机构执行 CRC 的职责工作。SMO 作为申办方、CRO 及临床研究中心提供临床研究相关服务的组织,其派遣的院外 CRC 模式是国际通用的一种 CRC 管理模式。SMO 作为提供专职 CRC 的输出单位,具有相对成熟的 CRC 管理模式及 SOP。同时其委派的 CRC 通常需要经过严格的 GCP、方案及 SOP 的培训后方可派遣至使用单位和机构,开展研究的管理工作。由于 SMO 是从第三方的角度委派人员,其职责及服务受申办方影响较小,因此,能从相对客观公正的立场开展临床研究的管理工作。

SMO 进入中国的时间尚短,仍处于发展和逐步完善的阶段。在目前中国市场上的 SMO 数量大,但规模相对较小,质量也存在显著的差异。同时由于 SMO 成熟度也存在差异,院外 CRC 的人员发展及稳定性仍然存在一定的问题。

3. 院内加院外混合型　自建队伍加院外 SMO 派遣联合管理。混合型 CRC 模式即研究机构或研究项目中采取部分自建部分 SMO 派遣的 CRC 模式。这样的模式结合前两种模式的优势,更精准地控制人员及经费的投入。但由于两种模式的管理存在差异,并存管理对研究机构和 SMO 联合管理的同步性、灵活性及规范性提出了更高的要求。

（三）研究机构对院外 CRC 管理的要求及挑战

1. 院外 CRC 的管理现状和要求　中国目前院内 CRC 的人事编制严重不足,因此,SMO 派遣的院外 CRC 承接了中国医院及研究机构大部分的研究管理协调工作。

中国 SMO 发展到现在仅有 10 余年的历史,自 2011 年后发展迅速。截至 2020 年,中国注册登记的 SMO 有 191 家,从事 CRC 工作的人员 16 356 人（中商情报网,2020）。快速增长的 SMO 市场也表现出以下的问题:

（1）需求和市场集中:由于研究项目增长速度快,且集中在重点城市,因此重点城市的 CRC 仍然严重不足。

（2）成本增加,人员流动性大:由于重点城市的压力大而机会多,人员的离职率高,导致了重点城市的 SMO 成本增加、资源不足、人员流动。

（3）市场增长过快,质量差异大:由于需求扩展,SMO 的人员需求快速增加,对 CRC 的入职能力审核、工作培训管理等存在不足,容易出现 CRC 人员质量问题;同时 SMO 的数量增长过快,鱼龙混杂,也对 CRC 的质量造成很大的挑战。

（4）院外 CRC 的工作质量存在风险:由于大多数的院外 CRC 并无医院及临床相关的工作经验,对患者沟通、患者隐私管理上经验不足,意识薄弱,存在一定的医疗纠纷、受试者保护方面的风险。同时目前 CRC 流动性大的问题也导致了此类风险的进一步增加。

2. 研究机构对 CRC 的管理　CRC 的日常工作管理是由临床研究机构负责,基于目前 SMO 的发展现状,各个研究机构会制订对 SMO 即院外 CRC 供应商的甄选标准,有采用优选供应商或项目招标的方式。在与 SMO 联合对于院外 CRC 共同管理的过程中,研究机构管理主要包括培训、质量管理及考核评估,可以从以下方面进行考量:

（1）SMO 公司资质及经验:公司的经营情况、质量管理体系以及与医院机构合作的既往和当前情况。

（2）SMO 项目执行情况:承接项目数量、质量、满意度、CRC 离职率、报价。

（3）对 SMO 的考核标准:参与 / 联合机构开展培训、CRC 的院内工作考核、质量管理的参与度、工作质量考核等。

研究机构从 SMO 管理出发,建立 CRC 管理小组,制定优选 SMO 的标准及管理制度,对遴选出的优选 SMO 进行验证、登记及备案,制订协议模板,并进行日常监管。整个过程中,研究机构进行培训及考核,为院外 CRC 提供必要的设施及办公场所。随着数字化管理的进一步发展,目前更多研究机构也实现了对院外 CRC 的智能化管理。

（四）中国 CRC 的发展前景

中国 CRC 的管理日趋规范,2017 年出版的《临床研究协调员工作指南》为 CRC 的工作提供了全面且规范的指导。这是国内第一个作为 CRC 工作指导的工具书,该指南囊括了岗前培训教材;工作指引;医院环境介绍、相关规章制度、流程介绍;指导 CRC 进行相关科室、人员、联系方式的汇总收集管理;将相关管理制度和 SOP 纳入 CRC 的学习知识体系;为 CRC 提供相关工作模板等内容,是 CRC 专职人员开展工作的一个重要宝典。与此同时,行业也出台了共识和指南,与 ICH 及 NMPA 的要求进行同步。《药物临床试验 CRC 管理·广东共识（2014 年）》在 2020 年进一步更新,对 CRC 的资质、聘用、职责进行详细的描述,同时对院外 CRC 中有关利益回避和信息保密方面提出了具体的要求。

为了促进 CRC 行业的快速发展,更好地关爱 CRC 群体,药物临床试验机构联盟于 2015 年发起成立第三方民间行业组织"CRC 之家"。自成立起,"CRC 之家"组织开展了一系列以 CRC 行业发展为目标的课题及活动,包括对 CRC 职责的进一步定义,如试验用药管理、不良事件（adverse event, AE）/ 严重不良事件（serious adverse event, SAE）报告中的职责,以期提高 CRC 的职业及专业性水平。这标志着中国 CRC 行业也正在朝着进一步完善体系、精细化和专业化方向前进。

附录 4-2　临床研究护士发展现状

临床研究护士（CRN）是研究机构内承担临床研究团队工作的主要角色之一。在早期的管理模式中,CRC 及 CRN 在职责和要求上并无明确的区分,都承担了临床研究中非医学判断相关的辅助和协助的职责。然而随着分工的精细化,研究中需要由具有资质的护理人员承担的相关部分工作被划分出来,进而形成了区别于 CRC 要求的 CRN 角色及职能。其中 CRN 除了承担一部分与 CRC 相同的辅助、协助研究者管理的职责外,更主要承担了必须由有护士资格和资质的人员完成的相关职责,例如受试者护理照护,受试者用药和护理操作等工作。

（一）CRN 的诞生和发展

1. 发达国家对 CRN 的定义和定位　历史上第一个研究护士角色出现于 19 世纪 60 年代,一个早期与化疗相关的试验使用了肿瘤护士。直到 2000 年,肿瘤护理协会（Oncology Nursing Society, ONS）发表了第一版《临床研究护士指南》,开启了对临床研究护士专业的拓展之旅。在过去的 30 多年间,尽管临床试验的复杂性和数量发生了戏剧性的增加,临床试验中护士的角色一直界定不清,缺乏很好的认可。在早期 NIH 的定义中（2007 年）,临床研究护士主要承担两个角色:一个是临床研究中受试者相关的护理,即临床护士角色,另一个是临床研究的协调,即研究协调员角色。各国对 CRN 的定位略有不同:NIH 明确提出临床研究护士是承担临床研究护理实践的注册护士,不仅要为受试者提供连续的临床护理,还要保护受试者的安全、维护受试者的知情同意、确保方案完整实施、保证数据的准确收集和记录以及后续的随访。英国临床研究协会（UK Clinical Research Collaboration, UKCRC）将临床研究护士定义为在临床中主要从事研究工作的护士。在英国，具有至少 12 个月临床工作经验的注册护士才被认为能够担任研究护士一职。韩国学者则认为，临床研究护士是根据主要研究者的指示进行临床研究的专业护士。这些对临床研究护士不同定位的共同点在于：具有临床经验，经过专业培训，注册护士。从人才培养的国际经验看，美国将临床协调员、研究型护士纳入到大学学历人才培养体系中，很好地缓解了临床研究支撑人才短缺的局面。例如，全美共有 66 家私立非营利性大学设置了研究型护士专业学位，年授予学位人数约为 2 300 人；12 家私立非营利性大学设置了临床研究协调员专业学位，年授予学位人数约为 300 人。可见，通过大学学历教育能够为临床研究支撑人才提供稳定的人才来源。

2. 中国 CRN 的定义及定位　复旦大学附属肿瘤医院于 2002 年根据医院临床研究的需求建立研究护士团队，这是中国研究护士概念的初次建立。同年，中山大学肿瘤防治中心也设立了研究护士岗位，可由药物临床试验机构聘用或科室、课题组自聘。随着中国临床研究市场的发展及医疗研究机构的逐步完善，专职研究护士的中国模式也得到了进一步的探索和优化。2013 年，复旦大学附属肿瘤医院牵头搭建了研究护士论坛，随后国内对研究护士进行了更明确和清晰的定位，以区别于 CRC 和临床护士。

当前中国临床研究护士的定义为：临床研究护士是专业从事临床研究的护理人员，主要从事临床研究项目管理、协调及或根据研究方案执行受试者的治疗护理，关注受试者保护与研究方案依从之间的平衡。

3. 国际研究护士组织中国 - 上海分会成立及临床研究护士专家共识　随着 CRN 行业的发展，在中国机构和专家的推动下，2019 年 10 月，国际研究护士组织（International Association of Clinical Research Nurses, IACRN）中国上海分会得到批准成立。这是中国第一个真正地属于 CRN 的专业组织。同年，IACRN 中国上海分会组织开展了"2019 年肿瘤护理论坛暨首届国际研究护士论坛"，组织编译了美国 ONS《临床研究护士指南》第 3 版。在组织的推动下，中国研究护士组织与国际研究护士组织开展了多次学术沟通和交流，与国际上其他国家的 CRN 专家进行互动，进一步推动了中国研究护士行业的国际化和规范化。

来自国内 10 余个医院机构专家及公司参与编写的《中国临床研究护士共识》首发于 2021 年 6 月。该《共识》分为六大部分，对 CNR 的定义、岗位设置和资质要求、责任和任务、培训、工作量化和人力配置，以及绩效考核和晋升进行了详细的描述。《中国临床研究护士共识》的发布也标志着中国 CRN 朝着专业和标准化的方向迈出了坚实的一步。

（二）中国 CRN 的发展现状

临床研究护士首先要满足的条件是作为注册临床护士。中国临床护士资源缺乏，医护的配备比率为 1∶1.07，远低于国际 1∶（2~4）的水平。作为一支新生力量和职业，临床研究护士是否满足了目前的临床试验发展现状？这些人群的职业现状如何？国内的临床研究护士群体职业标准化该如何制订和参照？为了回答这些问题，IACRN 中国上海分会有关专家开展了一项针对国内临床研究护士的问卷调查项目。该项目以问卷形式，共回收来自全国各地 819 名研究护士的问卷，最终 638 份合格问卷纳入统计分析。该研究首次纳入 SMO 护理背景 CRC（简称 SMO 的 CRN）问卷对从事 CRN 人员的基本情况、胜任力及成为研究护士的动力 3 个方面进行调研。调查的结果显示，按就业实体类型分类，隶属于医院护理部（Hospital Nursing Department, HND）的 CRN 有 265 名，隶属临床试验机构（Hospital Clinical Trial Office, HCTO）的有 169 名，隶属医院临床科室（Hospital Clinical Department, HCD）的有 120 名，人事关系隶属于 SMO 的有 84 名；来自 HCTO 的 CRN 参加的临床试验数（平均为 12.83）高于其他 3 个实体

（SMO、HND、HCD）的 CRN 分别为（8.11、7.76 和 10.25）。从事 CRN 工作的人员 98.28% 是女性,平均年龄 35 岁。学历 13.79% 为大专,78.21% 为本科,6.90% 为硕士及以上。工作经验 1 年以下的 21.79%,1~2 年的 20.69%,3~5 年的 23.04%,6~10 年的 19.75%,10 年以上的 14.73%;每个 CRN 参与的临床试验的平均数量为 9.62。这些 CRN 平均参加了 4.10 项国际多中心试验和 5.12 项肿瘤学试验。总体而言,中国 CRN 对工作成就感的满意度最高(7.34),对工作收入满意度最低(6.15)。CRN 的满意度得分因其就业实体类型而异。例如,在归属感参数方面,HCTO 的 CRN 平均得分最高,而 SMO 得分最低。从胜任力方面,参照美国肿瘤临床研究护理（oncology clinical trial nursing,OCTN）标准,我国 CRN 行为上伦理原则方面表现优异,知识方面在文件管理上表现更好。而在科学贡献、财务管理及受试者招募与保留方面仍有待提高。在对职业未来的发展方面,CRN 选择该职业的主要动力来自对临床研究的兴趣、对 CRN 工作价值的认可,以及岗位工作的需要（图 4-5 ）。

（三）CRN 发展前景

在临床试验分工精细化、管理精细化的发展驱动下,CRN 未来将承担临床试验中更专业的管理和服务职能,也将朝着 CRN 专业化专科化发展的方向继续前行。

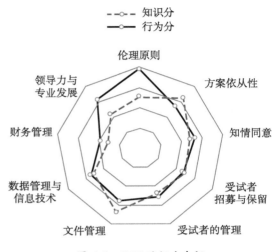

图 4-5　CRN 胜任力自评

参考文献

［1］TIMOTHY J LEY, LEON E ROSENBERG. The physician-scientist career pipeline in 2005, build it, and they will come. JAMA, 2005, 294（11）: 1343-1351.

［2］BARRY S COLLER. The physician-scientist, the state and the oath: thoughts for our times. J Clin Invest, 2006, 116（10）: 2567-2570.

［3］RONALD J KOENIG. New insights into an old question: can the MD-PhD physician scientist pipeline be improved? JCI Insight, 2022, 7（6）: e158466.

［4］GALLAGHER EJ, ROCKEY DC, KONTOS CD, et al. Pearls of wisdom for aspiring physician-scientist residency applicants and program directors. JCI Insigh, 2022, 7（6）: e158467.

［5］陈泽冰,苏弘亮,黄继山,等.基于"战略 - 组织 - 职位 - 绩效 - 薪酬 - 素质"管理模式的研究型医院临床科学家培养路径探索.中国研究型医院,2021,8（3）: 17-21.

［6］汪恒,李颜,韩庆烽.密歇根大学临床医学人才培养模式及其启示.高校医学教学研究（电子版）, 2016, 6（3）: 51-55.

［7］张晓利.从研究型医师到研究型医院的"长海探索".中国医院院长,2021,17（12）: 72-74.

［8］温世浩,张玉霞,朱熙,等.研究型科室和研究型医师遴选与考核标准制定.解放军医院管理杂志, 2015, 22（11）: 1017-1020.

［9］吴骋,徐拯,郭晓晶,等.研究型医师科研培训课程体系构建与评价.解放军医院管理杂志,2019, 26（06）: 595-597.

［10］孙颖浩,贺祥,温世浩,等.以研究型医师和研究型科室为路径建设研究型医院的思考.解放军医院

管理杂志,2015,22(10):901-904.

[11] 王冰玉,隗铁夫.高校附属医院构建临床专职科研队伍的实践与思考.中华医学科研管理杂志,2019,32(2):113-8.

[12] 陶莹,张圣海,孙夷,等.某研究型专科医院临床研究人才队伍建设的实践与探讨.中国卫生资源,2021,24(1):5.

[13] 秦银河.建设研究型医院的探索与实践.中国医院,2005,9(10):4.

[14] 富卉,鲁翔.转化医学视角下医院临床科研复合型人才的培养与管理.中国医药导报,2017,14(18):184-187.

[15] 黄洁珊,贾品,韩立远,等.浅谈医院专职科研团队规范化建设.医学信息,2017,30(17):3.

[16] 国家药品监督管理局药审中心.药物临床试验数据管理与统计分析计划指导原则.[2021-12-27].https://www.cde.org.cn/main/news/viewInfoCommon/825fc74efe0a1c699eb8a1f02118e88e.

[17] 国家药品监督管理局.药物临床试验的生物统计学指导原则.[2016-06-01].https://www.nmpa.gov.cn/yaopin/ypggtg/ypqtgg/20160603161201857.html.

[18] 国家药品监督管理局.药物临床试验的电子数据采集技术指导原则.[2016-07-27].https://www.nmpa.gov.cn/yaopin/ypggtg/ypqtgg/20160729184001958.html.

[19] 国家药品监督管理局.临床试验数据管理工作技术指南.[2016-07-27].https://www.nmpa.gov.cn/yaopin/ypggtg/ypqtgg/20160729183801891.html.

[20] 国家药品监督管理局.药物临床试验数据管理与统计分析的计划和报告指导原则.[2016-07-27].https://www.nmpa.gov.cn/yaopin/ypggtg/ypqtgg/20160729184001935.html.

[21] 国家药品监督管理局.药物临床试验质量管理规范.[2020-04-23].https://www.nmpa.gov.cn/xxgk/fgwj/xzhgfxwj/20200426162401243.html.

[22] 周静雅,程潇,于祥田,等.临床研究质量管理及风险管控.中华糖尿病杂志,2022,14(5):515-520.

[23] 朱丽君,程莎妮,王浩,等.研究型医院构建过程中临床专职科研队伍建设的思考.上海交通大学学报:医学版,2017,37(6):4.

[24] 张丹,张凯杰,姜叶,等.研究型医院构建过程中科研人才队伍建设的探索与思考.江苏卫生事业管理,2019,30(12):4.

[25] 王欣,姚慧卿,刘丽,等.临床试验研究者对协调员的满意度及管理对策探讨.中华医院管理杂志,2018,34(7):5.

[26] 中国药物临床试验机构联盟 中关村玖泰药物临床试验技术创新联盟.临床研究协调员(CRC)行业指南(试行).药物评价研究,2015,38(3):233-237.

[27] 胡牧,支修益.中美临床试验协调员工作现状比较分析.中国医院管理,2012,32(2):69-70.

[28] 朱迎迎,吴剑秋,汤唯艳,等.临床研究协调员在临床研究中的作用.临床合理用药杂志,2014,7(17):2.

[29] 彭朋,元唯安,胡薏慧,等.临床研究协调员的管理模式及其利弊.医药导报,2015,34(10):3.

[30] LISA A SPEICHER, GREGG FROMELL, SUE AVERY, et al. The critical need for academic health centers to assess the training, support, and career development requirements of clinical research coordinators: recommendations from the Clinical and Translational Science Award Research Coordinator Taskforce. Clin Transl Sci, 2012,5(6):470-475.

[31] 食品药品监管总局药化注册司.关于征求《药物临床试验机构管理规定》意见的通知,食药监药化管便函〔2015〕143号.[2015-02-06].https://www.nmpa.gov.cn/xxgk/zhqyj/zhqyjyp/20150206142601895.html.

［32］樊兴芳,王涛.专职 CRC 在临床试验中的应用现状调查.现代医药卫生,2016,32（11）:1615-1621.

［33］李树婷,刘洋,高志刚,等.中国临床研究助理的生态环境及现场管理组织发展报告.中国新药杂志,2018,27（11）:7.

［34］刘燕飞,胡夕.临床研究协调员工作指南.上海:复旦大学出版社,2017.

［35］广东省药学会.药物临床试验 CRC 管理广东共识（2020 年版）.今日药学,2020,30（12）:799-801.

［36］HILL G, MACARTHUR J. Professional issues associated with the role of the research nurse. Nurs Stand, 2006, 20（39）:41-47.

［37］BEVANS M, HASTINGS C, WEHRLEN L, et al. Defining clinical research nursing practice:results of a role delineation study. Clin Transl Sci, 2011, 4（6）:421-427.

［38］王琦,刘纬华,张红梅,等.国内外临床研究护士的发展现状.全科护理,2019,17（24）:3.

［39］医政医管局.“十二五”时期我国护理事业发展成效显著.［2015-02-06］. http://www.nhc.gov.cn/ yzygj/s3594/201605/5455fba5677340ebbb822dba029f1c42.shtml.

［40］MOSKOWITZ J, THOMPSON JN. Enhancing the clinical research pipeline:training approaches for a new century. Acad Med, 2001, 76（4）:307-315.

［41］SAMBUNJAK D, STRAUS SE, MARUSIC A. Mentoring in academic medicine:a systematic review. JAMA, 2006, 296（9）:1103-1115.

［42］CERSI University of Maryland. Clinical investigator training course.［2023-04-07］. https://cersi. umd.edu/clinical-investigator-training-course.

［43］Institute for Healthcare Policy &Innovation-University of Michigan. National clinician scholars program at IHPI.［2023-04-07］. https://ihpi.umich.edu/about/education-training/programs/ ihpi-clinician-scholars-program/about-program.

［44］Washington University School of Medicine in St.Louis. Graduate certificate in clinical investigation.［2023-04-07］. https://crtc.wustl.edu/programs/certificates/ci/.

［45］张会方,于玲玲,张弼,等.研究者发起的临床研究国际经验及对我国的启示.中华医学科研管理杂志,2021,34（3）:235-240.

［46］中华人民共和国国家卫生健康委员会.医疗卫生机构开展研究者发起的临床研究管理办法（试行）.［2021-09-09］. http://www.cd120.com/scientific/clinical/notice/64254.html.

［47］全国人民代表大会.中华人民共和国专利法.［2020-10-17］. http://www.npc.gov.cn/npc/c2/c30834/202011/t20201119_308800.shtml.

［48］全国人民代表大会常务委员会.中华人民共和国促进科技成果转化法.［2015-08-29］. http://www.gov.cn/xinwen/2015-08/30/content_2922111.htm.

［49］黄亨烨,张硕,冯铁男,等.大学附属医院医师临床研究能力与培训需求分析.中华医学科研管理杂志,2017,30（4）:293-299.

［50］张卿,张力.提高研究者发起的临床研究质量的策略和方法.中华医学科研管理杂志,2022,35（01）:16-19.

［51］GORDON SM, DIONNE RA. Development and interim results of a clinical research training fellowship. J Dent Educ, 2007, 71（8）:1040-1047.

［52］冯铁男,刘怡婷,缪鑫,等.中美关于临床医师临床研究方法学素养培训的比较研究.中华医学教育探索杂志,2022,21（1）:1-5.

第五章　临床研究受试者保护体系建设

第一节　概　　述

一、IIT 的国内外进展

临床研究受试者保护体系覆盖了临床研究的整个过程,其中涉及研究发起方、研究者、伦理审查委员会、受试者和其他研究相关参与方的共同努力。受试者保护的责任是需要临床研究所有参与方共同承担起的重要职责。临床研究受试者保护体系建设为参与临床研究的受试者提供重要的保障。与申办方发起的临床试验相比,IIT 的受试者保护体系建设显得更为重要,因为它一定程度上需要弥补申办方责任的空缺。

在伦理方面,尽管 IIT 研究与其他涉及人的研究一样,所遵循的伦理基本原则和指南都是一致的,但伴随着新的领域和新技术的出现,尤其是近年来药物(或器械)超适应证应用、基因编辑和干细胞技术、细胞免疫治疗、人类辅助生殖技术、人工智能技术、医疗大数据临床研究等领域的发展,研究者迫切希望开展新的探索研究,以给患者带来新生和满足其对健康的更高需求,但是这些新技术首次在人体上的研究也伴随诸多不确定性和风险,给伦理评估带来挑战。如何平衡推动科技的进步和确保受试者的安全和权益之间的关系,是伦理审查委员会的职责所在,更是受试者保护体系的重要责任。

不同于我国的分类方式,美国将 IIT 分为新药临床试验(investigational new drug, IND)-IIT 和非注册临床试验(Non-IND)-IIT。IND-IIT 须递交 IND 申请,Non-IND-IIT 的发起与实施无须向食品药品监督管理局(FDA)申报,由所在大学、医院等研究机构通过伦理审查后即可实施,但知情同意过程需符合美国联邦法规的要求。其中,针对上市后照说明书使用的 IIT,可参照其是否符合豁免 IND 的条件来判断是否需要递交 IND 申请。在欧盟国家,IIT 的管理更为严格,其规定所有干预性研究都必须向药政管理部门递交申请。其他国家的管理模式部分类似美国或欧盟,或介于二者之间。我国对于 IIT 的监管正逐渐建立起与注册类临床试验相一致的管理架构和方法,将 IIT 分为观察性研究和干预性研究进行分类管理,进一步规范 IIT 的全过程管理。

二、研究者发起的临床研究的伦理管理要求

（一）IIT 相关伦理指南

首先,IIT 需遵循国际公认的基本伦理原则,遵守科研诚信,确保研究结果和数据的真实可靠,确保受试者的安全和权益。具体包括世界医学会《赫尔辛基宣言》(2013 年)、国际医学科学组织理事会(Council for International Organizations of Medical Sciences, CIOMS)《涉及人的健康相关研究国际伦理指南》(2022 年版)等。同时也要符合国家相关法规和管理办法,如《涉及人的生物医学研究伦理审查管理办法》(2016 年)、《涉及人的生命科学与医学研究伦理审查办法》(2023 年)、《医疗卫生机构开展研究

者发起的临床研究管理办法（试行）》《干细胞临床研究管理办法（试行）》《中华人民共和国个人信息保护法》《中华人民共和国数据安全法》和《国家健康医疗大数据标准、安全和服务管理办法（试行）》等。

（二）IIT 的伦理管理

1. 伦理管理构架和工作机制　建立以受试者保护为目标的 IIT 受试者保护体系构架和工作机制，是规范、高效、高质量开展临床研究的保障。保护体系构架由 CRU、机构办、科研管理部门、伦理审查委员会、科学性审查委员会或学术／专家委员等多部门组成，其中伦理审查委员会是重要的关键部门。部门间的职责明确，尤其是在明确 CRU、机构办和科研管理部门之间权责分工的基础上加强沟通协作，并且与伦理委员会建立起紧密对接的工作机制，对高效伦理审查的实现至关重要，也是研究项目能及时启动的保证。

研究者对临床研究的伦理合规性负责，充分尊重受试者的知情权与自主选择权利，给予受试者提供医疗保护，使受试者承担风险最小化，获益最大化。一般情况下，IIT 在通过科学／学术审查后，伦理审查委员会进行伦理审查。伦理审查委员会的职责是在遵循相关法规指南的要求下，从第三方（受试者）的角度审查研究是否合乎伦理，来确保受试者的安全和权益受到保护，其组成、审查过程和审查决定等活动不应受任何相关组织和实施者的干扰或影响。因此，伦理审查委员会应该是相对独立于研究管理部门的，其职责为建立伦理审查制度和标准操作规程，开展及时和高质量伦理审查，建立利益冲突管理和防范机制。

2. 伦理全过程监管　对于 IIT 的伦理监管，伦理审查委员会担负起保护受试者的重要责任，按照伦理审查委员会标准操作规程的要求，负责对项目开展跟踪审查和全过程监管，包括年度定期跟踪审查、修正案审查、安全性事件报告审查、违背偏离方案审查、结题审查等。同时，伦理审查委员会也可参与临床研究项目核查，开展不定期的检查和实地访查。建立信息化审查平台，可以实时有效地开展全过程的跟踪管理。对接国家和地方要求，对 IIT 伦理相关信息和资料在相关备案网站上进行及时上传备案，配合相关的检查工作。

开展高效和高质量的伦理审查，始终是机构伦理审查委员会的职责和任务。从国家到地方层面而言，需要建立一套适合本地区的伦理评估体系，来指导和评估各个伦理审查委员会的工作，达到审查能力的同步提升，也是开展多中心临床研究伦理协作审查的关键和前提。

三、基于风险程度的伦理审查

根据要求，机构应当结合自身实际，合理判断临床研究的风险，结合研究类型、干预措施等对临床研究实行分类管理。

（一）IIT 风险等级和研究类型

1. 伦理风险评估分级　在一个研究项目的伦理审查过程中，一项非常重要的任务就是需要判断研究风险和获益比的合理性或可接受性，这个对伦理审查委员会而言是非常具有挑战性的，因为没有一个客观量化的指标可以计算和测定。临床研究风险不可避免，但可以被减小或控制，伦理审查委员会有责任确保风险在可能的范围内最小化。通过界定研究最小风险内涵，实现临床研究风险等级划分。美国把临床研究的"最小风险"定义为："研究中预期发生的伤害或不适的概率与严重性，不超过它们在日常生活中或常规生理或心理检查中所出现的概率与严重性"。在最小风险定义的基础上，美国密歇根大学制订受试者风险分级指南，将风险划分为 4 个等级，并从身体损害、心理危害、法律风险和经济危害等 4 个维度去阐述风险内涵：①不大于最小风险（no more than minimal risk），指研究中能预见的风险或不适发生的可能性和程度不高于受试者在日常生活、常规体检或心理学检查中发生的可能性和程度；②低风险（minor increase over minimal risk），指风险高于上一级但低于下一级；③中等风险（moderate risk），指暂时的可逆的或中度的不适感（持续超过 24 小时）、功能障碍、身体伤害或疼痛，或是中度经济损失；④高风险（high risk），指死亡、严重的疼痛和 / 或身体或器官永久的功能障碍，或是严重经济损失和名誉损害等。

因此，基于风险等级评估基础上的科学审查和伦理审查，能够更好地决定审查方式、跟踪审查频率，使得临床研究伦理审查更高效及时，并可以针对性地重点关注风险较高的项目和开展全程跟踪审查。

2. 根据研究者是否施加某种研究性干预措施，临床研究可以分为观察性研究和干预性研究。

（1）观察性研究：不会对研究对象施加研究性干预措施，也不对研究对象采取随机化分组，不会使研究对象承担超出常规诊疗或疾病防控需要的额外健康（疾病）风险或经济负担。其风险等级不大于最小风险，如采集健康或疾病相关数据的回顾性研究、非干预的真实世界研究、建立疾病队列开展临床观察研究等。

（2）干预性研究：研究性干预措施应当符合医学的基本理论和伦理规范、具有充分的前期研究基础和资料、有社会价值和科学的研究方案以及风险防范的预案等，如非随机对照研究、随机对照研究等。机构和研究者应当对干预性研究可能出现的风险进行评估，具备与风险相适应的处置能力，妥善保护干预性研究的研究对象的健康权益，不得向受试者收取与研究相关的费用和因研究增加的费用。

关于超适应证研究，须针对严重危害人的生命健康且目前无确切有效干预措施的疾病，或者虽有确切有效的干预措施但不可获取；有体外实验手段或动物模型的，体外实验或者动物实验研究结果应当支持开展临床研究；或者观察性研究结果提示确有必要开展干预性研究等，符合以上条件的可以开展超适应证研究，但因超适应证研究风险比较大，尤其可能在人体上第一次使用，应特别关注安全性，谨慎开展风险和获益评估。对于超适应证研究的医疗机构也应该明确是三级甲等医院才可以开展。

关于以手术和操作、物理治疗、心理治疗、行为干预、临床诊疗方案、群体性健康措施、生物医学技术等为干预措施的临床研究，都属于中高风险的干预。尤其是目前比较热点的创新性生物医学技术（如细胞治疗、免疫治疗、基因编辑技术），对一些罕见病和无有效治疗方法的疾病是研究者和患者非常期盼的，但另一方面，对受试者而言它们所带来的风险也会更高，如何平衡既要推进科学技术的进步又要符合伦理的要求，是伦理审查委员会、研究者、研究机构面临的共同挑战。

（二）科学评审和伦理审查

1. 医疗（研究）机构应当建立学术审查制度和机制，必要时建立学术委员会或学术评审专家库。科学性审查的内容应当包括研究的合理性、必要性、可行性，以及研究目的、干预措施、研究假设、研究方法、样本量、研究终点、研究安全性等。项目管理部门应在立项前，开展学术审查。基于项目风险的程度来决定审查形式，选择会议审查或简易审查。

2. 当项目管理部门在通过项目立项后，可以开始伦理审查。基于上述的风险评估，通常如观察性研究等不大于最小风险或低风险的干预性研究，可以采用简易审查的方式。对于具有中高风险的干预性研究，包括：①超适应证研究；②以手术和操作、物理治疗、心理治疗、行为干预、临床诊疗方案、群体性健康措施、创新性生物医学技术（如细胞治疗、免疫治疗、基因编辑技术）等为干预措施的有较高风险的临床研究创新外科式式及已有式式的全新适应证（包含人工智能辅助手术）的临床研究；③新型生物材料体内置入临床研究等,通常采用会议审查方式。

对于中高风险的 IIT,伦理审查委员会特别需要关注以下要点:研究机构和研究者资质、研究经费来源、社会价值和科学意义、充分的前期安全性资料、高风险前期临床研究的小样本探索、风险防控预案、充分的知情同意、关注纳入脆弱人群作为受试者的特殊保护、补偿和赔偿、购买保险、跟踪审查频率以及安全性事件等。

关于多中心临床研究伦理审查,为及时有效地开展伦理审查,建议在区域内建立多中心协作审查机制或成立研究单位联盟,建立制度和标准操作规程,明确牵头单位和各参与单位伦理审查职责和范围,建立基于伦理协作的信息化平台,使研究机构、各伦理审查委员会、研究者、申办方等相关各方信息沟通,同时,开展伦理审查委员会培训,建立评估体系和标准,开展伦理审查委员会的评估和质量管理,共同提升各伦理审查委员会的审查能力,真正达到伦理审查结果互认。

第二节 多中心临床研究的伦理协作审查

一、多中心临床研究伦理审查的现状

多中心临床研究的伦理审查一直是国内外关注和讨论的热点问题,也是临床研究各方(政府、申办方、研究机构、研究者和伦理审查委员会)共同关注的问题。作为新药、新器械临床试验和 IIT 的重要环节,选取何种模式和方式,既能达到提高伦理审查效率,又能保证伦理审查质量,确保研究科学可靠,保证受试者的权益和安全,一直是人们不断探索的话题。

为了完善伦理委员会审查机制和提高伦理效率,采取协作审查是可探索的机制之一。国家食品药品监督管理总局(China Food and Drug Administration, CFDA)在《药物临床试验伦理审查工作指导原则》(2010 年)中将其定义为:"多中心临床试验的伦理审查应以审查的一致性与及时性为基本原则;多中心临床试验可建立协作审查的工作程序。研究项目实施前,组长单位伦理审查委员会负责审查试验方案的科学性和伦理合理性。各参加单位伦理审查委员会在接受组长单位伦理审查委员会的审查意见的前提下,负责审查该项试验在本机构的可行性,包括机构研究者的资格、经验,是否有充分的时间参加临床试验以及人员配备与设备条件等。研究项目批准以后,各中心的伦理审查委员会应对本机构的临床试验实施情况进行跟踪审查。" 2017 年中共中央办公厅、国务院办公厅印发《关于深化审评审批制度改革鼓励药品医疗器械创新的意见》中提及 "在我国境内开展多中心临床试验的,经临床试验组长单位伦理审查后,其他成员单位应认可组长单位的审查结论,不再重复审查。国家临床医学研究中心及承担国家科技重大专项和国家重点研发计划支持项目的临床试验机构,应整合资源建立统一的伦理审查平台,逐步推进伦理审查互认。" 2023 年国家卫生健康委、教育部、科技部、国家中医药局发布的《涉及人的生命科学与医学研究伦理审查办法》中指出:"多机构开展的研究中,参与机构的伦理审查委员会对牵头机构出具伦理审查意见的确认可以通过简易审查来完成"。

二、区域伦理审查委员会的探索实践

区域伦理审查委员会第一次出现在官方文件是中共中央办公厅、国务院办公厅印发的《关于深化审评审批制度改革鼓励药品医疗器械创新的意见》(简称《意见》)以及国家市场监督管理总局发布的《药品注册管理办法》(简称《办法》)。《意见》提到 "完善伦理审查委员会机制,各地可根据需要设立区域伦理审查委员会,指导临床试验机构伦理审查工作,可接受不具备伦理审查条件的机构或注册申请人委托对临床试验方案进行伦理审查,并监督临床试验开展情况"。《办法》中则进一步明确了设置目的是完善伦理审查委员会机制,接受不具备伦理审查条件的申请人委托审查。同时又指出:"申请人提出药物临床试验申请前,应将药物临床试验方案交由拟开展药物临床试验的组长单位的机构伦理审查委员会或委托区域伦理审查委员会审查批准。经药物临床试验组长单位或区域伦理审查委员会审查批准后,其他成员单位应认可审查结论,不再重复审查临床试验方案。"直接将区域伦理审查委员会与组长单位的机构伦理审查委员会和多中心临床试验的概念结合在了一起,这对区域伦理审查委员会的定义,设置目的以及最终的发展提出了新的要求,即要求区域伦理审查委员会能够接受委托,并承担起对多中心临床研究的组长单位机构伦理审查委员会审查的职责。

近 10 年来,各省市和地区成立了多个区域伦理审查委员会,以下举例介绍相关建设概况。

（一）四川中医药区域伦理审查委员会

由成都中医药大学附属医院、国家中药临床试验研究成都基地、国家中药临床试验研究成都中心发起,经四川省中医药管理局批准,四川中医药区域伦理审查委员会于 2012 年 4 月 11 日正式成立。其主要职责是对四川省内涉及人体的中医药临床研究包括新药及医疗器械等科研项目的伦理审查和批准,保证其符合伦理原则,提高临床试验的获益风险比,保障受试者的权益。该委员会还负责对四川省医疗机构、科研院所中存在伦理争议的中医药项目进行伦理审查、认定或裁决;对四川省内的中医药机构伦理审查委员会工作进行指导监督,并定期或不定期开展检查及评估。

（二）山东省区域医药伦理审查委员会

2017 年 11 月 16 日,山东省区域医药伦理审查委员会成立。该机构挂靠山东省医学伦理学学会,是独立的第三方社会服务机构,主要负责对山东省内涉及人体的医学临床研究项目的伦理审查和批准,保证所有临床研究符合伦理原则,提高临床试验的风险受益比,保障受试者的权益;对本区域内医疗机构、科研院所,相关有伦理争议的医药项目进行伦理审查、认定或裁决;对本区域内医疗机构、科研院所伦理审查委员会工作进行指导监督,定期或不定期地开展检查及评估;在区域内开展医药伦理培训和学术交流。

（三）上海市临床研究伦理审查委员会

2017 年 12 月 8 日,上海市临床研究伦理审查委员会经上海市卫生和计划生育委员会批准正式成立,主要负责涉及人体的医学临床研究项目的伦理审查,保证临床研究符合伦理原则,保障受试者权益。该伦理审查委员会是上海医药临床研究中心的附设机构,由卫生计生委和徐汇区人民政府共同建设,其本身不开展临床试验,只接受其他医疗机构委托开展伦理审查和监督管理。目前该机构承接各类临床研究和临床试验的伦理委托审查,项目类别包括注册类临床试验、研究者发起的研究、化妆品、保健品的临床试验等。同时牵头开展各类相关培训和国际会议的承办,并牵头发布样本库领域相关的伦理指南和共识。

（四）广东省区域伦理审查委员会

2018 年 1 月 30 日,广东省药学会成立广东省区域伦理审查委员会,接受机构或注册申请人委托,对临床试验方案进行伦理审查、提供机构伦理审查指导服务、开展伦理培训、咨询等服务。该伦理审查委员会成立了 3 个小组,其中审查小组为了配合广东省仿制药一致性评价工作,特别建立了Ⅰ期临床试验审查小组。2020 年 8 月,区域伦理审查委员会发布了《临床试验伦理协作审查联盟共识（试行版）》,倡议联盟单位机构伦理审查委员会实行多中心临床试验的主审和协审之间的协作审查机制。

（五）北京市中医药研究伦理审查委员会

2018 年 7 月 6 日,在北京市中医管理局召开的北京市伦理审查体系建设工作会上,北京市中医药研究伦理审查委员会正式成立。该委员会作为独立于研究机构的区域性伦理审查委员会,可以满足不具备伦理审查条件的机构,尤其是基层医疗机构开展中医药临床研究的伦理审查需要,还可以为大规模多中心中医药临床研究提供权威的单一机构伦理审查支撑。同时,委员会还将通过向行业机构提供研究伦理相关咨询、培训服务,向社会公众提供受试者保护的普及教育,带动北京地区研究受试者保护水平和研究伦理公众意识的整体提升。

区域伦理审查委员会的目的相对比较明确,为了满足不具备伦理审查条件的机构开展委托审查,同时承担一部分培训教育工作。区域伦理审查委员会与机构伦理审查委员会互为补充,没有上下级关系。

此外,区域伦理审查委员会作为独立的第三方的伦理审查委员会,其备案、监管和授权问题未能得到解决的前提下一直面临组织架构不清晰、职责不明确、没有实体、相关人员不确定、没有具体审查项目等困境,其解决机制困境的作用是有限的。区域伦理审查委员难以解决多中心临床研究伦理审查的瓶颈问题。通过建立区域伦理审查委员会落实协作审查机制来提升多中心临床研究伦理审查效率还存在诸多的困难。

三、伦理联盟探索区域范围内协作审查

为了解决多中心临床研究伦理审查的效率问题,各省市纷纷探索以区域范围内伦理联盟的形式,在各医疗机构范围内形成共识,开展伦理审查互认和协作审查。

（一）以上海为例——申康市级医院伦理联盟

为了进一步提升伦理审查效率,提高伦理审查质量,完善伦理审查体系建设,上海申康临促中心发起并成立“市级医院临床研究伦理审查委员会联盟”。联盟是由市级医疗机构为主组成,鼓励上海及其他地区医疗机构积极加入,共同搭建和提供市级医疗机构临床研究伦理审查委员会互相交流和互动的平台。联盟以“提升伦理审查质量和效率”为宗旨,积极展开“开放协作,资源共享,融合创新,全面互认”的创新协作模式,在保证试验符合伦理原则、保障受试者权益的基础上,统一伦理审查的标准,整合上海市级医疗机构伦理审查委员会的优势资源,解决多中心临床研究所面临的共性问题,探索多中心临床研究伦理协作审查运作模式,创新伦理审查协作模式和机制,促进联盟成员单位伦理审查能力的发展,推动项目各成员单位伦理审查结果互认,共同推进医疗机构科学研究和创新产业发展。联盟目标是推进伦理审查委员会认证体系建设,探索建立长三角一体化协作审查机制。

1. 伦理联盟的组织框架　伦理联盟初期由申康中心管辖范围内的 36 家市级医院的伦理审查委员会组成,后期可扩大至上海或长三角的其他医疗机构。联盟采取轮值主任领导下的秘书处负责制的工作模式,组织框架详见图 5-1。

联盟主任采取轮值制,每两年为一轮进行轮换,利于所有市级医院对伦理审查的参与程度和重视程度。联盟设立指导委员会,委员会由各成员单位分管伦理审查的领导或伦理审查委员会主任委员担任,指导联盟开展工作;联盟大会为联盟的最高决策机构,指导联盟开展工作,决定联盟重要事项。联盟大会每年召开一次会议,情况特殊时可采用视频或通信方式召开。主任秘书联席会作为联盟的执行机构,对联盟大会负责。

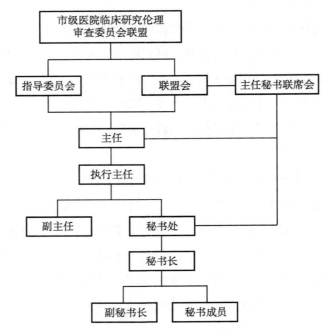

图 5-1 市级医院临床研究伦理审查委员会联盟组织框架图

在联盟执行主任的指导下,秘书处主要负责执行联盟大会决议,负责组织、管理、协调联盟的各项工作;负责联盟大会的筹备和召开;起草联盟年度工作报告;负责受理加入联盟的申请,对申请单位资格进行初步审查;组织联盟单位开展伦理培训、学术研讨、审查标准的制定以及评估等活动。

2. 伦理联盟的职责与功能 ①市级医院和产业创新企业发起的多中心临床研究项目建立伦理协作审查制度,推动审查结果互认,实现多中心临床研究项目的高效伦理审查。②强化研究的过程管理,在临床研究项目启动后的不同阶段,由联盟组织发起,通过各中心单位伦理审查委员会对项目进行定期跟踪审查与结题评估或不定期对项目的伦理执行情况进行自评或互评,对不满足伦理要求的项目予以暂停或终止。③定期举办联盟伦理学术研讨会,交流阶段内伦理的相关问题与提议;完善现有伦理审查标准与审查制度,推动伦理审查能力建设和此领域的发展。④举办分层、分级系统化伦理培训课程,针对委员、秘书和相关工作人员开展持续跟踪培训,探索开展研究者有关临床研究规范化培训和伦理相关培训。

上海的伦理联盟以市级医院为初期探索,通过申康临促中心搭建平台,应用 HI-CLIP 平台提供的多中心伦理协作审查系统,构建企 - 医 - 机构 - 伦理互相协调合作的工作机制,有效降低沟通成本,显著提高沟通效率。基于自愿准入的原则应用统一规则,在协同平台上运行的多中心临床项目,推荐采取联盟的协作审查方式,但不做强制性要求,在保证实践探索的同时,又尊重了各自医疗机构的自主权。上海伦理联盟的模式为多中心临床研究提供了一条可供选择的快速通道,切实解决了多中心临床研究协作审查的痛点问题。然而此模式采取灵活准入的方式,对于研究项目的准入、申办方的准入和伦理审查委员会的准入没有强制性,因此是否具有全面推广和可复制性有待进一步验证。

(二)以北京为例——北京市医学伦理审查互认联盟

经北京市卫生健康委倡议,由医疗卫生机构发起组建北京市医学伦理审查互认联盟,并于 2020 年 12 月 1 日,发布《北京市医学伦理审查互认联盟工作规则(2020 年版)》,联盟首批 15 家单位接受证书,签署协议书。同时,联盟推出北京市医学伦理审查互认平台,2021 年 3 月 18 日第二批 33 家,2022 年 3

月 29 日第三批 15 家加入联盟。

1. 联盟的主要任务　探索并逐步完善伦理审查互认机制,建立联盟运行管理共识,依托多中心临床研究项目开展伦理审查互认。

2. 联盟的宗旨　联盟本着自愿、互信、共同发展的原则开展伦理审查互认。

3. 适用范围　按照同一研究方案,在一家以上的联盟成员单位间开展多中心的临床研究时,联盟成员单位依据本规则进行伦理审查互认。

4. 组织管理　联盟成员单位在市卫生健康委员会的指导下,按照自愿原则,由北京地区符合条件的医疗卫生机构组成。联盟设立秘书单位,由成员单位推荐或自荐产生。每届任期 2 年。由市卫生健康委牵头,届满前 3 个月推选产生下届秘书单位。

5. 责任和义务　主审单位和参与单位均应承担本机构受试者保护的主体责任,依规进行伦理审查,接受社会监督。项目开展中如出现损害受试者权益或安全问题,机构内主要负责人、研究者、项目管理部门、伦理审查委员会等处理相关事件的职责和程序不变。

开展伦理审查互认时,联盟成员单位分为一家主审单位和若干家参与单位。主审单位选取方式及标准详见表 5-1,审查流程详见图 5-2。

表 5-1　主审单位选取方式及标准

主审单位选取方式	主审单位选取标准
● 主审单位一般由多中心临床研究项目的组长单位担任 ● 如组长单位不宜担任,或成员单位中无组长单位,可由联盟成员单位推选产生主审单位	● 获得国家药品监督管理局药物临床试验机构资格 6 年以上并顺利通过资格认定复核检查 2 次以上 ● 国家临床医学研究中心及国家示范性临床试验技术平台单位;或者伦理审查委员会近 3 年至少审查过 3 个本单位作为药物和医疗器械临床试验组长单位的项目

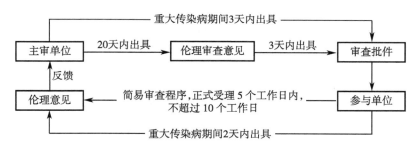

图 5-2　伦理审查流程

北京市区域伦理联盟的实践通过健康主管部门的牵头和指导,由北京市卫健委发起,提供了重要的支持和保障,能够让更多的医疗机构加入联盟中,在联盟中能够较为顺利地执行协作审查的工作,具有一定的强制性。

四、伦理协作审查的思考与未来展望

1. 提高伦理审查委员会的审查能力和质量是协作审查的前提　经过多年的实践和探索,多中心临床研究伦理协作审查一直无法落实的一个重要原因是参与单位的伦理审查委员会对组长单位的伦理审查能力和审查质量存在疑问甚至不信任。组长单位的选择往往是根据专业优势和较高的学术地位,而其所在医院伦理审查委员会的审查水平和质量未必是所有参与中心中最强的,组长单位伦理审查委员会可能存在审查不过关或者有遗漏的情况,所以大部分参与医院的伦理审查委员会还是坚持独立审查的方式。所以,只有不断提高各伦理审查委员会的审查能力,缩小各伦理审查委员会之间的审查质量差距,加强培训,进行主审伦理审查委员会资格的评估认证探索,从而保证主审伦理审查委员会的审查质量,便于其他参与单位认同并同意加入协作审查的程序。

2. 协作审查需要彼此约定各自承担的审查和受试者保护责任 除了审查能力和审查质量上存在差异外,各参与中心的职责划分也是阻碍协作审查落地的一个重要原因。众所周知,临床试验和临床研究实行研究所在医院负责制进行管理和追责。由主审伦理审查委员会的审查决定最重要的风险把控,而参与单位承担因为方案科学性审查存在的不足造成的后果,这种权责分离的模式难以真正意义上推行伦理协作审查机制。据此,推荐主审伦理审查委员会与协审伦理审查委员会之间签订相关协议,原则上由主审伦理审查委员会负责方案的科学性,由各参与单位的伦理审查委员会负责审查本机构的可行性和受试者安全等问题,并自行负责后续的跟踪和管理,在做到主次有别的同时,又能保证权责一致。

3. 区域内的协作审查无法解决跨区域研究项目的效率问题 北京和上海通过伦理联盟的方式进行实践探索,逐渐显现出协作审查的雏形。以专业为代表的协作审查也逐渐发展,在相同专业领域,彼此之间对于专业的权威性和伦理审查质量的认可度还是比较容易统一的,因此比较容易决定主审伦理审查委员会和协审伦理审查委员会的分工合作问题。同时,对于一些国家重大专项等也可以尝试建立协作审查的平台,互相认可审查决定。然而,真正意义上的多中心临床试验或临床研究不可能局限在同一个区域范围内,必然涉及跨省市甚至跨国,这样区域范围内的协作审查所能发挥的作用就非常有限。寄希望于在更大范围内探索协作审查的可行性,例如长三角、粤港澳、京津冀、东三省等有代表性的区域,并逐渐推行达到实现全国范围内多中心伦理协作审查的落地。

4. 优选主审伦理审查委员会是未来协作审查的主要趋势 对于多中心临床研究的协作审查的主审伦理审查委员会的选择存在诸多的模式和可能,有直接委托组长单位伦理审查委员会作为主审伦理审查委员会的、有固定某些伦理审查委员会轮流承担主审伦理审查委员会的,有选择所有参与机构外的一家伦理审查委员会作为主审伦理审查委员会的,也有委托区域伦理审查委员会承担起主审伦理审查委员会的做法。随着伦理审查能力的不断提升,未来可见的较为理想的模式是一种相对客观公正的主审伦理审查委员会优选模式,即由组长单位伦理审查委员会基于充分的理由推荐优选一家伦理审查委员会,其他参与中心可以通过网络系统投票的方式,以少数服从多数的方式优选出所有参与中心普遍认可的合格主审伦理审查委员会,由此产生的主审伦理审查委员会的审查结果更容易得到其他中心的认可和支持。

区域伦理审查委员会与多中心临床研究的协作审查本是两个相对独立的概念和目标,区域伦理联盟的建立是为了完善伦理审查机制;多中心临床研究协作审查是为了提高伦理审查效率。但是随着伦理审查工作的不断发展和提升,两者渐渐地可以互相融合,取长补短,互相促进。区域伦理审查委员会亟待被授权并赋予明确的权力和责任,发挥专家的优势,解决疑难问题,完善伦理审查机制的同时提高伦理审查效率。分工协作审查机制则需明确主审和协审伦理审查委员会的责任分工,让协作审查能够真正为提高伦理审查效率做出应有的一份贡献。

第三节　涉及弱势群体的临床研究伦理审查

临床研究往往是风险与受益并存,研究人群的选择应遵循风险和受益公平分配的原则,包括弱势群体在内的任何人群都不应被排除在研究之外,都有权分享科学发展的成果收益。但基于弱势群体生理、心理、自主能力等特殊性的考虑,为避免弱势群体被不正当地利用,涉及弱势群体的临床研究伦理审查,在遵循一般伦理原则的同时,还有其特殊考量。

一、临床研究中的弱势群体

临床研究中的弱势群体是相对地(或绝对地)没有能力维护自身意愿和权利的人,一般可分为生理性弱势群体和社会性弱势群体。生理性弱势群体是指能力受到限制而无法给予同意或拒绝同意的人,如儿童、有精神障碍不能给予知情同意的人等;社会性弱势群体是指自愿参加临床研究的意愿有可能因研究的预期受益或者担心拒绝参加可能被报复而受到不正当影响的人,如研究者的学生和下级、申办者的员工、囚犯、入住福利院的人、无家可归者、终末期患者等。

二、开展涉及弱势群体临床研究的机构伦理审查委员会管理

(一)伦理审查委员会

开展弱势群体临床研究伦理审查的伦理审查委员会,应有足够的能力承担保护弱势群体受试者的职责。其委员组成应包括临床研究所涉及的弱势群体相关专业背景的专家,或聘请熟悉该弱势群体的相关医学、药学、心理学、社会学等领域的专家担任独立顾问。委员的履职培训和继续教育学习都应包括弱势群体受试者保护的特殊伦理规范要求及相关新进展。

(二)伦理审查程序

伦理审查委员会应制订与审查工作相适应的弱势群体受试者保护特别操作程序,明确涉及弱势群体临床研究的主审委员资格、伦理审查的特别关注要点等。

1. 研究项目主审伦理委员资格要求　涉及弱势群体临床研究项目的主审伦理委员,应由弱势群体受试者相关专业背景的委员或具有较丰富的弱势群体研究伦理审查经验的委员担任,对研究方案进行全面伦理审查,对弱势群体参与临床研究的风险受益进行充分分析、评估,对弱势群体受试者的知情同意给予特别关注。

2. 伦理审查特别关注要点

(1)研究方案的审查:伦理审查委员会须特别关注弱势群体参与研究的必要性、不可替代性和合理性,评估弱势群体参与研究的风险受益比,确保参与研究的弱势群体受试者的风险最小化。

(2)招募广告及知情同意书的审查:伦理审查委员会须特别关注弱势群体受试者招募过程的公平公正、合法适当,并确保研究的知情同意书内容和知情同意过程遵循了"完全告知、充分理解、自主决定"的原则,为弱势群体提供适合其知情同意能力的知情同意书,并获取与其能力相当的知情同意意愿,尊重其反对的意愿。

(3)跟踪审查:伦理审查委员会须特别关注研究实施过程中的弱势群体受试者的风险受益比和知情同意能力的持续评估,以确保持续履行弱势群体受试者的保护责任。跟踪审查的频率根据研究的风险程度和发生的可能性而确定。

（三）多中心临床研究伦理审查

涉及弱势群体的多中心临床研究,应特别关注各研究参加机构的伦理审查是否都考虑了弱势群体的特殊伦理规范要求。建立"协作审查机制"的涉及弱势群体多中心临床研究,须特别关注牵头机构的伦理审查是否考虑了弱势群体的特殊伦理规范要求,具体包括:①参加会议审查的伦理审查委员会委员的组成是否包含弱势群体相关专业背景的委员,或聘请弱势群体相关领域的专家担任独立顾问;②伦理审查决定或意见是否存在未覆盖相关弱势群体受试者的情况等。多中心研究参与机构的伦理审查委员会应基于对牵头机构伦理审查决定是否覆盖弱势群体的判断,选择适当的伦理审查方式。

三、临床研究中弱势群体的特殊保护

（一）选择弱势群体作为受试者的理由

应确认将弱势群体纳入受试者范畴对实现临床研究的预期研究目的具有不可替代性。即:①研究是针对弱势群体特有的疾病或健康问题,且为该弱势群体需要优先关注的健康问题,旨在获得具有该弱势群体特殊性的健康知识、实践或干预措施;②弱势群体能从研究获得的健康知识、实践或干预措施中受益或未来预期受益;③研究唯有以弱势群体作为受试者才能达到预期的研究目的。

（二）涉及弱势群体的临床研究特别伦理要求

1. 研究设计　开展涉及弱势群体的临床研究,须有充分的科学理由证明在弱势群体开展研究的科学性和伦理合规性。

（1）研究背景:应有充分的弱势群体参与临床研究的风险或潜在风险评估。具体包括:①有充分的前期研究基础,包括但不限于临床前研究结果、既往临床经验、既往文献资料等;②避免重复的类似研究;③如同时在弱势群体与其他人群开展研究,应对"同时在弱势群体中开展研究的必要性"进行充分论证。

（2）研究方法:应以保障弱势群体受试者的安全和权益为前提,科学选择研究方法,具体包括:①选择的评价指标应能够在弱势群体中实现;②如设置对照组,则对照组应采用当前公认的有效干预措施,且研究方案中应有针对可能治疗失败的受试者的早期评估方案;③在确定剂量的研究中,如已经有其他群体剂量,则其他群体剂量和体外实验剂量推测依据均应作为剂量设计的重要标准;④在关于剂量递增的耐受性研究中,研究方案应明确规定进行下一组剂量研究前,已获得上一剂量组的结果,并具有详细可操作的方案;⑤涉及射线、侵入性检测的研究,应遵循"标本最少、痛苦最小"的原则,严格控制射线、侵入性检测的种类、操作方法和操作频率。

（3）安全保障:临床研究方案应有充分的风险防范措施及处理预案。包括:①研究负责人应具有足够的资格、经验和时间主持研究;②研究团队应配备与研究方案相适应的涉及弱势群体相关专业的人员;③研究应配备与研究规模、研究要求相适应的医疗设施及急救设施;④研究实行严密的全过程监测;⑤研究应建立提前终止研究的标准;⑥允许受试者随时退出研究等。

2. 受试者招募　受试者招募是知情同意和筛选受试者过程的开始,应以保护受试者隐私和尊重受试者自主权的方式,招募有参加意愿的、适合的、知情的受试者。在招募弱势群体参与临床研究时,需要重点关注招募对象的选择、合理的报酬与补偿、招募对象同意的性质。

（1）招募对象的选择:选择弱势群体作为受试者应基于科学合理的理由,既要避免弱势群体被过多地招募为受试者,被置于不必要的风险之中,也要避免弱势群体被绝对地排除在研究之外,剥夺他们同样从对其他群体显示有效的研究干预措施中受益的权利。

（2）合理的报酬与补偿：受试者可以得到与参加研究有关的交通和其他支出补偿，包括时间和收入损失的补偿，但应基于研究的复杂性、占用受试者的时间、预期不适和不便、参加研究的支出以及收入损失等给予合理的补偿，避免"过度劝诱"对受试者或其法定监护人可能产生的不正当影响，如使其忽视了对参加研究风险的考虑。

（3）招募对象同意的性质：如受试者中有研究者的学生和下级、申办者的员工、囚犯等容易受到强迫和不正当影响的弱势群体，应确保他们的知情同意是自愿的同意和自主的选择。如受试者中有入住福利院的人、无家可归者、终末期患者等弱势群体，他们可能因处于特殊境遇而存在身处困境、缺乏判断能力、受到利益诱惑、显失公平等，应确保他们的知情同意表达是真实有效的。

3. 风险受益评估　临床研究中，受试者的安全和权益始终应优先于研究的科学利益和社会利益的考虑。涉及弱势群体的临床研究，应确保参与研究的弱势群体受试者的风险最小化，当临床研究对弱势群体受试者不提供直接受益可能时，研究风险一般不得大于最小风险，除非伦理审查委员会同意风险程度可略有增加。优先选择弱势群体直接受益的研究。

（1）最小风险评估：最小风险是指研究中预期风险或不适发生的可能性和程度不高于受试者日常生活，或进行常规体检或心理测试的风险或不适。最小风险评估应考虑生理、心理、社会、经济 4 个方面，以及受试者的身心状况、伤害或不适发生可能的严重程度和概率及可能的持续时间、受试者的选择是否适当、风险最小化的措施等因素。

（2）合理的风险受益比：基于研究干预措施相关的潜在个体受益和风险，对研究总体风险和潜在受益进行综合评估，并使之处于恰当的水平。即：①研究风险没有超过最小风险，则研究可以开展；②研究风险虽然超过最小风险，但弱势群体受试者具有可预见的直接受益，且该研究风险与弱势群体受试者的受益平衡，该收益至少与可替代的医疗措施相当，则研究可以开展；③研究风险超过最小风险，弱势群体受试者没有直接受益，但研究有助于获得该弱势群体受试者人群疾病相关的重要健康信息，该弱势群体受试者人群未来预期可能从研究中受益，且风险略有增加，研究的干预风险与弱势群体受试者所接受或即将接受的医疗措施风险相当，则研究可以开展。

值得注意的是，对某一弱势群体中的不同人群或不同弱势群体，同一干预措施的风险程度可能是不同的。如对普通儿童属于最小风险的采血样，对血友病儿童而言可能高于最小风险，对心理健康者属于最小风险的心理测试，对精神障碍患者而言可能高于最低风险。

4. 隐私保护与保密　弱势群体的隐私信息泄露更易给个人带来伤害、污名化或痛苦。涉及弱势群体的临床研究应严格遵循受试者隐私保护与信息安全的一般规定，有足够的隐私保护措施，包括取得受试者个人同意后再处理其个人信息、对受试者的个人可识别信息进行匿名化或编码处理、设置受试者隐私信息查阅权限等。同时，应严格遵循《个人信息保护法》和《数据安全法》关于敏感个人信息保护和数据安全的要求。敏感个人信息一旦泄露或者非法使用，容易导致自然人的人格尊严受到侵害或者人身、财产安全受到危害，这样的个人信息包括生物识别、宗教信仰、特定身份、医疗健康、金融账户、行踪轨迹等信息，以及不满 14 周岁未成年人的个人信息。只有在具有特定的目的和充分的必要性，并采取严格保护措施的情形下，个人信息处理者方可处理敏感个人信息。处理不满 14 周岁未成年人及无能力知情同意的人的个人信息时，应当获得其法定监护人的知情同意。

5. 知情同意　知情同意是保障受试者权益的重要措施。研究者开展临床研究，应当获得受试者自愿签署的知情同意书;受试者不能以书面方式表示同意时,研究者应当获得其口头知情同意,并提交过程记录和证明材料;对无行为能力、限制行为能力的受试者,可以实施代理知情同意,即研究者应当获得其法定监护人的书面知情同意。在实施代理知情同意时,如果受试者存在部分知情同意能力,那么在其法定监护人同意的前提下,还应当充分尊重受试者本人的赞同或不赞同的决定。需要特别指出的是,如果实施代理知情同意,需要事先评估:①法定监护人是否因预期通过参加研究获得利益,而影响对受试者权益的正确判断;②法定监护人是否因担心拒绝参加研究而受到医务人员报复或歧视,而对其决策产生不当影响;③法定监护人是否具有自主决定的能力;④受试者是否基于其理解能力水平参与了讨论,并有机会表达赞同或不赞同的决定。

知情同意贯穿研究的各个阶段,研究者应及时向受试者提供任何可能影响其继续参加意愿的信息。涉及儿童、精神障碍人群等的研究,应在研究过程中对受试者的知情同意能力进行持续评估,当受试者有能力表达参与或持续参与研究的意愿时,应征得其本人的同意,其不同意的意愿应得到尊重。

(三)不同类别弱势群体的特殊伦理审查要点

涉及弱势群体的临床研究伦理审查,除须遵循一般伦理原则及上述特别伦理要求外,还有基于不同类别弱势群体的特殊伦理审查要点(表5-2),具体如下:

表 5-2 不同类别弱势群体的特殊伦理审查要点

弱势群体类型	特殊伦理审查要点
儿童	①研究有助于了解、预防或治疗儿童特有的疾病或健康问题;②受试者的年龄分层选择合理;③评估儿童特有风险并有相应的风险控制计划;④儿童的赞同
精神障碍人群	①研究有助于了解、预防或治疗精神障碍人群特有的疾病或健康问题;②评估参与研究可能导致的心理创伤并有相应的风险控制计划;③精神障碍人群的知情同意
育龄期妇女	①避免将育龄期妇女纳入可能致畸或影响生育能力的研究;②告知参与研究过程中受孕的风险并有相应的风险控制计划和应对措施
孕妇和哺乳期妇女	①研究有助于了解、预防或治疗孕妇/哺乳期妇女和/或其胎儿/婴儿特有的疾病或健康问题;②研究风险最小化且充分告知;③胎儿父亲或婴儿父亲的知情同意

1. 涉及儿童的临床研究

(1)儿童参与临床研究的合理性:仅当研究是针对儿童特有的疾病或健康问题,且为儿童需要优先关注的健康问题,研究目的旨在获得具有儿童特殊性的健康知识,且儿童能从中获益或未来预期获益,研究不能以其他人群替代实施时,儿童参与临床研究才是正当的。

(2)儿童受试者的年龄分层:涉及儿童的临床研究在进行受试者人群选择时,受试者的年龄分层选择通常从年长到低龄循序进行。青少年、儿童应优先于婴幼儿或新生儿被选为受试者,除非能充分证明研究目的为针对该低龄分层儿童特有的疾病,对该年龄分层疾病诊治有益。

(3)风险的特别考虑:儿童处于快速生长发育的阶段,涉及儿童的临床研究应当充分考虑与循证评估以下特殊性:①是否存在参与研究可能影响儿童的生长发育的可能性;②是否有药物等干预措施的累积效应,并且对儿童的影响时间更长、程度更深;③是否因参与研究而需终止或推迟常规治疗,如参与研究预期可能对其疾病或健康问题有显著影响,应不纳入研究或终止该受试者继续参与研究。

此外,涉及儿童的临床研究还存在一些在成人临床研究中不被常规识别出的风险,如恐惧、疼痛、与父母家庭分离等。通常,儿童对药品的接受程度和对干预的耐受性都较成人低,常会出现抗拒、紧张、不适感或疼痛。在急性发病、反复用药的慢性病、严重的身体残疾和/或精神障碍而缺乏合作的患儿中,法定监护人因认识不足或依从性差也常导致特殊风险发生,如违背方案用药、延迟随访、延迟报告严重不良事件(SAE)等。

针对上述特殊风险,研究方案中应有相应的风险控制计划。如预期研究可能对生长发育或生殖有影响的,制订针对性的长期随访计划;给予儿童及其家庭充分的医学和心理支持;避免儿童与父母家庭的分离;关注儿童的体验,尽可能使儿童受试者的疼痛、不适、可能遭受的风险、所受惊吓降至最小,使用儿童受试者年龄相适应的语言;建立针对不同剂型、不同用药途径及不同用药监护人的用药交代操作规程等。

(4)知情同意的特别考虑

1)知情同意书:通常应包括法定监护人版知情同意书、儿童版知情同意书书面赞同版、儿童版知情同意书口头告知版。知情同意书内容应额外说明研究可能对儿童生长发育近远期的影响、预期对儿童最佳治疗期的影响、可能引起儿童生理和/或心理不适的研究过程(如多次服药、多次操作),以及研究结束后需要持续治疗的药物获取和后续治疗可能的家庭负担等信息。儿童版知情同意书的语言表述应符合儿童的阅读特点和理解能力,如尽量采用简短的语句,通俗易懂,避免使用专业术语,采用图文结合的形式。

2)知情同意获取:儿童参加临床研究,须获得其父母或法定监护人的知情同意。当儿童受试者能够表达赞同意愿时,应使儿童获得足够的、与其年龄、理解力相适应的研究信息,征询其书面或口头赞同意愿,儿童受试者的反对意愿应得到尊重。通常建议:①受试者为6~8周岁儿童时,应提供儿童口头告知版知情同意书,以口头告知方式获取儿童受试者的赞同意愿表达。②受试者为≥8周岁儿童时,应提供儿童书面赞同版知情同意书,以书面赞同方式获取儿童受试者的赞同意愿表达,儿童没有表示反对也没有给予肯定性同意,不应该被解释为赞同。③在持续时间较长的临床研究中,需对儿童受试者的知情同意能力进行持续评估,当儿童成长为能够表达知情同意意愿时,再次获取其知情同意的意愿表达:参与研究时不足8周岁而在研究过程中年满8周岁的儿童,应在年满8周岁时重新获得书面赞同;已签署书面知情同意书,但原知情同意书不能涵盖现年龄阶段的,应重新获取知情同意;儿童受试者达到了签署知情同意的条件,则需要由本人签署知情同意之后方可继续研究。

2. 涉及精神障碍人群的临床研究

(1)精神障碍人群参与临床研究的合理性:仅当研究是针对精神障碍人群特有的疾病或健康问题,且为精神障碍人群需要优先关注的健康问题,研究目的旨在获得具有精神障碍人群特殊性的健康知识,且精神障碍人群能从中获益或未来预期获益,研究不能以其他人群替代实施时,精神障碍人群参与临床研究才是正当的。当研究内容涉及对受试者不可避免的心理创伤体验时,应当事先设计为其提供心理咨询的服务。

(2)知情同意的特别考虑:精神障碍人群可能存在知情同意能力受损,但是并非必然存在知情同意能力丧失,且精神障碍人群的知情同意能力可能处于不断变化之中。因此,涉及精神障碍人群的临床研究,通常建议知情同意的过程如下:

1)评估精神障碍人群的知情同意能力,对于知情同意能力受损或丧失的精神障碍人群,应有明确的证据表明其患有影响推理或判断能力的严重精神障碍,或由于精神障碍并且恶化而暂时丧失能力。

2)根据精神障碍人群的知情同意能力,实施相应的知情同意:①知情同意能力足够的精神障碍人群,应征得其本人的知情同意;②知情同意能力受损或丧失而无法有效知情同意的精神障碍人群,应征得其法定监护人的知情同意,并在他们精神状态许可的范围内或情况下征得其本人同意或拒绝参与研究的意愿,他们同意或拒绝的意愿都应得到尊重;③在持续时间较长的临床研究中,须对精神障碍人群的知情同意能力进行持续评估,并实施持续的知情同意。

3. 涉及育龄期妇女的临床研究

(1)选择育龄期妇女作为受试者的条件:育龄期妇女不应被排除在临床研究之外,但选择育龄期妇女作为受试者必须同时符合以下条件:

1)有充分的前期研究基础:循证评估育龄期妇女参与临床研究的风险或潜在风险,如果通过前期研究证实或怀疑有致畸或影响生育能力的风险,则不应把育龄期妇女作为受试者纳入。

2)获得育龄期妇女本人的知情同意:事先充分告知育龄期妇女,如在研究期间受孕,研究可能给胎儿或她本人带来的风险。

3)有效的特殊保护措施:研究应保证育龄期妇女通过孕检,以及研究期间获得孕检和有效的避孕方法;研究方案中应有针对受试者在参与研究过程中受孕的有效应对措施以及关于研究结束后多久才能受孕的明确说明。

(2)风险的特别考虑:育龄期妇女参与临床研究,不仅要考虑受试者本人的风险,如影响生育能力,还要考虑受试者在参与研究过程中意外受孕后对孕妇、胎儿以及子代的风险,如致畸。

(3)知情同意的特别考虑:招募育龄期妇女参与临床研究,知情同意应重点告知在参与研究过程中受孕的风险和应对措施。具体包括:干预措施或研究程序可能会对孕妇、胚胎或胎儿具有相关或当前不可预测的风险,建议在研究期间,甚至研究结束后的一段时间内避孕;如果在参与研究的过程中受孕,应立即通知研究者;受孕后有自主选择是否终止妊娠的权利;如果不终止妊娠,研究者应向受试者本人、胎儿及出生后的婴儿提供医学随访和必要的检查。

4. 涉及孕妇和哺乳期妇女的临床研究

(1)孕妇和哺乳期妇女参与临床研究的合理性:仅当研究是针对孕妇/哺乳期妇女和/或其胎儿/婴儿特有的疾病或健康问题,且为孕妇/哺乳期妇女和/或其胎儿/婴儿需要优先关注的健康问题,并有来自动物实验与临床前研究结果、一般人群研究的有效性和安全性数据,尤其是关于致畸和致突变风险的可靠证据。研究目的旨在获得具有孕妇/哺乳期妇女和/或其胎儿/婴儿特殊性的健康知识,且孕妇/哺乳期妇女和/或其胎儿/婴儿能从中获益或未来预期获益,研究不能以其他人群替代实施时,孕妇或哺乳期妇女参与临床研究才是正当的。

(2)风险的特别考虑:涉及孕妇或哺乳期妇女的临床研究,其研究目的可能是针对孕妇或哺乳期妇女的,也可能是针对妊娠、胎儿或婴儿的。针对孕妇的研究,应以孕妇的受益为优先,且研究对胎儿的风险已经降到了最低;针对妊娠的研究,对胎儿的风险程度应不大于最小风险;针对胎儿的研究,对胎儿的预期收益应大于且能合理解释其涉及的风险。无论研究目的针对哪一个研究对象,研究都应遵循风险最小化原则。

(3)知情同意的特别考虑:涉及孕妇或哺乳期妇女的临床研究,都必须获得孕妇或哺乳期妇女本人的知情同意,知情同意的内容除一般要素外,应额外告知:①研究对她们自身、妊娠和胎儿、哺乳、婴儿的风险;②如果研究的风险不确定或风险证据不足时,应明确说明;③说明妊娠的不良结局与参加研究没有必然的联系。

此外,如果孕妇参与的临床研究是针对胎儿的、哺乳期妇女参与的临床研究涉及婴儿,则研究还应获得胎儿父亲、婴儿父亲的知情同意。

第四节　利用医疗大数据临床研究的伦理考量

伴随着大数据、智慧医疗、人工智能等前沿技术的广泛应用,其涉及的临床研究面临的伦理问题也在不断变化。对信息技术手段的恰当应用,不仅要关注技术问题,还要强调数据安全以及合理合规使用等伦理问题。

一、健康医疗大数据应用过程中涉及的伦理问题

（一）大数据环境下医疗隐私数据泄漏

医疗数据与大数据挖掘技术相结合已经成为开发新的诊疗技术、诊断产品、治疗药物的重要发展方向。目前关于大数据引发的伦理问题,相关权利保护实践中涉及最多的就是大数据应用中对于个人隐私权或个人信息权利的侵害等问题。医疗数据属于个人敏感数据,是隐私保护的重要方面。无论患者在医疗机构接受医疗服务,还是使用可穿戴设备监测个人健康信息,个人信息和疾病信息不可避免地被医院信息系统乃至医疗监测大数据平台收集、利用和共享。在医疗信息数据中涉及大量患者个人特征数据,如患者的真实身份、联系电话、家庭地址、生活轨迹、疾病信息、检查信息、肿瘤风险筛查、婴儿唐氏综合征筛查、婴儿出生信息等都是典型的医疗过程中的个人隐私事件。如果在进行大数据收集,特别是个人信息使用和共享时未做好充分告知并同意,未采取去标识化或匿名化等隐私保护措施,信息提供者除了担心个人隐私被泄露外,对后续个人信息利用了解甚少,对个人隐私信息被非法利用的行为也无任何防范能力,这对医疗大数据应用发展产生了极大隐患。

（二）知情告知的主体发生改变,未经数据主体知情同意非法使用个人数据

大数据技术下,不同的健康医疗数据之间呈现高度的相关性,原本孤立的隐私利益开始彼此关联。大数据技术挖掘获得了群体共同的个性化特征,形成具有独特个性的"集体",由此带来"群体隐私"（group privacy）问题。大数据技术重构了知情同意主体,由个人变为群体,伦理问题也更趋复杂。如何获取群组中其他个体的知情同意?这是大数据技术带来的问题。

（三）研究目的不能明确告知,强迫数据主体授权

大数据本身的价值密度很低,通过挖掘数据之间无法预料的联系,建构和找出其相关性,可能产生巨大的价值。数据收集者在收集数据的过程中,并不能清楚明白地告知数据主体收集和使用目的,通过限制 APP 等功能使用权限,采用"霸王式""一揽子"获取授权或诱导,未征得知情同意二次使用、数据流转,成为强迫数据主体授权的主要表现形式。

（四）大数据技术本身存在的伦理问题

大数据挖掘、人工智能等技术是否真正能够安全、有效、经济地为人类健康福祉服务,依赖于采集的大数据本身的质量、广度,依赖于算法模型的科学、准确,还依赖于存储和处理大数据的网络和硬件的稳

定、可靠。大数据的收集和分析很难保证传统"小数据"的准确度。另一方面可能将大数据模式分析出的"统计学相关性"认为是分析目标之间真实的因果关系从而错误应用。

二、医疗大数据研究涉及的相关法规及伦理治理

（一）国内外相关法规的发展

为了适应生物医学技术与信息技术的急速发展，国际医学科学组织理事会（CIOMS）于2016年11月末发布了其重新修订的《涉及人的健康相关研究国际伦理准则》。修订后的准则在健康相关研究中的数据收集、储存和使用方面，提出了"伦理治理"概念，并对网络环境中获取数据用于研究所存在的隐私风险和如何进行保护作了指导。

2016年《涉及人的生物医学研究伦理审查办法》规定，健康医疗数据相关研究属于涉及人的生物医学研究范畴，需要进行伦理审查，这充分显示了伦理审查管理对于健康医疗数据研究及共享应用的重要性。

（二）医疗大数据相关研究须遵从法规、伦理基本原则

1. 个人健康医疗数据处理应遵循的法规原则　个人信息控制者开展个人信息处理活动应遵循合法、正当、必要的原则。具体包括：

（1）权责一致：采取技术和其他必要的措施保障个人信息的安全，对其个人信息处理活动对个人信息主体合法权益造成的损害承担责任。

（2）目的明确：具有明确、清晰、具体的个人信息处理目的。

（3）选择同意：向个人信息主体明示个人信息处理目的、方式、范围等规则，征求其授权同意。

（4）最小必要：只处理满足个人信息主体授权同意的目的所需的最少个人信息类型和数量。目的达成后，应及时删除个人信息。

（5）公开透明：以明确、易懂和合理的方式公开处理个人信息的范围、目的、规则等，并接受外部监督。

（6）确保安全：具备与所面临的安全风险相匹配的安全能力，并采取足够的管理措施和技术手段，保护个人信息的保密性、完整性、可用性。

（7）主体参与：向个人信息主体提供能够查询、更正、删除其个人信息，以及撤回授权同意、注销账户、投诉等方法。

2. 个人健康医疗数据处理应遵循的一般伦理原则　在以大数据技术为基础的创新性医疗研究中，以大数据技术为基础的各种决策结果运用中，应始终坚持生命伦理原则，强调公平性、透明性、公益性、合作性的伦理价值导向。个人健康医疗数据处理应遵循以下一般伦理原则：

（1）个人权利保护原则：数据处理过程中，应尊重主体的个人数据权利。

（2）知情同意原则：数据的收集、存储、使用、分析、解释等数据处理全过程均须获取数据主体的知情同意，原则上应采取明示同意。特殊情况下，如采用默示同意，一般应保证数据主体随时退出的权利。无论明示同意还是默示同意，一般情况下，撤回同意应当与做出同意同样容易。

（3）公开透明原则：对个人健康医疗数据处理的相关事项应对数据主体公开透明。禁止秘密处理个人健康医疗数据。

（4）限制原则：建立个人健康医疗数据库应合法、目的特定，处理个人信息应遵循最小必要原则，个

人健康医疗数据的收集、使用范围、保存期限和销毁应受到限制。涉及公共利益而建档、科学研究、统计等目的时，可以适当放松限制。

（5）数据质量原则：个人数据应当是准确的，如有必要，应及时更新；每一个步骤都应当是合理的，以确保不准确的个人数据及违反初始目的的个人数据及时得到更正或删除。数据主体有权查询其个人数据并予以合理修正。

（6）责任与安全原则：数据控制者、处理者在数据处理过程中，应采取合理的技术手段（如数据加密、匿名化、访问权限、差分隐私等）、数据保护政策与组织措施，以确保个人数据的安全。对此，数据控制者、数据处理者承担举证责任。

（7）公平与规范共享原则：促进数据的有序流动与公平、规范共享，防范数据垄断、数据独裁和数据滥用。

（三）应用不同类型的知情同意模式

1. 不同模式的知情同意　知情同意作为传统涉及人的生物医学研究的基本伦理要求，在大数据时代面临着前所未有的挑战。这些挑战主要表现为获取大量潜在受试者知情同意的可行性和操作性、数据用于未来科学研究目的的不确定性等。因此，有必要积极推进知情同意模式和机制创新，确保数据主体自主性和知情权的同时，结合研究特点，探索更加可行、高效的知情同意方式。大数据时代医疗数据获取应用的知情同意与传统医患间知情同意存在差异，不仅体现在知情同意的内容上，也体现在行为方式上。二者虽然具体内容不同，但同属于医疗诊疗或研究领域，保障个体的基本权益不受侵犯的基本准则相同；医疗数据获取应用在大数据框架下呈现许多新的特点，例如线上获取多于线下获取，间接获取多于直接获取。

应用医疗大数据研究难以满足传统知情同意在开展前就告知研究具体目的的要求。为了解决该问题，出现了多种不同的同意模式。

（1）广泛的知情同意（broad consent）：为了解决大数据技术的不确定性或未知目的预设和传统知情同意的确定目的预设之间的矛盾，有人提出采取"一揽子知情同意"（blanket consent）模式。所谓"一揽子知情同意"，是指在数据收集的时候，那些未知的数据用途也是默认同意的，即认可"不告知的同意"。在实践中，广泛的知情同意被很多生物样本库采纳，如英国的 Biobank、加拿大的 CARTPTGENE 等。同时也被 2016 版 CIOMS 伦理准则所采纳，用于指导利用个人信息数据的临床研究的伦理审查基本原则：为研究目的而收集和存储数据时，未指明将来特定用途。临床医师利用常规临床医疗的情况收集患者的剩余样本及其数据，不明确将来是否用于研究，应采取广泛的知情同意。广泛的同意并不是开放或者空洞的知情，广泛同意意味着对未来的研究有一个标准化、模板化的知情。这种标准化同意模式还包含伦理审查委员会对每一个特定研究计划的独立伦理审查，并且还包含定期更新和删除数据来源者的信息。如果标准化同意中有更改，参与者应当被二次同意。

广泛知情同意的适用范围：不是所有的研究都适用广泛知情同意，主要有以下的适用范围：①未来的研究采集和储存人体的生物材料及相关数据，但特定用途尚不明确；②为未来的研究采集和储存可识别身份的医疗数据，但特定用途尚不明确；③收集、储存研究剩余的人体生物材料，用于特定用途尚不明确的未来研究；④收集、储存临床诊疗过程中剩余的人体生物材料及相关数据，用于特定用途尚不明确的未来研究；⑤采集、储存临床诊疗过程中产生的医疗数据，包括电子病历、影像学资料和临床各类检验、检查数据,用于特定用途尚不明确的未来研究。

广泛的知情同意的要素:广泛的知情同意涵盖在未来研究中许可的使用范围。广泛的知情同意书应详细说明以下要素,并接受伦理审查委员会审查。伦理审查委员会必须确保所计划的收集,存储数据的方案,以及知情同意的程序符合这些规范。①数据库的目的;②存储条件和持续时间;③访问数据库的规则,数据提供者联系数据库管理员并随时了解未来使用情况的方式;④可预见的数据用途,无论是仅限用于指定的研究,还是扩展用于一些尚未指定的研究;⑤谁将对数据访问进行管理;⑥这种使用的预期目标,无论是仅对基础研究还是应用研究,还是为商业目的;⑦以及意外的研究发现的可能性以及它们将如何处理。

(2)动态同意(dynamic consent):被作为一种新型模式提出,通过使用现代通信技术手段,例如建立一个网站,为每位参与者提供账户,在网站上向参与者持续不断地提供新近展开的研究信息,并征求同意,是传统知情同意的延续。动态的同意基于网络,并且为交互式的同意。动态知情可以很好地满足大数据时代的个性化需求,并且这是一种以患者/受试者为中心的同意。

(3)元同意(meta consent):是对动态同意的改进。在网站平台上,参与者可以依据不同的数据类型,选择不同的同意类型。例如对更敏感的电子病历数据,选择要求总是征求同意,对样本中提取的各类不敏感的组学数据,选择不需要再征求同意。两位学者认为元同意可以将动态的同意与广泛的同意结合,并且可以选择总而言之的同意和总而言之的反对,这种模型可以让个体选择他们是否为了之后的二次试验提供二次同意,并且是否同意他们的数据之后留在数据库中。这两位学者认为元同意既有可回溯性又有前瞻性。

(4)分层次同意(tiered consent):指研究人员在采集数据与样本时,设想所有可能的研究类型,例如癌症相关研究、免疫相关研究,并在同意书中逐一告知,由参与者勾选是否同意某一类型的研究。

2. 知情的选择退出程序 数据收集阶段的另一种目的是常规的临床情形需要。这种情况下,每日会产生大量的医疗健康数据,这些数据通常会按照医疗机构的内部规定被妥善地储存留档。如能使用这部分资源进行合理的研究分析,对于健康相关研究将有重要意义。但在现实生活中,每一次就诊或治疗时即签署一次知情同意书无疑是过于耗费精力的。使用常规临床情形下收集的数据须实施知情的选择退出程序(informed opt-out procedure):除非数据的被采集者明确反对,否则数据将被存储并用于研究。

知情的选择退出程序必须满足以下条件:①患者需要知道存在选择退出程序;②需要提供足够的信息;③需要告知患者他们可以撤回他们的数据;④必须为反对意见提供真正的机会。

例如,在患者就诊或者入院时进行告知或公示:本医疗机构已经设有生物样本库,临床医疗过程中的剩余生物样本及患者的医疗数据可能被用于未来研究,所有这些留存样本及医疗数据进入研究前将进行去链接及去可识别化处理,这些研究结果将尽量发表在公共可及的平台上,以便为公众提供更好的服务。

在某些情况下知情的选择退出程序不适用的,研究者必须获得明确的知情同意,无论是特定的还是广泛的当研究对受试者构成的风险超过最小风险,或当使用有争议的或有重大影响的技术时,或当研究在高度弱势群体中进行时。

(四)伦理治理体系

1. 适当的伦理治理是实施广泛知情同意的前提 除了关注广泛知情同意书的要素设计、广泛知情同意的适用范围之外,广泛知情同意的伦理可接受性依赖于医疗机构必须要有适当的治理体系才可实施（2016 版 ICH-GCP）。正如 CIOMS 伦理准则（2016 版）所强调,健康相关研究数据的采集、存储和利用,总的原则是数据存储时,医疗机构应有一个治理系统,以获得在未来研究中使用这些数据的授权。研究人员不得对被收集数据的个人的权利和福利产生不利影响。广泛知情同意的适用范围应加以严格限定,避免滥用或误用。

哪些因素使得治理安排能够系统性地成功实现上述目标？这些因素至少包括：

（1）透明的信息政策：包括每一种基于样本或数据开展的研究的信息,都在网站上充分公开,并公开负责审查该研究的伦理审查委员会信息,以及批准该研究的理由、研究的风险预估、相应的隐私保护方案等。

（2）严格的伦理审查和监管：包括审查研究是否给研究参与者带来不合理的风险,研究是否会带来剧烈的负面社会舆论等。

（3）充分的公共参与：通过邀请参与者代表进入伦理审查委员会或决策咨询机构,使其能够参与到是否开展某项研究的决策中,充分尊重其持有的价值。

（4）隐私保护方案：包括对数据进行模糊化处理,使数据集在不损失统计价值的情况下,不能够被用于识别到具体个人的真实身份。

2. 适当的伦理治理结构所包含的主要内容　从伦理审查角度讲,保护数据提供者的知情同意权、隐私权等个人权利和福祉不受伤害,是医疗机构必须建立治理系统的初衷。机构是进行数据收集、数据处理和共享数据等的管理单位,机构的伦理治理是保证数据共享应用符合伦理的重要保障之一,是实现负责任的研究和数据共享的直接路径,是发挥伦理规范对医学科学数据共享应用的管理保障作用的最直接体现。治理系统的重要性在于,数据储存用于将来研究的长期过程中,确保数据的储存、使用和最终用途与研究参与者所同意的情况相一致。为了保证治理适当,要求机构内的伦理治理系统的框架必须至少对以下内容有具体规定：

（1）该数据委托给哪个法人实体。一般情况下,医疗机构是医疗数据的采集者、管理者、使用者,应有统一的医疗研究数据库的管理制度和程序,无论是可能用于研究的医疗数据库,如电子病历,还是研究者发起的研究所建立的研究项目数据库,都应执行相同的管理制度和程序,遵循公认的伦理准则。

（2）如何获得数据提供者的授权。当医疗机构采集、存储医疗数据,机构的管理制度和程序应明确规定研究人员必须获得捐献者对未来研究的书面授权。

（3）数据提供者如何撤回授权。医疗机构的管理制度和程序应明确规定捐献者或其监护人有权力要求并能够撤回其对未来研究的授权。捐献者或其监护人撤回同意应签署正式的书面文件。捐献者或其监护人撤回同意后,研究人员不能继续因研究目的使用其生物材料或医疗数据。

（4）在哪些情况下需要重新联系数据提供者。例如,研究类型或用途超出捐献者的授权,需要重新征得其同意。数据提供者要求反馈研究结果。数据提供者未要求反馈研究结果,但材料分析发现对捐献者健康具有临床价值的信息,并确定应当反馈。研究人员应建立可接受的方式,以便与愿意实现上述目的的捐献者建立联系。

（5）是否应披露意外发现的程序和管理规定。当捐献者未要求反馈的研究结果,但发现对捐献者健康具有临床价值的信息,需要根据信息的有效性和价值,以及捐献者的意愿而定是否应当披露。医疗机构应针对这一情况制订规范文件,确定是否应披露的程序。如果通过规定的程序确定应该反馈,还应确定反馈的程序和管理要求,包括谁负责重新联系数据提供者。

(6)如何控制数据收集的质量。质量控制应涉及体系文件的规范性,涉及人员的职责,涉及数据的采集、处理、转移、储存、销毁的操作规程。

(7)如何维护所收集的数据与数据提供者个人身份标识之间联系的机密性。医疗机构的制度和程序文件应规定如何维护医疗研究数据与数据提供者个人身份识别信息之间联系的机密性:数据库管理人员负责通过一定的安排确保与数据链接的身份识别信息的机密性。交付统计分析的数据库中的数据必须匿名或编码,编码的密钥应由数据库管理员保存,这样统计分析人员能使用匿名或编码的材料。限制第三方对数据的访问。

(8)谁可能在未来研究中有权获得这些数据及使用的条件。医疗机构的制度和程序文件应规定:使用权利者的名单之外的人,在什么情况下,经过何种程序,可以申请使用这些生物材料或医疗研究数据,谁负责批准此类使用。

(9)哪个部门对未来使用这些数据的研究计划进行审查。医疗机构的制度和程序文件应明确规定:每一项使用储存的人体生物材料和相关数据的研究计划必须获得机构立项同意。每一项使用储存的医疗数据的研究方案必须提交给伦理审查委员会进行审查。

(10)向数据提供者告知研究成果的适当机制。

(11)如何组织患者群体或更广泛的社区参与。社区参与有助于确保研究是针对研究实施所在地区的卫生需求或优先问题,以及实现预期的研究结果。

(12)哪些其他来源的个人信息可能与数据分析的结果相链接。个人信息的保密还应考虑研究数据的研究结构可能与个人信息的其他来源相联系,例如,全基因组测序获得的遗传信息增加识别个体身份的可能。

(13)从广义上讲,将从事哪些类型的研究。

(14)只有重新征得数据提供者同意后,才能排除或包括哪些类型的研究。

(15)预计研究会给谁带来哪些好处。

(16)让受试者了解研究成果的适当机制。

(17)被收集数据的个人权利和福利如何不受不利影响。保护捐献者个人权利的主要措施是获得其知情同意。适当的情况下,可以采用分层式的广泛知情同意,为捐献者提供一系列的选择。保护捐献者个人福利的主要措施有:向捐献者反馈对其有益的研究结果。医疗机构的制度和程序文件应规定,对于违反捐献者保护的行为,如何进行调查和纠正。

所有的治理系统都应遵循问责原则,并应保持对存储数据的良好管理。关于健康数据的存储,使用和最终归属的规定都不应与研究受试者同意的知情同意文件中原本陈述的条款相抵触或相反。广泛的知情同意远非签一纸知情同意书那么简单。适当的伦理治理系统是保障广泛知情同意的前提。不是仅仅通过药物临床试验机构办公室或伦理办公室就能做到的,往往需要医疗机构的信息、科研、医疗管理部门的共同联合互动,共同建立起有效的治理系统才能够真正对受试者的利益加以保障,来保证受试者的随时退出权、研究信息知晓权和隐私保护权等,这样受试者才会更愿意积极参与临床研究、捐献自己的标本用于科学研究,以期对人类健康做出贡献。

（五）收集、使用个人信息征得授权同意的例外

1. 豁免数据主体知情同意的情形　鉴于个人健康医疗数据属于个人敏感数据,直接关系到自然人的基本权利与自由,依据中国现行法律和伦理规范,参照国际惯例和法律法规,原则上禁止未经数据主体知情同意,对个人健康医疗数据进行处理,但也有例外。以下情形中,个人信息控制者收集、使用个人信息不必征得个人信息主体的授权同意:

（1）数据主体明确同意基于一个或多个特定目的对其个人健康医疗数据进行处理。

（2）数据处理是为了重大公共利益,但仍应提供适当、具体的技术与组织措施以保障数据主体的基本权利与利益。

（3）数据处理是为了实现以下目的:预防医学研究、职业病防治、劳动者工作能力评估、医学诊断和治疗、提供医疗保健服务或构建健康保障体系等。在处理过程中应履行法定及符合伦理规范的保密义务。

（4）为了公共利益而建档、研究或统计的目的,应允许进行处理。但数据处理应符合国际公认伦理规范,不违反我国法律禁止性规定,采取适当且必要的技术及组织措施,符合最小必要原则。

（5）适当放宽科研目的数据处理的要求,保护科学自由,鼓励技术创新,但应与商业目的的数据处理严格区分。

其他有法律依据或符合国际公认伦理规范的特殊数据处理活动,例如,涉及数据主体或者其他自然人基本权利和自由的数据处理情形。

积极应对重大突发公共卫生事件,在很大程度上需要对医疗数据进行合理的流转和调配,这引发数据共享的需求。欧美立法者认为,当数据共享及利用所产生的社会效益远超个人隐私利益时,公共利益是处理个人数据重要的豁免事由。基于疫情防控的需要,"向个人信息主体明示个人信息处理目的、方式、范围等规则,征求其授权同意"的规则很难实现,因为自然人的身份信息、行程轨迹必须向流行病学调查工作人员公开,必要的时候还须通过一定的形式向社会披露。《公共卫生监测伦理指南》提出,面临突发公共卫生事件,参与监测的相关各方都有及时共享数据的道德责任。疫情期间,高效的医疗数据共享追求的是公共利益,对每一个社会成员健康发展具有普惠性,这是一种公共善举,可以得到伦理保护。

2. 利用储存的个人信息研究时免除知情同意　在真实世界研究中,研究者往往采用回顾性研究的方法,利用已存储的医疗信息进行相关研究,是否可以免除知情同意?

无论 CIOMS 准则还是《涉及人的生物医学研究伦理审查办法》都对这种情形给出了伦理审查的基本原则。CIOMS 准则:涉及调用临床医疗数据或使用既往留存样本时,可以申请免除知情同意的方式。伦理审查委员会基于以下主要方面审核免除的合理性:①获取个人同意在操作层面或经费是无法实现的;②研究必须具有重要的社会价值;③研究对受试者及其群体造成的风险不超过最小风险。《涉及人的生物医学研究伦理审查办法》第三十九条:以下经伦理审查委员会审查批准后,可免除签署知情同意书:①利用可识别身份信息的人体材料或者数据进行研究,已无法找到该受试者,且研究项目不涉及个人隐私和商业利益的;②生物样本捐献者已经签署了知情同意书,同意所捐献样本及相关信息可用于所有医学研究的。

（六）医疗数据共享与隐私保护

大数据利用研究中加强伦理管理和伦理审核的目的是在保护个体权益的前提下,促进数据共享和再利用。健康医疗大数据的共享和再利用要切实符合《国家健康医疗大数据标准、安全和服务管理办法（试行）》以保障数据安全。其中数据加密和匿名处理是确保数据安全和保护个人隐私的有效手段。匿名化（anonymization）:通过对个人信息的技术处理,使得个人信息主体无法被识别,且处理后的信息不能被复原的过程。个人信息经匿名化处理后所得的信息不属于个人信息。去标识化（de-identification）:通过对个人信息的技术处理,使其在不借助额外信息的情况下,无法识别个人信息主体的过程。我们也需要认识到,在大数据时代,多个特征的结合也可以实现个体识别,例如基因组信息或多数据集的组合应用,因此去识别数据也是存在隐私潜在风险的。在某些领域（如流行病学、遗传学、社会学）可能对社区、社会、家庭或种族或族裔界定的群体的利益构成风险,为最大限度地降低这些群体的风险,医学科学数据共享和使用中分级管理是数据安全的重要保障。数据审核应该根据数据类型和涉及的相关信息的隐私敏感性、数据价值和数据安全等进行分类分级审核,根据风险等决定审核方式和审核重点内容;对涉及敏感数据、遗传资源的数据或弱势人群的数据,以及具有个人可识别信息或重新识别潜在性的数据应严格审核标准,避免造成损害或安全问题。对具有直接个人识别标识符,涉及敏感隐私信息,或3个以上个人识别符信息,具有重新识别风险较大的数据共享或再利用申请应该提交伦理审核会议审核。

对于医疗大数据收集、使用面临诸多的伦理挑战和问题,不仅需要综合运用好各种知情同意模式、充分尊重和保护信息提供者的权益,还需要更加重视广阔视域内的伦理治理,强调数据处理者的责任,加强数据管理、隐私保护、数据共享等核心问题的综合治理措施和能力。

附录 5-1 《涉及人的生命科学和医学研究伦理审查办法》2016 版与 2023 版对比

《涉及人的生命科学和医学研究伦理审查办法》已经国家科技伦理委员会审议通过并发布（2023 年2 月 18 日由国卫科教发〔2023〕4 号）,现将其与 2016 年版本差异之处进行整理汇总,详见附表 5-1-1。

附表 5-1-1 《涉及人的生命科学和医学研究伦理审查办法》2016 版与 2023 版逐条对比

2016 版	2023 版
（标题）涉及人的生物医学研究伦理审查办法	（标题）涉及人的生命科学和医学研究伦理审查办法
第一章　总则	**第一章　总则**
第一条　为保护人的生命和健康,维护人的尊严,尊重和保护受试者的合法权益,规范涉及人的生物医学研究伦理审查工作,制订本办法。	**第一条**　为保护人的生命和健康,维护人格尊严,尊重和保护研究参与者的合法权益,促进生命科学和医学研究健康发展,规范涉及人的生命科学和医学研究伦理审查工作,依据《中华人民共和国民法典》《中华人民共和国基本医疗卫生与健康促进法》《中华人民共和国科学技术进步法》《中华人民共和国生物安全法》《中华人民共和国人类遗传资源管理条例》等,制订本办法。
第二条　本办法适用于各级各类医疗卫生机构开展涉及人的生物医学研究伦理审查工作。	**第二条**　本办法适用于在中华人民共和国境内的医疗卫生机构、高等学校、科研院所等开展涉及人的生命科学和医学研究伦理审查工作。

续表

2016 版	2023 版
第三条 本办法所称涉及人的生物医学研究包括以下活动： （一）采用现代物理学、化学、生物学、中医药学和心理学等方法对人的生理、心理行为、病理现象、疾病病因和发病机制，以及疾病的预防、诊断、治疗和康复进行研究的活动； （二）医学新技术或者医疗新产品在人体上进行试验研究的活动； （三）采用流行病学、社会学、心理学等方法收集、记录、使用、报告或者储存有关人的样本、医疗记录、行为等科学研究资料的活动。	**第三条** 本办法所称涉及人的生命科学和医学研究是指以人为受试者或者使用人（统称研究参与者）的生物样本、信息数据（包括健康记录、行为等）开展的以下研究活动： （一）采用物理学、化学、生物学、中医药学等方法对人的生殖、生长、发育、衰老等进行研究的活动； （二）采用物理学、化学、生物学、中医药学、心理学等方法对人的生理、心理行为、病理现象、疾病病因和发病机制，以及疾病的预防、诊断、治疗和康复等进行研究的活动； （三）采用新技术或者新产品在人体上进行试验研究的活动； （四）采用流行病学、社会学、心理学等方法收集、记录、使用、报告或者储存有关人的涉及生命科学和医学问题的生物样本、信息数据（包括健康记录、行为等）等科学研究资料的活动。
第四条 伦理审查应当遵守国家法律法规规定，在研究中尊重受试者的自主意愿，同时遵守有益、不伤害以及公正的原则。	**第四条** 伦理审查工作及相关人员应当遵守中华人民共和国宪法、法律和有关法规。涉及人的生命科学和医学研究应当尊重研究参与者，遵循有益、不伤害、公正的原则，保护隐私权及个人信息。
第五条 国家卫生计生委负责全国涉及人的生物医学研究伦理审查工作的监督管理，成立国家医学伦理专家委员会。国家中医药管理局负责中医药研究伦理审查工作的监督管理，成立国家中医药伦理专家委员会。省级卫生计生行政部门成立省级医学伦理专家委员会。县级以上地方卫生计生行政部门负责本行政区域涉及人的生物医学研究伦理审查工作的监督管理。	
第六条 国家医学伦理专家委员会、国家中医药伦理专家委员会（简称国家医学伦理专家委员会）负责对涉及人的生物医学研究中的重大伦理问题进行研究，提供政策咨询意见，指导省级医学伦理专家委员会的伦理审查相关工作。省级医学伦理专家委员会协助推动本行政区域涉及人的生物医学研究伦理审查工作的制度化、规范化，指导、检查、评估本行政区域从事涉及人的生物医学研究的医疗卫生机构伦理委员会的工作，开展相关培训、咨询等工作。	
第二章 伦理委员会	**第二章 伦理审查委员会**
第七条 从事涉及人的生物医学研究的医疗卫生机构是涉及人的生物医学研究伦理审查工作的管理责任主体，应当设立伦理委员会，并采取有效措施保障伦理委员会独立开展伦理审查工作。 医疗卫生机构未设立伦理委员会的，不得开展涉及人的生物医学研究工作。	**第五条** 开展涉及人的生命科学和医学研究的二级以上医疗机构和设区的市级以上卫生机构（包括疾病预防控制、妇幼保健、采供血机构等）、高等学校、科研院所等机构是伦理审查工作的管理责任主体，应当设立伦理审查委员会，开展涉及人的生命科学和医学研究伦理审查，定期对从事涉及人的生命科学和医学研究的科研人员、学生、科研管理人员等相关人员进行生命伦理教育和培训。
	第六条 机构应当采取有效措施、提供资源确保伦理审查委员会工作的独立性。

2016 版	2023 版
第八条 伦理委员会的职责是保护受试者合法权益,维护受试者尊严,促进生物医学研究规范开展;对本机构开展涉及人的生物医学研究项目进行伦理审查,包括初始审查、跟踪审查和复审等;在本机构组织开展相关伦理审查培训。	**第七条** 伦理审查委员会对涉及人的生命科学和医学研究进行伦理审查,包括初始审查和跟踪审查;受理研究参与者的投诉并协调处理,确保研究不会将研究参与者置于不合理的风险之中;组织开展相关伦理审查培训,提供伦理咨询。
第九条 伦理委员会的委员应当从生物医学领域和伦理学、法学、社会学等领域的专家和非本机构的社会人士中遴选产生,人数不得少于7人,并且应当有不同性别的委员,少数民族地区应当考虑少数民族委员。 必要时,伦理委员会可以聘请独立顾问。独立顾问对所审查项目的特定问题提供咨询意见,不参与表决。	**第八条** 伦理审查委员会的委员应当从生命科学、医学、生命伦理学、法学等领域的专家和非本机构的社会人士中遴选产生,人数不得少于7人,并且应当有不同性别的委员,民族地区应当考虑少数民族委员。 伦理审查委员会委员应当具备相应的伦理审查能力,定期接受生命科学和医学研究伦理知识及相关法律法规知识培训。 必要时,伦理审查委员会可以聘请独立顾问,对所审查研究的特定问题提供专业咨询意见。独立顾问不参与表决,不得存在利益冲突。
第十条 伦理委员会委员任期5年,可以连任。伦理委员会设主任委员1人,副主任委员若干人,由伦理委员会委员协商推举产生。 伦理委员会委员应当具备相应的伦理审查能力,并定期接受生物医学研究伦理知识及相关法律法规知识培训。	**第九条** 伦理审查委员会委员任期不超过5年,可以连任。伦理审查委员会设主任委员1人,副主任委员若干人,由伦理审查委员会委员协商推举或者选举产生,由机构任命。
第十一条 伦理委员会对受理的申报项目应当及时开展伦理审查,提供审查意见;对已批准的研究项目进行定期跟踪审查,受理受试者的投诉并协调处理,确保项目研究不会将受试者置于不合理的风险之中。	
第十二条 伦理委员会在开展伦理审查时,可以要求研究者提供审查所需材料、知情同意书等文件以及修改的研究项目方案,并根据职责对研究项目方案、知情同意书等文件提出伦理审查意见。	
第十三条 伦理委员会委员应当签署保密协议,承诺对所承担的伦理审查工作履行保密义务,对所受理的研究项目方案、受试者信息以及委员审查意见等保密。	**第十条** 伦理审查委员会委员、独立顾问及其工作人员应当签署保密协议,承诺对伦理审查工作中获知的敏感信息履行保密义务。
第十四条 医疗卫生机构应当在伦理委员会设立之日起3个月内向本机构的执业登记机关备案,并在医学研究登记备案信息系统登记。医疗卫生机构还应当于每年3月31日前向备案的执业登记机关提交上一年度伦理委员会工作报告。伦理委员会备案材料包括: (一)人员组成名单和每位委员工作简历; (二)伦理委员会章程; (三)工作制度或者相关工作程序; (四)备案的执业登记机关要求提供的其他相关材料。 以上信息发生变化时,医疗卫生机构应当及时向备案的执业登记机关更新信息。	**第十三条** 机构应当在伦理审查委员会设立之日起3个月内进行备案,并在国家医学研究登记备案信息系统上传信息。医疗卫生机构向本机构的执业登记机关备案。其他机构按行政隶属关系向上级主管部门备案。伦理审查委员会应当于每年3月31日前向备案机关提交上一年度伦理审查委员会工作报告。伦理审查委员会备案材料包括: (一)人员组成名单和委员工作简历; (二)伦理审查委员会章程; (三)工作制度或者相关工作规程; (四)备案机关要求提供的其他相关材料。 以上信息发生变化时,机构应当及时向备案机关更新信息。

2016 版	2023 版
第十五条　伦理委员会应当配备专（兼）职工作人员、设备、场所等,保障伦理审查工作顺利开展。	
第十六条　伦理委员会应当接受所在医疗卫生机构的管理和受试者的监督。	**第十一条**　伦理审查委员会应当接受所在机构的管理和研究参与者的监督。
	第十四条　机构开展涉及人的生命科学和医学研究未设立伦理审查委员会或者伦理审查委员会无法胜任审查需要的,机构可以书面形式委托有能力的机构伦理审查委员会或者区域伦理审查委员会开展伦理审查。受委托的伦理审查委员会应当对审查的研究进行跟踪审查。医疗卫生机构应当委托不低于其等级的医疗卫生机构的伦理审查委员会或者区域伦理审查委员会开展伦理审查。省级卫生健康主管部门会同有关部门制定区域伦理审查委员会的建设和管理办法。区域伦理审查委员会向省级卫生健康主管部门备案,并在国家医学研究登记备案信息系统上传信息。
第三章　伦理审查	**第三章　伦理审查**
第十七条　伦理委员会应当建立伦理审查工作制度或者操作规程,保证伦理审查过程独立、客观、公正。	**第十二条**　伦理审查委员会应当建立伦理审查工作制度、标准操作规程,健全利益冲突管理机制和伦理审查质量控制机制,保证伦理审查过程独立、客观、公正。伦理审查委员会应预先制定疫情暴发等突发事件紧急情况下的伦理审查制度,明确审查时限（第二章）。
	第十五条　伦理审查一般采取伦理审查委员会会议审查的方式。
	第十六条　伦理审查委员会应当要求研究者提供审查所需材料,并在受理后 30 天内开展伦理审查并出具审查意见。情况紧急的,应当及时开展伦理审查。在疫情暴发等突发事件紧急情况下,一般在 72 小时内开展伦理审查、出具审查意见,并不得降低伦理审查的要求和质量。
第十八条　涉及人的生物医学研究应当符合以下伦理原则: （一）知情同意原则。尊重和保障受试者是否参加研究的自主决定权,严格履行知情同意程序,防止使用欺骗、利诱、胁迫等手段使受试者同意参加研究,允许受试者在任何阶段无条件退出研究; （二）控制风险原则。首先将受试者人身安全、健康权益放在优先地位,其次才是科学和社会利益,研究风险与受益比例应当合理,力求使受试者尽可能避免伤害; （三）免费和补偿原则。应当公平、合理地选择受试者,对受试者参加研究不得收取任何费用,对于受试者在受试过程中支出的合理费用还应当给予适当补偿; （四）保护隐私原则。切实保护受试者的隐私,如实将受试者个人信息的储存、使用及保密措施情况告知受试者,未经授权不得将受试者个人信息向第三方透露; （五）依法赔偿原则。受试者参加研究受到损害时,应当得到及时、免费治疗,并依据法律法规及双方约定得到赔偿;	**第十七条**　涉及人的生命科学和医学研究应当具有科学价值和社会价值,不得违反国家相关法律法规,遵循国际公认的伦理准则,不得损害公共利益,并符合以下基本要求: （一）控制风险。研究的科学和社会利益不得超越对研究参与者人身安全与健康权益的考虑。研究风险受益比应当合理,使研究参与者可能受到的风险最小化; （二）知情同意。尊重和保障研究参与者或者研究参与者监护人的知情权和参加研究的自主决定权,严格履行知情同意程序,不允许使用欺骗、利诱、胁迫等手段使研究参与者或者研究参与者监护人同意参加研究,允许研究参与者或者研究参与者监护人在任何阶段无条件退出研究; （三）公平公正。应当公平、合理地选择研究参与者,入选与排除标准具有明确的科学依据,公平合理分配研究收益、风险和负担; （四）免费和补偿、赔偿。对研究参与者参加研究不得收取任何研究相关的费用,对于研究参与者在研究过程中因参与研究支出的合理费用应当给予适当补偿。研究参与者受到研究相关损害时,应当得到及时、免费的治疗,并依据法律法规及双方约定得到补偿或者赔偿; （五）保护隐私权及个人信息。切实保护研究参与者的隐私权,如实将研究参与者个人信息的收集、储存、使用及保密措施情况告知研究参与者并得到许可,未经研究参与者授权不得将研究参与者个人信息向第三方透露;

2016 版	2023 版
（六）特殊保护原则。对儿童、孕妇、智力低下者、精神障碍患者等特殊人群的受试者,应当予以特别保护。	（六）特殊保护。对涉及儿童、孕产妇、老年人、智力障碍者、精神障碍者等特定群体的研究参与者,应当予以特别保护;对涉及受精卵、胚胎、胎儿或者可能受辅助生殖技术影响的,应当予以特别关注。
第十九条 涉及人的生物医学研究项目的负责人作为伦理审查申请人,在申请伦理审查时应当向负责研究项目的医疗卫生机构的伦理委员会提交下列材料: （一）伦理审查申请表; （二）研究项目负责人信息、研究项目所涉及的相关机构的合法资质证明以及研究项目经费来源说明; （三）研究项目方案、相关资料,包括文献综述、临床前研究和动物实验数据等资料; （四）受试者知情同意书; （五）伦理委员会认为需要提交的其他相关材料。	**第十八条** 涉及人的生命科学和医学研究的研究者在申请初始伦理审查时应当向伦理审查委员会提交下列材料: （一）研究材料诚信承诺书; （二）伦理审查申请表; （三）研究人员信息、研究所涉及的相关机构的合法资质证明以及研究经费来源说明; （四）研究方案、相关资料,包括文献综述、临床前研究和动物实验数据等资料; （五）知情同意书; （六）生物样本、信息数据的来源证明; （七）科学性论证意见; （八）利益冲突申明; （九）招募广告及其发布形式; （十）研究成果的发布形式说明; （十一）伦理审查委员会认为需要提交的其他相关材料。
第二十条 伦理委员会收到申请材料后,应当及时组织伦理审查,并重点审查以下内容: （一）研究者的资格、经验、技术能力等是否符合试验要求; （二）研究方案是否科学,并符合伦理原则的要求。中医药项目研究方案的审查,还应当考虑其传统实践经验; （三）受试者可能遭受的风险程度与研究预期的受益相比是否在合理范围之内; （四）知情同意书提供的有关信息是否完整易懂,获得知情同意的过程是否合规恰当; （五）是否有对受试者个人信息及相关资料的保密措施; （六）受试者的纳入和排除标准是否恰当、公平; （七）是否向受试者明确告知其应当享有的权益,包括在研究过程中可以随时无理由退出且不受歧视的权利等; （八）受试者参加研究的合理支出是否得到了合理补偿;受试者参加研究受到损害时,给予的治疗和赔偿是否合理、合法; （九）是否有具备资格或者经培训后的研究者负责获取知情同意,并随时接受有关安全问题的咨询; （十）对受试者在研究中可能承受的风险是否预防和应对措施; （十一）研究是否涉及利益冲突; （十二）研究是否存在社会舆论风险; （十三）需要审查的其他重点内容。	**第十九条** 伦理审查委员会收到申请材料后,应当及时受理、组织初始审查。重点审查以下内容: （一）研究是否违反法律法规、规章及有关规定的要求; （二）研究者的资格、经验、技术能力等是否符合研究要求; （三）研究方案是否科学、具有社会价值,并符合伦理原则的要求;中医药研究方案的审查,还应当考虑其传统实践经验; （四）研究参与者可能遭受的风险与研究预期的收益相比是否在合理范围之内; （五）知情同意书提供的有关信息是否充分、完整、易懂,获得知情同意的过程是否合规、恰当; （六）研究参与者个人信息及相关资料的保密措施是否充分; （七）研究参与者招募方式、途径、纳入和排除标准是否恰当、公平; （八）是否向研究参与者明确告知其应当享有的权益,包括在研究过程中可以随时无理由退出且不会因此受到不公正对待的权利,告知退出研究后的影响、其他治疗方法等; （九）研究参与者参加研究的合理支出是否得到了适当补偿;研究参与者参加研究受到损害时,给予的治疗、补偿或者赔偿是否合理、合法; （十）是否有具备资格或者经培训后的研究者负责获取知情同意,并随时接受研究有关问题的咨询; （十一）对研究参与者在研究中可能承受的风险是否有预防和应对措施; （十二）研究是否涉及利益冲突; （十三）研究是否涉及社会敏感的伦理问题; （十四）研究结果是否发布,方式、时间是否恰当; （十五）需要审查的其他重点内容。

续表

2016 版	2023 版
第二十一条　伦理委员会委员与研究项目存在利害关系的,应当回避;伦理委员会对与研究项目有利害关系的委员应当要求其回避。	**第二十条**　与研究存在利益冲突的伦理审查委员会委员应当回避审查。伦理审查委员会应当要求与研究存在利益冲突的委员回避审查。
第二十二条　伦理委员会批准研究项目的基本标准是: (一)坚持生命伦理的社会价值; (二)研究方案科学; (三)公平选择受试者; (四)合理的风险与受益比例; (五)知情同意书规范; (六)尊重受试者权利; (七)遵守科研诚信规范。	**第二十一条**　伦理审查委员会批准研究的基本标准是: (一)研究具有科学价值和社会价值,不违反法律法规的规定,不损害公共利益; (二)研究参与者权利得到尊重,隐私权和个人信息得到保护; (三)研究方案科学; (四)研究参与者的纳入和排除的标准科学而公平; (五)风险收益比合理,风险最小化; (六)知情同意规范、有效; (七)研究机构和研究者能够胜任; (八)研究结果发布方式、内容、时间合理; (九)研究者遵守科研规范与诚信。
第二十三条　伦理委员会应当对审查的研究项目做出批准、不批准、修改后批准、修改后再审、暂停或者终止研究的决定,并说明理由。伦理委员会做出决定应当得到伦理委员会全体委员二分之一以上的同意。伦理审查时应当通过会议审查方式,充分讨论达成一致意见。	**第二十二条**　伦理审查委员会可以对审查的研究做出批准、不批准、修改后批准、修改后再审、继续研究、暂停或者终止研究的决定,并应当说明理由。 伦理审查委员会做出决定应当得到超过伦理审查委员会全体委员二分之一的同意。委员应当对研究所涉及的伦理问题进行充分讨论后投票,与审查决定不一致的意见应当详细记录在案。
第二十四条　经伦理委员会批准的研究项目需要修改研究方案时,研究项目负责人应当将修改后的研究方案再报伦理委员会审查;研究项目未获得伦理委员会审查批准的,不得开展项目研究工作。对已批准研究项目的研究方案做较小修改且不影响研究的风险收益比的研究项目和研究风险不大于最小风险的研究项目可以申请简易审查程序。 简易审查程序可以由伦理委员会主任委员或者由其指定的一个或者几个委员进行审查。审查结果和理由应当及时报告伦理委员会。	**第二十三条**　经伦理审查委员会批准的研究需要修改研究方案、知情同意书、招募材料、提供给研究参与者的其他材料时,研究者应当将修改后的文件提交伦理审查委员会审查。
	第三十一条　以下情形可以适用简易程序审查的方式: (一)研究风险不大于最小风险的研究; (二)已批准的研究方案作较小修改且不影响研究风险受益比的研究; (三)已批准研究的跟踪审查; (四)多机构开展的研究中,参与机构的伦理审查委员会对牵头机构出具伦理审查意见的确认等。 简易程序审查由伦理审查委员会主任委员指定两个或者以上的委员进行伦理审查,并出具审查意见。审查意见应当在伦理审查委员会会议上报告。简易程序审查过程中,出现研究的风险受益比变化、审查委员之间意见不一致、审查委员提出需要会议审查等情形的,应调整为会议审查。

续表

2016 版	2023 版
第二十五条 经伦理委员会批准的研究项目在实施前,研究项目负责人应当将该研究项目的主要内容、伦理审查决定在医学研究登记备案信息系统进行登记。	**第二十四条** 经伦理审查委员会批准的研究在实施前,研究者、伦理审查委员会和机构应当将该研究、伦理审查意见、机构审核意见等信息按国家医学研究登记备案信息系统要求分别如实、完整、准确上传,并根据研究进展及时更新信息。鼓励研究者、伦理审查委员会和机构在研究管理过程中实时上传信息。 国家卫生健康委应当不断优化国家医学研究登记备案信息系统。
第二十六条 在项目研究过程中,项目研究者应当将发生的严重不良反应或者严重不良事件及时向伦理委员会报告;伦理委员会应当及时审查并采取相应措施,以保护受试者的人身安全与健康权益。	**第二十六条** 除另有规定外,研究者应当将研究过程中发生的严重不良事件立即向伦理审查委员会报告;伦理审查委员会应当及时审查,以确定研究者采取的保护研究参与者的人身安全与健康权益的措施是否充分,并对研究风险受益比进行重新评估,出具审查意见。
第二十七条 对已批准实施的研究项目,伦理委员会应当指定委员进行跟踪审查。跟踪审查包括以下内容: (一)是否按照已通过伦理审查的研究方案进行试验; (二)研究过程中是否擅自变更项目研究内容; (三)是否发生严重不良反应或者不良事件; (四)是否需要暂停或者提前终止研究项目; (五)其他需要审查的内容。 跟踪审查的委员不得少于2人,在跟踪审查时应当及时将审查情况报告伦理委员会。	**第二十五条** 对已批准实施的研究,研究者应当按要求及时提交研究进展、严重不良事件,方案偏离、暂停、终止,研究完成等各类报告。伦理审查委员会应当按照研究者提交的相关报告进行跟踪审查。跟踪审查包括以下内容: (一)是否按照已批准的研究方案进行研究并及时报告; (二)研究过程中是否擅自变更研究内容; (三)是否增加研究参与者风险或者显著影响研究实施的变化或者新信息; (四)是否需要暂停或者提前终止研究; (五)其他需要审查的内容。 跟踪审查的时间间隔不超过12个月。
第二十八条 对风险较大或者比较特殊的涉及人的生物医学研究伦理审查项目,伦理委员会可以根据需要申请省级医学伦理专家委员会协助提供咨询意见。	
第二十九条 多中心研究可以建立协作审查机制,确保各项目研究机构遵循一致性和及时性原则。 牵头机构的伦理委员会负责项目审查,并对参与机构的伦理审查结果进行确认。 参与机构的伦理委员会应当及时对本机构参与的研究进行伦理审查,并向牵头机构反馈审查意见。 为了保护受试者的人身安全,各机构均有权暂停或者终止本机构的项目研究。	**第二十七条** 在多个机构开展的研究可以建立伦理审查协作机制,确保各机构遵循一致性和及时性原则。 牵头机构和参与机构均应当组织伦理审查。 参与机构的伦理审查委员会应当对本机构参与的研究进行跟踪审查。
第三十条 境外机构或者个人与国内医疗卫生机构合作开展涉及人的生物医学研究的,应当向国内合作机构的伦理委员会申请研究项目伦理审查。	**第二十八条** 机构与企业等其他机构合作开展涉及人的生命科学和医学研究或者为企业等其他机构开展涉及人的生命科学和医学研究提供人的生物样本、信息数据的,机构应当充分了解研究的整体情况,通过伦理审查、开展跟踪审查,以协议方式明确生物样本、信息数据的使用范围、处理方式,并在研究结束后监督其妥善处置。
第三十一条 在学术期刊发表涉及人的生物医学研究成果的项目研究者,应当出具该研究项目经过伦理审查批准的证明文件。	**第二十九条** 学术期刊在刊发涉及人的生命科学和医学研究成果时,应当确认该研究经过伦理审查委员会的批准。研究者应当提供相关证明。

续表

2016 版	2023 版
第三十二条　伦理审查工作具有独立性,任何单位和个人不得干预伦理委员会的伦理审查过程及审查决定。	**第三十条**　伦理审查工作应当坚持独立性,任何机构和个人不得干预伦理审查委员会的伦理审查过程及审查决定。
	第三十二条　使用人的信息数据或者生物样本开展以下情形的涉及人的生命科学和医学研究,不对人体造成伤害、不涉及敏感个人信息或者商业利益的,可以免除伦理审查,以减少科研人员不必要的负担,促进涉及人的生命科学和医学研究开展。 （一）利用合法获得的公开数据,或者通过观察且不干扰公共行为产生的数据进行研究的; （二）使用匿名化的信息数据开展研究的; （三）使用已有的人的生物样本开展研究,所使用的生物样本来源符合相关法规和伦理原则,研究相关内容和目的在规范的知情同意范围内,且不涉及使用人的生殖细胞、胚胎和生殖性克隆、嵌合、可遗传的基因操作等活动的; （四）使用生物样本库来源的人源细胞株或者细胞系等开展研究,研究相关内容和目的在提供方授权范围内,且不涉及人胚胎和生殖性克隆、嵌合、可遗传的基因操作等活动的。
第四章　知情同意	**第四章　知情同意**
第三十三条　项目研究者开展研究,应当获得受试者自愿签署的知情同意书;受试者不能以书面方式表示同意时,项目研究者应当获得其口头知情同意,并提交过程记录和证明材料。	**第三十三条**　研究者开展研究前,应当获得研究参与者自愿签署的知情同意书。研究参与者不具备书面方式表示同意的能力时,研究者应当获得其口头知情同意,并有录音录像等过程记录和证明材料。
第三十四条　对无行为能力、限制行为能力的受试者,项目研究者应当获得其监护人或者法定代理人的书面知情同意。	**第三十四条**　研究参与者为无民事行为能力人或者限制民事行为能力人的,应当获得其监护人的书面知情同意。获得监护人同意的同时,研究者还应该在研究参与者可理解的范围内告知相关信息,并征得其同意。
第三十五条　知情同意书应当含有必要、完整的信息,并以受试者能够理解的语言文字表达。	**第三十五条**　知情同意书应当包含充分、完整、准确的信息,并以研究参与者能够理解的语言文字、视频图像等进行表述。
第三十六条　知情同意书应当包括以下内容: （一）研究目的、基本研究内容、流程、方法及研究时限; （二）研究者基本信息及研究机构资质; （三）研究结果可能给受试者、相关人员和社会带来的益处,以及给受试者可能带来的不适和风险; （四）对受试者的保护措施; （五）研究数据和受试者个人资料的保密范围和措施; （六）受试者的权利,包括自愿参加和随时退出、知情、同意或不同意、保密、补偿、受损害时获得免费治疗和赔偿、新信息的获取、新版本知情同意书的再次签署、获得知情同意书等; （七）受试者在参与研究前、研究后和研究过程中的注意事项。	**第三十六条**　知情同意书应当包括以下内容: （一）研究目的、基本研究内容、流程、方法及研究时限; （二）研究者基本信息及研究机构资质; （三）研究可能给研究参与者、相关人员和社会带来的益处,以及可能给研究参与者带来的不适和风险; （四）对研究参与者的保护措施; （五）研究数据和研究参与者个人资料的使用范围和方式,是否进行共享和二次利用,以及保密范围和措施; （六）研究参与者的权利,包括自愿参加和随时退出、知情、同意或者不同意、保密、补偿、受损害时获得免费治疗和补偿或者赔偿、新信息的获取、新版本知情同意书的再次签署、获得知情同意书等; （七）研究参与者在参与研究前、研究后和研究过程中的注意事项; （八）研究者联系人和联系方式、伦理审查委员会联系人和联系方式、发生问题时的联系人和联系方式; （九）研究的时间和研究参与者的人数; （十）研究结果是否会反馈研究参与者;

2016 版	2023 版
	（十一）告知研究参与者可能的替代治疗及其主要的收益和风险； （十二）涉及人的生物样本采集的，还应当包括生物样本的种类、数量、用途、保藏、利用（包括是否直接用于产品开发、共享和二次利用）、隐私保护、对外提供、销毁处理等相关内容。
第三十七条　在知情同意获取过程中，项目研究者应当按照知情同意书内容向受试者逐项说明，其中包括：受试者所参加的研究项目的目的、意义和预期效果，可能遇到的风险和不适，以及可能带来的益处或者影响；有无对受试者有益的其他措施或者治疗方案；保密范围和措施；补偿情况，以及发生损害的赔偿和免费治疗；自愿参加并可以随时退出的权利，以及发生问题时的联系人和联系方式等。 项目研究者应当给予受试者充分的时间理解知情同意书的内容，由受试者做出是否同意参加研究的决定并签署知情同意书。 在心理学研究中，因知情同意可能影响受试者对问题的回答，从而影响研究结果的准确性的，研究者可以在项目研究完成后充分告知受试者并获得知情同意书。	**第三十七条**　在知情同意获取过程中，研究者应当按照知情同意书内容向研究参与者逐项说明。 研究者应当给予研究参与者充分的时间理解知情同意书的内容，由研究参与者做出是否同意参加研究的决定并签署知情同意书。 在心理学研究中，因知情同意可能影响研究参与者对问题的回答，而影响研究结果准确性的，在确保研究参与者不受伤害的前提下经伦理审查委员会审查批准，研究者可以在研究完成后充分告知研究参与者并征得其同意，否则不得纳入研究数据。
第三十八条　当发生下列情形时，研究者应当再次获取受试者签署的知情同意书： （一）研究方案、范围、内容发生变化的； （二）利用过去用于诊断、治疗的有身份标识的样本进行研究的； （三）生物样本数据库中有身份标识的人体生物学样本或者相关临床病史资料，再次使用进行研究的； （四）研究过程中发生其他变化的。	**第三十八条**　研究过程中发生下列情形时，研究者应当再次获取研究参与者的知情同意： （一）与研究参与者相关的研究内容发生实质性变化的； （二）与研究相关的风险实质性提高或者增加的； （三）研究参与者民事行为能力等级提高的。
第三十九条　以下情形经伦理委员会审查批准后，可以免除签署知情同意书： （一）利用可识别身份信息的人体材料或者数据进行研究，已无法找到该受试者，且研究项目不涉及个人隐私和商业利益的； （二）生物样本捐献者已经签署了知情同意书，同意所捐献样本及相关信息可用于所有医学研究的。	
第五章　监督管理	**第五章　监督管理**
第四十条　国家卫生计生委负责组织全国涉及人的生物医学研究伦理审查工作的检查、督导；国家中医药管理局负责组织全国中医药研究伦理审查工作的检查、督导。 县级以上地方卫生计生行政部门应当加强对本行政区域涉及人的生物医学研究伦理审查工作的日常监督管理。	**第三十九条**　国家卫生健康委会同有关部门共同负责全国涉及人的生命科学和医学研究伦理审查的监督管理。 国家卫生健康委负责全国医疗卫生机构开展的涉及人的生命科学和医学研究伦理审查监督，国家中医药局负责涉及人的中医药学研究伦理审查监督。教育部负责全国高等学校开展的涉及人的生命科学和医学研究伦理审查监督，并管理教育部直属高等学校相关工作。其他高等学校和科研院所开展的涉及人的生命科学和医学研究伦理审查的监督管理按行政隶属关系由相关部门负责。

续表

2016 版	2023 版
主要监督检查以下内容： （一）医疗卫生机构是否按照要求设立伦理委员会，并进行备案； （二）伦理委员会是否建立伦理审查制度； （三）伦理审查内容和程序是否符合要求； （四）审查的研究项目是否如实在我国医学研究登记备案信息系统进行登记； （五）伦理审查结果执行情况； （六）伦理审查文档管理情况； （七）伦理委员会委员的伦理培训、学习情况； （八）对国家和省级医学伦理专家委员会提出的改进意见或者建议是否落实； （九）其他需要监督检查的相关内容。	县级以上地方人民政府卫生健康、教育等部门依据职责分工负责本辖区涉及人的生命科学和医学研究伦理审查的监督管理。 主要监督检查以下内容： （一）机构是否按照要求设立伦理审查委员会，并进行备案； （二）机构是否为伦理审查委员会提供充足经费，配备的专兼职工作人员、设备、场所及采取的有关措施是否可以保证伦理审查委员会独立开展工作； （三）伦理审查委员会是否建立健全利益冲突管理机制； （四）伦理审查委员会是否建立伦理审查制度； （五）伦理审查内容和程序是否符合要求； （六）审查的研究是否如实、及时在国家医学研究登记备案信息系统上传、更新信息； （七）伦理审查结果执行情况； （八）伦理审查文档管理情况； （九）伦理审查委员会委员的伦理培训、学习情况； （十）其他需要监督检查的相关内容。 各级卫生健康主管部门应当与同级政府各相关部门建立有效机制，加强工作商与信息沟通。
第四十一条 国家医学伦理专家委员会应当对省级医学伦理专家委员会的工作进行指导、检查和评估。省级医学伦理专家委员会应当对本行政区域内医疗卫生机构的伦理委员会进行检查和评估，重点对伦理委员会的组成、规章制度及审查程序的规范性、审查过程的独立性、审查结果的可靠性、项目管理的有效性等内容进行评估，并对发现的问题提出改进意见或者建议。	**第四十条** 国家和省级卫生健康主管部门应当牵头设立同级医学伦理专家委员会或者委托相关机构承担同级医学伦理专家委员会工作，为卫生健康、教育等部门开展伦理审查及其监督管理提供技术支持，定期对辖区内的伦理审查委员会委员进行培训，协助同级卫生健康、教育等主管部门开展监督检查。
第四十二条 医疗卫生机构应当加强对本机构设立的伦理委员会开展的涉及人的生物医学研究伦理审查工作的日常管理，定期评估伦理委员会工作质量，对发现的问题及时提出改进意见或者建议，根据需要调整伦理委员会委员等。	**第四十一条** 机构应当加强对本机构设立的伦理审查委员会开展的涉及人的生命科学和医学研究伦理审查工作的日常管理，定期评估伦理审查委员会工作质量和审查效率，对发现的问题及时提出改进意见或者建议，根据需要调整伦理审查委员会或者委员等。
第四十三条 医疗卫生机构应当督促本机构的伦理委员会落实县级以上卫生计生行政部门提出的整改意见；伦理委员会未在规定期限内完成整改或者拒绝整改，违规情节严重或者造成严重后果的，其所在医疗卫生机构应当撤销伦理委员会主任委员资格，追究相关人员责任。	**第四十二条** 机构应当督促本机构的伦理审查委员会落实县级以上政府相关部门提出的整改意见；伦理审查委员会未在规定期限内完成整改或者拒绝整改，违规情节严重或者造成严重后果的，其所在机构应当调整伦理审查委员会、撤销伦理审查委员会主任委员资格，追究相关人员责任。
第四十四条 任何单位或者个人均有权举报涉及人的生物医学研究中存在的违规或者不端行为。	**第四十三条** 任何单位或者个人均有权举报涉及人的生命科学和医学研究中存在的违反医学研究伦理、违法违规或者不端行为。
第六章 法律责任	（延续第五章 监督管理）
第四十五条 医疗卫生机构未按照规定设立伦理委员会擅自开展涉及人的生物医学研究的，由县级以上地方卫生计生行政部门责令限期整改；逾期不改的，由县级以上地方卫生计生行政部门予以警告，并可处以3万元以下罚款；对机构主要负责人和其他责任人员，依法给予处分。	**第四十四条** 医疗卫生机构未按照规定设立伦理审查委员会或者未委托伦理审查委员会审查，擅自开展涉及人的生命科学和医学研究的，由县级以上地方卫生健康主管部门对有关机构和人员依法给予行政处罚和处分。 其他机构按照行政隶属关系，由其上级主管部门处理。

续表

2016 版	2023 版
第四十六条 医疗卫生机构及其伦理委员会违反本办法规定,有下列情形之一的,由县级以上地方卫生计生行政部门责令限期整改,并可根据情节轻重给予通报批评、警告;对机构主要负责人和其他责任人员,依法给予处分: (一)伦理委员会组成、委员资质不符合要求的; (二)未建立伦理审查工作制度或者操作规程的; (三)未按照伦理审查原则和相关规章制度进行审查的; (四)泄露研究项目方案、受试者个人信息以及委员审查意见的; (五)未按照规定进行备案的; (六)其他违反本办法规定的情形。	**第四十五条** 医疗卫生机构及其伦理审查委员会违反本办法规定,有下列情形之一的,由县级以上地方卫生健康主管部门对有关机构和人员依法给予行政处罚和处分: (一)伦理审查委员会组成、委员资质不符合要求的; (二)伦理审查委员会未建立利益冲突管理机制的; (三)未建立伦理审查工作制度或者操作规程的; (四)未按照伦理审查原则和相关规章制度进行审查的; (五)泄露研究信息、研究参与者个人信息的; (六)未按照规定进行备案、在国家医学研究登记备案信息系统上传信息的; (七)未接受正式委托为其他机构出具伦理审查意见的; (八)未督促研究者提交相关报告并开展跟踪审查的; (九)其他违反本办法规定的情形。 其他机构按照行政隶属关系,由其上级主管部门处理。
第四十七条 项目研究者违反本办法规定,有下列情形之一的,由县级以上地方卫生计生行政部门责令限期整改,并可根据情节轻重给予通报批评、警告;对主要负责人和其他责任人员,依法给予处分: (一)研究项目或者研究方案未获得伦理委员会审查批准擅自开展项目研究工作的; (二)研究过程中发生严重不良反应或者严重不良事件未及时报告伦理委员会的; (三)违反知情同意相关规定开展项目研究的; (四)其他违反本办法规定的情形。	**第四十六条** 医疗卫生机构的研究者违反本办法规定,有下列情形之一的,由县级以上地方卫生健康主管部门对有关机构和人员依法给予行政处罚和处分: (一)研究或者研究方案未获得伦理审查委员会审查批准擅自开展研究工作的; (二)研究过程中发生严重不良反应或者严重不良事件未及时报告伦理审查委员会的; (三)违反知情同意相关规定开展研究的; (四)未及时提交相关研究报告的; (五)未及时在国家医学研究登记备案信息系统上传信息的; (六)其他违反本办法规定的情形。 其他机构按照行政隶属关系,由其上级主管部门处理。
第四十八条 医疗卫生机构、项目研究者在开展涉及人的生物医学研究工作中,违反《执业医师法》《医疗机构管理条例》等法律法规相关规定的,由县级以上地方卫生计生行政部门依法进行处理。	**第四十七条** 机构、伦理审查委员会、研究者在开展涉及人的生命科学和医学研究工作中,违反法律法规要求的,按照相关法律法规进行处理。
	第四十八条 县级以上人民政府有关行政部门对违反本办法的机构和个人做出的行政处理,应当向社会公开。机构和个人严重违反本办法规定的,记入科研诚信严重失信行为数据库,按照国家有关规定纳入信用信息系统,依法依规实施联合惩戒。
第四十九条 违反本办法规定的机构和个人,给他人人身、财产造成损害的,应当依法承担民事责任;构成犯罪的,依法追究刑事责任。	**第四十九条** 机构和个人违反本办法规定,给他人人身、财产造成损害的,应当依法承担民事责任;构成犯罪的,依法追究刑事责任。
第七章 附则	**第六章 附则**
	第五十条 本办法所称研究参与者包括人体研究的受试者,以及提供个人生物样本、信息数据、健康记录、行为等用于涉及人的生命科学和医学研究的个体。
	第五十一条 本办法所称人或者人的生物样本包括人体本身以及人的细胞、组织、器官、体液、菌群等和受精卵、胚胎、胎儿。

续表

2016 版	2023 版
	第五十二条　涉及国家秘密的,在提交伦理审查和获取研究参与者知情同意时应当进行脱密处理。无法进行脱密处理的,应当签署保密协议并加强管理。未经脱密处理的研究不得在国家医学研究登记备案信息系统上传。
	第五十三条　纳入科技伦理高风险科技活动清单的涉及人的生命科学和医学研究的伦理审查,还应当遵守国家关于科技伦理高风险科技活动伦理审查的相关要求。
第五十条　本办法自 2016 年 12 月 1 日起施行。本办法发布前,从事涉及人的生物医学研究的医疗卫生机构已设立伦理委员会的,应当自本办法发布之日起 3 个月内向本机构的执业登记机关备案,并在医学研究登记备案信息系统登记。	**第五十四条**　本办法自发布之日起施行。本办法施行前,从事涉及人的生命科学和医学研究的机构已设立伦理审查委员会的,应当自本办法施行之日起 6 个月内按规定备案,并在国家医学研究登记备案信息系统上传信息。已经伦理审查批准开展的涉及人的生命科学和医学研究,应当自本办法实施之日起 9 个月内在国家医学研究登记备案信息系统完成上传信息。逾期不再受理。

参考文献

［1］《药物临床试验伦理审查工作指导原则》. 国家食品药品监督管理局,2010.

［2］《涉及人的健康相关研究国际伦理准则》. 国际医学科学组织理事会,2016.

［3］《赫尔辛基宣言》. 世界医学大会,2013.

［4］《涉及人的生物医学研究伦理审查办法》. 国家卫生和计划生育委员会,2016.

［5］《药物临床试验质量管理规范》. 国家药监局、国家卫生健康委（2020 年第 57 号）,2020.

［6］张姝,杨竟,徐剑铖,等. 儿童临床试验伦理审查规范（重庆标准）. 中国医学伦理学,2019,32（3）:412-418.

［7］倪韶青,寿心怡,俞惠民,等. 儿科临床研究风险的特殊考量. 临床儿科杂志,2017（8）:636-640.

［8］唐燕,杨红荣,奚益群. 儿童生物医学研究最小风险评估的路径研究. 中国医学伦理学,2018,31（9）:1170-1174.

［9］杨红荣,唐燕,奚益群. 儿童生物医学研究中简单干预措施的最小风险评估标准研究. 中国医学伦理学,2018,31（2）:224-229.

［10］奚益群,唐燕,杨红荣,等. 涉及儿童临床研究的伦理关注. 医学与哲学,2015,36（12A）:35-37.

［11］《中华人民共和国个人信息保护法》. 全国人大常务委员会,2021.

［12］《中华人民共和国数据安全法》. 全国人大常务委员会,2021.

［13］《儿科人群药物临床试验技术指导原则》. 国家食品药品监督管理局,2016.

［14］《中华人民共和国民法典》. 全国人民代表大会,2021.

［15］沈一峰,王谦,白楠,等. 保护脆弱受试者的伦理审查要点. 医学与哲学,2020,41（14）:12-18.

［16］黄晶晶,杨卫敏,李华芳,等. 精神医学临床研究中知情同意书的设计与应用. 药学服务与研究,2012,12（3）:209-211.

［17］汪秀琴,熊宁宁,刘沈林,等. 临床试验的伦理审查:精神障碍. 中国临床药理学与治疗学,2006（8）:

943-946.

[18]《涉及人的临床研究伦理审查委员会建设指南（2020版）》. 国家卫生健康委医学伦理专家委员会办公室、中国医院协会, 2020.

[19] 卢嘉丽, 陈怡禄, 冯琼. 涉及妇女的药物临床试验伦理审查要素探讨. 中国医学伦理学, 2021, 34（12）: 1573-1576.

[20] 刘沈林, 汪秀琴, 熊宁宁, 等. 临床试验的伦理审查: 妇女和孕妇. 中国临床药理学与治疗学, 2006（4）: 477-480.

[21] 李晓洁, 丛亚丽. 从"谷歌流感趋势"预测谈健康医疗大数据伦理. 医学与哲学, 2019, 40（14）: 5-8.

[22] 王国豫, 黄斌. 论大数据技术对知情同意的挑战. 自然辩证法研究, 2020, 36（4）: 61-66.

[23] 刘士国, 熊静文. 健康医疗大数据中隐私利益的群体维度. 法学论坛, 2019, 34（3）: 125-135.

[24] 关键基础设施安全应急响应中心. 我国网络与数据安全及个人信息保护法律制度——以国家总体安全观为统领. 2021-09-15. http://web.scut.edu.cn/2021/0915/c26042a443025/page.htm

[25] 刘瑞爽, 冯瑶, 李晓洁, 等. 关于健康医疗大数据优良实践的伦理共识（第一版）. 中国医学伦理学, 2020, 33（1）: 8-11.

[26] CLAYTON EW. Informed consent and biobanks. J Law Med Ethics, 2005, 33（1）: 15-21.

[27] PLOUG T, HOLM S. Meta consent: a flexible and autonomous way of obtaining informed consent for secondary research. BMJ, 2015, 350: h2146.

[28] 陈晓云, 沈一峰, 熊宁宁, 等. 医疗卫生机构泛知情同意实施指南. 中国医学伦理学, 2020（10）: 1203-1209.

[29] 关健. 医学科学数据共享与使用的伦理要求和管理规范（二）隐私变迁与挑战. 中国医学伦理学, 2020, 33（3）: 288-293.

[30] 关健. 医学科学数据共享与使用的伦理要求和管理规范（五）隐私分类分级的初步建议及其依据的确认. 中国医学伦理学, 2020, 33（7）: 915-920.

第六章　临床研究项目管理

　　规范化的临床研究实施流程是产生高质量临床研究数据的必要保障。临床研究具有研究周期长、研究类型多样、研究步骤紧密、研究经费高昂等特点，因此有必要建立一套科学、规范、相对统一的临床研究项目管理流程，为研究者开展临床研究提供指引，从而获得科学、可靠的研究结果，为循证医学提供依据。

第一节　临床研究实施流程及实践

一、IIT 特点

　　医药企业发起的临床试验（IST）是以药品医疗器械等产品注册为目的，评价产品安全性和有效性，为药品审评和审批提供关键依据的研究。IST 的责任主体是申办方，实施流程包括咨询沟通、立项准备、机构审批、伦理审批、协议签署、中国人类遗传资源管理办公室审批、召开启动会、招募受试者、进入试验周期、完成试验、文件整理保存、中心关闭等环节，质量控制和质量保障贯穿全流程。IST 以《药物临床试验质量管理规范》（药物 GCP）、《医疗器械临床试验质量管理规范》（器械 GCP）、《体外诊断试剂注册与备案管理办法》为标准，以《临床试验数据现场核查要点》为自查与质控依据，由国家药品监督管理局及相关单位定期对生产企业、药物临床试验机构、伦理委员会和临床试验项目进行检查，对检查发现的数据不能溯源、数据不一致等严重违规问题，不予批准临床试验的申请，并依法公开通报、处理或移交司法机关处理，有效保障了 IST 实施的质量。

　　与 IST 相比，IIT 研究具有下述特点：①注重于解决临床日常诊疗相关问题；②选题强调研究的创新性；③研究设计类型多样；④数据常来源于非严格限定条件的临床实践；⑤临床科研团队独立实施完成；⑥研究成果可以作为制订修订临床指南的依据，具有临床指导意义，多发表在学术领域经同行评议的期刊。在 IIT 中医疗机构承担了研究者、申办方的双重职责和全部的临床研究工作。

二、IIT 项目实施流程

　　由于 IIT 多由医疗机构自行管理，重立项和结题，轻过程管理，项目实施过程中质量管理和数据管理环节均较为薄弱。受人力、物力、财力、监管、政策的影响，规范开展 IIT 项目存在较多的困难和问题。因此，IIT 的实施流程可以参考 IST，但又不能完全照搬。

　　目前国内未见针对 IIT 项目的标准实施流程，2021 年《医疗卫生机构开展研究者发起的临床研究管理办法（试行）》（简称《IIT 管理办法》），对于 IIT 的规范化管理提出了全面要求，各医疗机构需结合实际情况，制订切实有效的临床研究实施细则。依据《IIT 管理办法》，参照药物 GCP 和器械 GCP、结合文献与实践经验制订本流程（图 6-1），以供研究者参考。

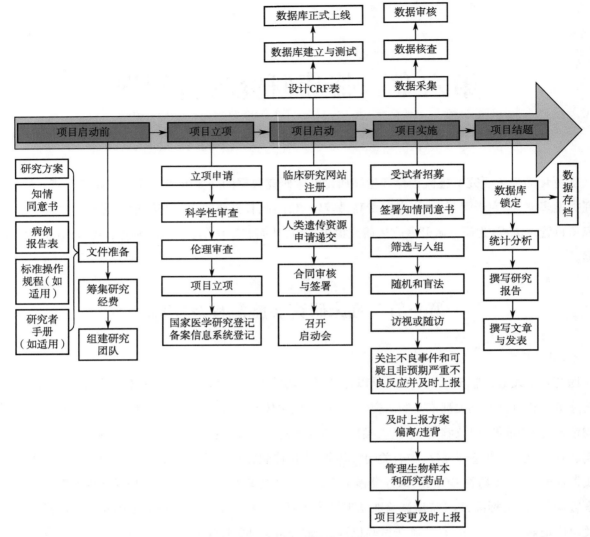

图 6-1 临床研究实施流程图

（一）必要文件准备

1. 研究方案　良好的研究方案设计是开展高质量临床研究的基础，一项临床研究无论规模大小，都需要科学的设计。研究者发现临床问题，经充分的文献调研后，凝练科学问题，提出明确的临床假设，撰写研究方案。研究方案是临床研究的核心，是实施临床研究和评价其安全性和有效性的施工方案，也是学术委员会和伦理委员会审查的依据。科学、适合、可行的研究方案是确保临床研究质量的基础。

2. 知情同意书　知情同意书的设计应通俗易懂，须满足不同层次背景和知识结构人群的充分理解，内容涵盖临床研究的概况、目的、治疗、随机分配到各组的可能性、受试者的权利与义务、获益和风险等。知情同意书中不宜出现诱导受试者参加临床研究的内容。

3. 病例报告表　按照研究方案设计，报告受试者相关信息的纸质或者电子文件。CRF 的设计应与研究方案保持一致。

4. 标准操作规程（如适用）　指为保证某项特定操作的一致性而制订的详细的书面要求，以减少方案偏离。

5. 研究者手册（如适用）　与开展临床研究相关的研究药品的临床和非临床研究资料汇编。

（二）筹集研究经费

高质量的 IIT 离不开持续、稳定的经费支持,没有充足的经费,受试者筛选、随机、干预、访视、质量管理、数据管理、统计分析、保险、相关损害的赔偿等均得不到有效的保障。IIT 按经费来源可分为:纵向经费、横向经费和自筹经费。纵向经费一般来自国家和地方政府设立的临床研究专项经费,2021 年《国家自然科学基金项目指南》打破了国家自然科学基金仅资助基础研究的单一格局,但总体来说,经费支持力度还不足,支持范围局限,临床医师有意愿开展临床研究,却可能得不到充足的经费支持。横向经费多由企业提供,或由企业提供药品 / 器械等进行临床验证,基金会设立的专项基金资助也属于横向经费。

（三）组建研究团队

研究者在 IIT 中扮演着双重的角色,既是申办者,又是研究者,既要对 IIT 的质量负责,也要保障受试者的权益,为其安全负责。高质量的临床研究需要多学科人员共同参与实施,共同完成研究目标,团队间相互配合,发挥团队的最大力量。

1. 高质量临床研究团队的组成

（1）执行临床研究操作的研究者:包括主要研究者、负责整体沟通协调工作的项目经理或次要研究者、研究医师、临床研究协调员、研究护士、药品管理员、技师等。

（2）临床研究辅助专业人员:统计师、方法学人员、数据管理员、质控员等。其中统计师或方法学人员从研究设计到结果分析、投稿应全程参与,将对临床研究项目起着至关重要的作用。

（3）对于一些创新性和风险较高的研究,可召集国内外有影响力的专家组建委员会:建立临床研究执行委员会、数据安全监察委员会、终点事件评价委员会等,负责临床研究关键环节的指导,如优化研究方案、做出重大决策、保障受试者安全、成果产出转化指导等,以保障临床研究的顺利开展。

（4）如为多中心项目,需对分中心及其研究者进行选择与综合评估:分中心的选择需考虑该中心病源的分布、预估符合入排的病例数量、承担该项目具备的硬件条件;分中心研究者的选择需考虑研究者的积极性、科室或者所在医院管理部门对其支持程度等因素。

2. 临床研究团队的要求

（1）具有 GCP 培训经历。

（2）人员组成齐全、相对固定、有充足的时间和精力投入。

（3）明确授权与分工,责任到人。

3. 外部单位的协助 临床研究是系统性的工作,除了干预和随访本身,还有大量非医疗工作,临床医师往往工作繁忙,独立完成困难,外部单位协助可有效提高项目实施效率。

（1）临床研究协调员（CRC）:聘请 SMO 的 CRC 或专门的临床研究辅助人员协助临床医师完成启动会准备、安排访视、录入数据、样本管理、资料管理、文件管理等工作。

（2）监察员（CRA）:不少研究者意识到 CRA 在项目推动过程中起了重要的作用,尤其是多中心临床研究。CRA 负责与各中心沟通协调,督促项目立项、伦理递交、合作协议商榷与签署、项目启动前准备工作等,有助于分中心快速启动。在经费允许的情况下,还可以请 CRA 核对研究方案的执行情况、数据录入准确性和完整性、不良事件收集情况等质量管理工作。

（3）稽查员或质控员:为确保研究的质量,稽查员或质控员对项目进行系统性的稽查或质控,以评估临床研究实施、数据记录、分析和报告是否符合研究方案、SOP 及相关的法律法规执行情况,并对发现的问题提出整改意见与建议。

（四）项目立项

1. 立项申请　按照临床研究管理部门的立项要求准备文件并递交。

2. 科学性审查　《管理办法》要求医疗机构对所有临床研究均应通过科学性审查,科学性审查结论为同意后,可进行伦理审查的申请。

3. 伦理审查　伦理委员会对临床研究项目进行独立、客观、公正、及时的审查,最大程度地保障受试者的安全与权益,并出具伦理审查结论。根据项目风险,伦理审查一般分为快速审查和会议审查。

4. 项目立项　通过科学性审查和伦理审查的项目予以立项。临床研究管理部门应当对提交的材料进行审核。有以下情形之一的,不予立项:不符合法律、法规、规章及规范性文件要求的;未通过科学性审查和伦理审查的;违背科研诚信规范的;研究前期准备不足,临床研究时机尚不成熟的;临床研究经费不足以完成临床研究的;药品、医疗器械等产品不符合使用规范的;临床研究的安全风险超出实施医疗卫生机构和研究者可控范围的;可能存在商业贿赂或其他不当利益关系的。

5. 国家医学研究登记备案信息系统登记　研究者应在国家医学研究登记备案信息系统上如实、准确、完整地填写临床研究信息。临床研究管理部门、伦理委员会等分别在系统填写并上传科学性审查、伦理审查和立项审核意见。医院应对临床研究信息的真实性、准确性、完整性等进行审核,并对相关内容负责。

（五）项目启动

此阶段的工作可交叉进行,待 IIT 项目具备开展的必要条件时,即可准备召开启动会。

1. 临床研究网站注册　临床研究注册是临床研究的一个重要环节。国际医学期刊编辑委员会（International Committee of Medical Journal Editors, ICMJE）要求所有临床研究在发表之前必须进行国际注册,否则将不会在 ICMJE 成员杂志中发表研究结果。ICMJE 要求临床研究在纳入患者前注册,在注册前要取得伦理批件。目前,国际认可的临床试验注册数据库包括美国国立医学图书馆临床试验注册中心、中国临床试验注册中心、澳大利亚 - 新西兰临床试验注册中心、英国国际标准随机对照试验号注册库等,选择其一注册即可。注册后可获取全球唯一的试验注册号。研究者完成注册且获得注册号后方可启动项目,纳入首例受试者。多中心临床研究由主中心注册,方案修订时,应及时在网站上更新信息。

2. 人类遗传资源申请递交　如研究涉及采集、保藏、利用和对外提供我国人类遗传资源的活动都应遵守《中华人民共和国人类遗传资源管理条例》,申请审批或备案,待通过后方可实施。申请审批或备案均应在获得伦理批件后开始。

3. 合同审核与签署　IIT 如涉及与院外合作,需签署合作协议,合作协议是获得资金或物资资助的有效证明文件。IIT 的合同主要包括与医疗机构、高等院校、企业或基金会等签署的临床研究合同、委托第三方公司检测、购买技术服务或保险等合同。合同拟定还需注意:

（1）尽量使用医院提供的合同模板,减少双方就法律、经费等内容的多次讨论,缩短合同审核时间。

（2）临床研究合作协议应明确双方权利、义务及责任分担、计划入组例数、研究药品/器械或其他物资供应、合同履行期限（包括部分条款在研究完成后依然有效的界定和说明）、终止的相关约定、保密责任、文章发表及知识产权归属、违约责任、保险、赔偿、争议的解决方法、经费预算及支付方式等内容。

（3）基于研究的风险，特别是高风险项目，研究者应购买保险。

4. 制订数据管理计划　EDC 系统具有数据及时录入、实时发现数据问题、提高数据质量等优势。临床研究应充分利用 EDC 系统的优势，制订数据管理计划，记录、描述和定义数据管理各阶段工作，全程指导数据管理过程。数据管理计划的内容涉及 CRF 的设计、数据库构建、数据录入、数据核查、数据质疑管理、数据库锁定、数据导出、数据保存等内容。启动阶段需完成 CRF 的设计、数据库建立与测试、数据库正式上线。

5. 召开启动会　在启动会上，项目负责人或企业资助方对项目成员进行培训，内容包括研究方案、SOP、严重不良事件的报告及处理、标本的保存和运输、CRF 的填写、数据库培训等；启动会的另一项重要内容是项目负责人对项目成员进行明确的授权与分工，并填写《授权分工表》。此外，启动会的照片、签到表、培训资料、会议记录还需保存在研究者文件夹中。研究机构召开启动会后，标志着研究正式启动，并进入项目实施阶段。

（六）项目实施

1. 受试者招募　经伦理批准的招募广告才可以公开招募受试者，医师推荐、利用多媒体发布、专业的招募公司均是招募受试者的重要方式。

2. 知情同意和知情同意书　由授权的研究者对受试者进行知情同意，使其了解临床研究的全貌及可能存在的风险与获益，并回答其所有的疑问，让其充分考虑，自愿参加该项目，并签署知情同意书，一份交由受试者，一份保存在研究中心。

3. 受试者筛选与入组　按照研究方案完成筛选期检查。研究者需逐条核对入选标准和排除标准，做到入选和排除有依据，确保入组合格的受试者，不误纳、不漏纳。对于筛败的受试者也应准确记录筛败的原因，便于发现共性的问题。

4. 随机和盲法　如涉及随机，按照研究方案正确地实施随机化分组，包括随机序列产生正确，隐蔽分组方法正确等。如果需要设盲，还应制订详细的盲法实施流程。涉及盲法的研究还应按研究方案的规定实施揭盲。若意外破盲或者因严重不良事件等情况紧急揭盲时，研究者应做好记录。

5. 访视或随访　一项临床研究通常包含筛选期访视（包含基线值测定的访视）、治疗访视、随访访视、安全性访视、计划外访视、出组访视、退出访视等。重点关注主要终点指标和次要终点指标的收集，避免失访、漏访或超窗，是保障 IIT 数据质量的关键环节。建议研究者根据研究方案，制订受试者访视计划表，提前预约受试者，按时完成访视，执行访视时做好记录，重点关注受试者对干预措施的依从性，了解病情变化，评估检查结果，积极处理不良事件，给予恰当的临床处置，并详细记录。漏记不良事件和合并用药是 IIT 常见的问题。受试者服用禁忌药品可能会干扰临床研究疗效和安全性评价，严重时研究者还应慎重评估受试者是否应退出研究。

6. 不良事件和可疑且非预期严重不良反应　不良事件（AE）指受试者接受试验用药品后出现的所有不良医学事件，可以表现为症状体征、疾病或者实验室检查异常，但不一定与试验用药品有因果关系。严重不良事件（SAE）指受试者接受试验用药品后出现死亡、危及生命、永久或者严重的残疾或者功能丧失、受试者需要住院治疗或者延长住院时间，以及先天性异常或者出生缺陷等不良医学事件。可疑且非预期严重不良反应（SUSAR）指临床表现的性质和严重程度超出了研究药物研究者手册、已上市药品的说明书或者产品特性摘要等已有资料信息的可疑并且非预期的严重不良反应。以上均为 GCP 定义。对于 IIT 项目,特别是涉及超说明书用药或联合用药研究,研究者应加强安全性指标的评价,并及时给予处理。AE 是安全性评价的重要指标,将直接影响到干预措施的科学性和可信度。此外,IIT 项目还需特别关注 SUSAR,一旦发现 SUSAR,研究者应对受试者立即救治,及时报送给资助企业、临床研究中心及伦理委员会。临床研究中心和伦理委员会根据不良事件的性质和严重程度,及时做出继续、暂停或者终止已经批准的临床研究的决定。

7. 方案偏离 / 违背　方案偏离 / 违背指任何有意或无意地偏离或违反伦理委员会已经批准的研究方案,或对方案的部分条款不遵从。方案偏离 / 违背应及时报告伦理委员会。IIT 的方案偏离 / 违背很常见,但上报情况不理想,一方面研究者的上报意识不强,另一方面,研究方案设计不严谨,与临床操作有差别。研究者应分析方案违背的根本原因,如方案问题、操作不当、受试者原因等,积极采取措施,减少方案的违背。严重的方案违背可能会影响数据的质量、结果的准确性。

8. 生物样本的管理　很多 IIT 项目,涉及生物样本的外送与检测分析,生物样本的管理是 IIT 的薄弱环节。常见的问题有生物样本的采集、预处理、保存和运输过程的记录缺失或不全,应规范生物样本的管理,按照 SOP 进行操作并做好记录。此外,生物样本采集和送检的数量应与研究方案和知情同意书一致,仅用于方案规定的检测目的。

9. 研究药品的管理　研究药品尽可能存放在 GCP 药房,实现医院对研究药品的接收、贮存、分发、回收、退还、未使用药品处置的统一、集中、规范化管理。如果由研究团队自行保管,也需要同样遵守药品管理规范。

10. 临床研究项目的变更　在研究过程中,研究者对已立项的临床研究项目进行变更时,须向医疗卫生机构临床研究管理部门报告。对涉及研究目的、研究方法、主要研究终点、统计方法以及研究对象等实质修改的,应当重新进行科学性和伦理审查。对需要重新审查的,应当及时启动审查。

11. 数据的采集　及时完成纸质 CRF 的填写,录入 EDC 系统中,也可以直接将数据录入到 EDC 系统中。如果发生方案修改或 EDC 系统逻辑核查修改等问题,应对 CRF 或数据核查计划进行更新。

12. 数据核查　定期进行数据核查,及时发现数据缺失、逻辑矛盾、数据错误等问题,以疑问的形式反馈给研究者,研究者做出回答,核实后再对数据库数据进行修订,是提高研究数据完整性、准确性、有效性的有效途径。但很多 IIT 的研究者缺乏数据管理意识,仅入组受试者、随访、录入数据,统计分析时才发现问题数据、缺失数据特别是关键指标缺失,已无法挽救。IIT 项目中数据核查环节的缺失也是造成数据质量差的重要原因。

13. 数据审核　受试者入组接近尾声时,数据管理员根据最后一例受试者出组日期,制订数据库锁库时间进度表,预计 2~3 个月。在临床研究数据库锁定前,应确保所有数据录入、核查完毕,且相关数据管理工作均已完成。包括数据已正确录入数据库、数据质疑已解答、外部数据一致性核查完成、SAE 一致性核查完成、已完成医学编码、数据逻辑核查已完成、明显错误或异常数据审查已完成、最终的医学核查已完成、数据质量审核已完成。对于 IST,此阶段的工作备受关注,多方反复确认数据、提出疑问,直到所有问题解决。而 IIT 项目,研究者对数据审核意识较差,有时会跳过一些步骤,在统计分析导出数据时,才发现问题数据,再进行调整、修改、完善数据库。

（七）项目结题

1. 数据库锁定　数据库经过调整和修改后,进入数据库锁定阶段。数据管理所有的活动都应该在数据库锁定前完成。数据库锁定后,导出数据集,交付给统计师进行统计分析。

2. 统计分析　按照研究方案中规定报告结局指标完成统计分析,不建议报告研究方案规定以外结局,也不可漏报研究方案规定的结局。亚组分析、敏感性分析应按照研究方案和统计分析计划的规定进行,不建议进行无计划的亚组分析。

3. 撰写研究报告　临床研究实行结题报告制度。临床研究终止或完成时,研究者应及时分析研究结果,参照相应的临床研究报告规范撰写研究报告,形成全面、客观、准确的研究报告。研究报告应在国家医学研究登记备案信息系统登记上传,向同行公开,以加强学术交流。

4. 文章撰写与发表。

5. 数据存档　锁库后可根据要求对数据库进行刻盘并存档。所有版本的数据管理文档及 SOP 规定需存档的文件均需存储在安全的地方或者以合适的电子形式保存。

我国 IIT 研究在实施过程中还面临着巨大的挑战,需要从医院层面、研究者层面和项目实施层面进行多方面的改进。医院层面需要不断加强 IIT 全流程的监管力度、加强院内外资源的整合,提供全方位技术服务支撑,提高临床研究专项经费的支持力度,加强科研管理人员的自身能力培养。研究者层面需要建设专业化的临床研究队伍,不断加强研究者及其研究团队的能力提升,建立良好的激励机制与数据共享机制。项目实施层面需要规范临床研究实施流程,加强质量管理和数据管理,为完成高质量 IIT 项目保驾护航。

IIT 项目不仅有助于新药或器械的上市,还有助于形成诊疗标准、专家共识、诊疗指南,将科研成果服务于临床和疾病防控的第一线,有助于提升医疗卫生机构诊断、治疗、预防控制疾病的能力。因此,通过建立标准化的临床研究实施流程,为研究者提供明确的指引,使其在不同的研究阶段,有明确的里程碑式的重点任务,有助于临床研究各阶段如期完成,为完成高质量的临床研究提供全方位可持续的保障。

第二节　临床研究项目管理内容

为了实现项目绩效目标,提高项目过程管理精细化程度,激发临床创新潜能,提升项目专项经费使用效益,临床研究项目管理应该遵循以下原则:

统一项目管理规范。制定适宜的管理制度,并且根据政策和执行情况不断优化管理制度。对于研究者发起的临床研究项目,各医疗机构应制定符合本单位实际的项目管理制度,包括立项管理制度、伦理审查制度、质控制度、经费管理制度等,严格监督和管理 IIT 项目的开展和实施,保证研究质量,保护受试者权益。对于由国家、部、省、厅、市等政府机构下达的纵向临床研究项目,由各项目主管单位根据项目特点,制定专项项目管理制度,供各项目承担单位和研究者执行。

统一过程管理要求。按照标准实施流程来执行项目工作,并且掌握相应的技能。通过标准化与数字化流程,以保障流程的规范化执行。通过相应的激励、优化措施,推动流程运行,反馈,优化。

统一项目质控标准。建立项目管理体系,包括规划质量管理、管理质量、控制质量 3 个过程。制订统一的文档管理办法及格式,确保项目进行过程中产生的文档的规范性。

一、过程管理

过程管理主要包括组织管理、实施管理、财务管理等 3 个方面。

（一）组织管理

1. 管理部门和人员设立　建议市级医院明确院内临床项目过程管理责任部门,建议设立 3 名专管员(项目专管员、质控专管员、数据专管员),负责全面对接上级管理部门,加强临床研究的全流程管理和统筹协调,包括项目执行进度跟踪、质量监察、项目研究数据管理与递交、季度简报数据(项目进度情况和经费执行情况等数据)填报编制及其他临床研究相关工作。

2. 制度建设　医疗机构需要制订在院内开展临床研究的管理制度和流程,包括但不限于不良事件记录、报告和处理相关的规章制度和规范标准。

3. 跟踪管理　全面掌握并定期梳理承担的院内临床研究项目开展情况,促进项目研究的质量提升和效能提高。

4. 专业管理　建立院内临床研究支撑团队,包含项目经理(project manager, PM)、流行病学或统计学分析人员、生物信息技术人员、临床研究协调员、质控员、生物样本管理人员等多学科专业人员,提高专业管理能力。

5. 信息化管理　建立专业临床研究信息管理系统、电子数据采集系统、临床研究电子文档管理系统、中央随机化系统、安全管理系统和生物样本管理系统等,提升信息化管理水平。

6. 质控管理　制定医院临床研究质量控制标准操作规范,建立项目组和医疗机构层面二级质控体系。项目组质量保障专管员负责临床研究的"一级质控",对负责的临床研究定期自查;CRU 质控员负责临床研究的"二级质控"。定期组织第三方稽查,确保临床研究项目高质量运行。

（二）实施管理

1. 实施　临床研究项目实施需要遵守国家法律法规,依据 GCP 原则,并基于国际通用风险监管方法,做好项目全过程监督管理,确保研究者按照项目立项时批准的方案开展临床研究,如实记录临床研究过程和结果并妥善保存;重大临床研究项目须定期同步项目最新进展情况,包括基本信息、启动信息、进度信息、经费使用等。

2. 变更　在研究过程中,研究者需要对已立项的临床研究项目进行变更的,医疗机构应当按照科学性审查和伦理审查制度组织评估,对涉及研究设计类型、样本量、纳排标准、干预方式、终点指标等实质修改的,应当重新进行科学性和伦理审查。对需要重新审查的,应当及时启动审查。经医院审查并同意变更的项目,应及时将变更申请和有关材料报送相关方,获得批复后方可启动研究。

3. 暂停或终止　研究者可以申请暂停或终止项目临床研究。申请暂停或终止临床研究的,应当经院内 CRU 审查同意。暂停或终止的干预性临床研究,已经有受试者入组的,机构及研究者应当制订方案,妥善保障已经入组受试者的权益。经医院审查并同意暂停或终止的项目,应及时向相关方报告并提交暂停或终止项目的申请及有关材料,获得批复后方可暂停或终止项目。

4. 过程监管　对项目实施全过程监管,定期组织开展核查。项目负责人(主要研究者)应当对负责的临床研究项目定期自查,确保临床研究的顺利进行。

5. 安全性监管　加强项目所涉及的临床研究的安全性评价,根据项目风险分级,制订跟踪审查时间计划,组织伦理委员会和专家委员会对项目进行跟踪审查。按照医院不良事件记录、报告和处理相关的规章制度和规范标准,根据不良事件的性质和严重程度及时做出继续、暂停或者终止已经批准的临床研究的决定,并充分保障已经入组受试者的权益。

6. **数据管理**　临床研究项目需建立项目研究源数据的管理体系,按照临床数据交换标准(CDISC)统一数据采集、编码和交换格式,实现集中统一存储,保障研究数据在收集、记录、修改、处理和保存过程中的真实性、准确性、完整性、规范性、保密性,确保数据可查询、可溯源。

7. **文件管理**　建立项目档案并加强管理,如实记录并妥善保管相关文书档案。自研究结束之日起,档案保存年限不低于 10 年。在确保安全、可溯源的前提下,鼓励实行电子归档。

8. **结项报告**　项目涉及的临床研究应实行结项报告制度。涉及的临床研究终止或完成时,研究者应当及时分析研究结果,形成全面、客观、准确的研究报告。医院临床研究管理部门应当组织对研究报告进行评审,并对该临床研究结项。鼓励向同行公开结项后的研究报告,加强学术交流。

（三）优化财务管理

1. **财务制度**　医院应当根据国家法律法规规定和地方有关规定,建立临床研究经费管理制度,对批准立项的项目专项经费纳入单位收支进行统一管理,专款专用。

2. **合规使用**　项目负责人应当严格执行本单位规章制度,严格按照项目经费预算,合理使用研究经费,不得擅自调整或挪作他用。

二、IIT 项目质控标准

鉴于 IIT 项目的自身特点,与 IST 和基础科学研究相比,质量控制的关键点有其特殊性。P*Q*R*S 是基于执行进度、执行质量、伦理合规和科学性的 4 个一级指标形成的,适用于 IIT 质量控制的评价体系,包括 18 个二级指标,详见表 6-1。表 6-2 对所构建的 IIT 实施过程质量评估指标和 IST 现场核查要点进行了比较。

表 6-1　P*Q*R*S 质量评估指标体系

一级指标	二级指标	
执行进度(progress,P)	P1	项目整体进度
	P2	受试者招募进度
	P3	经费执行进度
	P4	数据采集/录入进度
执行质量(quality,Q)	Q1	方案依从
	Q2	团队组成及培训
	Q3	数据管理
	Q4	受试者管理
	Q5	药品、器械、样本管理
	Q6	质量控制
伦理合规(regulation,R)	R1	伦理审查规范
	R2	知情同意规范
	R3	受试者权益保护和风险控制
	R4	不良事件/严重不良事件的记录与分析
科学性(science,S)	S1	临床意义
	S2	科学创新性
	S3	循证医学证据等级
	S4	研究方法学合理

表 6-2　二级指标在 IIT 和 IST 中的比较

二级指标		IIT	IST
P1	项目整体进度	√	×
P2	受试者招募进度	√	×
P3	经费执行进度	√	×
P4	数据采集 / 录入进度	√	×
Q1	方案依从	√	√
Q2	团队组成及培训	√	√
Q3	数据管理	√	√
Q4	受试者管理	√	√
Q5	药品、器械、样本管理	√	√
Q6	质量控制	√	√
R1	伦理审查规范	√	√
R2	知情同意规范	√	√
R3	受试者权益保护和风险控制	√	√
R4	不良事件 / 严重不良事件的记录与分析	√	√
S1	临床意义	√	√
S2	科学创新性	√	×
S3	循证医学证据等级	√	×
S4	研究方法学合理	√	√

IIT 在 P*Q*R*S 等方面不同于 IST 研究,所构建的 18 个二级指标,适用于 IST 与之相对应的占 67%,据此采用 P*Q*R*S 指标体系进行 IIT 实施过程质量评价将比使用 IST 评价指标更加全面。

附录 6-1　临床研究项目管理制度参阅

促进市级医院临床技能与临床创新三年
行动计划项目管理办法（修订）

第一章　总　　则

第一条　为了确保"促进市级医院临床技能与临床创新三年行动计划"（简称临床三年行动计划）的顺利实施,实现科学、规范、高效和公正的管理,着力完善科研管理机制,按照"能放尽放"的要求赋予科研人员更大的人财物自主支配权,为科研人员减负松绑,充分释放创新活力,特制定本办法。

第二条　本办法适用于上海申康医院发展中心（简称申康中心）组织实施的临床三年行动计划项目的管理。申康中心可根据项目实际情况制定相应实施细则。

第三条　临床三年行动计划的目标是整合上海市级医院临床医学研究力量和资源优势,取得一批在国际上有重要影响的临床医学研究成果,培养一批国内外知名的临床医学专家,用若干年时间使上海市级医院的临床医学研究走在全国前列,进入国际先进水平。上海申康医院发展中心（简称申康中心）负责临床三年行动计划的组织管理工作,通过项目实施,在市级医院中建立起有助于开展临床研究的体系和机制,形成鼓励医务人员开展临床研究和临床新技术、新设备、新器械、新材料和新药研发与转化的氛围。

第四条 临床三年行动计划资助以解决临床实际问题为目标的临床研究项目,不包括临床医学问题的基础研究部分。不重复资助局级及以上已立项的临床研究项目,不资助国家法规规定的必须由企业向国家药品监督管理局(NMPA)及相关行政管理部门申请注册和再注册的临床试验。每轮项目建设周期为三年。

第五条 项目资助评价原则:一是注重临床性,项目应基于患者需求,以患者为主要研究对象,以医疗机构为主要研究基地,聚焦疾病预防、诊疗及预后等方面的关键科学问题,开展高质量临床研究,准确评估诊疗方案、药物和医疗技术的有效性和安全性,从而决定其临床应用的价值和范围,对疾病进行有效防治,保障人民健康;二是注重普遍性,在众多临床问题中,选取发病率高、疾病负担重、死亡率高的有关问题进行研究;三是注重先进性。要选择临床意义重要、国内外医学界重视或争论较大的重大课题,聚焦疾病临床诊疗中的国际前沿性关键科学问题,按照国际统一标准和规范,以集成方式联合攻关,形成一批具有国际领先水平的研究成果,并应用于临床。项目完成后,研究结果要能够得到国内外同行认可,并应用于临床;四是注重前瞻性,项目要体现前瞻性设计;五是注重长期性,项目应立足于长远的建设目标,对评估验收后达到预期效果的项目可实行滚动投入建设,以期得出国际同行认可的结论,并促进形成多中心项目团队管理机制和运营机制,建立上海市乃至全国认可的临床研究网络;六是注重规范性,项目研究内容应在体现创新性和先进性的同时,注重安全性和严谨性,符合国际临床研究统一规范,遵守国家及本市法律法规要求,并尊重伦理原则。

第二章 组织管理和职责

第六条 申康中心在项目管理过程中履行以下职责:

(一)与上海市财政局联合制定项目管理办法和经费使用办法;

(二)发布项目申报指南,受理项目申请;

(三)负责项目的全过程管理,包括项目立项评审、中期评估和结项验收等工作;

(四)负责项目经费的预算绩效管理,包括组织编制绩效目标,组织开展绩效跟踪和绩效评价等;

(五)负责项目的日常管理、督导。

第七条 申康中心成立市级医院临床研究专家委员会,指导项目指南编制和项目实施的过程管理。

第八条 临床三年行动计划项目的承担单位是项目实施的主体责任部门。为了切实保证临床研究的合法、合规、质量和效率,获得临床三年行动计划项目资助的单位必须确定单位内部的临床研究管理责任部门。部门主要职能是:

(一)制定医院内开展临床研究的管理制度和流程,根据国家相关法律法规,做好项目全过程监督管理;

(二)建立院内临床研究支撑团队,包含流行病学或统计学分析人员、生物信息技术人员、临床研究协调员和质控员等方法学专业人员;

(三)负责研究项目质量管理,指导项目组制订项目实施方案、按规范使用经费和开展绩效自评价;

(四)在项目的方法学设计和方案实施方面提供指导和把关;

(五)实施数据监管,定期对研究数据进行管理与核查,按照项目任务书签订时提交的《数据递交协议》,在保证数据信息隐私安全的前提下,将研究数据(包括受试者信息、入组情况、研究方案、研究结果

等）实时或批量上传至申康中心指定的数据平台中备份,以备相关部门核查;

（六）定期组织项目组成员和管理人员进行临床研究培训;

（七）完成上级部门交办的其他临床研究相关工作;

（八）对于多中心临床研究项目,主中心承担单位对项目实施过程与结果负责,分中心作为项目的组成部分,接受主中心承担单位的指导、协调和监督,并完成相对独立的临床研究任务。

第九条 项目承担单位应建立完善医学科研伦理和科技安全审查机制,防范伦理和安全风险。按照《中华人民共和国生物安全法》《中华人民共和国人类遗传资源管理条例》（国务院令第 717 号）、《中华人民共和国医疗器械监督管理条例》（国务院令第 739 号）等有关法律法规和伦理准则,建立健全医学科研伦理和科技安全管理制度;伦理委员会须对项目进行伦理审查,伦理审查应按照"国际国内通用的医学伦理原则",符合国际期刊在发表各类临床研究时所采用的伦理标准,并加强伦理跟踪审查管理;加强生物安全、信息安全等科技安全责任制;强化宣传教育和培训工作,提高临床研究人员在医学科研伦理、科技安全等方面的责任感和法律意识。

第十条 项目承担单位要落实中共中央办公厅、国务院办公厅《关于进一步加强科研诚信建设的若干意见》《关于进一步弘扬科学家精神加强作风和学风建设的意见》,科技部等多部委印发的《科研失信行为调查处理规则》（国科发监〔2022〕221 号）,国家卫生健康委科技教育司《关于印发医学科研诚信和相关行为规范的通知》（国卫科教发〔2021〕7 号）,以及上海市科学技术委员会发布的《关于科研不端行为投诉举报的调查处理办法（试行）》（沪科规〔2019〕8 号）等要求,建立和完善科研诚信教育、管理监督制度,加强对申请材料、任务合同书等项目有关材料的审核把关,杜绝夸大不实、弄虚作假等行为。

第三章 项目申报

第十一条 申报与评审立项程序

（一）项目申报

申康中心根据国家和本市科技创新规划发展目标和任务部署,编制项目申报指南。项目申报指南编制工作广泛吸纳各方意见,提高指南的科学性。项目申报指南应明确申报要求等内容。医院根据项目指南规定组织院内项目申报,对申报项目进行审核,杜绝多头申报、重复申报;组织专家进行预评审,择优推荐。

（二）项目立项评审

申康中心按照公平、公正、公开的原则,运用通信评审、会议评审、现场考察等方法,对通过形式审查的项目材料组织评审。在项目评审中严格遵循"依靠专家、公正科学、服务临床、择优资助"的原则,分期分批组织专家进行综合评审,其中会议评审由各项目申请人进行现场答辩,实行项目主审专家、评审专家组长负责制。

（三）项目立项

根据专家评审结果,由申康中心审批后确定立项项目,下发立项通知。拟立项项目的申报单位应当根据要求,指导项目组及时填报和提交项目任务书。

第四章 项目实施

第十二条 项目承担单位具体负责项目的组织实施与监督管理,落实相关配套条件,确保项目按计划实施。主要任务如下:

（一）加强项目管理

一是明确医院内项目管理责任部门和责任人;二是完善院内临床研究项目管理制度;三是组织临床

专家、科研管理人员、医务管理人员、流行病学与生物统计学专家、临床项目监察人员和专业财务人员共同监督项目进展、数据真实性和经费使用情况，确保项目按进度实施。

（二）加强人员培训

围绕临床三年行动计划的组织实施，组织每个项目课题组主要成员进行系统的临床研究培训，提高医务人员临床研究能力，做到规范化设计与实施。相关人员按照规定做好资料登记与档案保管。

（三）加强组织保障

一是为项目开展提供场地、设备和人员等支持；二是在人事管理、考核分配、资源配置、技术应用等方面对临床研究、新技术开展和科技成果转化予以支持和保障。

（四）建立配套机制

一是积极鼓励临床新技术应用，探索建立以临床能力为核心的临床技能评价体系，通过与医务人员的绩效评价、薪酬分配、岗位聘任和培训培养等挂钩，推动鼓励临床新技术的应用；二是积极鼓励开展临床研究，探索建立促进临床研究发展的支撑机制，通过与国际著名机构合作搭建临床研究培训平台，设立院内临床研究培育基金等方式鼓励临床医师积极参与临床研究项目；三是积极鼓励医学科技成果转化应用。积极探索建立与本市具有全球影响力的科创中心建设发展要求相适应的医学成果转移转化机制，可以通过设立专门的科技成果转移转化部门和工作岗位统筹单位科技成果转移转化工作。加强与高等院校、研究院所、药品检验检测机构、龙头医药企业、生物医药高新技术园区等的联合与对接工作。结合医院实际，研究制定科技成果转移转化奖励和收益分配办法，落实对职务科技成果完成人和为成果转化做出重要贡献的其他人员的奖励等方式，鼓励和推动医学技术成果转化应用。

第十三条　项目组应参照国家药物或器械临床试验质量管理规范，严格遵守研究方案和标准操作流程，严格执行临床研究安全监测和严重不良事件报告制度。应及时、准确记录研究数据，并保证研究数据与原始资料一致。应建立项目例会制度，定期对项目实施情况及进度进行讨论分析。项目组应建立项目档案并加强管理，对研究原始资料妥善保存，建立规范和完整的数据库，专人保管，并至少保存至项目验收后 10 年。临床研究项目须按规范采集、录入和管理研究数据，鼓励采用电子数据采集（EDC）系统进行数据管理，并在保证数据信息隐私安全的前提下，实时或批量地将研究数据（包括受试者信息、入组情况、治疗方案、研究结果等）批量上传到申康中心指定的数据平台中备份，以备相关部门核查。

第十四条　对于明显存在风险或高风险的临床研究，应由承担单位组建独立数据安全监察委员会（DSMB）就其风险识别和应对措施进行评估，控制风险保障受试者权益。鼓励项目组和项目承担单位通过购买临床研究/试验保险来保障无过失损害，切实保障受试者权益。

第十五条　项目承担单位应按照申康中心-市级医院-项目组"三级质控"模式，督促项目组和单位临床研究管理部门做好项目质控，切实保证临床研究质量。

第十六条　鼓励每个项目组配备临床医学研究助理，其职责是配合研究者进行临床资料的采集随访等，推动并协助整个研究计划的实施。项目组成员须包含流行病学与统计学等方法学专家，其职责是参与课题设计、制订研究方案及统计分析计划、报告统计分析结果等。

第十七条　项目正式启动前须召开启动会，要求有会议记录、签到、授权分工表等。项目负责人根据项目实际需求组织召开课题组成员工作会议，要求有会议记录与人员签到，并提交医院临床研究管理部门备案。

第十八条 专项项目实施过程中,项目牵头单位不得擅自变更项目负责人。

项目负责人有下列情形之一的,项目牵头单位应及时提出变更项目负责人或者终止项目实施的申请,报申康中心批准;申康中心也可以直接做出终止项目实施的决定:

(一)不是依托单位在职在岗临床医务人员的。

(二)不能继续开展研究工作或者组织活动的。

(三)有剽窃他人科学研究成果或者有弄虚作假等行为的。

(四)存在其他不适合承担项目研究工作情况的。

项目负责人调入另一单位工作的,经所在单位与原项目牵头单位协商一致,由原项目牵头单位提出变更项目牵头单位申请,报申康中心批准。协商不一致的,申康中心做出终止该项目实施的决定。

第十九条 项目实施过程中,在研究方向不变、不降低考核指标且符合原申报指南要求的前提下,项目承担单位可按本单位内部管理程序及要求自主调整项目分中心、项目参与人员、临床研究方案等内容,并及时上传至申康临床研究管理平台。如涉及项目考核指标发生重大变更、延长项目实施期限的,项目负责人应及时提出申请,经项目牵头单位审核后按程序报申康中心审批。

项目组应严格执行相关的医疗护理等常规,保护受试者的合法权益,如出现严重不良事件或突发冲突事件,应立即采取措施,给予及时、恰当的医疗处置,同时依照国家有关法规和伦理等要求报告。

第二十条 终止的项目,承担单位应对其已开展的工作、经费使用情况、购置的仪器设备、阶段性成果、知识产权情况等向申康中心书面报告,经申康中心采取审计等方式组织核查批准后,完成返还项目结余资金等后续相关工作。

第五章 项目监管

第二十一条 项目年度自评估。项目承担单位组织以项目自查和年度进展报告等形式进行自我评估(包括对合作单位项目进展的评估)。如经自评估发现项目实施存在重大问题,或无法按期、保质完成,项目承担单位应及时向申康中心报告情况。

第二十二条 项目中期评估。由申康中心组织实施,采用现场评估或会议评估的方式,并引入数据稽查机制,对项目的原始数据以及研究过程等进行稽查,稽查结果将成为中期评估重要依据。中期评估结果分为合格、整改、不合格3个档次。需整改的项目应在3个月内完成整改并暂停拨款,评估合格后再下拨后续经费,如整改后评估仍不合格的项目将终止直至撤销。

第二十三条 项目验收申请。项目到期后,项目负责人应及时提出项目验收申请,申请验收时应及时提交有关材料,包括但不限于验收申请表、结题报告、项目资金决算、公开发表的论文专著、获得的成果专利、财务验收报告以及其他可以体现该项目成果的相关材料。结题材料的真实性由项目负责人负责。项目承担单位应当对结题材料的真实性和完整性进行审核,统一提交申康中心。项目原则上不允许延期验收,确需延期验收的,项目牵头承担单位应在计划任务书规定的完成日3个月前向申康中心提出书面申请,经申康中心批准后方可延期,否则仍以任务书规定的完成日为项目(课题)终止日。

第二十四条 项目形成的研究成果,包括临床诊疗指南、临床专家共识、论文、专著等,应标注"上海申康医院发展中心临床三年行动计划资助",英文标注"clinical research plan of SHDC"。标注的成果作为项目验收或评估的重要依据。

第二十五条 项目验收由申康中心组织实施。采用专家会议评审和现场核查相结合的方式,依据验收标准对项目实施完成情况进行验收考核。项目验收结果分为优秀、合格、整改、不合格4个档次。需整改的项目应在3个月内完成整改,验收合格后下拨项目尾款。项目验收考核不合格的项目,未使用资金按原渠道收回,负责人后续申报的临床三年行动计划项目将不予立项。

未使用资金由申康中心上报财政批准后,用于补助和奖励优秀项目。优秀项目主要指验收结果优秀、已取得并有潜力继续产出国际一流水平原创成果、产生医学前沿突破、形成示范效应或学科优势的项目,以及具备加快医企融合创新和临床研究成果转化为医药健康产品潜力的创新项目。优秀项目的确定,由申康中心组织专家进行综合评审后确定,根据评审结果,经市财政局审核同意后确定经费预算,并拨付补助和奖励经费。

第二十六条 在项目实施中弄虚作假、徇私舞弊、剽窃他人成果等行为,一经查实,撤销立项,追回已拨经费。违反法律的,依法移送司法机关追究其法律责任。对在项目实施过程中存在严重违反相关法律、伦理和医疗常规等,或造成受试者严重损害的情况,将依照国家有关法规和要求,报告有关部门,并依法依规给予严肃处理。

第六章 经费管理和使用

第二十七条 临床三年行动计划项目专项资金的使用与管理,按照申康中心《临床三年行动计划项目专项经费管理办法(试行)》的有关规定执行。

第七章 附 则

第二十八条 本办法由申康中心负责解释。

附录6-2 临床研究项目管理的实践案例

案例1

多囊卵巢综合征(polycystic ovary syndrome, PCOS)是无排卵性不孕的最常见原因,以排卵功能障碍、高雄激素血症和多囊卵巢为特征。有5%~10%的育龄妇女会受此影响。尽管氯米芬是治疗PCOS不孕的一线药物,但其妊娠率、活产率较低,仍需寻找新的辅助治疗方法来改善,有患者曾尝试使用针刺补充或替代药物治疗不孕。但目前没有充分的依据证实针刺对治疗PCOS的有效性。黑龙江中医药大学附属第一医院妇科牵头联合全国27家医院发起了一项针刺联合氯米芬对多囊卵巢综合征妇女活产率影响的多中心随机对照研究。

案例简介:该研究样本量为1 000例,是双盲(氯米芬与安慰剂)、单盲(主动针刺与对照针刺)的析因设计。自2012年7月6日至2014年11月18日,患者按照1∶1∶1∶1随机入组,完成4个月的干预(每周两次,每次治疗30分钟的主动或对照针刺,每个周期5天,最多4个周期服用氯米芬或安慰剂)和10个月的妊娠随访。主要终点指标是活产,次要终点指标是不良事件。经过4~14个月的随访,于2015年10月7日完成最后一例受试者随访,本研究共完成926例受试者的随访。

结果显示:与安慰剂相比,服用氯米芬组的活产率显著更高(分别为28.7%和15.4%)。接受主动针刺和对照针刺组间没有显著差异(分别为21.8%和22.4%),主动针刺和氯米芬之间也没有显著的相互作用。因此,本研究不支持针刺作为治疗多囊卵巢综合征女性不孕的方法。该案例产出了一系列高水平临床研究成果:2013年研究方案在 *Evid Based Complement Alternat Med* 发表;2014年修订不孕症临床试验的 CONSORT 形成了哈尔滨共识,成为我国第一个主持制定的全球标准规范,并在美国生殖医学会(ASRM)和欧洲生殖与胚胎学会(ESHRE)的官方杂志授权发布;2017 年研究结果在 JAMA 上发表,据不完全统计,该研究还发表了涉及构建职能委员会、建立协作网络、围绕项目启动、实施、结题等环节的 30 余篇临床研究管理论文(表 6-3)。

表 6-3　成果发表汇总表

阶段	模块	成果名称	发表杂志
项目启动阶段	研究方案	Acupuncture and clomiphene citrate for live birth in polycystic ovary syndrome : study design of a randomized controlled trial	*Evid Based Complement Alternat Med*
	各委员会职能	不孕症临床研究数据与安全监察委员会的成立与运行	中华中医药杂志
		不孕症大型临床试验项目执行委员会的建立与运行	中国循证医学杂志
		数据协调委员会在不孕症临床研究不同阶段的作用和特点	国际生殖健康
		推动中医药临床研究国际化的思考与策略	中华中医药杂志
	协作网及团队构建	国家中医临床研究基地协同创新体系的探索	中国中西医结合杂志
		基于中医国际学会构建专科协同创新网络	中国中西医结合杂志
		建设中医药国内分中心科研协作网	中国中西医结合杂志
		临床研究协调员在大型针刺临床试验中的角色与实践	世界中医药
	必备文件	多囊卵巢综合征不孕症中医药临床试验方案设计特色与评价	中华中医药杂志
		不孕症大型针刺临床试验方案优化与质控	中国针灸
		不孕症中医临床试验病例报告表设计思路	中医杂志
		PCOS 不孕症针刺临床试验中量表选择策略	大会发言
	伦理	一项不孕症中医临床试验的伦理审查总结	中华中医药杂志
项目实施阶段	样本管理	基于多囊卵巢综合征多中心大样本临床试验血样本的管理策略	中国循证医学杂志
	过程管理	国际临床试验规范化实施过程及其在中医药领域的应用	中医杂志
	质量管理	中医药临床试验质量控制体系的构建与运行	中华中医药杂志
		多囊卵巢综合征不孕症临床试验现场监查核心要点分析	中华中医药杂志
		多中心不孕症临床试验研究质控管理优化策略	中华中医药杂志
		中医药多中心随机对照试验实施过程质量控制的经验体会	现代中医临床
		大型不孕症临床试验的质量控制与方案依从性事件	中华中医药杂志
		多囊卵巢综合征临床试验用药依从性核查的经验总结	中国循证医学杂志
	安全性事件管理	基于哈尔滨共识报告多囊卵巢综合征大型临床试验的不良事件	中华中医药杂志
		多囊卵巢综合征大型临床试验严重不良事件的报告	中华中医药杂志
	方案偏离管理	多囊卵巢综合征不孕症临床试验偏离方案情况分析及应对策略	中医杂志
	随访管理	不孕症临床试验妊娠随访质量提升策略	中华中医药杂志
		不孕症临床试验产科结局的追踪策略	中华中医药杂志
	数据管理	中医临床试验数据收集的短板与对策	中华中医药杂志
		不孕症大型临床试验的数据核查策略	中华中医药杂志
项目结题阶段	哈尔滨共识	Harbin Consensus Conferenec Workshop Group.Improving the Reporting of Clinical Trials of Infertility Treatments(IMPRINT): modifying the CONSOORT statement	*Fertil Steril*
	临床研究报告	Effect of acupuncture and clomiphene in Chinese women with polycystic ovary syndrome : a randomized clinical trial	JAMA

案例分析：为确保完成高质量临床研究，本案例将从以下几方面介绍项目组对关键环节采取的措施。

（一）组建国际化的组织管理架构和专业化的临床研究团队，明确责任与分工

该项目采用美国国立卫生院临床医学研究模式，协同国内外顶级专家团队（如邀请美国耶鲁大学统计专家、美国宾州大学妇产科专家、香港大学生殖医学专家、华西医学院循证医学专家、北京中医药大学方法学专家团队等加入）构建了多学科、国际化的组织管理架构（图6-2），形成5个指导委员会，为临床研究的实施提供可靠保障。该项目还设立了项目管理办公室、数据管理中心与实验室，分别负责项目协调、质量控制、数据监管及生物样本管理等。研究者及分中心主要研究者在临床一线负责研究方案的实施。牵头单位中医妇科学硕士及博士研究生承担临床研究协调员的角色，分配至27家分中心，协助研究者开展项目实施。该项目形成了一支国际化、多学科、专业化、分工明确、责任到人的临床研究团队。

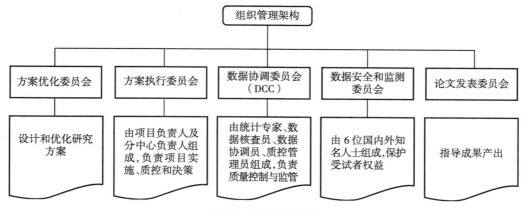

图 6-2　组织管理架构

（二）持续加强临床研究团队的培训

不同角色、不同研究阶段，培训的重点不同，研究者培训是第一步，也是最重要的一步。早期受试者入组，重点是入排标准的培训；中期注重干预措施和方案依从性的培训；后期注重随访管理、不良事件记录、结局管理等培训；此外，在实施过程中，针对问题难点、频发点应加强培训；现场质控发现的问题，尽量现场培训；必要时增加考核或实操等内容，实现点面结合、有重点、全覆盖的培训，确保研究方案在各中心实施的统一性。

（三）充分的启动前准备

为确保研究方案的科学合理可行性，在众委员会的指导下，研究方案反复优化数十次；制订了全面、详细的标准操作规程（SOP）；遴选优质分中心；完成伦理审批，方案修改时及时递交修正案；完成研究注册并不断更新；签署分中心合作协议等。

（四）重点关注主要终点指标

当研究团队发现主要终点指标活产难以收集时，深入分析原因，发现主要是由于受试者流动性大、研究人员交接疏忽、分中心负责人对妊娠结局追踪不重视等原因造成的。研究团队果断采取措施，先确认结局指标的收集途径；然后对收集证据进行排序，以病历、出生证明为最强证据；最后采用专人负责制负责妊娠者的随访、联络、分中心沟通以及数据采集。

（五）重点关注次要终点指标

本研究的次要终点指标不良事件也存在漏记、不记 AE 的问题。通过不断加强培训，提高研究者意

识,使其重视 AE 的收集,采用专人负责制,对治疗、妊娠、生产及产后不同阶段发生的 AE 及时追踪,并定期上报,共收集 AE 近 2 000 件。

（六）关注项目进度

方案执行委员会发现分中心入组速度过慢导致项目实际进度落后于计划进度时,方案执行委员会决定将入组过慢中心的剩余病例转移至入组速度快且完成质量好的中心,以加快入组速度、提高研究效率及降低科研成本,该项措施确保了项目如期完成。

（七）方案偏离

本案例共上报了 306 次方案偏离。常见方案偏离有:PCOS 诊断标准执行不准确;纳入、排除标准执行不严格;受试者用药依从性差;访视超窗;知情同意书签署不及时;随机后未用药;自然妊娠等。研究团队采取制定全面详细的 SOP,不断加强研究者培训等关键措施,以减少方案偏离的发生。

（八）全过程的质量控制

为加强质量控制,本案例建立了四级质控体系。一级质控是分中心自查,制订统一的质量控制自查表,项目组填写自查表完成内部自查;二级质控是课题承担单位对分中心的质控;三级质控是独立的第三方或医院层面的管理机构的质控;四级质控是立项或监管部门的质控。本案例经质控发现了 2 个重大的问题:某一分中心已完成 48 例受试者入组,因误纳、知情同意书签署不及时、化验结果问题等,入组病例质量存疑,方案执行委员会做出剔除全部病例,重新筛选的决定;另一家分中心因研究者科研态度不积极,病例质量差,关闭该分中心,并增设 2 家新的分中心。

（九）数据管理与统计服务的深度参与

数据协调委员会（Data Coordination Committee,DCC）全程深度参与项目,不仅实现了数据管理的及时性、准确性、完整性、可溯源性,又确保了数据的高度一致性,便于后期统计分析,为产出高质量的数据提供了保障。

1. 启动阶段　DCC 参与研究方案设计、随机与编盲、设计 CRF、构建 eCRF、制订统计分析计划等。

2. 实施阶段　采用数据库核查与现场核查相结合的方式,实行严格的质量控制措施,以确保及时、准确、高质量地收集数据。

（1）定期核查数据库:包括录入进度、缺失值、准确性、随机化、违背方案、时间窗、逻辑、共性错误的核查等,及时发现方案问题和出现问题的分中心,形成有针对性的核查清单,由数据协调员反馈至分中心 CRC,督促整改。

（2）每月提供一份数据报告:重点分析各中心受试者筛查、入组进度、关键指标数据收集情况,便于团队了解研究进度、数据质量和安全性等问题。

（3）组织现场监察:以核查数据库发现的问题为导向,对 EDC 系统获取不到或存疑的数据进行现场监察,能在现场解决问题尽量现场解决,否则 DCC 会跟踪随访,直至问题全部解决。

（4）进一步完成数据的核查与清理。

（5）定期召开会议,对核查发现的问题强化培训,避免出现同类错误。

3. 结题阶段

（1）由 DCC 进行统计分析。

（2）论文发表支持:论文发表委员会提供意向杂志,DCC 统计人员设计表格、报告研究内容、回复修改意见至文章成功发表。

（3）数据的保存与共享：所有数据均由 DCC 保存，各分中心或其他合作者间形成数据资源共享，提高研究效率，增强研究数据利用率。

因此，高效的组织管理架构、科学合理的研究方案及高质量的实施管理过程是输出高质量的 IIT 项目的必要保障。

案例 2

在临床研究实施过程中，有效的项目管理是产出高质量临床数据的重要保障，直接影响了临床研究的质量。IIT 的项目管理，在人力、财力、物力不足的情况下，面临着巨大的挑战。多途径多环节有效的项目管理与控制，有助于提升临床研究的质量，从而获得真实、可靠、完整的数据。

案例简介：以北京大学临床研究所对"某药物治疗儿童某疾病的安全性及有效性的多中心、随机、临床研究"监察数据为例，进一步分析监察结果。该案例样本量 500 例，实际入组 287 例，入组率 57.4%（287/500）。以首次用药的起始时间为基线时间，进行 1 个月（V1）、3 个月（V2）和 6 个月（V3）的访视。监察结果显示：V1、V2、V3 访视完成率分别为 60%（173/287）、25%（71/282）、16%（44/275）；关键指标完成率分别为 38%（109/287）、15%（41/282）、9%（26/275）；超窗率分别为 23%（39/173）、31%（22/71）、57%（25/44）。项目整体到访率为 34%（288/844），关键指标完成率为 21%（176/844），超窗率为 30%（86/288）。

案例分析：本案例访视关键指标数据缺失、失访率和超窗率较高。从 3 次随访情况来看，访视完成率和访视关键指标完成率下降趋势明显，超窗率则呈上升趋势，且未见改善的迹象。本案例不仅随访管理存在问题，可能还存在其他管理方面的问题，下面将结合案例，对常见影响随访数据的因素展开深入的分析：

（一）研究方案的依从性

1. 受试者依从性

（1）受试者对疾病的重视程度、文化水平、受益程度等会影响依从性，尤其是预后较好的疾病，受试者已康复或受益后，不愿意继续配合随访。

（2）费用问题：IIT 因经费限制，研究数据常依赖于临床常规检查，受试者依从性差。

（3）异地随访：受试者异地随访需花费额外的时间和交通费，一方面失访率较高，另一方面受新冠疫情或遇其他特殊情况，受试者异地完成检查，受当地医疗水平的限制，某些指标可能无法完成或无法获取，在一定程度上也造成了数据的缺失。

2. 研究者依从性

（1）研究者随访意识不强：本案例分中心未提前预约受试者随访，通过门诊就诊获取随访数据，一方面会造成访视缺失或超窗；另一方面，即使来院的受试者也可能收集不到关键数据。研究者应制订随访计划，指定专人进行随访管理，并利用随访工具提前预约受试者，合理安排访视，最大限度地减少方案违背。

（2）研究者对研究方案认识不足：本案例还出现了基线时间计算错误的情况，方案要求基线时间为首次药物治疗起始时间，个别中心研究者以受试者出院时间计算后续的随访。研究者应认真研读研究方案，充分考虑实施过程中可能遇到的各种细节问题。

（3）研究者执行标准不统一：不同的医师执行标准不一致，对 GCP 和研究方案的掌握程度良莠不齐，多中心项目问题则更多。AE、SAE 漏记，检查超窗、漏检等情况时有发生。因此，应不断加强研究者的培训，并针对关键环节制定 SOP，统一执行标准。

（4）研究者知情同意过程过于简单：知情同意过程流于形式，入组时，未充分评估受试者对研究方案的依从性或未充分告知受试者后期还需配合随访。

（二）研究方案设计问题

IIT 研究方案未明确定义基线的时间及随访时间窗；研究方案撰写粗糙，缺乏实施细节；有的研究甚至没有研究方案，直接将申请书作为研究方案；访视与临床常规随访时间不一致。这些均会导致研究方案依从性差，甚至是无法执行。研究者应重视研究方案中实施细节，对影响方案执行的问题及时修订，提高方案的可操作性，伦理批准后方可按新的方案执行。

（三）研究团队管理问题

缺乏专职随访人员。有些 IIT 项目存在人力不足的问题，研究者应合理分工，重要的环节落实到责任人，安排专人负责随访，制订随访时间表，提前预约受试者，做好访视前准备、协助研究者执行访视、收集数据等。

（四）数据管理问题

当数据录入滞后时，数据缺失的问题不易及时发现。数据管理员应定期查看数据录入的进度，发现数据录入不及时或质疑长时间未回复或者某个中心有共性错误，应及时反馈至研究者，及时解决。

（五）质量管理问题

质量管理是贯穿从研究设计到实施的全过程，包括制订标准的操作流程、加强人员培训、建立质量控制体系、制订质量控制计划及风险控制计划。项目组质控员或管理人员应落实早质控，早发现，早纠正的任务，并应注重主要、次要终点指标的收集，确保收集的数据符合研究方案。

在临床研究实施的过程中，尽管有些统计分析方法可以处理缺失数据，但其作用有限，特别是缺失了关键临床数据或终点指标时，会导致结果偏倚，影响结论的准确性和可靠性。因此，研究者应采取切实可行的措施，加强项目管理，确保临床研究数据完整、质量可靠。

案例 3

随着 IIT 项目的与日俱增，研究类型的复杂多样，受试者参加临床研究引发的赔偿案例时有发生。医疗机构为 IIT 项目的责任主体，为了充分保护受试者权益，避免医疗机构承担赔偿责任，研究者应规范地开展临床研究。

案例简介：受试者参加了由美国某医药公司、某药厂发起的一项关于肺动脉高压受试者口服某药物有效性和安全性的 16 周、国际多中心、双盲、随机、安慰剂对照研究，签署了知情同意书。随后，患者出现乏力、活动后心悸、月经周期异常等症状，最后突发死亡。死者家属提起诉讼，经医学会鉴定，认定研究者在诊疗过程中存在临床研究实施不规范的过错，研究者的过错与患者死亡存在一定的因果关系。人民法院参照医学会鉴定意见中的同等责任，判决医院承担 50% 的赔偿责任。

案例分析：根据 GCP 规定"申办者应对参加临床试验的受试者提供保险，对于发生与试验相关的损害或死亡的受试者承担治疗的费用及相应的经济补偿"。申办者应向研究者提供法律上与经济上的担保，但因医疗事故所致者除外。本案例因送鉴定材料未见入选排除标准等整体研究方案；受试者死亡后未紧急揭盲,未能确定服用药物是否为安慰剂;部分研究记录不规范;患者出现不适症状后,医师未及时让患者来院就诊等问题,认为研究者存在一定程度的研究实施不规范与过错,研究机构承担一定的赔偿责任。任何临床研究都是具有风险的,为防患于未然,在项目实施的过程中,研究者应规范开展临床研究,还应重点关注以下几方面内容:

（一）持续关注不良事件

对于不良事件,研究者应重点关注:使用研究药物后,患者的病情变化,特别要关注研究者手册中提到的安全性事件;了解上次随访至本次随访期间是否出现新的症状、体征、疾病或实验室指标异常等,判断是否有 AE、SAE 或 SUSRA 的发生,谨慎判断其与研究药物的相关性,并给予合适的医学处理。

（二）规范设计知情同意书

签署后的知情同意书是受试者手中唯一一份具有法律效力的文书,可以了解临床研究的全貌。一旦发生纠纷,知情同意书变成一把双刃剑,成为受试者质疑的依据抑或成为研究者辩解的依据。建议参照 GCP 知情同意书应当包括的 20 条内容,规范地设计知情同意书。

（三）重视知情同意的过程

知情同意时,研究者应明确告知受试者参加研究存在的风险、可能的获益、与干预措施可能有关的不良事件、赔偿等,包括使用标准药物或安慰剂的风险,让受试者充分考虑做出选择,并将知情同意过程记录在病历中,作为重要的证据。避免受试者不知情或研究者为应对考核,流于形式地签署知情同意书。

（四）关注受试者的依从性

研究者在入组受试者时应充分考虑受试者的依从性问题,确保其能按时依从方案完成随访,否则将不利于定期评估受试者的病情变化和不良事件的发生情况。

（五）为受试者购买保险,并规范保险流程

当受试者发生与临床研究相关的损害时,需要对其治疗、补偿或赔偿等,一旦发生纠纷或赔偿,研究者和医疗机构可能面临巨大的索赔风险,不少 IIT 项目受经费限制,未购买保险,根据研究的风险,建议高风险研究购买保险,并要求投保人选择国内的保险机构为受试者购买商业保险,并提供完善的保险投保、理赔方案。

（六）规范签署合同

合同将成为研究者免责和保证受试者赔偿的重要依据,合同中应明确损害发生后由投保人协助申请理赔,确保受试者保险救济途径的畅通。

参考文献

[1]卢芳,盛紫依,冯钰,等.药物临床试验与研究者发起的临床试验管理模式比较.世界临床药物,2022,43(7):946-951.

[2]巩福莲,王晓玲,梁宇光.中国医疗机构内研究者发起的临床研究之管理要素分析.现代医院,2022,22(8):1149-1152,1156.

[3]易玲,张华,钱丽芳,等.全流程信息化管理在药物Ⅰ期临床试验中的探索应用.中国新药与临床杂志,2017,36(3):134-140.

［4］吕文文,张维拓,谢丽,等.研究者发起的临床研究项目实施过程质量评估指标构建探讨.中国新药与临床杂志,2019,38（2）:85-89.

［5］国家卫生健康委员.医疗卫生机构开展研究者发起的临床研究管理办法（试行）.［2021-09-09］.https://www.fredamd.com/hydt/10512/html.

［6］国家药监局、国家卫生健康委关于发布药物临床试验质量管理规范的公告.［2021-6-30］.https://www.nmpa.gov.cn/xxgk/fgwj/xzhgfxwj/20200426162401243.html.

［7］范大超.新药临床试验实践.上海:上海科学技术出版社,2021.

［8］曹玉,元唯安.药物临床试验实践.北京:中国医药科技出版社,2021.

［9］王美容,汪海波,吉萍,等.在中国开展国际合作学术性临床研究项目的质量管理思考.中华医学科研管理杂志,2017（3）:164-168.

［10］刘玉红,陈玲玲,李少丽,等.眼科研究者发起的多中心临床试验管理经验.眼科学报,2020,35（5）:344-349.

［11］潘岳松.临床研究的数据管理与质量控制.协和医学杂志,2018,9（5）:458-462.

［12］WU XK, STENER-VICTORIN E, KUANG HY, et al. Effect of acupuncture and clomiphene in Chinese women with polycystic ovary syndrome: a randomized clinical trial. JAMA, 2017, 317（24）: 2502-2514.

［13］KUANG H, LI Y, WU X, et al. Acupuncture and clomiphene citrate for live birth in polycystic ovary syndrome: study design of a randomized controlled trial. Evid Based Complement Alternat Med, 2013, 2013: 527303.

［14］Harbin Consensus Conference Workshop Group.Improving the Reporting of Clinical Trials of Infertility Treatments（IMPRINT）: modifying the CONSORT statement. Fertil Steril, 2014, 102（4）: 952-959.

［15］马红丽,高敬书,谢梁震,等.数据协调委员会在不孕症临床研究不同阶段的作用和特点.国际生殖健康/计划生育杂志,2020,39（1）:75-79.

［16］沈文娟,张跃辉,张多加,等.国际临床试验规范化实施过程及其在中医药领域的应用.中医杂志,2018,59（8）:649-653.

［17］王宇,高敬书,马红丽,等.不孕症大型临床试验项目执行委员会的建立与运行.中国循证医学杂志,2016,16（7）:864-868.

［18］沈文娟,吴效科,马红丽,等.多囊卵巢综合征不孕症临床试验偏离方案情况分析及应对策略.中医杂志,2019,60（10）:830-834.

［19］高敬书,吴效科,王宇,等.中医药临床试验质量控制体系的构建与运行.中华中医药杂志,2020,35（12）:6177-618.

［20］沈文娟,高敬书,常惠,等.多囊卵巢综合征不孕症临床试验现场监查核心要点分析.中华中医药杂志,2018,33（10）:4522-4524.

［21］高敬书,沈文娟,王桂媛,等.不孕症临床试验产科结局的追踪策略.中华中医药杂志,2015,30（11）:3996-3998.

［22］沈文娟,张多加,高敬书,等.多中心不孕症临床试验研究质控管理优化策略.中华中医药杂志,2018,33（9）:3987-3990.

［23］高敬书,于佳瑞,吴效科,等.不孕症临床试验妊娠随访质量提升策略.中华中医药杂志,2018,33（8）:3471-3476.

［24］高敬书,吴效科,马红丽,等.大型不孕症临床试验的质量控制与方案依从性事件.中华中医药杂志,2018,33(8):3666-3670.

［25］鲁尧,李会娟,汪海波.简析在学术型临床研究中研究者加强随访管理的策略.中华医学科研管理杂志,2019,32(1):78-81.

［26］上海市高级人民法院网.上海市杨浦区人民法院(2014)杨民一(民)初字第6160号民事判决书.http://www.hshfy.sh.cn/shfy/gweb/flws view.jsp?,2014-10-22.

［27］董晓峰,范贞.药物临床试验责任保险保障案例的分析.中国临床药理学杂志,2015,31(24):2474-2476.DOI:10.13699/j.cnki.1001-6821.2015.24.033.

［28］母双,范贞.1例临床试验受试者损害的赔偿.中国临床药理学杂志,2018,34(2):181-183.DOI:10.13699/j.cnki.1001-6821.2018.02.024.

第七章　临床研究成果转化管理

第一节　医学科技成果转化概述

当前我国卫生健康产业处于快速发展期，医疗诊治、康复保健、健身养生等众多领域发展前景广阔。生物医药领域科技成果转化率的高低直接影响诊疗技术的发展和医疗水平的提高，关系到我国卫生和健康事业的持续发展。2016 年 9 月，国家卫生计生委、科学技术部、国家食品药品监管总局等五部委联合发布《关于加强卫生与健康科技成果转移转化工作的指导意见》，提出科技成果转移转化是卫生与健康科技创新的重要内容。2019 年 1 月底，国务院办公厅颁布《关于加强三级公立医院绩效考核工作的意见》（简称《意见》），将"每百名卫生技术人员科研成果转化金额"纳入考核指标，体现国家推动科研成果转化为惠及民生的医疗产品的坚定决心，医疗机构在科技成果转化过程中的创新主体地位也日益凸显。

一、成果转化能力薄弱严重阻碍了我国医疗机构的创新发展

1. 我国前端医学科技创新实力雄厚　在"健康中国 2030"与全面深化医药卫生体制改革的背景下，现阶段医疗机构的发展已不再满足于完成临床诊疗工作，而是向建设以"创新、融合、转化"为核心、提升自主创新能力、推动临床诊疗水平持续提高的研究型医疗机构发展。科研学术论文与发明专利是成果转化的研究基础，也是衡量前端科技创新水平的重要指标。2009—2018 年我国共发表临床医学研究论文 30.23 万篇，其中 2018 年以 44 279 篇位居全球第二。与全球整体变化趋势相比，我国临床医学研究论文增长速度较快，占全球论文总数的比重逐步提升，占比从 2009 年的 5.06% 增至 2018 年的 13.57%，临床学术研究水平显著提升。从专利角度分析，据科学技术部统计，2008—2017 年，我国在本土地区申请的生物技术专利数超过 16 万件，向世界知识产权组织（World Intellectual Property Organization，WIPO）、美国专利商标局（United States Patent and Trademark Office，USPTO）、欧洲专利局（European Patent Office，EPO）分别申请了 4 418、2 267 和 1 168 件。自 2011 年以来，我国专利授权数量牢牢占据全球第 2 名。同时，医疗机构作为医学领域创新活动的主体，2018 年全国医院公开专利数量为 2.438 2 万件，同比增长 34.59%。专利主要集中在小型医疗器械、抗肿瘤药等方向。数据表明，我国前端医学科技创新水平呈现稳步上升的发展趋势。

2. 我国后端医学科技成果转化能力相对薄弱　近年来，我国专利申请出现量重于质的情况，专利整体转化率在 20% 左右，而美国与日本该比率可接近 70%。我国 95% 的彩超机、磁共振成像系统和放射治疗设备等关键领域的高端医用设备仍依赖进口。国外医疗集团因拥有核心技术及其专利而长期占据我国高端医疗设备市场。目前我国急需的人工心肺体外膜氧合（extracorporeal membrane oxygenation，ECMO）、用于肺炎诊断的移动 CT 等高端医疗设备严重依赖进口。上述情况表明，我国医疗机构在后端

成果转化能力方面相对薄弱。

二、医学科技成果转化的行业特殊性

1. 医学成果价值实现高度依附于作为创新主体之一的医疗机构 将医学领域科研成果产业化过程和非医学领域科研成果产业化过程（图 7-1）进行对比研究。前者发明人为医务人员，专利权人为所在医疗机构，专利权人对科研成果进行知识产权保护后，需要与生产厂商进行对接；科研成果产品化后，销售商会要求与专利权人（医院）进行对接；在市场化阶段，医疗产品又需要依靠医务人员的学术影响力和所在医疗机构的知名度进行推广。后者为发明人根据自己的创新思路，形成科研成果，申请专利保护后，发明人将专利转让或许可生产商进行产品化，产品问世后，由销售商向普通用户进行推广，在科研成果后期商品化和推广阶段，发明人无须参与。因此，医务人员几乎主动或被动参与了医学转化的每个环节，医学科研成果的产生和价值实现对创新主体（医务人员）的依附性高，明显区别于其他领域创新成果的单循环转化机制。

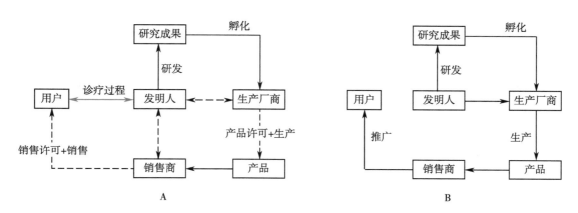

图 7-1 科技创新成果转化机制
A. 为医学领域；B. 为非医学领域。

2. 医学科技成果创新主体与使用主体相关联 医学领域科学创新的最重要和终极目标在于解决临床问题，大部分医务人员均希望自身的科技创新成果能在本院先行先试，上海科创"25 条"中也明确提出"支持医疗创新产品优先进入三级医疗机构使用"。但由于部分医学科技成果创新主体与使用主体为同一医疗机构，在产品招标中可能存在"关联交易"的纪律风险，阻碍了医疗机构参与研发的医疗创新产品进入本机构使用，致使医学科技成果转化价值创造过程的"闭环"尚未形成。

三、国内外科技成果转化政策研究

1. 国外科技成果转化政策研究 "使用权""收益权"和"处置权"被誉为是科技成果转化的三驾马车，国外对于"三权下放"起源于 1980 年美国国会通过的《拜杜法案》，该法案也被称为《大学与小企业专利程序法案》，是《专利和商标法》的重要组成部分。法案的主要内容包括政府资助研究产生的成果权利默认由大学保留，大学应积极进行成果推广转化；政府在大学不能将科技成果服务于市场的情况下有收回成果的权利；大学与发明人分享成果转化的收益等。自法案颁布以来，美国大学构建了加快职务成果转化的组织保障和收益分配兼容的新机制，由此重塑了"政府 - 大学 - 产业"关系，大学成为国家创新驱动发展的重要引擎。时至今日，该法案对于美国高校科技成果转化依然产生深远影响。

　　有学者针对美国常青藤大学科技成果转化收益分配模型进行研究,发现大学形成了发明人、学院、学校、技术许可办公室四方激励兼容的收益分配机制,推动大学教师从"个体户""作坊制"中解脱出来,走出"象牙塔",面向企业开展创新研发活动。有学者以德国"教授优先权"改革为研究对象,分析拜杜法案对科技成果转化的影响,发现处于初创期的企业更多地受益于该法案,而随着企业走向成熟,该法案对于企业的影响处于动态变化状态,同时法案也需要动态修正;在法案的支撑下,大学开始探索适合自身发展特点的校企合作路径,并纷纷成立了技术转移办公室(technology transfer office, TTO),从学科层面联合基础科学、应用科技、工程学和数学,并联合私募基金和知识产权法律顾问等,探讨未来技术转移方向及各方权责,部分大学还设立专项资金用于支持技术转移项目;当然,也有学者质疑于该法案,认为该法案并没有真正有利于高校,而是政府通过对于创新技术的整合促进了商业的发展,致使大学逐渐失去了其学术独立性。

　　在生物医药领域,该法案也促进了许多医学中心创新模式的改变,有学者认为法案为新药、医疗器械和诊断试剂的专利许可铺平了道路;但由于医疗相较其他行业而言具有鲜明的公益性,而医疗费用高昂是美国普遍的现状,自法案颁布以来,1971年起美国FDA批准了153项新药,而这些成果都来自州政府支持的项目,因此也有质疑提出,该法案是否应该支持药企用纳税人的钱换来的技术成果再去盈利;另有学者探讨,将该法案用于创新药物或医疗器械,是否有降低药价或医疗成本的可能性;且该法案在医疗领域表现也与其他行业不同,有学者发现在过去的30年,生物医药领域研究的产出率急剧下降,特别是在癌症和心血管疾病领域,而这可能与拜杜法案的颁布有关,因为拜杜法案支持高校将创新技术以独占许可方式与企业合作,这阻碍了知识的交流。

　　从国外学者对于"三权下放"政策的研究可以发现,"拜杜法案"的确促进了高校的研究成果的商业化,初步达到了政策最初制订的目的,但该政策在生物医药行业却引起了更多的质疑,甚至有学者认为该法案不应该适用于生物医药行业,且法案的颁布并没有促进反而阻碍了该行业的研究成果的商业化进程。

　　2. 国内科技成果转化政策研究　随着我国对于基础研究投入的快速增加,我国也面临了美国、日本和欧洲等地区同样的问题,即科技与经济之间鸿沟日益巨大,投入没有带来理想的产出,于是我国2015年修订了《促进科技成果转化法》,被称为中国版的"拜杜法案";立法层面的重大改革使我国现行的高校科技成果转化制度框架和政策环境与美国更为接近。因此,近年来有大量的研究集中于中美两个版本"拜杜法案"的比较,有学者认为现行的《促进科技成果转化法》在法律适用的主要标准和"放权让利"的制度设计理念两方面与美国版有明显差异,也有围绕该法案系统研究政府财政资助科技成果的转化机制;与美国相类似,中国版"拜杜法案"的颁布使得管理者开始思考高校在职务科技成果转化中的作用、定位、权利及义务以及如何平衡公共利益与高校专利活动;有学者从"处置权"或"收益权"的单一下放的视角,分析高校或地区在科技成果转化新政的环境下,其成果转化现状及政策改进建议;在关注"三权下放"的同时,国内学者也已注意到"介入权"体系设计问题——即赋予政府机构强制项目承担者向第三方授权或许可发明专利的权利,而该权利在美国"拜杜法案"中也存在执行困难等问题。进一步从知识产权的角度探索了技术宽度、技术深度与知识转移之间的关系,并以公立医院作为研究对象探索了上海公立医院知识产权管理与转化的现状,以及现有医学科技成果转化政策对临床转化工作的影响。

我国高校及其附属医疗机构的知识产权所有权长期处于国有模式,2015 年修订的《促进科技成果转化法》与美国"拜杜法案"相近,但由于两国国家制度具有本质的不同,因此两国的"三权下放"也必然存在差异。近年,从研究内容层面,国内研究较为集中于两国在科技成果转化制度框架上的比较分析,从研究学科层面,大部分学者从法学层面探讨科技成果转化新政对于高校技术转移的推动作用;从研究方法层面,偏重于个案研究;从研究对象层面,主要是高等院校,且以医疗机构作为创新主体正日益引起国内研究者的重视。

3. 国内外科技成果转化的比较　　当前,国外在临床科技成果转化方面相对领先,为探索国内与国际差距存在的原因,本小节将从政府支持力度、体系建设、转化效率三个维度进行分析比较。

首先,政府在支持科技成果转化方面需要加大投入,并采取更加灵活和创新的政策手段。美国政府对生物医学研究投入的 80% 是由美国国立卫生研究院(NIH)资助,其总经费是美国国家卫生基金会的 5~6 倍。2019 年,NIH 投入了 58.91 亿美元用于临床研究。两年后的 2021 年,NIH 的总经费额度高达 475 亿美元,其中约有 1/3 用在了临床研究中,相较于 2019 年翻了一番。英国则是由不同的机构支持医学研究,如 Welcome Trust(2019:1.1B)、MRC(2017:08B)、药企以及各种专病基金。2006 年英国设立国家健康与临床研究基金,其在 2020 年的经费为 12 亿英镑。目前我国的临床研究资金资助大多由政府、企业、科研机构等方面提供。例如国家自然科学基金委员会、国家重点研发项目等政府资助,以及一些企业的临床研究和科研机构的横向课题。2019 年,国家自然科学基金委员会对医学科学部批准资助的金额约为 25 亿元人民币,较发达国家还具有一定差距。

其次,体系建设模式也存在一定差异。英国在临床研究方法学方面给予支持,英国 MRC 设有 5 个流行病学、统计学和临床试验方法服务中心,平均每年给每个中心资助约为 350 万英镑。例如牛津大学临床试验服务于流行病学研究中心、伦敦大学学院癌症临床试验中心、剑桥大学流行病学和生物统计学中心。美国国立卫生研究院将基础与临床紧密结合,下设 27 个研究所 / 中心,实现从实验室到病床的有效沟通。梅奥医学中心建立闭环式、一体化科创体系,通过将基础研究、转化医学平台和临床研究深入融合,整合内外部资源,从而促进创新转化。目前我国缺乏基础、转化和临床的有效合作机制,缺乏相应的技术支持,仍需要进一步提升。

此外,我国较发达国家的转化效率也存在一定差异。就高质量文章而言,2018 年和 2019 年,我国在 CNS 杂志中发表的文章为 218 篇,相较于美国的 2 194 篇,具有较大差距;并且四大医学杂志中美国发表的 740 篇也远高于中国的 48 篇。根据世界知识产权组织(WIPO)发布的数据显示,从 2019 年起,中国已连续 3 年在专利数上称冠全球,但医药产业知识产权转化率不如美国。美国在 20 世纪 90 年代初期,科研成果转化率达到 80%,近年来在生物医药领域的转化率维持在 50% 左右。然而,中国目前医药产业的实际转化率低于 10%。因此,需要加强实际转化力度,不仅达到量,更要注重质。为提升转化效率,重中之重则为人才的培养。截至 2022 年 3 月,全球顶尖前 10 万名科学家排名中,美国前 1 000 名科学家中临床医学科学家占比超过半数,达到 547 名。但在中国的前 1 000 名科学家中,临床医学科学家仅为 125 名,就此而言,我国需要进一步提升教育培训水平,加大力度培养专业人才,以提高科技成果的转化效率和产业化水平。

虽然国内目前在临床科技成果转化方面与国外存在一定差距,但随着政策支持和合作机制等方面的不断加强和改善,未来有望逐步缩小差距,实现科技成果转化的高质量和高效率。

第二节 医学科技成果转化流程

一、国内外科技成果转化研究简介

（一）国外科技创新成果转移转化研究简介

对于科技创新成果转移转化模式，国外有诸多不同的视角，最早起源于 1985 年"价值链"理论，即"每一个企业都是在设计、生产、销售、发送和辅助其产品的过程中进行种种活动的集合体，所有这些活动可以用一个价值链来表明。"从价值链结构看科技成果转化模式，上游环节的中心是与技术特性紧密相关的产品开发，以高校和科研院所为主导；下游环节的中心是与顾客需求紧密相关的生产及销售活动，以企业为主导。最为经典的成果转化路径为科技成果转化三螺旋创新模式，将高校、企业和政府三个参与主体通过三螺旋结构相联系，提出了科技成果转化新型结构。

医学科技成果转化受政策影响较大，国外在该领域有多位学者从卫生政策改革视角，分析其对医学科技创新的影响。价值医疗是未来医学发展的趋势，有学者基于美国卫生政策改革方向，提出"以价值为导向的诊疗支付模型将使医学领域的技术创新向低成本和去机构化发展"；欧洲在医疗产品审批过程中不同成员国审核标准不统一，对于患者存在使用安全风险。医疗器械在进入市场前需要经过严格的测试，器械检测可以降低患者使用的不确定性，但会增加器械进入市场的成本和延迟进入时间，因此应该认真分析医疗器械审批监管和质量监控对患者受益的影响。另一个关注的医学成果转化中的关键点是卫生技术评价（health technology assessment，HTA），意大利医药局主要围绕"治疗需求性""诊疗价值"和"临床有效性"三个维度评估新型医疗产品的创新性。有学者从评价原则、评价方法和评价对象的演变视角阐述了 HTA 对于医学领域创新技术科学性、临床安全性、有效性（效能、效果和生存质量）、经济学属性（成本 - 效果、成本 - 效益、成本 - 效用）和社会适应性等特性评价的实践应用。也有学者结合日本卫生技术特色，分析了日本在开展 HTA 过程中对该评估工具的改进。对于医学创新路径，国外也不乏运用关键知情人访谈法和案例分析法，对医务人员创新个案进行报道，例如基于应用科学研究方法，提出技术创新至临床应用过程中的关键环节；或者运用知识共享模型，分析 IT 技术、医院文化和患者对医学创新的影响。

从国外研究中可以发现，创新模式研究初期，高校已是重要创新主体之一，至今创新构架已从链条式向网络化模式转变，且包含高校和医院的医学科技创新体系早已是国外创新系统中的重要组成部分，发展亦趋于成熟，特别是在医疗器械领域；研究内容偏重于政策对医疗创新器械上市前、中、后期的监管以及医学创新与患者使用安全之间的平衡，探索针对医学创新技术的评价工具及影响因素。近年，国外对于医学科技创新模式的研究集中于成果转化路径的中后阶段，对于创新模式的形成初期及模式设计的研究较少，这与其已发展成熟的创新体系相关。

（二）国内科技创新成果转移转化研究简介

国内科技创新成果转移转化相较国外而言仍处于起步阶段，对于创新主体的研究集中于高校和科研院所，多位学者进行了相关领域的研究。例如，以中国科学院为例，探讨了国家科研机构科技成果衍生孵化模式和大科学装置依托模式；从传统产业组织理论出发，运用 ISCP（制度 - 结构 - 行为 - 绩效）模型，对中国高校科技成果转化成效问题进行诠释；借鉴国外高校转化平台的成功模式，从完善科技成果转化立法与政策、建立科技成果转化的利益分配制度、加强政府对高校科技成果转化平台的宏观调控、培养高校科技成果转化复合型人才等方面提出构建我国高校科技成果转化平台的建议。2019年国务院办公厅发布的《关于加强三级公立医院绩效考核工作的意见》将"科研成果转化金额"纳入三级公立医院绩效考核指标，医疗机构科技成果转化逐步引起高校和机构管理高层的重视，多位学者基于多家医疗机构科技成果转化现况进行调研，提出影响其成果转化的主要因素和改善建议，包括从绩效评价和知识产权科普的视角分析医疗从业人员对科技成果转化的认知情况；基于多个医疗机构转化案例，从法学视角分析医疗行业科技成果转化特点和存在的问题等。

二、医学科技成果产业化一般流程

创新药和器械是主要的医学科技成果，本节基于国家药品监督管理局网站和相关文件信息，进一步整理新药和医疗器械审批流程。

（一）新药研发与转化环节

参考法律条文包括《中华人民共和国药品管理法》《中华人民共和国药品管理法实施条例》《药品临床试验管理规范》《药品注册管理办法》和《药物非临床研究质量管理规范》等，药品研发与上市流程如图7-2。

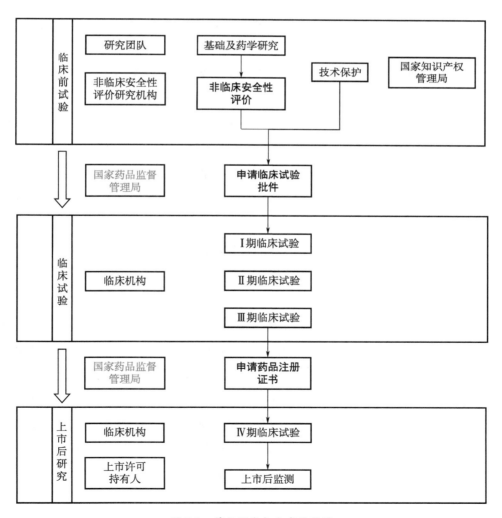

图7-2 药品研发与上市流程图

1. 新药临床前研究 内容包括制备工艺（中药制剂包括原药材的来源、加工及炮制）、理化性质、纯度、检验方法、处方筛选、剂型、稳定性、质量标准、药理、毒理、动物药代动力学等研究。新发现中药材还应包括来源、生态环境、栽培（养殖）技术、采收处理和加工炮制等研究。

非临床安全性评价研究，指为评价药物安全性，在实验室条件下用实验系统进行的试验，包括安全药理学试验、单次给药毒性试验、重复给药毒性试验、生殖毒性试验、遗传毒性试验、致癌性试验、局部毒性试验、免疫原性试验、依赖性试验、药代动力学试验以及与评价药物安全性有关的其他试验。

2. 技术保护 试验验证理论结论形成报告、论文、专著、专利或技术秘密。

3. 申请药物临床试验批件 按照国务院药品监督管理部门的规定，向市药品监督管理局如实报送研制方法、质量指标、药理及毒理试验结果等有关数据、资料和样品，经国务院药品监督管理部门批准，获得药物临床试验批件后，开展药物临床试验。

4. 药物临床试验 临床试验是指以人体（患者或健康受试者）为对象的试验，意在发现或验证某种试验药物的临床医学、药理学以及其他药效学作用、不良反应，或者试验药物的吸收、分布、代谢和排泄，以确定药物的疗效与安全性的系统性试验。药物临床试验分为Ⅰ期临床试验、Ⅱ期临床试验、Ⅲ期临床试验、Ⅳ期临床试验以及生物等效性试验。

Ⅰ期临床试验：初步的临床药理学及人体安全性评价试验。观察人体对于新药的耐受程度和药物代谢动力学，为制订给药方案提供依据。

Ⅱ期临床试验：随机盲法对照临床试验。对新药有效性及安全性做出初步评价，推荐临床给药剂量。

Ⅲ期临床试验：扩大的多中心临床试验。应遵循随机对照原则，进一步评价有效性和安全性。

Ⅳ期临床试验：新药上市后监测。在广泛使用条件下考察疗效和不良反应（注意罕见不良反应）。

5. 申请药品注册证书，药物批准上市 在中国境内上市的药品，应当经国务院药品监督管理部门批准，取得药品注册证书；但是，未实施审批管理的中药材和中药饮片除外。实施审批管理的中药材、中药饮片品种目录由国务院药品监督管理部门会同国务院中医药主管部门制订。

6. 上市后研究 药品上市许可持有人应当制订药品上市后风险管理计划，主动开展药品上市后研究，对药品的安全性、有效性和质量可控性进行进一步确证，加强对已上市药品的持续管理。

（二）医疗器械转化环节

医疗器械的研发与上市较新药上市相对简化。法律条文包括：《医疗器械标准管理办法》（国家食品药品监督管理总局令第33号）、《国家食品药品监督管理总局关于调整部分医疗器械行政审批事项审批程序的决定》（国家食品药品监督管理总局令第32号）、《医疗器械临床试验质量管理规范》（国家食品药品监督管理总局 中华人民共和国国家卫生和计划生育委员会令第25号）、《医疗器械使用质量监督管理办法》（国家食品药品监督管理总局令第18号）、《医疗器械分类规则》（国家食品药品监督管理总局令第15号）、《医疗器械经营监督管理办法》（国家食品药品监督管理总局令第8号）、《医疗器械生产监督管理办法》（国家食品药品监督管理总局令第7号）和《创新医疗器械特别审批程序》等。具体流程见图7-3。

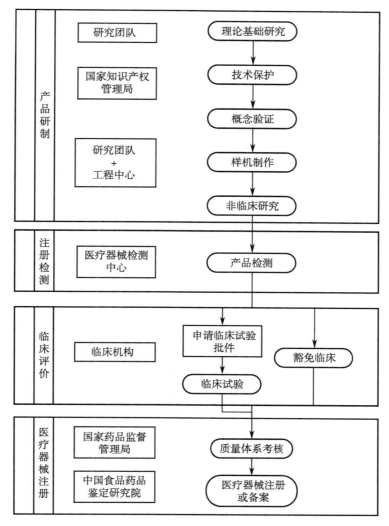

图 7-3 医疗器械研发与上市流程图

1. 产品研制 医疗器械研制应当遵循风险管理原则,考虑现有公认技术水平,确保产品所有已知和可预见的风险以及非预期的影响最小化并在可接受范围内,保证产品在正常使用中受益大于风险。

2. 技术保护 试验验证理论结论形成报告、论文、专著、专利。

3. 概念验证 完成设备的实验室模型论证(有仿真模型),侧重验证有对接意向的预期产品的商业价值和商业化程度,发挥研究团队在医疗器械企业、工程设计、医学设备检测和知识产权专利布局规划的优势,验证标准包括技术稳定性、市场潜力和可扩展性等,把医学成果的技术和市场风险降低到可接受的范围内。

4. 样机制作 ①通过初步试验,相关环境中的部件仿真验证;②相关环境中的系统样机演示;③在实际环境中的系统样机试验;④实际系统完成并通过实验验证。

5. 医疗器械非临床研究 非临床研究包括产品化学和物理性能研究,电气安全研究,辐射安全研究,软件研究,生物学特性研究,生物源材料安全性研究,消毒、灭菌工艺研究,动物实验研究和稳定性研究等。提交研制活动中产生的非临床证据,包括非临床研究报告综述、研究方案和研究报告。

6. 医疗器械产品注册检测 按照产品技术要求进行检验,并提交检验报告,产品技术要求主要包括医疗器械成品的可进行客观判定的功能性、安全性指标和检测方法。检验合格的,方可开展临床试验或者申请注册、进行备案。

7. 临床评价　医疗器械临床评价是指采用科学合理的方法对临床数据进行分析、评价,以确认医疗器械在其适用范围内的安全性、有效性的活动。申请医疗器械注册,应当提交临床评价资料。免于进行临床评价的,可以免于提交临床评价资料,免于进行临床评价的医疗器械目录由国家药品监督管理局制订、调整并公布。开展医疗器械临床评价,可以根据产品特征、临床风险、已有临床数据等情形,或者通过对同品种医疗器械临床文献资料、临床数据进行分析评价,证明医疗器械的安全性、有效性。按照国家药品监督管理局的规定,进行医疗器械临床评价时,已有临床文献资料、临床数据不足以确认产品安全、有效的医疗器械,应当开展临床试验。

国家药品监督管理局制订医疗器械临床评价指南,明确通过同品种医疗器械临床文献资料、临床数据进行临床评价的要求,需要开展临床试验的情形,临床评价报告的撰写要求等。

8. 国家药品监督管理局对质量体系进行考核　提交与产品研制、生产有关的质量管理体系相关资料,在产品技术审评时认为有必要对质量管理体系进行核查的,应当组织开展质量管理体系核查,并可以根据需要调阅原始资料。在核查过程中,应当同时对检验产品和临床试验产品的真实性进行核查,重点查阅设计开发过程相关记录,以及检验用产品和临床试验产品生产过程的相关记录。提交自检报告的,应当对申请人、备案人或者受托机构研制过程中的检验能力、检验结果等进行重点核查。

9. 医疗器械注册申请　第一类医疗器械实行产品备案管理。第二类、第三类医疗器械实行产品注册管理。

境内第一类医疗器械备案,备案人向设区的市级负责药品监督管理的部门提交备案资料。境内第二类医疗器械由省、自治区、直辖市药品监督管理部门审查,批准后发给医疗器械注册证。境内第三类医疗器械由国家药品监督管理局审查,批准后发给医疗器械注册证。

进口第一类医疗器械备案,备案人向国家药品监督管理局提交备案资料。进口第二类、第三类医疗器械由国家药品监督管理局审查,批准后发给医疗器械注册证。

第三节　医学科技成果转化案例分析

一、医企协同促进医学科技创新成果转化案例分析

1. 新设备的医学科技创新成果转化案例　医疗新设备是指具有新的或者改进了现有的医疗功能和技术的医疗设备,能够用于诊断、治疗、监测、预防疾病,或者为人类医学研究服务。复旦大学附属华山医院、上海某智能医疗科技公司共同研发基于脑可塑的手部动作辅助外骨骼系统,实现“将右手神经换接到右侧大脑”的“左右神经互换手术”,是治疗脑卒中等疾病的重大突破。复旦大学附属华山医院手外科徐文东教授团队首创这项技术,并揭示了“一侧半球管双手”的中枢奥秘。该研究发表在顶级医学期刊《新英格兰医学杂志》(NEJM)。NEJM 专门配发社论评价这一成果的科学价值“为洞察基本的神经解剖学和神经生理学提供了机会”,被 NEJM 评为“颠覆性的成果”,列在“2018 年 NEJM 最受瞩目研究”榜单第一名,这是首个中国原创成果入榜获第一。该研究同时入选“2018 十大医学科技新闻”,先后获得首个医学类上海市科技进步奖特等奖、中华医学科技奖一等奖。

团队基于上述脑可塑理论，进一步研发了型号为 HMK-SGO1 的人工智能手部外骨骼系统：可识别大脑意图，将信号输出到外骨骼，为实现脑手互动开辟了大脑解码的新思路。本项目采用了自主研发的高信噪比传感器、精准识别运动意图核心算法，以及低功耗高续航轻量化外骨骼设计。该设备能够缓解由于中枢瘫引起的手部功能丧失问题，主要用于辅助患者患手完成日常抓握、松开物体，从而改善患者日常活动能力，让患者重归正常生活，可减轻患者对家庭的依赖，同时提高患者主动使用患手的积极性，患者通过佩戴使用频次的上升，大脑获得更多的"锻炼"机会，促进脑重塑形成，从大脑神经支配层面进一步改善患者的手部控制，以辅助在日常生活中促进患者肢体功能康复。

经临床验证，该系统运动解码准确率可达 95% 以上，极大地提高了脑卒中等偏瘫患者的手部运动能力，具有实际临床应用价值。目前，我国的康复医疗产业处于发展初期，一方面是脑卒中、脑瘫、帕金森病等行动能力受到影响的神经退行性疾病患者数量庞大且有迫切的市场需求，另一方面是资金投入少，康复机构数量少，规模小设备研发落后等现状，需求和供给之间严重不平衡。可穿戴的外骨骼机器人基于仿生原理进行设计，结合人体工程学，可以穿戴于患肢，实现更有效的康复训练。该设备已申请发明及实用新型专利 15 项，目前获批专利 5 项。与该产品相关的医学理念与研发的工科核心技术为我国康复医疗产品开拓了新领域，并处于国际引领水平。

2. 新技术的医学科技创新成果转化案例　医疗新技术主要是指临床、医技科室以诊断和治疗疾病为目的，首次开展的新措施、新方法和新业务。海军军医大学第一附属医院围绕着急性大血管闭塞性缺血性脑卒中这一高发病率、高致死率、高致残率的常见脑血管病，针对传统救治过程"效率低、疗效差、费用高"三大关键问题，历经 20 年潜心研究，在国家科技支撑计划、国家自然科学基金及省部级重点项目等 10 余项课题支持下开展了序贯研究，对救治流程、救治技术及救治工具进行了系统创新。

救治效率影响急性大血管闭塞性缺血性卒中救治疗效的核心原因是流程差、救治技术不够规范。课题组以患者为中心，创造新的组织化管理模式，针对脑卒中救治生命链开展系统研究。项目组颠覆传统，以疾病为中心建成国内首家"融合型卒中中心"，首创卒中急救护士岗位，并牵头成立上海市医学会脑卒中专科分会院前急救学组，打造院前、院内救治的无缝衔接模式；率先运用人工智能软件质控卒中救治全流程，打造了国内卒中救治最快速度，溶栓率和取栓率从 2.4% 和 0.5% 提升至 12.6% 和 21.6%，在此基础上，创新性提出"站式"卒中救治理念，为卒中患者绕行急诊直达导管室提供理论依据，相关做法被列入国家卒中中心建设标准评价体系，为中国脑卒中防控提供"上海样板"。

项目组还以创新为根本，构建卒中救治技术体系。从 2000 年起率先在国内开始探索血管内治疗技术，证实血管内治疗是安全有效的，手术量始终居上海市首位，编写中国诊疗规范 3 部，并创新 Y 形双支架取栓术、ADAPT 取栓术、Solumbra 取栓术、囊 guilding 辅助取栓等多项治疗新技术，提出了快速筛选标准 -LAST2CH2ANCE 并被写入中国专家共识。手术再通率和良好预后率从 50% 和 35% 提升至 99% 和 52%，在此基础上，针对"是否应该跳过静脉溶栓直接取栓"这一国际焦点问题，用最高等级循证医学证据提出"中国方案"。

此外，项目组创新研发多款国产取栓器械，授权国内发明专利 2 项，并已牵头完成了 2 项国产取栓器械的上市前研究，证实了其安全性和有效性。通过上述研究，形成了以整合院内资源，再造服务流程的"上海创新医疗服务模式"，吸引了全国 900 家医院的参访学习，极大地提升了卒中救治效率（DNT中位数由传统的 114 分钟缩短至 20 分钟），显著提升了卒中患者的良好预后率（由传统的 35% 提升至

52%），并有效降低了卒中患者的救治费用（预计每年节省总费用 3 400 万）。

因此，上海长海医院针对慢病防控中的重大疾病（重型脑卒中——急性大血管闭塞性缺血性卒中）残疾率和死亡率高的问题进行 14 项技术及器械创新，实现闭塞血管开通率从 20% 提升至 95%；针对发病到血管开通时间长的问题进行模式创新，首创国家卒中中心建设新模式，极大提升救治效率，使入院到静脉溶栓时间从中位数 118 分钟缩短至 20 分钟，最快达 9 分钟，良好预后率从 10% 提升至 58.3%；为进一步提高救治效率，通过高质量临床研究证实跳过溶栓直接取栓疗效不差于标准疗法，并可能节省约 8 000 元人民币 / 例的医保费用。研究成果发表于《新英格兰医学杂志》等国内外著名期刊，关键技术在全国 700 余家医院推广应用，累计培训国内外医生 1 000 余人次，社会经济效益显著。

3. 新器械的医学科技创新成果转化案例　先天性耳聋是最常见的出生缺陷之一，发病率为 1‰~3‰，其中有 1/3 患儿患有重度及以上听力损失。我国自 2001 年开展新生儿听力筛查项目以来，全国筛查率已超过 80%，其中大多数先天性耳聋患儿可通过置入人工耳蜗重获听觉和言语能力。不过，仍有 8% 的患儿由于存在严重的耳蜗或听神经发育异常，无法通过人工耳蜗重获听力。

听觉脑干置入是耳蜗或听神经严重畸形患者的唯一有效听觉重建方式，属于感觉重建类脑机接口，技术难度高，国际上仅有少数中心有能力开展。由于脑干耳蜗核深埋于第四脑室侧隐窝，且内耳、听神经畸形患者容易伴有一定解剖变异，因此耳蜗核精准定位难度大。同时，脑干组织极为娇嫩，对微创置入操作技术要求高。此外，听觉信息涉及频率和强度编码，对电刺激频率、有效通道数等亦有很高要求。听觉脑干置入系统也仅被国外公司掌握，曾是我国医疗技术、设备的盲区。2019 年，我国内地由上海交通大学医学院附属第九人民医院的吴皓教授率先完成婴幼儿听觉脑干置入，前期病例的手术安全性高、疗效满意，随后该技术被批准于海南医疗先行区内使用，目前项目组团队已顺利完成逾 60 例进口装置的听觉脑干置入。

我国的国产听觉脑干置入系统由上海交通大学医学院附属第九人民医院、上海某医疗科技公司、浙江某神经电子科技公司共同完成。该项目根据耳蜗核毗邻解剖结构和生理学特征确立了 16 导平板电极阵列结构，并在阵列尾部设计了 3D 定位嵴，易于术中电极置入及调整操作。建立了术中听觉电生理检测技术方案，有效实现术中耳蜗核的精准定位。设计流水线电刺激方案、高压电路技术，解决电流超容顺问题、确保刺激速率并优化刺激功率，全面提升刺激—编码性能。

国产听觉脑干置入系统的研发完成和临床准入将突破中枢听觉重建领域国外装置"卡脖子"的现状，填补国内市场空白。该技术适应于人工耳蜗置入禁忌证的患者，能从根本上改善上述患者的生活、工作和学习能力，减轻国家负担。国产听觉脑干置入装置作为新型脑机接口装置，具有极强的后续研发潜力，通过建立以听觉脑干置入为龙头的神经电子和脑机接口技术和感官认知重建的产、学、研基地，带动千亿级相关产业发展，具有极其重要的社会发展价值和巨大的经济意义。

4. 新药物的医学科技创新成果转化案例　银屑病，俗称牛皮癣。是一种主要累及皮肤的慢性、复发性、炎症性皮肤病。银屑病不可治愈，一旦患病，终身受累，30% 的患者发展为银屑病性关节炎，面临致畸致残风险。全球银屑病患病率为 0.09%~11.43%，患者数超过 1.25 亿，我国有约 1 000 万名银屑病患者，且患病人数呈逐年上升趋势。该病的发病机制不完全明了，无根治方法，临床治疗的主要目标是迅速控制病情、减轻疾病对皮肤的累及程度、改善鳞屑红斑等皮肤炎症症状，实现对病情的长期稳定控制，避免并发症的发生,提高患者的生活质量。

目前,在临床上使用的外用治疗药物多数含有糖皮质激素,短期疗效显著,但长期使用会产生较为严重的不良反应与耐药性,这极大地限制了该类药物的应用,其他不含糖皮质激素的外用药物,存在起效慢疗效弱、病情控制不佳等问题,同时也导致皮肤相关不良反应与全身性的不良反应。广大银屑病患者渴盼有效安全、价廉的新一代银屑病外用药。

上海市第一人民医院临床研究院执行副院长、疑难疾病精准研究中心主任王宏林教授一直聚焦于自身免疫性疾病领域的创新药研发。其团队历时 20 年,从中药乳香中提取活性成分,经修饰筛选得到新化合物实体——CKBA。团队拥有该小分子化合物的全球知识产权,相关专利已在中国、美国、日本和欧盟获得授权。该项目得到某生物医药公司的全力支持,以及多家合作单位的鼎力相助,CKBA 软膏在临床前试验中显示出对银屑病动物模型的有效控制,其疗效等同于含有糖皮质激素的临床一线外用药物,但不引起动物体重降低、施药局部皮肤屏障破坏等激素相关不良反应,其系统安全性与皮肤耐受性在包括小鼠、大鼠、豚鼠、迷你猪、兔、食蟹猴等物种中得到验证。CKBA 软膏外用治疗轻到中度银屑病的临床试验申请于 2019 年 4 月 15 日获得国家药品监督管理局(NMPA)许可,成为由我国本土原始创新、从头开发、获得 NMPA 临床试验许可的银屑病治疗候选药物。2021 年 9 月,CKBA 软膏在上海市第一人民医院顺利完成 I 期临床试验,显示出良好的安全耐受性。目前团队正在开展由北京大学人民医院(临床试验组长单位)牵头的多中心 II 期临床研究。本品上市后有望替代现有的治疗效果差和不良反应大的部分一线药物,成为 10 亿以上的重品种,为广大银屑病患者带来更好的治疗选项、降低治疗费用、显著提升生活质量。

5. 新材料的医学科技创新成果转化案例　冠心病已成为危害国人生命的最常见和最严重的疾病之一。冠状动脉介入治疗是冠心病治疗的关键技术,经历了从经皮冠状动脉腔内血管成形术(percutaneous trasluminal coronary angioplasty,PTCA)- 金属支架(bare metal stent,BMS)- 药物洗脱支架(drug eluting stent,DES)- 生物可吸收支架(bioresorbable scaffold,BRS)的发展历程。DES 通过释放抗增殖药物抑制血管平滑肌细胞增生显著降低了靶血管再狭窄,从最初 PTCA 的 40%~50% 到 DES 的低于 10%。然而永久金属置入物可使之出现晚期追赶现象的发生,如新生动脉粥样硬化和晚期支架内血栓形成。生物可吸收支架的概念在 20 年前被提出,其目的是避免永久性金属支架置入后的相关的不良事件的发生,如支架血栓形成、再狭窄和新生动脉粥样硬化等。BRS 将在其完成早期支撑的使命后,逐渐开始降解,并于数年后被血管壁完全吸收,支架部位不会存留永久置入物。理想的 BRS 支架应在降解完成后,使血管反应性完全恢复,减少与永久性金属支架相关的极晚期事件的发生,更重要的是,保留了对未来再次血运重建方式的选择权,可以再次行经皮冠状动脉介入治疗(percutaneous coronary intervention,PCI),亦可进行外科冠状动脉旁路移植手术(coronary artery bypass graft surgery,CABG)。

针对第一代可降解支架的诸多问题,复旦大学附属中山医院葛均波院士团队与山东某医疗器械公司进行深度"产 - 学 - 研合作",实现了全降解聚合物支架的压握、喷涂、组装等关键制备工艺的优化,突破支架设计和制备的工程化技术,形成具有完全自主知识产权的新一代可降解支架——XINSORB。已完成大规模临床研究,长期随访结果显示 XINSORB 可降解支架和传统药物洗脱支架有相当的有效性和安全性。5 年临床随访结果显示靶病变血运重建率、心源性死亡、支架内血栓发生率均与对照组无显著差异。大样本多中心注册研究 4 年随访亦显示了良好的疗效及安全性,支架内血栓发生率仅为 0.2%,显著低于国际同类产品。2020年3月4日XINSORB可降解心脏支架（生物可吸收冠脉西罗莫司洗脱支架系统）通过了国家药品监督管理局审批并成功上市。XINSORB可降解心脏支架是具有中国自主知识产权的生物可吸收支架，在支架技术创新发展史上具有里程碑式的意义。

二、医疗器械注册人制度助力医学成果转化案例分析

医疗器械注册人制度，是指符合条件的医疗器械注册申请人可以单独申请医疗器械注册证，然后委托给有资质和生产能力的生产企业生产，从而实现医疗器械产品注册和生产许可的"解绑"。医疗器械注册人制度是现行医疗器械法规背景下的上市许可持有人制度。上海交通大学医学院附属第九人民医院研发的医疗器械"定制式增材制造膝关节矫形器"在上海市药品监督管理局受理中心获二类医疗器械注册证。

该器械涉及骨科3D打印技术，属于临床主导、医工互动、通过定制式增材制造工艺生产的无源非置入性患者匹配医疗器械，由胫骨托、股骨托、连接器和绑带组成，其中，胫骨托和股骨托是根据专业医师提供的患者数据个性化设计生产，供提出需求的医疗机构用于指定患者矫正轻中度膝关节畸形，将为患者提供个性化的医疗服务。医院数字医学课题组在3D打印辅具标准、金属打印标准、生物打印标准等方面做了大量工作，具有较好的基础。

上海市药品监督管理局认证审评中心跨前一步，主动服务，派专员（审评员、检查员各1名）进入由上海交通大学、上海交通大学医学院附属第九人民医院、上海某医疗技术公司"定制式增材制造膝关节矫形器"成果转化团队，指导开展注册申请及生产质量管理体系建设工作，通过对产品标准、注册申报材料、质量管理体系反复研究与探讨，由上海某知识产权管理公司作为注册申请人，于2018年7月30日正式提交医疗器械注册申请。2019年1月7日通过技术审评，前后不到半年就获得了产品注册证。下一步，注册人即可以启动委托生产的相应程序，让该产品早日上市销售，服务临床、服务病患。

"定制式增材制造膝关节矫形器"在前后不到半年就获得产品注册证，进入委托生产环节，反映了我国3D打印/增材制造康复辅助器械在市场转化方面取得的进展，另一方面，这是上海药监部门启动上海市医疗器械注册人制度试点以来，首个由科研型企业申请到的医工结合类医疗器械注册证，体现了该注册人制度的核心意义——为创新"松绑"，优化营商环境、释放市场活力、鼓励科技创新，加速科技成果产业化转化。

三、第三方专业服务机构助力医学成果转化案例分析

医学科技成果转化具有周期长和多学科交叉的特点，需要具备医学工程、知识产权和金融等学科背景的人才参与，目前大部分市级医院还未成立独立的科技成果转化部门，因此借助第三方专业服务机构推动医院创新成果向现实生产力转化是部分市级医院尝试的科技成果管理运营模式之一。以中医药为例，上海中医药大学附属岳阳中西医结合医院（简称上海岳阳医院）与上海医某医药科技创新与转化研究院签约，助力医院院内制剂"加味没竭片"转化落地。该制剂源于国医大师创始的"加味没竭汤"，具有行气破滞、活血化瘀、消积止痛的功效，治疗子宫内膜异位症、子宫腺肌病、盆腔炎、痛经、盆腔淤血、子宫内膜炎等妇科痛证的临床疗效显著。"加味没竭片"属原中药注册分类第6类，在2018年获得药物临床试验批件，经第三方服务机构从前期的知识产权规划、企业对接、企业谈判、价值评估到后期的合同签订和技术材料交接进行了全流程的介入咨询，成功促成该创新成果转让于上海某中药制药厂，转让金额高于医院预期金额 60%。

四、职务发明纠纷案例分析

A 公司就实用新型"一种人工心脏瓣膜输送装置的外管移动机构"的实用新型专利的归属权提起诉讼。专利权人为 B 公司，发明人为虞某峰、王某山、秦某。该专利与 A 公司新研发的心脏瓣膜及输送装置有关，而王某山直接参与了该技术的研发，秦某亦参与项目的研发过程。A 公司主张涉案专利系王某山、秦某的职务发明，涉案专利应归于 A 公司所有。A 公司于 2016 年 8 月 3 日申请发明专利"覆膜支架及其制造方法"。一审（〔2017〕沪 73 民初 17 号）裁判结果：①确认涉案专利权归 A 公司、B 公司共有；②驳回 A 公司的其余诉讼请求。二审（〔2017〕沪民终 326 号）裁判结果：驳回上诉，维持原判。

法院审理认为，在案证据可以认定涉案专利技术属于王某山的职务发明，但同时亦不能否定虞某峰在其中的技术贡献，故涉案专利技术方案应认定为王某山与虞某峰的共同成果，归属 A 公司与 B 公司共有。《中华人民共和国专利法》第六条规定，执行本单位的任务或者主要是利用本单位的物质技术条件所完成的发明创造为职务发明创造。职务发明创造申请专利的权利属于该单位；申请被批准后，该单位为专利权人。《中华人民共和国专利法实施细则》第十二条规定，执行本单位的任务所完成的职务发明创造，是指在本职工作中做出的发明创造，履行本单位交付的本职工作之外的任务所做出的发明创造，或者退休、调离原单位后或者劳动、人事关系终止后 1 年内做出的与其在原单位承担的本职工作或者原单位分配的任务有关的发明创造。因此发明人在进行创新的过程中要明确知识产权的归属，以避免执业机构间知识产权纠纷的发生。

第四节 医疗机构科技成果转化模式探索

一、医学科技成果转化信息平台

以某大学医学院专利研究与转化中心为例。为解决医学科技成果转化痛点问题，帮助临床医师寻找和研发技术相匹配的企业，加快科技成果转化，大学医学院专利研究与转化中心搭建全国首个生物医药知识产权掌上运营平台，开发四大模块，包括涵盖以"医院"为专利权人的共计 26 万条专利数据的"检索模块"；以团队自主研发的"医学专利价格分析系统"为技术支撑的"医学专利价值分析"模块；以全球 105 个国家 / 组织专利英文摘要数据库为支撑的"技术画像"和展示医企双方技术供需的"技术市场"模块，该掌上平台已接入上海互联网总医院的知识产权板块（图 7-4）。

（一）专利检索服务

实现专利以多字段检索和下载功能，基于全球范围内 105 个国家 / 组织专利英文摘要数据库，开展生物医药领域专利检索，并可直接下载以"医院"为申请人 / 专利权人共计近 26 万篇专利文献，对于医务人员在专利申请阶段进行预检索有很好的借鉴意义，同时便于企业了解医疗机构创新资讯。

（二）技术画像

依据发明人关心的创新技术，基于全球范围内 105 个国家 / 组织专利英文摘要数据库，从技术整体概况、地理分布、技术关键点、技术生命周期等维度对技术进行全景画像，以便发明人（医务人员）快速、全面、直接掌握技术国内外发展现况和未来发展趋势。

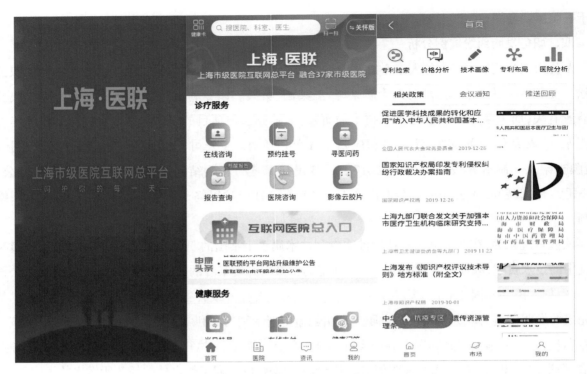

图 7-4　医学科技成果转化信息平台

（三）专利布局

基于发明人承担的科研项目,围绕项目技术创新点进行专利布局,发现技术保护的高地和洼地,为项目负责人明确技术研究方向,规避研发风险提供意见和建议。

二、发挥第三方服务机构专业优势,助力医疗机构成果转化

促进医学科技成果转化已成为医疗机构创新发展的重要抓手,但大部分医疗机构面临管理人员缺乏的困境,且成果转化是复杂的体系化工程,因此管理人员专业性仍有待提升,为提升医疗机构转化效率,部分医疗机构采用充分发挥第三方服务机构专业能力的模式,弥补医疗机构在成果转化方面人手和专业性的不足。具有代表性的为复旦大学附属中山医院。

复旦大学附属中山医院于 2008 年在科研处成立了成果管理科,负责全院专利申报、授权后续管理、成果转化等。对于管理人员紧缺问题,医院与专利代理公司紧密合作,申报时,让科研人员与专利代理公司的指定专利工程师直接联系,对项目内容反复检索、磋商、协调、撰写、修改,节省科研人员时间和精力的同时,在专利工程师的帮助下,专利申报材料更加规范、完善,不但能提高专利的授权率,还能强化对项目的保护,并且为激励代理人更加积极地推进专利转化工作,医院规定在专利成功转化后,可以将收益的最高不超过 20% 作为给专利代理机构的中介费。

三、设立独立成果转化部门,赋能医院成果转化

赋能医学科技成果转化的另一路径为在医疗机构设立独立的成果转化部门,提升医院成果管理人员的专业能力,具有代表性的为上海交通大学医学院附属第九人民医院。医院具有悠久的医工交叉背景,有医学成果转化的显著优势,成立独立成果转化部门后,历时 2 年,于 2017 年出台《上海交通大学医学院附属第九人民医院职务科技成果转化管理办法（试行）》新规,从制度层面保障医务人员成果转化的合规性,降低转化法律风险,维护医务人员转化利益。同时搭建医院内部临床医学与基础研究的链接平台矩阵。2017年由上海交通大学医学院牵头、依托第九人民医院进行实体化建设上海精准医学研究院。同时,"医学3D打印创新研究中心""高标准院级生物资源实体库"以及"组织工程中心",在医院被悉数整合进临床研究体系。这些平台矩阵带有浓重的"资源整合、协同创新、多学科交叉"特点,为医院提供丰富的高质量医学创新成果,结合医院成熟的成果转化内部管理体系,使医院在本市成果转化中处于领先地位。

四、结合产业园区,探索医学成果转化新模式

另一具有特色的医学成果转化路径为结合产业园区,实现医企交流"零距离",加速医院创新成果转化,这一模式的代表为同济大学附属第十人民医院。医院临床医学科创园区积极探索与企业发展新模式,发挥市场机制作用,大力推动科研成果转化落地。园区主体资源为医院自用,建设对外公共开放平台,确保满足医院实现科研成果转化的需求。部分资源出租给入驻企业。入驻企业经过遴选,通过转化医院的科研项目、与医院合作临床试验、共建第三方检测实验室等形式开展多方面合作,实现科研反哺临床。目前已有2家企业进驻园区,签约第一期均为5年,共约2 000m²,投入约1.13亿元人民币。近3年,科创园区团队获得国家级奖1项,省部级奖15项,其中一等奖4项,获批上海超声诊疗工程技术研究中心、上海人体肠道菌群功能开发工程技术研究中心、上海生物医药科技成果转化公共技术服务平台和上海市"一带一路"国际联合重点实验室。入驻企业的相关研究项目,在符合临床规范和要求的前提下,医院具有优先合作权。同时,医院的临床研究项目等,入驻企业也具有优先合作权。园区入驻企业和科研团队零距离合作交流,有利于贴近临床需求的项目的开展。通过构建现代企业制度和组织架构,对科研项目的选择进行严格的评估和管控,辅之以强势的技术和市场预测,大大提高科技成果转化的成功率。

五、上海市级医院科技成果转化平台的探索

从市级医院政府办医责任主体和国家投资、管理、运营责任主体的角度出发,聚焦转化作价入股落地难、缺少应用支撑等瓶颈问题和共性需求,申康中心设想借助本市市级医疗机构管办分离与市级卫生事业投融资改革的体制优势,成立市场化运作的市级医院科技成果转化平台,充分利用企业现代化管理制度、市场化运作机制科技成果,服务临床科技创新,并通过资本金渠道实现科技成果运作形成的收益反哺市级医院。

市级医院转化平台不仅形成了市场与医院间隔离层,化解市级医院参与市场的顾忌,而且通过标准服务、同质管理平衡院间差异,促使市级医院更好地聚焦医疗服务和临床研究。同时,充分发挥申康中心医院管理优势,市级医院传化平台集中与创新端、产业端与资金端对接,既能最大限度集聚、统筹市级医院科研、临床资源,提升协同创新效率;又能集中资源深耕临床数据分析应用等共性科技支撑问题,实现临床资源转化为创新资源。

市级医院转化平台对照现实需求,立足高质量成果产出与实现转化发展业务,聚焦三大方面功能:首先,市场化运作成果,打通作价入股路径并实施落地,实现研发的多元、持续投入,完善收益共享机制;其次,充分依托医联数据、临床队列数据库等,实现临床研究充分支撑下阶段转化应用,缩短产业化进程、提高转化质量;最后,针对具有应用转化前景的临床研究项目,提供知识产权保护、概念认证、中试等系列转移转化服务。

参考文献

［1］张俊祥.新一轮科技革命对中国生命科学发展的重要性.中国医药导报,2015,12（17）：144-146.

［2］搜狐网,新华社.生命科学之光造福全人类——2018世界生命科学大会三大看点.［2018-10-29］. https：//www.sohu.com/a/272042191_267106.

［3］新华网.海报 | 人类同疾病较量最有力的武器就是科学技术.［2020-03-20］. http：//www.xinhuanet. com/politics/2020-03/02/c_1125653339.htm.

［4］孙占东.我国医学生创新创业教育的研究热点及发展态势——基于中国知网（CNKI）的文献计量分析.卫生职业教育,2020,38（05）：115-118.

［5］国家卫生计生委,等.关于加强卫生与健康科技成果转移转化工作的指导意见.［2016-09-30］. http：// www.gov.cn/xinwen/2016-10/12/content_5117948.htm.

［6］国务院办公厅.国务院办公厅关于加强三级公立医院绩效考核工作的.［2019-01-30］.http：//www. gov.cn/zhengce/content/2019-01/30/content_5362266.htm.

［7］唐颜,戴姣,董杉,等.加强研究型医院科研管理人员素质建设的探讨.临床医药文献电子杂志, 2019,6（36）：183-184.

［8］中国生物技术发展中心.2019中国临床医学研究发展报告.北京：科学技术文献出版社,2019.

［9］国家知识产权局.2019年中国专利调查报告.［2020-03-09］.https：//www.cnipa.gov.cn/module/download/ down.jsp?i_ID=40213&colID=88.

［10］何小芳.中国城市专利质量的时空演进研究.广州：华南理工大学,2019.

［11］中国专利申请数量继续在全球领先.现代化工,2019,39（S1）：191.

［12］任春霞.探讨新时期如何加强医院的知识产权管理.知识经济,2018（17）：67-68.

［13］US Government Accounting Office. Technology transfer, administration of Bayh-Dole act by research university. Washington：US Government Accounting Office.1998.

［14］詹启敏.健康中国发展背景下的科技创新.中华神经创伤外科电子杂志,2018,4（04）：193-196.

［15］顾文君,张圣海,李济宇,等.公立医院知识产权委托管理实践效果的初步分析.中华医学科研管理杂志,2016,29（4）：273-275.

［16］于靖,顾文君,李济宇,等.某公立医院临床科技成果转化的现状与对策——以同济大学附属第十人民医院为例.中华医学科研管理杂志,2017,30（4）：290-299.

［17］胡家强,司羽嘉.美国科技成果转化立法的演进及其对我国的启示.中国海洋大学学报,2019（3）： 115-120.

［18］WU Y, WELCH E W, HUANG WL. Commercialization of university inventions：individual and institutional factors affecting licensing of university patents. Technovation, 2015, 36-37：12-25.

［19］SHIBAYAMA S. Academic commercialization and changing nature of academic cooperation. J Evolutionary Economics, 2015, 25：513-532.

［20］CUNNINGHAM JA, LEHMANN EE, MENTER M, et al. The impact of university focused technology transfer policies on regional innovation and entrepreneurship. J Technology Transfer, 2019, 44（5）：1451-1475.

［21］ASTEBRO, THOMAS, BRAGUINSKY, et al. Academic entrepreneurship: the Bayh-Dole Act versus the professor's privilege. Ilr Review, 2019, 72（5）: 1094-1122.

［22］BARDO, JOHN. Innovation in the Heartland. Issues Sci Technol, 2019, 35（2）: 63-66.

［23］GARETTO J, GEORGANOPOULOU D, JANOVICK N, et al. Accelerating entrepreneurialism within academia. Technol Transfer Entrepreneurship, 2018, 5（1）: 35-45.

［24］REBECCA S. EISENBERG, ROBERT COOK-DEEGAN. Universities: the fallen angels of Bayh-Dole? . Daedalus, 2018, 147（4）: 76-89.

［25］SILVA PJ, RAMOS KS. Academic medical centers as innovation ecosystems: evolution of industry partnership models beyond the Bayh-Dole Act. Acad Med, 2018, 93（8）: 1135-1141.

［26］FELDMAN AM. The Bayh-Dole Act, a lion without claws. Clin Transl Sci, 2015, 8（1）: 3-4.

［27］ENGELBERG AB, KESSELHEIM AS. Use the Bayh-Dole Act to lower drug prices for government healthcare programs. Nat Med, 2016, 22（6）: 576.

［28］吴海燕. 论我国"拜杜规则"的形成演化及其规范特点. 南京理工大学学报（社会科学版）, 2016, 29（1）: 45-52.

［29］彭霄. 政府财政资助科技成果转化机制研究—以拜杜规则为中心. 重庆: 华中师范大学出版社, 2016.

［30］周海源. 职务科技成果转化中的高校义务及其履行研究. 湖北行政学院学报, 2019（4）: 142-151.

［31］申轶男. "三权下放"后高校科技成果管理部门的定位及作用. 中国高校科技, 2019（9）: 25-27.

［32］王淑君. 公共利益视角下高校专利问题研究. 重庆: 西南政法大学出版社, 2015.

［33］岑洁. 基于处置权视角的高校科技成果转化研究. 上海: 上海交通大学出版社, 2015.

［34］葛兆建. 科技成果转化收益分配政策的分析与思考. 农业科技管理, 2017, 36（5）: 33-36, 60.

［35］陈迎新, 李施奇, 周玥. 美国《拜杜法案》介入权改革及其对中国的启示. 中国科技论坛, 2017（7）: 168-175.

［36］黄光辉. 美国拜杜法案中的介入权制度: 迷失与反思. 湖北行政学院学报, 2015（6）: 81-86.

［37］胡欣琪, 沈嘉伟. 产学研协同创新机制中的政府介入权及其完善. 法制与社会, 2017（6）: 152-153.

［38］姜南, 李济宇, 顾文君. 技术宽度、技术深度和知识转移. 科学学研究, 2020, 38（9）: 1638-1646.

［39］朱文舒, 顾文君, 李济宇. 政策工具视角下医学科技成果转化政策分析. 科学管理研究, 2020, 38（3）: 49-54.

［40］顾文君, 于靖, 刘蕊, 等. 上海市公立医院知识产权管理部门现况与医务人员转化需求分析. 中华医学科研管理杂志, 2018, 31（5）: 360-364.

［41］顾文君, 张勘, 李济宇, 等. 生物医学产学研合作创新模式研究进展及启示. 中华医学科研管理杂志, 2017, 30（1）: 13-15.

［42］顾文君, 张圣海, 李济宇, 等. 公立医院知识产权委托管理实践效果的初步分析. 中华医学科研管理杂志, 2016, 29（4）: 273-275, 279.

［43］顾文君, 张勘, 王剑萍, 等. 医学转化中医院知识产权管理问题及对策. 中华医学科研管理杂志, 2015, 28（2）: 173-174, 179.

［44］PORTER ME. Competitive advantage: crewing and sustaining superior performance. New York: Free Press, 1985.

［45］袁忆，张旭，郭菊娥.科技成果转化价值活动的商业模式探析.管理评论，2019，31（7）：13-20.

［46］LEYDESDORFF L, MEYER M. The scientometrics of a triple helix of university-industry-government relations. Scientometrics, 2007, 70（2）: 207-222.

［47］KESAVAN P, DY CJ. Impact of health carereform on technology andinnovation. Hand Clin, 2020, 36（2）: 255-262.

［48］BEN-MENAHEM SM, NISTOR-GALLO R, MACIA G, et al. How the new European regulation on medicaldevices will affect innovation. Nat Biomed Eng, 2020, 4（6）: 585-590.

［49］FORTINGUERRA F, TAFURI G, TROTTA F, et al. Using GRADE methodology to assess innovation of newmedicinal products in Ital. Br J Clin Pharmacol, 2020, 86（1）: 93-105.

［50］KAMAE I, THWAITES R, HAMADA A, et al. Health technology assessment in Japan: a work in progress. J Med Econ, 2020, 23（4）: 317-322.

［51］GLOVICZKI P, LAWRENCE PF. The road to medical innovations. J Vasc Surg, 2020, 71（1）: 1.

［52］LEE DH, REASONER K, STEWART A. From concept to counter: a review of bringing an orthopaedic implant to market. J Am Acad Orthop Surg, 2020, 28（14）: e604-e611.

［53］KIRCHNER JE, SMITH JL, POWELL BJ. Getting a clinical innovation into practice: an introduction to implementation strategies. Psychiatry Res, 2020, 283: 1-7.

［54］杨斌，肖尤丹.国家科研机构硬科技成果转化模式研究.科学学研究，2019，37（12）：2149-2156.

［55］孙德升，刘峰，陈志.高校科技成果转化的ISCP范式分析.中国科技论坛，2017，3：142-148.

［56］胡丽.我国高校科技成果转化平台的建设探索.社会科学家，2018（6）：127-131.

［57］张明，丁宁，张颖聪，等.刍议公立医院转化医学发展.解放军医院管理杂志，2018，25（9）：849-951.

［58］石微微，杨岸超，李艺影.公立医院及科研院所科技成果转化问题与对策研究.中国医院，2019，23（11）：13-15.

［59］韩晓洁，钱蕾，叶小鑫，等.医疗从业人员科技成果转化及绩效评价.解放军医院管理杂志，2019，26（6）：584-587.

［60］杜艾桦，刘虹.加强医务人员专利教育的探讨.科教导刊（上旬刊），2018，26（6）：584-587.

［61］杨超，郑雪倩.关于医疗行业专利权的思考.中国卫生人才，2018，41-44.

［62］唐闻佳，王宝龙.给创新松绑！九院戴尅戎院士团队3D打印相关技术获医疗器械注册证.［2019-1-16］. https://wenhui.whb.cn/zhuzhan/yiliao/20190116/236379.html.

［63］中国庭审公开网.上海知识产权法院（2020）沪73民终326号，［2020-09-23］.（court.gov.cn）.

［64］程蕾蕾，姜红，徐梁，等.借助各种渠道利用有限管理人力资源积极推进医院专利转化.中华医学科研管理杂志，2014，27（4）：414-416.

［65］张敏，程蕾蕾，姜红，等.科研奖励机制在医学专利转化中的价值探讨.中华医学科研管理杂志，2019，32（1）：43-46.

下篇　技术实践

第八章　临床研究方案设计及统计学考量

高质量的临床研究需要严谨的设计、规范的实施、科学的分析和正确的解读。临床研究方案是一份研究计划书，是用于指导所有参与临床研究的研究者如何启动和实施临床试验的纲领性文件，也是研究结束后进行资料统计分析的重要依据。本章第一节全面介绍了临床研究方案的功能、基本要求及基本内容，并详细说明了方案修订的规范化流程及方案违背的原因和防范措施。

临床试验方案中的统计学部分需由统计学专业人员来确定、补充和完善。本章第二节围绕方案中的统计学要素，详细介绍了临床研究的设计类型、比较类型、常用的随机化方法等统计学问题，并阐述了临床研究中分析集的定义、缺失数据的处理及期中分析等注意事项。此外，统计分析方法也应当计划在先，在方案中准确说明。

统计分析计划（statistical analysis plan，SAP）是对临床试验的统计学考虑及拟对数据进行统计分析的清晰而又详细的描述。统计分析报告（statistical analysis report，SAR）是依据统计分析计划，对试验数据进行统计分析后形成的报告，是临床试验结果的重要呈现手段。本章第三节详细介绍了统计分析计划的基本内容、统计分析方法的说明要求，并为读者提供了统计分析图表参考模板，还涵盖了统计分析报告的基本要素及论文发表规范，内容兼具指导性和实用性。

第一节　临床研究方案及基本内容要求

本节描述的临床研究特指研究者发起的临床研究（IIT），是指医疗卫生机构开展的，以人个体或群体（包括医疗健康信息）为研究对象，非以药品医疗器械注册为目的的，研究疾病的诊断、治疗、康复、预后、病因、预防及健康维护等的活动。一般来说，临床研究方案是一份研究者所期望开展临床研究的一份计划书，是临床研究设计、实施、报告和评价的基础。临床研究方案应对研究的全过程进行详细介绍。它作为一份纲领性文件，详细记载了研究背景、研究目的、研究设计、研究方法与内容、统计方法、知情同意、管理等内容，在临床研究的设计、实施、解释、监督及外部评审中均起到关键的作用，能指导研究团队成员如何实施临床研究。一个临床研究能否成功的前提在于是否有一份设计良好的临床研究方案。临床研究方案由临床研究主要研究者负责制订，会同其他相关资料向所在机构临床研究管理部门提交，经伦理委员会审批后实施，并接受全程管理。

一、临床研究方案的功能

临床研究方案不仅是一份完整的研究计划，可供研究者在细节上交流讨论研究观点，而且是一个意义重大、具有多种功能的文本。一份良好的临床研究方案可以在研究开始前允许关于该研究科学性、安全性等方面的合理评价，在研究实施中开展与方案一致性、严谨性的评价，在研究结束后提供对于研究结果全面、系统的评价。

（一）临床研究方案是一个法定文件

书面的研究方案和知情同意书都具有法律效力，主要研究者必须保证研究方案的科学性、合理性、必要性、可行性。在研究结束后，可以根据临床研究方案对研究质量进行评价。临床研究方案规定了临床研究统计设计的方方面面，因而研究的主要结论取决于它。

（二）临床研究方案是研究质量控制的工具

它包含研究计划和对受试者干预治疗的详细说明，可用来对临床研究各方面开展质量控制。应规定参与研究的项目组人员的分工与责任，所有人员应接受培训并获得开展临床研究的资质。主要研究者应根据研究计划要求，在研究方案中制订详细的质量控制措施，结合研究者手册、病例报告表等文本，对受试者的入组、检查、治疗、评价等过程的质量控制给予细化说明，规定每个步骤的具体操作细节，以保证临床研究的质量。

（三）临床研究方案是受试者权益保护的法定文件

方案应对受试者出现的不良事件/严重不良事件、不良反应或可疑非预期严重不良反应（SUSAR）的处理流程做出具体说明。方案附件应提供知情同意书和病例报告表，研究方案、病例报告表和知情同意书必须得到所在单位的伦理委员会审批后才能启动实施。受试者在入选临床研究前，应由本人或其代理人、监护人签署知情同意书，才能开始入组筛选。

（四）临床研究方案是一个同行评议文件

临床研究本质上是涉及人体的科学研究，没有临床研究方案，这种科学研究就无法被同行审核与评估。目前，对于干预性研究、观察性研究等临床研究，在通过伦理审查后，主要研究者应在国内外临床试验注册网站进行注册，把研究方案公开以供国内外同行评议。

二、临床研究方案的基本要求

（一）结构性

以药品医疗器械注册为目的的临床试验需要遵循监管机构的规定。1995年，WHO发布《药物临床试验质量管理规范》（GCP），明确了临床试验方案的必备内容。为应对新形势下临床试验监管的复杂性，2019年ICH-E6（R3）制定的GCP以及我国2020年发布的GCP都对临床试验方案的结构和基本内容做出了明确规定。2021年，国家卫健委发布了《医疗卫生机构开展研究者发起的临床研究管理办法》。因此，研究者发起的临床研究方案可参照GCP要求，体现规范的结构性。临床研究方案的基本结构一般应包括研究封面、方案摘要、研究背景、风险/利益评估、研究目的及目标、研究总体设计、主要及次要观察指标、样本量估计、受试者的纳入及排除标准、研究场所及受试者招募、受试者分配方法、研究干预措施、药品管理、研究干预中止及受试者中止/退出、不良事件、有效性评估、安全性评估、统计分析计划、知情同意过程及隐私保护、数据收集与管理、资料保存、发表与数据共享约定、研究主要研究者（各分中心主要研究者）签名及日期、附录（与本研究有关的文件和参考文献）等。图8-1展示了随机对照研究方案基本结构。研究方案通过对结构足够细致地描述，达到可重复性。

（二）逻辑性

临床研究是一个精密的科学过程。临床研究方案不应仅仅罗列各种条目，它应该是各种内容的合理有序整合，能提供合适的上下文以便全面了解研究的要素。研究方案应在研究目标与主要、次要观察

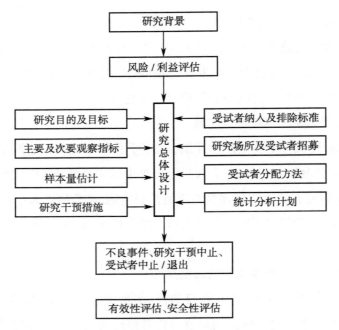

图 8-1 临床研究方案结构图（以随机对照研究为例）

指标、样本量估计与主要观察指标等前后重要内容中体现严密的逻辑性，只有这样，研究计划才能与研究具体开展实施时保持高度一致性。在计算样本量时，应以主要观察指标为计算样本量的依据，这是研究获得成功的基本前提。假如研究方案逻辑关系较差，在实施过程中将有可能使不同研究者的理解出现偏差，出现方案违背，甚至方案偏离，从而导致研究结果出现偏倚。

（三）完整性

临床研究方案是一项研究的关键文件，但并不是一个单一的文本，而是一整套文件。完整的研究方案还应包括研究者手册、病例报告表、患者日志卡、知情同意书、受试者招募广告、标本检测保存计划、数据管理计划、统计分析计划等文件。为了培训研究者，便于研究者在研究过程中查阅研究的相关信息和资料，研究者在确定研究方案后需要制订研究者手册。同时，研究者应根据方案编写病例报告表，用来记录受试者在研究过程中的各项观察指标和有关信息。一般的研究方案只包括统计分析的基本思路，统计学家可以根据研究方案和病例报告表制订详细的统计分析计划。对于以药物治疗为主要干预的临床研究，应设计患者日志卡发给受试者，供其每日记录服药情况以提高治疗依从性。

三、临床研究方案的基本内容

目前关于 IIT 的研究方案内容，监管机构、期刊、同行评议或研究者均没有严格的规定。因此，推荐研究者在制订临床研究方案时，可以参考"定义临床研究方案标准条目的 SPIRIT2013 声明"（SPIRIT 2013 statement: defining standard protocol items for clinical trials）或我国 2020 年 7 月实施的《药物临床试验质量管理规范》中有关试验方案的规定。

（一）临床研究方案的标准条目：SPIRIT 2013 声明

2007 年启动的一项国际合作项目：规范临床研究方案内容（standard protocol items: recommendations for interventional trials, SPIRIT）。该项目采用基于循证医学的方法和步骤，提出了临床研究方案中包含的必要条目，旨在规范临床研究方案的完整性。2013 年公开发表了"定义临床研究方案标准条目的

SPIRIT 2013 声明"，包括了 33 个条目（附录 8-1）。同年，BMJ 发表了 SPIRIT 2013 解释和阐述：临床试验方案指南，对 SPIRIT 2013 的每一条目做了具体的叙述。SPIRIT 2013 声明主要适用于随机对照研究，定义了临床研究方案的标准条目，为高质量的临床方案的制订提供了指导。

（二）我国 GCP（2020）临床试验方案的基本格式

《药物临床试验质量管理规范》是药物临床试验全过程的技术要求。为与 ICH 技术指导原则的基本要求一致，进一步细化药物临床试验各方职责要求，2020 年，国家药品监督管理局发布了由国家药品监督管理局、国家卫生健康委员会组织修订的《药物临床试验质量管理规范》（2020 年第 57 号），2020 年 7 月 1 日起施行。该规范适用于为申请药品注册而进行的药物临床试验，其中对于临床试验方案做了明确的规定（附录 8-2）。该方案对于 IIT 也有借鉴意义。方案一般包括基本信息、研究背景资料、试验目的、试验设计、实施方式（方法、内容、步骤）等内容。

（三）临床研究方案摘要

临床研究方案的摘要是研究方案的重要组成部分，它体现了整个临床研究各环节的设计要点。一份优秀的方案摘要能通过对研究关键内容的良好组织，使相关人员（如研究者、伦理委员会、编辑部等）在短时间内厘清掌握整个临床研究的脉络。临床研究的方案摘要应该按照规定的结构撰写，包括研究的基本信息（研究名称、研究机构、研究时间）、研究目的、研究设计、受试者样本量、纳入与排除标准、脱落 / 剔除标准、中止 / 终止标准、干预措施、主要及次要结局评价指标、安全性评价指标、统计方法等。以下是一个临床研究方案摘要的示例（表 8-1），显示了摘要的具体结构和写法。

表 8-1　临床研究方案摘要示例

基本信息	研究名称：维 A 酸联合卡培他滨治疗骨髓增生异常综合征初治患者的有效性和安全性的前瞻性、开放标签、多中心、随机对照临床研究 研究机构：××× 研究时间：2018 年 1 月至 2020 年 12 月
研究目的	主要目的：评价维 A 酸片联合卡培他滨治疗初治的骨髓增生异常综合征患者的客观反应率 次要目的：评价维 A 酸片联合卡培他滨治疗初治的骨髓增生异常综合征患者的骨髓缓解率、血液学改善率、响应时间、无进展生存期、总生存期、生活质量评分及安全性
研究设计	前瞻性、开放标签、多中心、随机对照临床研究
受试者样本量	试验组、对照组采用 1 ：1 比例 预计纳入试验组和对照组各 150 例
纳入与排除标准	纳入标准：受试者随机入组前须满足下列所有条件 1. 年龄 ≥18 周岁；预期生存时间 ≥3 个月 2. 在入组前 30 天内，经过血细胞计数、骨髓检查和细胞遗传学检查，按照 WHO（2016）MDS 修订分型系统确诊为骨髓增生异常综合征的初治患者 3. ECOG 评分为 0~2 4. 育龄期女性受试者同意在使用研究药物期间，以及最后一次用药 1 年内采用医师批准的避孕方法；女性伴侣可能受孕的男性受试者，必须在整个研究阶段同意采用医师批准的避孕方法，并在整个研究期间以及卡培他滨最后一次用药后的 2 个月内避免使女伴受孕 5. 肝肾功能健全（肌酐 ≤1.5×ULN，BUN ≤1.5×ULN，ALT ≤2×ULN，AST ≤2×ULN，总胆红素 ≤1.5×ULN） 6. 自愿签署知情同意书

纳入与排除标准	排除标准：若受试者符合以下任一条件,则不能随机入组

纳入与排除标准

排除标准：若受试者符合以下任一条件,则不能随机入组

1. 在过去 1 年内接受过造血干细胞移植
2. 为治疗 MDS 既往进行过移植或细胞毒性疗法,包括阿扎胞苷、卡培他滨和化疗
3. 在第 1 周期第 1 天之前的 30 天内接受过其他治疗性药物（除基本治疗外）,包括复方黄黛片、丙戊酸钠、抗胸腺细胞球蛋白、三氧化二砷和维 A 酸治疗
4. 过去 60 天内参加过其他临床研究者
5. 未经纠正的叶酸缺乏或维生素 B_{12} 缺乏
6. 有活动性病毒或细菌感染,且未能用适当抗感染治疗进行控制
7. 艾滋病病毒血清学反应为阳性
8. 患有精神疾患或其他病情不能配合研究治疗和监测的要求
9. 有未控制的心脏疾病患者
10. 骨髓纤维化 2~3 级
11. 已知对维 A 酸、卡培他滨药物过敏者
12. 研究者认为有不适宜参加本次临床研究的其他情况

脱落/剔除标准

脱落标准：
1. 依从性差,未按本研究方案规定的方法、剂量和疗程用药
2. 失访

剔除标准：
1. 误纳
2. 未使用任何研究药物
3. 研究期间进行本方案以外的其他化疗或试验性药物治疗

终止标准

1. 受试者撤回知情同意,自愿退出
2. 受试者发生需要提前终止研究的 AE,继续参与研究将对其健康造成不可接受的风险或者受试者不愿意继续参与
3. 疾病进展或转化为急性髓系白血病

干预措施

试验组：卡培他滨,静脉滴注,$20mg/m^2$,d1~5,28d 为一个周期；维 A 酸片 $25mg/(m^2 \cdot d)$,b.i.d.,28d 为一个周期

对照组：卡培他滨,静脉滴注,$20mg/m^2$,d1~5,28d 为一个周期

两组均连续给药至少 4 个疗程,可持续用药至疾病进展或药物毒性无法耐受

结局评价指标

主要结局评价指标：
客观反应率
次要结局评价指标：
1. 骨髓缓解率
2. 血液学改善率
3. 响应时间
4. 无进展生存期
5. 总生存期
6. 生活质量评分

安全性评价指标

1. 生命体征、血液学与临床生化检验结果（筛选期、每个疗程第 1 天给药前、治疗访视结束时及显示有临床意义时）
2. ECG 和体格检查（筛选和治疗访视结束时）
3. 病例报告表（CRFs）中记录的所有不良事件

统计方法

1. 疗效指标同时采用全分析集和符合方案集进行分析,基线指标采用全分析集分析,安全性分析采用安全性数据集
2. 基线数据的均衡性分析：采用独立样本 t 检验（或非参数检验）和 χ^2 检验来比较人口学资料和其他基线指标
3. 有效性分析：采用 χ^2 检验评价主要疗效指标,计算 95% 置信区间来判断试验组与对照组疗效差异
4. 生存分析：采用 Kaplan-Meier 法进行生存分析并绘制生存曲线,生存曲线的比较采用 Log-rank 检验；多因素分析采用 Cox 比例风险模型,确定影响预后的因素,并计算风险比率（hazard ratio, HR）和 95%*CI*
5. 安全性分析：采用 χ^2 检验比较不同组不良事件发生率,并列表描述本次试验所发生的不良事件

四、临床研究方案的修改

临床研究方案在通过伦理审查后正式确定,研究者应保证在研究过程中严格遵循方案要求开展临床研究。按照研究方案中的研究流程,对签署知情同意书的每一位受试者进行筛选、诊断、治疗、随访,不应随意更改。但是,任何研究都存在一定风险,临床研究也不例外,在方案设计时面临诸多不确定因素,特别是首次应用于人体的研究或早期临床研究,总是存在不可预见的风险。研究者应注意把受试者的安全放在第一位。因此,研究方案应是一个动态文件,可以在研究过程中修改。如果在研究过程中发现患者入组困难,或者出现既往未出现的、非预期的不良反应,就应该修改入排标准来改进入组,或者调整治疗方案以降低风险,这时就涉及方案修改。

(一)方案的重大修改

受试者入组缓慢有可能是纳入与排除标准比较严苛,可以考虑调整纳入标准与排除标准。当药物研究时出现既往未出现的、非预期的不良反应,需要调整服药剂量或次数,或实施预防性服药。另外,修改样本量,改变研究设计(如干预性研究为观察性研究),延长随访时间,变更检查项目或采样(血样、尿样等)次数,如此种种都属于重大修改。对于方案修改涉及受试者的,如调整治疗措施、延长随访时间、变更检查项目或采样次数,也需要同时修改知情同意书。重大修改后的研究方案需要重新得到所在机构伦理委员会的批准后方能生效。如果修改的方案涉及已入组的受试者,如需要改变治疗措施、增加访视等,则需要再一次签署知情同意书。临床研究方案修改后,如涉及统计分析计划的,需要相应进行调整。

(二)方案的一般修改

一般修改不涉及研究方案的主体内容,如增加或变更研究中心,变更知情同意书中的项目联系人或电话号码,修改方案中的错别字,重新排版等。对于一般修改不需要伦理委员会的重新审批,仅需要做好备案。

五、临床研究方案的违背

研究者在制订临床研究方案时,应考虑到可能影响研究的各种不利因素,尽可能地从上层设计予以解决;并建立完善的质量控制方案,结合相应的标准操作流程(SOP),避免或尽量减少研究实施中发生的方案违背(protocol violation,PV)或方案偏离(protocol deviation,PD)。方案违背是指研究者在方案实施过程中发生的任何改变或不遵循已获审批的临床研究方案设计或研究流程,且没有得到伦理委员会批准的行为。若未严重影响受试者的权益、安全性、获益和研究的完整性、精确性,称为方案偏离,例如受试者访视超出时间窗口但不影响其按方案继续服用研究药物,或不影响对主要研究终点评价的有效性。方案违背也是偏离伦理委员会批准方案中的一种情况,但它可影响到研究数据的完整性、精确性或可靠性,或可影响到受试者的安全性,增加其风险、减少获益。临床研究在实际实施过程中,导致严重后果的方案违背需引起研究者重视。是否出现方案违背,应根据研究方案做出仔细判断。

(一)方案违背的后果

方案违背根据发生情况、频度和严重程度不同,导致的后果也不同。有些方案违背虽程度较严重,如果早期发现,并及时改正,其后果可以比较轻微。有些偶尔发生的方案违背如果并未对主要研究终点的观察造成影响,并不会对研究结论产生任何影响,如在与餐后血糖无关的临床研究中忘记测量血糖。但如果在临床研究过程中方案违背发生过多,或同一方案违背反复出现,就非常有可能破坏研究的完整性、精确性，降低研究结论的可靠性。特别严重的方案违背，如频繁违反合并用药或禁忌用药的规定，可能导致整个临床研究失败。

（二）方案违背的原因

方案违背可能是由于研究设计上的不足引起，也可能是由于研究者或受试者的原因所导致。研究设计时，如果纳入标准或排除标准的制订不符合实际或不合理，访视窗口期过窄，或者研究流程过于复杂导致执行困难，如访视或随访频率过高，均会导致方案违背。实施中研究者主观上或客观上均会引起方案违背，如对方案执行不严格；疏忽导致药物发放错误；在知情同意过程中没有充分让受试者清楚研究方案；遗漏对某些重要时间点的观察指标的测量；对不良事件、合并用药的记录不完全等；研究机构缺乏适当的检查设施，需要受试者去其他场所去检查，可能增加受试者的脱落。受试者不依从也会导致方案违背，如认为研究无效或因不良反应较大而中途退出研究；研究期间同时使用禁止的药物；因主客观原因未能随访；药物服用后不适或接受的检查导致难受而不依从规定服药或做检查；没有按照日志卡服用药物等。

（三）方案违背的严重程度

方案违背按严重程度可分为轻微方案违背和重大方案违背，方案违背的严重程度需要根据对疗效数据和受试者的影响程度进行综合判定。研究方案中应明确说明哪些情况属于方案违背及其严重程度。在入组结束后的数据审查时，需要对方案违背的严重程度进行判断。方案违背也会影响统计分析及人群的划分，如在决定受试者进入符合方案数据集时也需要依据方案违背的发生情况进行选择。在研究总结报告中，应按研究中心、方案违背的严重程度、类型等进行归纳，并对其对研究结果的潜在影响进行判断。研究者必须清楚地知道重大方案违背可能同时对疗效和受试者安全发生双重影响，导致不可挽回的后果，应该尽量避免。

总之，对于一项临床研究而言，经过研究者与统计学家的良好沟通，使研究设计具有较好的科学性、新颖性、可行性，是撰写研究方案的先决条件。在此基础上，制订一份结构完整、逻辑严密的临床研究方案，这是研究能否顺利实施及成功的前提条件。研究方案在经过伦理委员会批准后，应严格按照方案要求开展实施，避免或尽量减少方案违背。如果在研究过程中确因客观需要，必须对研究方案进行修改，则应根据实际情况对修改后的方案进行伦理修正审查或伦理备案后方能继续实施。

第二节 临床研究方案中的统计学要素

临床研究的重要步骤之一就是撰写一份详细的临床研究方案，用于说明研究目的、指导整个试验的进行，方案的设计需要具有丰富临床经验的临床医师和统计师等所有人的参与，是一项科学性很强、极为细致的工作。根据我国《药物临床研究质量管理规范》，试验方案通常包括基本信息、研究背景资料、试验目的、试验设计、实施方式（方法、内容、步骤）等内容。本节主要对临床研究方案中的统计学要素进行分析，主要包括以下内容。

一、临床研究的设计类型

临床研究中，试验设计类型的选择至关重要，因为它决定了样本量的大小、统计分析方法、研究过程及其质量控制等。因此，研究者应根据研究目的和研究条件的不同选择不同的临床研究设计方法。最常见的临床研究设计包括平行设计、交叉设计、析因设计和成组序贯设计。

（一）平行设计

平行设计是最常见的设计类型,是指根据研究目的为试验药设置一个或多个对照组,试验药也可设置多个剂量组,研究者将受试者随机地分配到试验的各组,各组同时进行、平行推进。对照组可分为阳性或阴性对照。阳性对照一般选用针对所选适应证的当前公认的有效治疗药物。阴性对照一般采用安慰剂,但必须符合伦理学要求。

（二）交叉设计

交叉设计是将自身比较和组间比较设计思路综合应用的一种设计方法。属于特殊的自身对照设计,它可以较好地控制个体间的差异,以减少受试者人数。最简单的交叉设计是 2×2 交叉设计,也叫 2 药物 2 阶段设计,指将每个受试者随机分配到两种不同的试验顺序组中,AB 或 BA 两种治疗顺序组,其中 AB 顺序组的受试者在第一阶段接受 A 处理,在第二阶段接受 B 处理;而 BA 顺序组与 AB 顺序组相反,受试者在第一阶段接受 B 处理,在第二阶段接受 A 处理。在两种处理之间要设置洗脱期以消除其延滞效应。

（三）析因设计

析因设计是一种多因素的交叉分组试验设计,通过不同的组合,对两个或多个处理同时进行评价。它不仅可检验每个因素各水平间的差异,而且可以检验各因素间的交互作用。最简单的析因设计是 2×2 析因设计,有因素 A 和因素 B 两个处理因素,每个处理因素设为"有"和"无"两个水平,此时两因素各水平组合后即有四组:无 A 无 B、A、B、A 和 B。析因分析临床研究中可将受试者随机分配到这四组。在很多情况下,该设计主要检验 A 和 B 的交互作用,或用于探索两种药物不同剂量的适当组合,以评估由两种药物组合成的复方药的治疗效果。

（四）成组序贯设计

成组序贯设计（group sequential design）是指每一批受试者完成试验后,及时揭盲对主要指标进行分析,一旦可以做出结论即提前有效/无效停止试验。成组序贯设计包含成组和序贯两个要素,成组是指每个分析阶段试验组与对照组的病例数比例与总样本中的比例相同,序贯是指把整个试验分成若干个连贯的分析段,每个分析段病例数可以相等也可以不等。

成组序贯设计常用于有期中分析的临床研究中,适用于下列 3 种情况:①怀疑试验药物有较高的不良反应发生率,采用成组序贯设计可以较早终止试验;②试验药疗效较差,采用成组序贯设计可以因无效较早终止试验;③试验药与对照药的疗效相差较大,但病例稀少,或临床观察时间过长。

成组序贯设计的优点是当试验药与对照药间确实存在差异时,或试验药与对照药不可能达到统计学意义时,可较早地得到结论,从而缩短试验周期。采用成组序贯设计主要需要以下两点:①成组序贯设计的盲底要求一次产生,分批揭盲,期中分析时需要注意盲底的保持;②多次揭盲进行假设检验会增大犯一类错误的概率,故需对每次检验的名义水准进行调整。因此,试验设计中需明确 α 消耗函数的方法。

（五）主方案设计

主方案设计（master protocol）是一类在单一方案下同时检测多种试验药物和/或多个肿瘤适应证,且不需要为每次试验制订新方案的新颖试验设计。常见的主方案设计包括三种类型:篮式设计、伞式设计和平台试验设计。

篮式设计将拥有独特分子靶点而组织学特征不同的肿瘤患者纳入同一个试验中,探索针对独特分子靶点的药物对不同类型肿瘤的疗效及安全性。其本质是研究一种试验药物对多个肿瘤适应证的疗效,即回答某一个靶向药物在所有或某些有特定基因突变的肿瘤患者中是否有效。篮式设计包含的队列通常较小且多采用单阶段或 Simon 两阶段设计,因此,能够更快得到结果,但主要用于探索性研究中。

与篮式设计通常关注单种药物在多种肿瘤的某一特定突变中的疗效不同,伞式设计能够针对同一肿瘤的不同突变测试多种药物。伞式设计主要针对同一疾病的几种生物标志物突变,然后根据不同的生物标志物分配不同的目标药物,选择治疗效果最佳的"生物标志物 - 治疗方法"组合。伞式试验针对某个特定肿瘤类型,不易出现肿瘤异质性的问题,因此比篮式试验能够得出有意义的结论,可以用于确证性研究。

平台设计通常针对某一肿瘤类型的患者,使用多个治疗组同时评价多种候选药物,其首要目标是找到疾病的有效治疗药物或方案,重点关注的是疾病本身而非特定药物的评价。相比较于传统的临床研究,平台设计需较长时间,允许不同种类的候选药物随时加入和退出,使得试验持续进行下去,从而不断更新治疗疾病的最优方案。

二、临床研究的比较类型

临床研究方案中的统计部分应当对要做的假设检验进行说明。假设检验是先从问题的对立面建立假设(H_0),间接判断要解决的问题(H_1)是否成立,然后根据统计量的分布分析样本数据,根据获得的 P 值来做出拒绝或不拒绝 H_0 的判断。假设检验针对的是总体而不是样本,而 H_0 和 H_1 是互相对立的假设,两者必须同时存在。根据建立假设检验时,两组(或多组)干预措施的效应量之差与不同界值的比较,可以将临床研究分为 4 种比较类型:差异性检验(difference)、非劣效性检验(non-inferiority)、优效性检验(superiority)和等效性检验(equivalence)。

(一)差异性检验

差异性检验的主要研究目的为两组(或多组)干预措施的效应之差与"0"进行比较,即试验设计阶段不需要设定任何界值,是最常见的检验方法。广义的差异性检验还包括正态性检验、一致性检验、独立性检验、相关性检验。差异性检验的统计假设如下所示:

原假设 H_0:$\mu_T - \mu_C = 0$,两组总体参数间没有差别。

备择假设 H_1:$\mu_T - \mu_C \neq 0$,两组总体参数间有差别。

μ_T 代表试验组效应,μ_C 代表阳性对照组效应。

(二)优效性检验

优效性检验是验证试验药物的治疗效果是否优于对照药,包括是否优于安慰剂,是否优于阳性对照药,剂量间效应的比较等。优效性检验根据优效性界值 Δ 是否为 0 分为统计优效性和临床优效性,当 Δ 为一个不等于 0 的具有临床意义的数值时,此时为临床优效性检验,当 Δ 等于 0 时为统计优效性检验(表 8-2)。

(三)非劣效性检验

非劣效性检验以阳性药作为对照,主要研究目的为显示试验药的治疗效果在临床上虽然低于阳性对照药,但差异在一个临床可接受的范围内,即非劣效界值。非劣效试验有两个关键点:阳性对照药的选择和非劣效界值的确定。

表 8-2 优效性检验的统计假设

优效性分类	高优指标	低优指标
临床优效性	$H_0: \mu_T - \mu_C \leq \Delta$	$H_0: \mu_T - \mu_C \geq -\Delta$
	$H_1: \mu_T - \mu_C > \Delta$	$H_1: \mu_T - \mu_C < -\Delta$
统计优效性	$H_0: \mu_T - \mu_C \leq 0$	
	$H_1: \mu_T - \mu_C > 0$	

阳性对照药应选择当前标准疗法或者最佳疗法的药物,且有良好设计和实施的临床研究证明其疗效。如果所选的阳性对照药的疗效证据不充分,那么将其用于评价其他新药疗效会存在巨大风险。

非劣效界值 Δ 是非劣效性设计的关键,需要临床医师和统计师在方案设计时进行确定,否则无法计算样本量。非劣效界值的确定通常分为两步:①通过 meta 分析确定阳性对照与安慰剂的疗效及其 95% 置信区间下限 CL,考虑疗效一致性以及历史数据质量问题,一般确定阳性对照药物的绝对疗效 $M_1 < CL$;②确定非劣效界值 $\Delta = f \times M_1$,一般情况下 $0.5 \leq f \leq 0.8$,例如在心血管的非劣效试验中常取 $f = 0.5$。在上述统计学计算的基础上,非劣效界值同时不能超过临床上能接受的最大差别范围(表 8-3)。

表 8-3 非劣效性检验的统计假设

高优指标	低优指标
$H_0: \mu_T - \mu_C \leq -\Delta$	$H_0: \mu_T - \mu_C \geq \Delta$
$H_1: \mu_T - \mu_C > -\Delta$	$H_1: \mu_T - \mu_C < \Delta$

非劣效检验和优效性检验之间的转换:

在试验设计时,若研究者对试验药物信心不足,可以在方案中考虑设计成非劣效,如果结果显示优效性则可以下优效性结论(此处为统计优效性)。需要在方案中规定统计分析时,若非劣效检验的原假设 H_0 被拒绝,即 $\mu_T - \mu_C$ 的 95% 置信区间下限大于非劣效界值 $-\Delta$ 时(以高优指标为例),可以推断出非劣效结论;进一步看若 $\mu_T - \mu_C$ 的 95% 置信区间下限大于 0 时,则可以推断出优效性结论。

在试验设计时,若以安慰剂作为对照组,则在任何情况下都无法采用非劣效设计。若以阳性对照药作为对照组,为避免偏倚,则需要在方案中提前确定好非劣效界值,但采用优效性检验的前提是研究者对试验药物信心充足,一般不会考虑非劣效。因此不建议从优效转换为非劣效。

(四)等效性检验

等效性检验是验证试验药与阳性对照药在疗效上相当,即差值在一个临床可接受范围内(等效性界值 Δ)。等效性界值包括上界值和下界值,因此等效性检验等同于两个同时进行的单侧假设检验,所以在 4 种临床研究类型中难度最大。在界值确定时,可以用非劣效检验的方法来确定下界值和上界值。等效性检验常见于研究仿制药与原研药的疗效比较,小剂量代替大剂量或者短疗程代替长疗程来减少不良反应和节省费用,口服药物代替注射药物等(表 8-4)。

表 8-4 等效性检验的统计假设

假设分类	高优指标	低优指标
原假设	$H_{01}: \mu_T - \mu_C \geq \Delta$	$H_{01}: \mu_T - \mu_C \geq -\Delta$
	$H_{02}: \mu_T - \mu_C \leq -\Delta$	$H_{02}: \mu_T - \mu_C \leq \Delta$
备择假设	$H_{11}: \mu_T - \mu_C < \Delta$	$H_{11}: \mu_T - \mu_C < -\Delta$
	$H_{12}: \mu_T - \mu_C > -\Delta$	$H_{12}: \mu_T - \mu_C > \Delta$

三、随机化

随机化（randomization）是临床研究的基本原则之一，是指临床研究中的每位受试者均有同等的概率被分配到试验组或对照组，使各种已知和未知的影响因素在试验组和对照组间的分布保持均衡，因此，也是临床研究进行有效性和安全性评价的前提，其过程不受研究者和受试者主观意愿的影响。

（一）常见的随机化方法

固定区组随机化：是指在一个固定区组内保证试验组和对照组之间的均衡。区组过大易造成组间不均衡，过小则易造成同一区组内受试者分组的可猜测性，最常见的区组数为 4 或 6。

可变区组随机化：在单盲或开放性研究选择固定区组随机化，研究者会根据已有分组去猜测接下来受试者的分组，因此常常采用可变区组随机化，设定 2 个或多个区组长度，在限制组间可能的不平衡的同时又能保证较低的可预测性。

分层区组随机化：是临床研究中最常见的随机化方法。分层因素可以根据试验目的或影响试验结果的因素来确定，通常由临床研究者和统计师共同决定，常见的分层因素有中心、年龄、基础疾病、疾病亚型等，在每层内分别进行随机化以保持层内的组间均衡性。临床研究可以在分层的基础上选择固定区组或可变区组，比如在研究新鲜囊胚与冷冻囊胚的出生结局比较的开放性临床研究中，研究者采用按照中心分层，同时在每一层内进行可变区组随机化，随机区组数为 2、4 和 6。

动态随机化：当考虑的分层因素较多时，分层随机化可能会导致每层样本量不足，此时可采用"动态随机化"。动态随机化是指通过考虑分层因素的数量及权重和入组个体在这些分层因素上的分布，调整入组个体的分组，从而保证两组间的均衡可比。在动态随机化过程中，每个受试对象被分入某组的概率不是固定不变的，而与前面入组的受试对象在分层因素上的分布情况密切相关。常用的动态随机化分组方法包括偏币法、瓮法和最小随机化等。动态随机化常与中央随机化系统共同使用。

中央随机化系统：在跨地域的多中心临床研究中，各中心在受试者招募、随机入组和药物消耗等方面的进度不同，传统的人工管理由于沟通不及时，很容易造成资源的浪费，因此可以采用基于信息化技术的多中心临床研究中央随机系统。使用中央随机化系统，首先需要随机化统计师在系统中按照方案要求生成随机分配表，受试者符合纳入排除标准后，研究者通过电话或者网络访问服务器，系统根据事先生成的随机分配表给出药物编号。通过中央随机化系统的简单化、精细化管理，避免了人工估计导致的药品浪费或供应短缺。

（二）随机化的要素

以下几点为随机化方案的关键要素，研究者应在临床研究方案中详细说明。

1. 序列生成方法　例如使用随机数表、电脑随机数生成软件或程序。

2. 分配比率　即受试者被分配到试验组和对照组的比例，有 1∶1 相同概率或不等概率（如 2∶1）等。

3. 随机化类型　即随机化的具体方法，如简单或区组随机等。

4. 随机分配执行的人员分工　随机化统计师、分配随机化的具体人员等。

（三）随机分配表

随机化应由独立的随机化统计师完成，其过程不能被随机化统计师之外的任何人所知晓。随机化统计师需要按照方案生成独立的文件——"随机分配表"。随机分配表中包含随机方法、种子数、分层因素、区组长度、原始程序、分配结果等。

四、对照

对照（control）是临床研究的基本原则之一。设置对照组的目的在于将待测试的干预引起的患者结果（如症状、体征或其他发病率的变化）与其他因素（如疾病的自然发展、观察者或患者的期望或其他治疗）引起的结果进行区分。干预的选择往往是设计随机对照试验第一优先考虑的问题，而对于对照的选择，很多研究者却会忽略其重要性。

（一）常见的对照类型

安慰剂对照：在安慰剂对照试验中，受试者几乎总是被随机分配到试验治疗组或安慰剂组中。安慰剂是一种"假"治疗，在颜色、重量、味道和气味等物理特征方面与试验药物尽可能相同，但不含试验药物。例如，试验药物以输液的形式给药，安慰剂对照则可以为生理盐水。

空白对照：空白对照在概念上与安慰剂对照类似，一般用在安慰剂对照由于特定原因无法实施的情况下。例如，研究干预措施是某种手术方式，但对照组使用"假"手术作为安慰剂对照往往是违背伦理的。

剂量对照：剂量对照研究是指将受试者随机分配到两个或多个剂量组，其中可以有或没有安慰剂组，从而确定剂量和疗效与不良反应之间的关系。例如一项三臂的药物临床研究，一组人群接受高剂量的药物，一组人群接受低剂量的药物，剩下一组人群接受零剂量的安慰剂。

阳性对照：阳性对照试验是指将一种研究性药物与已知的活性药物进行比较的试验。这种试验是随机的，通常是双盲的。

外部对照：外部对照试验是指对照组的患者并非属于受试组所在的同一随机试验，即不存在平行随机对照组。因此，对照组与接受治疗者并不完全来自同一人群。通常，对照组是先前（历史对照）所观察的且有完善记录的患者群，可以是在另一机构同期观察的一组人群，或是同一机构研究之外的人群。

（二）各类对照的优缺点

各类对照的优缺点见表 8-5。

表 8-5　各类对照的优缺点

对照类型	优点	缺点
安慰剂对照	（1）可以不借助外部结果直接解释试验干预的有效性 （2）可测量"绝对"有效性和安全性，区分由于药物引起和那些由于潜在疾病或"背景噪声"造成的不良事件 （3）与其他对照类型相比，安慰剂对照试验对样本量的需求较小 （4）减少受试者和研究者对试验的心理预期造成的主观偏倚	（1）来自伦理方面的考虑：比如在急性心肌梗死患者中进行溶栓剂的安慰剂对照试验是不道德的 （2）接受安慰剂治疗的患者可能会由于病情没有得到好转而退出该研究，使研究的分析变得更复杂 （3）若受试人群由于伦理或实操方面的考虑而不具有代表性，安慰剂对照试验的普遍性则会受到挑战 （4）缺乏试验干预相对有效性的信息，且这些信息无法单纯地通过比较研究来获得，因为不同试验的条件往往大相径庭
空白对照	空白对照的优缺点与安慰剂对照类似，但与后者不同的是，空白对照不能对受试者设盲，这会导致研究结果受到受试者依从性的影响。一般只有在安慰剂对照不适用的情况下考虑使用空白对照，同时要考虑是否对研究终点的观察者设盲	

对照类型	优点	缺点
剂量对照	（1）剂量-反应为单调线性关系时，剂量对照试验可以合理用于阐释药物疗效，并且可以产生剂量-反应信息。在最佳剂量未知的情况下，研究一系列剂量可能要比选择单一剂量更谨慎 （2）在药物有效性和安全性与剂量紧密相关的情况下，剂量对照在伦理方面较安慰剂对照有更多优势，因为患者和研究者有理由用较低的疗效换取更高的安全性	剂量对照试验的一个潜在问题是，在一系列剂量当中，如果没有检验两组间的差异，即使确认了剂量-反应的正向趋势，也无法确定（除了最高剂量以外）哪些剂量实际有效
阳性对照	（1）阳性对照设计，无论是为了显示非劣效性、等效性或优效性，都能减少因不使用已证实对健康有重要益处的药物而产生的伦理问题 （2）若试验证实了优效性，则该结果可直接被解读，且相对较大的样本量也能提供更多的安全性信息	（1）在非劣效性和等效性设计中，无法确认该临床研究区分有效治疗与低效或无效治疗的能力大小 （2）一般来说，在非劣效性试验中，会选择较小的非劣效界值，从而大大增加样本量
外部对照	（1）所有患者都可以接受试验药物的治疗，使该研究对患者和医师有更强的吸引力 （2）试验设计具有潜在的高效性，这对一些罕见病尤其重要	（1）不能采用盲法设计，因此存在由患者、观测人员和分析人员引起的偏倚 （2）不能保证对照组和治疗组的可比性，有过高估计治疗有效性的趋势

五、重复

重复（repeat）是临床研究的基本原则之一，是指接受相同处理的受试对象不止一个，即每个处理组都要有一定的样本含量。

ICH E9（1998）指出，临床研究的样本量必须足够大，以可靠地回答研究假设所提出的相关问题；同时又不至于太大而造成浪费。确证性临床研究样本量可以用统计学方法进行估计并应该在研究方案中详细阐述，在开始计算前，首先要考虑以下几个关键问题。①试验的主要目的：研究目的的不同，所用的统计分析方法也不同，样本量估计方法也不相同；②主要指标及其统计分析方法：样本量应当根据主要观察指标进行估计；③检验水准 α：一般取检验水准 $\alpha=0.05$；④总体参数的估计值；⑤处理组间的差别 δ；⑥把握度 $1-\beta$：一般要求有 80% 的把握得出有统计学意义的结果，也就是确定了第 Ⅱ 类错误概率 β 为 20%。用一定的公式估算出所需的样本量后，实际工作中还要考虑患者来源、脱落、物资和道德等问题而加以调整。

在此要着重强调主要疗效指标及其效应量。临床研究的样本量通常依据对主要指标做出相应的假定后进行估计。效应量是样本量估计所需的最重要参数，根据不同的主要指标类型，常见的效应量有均数的组间差值或标准化差值，率的组间差值或比值[比值比（odds ratio，OR）、相对危险度（relative risk，RR）、风险比（hazard ratio，HR）]，或相关系数、回归系数等。效应量参数的确定主要基于以下几种途径：①根据预试验结果获得，此为首选；②根据他人发表文章的研究结果获得，若有多个结果可进行 meta 分析，此为次选；③根据研究者经验获得预期结果，此为最后选择。

常见的样本量计算软件有 PASS、Gpower、R、SAS 等，针对不同的设计类型，样本量的计算方法不同，详细过程可参考中国卫生统计发表的《样本量估计及其在统计软件上的实现》系列。

例如在一项富血小板血浆的临床研究中,研究者的主要目的是观察慢性中段跟腱病变人群中,富血小板血浆注射和安慰剂注射对肌腱功能障碍的影响,设定主要终点指标为 6 个月时 VISA-A 评分变化情况。根据前期研究结果,研究者定义 6 个月时 VISA-A 评分变化为 12 分,标准差为 26 分,假设 $\alpha=0.05$,检验效能(power)=0.9,考虑 15% 脱落率的情况下,计算样本量为 240,每组 120 人。

六、盲法

在临床研究中的随机分配阶段,若研究者已知随机化分组信息,则可能选择性入组受试者,导致两组之间基线不均衡。若受试者已知随机化分组信息,则可能受到主观因素的影响,产生疗效与安全性的评价偏倚。而盲法(blind)是控制临床研究中因"知晓随机化分组信息"而产生偏倚的重要措施,简单来说就是使研究者和 / 或受试者不清楚接受的是何种处理。根据针对的是研究者(对受试者进行筛选的人员、终点评价人员以及对方案依从性评价人员)和受试者的设盲程度,临床研究分为双盲、单盲和开放试验。评价者在任何情况下都应处于盲状态。

(一)常见的盲法类型

开放试验不设盲,研究者和受试者在随机化后都知道受试者接受的是何种处理,主观因素引起的偏倚较大。单盲试验只有受试者本人不知道治疗分组的试验,而研究者在随机化后知道受试者接受的是何种处理。双盲实验是指受试者和所有与试验相关的人都不知道受试者的分组情况。一般情况下,神经、精神类药物的临床研究采用量表评价效应、用于缓解症状(过敏性鼻炎、疼痛等)的药物或以"受试者自我评价"等主观指标为主要指标的临床研究、以安慰剂为对照的临床研究,均应采用双盲。当双盲难度大、可行性较差,可考虑单盲或者开放性研究,比如在一些以临床终点(如死亡)为主要评价指标的临床研究中(抗肿瘤药物),也可以接受开放性研究。

编盲是指由不参与临床研究的人员根据随机化统计师产生的随机分配表对试验药物进行分配编码的过程。在双盲的药物临床研究中,编盲人员根据随机分配表中的顺序将试验药物和对照药物进行混合,并在药物表面标记随机号,研究者按照随机号拿取药物。在单盲或开放的临床研究中,可以用信封法实现随机隐藏。

(二)揭盲与紧急揭盲

揭盲:双盲临床研究中,通常采用二次揭盲,即数据库锁定后进行第一次揭盲,可以获知每个受试者对应 A 组或者 B 组,以便对数据进行统计分析;当分析结束时,在临床研究总结会上再进行第二次揭盲,可以获知 AB 两组分别对应的试验组和对照组。

紧急揭盲:为了保证受试者的安全,在双盲临床研究中,申办者需为每个受试者准备一份应急信件,其内容为该编号的受试者所分入的组别及用药情况。非必要时不得拆阅,一旦被拆阅,该编号病例将中止试验,按脱落处理。若受试者出现严重不良事件,须知道该受试者的分组情况,以便于抢救时才拆开应急信件。

七、终点指标

每个临床研究通常有一个主要目的,通过试验来回答一个科学问题,例如人体对药物的耐受性、药物是否延长肿瘤患者的生存时间、药物是否可以控制疾病的复发等。这就需要用相应的指标来回答临床研究提出的科学问题,这种与临床研究目的相关的指标称为终点指标(endpoint)。终点指标可以是临床终点(痊愈、有效、死亡、心血管事件等)、替代终点(生物标志物、短期效应指标),或安全性指标、某个特定的不良反应。终点指标的选择应该基于临床实际和研究目的确切反映药物的有效性或安全性。选择原则为易于量化、客观性强、重复性高且为相关研究领域公认的指标。主要指标不宜太多,一般只有一个,当主要指标有多个时,样本量估计要考虑假设检验的多重性问题。在定义主要指标过程中,不仅要说明指标的含义,其测量时点、测量手段以及计算方法都应注明。

（一）主要终点 / 次要终点

主要终点（primary endpoint）:与临床研究的主要目的直接相关的,是能够就试验的主要目的提供与临床最有关且可信证据的变量。一般情况下主要终点指标包括两方面,疗效指标以及发生疗效指标的时间点。主要终点的选择应考虑相关研究领域已有的公认的准则和标准,或者在以往的研究中已经报道过的、已积累有试验经验的、可靠且有效的变量,通常情况下选择客观指标,如果定义主观指标,需要详细说明主观指标的测量方法。试验的样本量估计是基于主要终点指标。一般情况下,一个临床研究仅设计一个主要终点指标。如需要多个主要终点指标时,需要根据假设检验的要求,制订恰当的总 I 类错误率的控制策略,并在样本量估计时给予充分考虑。

次要终点（secondary endpoint）:与次要、主要研究目的相关且对主要研究目的起支持作用的指标,比如研究某一药物对死亡的影响,次要终点可以观察是否对生活质量有提高。在设计方案中也需对次要变量进行事先定义,并对其在解释试验结果时的作用及其相对重要性加以说明。次要指标数目也应当是有限的,并且能回答与试验目的相关的问题。在主要指标未显示出统计学意义的情况下,也应该对次要指标进行分析,但其分析结果只能被认为是支持性或探索性结果。

（二）有效性终点 / 安全性终点 / 卫生经济学终点

有效性终点:药品有效性是批准药品上市基本要求的必要内容之一,是指因药品治疗带来患者在感觉、功能或生存状况上的受益。药物临床研究中评价药物的有效性主要是通过有效性终点的观测和评价来实现的。有效性终点是反映受试药物用于患者所表现出临床获益的主要观测和评价工具。有效性指标又称为疗效指标,是反映受试药物用于患者所表现出临床获益的主要观测和评价工具,疗效指标的选择、测量和比较是药物有效性评价中的关键因素。疗效指标主要包括疗效观测指标和以疗效观测指标为基础确定药物效应大小比较与评价的方法和标准,即疗效评价指标。

反映疾病变化的疗效指标可以是疾病临床终点、影响疾病进程的重要临床事件,可以是评价社会参与能力、生活能力、临床症状或体征、心理状态等内容的相关量表或其他形式的定量、半定量或定性的指标,也可以是通过某些仪器和实验室检查等手段获得的某些客观数据或检查结果,如病理、生化等指标。有效性指标可以分为临床终点指标、替代终点指标、症状与体征、生存质量等。

安全性终点:安全性评价是药物或医疗器械上市前临床研究的核心问题之一,也是药物或医疗器械上市后安全广泛应用的最重要的保障。主要是从暴露情况（强度、时间）、临床不良事件（疾病、体征、症状）、实验室检查数据（包括生化学和血液学指标等）、生命体征四个方面对与产品安全性相关的信息进行描述与评价。

不良事件、不良反应和严重不良事件评价是安全性评价的主要内容。不良事件是指治疗过程中出现的不良临床事件,并不一定与治疗有因果关系。任何医学事件,如摔跤、骨折等,可能是干预致使患者眩晕后所造成的,也可能与干预毫无关系,都属于不良事件。而只有与药物应用有因果关系的反应才是不良反应。也就是说,不良事件是指因果关系尚未确定的反应,而不良反应是指因果关系已确定的反应,在药品说明书中经常出现。严重不良事件指临床研究过程中发生需住院治疗、延长住院时间、伤残、影响工作能力、危及生命或死亡、导致先天畸形等事件。研究中发生严重不良事件时须在一定时间（一般为24小时）内报告申办者与主要研究者，并立即报告当地药品监督部门和伦理委员会。

卫生经济学终点：临床干预措施的卫生经济学方法主要有成本 - 效果分析（cost-effectiveness analysis，CEA）、成本 - 效用分析（cost-utility analysis，CUA）和成本 - 效益分析（cost-benefit analysis，CBA）。在比较多种不同干预措施时，如果临床结局相同，可选用 CEA，表示方法为每一效果单位所耗费的成本，即成本效果比。如果临床结局不同，成本效果比则不可行，因此 CEA 多用于比较同一疾病不同治疗方法的投入和产出比，从而确定哪种方法更划算。比较不同疾病治疗方法的成本时，可以选用 CUA，它将不同的临床结局转换成相同的效果单位，CUA 可以用来确定投入哪些疾病可以获得最大的整体健康回报。CBA 将投入与产出用可以直接比较的统一的货币单位来估算。它可以比较医疗卫生服务的投入和社会其他领域的回报，从而合理地分配有限的社会资源。

（三）临床终点 / 替代终点

临床终点（clinical endpoint）：是指能够反映患者感觉、功能变化的特征性指标、与生存状态相关的疾病临床终点（如死亡、残疾、功能丧失）或某些重要的临床事件（如脑卒中、骨折发生）等指标。临床终点能直接评价药物真实的效应，如症状缓解率、疾病病死率或者严重临床事件发生率等，但由于其中的疾病临床终点指标的评价往往需要的时间长、样本量大、研究成本高，有时还存在伦理学风险，导致疾病临床终点指标观测存在困难或不合理，因此临床研究常以易于观察和测量的指标来替代临床终点。

替代终点（surrogate endpoint）是指直接终点不可能得到或短期内不能直接评价临床获益时，用于间接反映临床获益的观察指标。根据替代终点与临床效果的相关性和证据积累，FDA 将替代终点分为三类，经过验证的替代终点、可能有效的替代终点、候选的替代终点。合理应用替代终点的前提是替代指标的改善也将会相应改善疾病的终点结局，即研究者必须有足够证据支持其与临床终点的关系，并可预测疾病结局。针对罕见病、进展缓慢或需长期观察临床终点的疾病、危及生命但又无药可治的疾病，常使用经过验证的替代终点，会大大缩短临床研究时间。常见的替代终点及其临床终点见表 8-6。

表 8-6　常见的替代终点及其临床终点

临床终点	替代终点
青光眼视力丧失	眼压
肾衰竭	肾小球滤过率
心血管原因导致的死亡	血压值
总生存期	客观缓解率、无进展生存期
糖尿病微血管并发症	HbA1c
心血管事件减少	低密度脂蛋白胆固醇
骨折	骨密度

注：糖化血红蛋白（glycosylated hemoglobin，HbA1c）。

虽然在临床研究中将替代终点作为主要疗效指标会缩短临床研究周期，但也存在一定的风险，尤其是在可能有效的替代终点和候选的替代终点。因为药物在替代终点上的表现并不一定具有长期的临床获益。例如，在一项开放、随机、三期的临床研究中，试验组为贝伐珠单抗联合紫杉醇，对照组为紫杉醇单药,研究两组在晚期乳腺癌一线治疗中的作用,主要终点为无进展生存期(progression-free-survival, PFS),为替代终点,次要终点为总生存期(overall survival, OS),为临床终点。研究结果表明,两组 PFS 有统计学意义(11.8 个月对比 5.9 个月,$HR=0.6$,$P<0.001$),OS 无统计学意义(26.7 个月对比 25.2 个月,$HR=0.88$,$P=0.16$),基于此结果,FDA 在 2008 年批准了贝伐珠单抗用于治疗转移性乳腺癌,但是要求申办方继续开展研究证明贝伐珠单抗的生存获益。申办方后续做了 AVADO 和 RIBBON-1 研究,并进行 meta 分析发现,贝伐珠单抗并不能够延长乳腺癌患者的生存期,且在后两个研究中,PFS 的延长幅度小于 E2100 研究,且贝伐珠单抗毒性增加,因此 FDA 在 2011 年撤销了贝伐珠单抗在乳腺癌的适应证。在临床工作中,临床终点的重要性高于替代终点,以替代指标完成的注册临床研究,通常监管机构会要求申办方在药物上市后必须以临床终点对其效应进行再评价。

（四）复合终点 / 全局性终点

复合终点(composite endpoint):如果根据主要研究目的,在多个指标中很难选出其中一个作为主要变量,则可用预先确定的算法来整合或组合多个值,组合构成一个复合变量作为主要终点。复合终点一般有两种类型。一种就是临床上经常采用的量表,例如在临床研究中常用到的汉密尔顿量表(包括抑郁量表和焦虑量表)就是由若干项目组成的复合终点。量表的选择需要考虑研究目的、信度和效度、评定对象、量表可行性 4 个方面。另一种复合终点是将几种事件合并定义为一个复合终点,这种情况在心血管药物的临床研究中最为常见。需要注意的是,将多种测量结果综合成复合变量的计算方法应在试验方案中制订,并解释其临床意义。复合终点的确定有以下两个"一致"原则:①研究者认为干预措施对组成复合终点的各终点指标的影响(发生率和效应量)一致;②各组成终点对患者的重要性一致。比如在一项研究强化降压对比标准降压的随机对照临床研究中,研究者纳入高血压患者,试验组采用强化降压至 120mmHg,对照组采用标准降压至 140mmHg,观察其主要心血管事件(心肌梗死、非心肌梗死急性冠脉综合征、卒中、心力衰竭或心血管病因所致死亡)的发生情况,属于复合终点。

当复合终点被用作主要终点时,研究者不仅要对主要终点进行汇报,同时也要对组成复合终点的各组成终点作为次要研究终点进行单独汇报。原因有以下两个:①通过对各组成终点的描述,可以确定干预对其影响是否一致,同时可以判断复合终点中的主导变量;②可以确定干预对某个组成终点是否有不利影响。

全局性终点(global endpoint):是指把客观指标和研究者对患者治疗后的临床结局状态或其改善程度总体印象结合起来制订的一种疗效评价指标。用于评估某项治疗总的安全性、优效性和实用性。它通常是等级指标,其判断等级的依据和理由应在临床研究方案中明确。全局评价指标可以评价某个治疗的总体有效性或安全性,带有一定的主观成分,因此全局性疗效指标一般不作为或不单独作为药物临床研究中的主要疗效指标。如果使用全局评价指标作为主要疗效指标进行疗效评价,则需要增加医师主观判断外的其他较为客观的指标作为共同的主要疗效指标,或至少是重要的次要疗效指标。全局评价指标在神经病学和精神病学治疗领域用得比较好,如精神疾病治疗的临床总体印象量表。

例如,在治疗重度抑郁症的药物中,SAGE-217 是一种口服 γ 氨基丁酸 A 型(γ-aminobutyric acid A, GABA-A)受体阳性变构调节剂,在一项 SAGE-217 的随机、对照、双盲临床研究中,试验组使用 SAGE-217 药物,对照组使用安慰剂,主要指标为汉密尔顿抑郁评定量表(HAM-D 量表)评分,属于复合终点,同时还选择临床总体印象(clinical global impression, CGI)评分表对患者病情进行整体评估。

八、分析集

意向性治疗原则（intention to treat principle，ITT）是指主要分析应包括所有随机化的受试者，这种保持初始随机化的做法对于防止偏倚是有益的，并且可为统计学检验提供可靠的基础。基于所有随机化受试者的分析集通常被称为 ITT 分析集。

ITT 分析集要对所有随机化受试者的研究结局进行完整随访，但在实际中这种理想很难实现，因而也常采用全分析集（full analysis set，FAS）来代替 ITT 分析集。FAS 包括所有随机化的受试者，但违反重要入组标准、受试者未接受试验用药物的治疗、随机化后无任何观测数据的受试者不进入 FAS。

符合方案集（per protocol set，PPS）是全分析集的一个子集，是对方案依从性高的受试者集合。纳入符合方案集的受试者一般具有以下特征：①完成事先设定的试验药物的最小暴露量；②试验中主要指标的数据均可以获得；③未对试验方案有重大的违背。

安全集（safety set，SS）用于安全性分析，通常应包括所有随机化后至少接受一次治疗且有安全性评价的受试者。

在统计分析过程中，可以同时采用 FAS 和 PPS 进行统计分析。两种数据集的分析结论若一致，可以增强试验结果的可信性；若不一致，应对结果差异进行讨论和解释。

在不同的设计类型中关注的分析集也不同。在优效性试验中，应采用 FAS 作为主要分析集，因为它包含了依从性差的受试者而可能低估了疗效，基于 FAS 的分析结果是保守的。而 PPS 显示试验药物按规定方案使用的效果，可能高估疗效。在等效性或非劣效性试验中，用 FAS 所得的结果并不一定保守，可以用符合方案集和 ITT/ 全分析集作为分析人群，两个分析集所得出的结论通常应一致，否则应分析并合理解释导致不一致的原因。

九、期中分析与独立数据监察委员会

（一）期中分析

期中分析（interim analysis）是指在正式完成临床研究前，根据事先制订的统计分析计划，在处理组间进行分析。常见的期中分析目的包括监测药物的安全性、确认药物的有效性、样本量重新估计，分别对应期中分析的四种结果：依据安全性终止试验、依据无效性终止试验、依据有效性终止试验和继续试验。若期中分析的目的是监测药物的安全性，在实施过程中安全性出现问题，则可以做出终止试验的结论；若期中分析的目的是确认药物的有效性，试验药物有效并达到预期设定的标准，则可以做出依据有效性终止试验的结论，试验药物无效且低于预期设定的标准，则可以做出依据无效性终止试验的结论；若方案设计时信息不足导致对试验药物的有效性和安全性估计不准确，期中分析可以进行样本量重新估计，重新估算之后决定下一步工作。

方案中若有期中分析，则需要说明期中分析的时点（包括日历时点或信息时点）、次数、一类错误调整方法、具体的假设检验或参数估计方法、提前终止临床研究的标准。常见的错误调整方法包括 Pocock 法、O'brien-Fleming 法、Peto 法及 Lan-Demets 消耗函数方法等。消耗函数的具体方法见本节多重性问题部分。

比如在一项复发或转移性头颈部鳞状细胞癌的临床研究（KEYNOTE-040）中，研究目的为比较帕博利珠单抗与氨甲蝶呤、多西他赛或西妥昔单抗对复发或转移性头颈部鳞状细胞癌的疗效。研究者设置的主要终点指标为总生存期（OS），同时设定两次期中分析及一次最终分析，分别在终点事件收集到 160、245、340 时进行（表 8-7）。

表 8-7 期中分析和最终分析的时间点（α=0.025）

分析	分析时间点（α）
期中分析 1	160（0.003 8）
期中分析 2	245（0.009 7）
最终分析	340（0.011 4）

（二）独立数据监察委员会

独立数据监察委员会（Independent Data Monitoring Committee, IDMC）也称数据和安全监察委员会（Data and Safety Monitoring Board, DSMB）或数据监察委员会（Data Monitoring Committee, DMC），由申办者组织相关领域的杰出专家组成，通常包括所研究疾病的临床专家、生物统计学专家、临床研究方法学专家、生物伦理学专家等，成员独立于研究者和申办者。主要负责对期中分析的安全性数据以及关键疗效指标进行解读、判断，并向申办者建议是否继续、修改或停止试验。

大多数临床研究不要求或不需要使用 IDMC，而以延长生命或减少重大健康结局风险为目的的大规模多中心临床研究则需使用 IDMC。当临床研究存在以下情况时，可以考虑聘用 IDMC：①大规模、长期、多中心临床研究；②临床研究设计时存在期中分析，考虑提前有效 / 无效停止临床研究；③研究人群为弱势群体，如婴幼儿、孕妇、高龄者等；④治疗方式对受试者存在侵害性或者药物毒性，使受试者存在死亡或发生严重不良事件的风险。

十、缺失数据

缺失数据（missing）是指按照研究方案要求收集但未能观测到的数据。缺失数据的存在可能会导致以下问题：①破坏随机；②破坏研究样本对于目标人群的代表性；③降低研究的把握度，增大犯一类错误的概率。缺失机制主要分为三类：完全随机缺失、随机缺失和非随机缺失。缺失数据的填补常针对方案中的主要终点，并且填补方法应在方案中进行说明。需要注意的是，研究者无法通过已有数据对缺失机制进行判断，且不同填补方法得到的结果也不一样，因此处理缺失数据本身可能是潜在的一种偏倚。研究者可以在不同的假设下进行数据填补，然后进行敏感性分析，从而比较所得的结论是否一致。常见的数据处理方法有以下几种：

（一）忽视缺失值

在完全随机缺失机制下可以忽视缺失数据，但忽视缺失值会引起前面提到的问题，因此此方法不建议作为确证性研究的主要疗效指标分析填补方法，可以用于探索性研究或确证性研究的次要疗效指标分析。

（二）简单填补

简单填补是将缺失数据按某个填补方法结转一次，常见的填补方法有以下几种：末次访视结转（last observation carried forward, LOCF）、基线访视结转（baseline observation carried forward, BOCF）、最差病例填补（worst case imputation, WCI）、最好病例填补（best case imputation, BCI）、均数填补、回归填补等。

（三）多重填补

多重填补（multiple imputation, MI）主要包括以下步骤：①为每个缺失值产生一套可能的填补值，这些值反映了无响应模型的不确定性；每一个值都被用来填补数据集中的缺失值，产生若干个完整数据集；②每一个填补数据集都用针对完整数据集的统计方法进行统计分析；③对来自各个填补数据集的结果进行综合,产生最终统计推断,最终得到对目标变量的估计。常见的多重填补方法主要基于联合模型法（joint model, JM）和完全条件定义法（fully conditional specification, FCS）两种填补策略。JM 法又被称为数据扩增法,假设数据服从多元正态分布,利用贝叶斯理论从联合后验分布中抽取填补值。马尔科夫链蒙特卡罗法（Markov Chain Monte Carlo, MCMC）就是基于 JM 策略的填补方法。FCS 又被称为链式方程多变量填补（multiple imputation by chained equations, MICE）、逐步回归多变量填补（sequential regression multivariate imputation, SRMI）。FCS 不预先指定数据分布,而是利用单个变量的条件分布分别建立回归模型,通过一系列的迭代算法进行填补。FCS 采用的是逐一插补（variable-by-variable imputation）的方式,能为多种类型的变量提供复杂的插补模型,从而灵活处理多种类型协变量混合缺失问题,但是其计算量也更大。FCS 已被证明在分类变量填补方面优于 JM,并且在填补模型误设情形下更加稳健。

比如在一项痛风的临床研究中,研究者比较护士为主导的护理与常规护理的效果,主要终点指标为 2 年时血清尿酸浓度 <360μmol/L 的发生率。针对主要终点中存在的缺失数据,研究者假定数据为完全随机缺失,采用马尔科夫链蒙特卡罗法对数据进行填补,填补后护理主导组与常规护理组的发生率分别为 95% 和 30%, RR 为 3.18（2.42~4.1）, $P<0.000\ 1$。

十一、多重性问题

临床研究中的多重性问题是指多次使用假设检验会导致犯假阳性错误的概率增大。比如在一个临床研究中有 4 个假设检验,定义每次假设检验的水准为 0.05,即不犯一类错误的概率为 0.95,则 4 次都不犯一类错误的概率为 $0.95^4=0.814\ 5$,即犯至少 1 次（1 次、2 次、3 次、4 次）一类错误的概率为 18.45%,远远高于一开始设定的 5%。当方案中存在以下情况时,研究者需要注意可能存在的多重性问题:方案中存在多个主要指标、多个组别、期中分析、复合指标或比较类型发生改变。表 8-8 为在一个临床研究中每个假设检验都为 0.05 的情况下,总的犯一类错误的概率。

表 8-8　多个假设检验时犯一类错误的概率

假设检验次数	1	2	3	4	∞
一类错误率 /%	5.00	9.75	14.26	18.45	100

多重性问题的解决方法:

1. 单步法　是对每个检验是否拒绝原假设的结论均不依赖于其他各次检验,各个检验的顺序并不重要,可同时进行所有的检验。例如 Bonferroni 法,即假设检验水准为 α,则每个假设检验的水准为 α/k, k 为假设检验次数。比如, α 为 0.05 且有 2 个主要指标,若进行 Bonferroni 校正,则每个指标分得 0.025。

此种方法常见于:①方案中有多个主要指标,且多个指标中只要其中一个具有统计学意义则认为试验有效;②方案中有多个组别,多组之间两两比较,寻找最优剂量组;③方案的主要指标为复合指标,无论复合指标是否有统计学意义,都对各个分级指标进行假设检验,且只要其中有一个具有统计学意义即认为试验有效。

2. 逐步法　按照一定顺序依次对相应原假设进行检验,又分为固定顺序法、向上法和向下法。此种方法不需要进行 α 的调整。

固定顺序法是指研究者从临床角度对多个假设检验按照重要性进行排序,即从最重要的假设检验开始统计,当前一个假设检验拒绝 H_0 时方能进行下一个假设检验。如果前一个假设检验不拒绝 H_0,则后面的假设检验均不拒绝。在这种情况下,每个假设检验的检验水准均为 α,不进行调整,总的一类错误仍为 α。

在 KEYNOTE-040 研究中,除主要终点指标总生存期(OS)外,还有客观缓解率(objective response rate,ORR)和 PFS 两个关键次要终点,同时考虑到全人群和 CPS $\geqslant$1,因此共有 6 个假设检验,为了解决多重性问题,研究者使用固定顺序的检验方法,如图 8-2 所示。

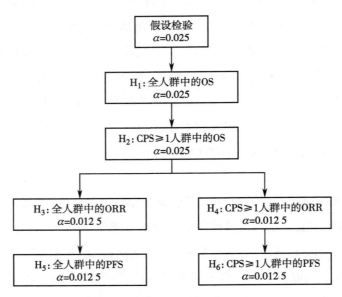

图 8-2　固定顺序的检验方法

向上法和向下法是从 P 值角度考虑,首先分析每个假设检验得到 P 值,对 P 值大小进行排序。向上法从 P 值最大的假设检验开始,依次与 $\alpha/(m-j+1)$ 进行比较(m 为需要进行的检验次数,j 为第几次进行检验)。若最大结果无统计学意义,则对 P 值次大的假设进行检验,若结果有统计学意义,则宣布该假设及之后的所有假设均具有统计学意义。向下法与其相反,首先从 P 值最小的假设检验开始,依次与 $\alpha/(m-j+1)$ 进行比较,最小结果若有统计学意义,则对 P 值次小的假设进行检验,若结果无统计学意义,则宣布该假设及之后的所有假设均不具有统计学意义。向上法最常见的是 Hochberg 法(表 8-9),向下法最常见的是 Holm 法(表 8-10)。

表 8-9　Hochberg 法示意图(假设总检验水准为 0.05)

原始假设检验		排序后假设检验		比较 α
假设	P 值	假设	P 值	$\alpha/(m-j+1)$
H_1	$P_1=0.053$	H_1	$P_1=0.053$	0.083
H_2	$P_2=0.001$	H_3	$P_3=0.045$	0.010
H_3	$P_3=0.045$	H_4	$P_4=0.03$	0.012 5
H_4	$P_4=0.03$	H_5	$P_5=0.02$	0.017
H_5	$P_5=0.02$	H_6	$P_6=0.012$	0.025
H_6	$P_6=0.01$	H_2	$P_2=0.001$	

表 8-10 Holm 法示意图（假设总检验水准为 0.05）

原始假设检验		排序后假设检验		比较 α
假设	P 值	假设	P 值	$\alpha/(m-j+1)$
H_1	$P_1=0.053$	H_1	$P_2=0.001$	0.083
H_2	$P_2=0.001$	H_2	$P_6=0.012$	0.010
H_3	$P_3=0.045$	H_3	$P_5=0.02$	
H_4	$P_4=0.03$	H_4	$P_4=0.03$	
H_5	$P_5=0.02$	H_5	$P_3=0.045$	
H_6	$P_6=0.01$	H_6	$P_1=0.053$	

若有 6 个假设检验，每个假设检验得到 P 值分别如下表，Hochberg 法将 P 值从大到小排序，依次与校正后 α 进行检验后，直到 H_6 发现 $P_6<\alpha/(m-j+1)$，则下结论假设检验 H_6 与 H_2 有统计学意义。Holm 法与 Hochberg 类似但顺序相反，得到的结果也略有不同，只能得到假设检验 H_2 有统计学意义。

3. 期中分析 α 的校正方法 根据期中分析的次数，可采用 Pocock 法、O'Brien-Fleming 法及 Haybittle-Peto 法等。表 8-11 为 3 种方法不同期中分析次数下的 α 校正水准。

表 8-11 每次期中分析的检验水准（假设总检验水准为 0.05）

次数	第几次	Pocock	O'Brien-Fleming	Haybittle-Peto
2	1	0.029 41	0.005 15	0.001
	2（最终）	0.029 41	0.047 93	0.05
3	1	0.022 08	0.000 52	0.001
	2	0.022 08	0.014 11	0.001
	3（最终）	0.022 08	0.045 07	0.05
4	1	0.018 23	0.000 05	0.001
	2	0.018 23	0.004 20	0.001
	3	0.018 23	0.019 43	0.001
	4（最终）	0.018 23	0.042 97	0.05
5	1	0.015 82	0.000 01	0.001
	2	0.015 82	0.001 26	0.001
	3	0.015 82	0.008 45	0.001
	4	0.015 82	0.022 56	0.001
	5（最终）	0.015 82	0.041 35	0.05

以下情况下不需要校正 α：①方案中有多个主要指标，且多个指标同时具有统计学意义则认为试验有效；②使用逐步法进行分析；③方案的主要指标为复合指标，复合指标有意义后再进行单个指标进行假设检验；④在阳性对照试验中，非劣效成立后转为优效。

十二、统计分析方法

统计分析方法应根据研究目的、试验方案和观察指标进行适当选择。统计分析应对统计方法、假设检验、单侧检验还是双侧检验以及检验水准进行说明（传统差异性检验通常为双侧检验，α 通常不大于

0.05），同时选择国内外公认的统计软件，包括 SPSS、SAS、R、MedCalc、GraphPad 等。

（一）方案中的统计描述

描述统计分析：一般多用于人口学资料、基线资料、依从性分析、有效性和安全性等资料分析。计数资料的统计描述用例数（%）表达；计量资料的统计描述用例数、均数、标准差（或标准误）、中位数、上下四分位数、最小／最大值表达。

参数估计、置信区间和假设检验：一般多用于主要指标和次要指标的统计学评价，需说明要检验的假设和待估计的处理效应，以及相应的统计分析方法和／或统计模型。处理效应的估计应同时给出置信区间，同时说明置信区间估计方法，并给出假设检验结果。除主要指标和次要指标外，其他指标的分析以及安全性数据的分析也应简要说明所采用的方法。在确证性试验中，只有方案或统计分析计划中事先规定的统计分析才可以作为确证性证据的依据，而其他分析只能视作探索性结果。

协变量分析及中心效应：协变量是指除处理因素（分组）外与结局有关的变量，如受试者的基线情况（性别、病情严重程度等）、不同治疗中心受试者之间的差异等。除在随机化以及纳入排除标准中对协变量进行组间均衡外，还可以使用调整协变量的统计学方法，如协方差分析、多重回归分析、分层分析等。但需明确哪些因素作为协变量，明确相应的统计模型。

对于多中心临床研究，在分析主要指标时需要考虑中心效应，即描述不同中心各组别的疗效。针对主要疗效指标，一般先检验中心与处理组别的交互作用，用于分析中心间处理效应的异质性，分析中心效应后再分析主效应。若不存在中心效应或中心组别交互项无统计学意义，则直接在模型中进行分析即可；若存在中心效应且中心组别交互项有统计学意义，应进行相应的敏感性分析，以保证结果的稳健性，以保守的原则解释效应异质性对试验的统计学结论的影响。

安全性分析：通常包括生命体征、实验室检查（包括生化学、血液学、尿液学指标）、临床不良事件（疾病、体征、症状）及其他特殊的安全性检验（如心电图、眼科检查）等。

安全性分析通常采用描述性统计分析方法，样本量足够大时也可进行组间比较，必要时辅以置信区间。不良事件通常分组描述不良事件／反应、严重不良事件／反应、重要不良事件、导致脱落的不良事件／反应的发生例数与发生率，同时按照各系统进行分组描述，如有需求也可以按照不良事件不同严重程度或药物暴露量进行分组描述。针对生命体征、实验室检查指标等可以采用前后交叉表的方式观察由基线时的正常变化为随访时的异常的发生情况。

（二）终点指标的统计方法

在统计学上，指标又称为变量（variable）。按统计学性质，指标被分为计量资料、计数资料和等级资料 3 种基本类型。其中，计量资料又称定量资料，计数资料和等级资料均属于定性资料。计量资料可以转化为计数资料或等级资料，反之则不行。常见指标还包括生存数据和重复测量数据（表 8-12）。

十三、亚组分析

亚组（subgroup）是临床研究中所有受试者的一个子集，亚组分析是对具有某种基线特征的亚组进行统计学分析，这些基线变量通常包括人口学特征（如年龄、性别等）、实验室检查指标、基因组相关标志物、疾病的严重程度或分型、临床状况（如合并症、伴随用药）、地区（如国家、试验中心）和环境因素等。

表 8-12　常见数据类型描述

类型	特点	举例	统计描述	统计方法
计量资料	具有连续性,表现为数值大小,一般有度量衡单位	体重、年龄、血压、血糖、血小板计数	例数、均数、标准差、中位数、上下四分位数、极值	t 检验、Wilcoxon 秩和检验、方差分析、一般线性模型
计数资料	互补相容的类别与属性。又称分类指标,有二分类指标和多分类指标	有效与无效、生存与死亡	频数、百分率	卡方检验、精确概率法、CMH 卡方检验、Logistic 回归
等级资料		CGI 评分		CMH 卡方检验、非参数检验、经过数据类型转换后进行卡方检验
生存数据	将分类指标(事件出现与否)与连续性指标(生存时间)相结合的一种数据类型	事件可以是结局发生与不发生、对某治疗的反应与不反应、疾病的进展或死亡等;生存时间是指从治疗开始到事件出现的时间,可以是治疗到反应的时间,治疗到缓解时间、死亡时间、复发时间	中位生存时间及其上下四分位数和各个时间点生存概率	Log-rank 检验或者 Cox 比例风险回归模型
重复测量数据	给予处理后对同一研究对象的某一指标在不同时间点进行多次测量,或从同一个体的不同部位上多次测量获得的指标	在基线、用药后 3d、7d 对 VAS 评分进行多次测量	在不同时间点,按照定性/定量数据类型分别进行测量	比较两组前后差值,协方差分析,重复测量的方差分析,混合效应模型等

(一)亚组分析的分类

根据研究目的,亚组分析分为探索性亚组分析、支持性亚组分析和确证性亚组分析。

1. 探索性亚组分析　主要用于早期临床研究或在确证性临床研究的事后分析中,因此可以事先确定,也可以事后定义。其目的是发现药物在不同亚组间疗效和/或安全性方面的差异,进而提出研究假设,以待在后续的临床研究中进一步探索和验证。

2. 支持性亚组分析　在以考察试验药物在全人群中的疗效为目的的确证性临床研究中,当全人群的主要终点同时具有统计学意义和临床意义时,通常还需要进行支持性亚组分析,目的是进一步考察试验药物在各个亚组中疗效的一致性,通常需要事先定义。如果试验药物在各亚组间的疗效一致,可为药物适用于全人群提供进一步的支持性证据;如果各亚组间的疗效不一致,特别是方向相反,则亚组分析结果的解释可能会出现困难,需要对其做进一步的分析和研究。当全人群的主要终点没有统计学意义或临床意义时,亚组分析结果只能为进一步研究提供线索。

3. 确证性亚组分析　确证性临床研究中,按照临床研究方案和/或统计分析计划中预先规定的亚组和多重性调整方法,考察试验药物在目标亚组和/或全人群中的疗效,其结果应同时具有临床意义和统计学意义,以支持药物说明书的撰写,但需要事先定义。确证性临床研究也可以对目标亚组进行确证性亚组分析,而对其他(非目标)亚组进行支持性或探索性亚组分析,以支持试验药物在目标亚组中的有效性和安全性的结论,并为非目标亚组的进一步研究提供线索。

（二）亚组分析的统计学考虑

1. 随机性　在确证性亚组分析中,为了维持亚组的随机性,可以在方案设计时将亚组作为一个因素进行分层随机。

2. 样本量计算　通常样本量计算是针对全人群的,但如果要进行确证性亚组分析,需要针对亚组分析计算样本量,以保证亚组分析有足够的把握度。

3. 多重性校正　在确证性亚组分析中,多重性校正是需要重点关注的问题。亚组分析会增大犯 I 类错误的概率,因此需要进行校正,详见多重性问题部分。

4. 结果的解释　包含亚组分析的临床研究通常会得到以下 4 个结果:

（1）全人群中的疗效差异有统计学意义而目标亚组的疗效差异无统计学意义:排除此亚组后,药物对全人群有效。

（2）目标亚组的疗效有统计学意义而全人群的疗效无统计学意义:在事先确定的确证性亚组分析中,可以作为支持药物对此亚组有效的证据。

（3）全人群和目标亚组的疗效都有统计学意义:亚组分析支持全人群结果。

（4）全人群和目标亚组的疗效都没有统计学意义。

解释亚组分析结果时,除了要考虑统计学意义,还需要考虑临床意义,只有同时具有统计学意义和临床意义,才可支持药物上市和说明书撰写。

5. 结果的表达　如果亚组分析过多,可以使用森林图将所有亚组分析结果使用图形进行清晰的表达。比如在针对卡培他滨节拍辅助治疗局部晚期鼻咽癌的一项多中心、开放标签、平行组、随机对照的临床试验中,研究者采用亚组分析探究不同亚组与辅助治疗是否有交互作用,并且使用了森林图展示分析结果,使结果呈现更加直观。

十四、指导原则

国家药品监督管理局药品审评中心等部门为了更好地规范临床研究,针对临床研究过程中的统计学要素发布了一系列的指导原则及管理办法（表 8-13）。

表 8-13　临床研究统计部分常用的指导原则及管理办法

序号	发布日期	标题
1	2015 年 8 月 17 日	药物临床试验的生物统计指导原则
2	2016 年 7 月 27 日	药物临床试验数据管理与统计分析的计划和报告指导原则
3	2018 年 10 月 29 日	生物等效性研究的统计学指导原则
4	2019 年 9 月 25 日	非劣效设计临床试验指导原则
5	2020 年 4 月 23 日	药物临床试验质量管理规范
6	2020 年 7 月 16 日	临床试验中的估计目标与敏感性分析
7	2020 年 7 月 24 日	药物临床试验非劣效设计指导原则
8	2020 年 8 月 27 日	药物临床试验富集策略与设计指导原则
9	2020 年 9 月 23 日	药物临床试验数据监查委员会指导原则
10	2020 年 12 月 30 日	医疗卫生机构开展研究者发起的临床研究管理办法
11	2020 年 12 月 31 日	药物临床试验亚组分析指导原则
12	2021 年 1 月 29 日	药物临床试验适应性设计指导原则

第三节　统计分析计划及统计分析报告

一、统计分析计划

（一）什么是统计分析计划

统计分析计划（SAP）是对临床研究统计学考虑及拟对数据进行统计分析方法的清晰描述。统计分析计划是临床研究数据分析的执行性文件，对收集指标、统计分析方法和结果的呈现均进行了详细描述。第三方统计师能够根据该文件独立完成统计分析，其目的是避免可能会影响统计分析解释的事后决定。

（二）制订时间

临床研究设计阶段应明确该研究所使用的统计分析策略，统计分析计划应与研究方案同时完成，其初稿应形成于研究方案和病例报告表确定之后。在临床研究实施过程中及数据盲态审核时，可以进行修改、补充和完善，不同时点的统计分析计划应标注相应的版本号。在数据锁定前应确定正式的统计分析计划，在数据锁定后按照统计分析计划进行数据的统计分析，以保证研究结论的科学性和有效控制分析偏倚。

（三）基本内容

临床研究统计分析计划应当由具有临床研究经验的统计学专业人员撰写，并与主要研究者商定后完成，要求全面而详细地阐述临床研究中所涉及的统计分析方法和分析图表。统计分析计划的基本内容包括试验概述、评估指标、样本量估计、分析数据集和统计分析图表模板。

1. **试验概述**　是指研究方案中与统计学相关的内容，常可直接摘录自方案。一般包括：①研究目的，包括临床研究中的主要和次要目的；②设计类型，如平行组设计、析因设计、成组序贯设计等；③对照的类型，如安慰剂对照、阳性对照、空白对照等；④随机化方法，如区组随机化、分层随机化、中央随机化等；⑤盲法及设盲措施，如开放标签设计、单盲还是双盲设计；⑥样本量，说明计划入组受试者的数量及其计算依据。

2. **评价指标**　统计分析计划中应清晰描述主要指标和次要指标的定义，包括具体观察或测量的方法、观察的时间点、指标属性和相应计算公式等。

主要终点指标是与临床研究的主要目的直接相关的，能够就研究的主要目的提供与临床最有关且可信证据的变量。主要终点指标的选择一般应考虑相关研究领域已有的公认准则和标准，或者在既往研究中报道过的、已累积又有临床研究经验的、可靠且有效的变量。次要终点指标是与临床研究的次要目的相关的疗效指标，并且是与主要目的相关、起支持作用的指标。以双膦酸盐对骨质疏松症患者骨质疏松性骨折预防效果的研究为例，该研究的主要、次要和安全性评价指标如下：

（1）主要终点指标：是指治疗一年骨质疏松性骨折的发生率。骨质疏松性骨折是指受到轻微创伤或日常活动中即发生的骨折，常见部位是椎体、髋部、前臂远端、肱骨近端和骨盆等，在治疗 1 年后进行胸腰椎正侧位 X 线摄片和自报骨折情况的调查（以三级医院放射科报告为依据）。胸腰椎正侧位 X 线片电子资料统一进行中心化评估，由资历较深的两位放射科专职医师分开进行阅片，判断是否发生骨质疏松性骨折。

（2）次要终点指标：包括治疗 1 年后腰椎（L_1~L_4）、股骨颈和全髋部骨密度较基线水平的变化量，治疗 1 年后骨转换指标较基线水平的变化量、生活质量量表评分比较基线水平的变化量等。变化量的计算公式为：变化量 = 治疗 1 年后的数值 − 治疗基线时的数值。

（3）安全性终点指标：指不良事件和严重不良事件的发生率。不良事件是指在临床研究过程中出现的不利的医学事件，无论是否与研究药物相关。不良事件发生率是指干预组和对照组在临床研究过程中发生不良事件病例数占全部可供不良事件评价病例数的百分率。

3. 样本量估计　样本量计算是指为满足统计的准确性和可靠性（Ⅰ类错误的控制和检验效能的保证）计算出的所需的样本量。样本量计算与研究设计（如优效性试验、非劣效性试验、等效性试验等）、检验水准、检验效能、预期效应量、单双侧检验、分配比例等有关，根据相关参数正确估计出样本量。最后根据协变量、试验中的脱落率、剔除率和依从性等具体情况进行适当调整。常用样本量计算软件包括 PASS、R、SAS 以及在线样本量计算软件等。

（1）检验水准（α）：即出现假阳性错误的概率，确定的 α 越小，所需要的样本量越大。

（2）检验效能（power）：即出现假阴性错误的概率，检验效能越大，所需的样本量越大，一般检验效能取 0.8 或 0.9。

（3）预期效应量：指干预措施相比于对照措施效应量的大小，即试验组与对照组目标事件发生的差异越大，所需要样本量越小。

以胰岛素 icodec 治疗未使用过胰岛素的 2 型糖尿病患者的研究为例：该研究为一项随机、双盲、双模拟的 2 期临床试验，纳入未接受过胰岛素长期治疗并且服用二甲双胍未能充分控制的 2 型糖尿病患者，比较每周注射 1 次胰岛素 icodec 与每天注射 1 次甘精胰岛素 100U 的疗效和安全性，主要终点指标是糖化血红蛋白水平从基线至第 26 周的变化。该研究样本量计算为，在假设糖化血红蛋白水平从基线至第 26 周的变化量数据呈正态分布的前提下，组间差异的双侧 95%CI 宽度为 0.5 个百分点。根据之前的甘精胰岛素的观察结果，所有治疗组中糖化血红蛋白水平的标准差预期为 1.0%，预计总纳入 246 例患者（每个治疗组 123 例）。

4. 分析数据集　根据研究目的，在统计分析计划中需明确说明分析数据集的定义。临床研究的分析数据集包括全分析集、符合方案集和安全性集。3 个分析集的定义具体如下：

（1）全分析集：即根据意向性分析原则把所有随机化受试者纳入分析的数据集，一般是疗效评价的主要数据集。

（2）符合方案集：是全分析集的一个子集，将按照方案规定完成药物治疗、无明显方案偏离、完成所有评价内容的受试者纳入分析的数据集，也是疗效评价的数据集。

（3）安全性集：是所有经随机化分组，至少服用一次研究药物并进行了至少一次安全性评估的所有受试者构成的分析集，是用于评价药物安全性的数据集。

（4）分析数据集制订原则：在定义分析数据集时，需要遵循尽可能地减少偏倚和防止Ⅰ类错误增加的原则。

5. 缺失数据和离群值的处理　所有缺失、未用或错误数据（包括中途退出和撤出）和不合理数据，在数据盲态审核阶段，应由研究者及生物统计师共同商讨，并最终确定其处理方法。统计分析计划中需要事先说明对缺失数据的处理方法以及对统计分析结果的影响，并进行敏感性分析。如果在研究方案中没有事先说明对缺失数据的处理方法,则需要对未填补和填补后的数据分别进行分析,并比较两者结果的差异。

6. 统计分析方法

（1）比较类型和检验假设:需要说明临床研究的比较类型,如优效性检验、非劣效性检验或等效性检验及其界值等。统计分析计划中应当说明假设检验方法、相应的统计分析方法或模型,检验水准的大小等,假设检验应说明所采用的是单侧还是双侧检验。

（2）基线特征分析:人口学等基线资料通常采用描述性分析,对于计量资料使用均数、标准差、中位数、四分位数、最大值和最小值描述,计数资料使用例数和百分率描述。

（3）依从性和合并用药分析:描述性分析受试者的依从性和合并用药情况。

（4）主次要指标分析:说明主次要指标分析采用的统计分析方法和统计分析模型,分析模型的选择要注意考虑指标的性质及数据的分布特征。处理效应的估计应给出效应大小、置信区间和假设检验结果。需要注意,只有在统计分析计划中事先规定的统计分析内容才可以作为确证性临床研究的证据,其他分析结果只能是探索性的。

（5）安全性分析:安全性指标及其统计分析方法需要在统计分析计划中明确说明。常用的安全性指标包括不良事件的发生率、严重不良事件的发生率,以及实验室检查指标由基线时正常变为随访时异常的比例。临床研究中通常是对安全性指标采用描述性统计分析的方法,所有的不良事件均需要列出。

（6）其他分析:除了以上分析外,临床研究统计分析通常还包括期中分析、亚组分析、敏感性分析等。

7. 图表模板　统计分析计划常用图表模板见附录 8-3。

（四）涉及期中分析研究的统计分析计划

期中分析是指在临床研究正式完成之前,根据事先制订的统计分析计划,对处理组间的有效性和安全性所进行的统计分析,由于比较的次数、方法及结果会对研究结果的解释产生影响,涉及期中分析的统计分析计划均需要事先说明期中分析的时间点、次数、具体实施方式、所采用的 α 消耗函数、具体假设检验或参数估计方法、提前终止临床试验标准等。对于确证性临床研究,原则上不得进行计划外的期中分析,如果由于特别情况进行了计划外的期中分析,则应该在研究报告中解释其必要性以及破盲的程度和必要性,并提供可能导致偏倚的严重程度及对结果解释的影响。

（五）统计分析计划检查清单

撰写完成的统计分析计划（SAP）可以参考统计分析计划检查清单进行检查内容是否完整以及是否有缺失的内容,具体见表 8-14。

表 8-14　统计分析计划检查清单

论文章节/主题	条目号	描述	报告页码
第一部分:管理信息			
试验注册	1a	与研究方案相匹配的描述性标题	
	1b	临床试验注册号和注册机构名称	
SAP 的最终版本	2	SAP 的版本号及日期	
研究方案的版本	3	对应研究方案的版本号	

续表

论文章节/主题	条目号	描述	报告页码
SAP 的所有版本	4a	所有 SAP 的版本号	
	4b	每一次 SAP 修订的合理性	
	4c	与期中分析相关的 SAP 修订时间等	
角色及责任	5	SAP 贡献者的姓名、从属关系和角色	
签名	6a	撰写 SAP 者	
	6b	高级统计学专家	
	6c	首席研究员/项目负责人	
第二部分：研究介绍			
背景与原理	7	研究背景和理论基础的概要，包括研究问题的简要描述和进行试验的简要理由	
目的	8	对研究目标或假设的描述	
第三部分：研究方法			
试验设计	9	简要描述试验设计和分配比例，简要描述干预措施	
随机化	10	随机化细节，如是否使用了最小化法或分层随机化	
样本量	11	样本量计算的方法	
设计类型	12	优效性、等效性或非劣效性，进行哪些比较	
期中分析和停止原则	13a	明确期中分析的信息，说明将进行哪些期中分析，并列出时间点	
	13b	因期中分析而计划调整的显著性水平	
	13c	早期停止试验的细节	
最终分析时间	14	最终分析的时间	
结局指标评估时间点	15	测量结果的时间点包括访问"窗口"	
第四部分：统计学原则			
置信区间和 P 值	16	检验水准	
	17	多重性检验中任何校正方法的描述和基本原理，如果是，详细说明如何控制 I 类错误	
	18	置信区间	
方案依从性和偏离	19a	干预依从性的定义以及如何进行评估	
	19b	描述如何提高干预措施的依从性	
	19c	试验方案偏离的定义	
	19d	描述方案偏离的情况	
分析人群	20	定义统计分析人群，包括全分析集、符合方案集和安全性分析集	
第五部分：试验人群			
筛查数据	21	报告筛选数据情况，以描述试验样本的代表性	
入排标准	22	描述受试者的入选和排除标准	
招募	23	包含在受试者入组筛选流程图中的信息	
退出/随访	24a	退出的处理，包括干预过程退出和随访退出	
	24b	退出/失访的时间定义	
	24c	详细说明退出/失访的原因和细节	

续表

论文章节/主题	条目号	描述	报告页码
基线受试者特征	25a	汇总基线人口学特征	
	25b	描述基线特征的统计分析方法	
第六部分:统计分析			
结局指标定义		列出并描述每个主要和次要结果,包括以下细节:	
	26a	对结果和时间的说明,如果适用,包括主要或次要终点指标的重要性顺序	
	26b	具体计量单位	
	26c	用于推导结果的任何计算或变换	
统计分析方法	27a	采用什么统计分析方法,处理效果如何呈现	
	27b	协变量的调整	
	27c	用于假设检验的统计学方法	
	27d	如果分配假设不成立,可使用替代方法的细节,如正态性、比例风险等	
	27e	在适用的情况下,对每个结果进行任何计划的敏感性分析	
	27f	对每个结果的任何计划的亚组分析,包括亚组是如何定义的	
缺失数据	28	报告和假设/统计方法来处理缺失的数据(如多重插补)	
辅助分析	29	包括所有其他额外统计分析方法的介绍	
危害	30	充分详细地总结安全性数据,如严重程度、预期和因果关系的信息;不良事件如何编码或分类的细节;如何分析不良事件数据	
统计分析软件	31	使用的具体统计分析软件	
参考文献	32a	对于非标准化的统计分析方法应提供参考文献	
	32b	数据管理计划的参考文献	
	32c	试用主文件和统计主文件的参考文献	
	32d	其他需要遵守的标准操作程序或文件的参考文献	

二、统计分析报告

(一)统计分析报告的定义

统计分析报告(statistical analysis report, SAR)是根据统计分析计划,对临床研究数据进行统计分析后形成的报告,是临床研究结果的重要呈现手段,是撰写临床研究论文的重要依据。

(二)基本内容

临床研究统计分析报告是对临床研究的设计、分析、结果的总结,是临床研究报告的基础和依据,其基本内容应包括临床研究概述、统计分析方法和统计分析结果,一般采用统计图和表格进行表述。

1. 临床研究概述 统计分析报告中的临床研究概述应与统计分析计划保持一致。

2. 统计分析方法 统计分析报告中的统计分析方法应与统计分析计划保持一致。

3. 统计分析结果 统计分析结果包括了受试者的分布、基线特征分析、依从性和合并用药分析、疗效分析和安全性分析。

(1)受试者的分布:统计分析报告中应写明所有入组受试者的分布情况,包括筛选人数、剔除人数

及原因、参与随机化的人数、各组脱落/剔除受试者的例数、百分率等。除文字和表格描述外,一般使用
受试者入组筛选流程图描述受试者的分布情况(图 8-3)。

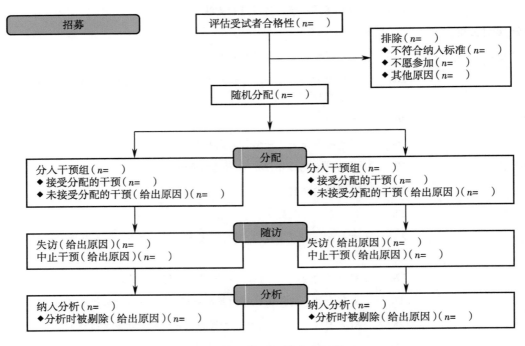

图 8-3 受试者入组筛选流程图

(2)基线特征分析:对于人口学资料、既往病史、家族史、药物过敏史以及疗效指标的基线值等进行
描述性统计分析,对于符合正态分布的计量资料采用均数和标准差进行描述,不符合正态分布的计量资
料采用中位数和四分位数间距进行描述,计数资料采用频数和百分率进行描述。

(3)依从性和合并用药分析:对于依从性分析,需要描述各受试者完成研究的情况,列出依从性差
的受试者、依从性差的具体原因及进入分析数据集的情况。对于合并用药分析,描述合并药物的详细情
况和组间比较,包括受试者编号、中心、组别、合并用药名称、使用原因、开始时间、结束时间等。

(4)疗效分析:对于主要和次要结局指标,需要按照统计分析计划中的统计分析方法进行统计描述
和统计推断,应报告效应大小、置信区间和假设检验结果,根据事先确定的标准,从统计学角度判断主要
结局指标的优效性/非劣效性/等效性的假设是否成立。

(5)安全性分析:需要按照统计分析计划,对不良事件的发生情况和实验室指标进行统计描述,
列表描述每位受试者不良事件/不良反应的详细发生情况,描述实验室指标治疗前正常而治疗后异常
的受试者,以及治疗前异常但在治疗后加重的受试者的情况,必要时,进行实验室指标前后变化及组间
比较。

4. 统计学结论和结果讨论 根据主要和次要结局指标的统计学分析结果,结合研究目的、研究实施
情况、敏感性分析结果等,给出统计学结论。

5. 报告附件 以下报告附件为关键性文件,应附在统计分析报告之后,包括:①原始数据库、分析数
据库及相应的变量说明文件;②受试者入组筛选流程图;③随机化方案(含随机数字表);④盲态审核决
议;⑤补充正文的统计附图和附表;⑥SAS 分析代码;⑦统计方法的发表文献(必要时)。

（三）统计分析报告与论文报告规范

临床研究统计分析计划是在研究设计阶段完成,对临床研究的统计学考虑和数据统计分析方法进行详细描述,以控制分析偏倚。临床研究统计分析报告是在数据完成盲态审核后,根据统计分析计划对数据进行统计分析后形成的报告。临床研究论文作为临床研究成果的主要呈现形式,是记录临床研究成果的主要形式,其质量与临床研究报告的规范性和方法学的严谨性有关。《临床研究论文报告规范》是提高临床研究质量和论文质量的重要工具,加强临床研究的质量和透明度,用于指导研究者和出版者清楚、准确地报告和发表临床研究的设计、实施过程和所有结果的指南性文件。

提高生物医学的研究质量和透明度(enhancing the quality and transparency of health research,EQUATOR)协作网以临床对照试验报告标准规范(consolidated standards for reporting trials,CONSORT)工作组为框架,发布了多个临床研究撰写指南,在全球推广使用各种医学研究报告规范。

常见的临床研究论文报告规范包括:适用于随机对照试验论文的CONSORT报告规范,适用于观察性流行病学研究论文的STROBE报告规范,适用于系统综述和meta分析论文的PRISMA报告规范以及适用于诊断准确性研究论文的STARD报告规范等。

（四）常见问题

1. 不同统计分析数据集结果的一致性问题　在确证性临床研究中,建议主要结果变量同时用全分析集(FAS)和符合方案集(PPS)进行分析,当FAS和PPS分析结果得出结论一致时则增加了研究结果的可信性。当两个分析集的结果出现研究结论不一致时,应对其原因进行详细分析、讨论和解释。

一般情况下,选择一个分析集作为主要分析集,另一个分析集作为敏感性分析集。在优效性试验中,通常以FAS集作为主要的分析集,因为纳入了依从性不好的受试者,其分析结果会更加保守,PPS集作为敏感性分析集。在非劣效性或等效性试验中,通常以PPS集作为主要的分析集,FAS集作为敏感性分析集。

2. 统计分析方法的修改　在研究开始之前或者数据库锁定之前,由生物统计师与研究者进行沟通,合理修改统计分析计划和研究方案。数据库锁定后,一般不允许再进行统计分析方法的修改,若要修改事先确定的统计分析方法,必须给出充分的理由,并按照规定的批准程序履行手续后方可实施。

参考文献

［1］陈峰,夏结来.临床试验统计学.北京:人民卫生出版社,2018.

［2］皮安泰斗斯·史蒂芬.临床试验-方法学探究.李国庆,译.北京:中国医药科技出版社,2012.

［3］CHAN AW, TETZLAFF JM, ALTMAN DG, et al. SPIRIT 2013 statement: defining standard protocol items for clinical trials. Ann Intern Med, 2013, 158（3）: 200-207.

［4］CHAN AW, TETZLAFF JM, GOTZSCHE PC, et al. SPIRIT 2013 explanation and elaboration: guidance for protocols of clinical trials. BMJ, 2013, 346: e7586.

［5］国家药品监督管理局.药物临床试验质量管理规范,2020.

［6］WEI D，LIU JY，SUN Y，et al. Frozen versus fresh single blastocyst transfer in ovulatory women：a multicentre，randomised controlled trial. Lancet，2019，393（10178）：1310-1318.

［7］KEARNEY RS，JI C，WARWICK J，et al. Effect of platelet-rich plasma injection vs sham injection on tendon dysfunction in patients with chronic midportion achilles tendinopathy：a randomized clinical trial. JAMA，2021，326（2）：137-144.

［8］MILLER K，WANG M，GRALOW J，et al. Paclitaxel plus bevacizumab versus paclitaxel alone for metastatic breast cancer. N Engl J Med，2007，357（26）：2666-2676.

［9］GROUP S，JR WJ，WILLIAMSON JD，et al. A randomized trial of intensive versus standard blood-pressure control. N Engl J Med，2016，374（23）：2290-2295.

［10］GUNDUZ-BRUCE H，SILBER C，KAUL I，et al. Trial of SAGE-217 in patients with major depressive disorder. N Engl J Med，2019，381（10）：903-911.

［11］COHEN E，SOULIÈRES D，TOURNEAU CL，et al. Pembrolizumab versus methotrexate，docetaxel，or cetuximab for recurrent or metastatic head-and-neck squamous cell carcinoma（KEYNOTE-040）：a randomised，open-label，phase 3 study. Lancet，2018，393（10167）：156-167.

［12］DOHERTY M，JENKINS W，RICHARDSON H，et al. Efficacy and cost-effectiveness of nurse-led care involving education and engagement of patients and a treat-to-target urate-lowering strategy versus usual care for gout：a randomised controlled trial. Lancet，2018，392（10156）：1403-1412.

［13］CHEN YP，LIU X，ZHOU Q，et al. Metronomic capecitabine as adjuvant therapy in locoregionally advanced nasopharyngeal carcinoma：a multicentre，open-label，parallel-group，randomised，controlled，phase 3 trial. Lancet，2021，398（10297）：303-313.

［14］GAMBLE C，KRISHAN A，STOCKEN D，et al. Guidelines for the content of statistical analysis plans in clinical trials. JAMA，2017，318（23）：2337-2343.

［15］JULIO R，HARPREET SB，ANDREJ J，et al.Once-weekly insulin for type 2 diabetes without previous insulin treatment. N Eng J Med，2020，388（22）：2107-2116.

［16］CCTS 工作组. 临床试验统计分析计划及统计分析报告的考虑. 中国卫生统计，2015，32（3）：550-552.

［17］李先涛，梁伟雄，王奇，等. 如何在临床试验中计划和实施期中分析. 中国临床药理学与治疗学，2005，10（2）：234-237.

［18］LIU X T，ZHANG X，WEN S，et al. Impact of the Consolidated Standards of Reporting Trials（CONSORT）checklist on reporting of randomized clinical trials in traditional Chinese medicine. J Evid Based Med，2015，8（4）：192-208.

［19］邓伟，贺佳. 临床试验设计与统计分析. 北京：人民卫生出版社，2012.

附录 8-1　SPIRIT 2013 条目清单：
临床研究方案及有关文件发表条目建议

附表 8-1-1　SPIRIT 2013 条目清单

条目	编号	描述
标题	1	标题可识别研究的设计、人群、干预,如果适用,列出标题的首字母缩写
研究注册	2a	研究的识别符和注册名称,如还未注册,列出拟注册机构的名称
	2b	WHO 临床研究注册数据库中的所有数据集(附表)
研究方案版本	3	版本号和版本日期标识
资助	4	财政、物资及其他支持的来源和类型
角色与责任	5a	研究方案贡献者的名称、所属机构和角色
	5b	研究发起者的名称、联系方式
	5c	如有研究发起者和资助者,其在研究设计、数据收集、管理、分析及解释、报告撰写、发表等过程中的作用,包括是否拥有最终决策权
	5d	如果适用,研究协调中心、指导委员会、终点判定委员会、数据管理团队及其他监查研究的个人或团队的构成、作用及责任(数据监查委员会参见 21a)
前言 背景与理念	6a	研究问题描述,陈述开展研究的理由,包括对相关研究(发表与未发表的)中各干预措施的有效性及风险的总结
	6b	对于选择对照组的解释
目标	7	具体的研究目标或假设
研究设计方法 受试者、干预措施、结局	8	研究设计描述,包括研究类型(如平行组、交叉、析因、单臂)
研究场所	9	研究场所描述(如社区诊所、研究型医院)、收集数据的国家名单、研究地点清单如何获取
合格标准	10	受试者的纳入与排除标准,如适用,执行干预措施的研究中心和个人的合格标准(如外科医师、心理治疗师)
干预措施	11a	各组的干预方式,充分说明细节,使可以重复,包括如何及什么时候施加干预
	11b	中止或改变已分配给受试者干预措施的标准(如应对危害、受试者要求,或病情改善/恶化而改变药物剂量)
	11c	提高对于干预方案依从性的策略,其他监督依从性的措施(如药片归还、实验室检查)
	11d	研究期间允许或禁止的相关伴随的护理和干预措施
结局	12	主要、次要和其他结局,包括具体的测量变量(如收缩压)、度量分析(如自基线的变化量、最终值、终点事件发生的时间),整合方式(如中位数、比例),各终点的时间点。强烈推荐解释所选的效应和危害结局指标的临床相关性
受试者时间线	13	受试者招募、干预(包括预备期和洗脱期)、评估、随访的时间表,强烈建议使用示意图
样本量	14	取得研究目标所需的预期受试者数量,样本量确定方法,包括支持样本量计算的临床和统计假设
招募	15	为达到足够目标样本量而采取的受试者招募策略

条目	编号	描述
干预措施分配（针对对照研究）		
产生分配序列	16a	产生分配序列的方法（如计算机产生的随机数字），分层随机的分层因素清单。为减少随机序列的可预测性，任何计划的限制细则（如区组方法）应以附件形式提供，且招募受试者或分配干预措施者均不能获得这些
分配隐藏机制	16b	实施分配序列的机制（如中央电话随机系统、顺序编码、不透明的密封信封），描述在分配干预措施之前隐藏序列的方法
实施	16c	谁产生分配序列，谁招募受试者，谁把受试者分配到不同干预组
盲法	17a	干预措施分配后对谁设盲（如受试者、医护提供者、结局评估者、数据分析人员），如何实施
	17b	如实行盲法，什么情况下允许揭盲，研究中揭示受试者分配的干预措施的程序
数据收集、管理和分析		
数据收集方法	18a	评估、收集结局指标、基线和其他研究数据的计划，包括改善数据质量的相关方法（如重复测量、培训评估者）、研究工具（如调查问卷、实验室检查）及其可靠性与准确性的描述。如数据收集表没有列出在方案中，应说明哪里可以获取
	18b	促进受试者参与和完成随访的计划，包括对于中止或偏离干预方案的受试者需收集的结局数据清单
数据管理	19	数据录入、编码、保密及储存的计划，包括任何提高数据质量的相关措施（如双录入、数据值范围检查）。如数据管理计划没有列出在方案中，应说明哪里可以获取
统计方法	20a	分析主要和次要结局指标的方法，如统计分析计划没有列出在方案中，应说明哪里可以获取
	20b	任何附加分析方法（如亚组分析、校正分析）
	20c	与不依从方案有关的人群分析定义（如按照随机化分析），处理缺失数据的统计方法（如多重插补）
监控		
数据监控	21a	数据监控委员会的组成、角色与汇报架构，陈述其是否独立于发起者及存在竞争利益，如其章程的细节未列出在方案中，应说明哪里可以获取。反之，应说明不需要数据监控委员会的原因
	21b	描述期中分析及停止指南，包括谁能获取期中分析结果、做停止研究的决定
危害	22	有关研究干预或研究实施中要求的或自发报告的不良事件和其他非预期反应的收集、评估、报告和管理计划
审查	23	审核研究实施的频率和措施，审核过程是否独立于研究者和发起者
伦理与传播		
研究伦理批准	24	获得研究伦理委员会/机构审查委员会批准的计划
方案修改	25	与相关方面（如研究者、伦理委员会/机构审查委员会、受试者、注册机构、期刊、监管者）沟通重要研究方案修改（如合格标准、结局指标、数据分析等）的计划
知情同意	26a	谁将从潜在受试者或授权代理人获得知情同意，如何获得（参见条目32）
	26b	如收集、使用受试者的数据、生物标本作为辅助研究，应有附加的知情条款
保密	27	为了在研究前、进行中和研究后保密，如何收集、分享和保留潜在和已招募的受试者的个人信息
利益申报	28	整个研究的主要研究者和各个研究中心的主要研究者的经济上或其他竞争利益

续表

条目	编号	描述
数据获取	29	陈述谁能获取最终数据库,及限制研究者获得这些数据的合同协议的披露
附属和研究后的护理	30	若有,附属及研究后的护理,及对于参与研究而导致危害的受试者的赔偿
传播政策	31a	研究者及发起者将研究结果与受试者、医务人员、公众及其他相关团队传播的计划(如通过发表、在结果数据库中报告或其他数据分享的安排),包括任何发表限制
	31b	作者资格指引,意图使用专业作者的说明
	31c	若有,授予公众获得完整的研究方案、受试者层面的数据库及统计编码的计划
附录 知情同意材料	32	提供给受试者和授权代理人的知情同意书模板和其他相关文件
生物样本	33	如适用,在当前的临床研究或将来的附属研究中需生物样本进行基因或分子研究,其收集、实验室评价及储存的计划

附录 8-2　《药物临床试验质量管理规范》对于试验方案的规定

附表 8-2-1　《药物临床试验质量管理规范》对于试验方案的规定

编号	条目	描述
1	基本信息	(1)试验方案标题、编号、版本号和日期 (2)申办者的名称和地址 (3)申办者授权签署、修改试验方案的人员姓名、职务和单位 (4)申办者的医学专家姓名、职务、所在单位地址和电话 (5)研究者姓名、职称、职务,临床试验机构的地址和电话 (6)参与临床试验的单位及相关部门名称、地址
2	研究背景资料	(1)试验用药品名称与介绍 (2)试验药物在非临床研究和临床研究中与临床试验相关、具有潜在临床意义的发现 (3)对受试人群的已知和潜在的风险和获益 (4)试验用药品的给药途径、给药剂量、给药方法及治疗时程的描述,并说明理由 (5)强调临床试验需要按照试验方案、本规范及相关法律法规实施 (6)临床试验的目标人群 (7)临床试验相关的研究背景资料、参考文献和数据来源
3	描述临床试验的目的	
4	临床试验的科学性和试验数据的可靠性,主要取决于试验设计,试验设计要点	(1)明确临床试验的主要终点和次要终点 (2)对照组选择的理由和试验设计的描述(如双盲、安慰剂对照、平行组设计),并对研究设计、流程和不同阶段以流程图形式表示 (3)减少或者控制偏倚所采取的措施,包括随机化和盲法的方法和过程;采用单盲或者开放性试验需要说明理由和控制偏倚的措施 (4)治疗方法、试验用药品的剂量、给药方案;试验用药品的剂型、包装、标签 (5)受试者参与临床试验的预期时长和具体安排,包括随访等 (6)受试者、部分临床试验及全部临床试验的"暂停试验标准""终止试验标准"

编号	条目	描述
		（7）试验用药品管理流程
		（8）盲底保存和揭盲的程序
		（9）明确何种试验数据可作为源数据直接记录在病例报告表中
5	临床和实验室检查的项目内容	
6	受试者的选择和退出	（1）受试者的入选标准 （2）受试者的排除标准 （3）受试者退出临床试验的标准和程序
7	受试者的治疗	（1）受试者在临床试验各组应用的所有试验用药品名称、给药剂量、给药方案、给药途径和治疗时间以及随访期限 （2）临床试验前和临床试验中允许的合并用药（包括急救治疗用药）或者治疗，和禁止使用的药物或者治疗 （3）评价受试者依从性的方法
8	制订明确的访视和随访计划	包括临床试验期间、临床试验终点、不良事件评估及试验结束后的随访和医疗处理
9	有效性评价	（1）详细描述临床试验的有效性指标 （2）详细描述有效性指标的评价、记录、分析方法和时间点
10	安全性评价	（1）详细描述临床试验的安全性指标 （2）详细描述安全性指标的评价、记录、分析方法和时间点 （3）不良事件和伴随疾病的记录和报告程序 （4）不良事件的随访方式与期限
11	统计	（1）确定受试者样本量，并根据前期试验或者文献数据说明理由 （2）显著性水平，如有调整说明考虑 （3）说明主要评价指标的统计假设，包括原假设和备择假设，简要描述拟采用的具体统计方法和统计分析软件。若需要进行期中分析，应当说明理由、分析时点及操作规程 （4）缺失数据、未用数据和不合逻辑数据的处理方法 （5）明确偏离原定统计分析计划的修改程序 （6）明确定义用于统计分析的受试者数据集，包括所有参加随机化的受试者、所有服用过试验用药品的受试者、所有符合入选的受试者和可用于临床试验结果评价的受试者
12	质量控制	实施临床试验质量控制和质量保证
13	伦理	该试验相关的伦理学问题的考虑
14	数据管理	说明试验数据的采集与管理流程、数据管理与采集所使用的系统、数据管理各步骤及任务，以及数据管理的质量保障措施
15		如果合同或者协议没有规定，试验方案中通常包括临床试验相关的直接查阅源文件、数据处理和记录保存、财务和保险

附录 8-3 统计分析计划常用图表模板

1. 受试者特征 见附表 8-3-1~ 附表 8-3-3。

附表 8-3-1 受试者分布情况

中心	试验组				对照组				合计			
	入选	FAS	PPS	SS	入选	FAS	PPS	SS	入选	FAS	PPS	SS
1												
...												
合计												

附表 8-3-2 入组受试者及统计分析集

入组情形	例数（占比）	试验组	对照组
随机入组	n（%）		
完成试验	n（%）		
试验期间脱落	n（%）		
不符合入组条件	n（%）		
违背研究方案	n（%）		
...			
全分析集	n（%）		
符合方案集	n（%）		
安全性集	n（%）		

附表 8-3-3 完成治疗周期情况

时间	例数（占比）	试验组	对照组
1 周	n（%）		
2 周	n（%）		
3 周	n（%）		
4 周	n（%）		
...			

2. 受试者的一般信息比较 见附表 8-3-4 和附表 8-3-5。

附表 8-3-4 受试者基线人口学特征比较

指标		总计	试验组	对照组	统计量	P
分类变量	类别 1					
	类别 2					
	合计					
连续变量	例数					
	平均值（SD）					
	最小值, 最大值					
	中间值（Q1-Q3）					

附表 8-3-5 受试者基线既往病史和合并用药情况的比较

		总计	试验组	对照组	统计量	*P*
既往手术史	合计（缺失）					
	无,*n*(%)					
	有,*n*(%)					
既往化疗史	合计（缺失）					
	无,*n*(%)					
	有,*n*(%)					
既往外伤史	合计（缺失）					
	无,*n*(%)					
	有,*n*(%)					
既往肿瘤史	合计（缺失）					
	无,*n*(%)					
	有,*n*(%)					
合并用药	合计（缺失）					
	无,*n*(%)					
	有,*n*(%)					
…						

3. 主要有效性评价 见附表 8-3-6。

附表 8-3-6 主要有效性指标（以计数资料为例）

中心		FAS		PPS	
		试验组	对照组	试验组	对照组
1 中心	合计（缺失）				
	有效,*n*(%)				
	无效,*n*(%)				
2 中心	合计（缺失）				
	有效,*n*(%)				
	无效,*n*(%)				
…					
合计	合计（缺失）				
	有效,*n*(%)				
	无效,*n*(%)				

4. 次要有效性评价 见附表 8-3-7。

附表 8-3-7 次要有效性指标（以计数资料为例）

中心	检验方法	FAS		PPS	
	率差 95% *CI*	CI_L	CI_U	CI_L	CI_U
1 中心					
2 中心					
…					
合计					

5. 安全性分析 见附表 8-3-8~ 附表 8-3-10。

附表 8-3-8 受试者用药与暴露的程度

指标		总计	试验组	对照组	统计量	P
分类变量	类 1					
	类 2					
	合计					
连续变量	例数					
	平均值（SD）					
	最小值，最大值					
	中间值（Q1–Q3）					

附表 8-3-9 不良事件情况

指标	试验组		对照组		统计量	P
	例次	例数，发生率 /%	例次	例数，发生率 /%		
不良事件（AE）						
不良反应						
严重不良事件（SAE）						
严重不良反应						
重要不良事件						
导致脱落的不良事件						
导致脱落的不良反应						

附表 8-3-10 临床实验室检查前后交叉表

组别	治疗前	治疗后				
		正常	异常无临床意义	异常有临床意义	未查	合计
试验组	正常					
	异常无临床意义					
	异常有临床意义					
	未查					
	合计					
对照组	正常					
	异常无临床意义					
	异常有临床意义					
	未查					
	合计					

第九章　临床研究方法学

　　临床研究推动了人类健康事业的向前发展,不管经过多少体外和动物实验,最终的依据是通过临床研究获取循证证据。临床研究方法是专门用于指导和开展临床研究的科学理论和方法,随着数理统计学在临床研究领域应用的广泛深入,随着临床研究水平的不断提升,临床研究方法亦不断发展,创新的临床研究设计类型和方法层出不穷。

　　通过随机样本推断总体性质是统计推断的核心思想,各种假设检验方法均建立在概率论的基础上,故所分析样本的随机性是进行假设检验的前提。然而,在临床研究实践中,随机抽样常难实施,组间的可比性问题存在挑战。传统的单因素及多因素统计分析方法常常获得相关关系而非因果关系。

　　验证因果关系是临床研究的终极目标,本章将介绍因果推断理论及因果效应的常用估计方法,并详细阐述随机对照试验(RCT)能够进行因果推断的根本原因。然而,RCT 在结论上的局限性,使得其外推于临床实际应用时面临挑战;受样本、时间以及费用等因素的影响,RCT 研究的疾病种类、应用范围受到很大限制;而且,并非所有临床试验都可以进行随机对照试验。因此,大样本的现实世界研究(real world study, RWS),又称真实世界研究是 RCT 的有益补充,本章将具体介绍 RWS 的类型、应用领域,并结合案例进行阐述。

　　临床试验(clinical trial)是临床研究中以人体(正常人或患者)为研究对象,在受试者(或其监护人)知情同意、监管部门依法管理、科学家严格控制的条件下所开展的系统性、干预性科学研究。药物研发日益趋于全球化,药物的全球同步研发是一种共享资源的开发模式,可减少临床试验的重复,缩短地区或国家间药品上市的延迟,提高患者获得新药的可及性。在多个国家或区域的多个中心按照同一临床试验方案、同期开展的临床试验称为国际多中心临床试验,本章将围绕国际多中心临床试验的难点问题,一一展开并进行详尽介绍。此外,相对于其他疾病,肿瘤临床试验面临诸多新的挑战,该应用领域的方法学研究备受关注,本章将结合经典案例,介绍肿瘤临床试验中的创新性设计。

　　随着信息技术的发展,大数据的方法和思想已在医疗行业生根发芽,本章结合大数据时代热点,重点介绍医疗大数据的特点、标准规范、数据治理和管理、相关技术平台及经典案例,帮助研究者拓展数据科学方法学视野。

第一节　临床研究与因果推断

一、经典统计学思维

　　医学统计学是运用概率论和数理统计等数学的原理和方法,研究医学领域中资料的搜集、整理、分析和推断,是以特定的、严格的思维形式和思维程序为基础的应用学科。从医学实际问题出发,引入统计学思维、原理和方法,阐述医学实际问题。

生物性个体变异的观念贯穿于经典统计学思维中,各种医学指标有不同的分布,抽样误差不可避免但具有规律,个体所显示的不确定性和样本所显示的不确定性是客观、普遍存在的,但其内在规律是统计推断的理论基础。

经典统计学思维为归纳推理型,在同质的基础上对样本信息进行比较、分析、概括,并依据概率通过逻辑推理得出结论,属于从个别到一般的归纳推理型思维。假设检验是经典统计学中的一个极其重要的理论问题,其中包含诸多方法,大部分统计分析都不可避免地涉及假设检验的应用。假设检验以确立的假设总体为依据,从中获得手头样本(含与总体参数偏离更大的样本)的概率,通过对此概率的界定做出结论。假设检验的实施有两大前提,其一为确认指标或数据分布的意义,因为由样本得出的指标或样本数据形成的分布是假设检验运作的载体,而检验的唯一功能就是针对此指标或数据分布做出结论。如果指标或数据分布本身的意义不确切乃至不成立,则检验所得的"结论"将全然失去其价值,这一前提在临床研究实践中,尤其大样本研究中,不难获得;其二为确认样本的随机性,各种假设检验方法均建立在概率论的基础上,故所分析样本的随机性是进行假设检验的又一前提,然而在临床研究实践中,随机抽样常常无法实施,现有的医疗大数据大多并非总体。

随机化分组技术使得参加临床研究的每一位受试者都有同等的机会被分配到某处理组中,而不受研究者或受试者主观意愿的影响,使得各处理组的各种非处理因素在组间的分布趋于相似。随机分组前提下,可控制已测量和未测量的混杂因素,进而通过假设检验比较组间差异。然而,临床研究实践中,随机化后可能出现伴发事件(intercurrent events),包括使用其他治疗、停止治疗、治疗转组或出现终端事件(如其他原因的死亡)等,这些事件并非临床研究所关心,但会影响疗效的估计,这些事件带来的偏倚无法通过随机化方法来解决。因此,随机化如被破坏,难以获得真实的研究结果。

随机对照试验具备因果推断的前提,蕴含因果推断的统计学思考。在临床研究中,将因果推断思考贯穿研究始终,才能最终获得因果关系。

二、因果推断中的几个概念

(一)相关关系与因果关系

相关关系(association,correlation)即两变量存在共变关系,当一个变量增大时,另一个变量也随之增大(或随之减少)。因果关系(causation)是指一个事件(即"因")和第二个事件(即"果")之间的作用关系,其中后一事件被认为是前一事件的结果。相关关系并非因果关系,例如,在某项研究中发现锻炼时长与血脂存在正相关关系,即锻炼时间越长血脂越高,显然不符合常理,然而在控制年龄因素(每10岁为一个年龄组)的影响后,每个年龄段的锻炼时长与血脂均有负相关关系,即锻炼时间越长血脂越低。由于剔除了年龄的影响,假设不存在其他混杂因素,就可以将锻炼时长与血脂的负相关关系归结于锻炼与血脂水平有负向的因果效应。

图 9-1 形象地展示了相关关系和因果关系。研究人群分为干预组(treated)和非干预组(untreated),因果关系是比较研究人群全体接受干预(all individuals treated)与全体不接受干预(all individuals untreated)的差异,而相关关系是比较研究人群中干预组与非干预组的差异。因果关系是回答如果"研究人群每个人都接受干预将会怎样,如果每个人都不接受干预又将会怎样?"的问题,而相关关系只能回答现实世界中,干预组和非干预组的风险问题。

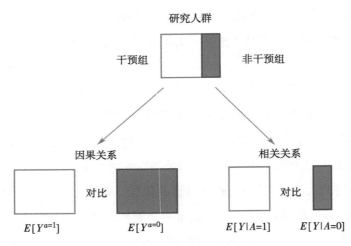

图 9-1 相关关系和因果关系

因果关系才是临床研究的最终目标。

（二）因果推断、因果效应与反事实潜在结局

因果推断（causal inference）是临床医学研究中亘古不变的核心问题，无论是探索疾病的病因抑或是观察某种新药对疾病的治疗效果。因果推断反映了一种在设计和分析过程中对混杂、偏倚等干扰的审慎考虑，从而在声明"因果关系"时能尽所能排除各种误判的可能。

1974 年，DB Rubin 正式提出潜在结局（potential outcome）框架（图 9-2）。以二分类干预因素为例，每个个体存在两种潜在结果，即接受干预 y_i^1 和不接受干预 y_i^0。

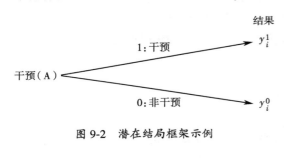

图 9-2 潜在结局框架示例

个体因果效应（individual causal effect）定义为：$y_i^1-y_i^0$。然而，由于同一个个体不可能同时接受两种不同的处理，这种因果效应是"反事实的"（counterfactual），在现实中并不存在。通常，临床研究中的因果效应为平均因果效应（average causal effect），即研究人群接受干预的平均潜在结果与不接受干预时的平均潜在结果的差值。

（三）平均因果效应的估计假设

在满足以下 3 个假设的前提下，才可获得平均因果效应的估计值。

假设 1：可交换性（exchangeability）

针对干预组受试者，假设这组受试者没有接受干预，其成员将会发生什么？判断这一想象中的结果与实际没有接受干预的小组情况是否一致。如果一致，则满足可交换性，即研究中不存在混杂因素的影响。

假设 2：一致性 / 明确的干预（consistency or well-defined intervention）

此假设要求每一位受试者有明确的分组，且观察结果等于潜在结果。

假设 3：正定性（positivity）

此假设要求受试者接受各种处理的概率均大于 0，即既有在干预组的个体，又有在非干预组的个体。

三、随机对照研究中的因果推断元素

从上述潜在结局框架可知,要评价一种药物的疗效,最理想的方法是评价同一个受试者同时接受试验药物和安慰剂对照治疗,利用得到的使用试验药物的效果与使用对照药物的效果之差来评价。然而,事实上这是做不到的,因为分身无术,同一个受试者一次只能接受一种处理。

（一）随机化技术中的因果推断元素

Hill 早在 1948 年就在 *British Medical Journal* 发表了世界上第一篇应用随机对照设计方案的论文。该论文首次将严密的数理统计理论应用于临床医学的科研设计,并成功地探讨了链霉素对肺结核的疗效。1990 年,93 岁的 Hill 在回忆录中说:"自 1937 年我的著作出版后,我一直在寻找机会将随机化应用于临床试验,10 年后机会终于来了,而我也早已准备好了"。

所谓随机化（randomization）分组是指使参加临床研究中的每一位受试者都有同等的机会被分配到某处理组中,而不受研究者或受试者主观意愿的影响。随机化分组的意义在于可以使得各处理组间的各种非处理因素,无论是已知或未知的,在组间的分布皆趋于相似,使组间基线具有可比性,从而避免处理组和对照组之间的系统差异。

受试者接受随机化分组后,存在两种潜在结果（potential outcome）,即受试者接受处理组（$D=1$）的结果和受试者接受对照组（$D=0$）的结果,具体表示如下:

$$潜在结果 = \begin{cases} Y_i(0), & 如果\ D_i=0 \\ Y_i(1), & 如果\ D_i=1 \end{cases}$$

之所以称为潜在结果是因为两个结果是受试者本身应该具备的,只不过不能同时显现出来,如果没有显现就无法观测到。例如,受试者无论是否服药,都有服药和未服药两种情况下的潜在身体健康结果。对于未服药的受试者,服药的潜在结果没有观测到。在现实中没有观测到的状态也称为反事实（counterfactual）状态。

通常在临床研究中,所关心的因果效应为处理组平均因果效应（average treatment effect among the treated, ATT）,即处理组个体接受处理条件后的平均潜在结果 $E(y_1|z=1)$ 与处理组个体接受对照条件后的平均潜在结果 $E(y_0|z=0)$ 的差值,即 ATT $= E(y_1|z=1)-E(y_0|z=0)$。直接从观察结果估计 ATT 时,会遇到一个问题,根据反事实理论,并不能同时观察处理组个体接受处理条件和对照条件的两个潜在结果（实际观察结果和未能观察到的反事实结果）,这也是因果推断的一个核心问题、核心难点。在随机对照试验中,试验组与对照组是随机分配的,基于反事实的一致性假设,即试验组的受试者如果接受对照组的治疗,可以得到与当前对照组一致的结果,反之亦然。因此,对照组的观察结果是试验组受试者接受对照组治疗的潜在结果的一个无偏估计,从而能够得到 ATT 的无偏估计值,这也是随机对照试验可以进行因果推断的主要原因。

（二）分析数据集中的因果推断元素

随机对照试验的统计分析中,根据不同的分析目的往往需要定义不同的数据集,数据集的定义是统计分析计划（SAP）的重要组成部分。最常用的数据集有全分析集（FAS）、符合方案集（PPS）和安全数据分析集（SS）。其中,FAS 一般是临床试验疗效的主分析集,常常定义为按照意向性治疗（ITT）原则,所有随机化并有记录接受至少 1 次研究治疗的受试者,为一种调整过的 ITT 数据集（modified ITT, mITT）。可见,ITT 原则是分析数据集定义的重要原则,即以意向性治疗（即计划的治疗方案）为基础进

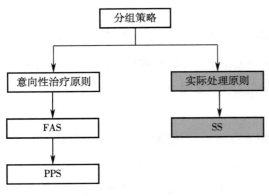

图 9-3 常见分析数据集示意图

行评价,不以实际给予的治疗为基础进行评价,计划被分到某处理组的受试者即应作为该组成员被随访、评价和分析,无论其是否依从方案。常见分析数据集见图 9-3。

在随机对照试验中,随机化分组是控制混杂的重要手段,各处理组间基线是均衡的。在试验实施过程中,需要维护这种均衡性。只有这样,对照组的观察结果才能作为试验组受试者接受对照组治疗的潜在结果的无偏估计,因而基于 ITT 原则的分析集通常定义为主要分析集。尽管基于 ITT 数据集的分析往往属于一种保守的估计,在统计学上是有偏估计,但是控制了 I 类错误,符合药品审评的一般原则。PPS 集是 FAS 集的一个子集,这些受试者符合试验方案、依从性好,试验期间未服用禁止药物,完成病例报告表(CRF)规定填写内容等。然而,PPS 集人群有可能破坏了随机化分组,组间存在基线不均衡的风险。实际工作中,ITT 分析与 PPS 分析相结合是十分重要的,结论一致可以加强结论的可靠性。这一常规做法,是 Hill 因果推断标准中"关联可重复性"的重要体现。

(三)亚组分析中的因果推断元素

所谓亚组(subgroup)是指临床试验中所有受试者按照某个基线特征定义的一个子集(subset)。亚组分析是针对亚组进行的统计分析。

异质性(heterogeneity)是基于临床结局测量的,处理效应在方向或者尺度上的非随机变异,与目标患者群体或临床研究人群中影响预后或预测治疗效果的因素的差异程度有关。人群的异质性越强,在明确的亚组中调查治疗效果就越重要。通常采用森林图(forest plot)展示亚组分析的结果,当相关亚组在治疗效应的方向和尺度上基本一致时,能为研究的整体结论外推到研究患者总体增加说服力。

随机对照临床试验能够进行因果推断,但只能针对满足入、排标准的特定人群进行评价,如果存在异质性问题,则"关联的可重复性"这一重要标准无法满足,难以进行明确的因果推断。异质性的问题越来越受到重视,尤其是新药注册的确证型研究。对于已知的导致异质性的因素,如不同年龄组、不同性别、是否抽烟、是否有某种并发症、适应证的亚型等,应当在临床研究中定义亚组进行亚组分析。异质性的评价常常通过检验基线因素与处理因素的交互作用,临床研究目标人群的异质性越大,亚组分析越关键。

亚组分析包括两种情况:预先指定的分析(prespecified analysis)和事后分析(post-hoc analysis)。事先设计的亚组分析需要在设计时将亚组作为一个因素进行分层随机,维持亚组的随机性,从而保持随机化技术在亚组中的因果推断作用。另外还需考虑亚组分析的检验效能(针对亚组进行样本量估计),需要考虑多重比较的 I 类错误校正等问题。因此,只有预先指定的亚组分析才可能提供因果推断标准的"实验证据",从而回答研究因素在某个特定人群中是否有效的问题,解释异质性的来源。即使整个目标人群结果没有统计学意义,亚组的意义也能提供有效证据。而事后亚组分析或事先没有分层随机的亚组分析,亚组人群可能缺乏随机性;事后定义的亚组人群的分析,易受结果导向性影响进行"P 值"挖掘的不当分析,假阳性结果风险较大。因此,事后亚组分析属探索性分析,仅用于评估临床研究结论的敏感性或稳健性,试验内部的一致性,或探索影响因素,为后续研究设计提供线索(图 9-4)。

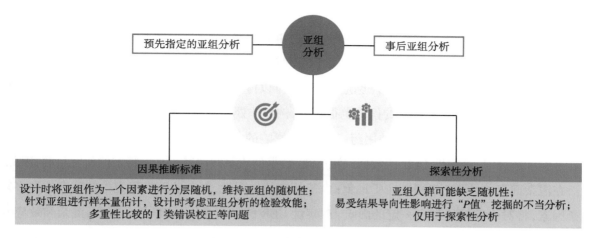

图 9-4　亚组分析中的因果推断元素

四、观察性疗效比较研究中的因果推断挑战

美国联邦协调委员会（Federal Coordinating Council）将观察性疗效比较研究（comparative effectiveness study，CER）定义为：在"现实世界"环境下，比较不同预防、诊断、治疗和监测健康状况的干预措施和策略的利弊，旨在通过研究向患者、临床医师和其他决策者提供和发布基于证据的信息，以改善健康状况，同时回应大家所关心的问题，即"怎样的干预对特定情况的患者最为有效？"这个问题是临床研究中最为关心的，因此观察性疗效比较研究在临床研究中应用十分广泛。

（一）各类偏倚对因果关系的影响

偏倚是随机误差以外的，可导致研究结果与真实情况差异的系统误差。偏倚主要包括三类：选择偏倚（selection bias）、混杂偏倚（confounding bias）和信息偏倚（information bias）。

1. 选择偏倚　指被选入研究中的研究对象与没有选入研究的对象在特征上的差异所导致的系统差异。在确定研究样本、选择对照组时有发生选择偏倚的风险，在资料收集过程中研究对象失访或者无应答也可能导致选择偏倚，常见的选择偏倚有：①入院率偏倚（Berkson's bias），即当以医院患者作为研究对象进行研究时，由于不同患者入院率的不同所导致的系统差异；②现患病例 - 新发病例偏倚（Neyman bias），是指以现患病例为对象进行研究和以新发现病例为对象进行研究时相比较，因研究对象的特征差异所导致的系统误差；③无应答偏倚，即由于种种原因没有对调查信息予以应答的研究对象的患病状况以及某些研究暴露因素的情况与应答者可能不尽相同，从而导致系统误差；④易感性偏倚，即研究对象暴露于某可疑致病因素与否与许多主客观原因有关，有可能直接或间接地影响研究对象对所研究疾病的易感程度，从而导致某因素与某疾病间的虚假关联等。

2. 混杂偏倚　混杂因素（confounder）又称外来因素（extraneous factor），与干预因素和研究结局皆相关，但不是暴露 - 结局的因果关系通路上的中间变量，该因素的存在将歪曲（夸大或缩小）暴露因素和结局的真实关联。混杂可分为已知且已测量混杂（measured confounder）和未知或未测量混杂（unmeasured confounder），混杂可能来自研究的任何一个环节，观察性 CER 尤为突出。

在设计时，观察性 CER 中的干预/治疗措施并非由研究者额外施加，而是取决于常规的临床医疗实践模式，由于患者的选择一般不加特别的限制条件，且缺乏随机分组，混杂因素在相比较的组别间分布往往是不均衡的。

在实施时,有时干预措施并未标准化,治疗措施可能因患者和医师的交流而改变,也可能因患者的不良反应而改变等。临床指征常易造成一些难处理的混杂因素,例如病情严重的患者倾向于获得治疗或接受更为强化的治疗,患者的身体状况也常是难以测量的一种混杂,尤其是以人群(特别是老年人群)为基础评价干预措施效果时,虚弱的个体(濒危者)通常难以得到多种治疗或预防性治疗,从而影响干预与结局的真实关联。合并用药所产生的偏倚也很常见,例如非处方药,仅仅依靠用药记录或电子病历会低估非处方药的使用,即使有记录的合并用药,其对结局影响的评估也并不容易。

在分析和解释时,观察性 CER 的数据来源广泛,数据的收集并非基于某一特定的研究目的,因此,已知的潜在混杂因素的缺失 / 未测量在所难免;由于认知的局限性,复杂的医学研究中往往存在许多未知的混杂因素,将对研究结论带来一定的影响;观察性 CER 的数据量大、信息量丰富,而混杂和效应修饰(交互作用)都是多因素的结果,基于不同研究设计思路,考虑不同的混杂因素组合,采用不同的混杂因素校正的统计分析方法,得到的结果可能会有所不同,如何保证观察性 CER 的内部真实性也是其面临的最大挑战。

3. 信息偏倚 信息偏倚是在收集研究相关信息时产生的系统误差,原因可来自研究对象、调查者,也可能来自仪器设备或者检测方法。常见的信息偏倚有:①回忆偏倚,研究对象在回忆研究因素信息时,由于准确性和完整性的差异而导致的系统误差;②报告偏倚,在研究信息收集时,由于一些原因,研究对象有意夸大或者缩小某些信息而导致的系统误差;③暴露怀疑偏倚,研究者如事先了解了研究对象患病,可能会采取与其他组不同的措施和方法探寻影响因素,如认真询问病例组,不认真询问对照组,从而导致错误结论;④诊断怀疑偏倚,研究者如事先了解研究对象的处理因素,在主观上倾向于应该或者不应该出现的结果,比如给予试验组比对照组更多地关注,从而导致错误结论;⑤测量偏倚,为研究者对研究对象进行测量时所产生的系统误差,如实验分析时,仪器没有校准,标准不统一,操作员水平参差不齐等都可能影响信息测量的准确性。

由于一般研究中的暴露多为分类测量变量,因此多数情况下信息偏倚即为错分偏倚。观察性疗效比较研究中最常见的是药物暴露错分(drug exposure misclassification)和结局错分(outcome misclassification)。药物暴露信息一般通过医院 EMR、医保数据、药物销售记录等电子数据库识别提取,信息错误和不一致时易导致错分。而疾病诊断编码、药物编码、程序算法、数据提取系统、结局指标完整性等在识别结局指标时均可能存在错分。

以连续变量表示的某些测量值,由于随机误差的存在,在初次测量时可能表现为极端值,即远远地高于或低于人群中的其他对象的相应值,但在以后的多次重复测量中,该对象的上述测量值会出现向这一变量的人群均数靠拢的倾向,称为均数回归趋势(regression to the mean)。均数回归趋势所呈现的变化可能会被当作真实的变化而错误地归因于某种干预措施的效果从而产生信息偏倚。

(二)平均因果效应估计假设的挑战

估计平均因果效应需要满足 3 个假设:可交换性、一致性和正定性。观察性疗效比较研究并未使用随机化技术,存在混杂因素的潜在影响,因此满足可交换性存在挑战。在观察性疗效比较研究中,由于其为"现实世界"环境下,常规诊疗状态下收集的信息,干预的定义常常并未提前进行标准化定义,一致性可能不成立;在观察性疗效比较研究中,正定性也可能不成立,如分析时调整过多变量,使得同一层中没有干预个体也没有非干预个体,将带来随机非正定性;如特定的药物可能在有特定疾病的患者中是禁用的,则将产生结构非正定性。

（三）偏倚控制统计学方法

最理想的办法是在研究设计时就对偏倚进行控制,例如通过随机分组的方法,从源头上控制偏倚的影响。但在观察性疗效比较研究中难以做到,此时可通过严格掌握研究对象入选与排除标准,使得研究对象能较好地代表其相应的总体,同时采取相应措施,提高研究对象的依从性,采用多种对照等方式来避免选择偏倚;采用限制入组条件、分层、配对等方法,避免或减少混杂因素的影响;通过制订严格的资料收集方法、通过盲法采集数据等手段来避免信息偏倚。可见,观察性 CER 也需要严谨的设计和科学的实施,因研究设计考虑不当或不周所导致的偏倚,例如指标或数据缺失、缺少质控等,是无法期待在统计分析阶段来控制的。

1. 选择偏倚控制的统计学方法　Heckman 两阶段分析模型是校正选择偏倚的常用方法。该方法包括两个阶段:处理阶段（treatment effect model）和样本选择（sample selection model）。通过样本选择模型进行选择偏倚的估计。

处理阶段:构建处理效应回归模型

$$Y = \beta' X + \theta D + \mu$$

X 为 Y 的影响因素。D 称为选择指示变量,回归样本为一个子样本,若只纳入了 $D=1$ 的样本则存在选择偏倚。

样本选择:构建选择指示变量 D 模型

$$D^* = \alpha'_0 Z + \alpha'_1 X + \upsilon$$

其中 Z 是会影响 D^*,但不会直接影响 Y 的变量,常为工具变量。若 $D^* \geq 0$,则 $D=1$,反之 $D^* < 0$,则 $D=0$。

根据样本选择模型,计算逆 Mill 比率（inverse Mill ratio, IMR）,IMR 的作用是为每一个样本计算出修正样本选择偏倚的值。

$$IMR = E(\mu \mid D) = \begin{cases} \varphi(\hat{\alpha}'_0 Z + \hat{\alpha}'_1 X) / \Phi(\hat{\alpha}'_0 Z + \hat{\alpha}'_1 X) & if\ D = 1 \\ -\varphi(\hat{\alpha}'_0 Z + \hat{\alpha}'_1 X) / (1 - \Phi(\hat{\alpha}'_0 Z + \hat{\alpha}'_1 X)) & if\ D = 0 \end{cases}$$

其中 $\varphi(\cdot)$ 和 $\Phi(\cdot)$ 分别为标准正态分布的密度函数和累积分布函数。将计算所得 IMR 加入基于研究人群的处理效应模型中进行选择偏倚的校正。

案例分析:2011 年 6 月,英国 BBC 实验室开展了一项基于互联网的调查,研究贫困水平（index of multiple deprivation, IMD）是否为精神损害（mental distress）的原因。调查内容包含年龄、种族、受教育程度、工作情况、收入情况、社会关系状况等。互联网调查具备一定优势,如数据采集方式便捷,节约成本,自动采集数据可减少人工采集差错等,但存在不足之处,尤其选择性偏倚实难杜绝。

该研究采用 Heckman 两阶段分析模型（图 9-5）进行选择偏倚的校正,是否参加网络调查为自我选择过程,样本选择模型中,除了常规协变量外,增加“是否居住在郊区”（rural residency）这一协变量,该变量与 BBC 覆盖区域（英国东南部主城区）有相关性,但与研究结局无相关性。

结果表明,控制选择偏倚后,贫困水平为发生精神损害的原因（表 9-1）。

处理效应模型：

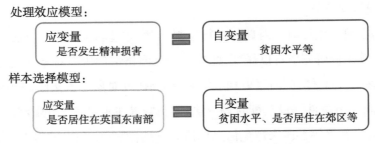

图 9-5 Heckman 两阶段分析模型示意图

表 9-1 Heckman 两阶段模型部分结果

模型	变量	Heckman 两阶段模型
处理效应模型		
	一级 IMD	$-0.13 \ (-0.239, -0.013)$
	二级 IMD	$-0.17 \ (-0.281, -0.066)$
	三级 IMD	$0.15 \ (-0.255, -0.043)$
	四级 IMD	$0.21 \ (-0.328, -0.098)$
样本选择模型		
	一级 IMD	$0.25 \ (0.196, 0.297)$
	二级 IMD	$0.22 \ (0.171, 0.273)$
	三级 IMD	$0.26 \ (0.208, 0.309)$
	四级 IMD	$0.37 \ (0.323, 0.424)$
	是否居住郊区	$-0.38 \ (-0.426, -0.338)$

2. 混杂因素的常用控制统计学方法　根据混杂因素的不同类型，选择恰当的统计学分析方法。

（1）已知并可测量混杂因素常用控制方法——倾向性评分法：倾向性评分法（propensity score methods）由 Rosenbaum 和 Rubin 于 1983 年首次提出。它是多个协变量的一个函数，用于处理观察性研究中组间协变量分布不均衡的问题。PS 是根据已知协变量的取值（X_i）而计算的第 i 个个体分入观察组的条件概率：

$$e(X) = P(G=1 \mid X)$$

这里 G 表示组别或干预因素，$G=1$ 表示该个体在观察组，$G=0$ 表示该个体在对照组；X 为协变量向量（$x_1, x_2, \cdots, x_m$）。假定个体 i 所在组别与协变量无关，即分组变量 G 与协变量 X 相互独立，若 PS 用传统的 Logistic 回归（也可采用 Probit 回归）方法计算，即以组别 G 为因变量，以所要控制的因素为自变量建立模型：

$$\text{logit}[P(G=1 \mid X)] = \alpha + \beta_1 x_1 + \cdots + \beta_m x_m$$

将每个个体的协变量取值代入模型中，即可估计得到该个体的倾向评分：

$$PS = P(G=1 \mid X) = \frac{e^{\alpha + \beta_1 x_1 + \cdots + \beta_m x_m}}{1 + e^{\alpha + \beta_1 x_1 + \cdots + \beta_m x_m}}$$

可见，PS 是给定协变量 X 的条件下，个体接受处理（$G=1$）的概率估计。PS 法本身不是控制混杂的，

而是通过 PS 匹配（propensity-score matching），PS 分层（stratification/subclassification），逆概率加权方法（inverse probability of treatment weighting，IPTW）等，不同程度地提高对比组间的均衡性，从而削弱或平衡协变量对效应估计的影响，达到"类随机化"的效果，又称为事后随机化。

案例分析：Noah 等学者基于 2009 年 9 月 3 日至 2010 年 1 月 31 日的 SwiFT（Swine Flu Triage）项目的研究数据，比较体外膜氧合（ECMO）技术对甲型流行性感冒（H1N1）引起的急性呼吸窘迫综合征（acute respiratory distress syndrome，ARDS）的疗效，是一项基于现有医疗数据的疗效比较研究。SwiFT 项目中共有来自 193 家医院的 1 756 名患者，少数病例病情进展迅速，可出现 ARDS，伴多器官功能障碍，导致死亡。由于严重呼吸衰竭，其中 80 名患者接受了 ECMO 治疗，1 676 名患者未接受 ECMO 治疗，经筛选后有 195 例未接受 ECMO 患者可用于对照。研究的主要目的是分析 ECMO 治疗是否能控制疾病，降低病死率。可能影响结局的指标有：连续机械通气的天数；吸入气氧浓度（fractional concentration of inspired oxygen，FIO$_2$）；氧分压（partial pressure of oxygen，PaO$_2$）与 FIO$_2$ 比值；序贯器官衰竭评估分数；年龄；妊娠状态；体重指数 BMI；H1N1 诊断（确诊或疑似）；是否用过一氧化氮吸入、高频振荡；是否辅助心血管支持、辅助肾功能支持、抗病毒治疗等。这些指标在 ECMO 治疗组和非 ECMO 治疗组分布是不均衡的。该研究采用变量匹配、PS 匹配和 GenMatch 匹配 3 种匹配方式，为观察组中的每位患者在对照组中寻找一个合适的匹配，以构建组间均衡的新的分析数据集。匹配前后部分指标的比较结果见表 9-2。PS 法和 GenMatch 法均成功匹配了 75 对患者，匹配成功率为 93.8%；变量/个体匹配法成功匹配了 59 对患者，匹配成功率为 73.8%。通过表 9-2 结果可知，匹配前组间并不均衡的指标经过匹配，均达到了均衡的效果。

表 9-2 观察组和对照组部分指标匹配前后比较

匹配方法	PaO$_2$/FIO$_2$ (Mean ± SD)/mmHg	FIO$_2$=1.0 例数/例	FIO$_2$=1.0 例数占比/%	PaO$_2$/FIO$_2$ (Mean ± SD)/mmHg	FIO$_2$=1.0 例数/例	FIO$_2$=1.0 例数占比/%
匹配前	54.9 ± 14.3	60	80.0	68.4 ± 16.9	168	34.6
PS 匹配	54.9 ± 14.3	60	80.0	54.9 ± 13.9	63	84.0
GenMatch 匹配	54.9 ± 14.3	60	80.0	55.2 ± 11.5	60	80.0
个体匹配	53.2 ± 13.5	48	81.4	53.0 ± 11.6	48	81.4

数据来源：NOAH MA, PEEK GJ, FINNEY SJ, et al. Referral to an extracorporeal membrane oxygenation center and mortality among patients with severe 2009 influenza A（H1N1）. JAMA, 2016, 306（15）: 1659-1668.

住院期间的死亡风险比（RR）为主要疗效指标，基于匹配后数据，采用配对的条件 Poisson 回归进行分析，标准误的估计采用 bootstrap 方法估计，两组住院病死率比较如下，个体匹配法：23.7% vs 52.5%（P=0.006），RR=0.45（95%CI 0.26~0.79）；PS 匹配法：24% vs 46.7%（P=0.008），RR=0.51（95%CI 0.31~0.84）；GenMatch 匹配法：24% vs 50.7%（P=0.001），RR=0.47（95%CI 0.31~0.72）。为了评价匹配因素的选择是否影响结果，该研究进行了敏感性分析，分别从匹配因素中剔除：①吸氧分数 FIO$_2$<1.0；②转运至 ECMO 治疗中心但未采用 ECMO 支持者；③疑似患者；④同时剔除上述 3 个因素重新进行分析，考察不同情况下结果的稳定性。敏感性分析表明，减少一些匹配因素，结果是一致的。研究结论：ECMO 能够降低 H1N1 相关 ARDS 患者的住院病死率，且 3 种匹配方法结果一致，增加了结论的可靠性。

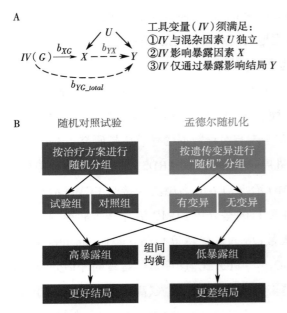

A

工具变量（IV）须满足：
①IV与混杂因素 U 独立
②IV影响暴露因素 X
③IV仅通过暴露影响结局 Y

B

| 随机对照试验 | 孟德尔随机化 |

按治疗方案进行随机分组 → 试验组 对照组 → 高暴露组 更好结局

按遗传变异进行"随机"分组 → 有变异 无变异 → 低暴露组 更差结局

组间均衡

图 9-6 工具变量法示意图

上述案例的应用是十分成功的，H1N1 导致的 ARDS 病例并不多见，尤其在 H1N1 大流行后就没有这类病例了，进行 RCT 几乎不可能，利用现有资料借助匹配的方式进行分析成为有效的研究手段。该研究采用多种匹配方式并行，并通过匹配因素的敏感性分析有效提高了结论的可靠性。

（2）未知或未测量混杂因素常用控制方法——工具变量法：工具变量法由 PG. Wright 于 1928 年首次提出，最早应用于经济和社会学。最近开始用于流行病学领域对未测量混杂因素的控制。工具变量（instrumental variables, IV）需满足：与所研究的干预相关；与结局无关，仅通过干预因素影响结局；独立于混杂因素（图 9-6）。工具变量的作用和随机分组异曲同工，随机分组与所有混杂因素无关，与实际接受的治疗相关，只有通过治疗影响结局，因而事实上，随机分组变量就是一个工具变量。既往报道的研究中，曾采用日历时间、医疗保险类型、与医院的距离、医师处方偏好等作为工具变量进行混杂因素的控制。

近年来迅猛发展的孟德尔随机化（Mendelian randomization, MR）方法，利用遗传变异（如单核苷酸多态性，SNP）作为工具变量进行因果推断，MR 方法根据孟德尔遗传定律，亲代的等位基因随机分配给子代，此过程相当于随机对照试验中的随机分组过程，MR 法被称为天然的随机对照试验。

案例分析：血小板是凝血和炎症机制中的关键因素，活化血小板通过多种机制与癌症风险有关。然而，血小板与肺癌风险之间的因果关系尚不清楚。Zhu 等学者利用大规模的 GWAS（genome-wide association）研究中的统计结果，寻找与血小板计数相关的 SNPs 作为工具变量集，分析血小板与肺癌风险之间的关联。

该研究寻找到 6 个 SNPs（rs17030845、rs6141、rs3792366、rs210134、rs708382、rs6065）满足工具变量的条件，将其作为工具变量集进行混杂因素控制，肺癌类型考虑非小细胞肺癌（non-small cell lung cancer, NSCLC）、腺癌（adenocarcinoma, AC）、鳞状细胞癌（squamous cell carcinoma, SCC）、小细胞肺癌（small cell lung cancer, SCLC），其中 multiple IVs 为 6 个 SNPs 组成的工具变量集的结果，其余为单工具变量分析结果。从结果可知，血小板计数每升高 100×10^9/L，NSCLC 风险提高 62%（95%CI, 1.15~2.27, P=0.005），SCLC 风险提高 2 倍（OR, 3.00; 95%CI, 1.27~7.06, P=0.01）。

研究者为了进一步验证结论的稳健性，采用了 5 种敏感性分析方法：惩罚的逆方差加权（penalized inverse-variance weighted），稳健的逆方差加权（robust inverse-variance weighted），MR-Egger 法，惩罚的 MR-Egger 法及稳健的 MR-Egger 法，结果表明 NSCLC 风险与血小板计数的关联没有统计学意义，而 SCLC 风险与血小板计数存在因果关联。

3. 信息偏倚的控制方法　错分偏倚在所比较组内的分布可以相同，也可以不同，可用错分的灵敏度和特异度来表示。

$$错分灵敏度（Se）= \frac{正确查出有暴露史者}{实际有暴露史} \times 100\%$$

$$错分特异度（Sp）= \frac{正确查出无暴露史者}{实际无暴露史者}×100\%$$

根据表 9-3 中真实的和错分的暴露状况，可分别计算出错分灵敏度和特异度。

表 9-3 错分偏倚示例 / 例

	真实状况		错分状况						
	试验组	对照组	试验组			对照组		
			暴露	非暴露	合计	暴露	非暴露	合计
暴露	60	30	54	12	66	18	7	25
非暴露	40	70	6	28	34	12	63	75
合计	100	100	60	40	100	30	70	100

$$真实 OR = \frac{60×70}{40×30} = 3.5$$

$$错分 OR = \frac{66×75}{25×34} = 5.8$$

$$试验组：错分 Se = \frac{54}{60} = 0.9 \qquad 错分 Sp = \frac{28}{40} = 0.7$$

$$对照组：错分 Se = \frac{18}{30} = 0.6 \qquad 错分 Sp = \frac{63}{70} = 0.9$$

当各比较组发生错分的灵敏度和特异度分别相同时，产生的错分偏倚称为均衡性错分（non-differential misclassification），又称无差异错分或非特异性错分。当各比较组发生错分的灵敏度和特异度各不相同时，则称为非均衡性错分（differential misclassification），又称差异错分或特异性错分。

对于均数回归趋势的控制，常用的方法是采用一组重复测量值的均数来代替对象的相应指标测量值。重复测量的次数越多，所获值越稳定，受均数回归趋向的影响越小，当然也需要考虑测量的成本效益。

第二节 真实世界研究

随着大数据时代的来临和数字化技术的发展，医学数据的可及性和采集效率大幅提升，真实世界研究（RWS）成为医学研究的热点之一。RWS 是通过收集真实世界环境中与患者有关的数据，即真实世界数据（real world data，RWD），通过分析，获得医疗产品的使用价值及潜在获益 - 风险的临床证据。基于 RWS 产生的真实世界证据（real world evidence，RWE）提供了洞察药物和医疗器械在日常医疗实践中实际的使用方式、使用问题以及毒性和疗效结果的真实信息。RWE 是对基于随机对照试验（RCT）所收集信息的补充。以肿瘤研究为例，既往 RCT 研究纳入的肿瘤患者仅可代表全部成年肿瘤患者的 5%，且比未纳入研究的 95% 肿瘤患者更加年轻、健康状况更好、异质性更低。RWS 作为临床研究的一种新形式同样需要遵循临床研究的一般原则，经过良好的设计、高质量的数据和可靠的统计方法从而产生高质量 RWE。我国国家药品监督管理局（NMPA）专门针对 RWD 和 RWS 的应用制定了一系列指导意见和指导原则。

一、真实世界数据的来源

RWD 是指来源于日常所收集的各种与患者健康状况、诊疗及保健有关的数据。RWD 是产生 RWE 的基础，并非所有的 RWD 经分析后就能产生 RWD，只有满足适用性的 RWD 经恰当和充分的分析后才有可能形成 RWE。我国 RWD 的来源按照功能类型主要分为医院信息系统数据、医保支付数据、登记研究数据、药品安全性主动监测数据、自然人群队列数据等。

（一）医疗信息系统数据

医疗信息系统数据是产生于临床诊疗过程的记录，主要包括患者的人口学信息、病史、临床症状、诊断、治疗和临床结局等。一般分散储存在电子病历信息系统（EMR）、检验信息系统（LIS）、医学影像存档与通信系统（PACS）、放射科信息系统（radiology information system，RIS）等运营系统内。随着信息技术的不断进步，以大数据集成平台整合各类数据并采用统一窗口进行数据访问，或以病种为单位的结构化专病数据库等可直接应用于临床研究的数据治理与存储方式应用更加广泛。

（二）登记研究数据

登记研究数据是通过有组织的观察性研究开展而采集和保存的预防、临床和其他来源的数据，可用于评价特定疾病、特定健康状况或社区自然人群的临床结局。根据登记研究目的的不同，所纳入的研究人群和随访结局也不同。目前主要包括医疗产品登记研究、疾病登记研究和健康服务登记研究等类别，可用于评价医疗产品的有效性、安全性、经济性、依从性等，还可用于疾病的自然史和转归研究。

（三）其他来源

除临床诊疗和登记研究数据外，还有国家药品不良反应监测、医保支付、公安、疾控、卫健委、民政部等政府部门系统登记数据，医疗保险公司对参保人员健康状况评估数据，生物学检测产生的组学数据，来自移动或可穿戴设备收集的个体健康监测数据等，形成更加完整的 RWD。

二、真实世界数据质量评估

RWD 的产生通常缺乏对数据记录、采集、存储等流程的严格质量控制，数据种类繁多、标准不一，数据碎片化和孤岛化现象突出，其数据质量存在不同程度的缺陷，可能严重影响后续的数据治理和应用。因此，运用 RWD 开展 RWS 前，须进行数据质量评估。

RWD 质量评估主要包括适用性和可靠性两方面。RWD 的适用性评价可分为两个阶段：第一阶段是根据研究方案，对源数据进行初步评价和筛选，从数据的可及性、伦理、合规、样本代表性、关键变量完整性、样本量和源数据活动状态等维度，判断其是否满足研究设计和分析要求；第二阶段包括对治理数据的相关性和可靠性，以及采用的或拟采用的数据标准和通用数据模型进行评价，分析数据治理过程是否透明、安全，质量控制是否规范、可靠，经过治理后的数据是否真实、准确，是否符合研究目的，数据完整性是否满足研究要求，从而判断其是否适合用于产生 RWE（图 9-7）。

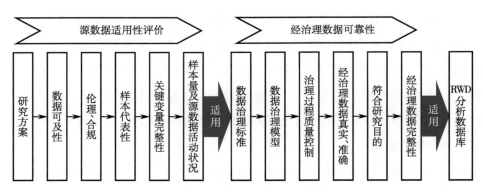

图 9-7 真实世界数据质量评价示意图

三、真实世界研究设计

RWS 是指针对预设的研究目的,在真实世界环境下收集与研究对象健康有关的数据(RWD)或基于这些数据衍生的汇总数据,通过分析,获得干预措施的使用情况及潜在获益-风险的临床证据(RWE)的研究过程。RWS 可分为干预性研究和观察性研究两大类,其中干预性研究主要包括实用临床试验(PCT)和使用 RWE 作为外部对照的单臂试验。

(一)实用临床试验

传统临床试验基于严格定义和筛选的受试者、有经验的研究者以及较小的样本量开展,检验理想条件下干预措施的疗效,容易高估临床获益和安全性,可能不适合指导临床实践。一项 meta 分析显示,同一干预措施基于常规医疗信息系统收集数据进行结果评估相较于严格的 RCT 设计进行结果评估的效应值下降 20%。为了揭示干预措施在真实世界人群中的有效性,实用临床试验的开展十分必要且受到广泛关注。

PCT 是指尽可能接近真实世界临床实践的临床试验,又称实效临床试验,其概念由 Schwartz 和 Lellouch 在 1967 年首次提出。PCT 的实用性主要体现在研究者与受试者招募、干预措施及其实施、研究随访和研究结果的确定与分析等方面。2005 年,由 25 个国际研究者和方法学专家组成团队提出了基于研究目标的试验设计(pragmatic-explanatory continuum indicator summary, PRECIS)工具,并于 2015 年更新,帮助研究者从 9 个维度了解某项临床试验的实用程度(表 9-4),在试验设计阶段明确试验设计目标及其结果的实用性,以保证临床试验的实施和最初预期研究目标一致。此外,CONSORT 声明专家组亦发布了基于 CONSORT 声明的实用性补充条款,帮助研究者评估临床试验结果的实用性。

表 9-4　基于 PRECIS-2 工具(2015)的临床试验实用性评价

关键特征	实用程度评价
纳入标准	试验受试者与实际将接受干预的患者有多大程度的相似
受试者招募	若应用至常规实践,入组患者需要额外花费多大努力
研究场景	试验环境背景与常规实践的环境背景有多少不同
研究组织	专家人力、资源以及干预实施在常规实践中将有何不同
实施干预的灵活性	干预实施的灵活性与常规实践预期灵活性之间差距多大
依从性的灵活性	受试者依从的灵活性与常规实践预期灵活性的差距多大
研究随访	受试者随访检查的强度与常规实践的典型随访有何不同
主要终点	主要研究终点与受试者有多大程度的直接相关性
主要分析	主要分析数据集对全部受试者的覆盖程度多大

PCT 虽具有较好的外推性,但其实施过程中也存在一些挑战:第一,研究设计较简单,研究者和受试者存在异质性,尤其当干预效果依赖于实施人员的专业性时,例如手术类临床试验,样本量需要足够大从而揭示研究的异质性并保证检验效能;第二,干预措施通常不设盲,可能引入更多偏倚,但可对结局指标的测量设盲;第三,研究数据的收集主要依赖于电子医疗信息和健康档案系统,部分国家和地区数字化和信息化水平较低时难以开展;第四,研究终点的选择应为重要临床事件,部分由患者自报,其收集、判定、分析和解读受到数据类型和质量的影响而面临挑战。

（二）使用真实世界证据作为外部对照的单臂试验

由于临床需求的迫切性和电子健康数据的不断完善，对于某些由于病例稀少导致招募困难的罕见病和某些缺乏有效治疗措施且危及生命的重大疾病，随机对照试验往往存在伦理问题，可以考虑开展单臂临床试验，并设置外部对照，从而验证研究药物的有效性和安全性。对照类型包括历史对照、平行外部对照、目标值对照、混合对照和虚拟对照。采用外部对照时应考虑目标人群的可比性和干预措施的依从性对 RWE 的影响，以及根据研究方案采集的 RWD 是否可靠，是否足以支持正确和充分的统计分析。

越来越多的创新药物通过使用 RWE 作为外部对照的单臂试验获批上市，研究进程得以加快。但这类设计在研究对象的可比性、研究结果的精确性、研究结论的可靠性和外推性等方面存在局限性。为应对这些局限，需要充分评估 RWD 的适用性，优先采用平行对照，采用恰当的数据分析方法，并充分运用敏感性分析和偏倚的定量分析，控制已知或未知混杂因素的影响，使研究结果更加可靠。

（三）观察性研究

基于 RWD 开展的观察性研究，其设计方法包括队列研究、病例对照研究、横断面研究、病例系列研究等，可根据研究目的，选择恰当的研究设计。其要点和难点主要在于数据质量的控制和评估，以及数据分析策略和方法的选择，从而控制混杂因素的影响，得出稳健的分析结果。

与传统的 RCT 相比，RWS 构建估计目标时还需考虑一些更复杂的问题，例如，研究人群的异质性、治疗方法的灵活性、伴发事件的多样性、终点选择的特殊性、敏感性分析的复杂性等。RWS 研究设计与方案撰写要点推荐参考 NMPA 发布的《药物真实世界研究设计与方案框架指导原则（征求意见稿）》。

四、真实世界证据的应用

RWE 是指通过对适用的 RWD 进行恰当和充分的分析所获得的关于药物的使用情况和潜在获益 - 风险的临床证据，包括通过对回顾性或前瞻性观察性研究或者实用临床试验等干预性研究获得的证据。RWE 可应用于支持医疗产品监管决策，涵盖上市前临床研发以及上市后再评价等多个环节，也可应用于临床决策和卫生行政决策支持。

（一）上市后安全性监测

基于 RWD 产生的 RWE 在医疗产品上市后监测中会发挥重要作用，包括不良事件监测、产品的安全有效性再评价等，是医疗产品全生命周期临床评价的重要组成部分，通过收集风险因素数据，开展不良事件归因分析，及时发现和控制已上市产品的使用风险，促进产品的设计改进和更新。

（二）医疗产品研发

根据不同疾病的特征、治疗手段的可及性、目标人群、治疗效果和其他相关因素等，可以通过 RWS 获得医疗产品的效果和安全性信息，为新产品注册上市提供支持性证据。如：①为新药注册上市提供有效性和安全性的证据；②为已上市药物或器械的说明书变更提供证据，包括增加或修改适应证，改变剂量、给药方案或给药途径，增加新适用人群，增加实效比较信息，增加安全性信息等；③为附带条件批准产品的上市后研究或再评价提供证据；④作为单臂试验的外部对照；⑤为单组目标值的构建提供临床依据，并指导临床试验设计；⑥为高风险医疗产品的远期安全性和有效性提供证据；⑦临床急需进口器械在国内特许使用中产生的 RWE 可用于支持产品注册；⑧各类儿童用药、名老中医经验方、中药医疗机构制剂的人用经验总结用于临床研发等。

（三）医学创新中的应用

近 10 年来，伴随"数据驱动"研究的出现，真实世界数据也有了新的应用模式。

1. 科学研究新模式　逆向转化模式，基于高质量临床队列信息，结合 AI 技术，找到新靶点进行实验验证和药物研发，再进入临床。

2. 患者选择策略优化　①碟子里的临床试验（clinical trial on dish）：用来自患者干细胞的衍生特定细胞组织或类器官，进行体外模型的药物效果验证，针对性选择适宜患者进行治疗和干预，快速推进创新药的研发。②临床准备队列（trial ready cohort, TRC）：借助患者信息数据库，根据靶点或药物的特性、临床效应和潜在不良反应，从 TRC 里精准招募适宜患者进行临床试验。

真实世界数据能够大幅度缩短临床研究时间，降低研发成本，提高药物的人体转化成功率，为系统性降低新药转化成本和提高研发效率提供新的解决思路。

（四）临床决策和卫生行政决策支持

基于登记研究数据、卫生行政数据、医疗信息系统数据、移动终端数据开展研究，跟踪治疗轨迹，测量生物标志物与治疗的一致性等产生的 RWE 拓宽了临床医师和公众对医疗产品治疗效应的理解，对临床干预的利弊有了更加充分的认识，从而支持临床决策。此外，RWE 可以用来衡量卫生保健政策和干预措施的传播、实施、质量及其有效性，从而对卫生行政决策产生支持作用。

五、真实世界研究案例

（一）PCT 研究案例

1. 研究题目　成人肾绞痛患者的药物排石治疗（SUSPEND 研究）：一项多中心、随机、安慰剂对照研究。

2. 研究目的　在常规临床诊疗条件下验证临床常用的两种缓解输尿管结石肾绞痛药物坦索罗辛和硝苯地平的有效性和安全性。

3. 研究设计　实效性、随机、安慰剂对照、多中心临床试验。

4. 研究对象　18~65 岁，输尿管单发结石直径≤10mm，伴随肾绞痛患者。

5. 研究数据来源　根据研究方案，从 24 家英国医院进行收集。

6. 研究终点

1）主要终点：4 周后结石自发排出率（4 周内不需要额外排石治疗，影像学检查确认）；

2）次要终点：受试者自报的结石排出时间（影像学确认）、受试者自评的健康情况（SF-36 量表、EQ-5D 量表）、镇痛药的使用情况、医疗资源使用情况及产生费用等；

3）安全性终点：受试者自报的因不良反应或严重不良反应而停药。

7. 主要统计方法　采用修正的意向性分析集；运用广义线性模型校正预设的协变量；采用多重填补法对缺失数据进行了填补，并进行敏感性分析；采用亚组分析和交互作用检验评估了结石的大小、输尿管结石的位置和性别对治疗的效应修饰作用。

8. 主要研究结果　4 周内结石自发排出率在组间没有统计学意义：坦索罗辛 307/378（81%），硝苯地平 304/379（80%），安慰剂 303/379（80%）。镇痛药使用时间、结石排出时间和健康状态指标在各组间均没有显著差异（表 9-5）。

9. 研究结论　口服坦索罗辛 400μg/d 或口服硝苯地平 30mg/d 不能有效促进输尿管结石肾绞痛患者 4 周内结石自发排出，因而不能降低患者接受进一步治疗的需求。

表 9-5 药物排石组与安慰剂组 4 周内结石自发排出率的组间比较

组间比较	OR（95%CI）	P 值	RD*（95%CI）*
药物排石治疗 vs 安慰剂			
未校正	1.04（0.77~1.43）	0.76	0.8%（−4.1~5.7）
校正 **	1.06（0.70~1.60）	0.78	0.9%（−5.1~6.8）
坦索罗辛 vs 硝苯地平			
未校正	1.07（0.74~1.53）	0.73	1.0%（−4.6~6.6）
校正 **	1.06（0.73~1.53）	0.77	0.8%（−4.5~6.1）
坦索罗辛 vs 安慰剂			
未校正	1.08（0.76~1.56）	0.76	1.2%（−4.4~6.9）
校正 **	1.09（0.67~1.78）	0.73	1.3%（−5.7~8.3）
硝苯地平 vs 安慰剂			
未校正	1.02（0.71~1.45）	0.93	0.2%（−5.4~5.9）
校正 **	1.03（0.68~1.56）	0.88	0.5%（−5.6~6.5）

*: RD= 风险差（risk difference）; **: 校正因素包括结石位置（输尿管上、中、下段）、结石大小（≤5mm、>5mm）、研究中心（随机效应）。

10. 方法学解析 本研究方案设计简单，入排标准精简，从数量和复杂性两方面减少受试者回访等流程和问卷负担，结合疾病背景使用安慰剂不违背伦理，采用三盲设计（受试者、干预者、其他研究实施者），研究实施规范，受试者依从性高，样本量大，检验效能达 90%，从临床实践的角度提供了高级别的 RWE。

（二）观察性真实世界研究案例

1. 研究题目 真实世界中直接口服抗凝剂对比华法林的有效性和安全性比较：基于初级保健机构的队列研究。

2. 研究目的 为比较直接口服的 3 种抗凝药（达比加群酯、利伐沙班、阿哌沙班）和华法林与出血风险、缺血性卒中、静脉血栓栓塞、全因死亡率之间的关系。

3. 研究设计 前瞻性队列研究。

4. 研究对象 2011—2016 年，初次使用抗凝药且研究入组前 12 个月内无抗凝剂处方的患者，其中华法林服用者 132 231 例，达比加群酯服用者 7 744 例，利伐沙班服用者 37 863 例，阿哌沙班服用者 18 223 例，其中包括房颤患者（N=103 270）和非房颤患者（N=92 791）两个亚组。

5. 评价指标

（1）主要指标：大出血导致的首次住院或死亡率。

（2）次要终点：特定部位出血（包括颅内出血、血尿、咯血、消化道出血）发生率；缺血性卒中发生率；静脉血栓栓塞发生率；全因死亡率。

6. 研究数据来源 英国两个全科诊所数据库 QResearch 数据库和 CPRD 数据库。QResearch 和 CPRD 数据库研究对象筛选流程见图 9-8。

7. 主要统计方法 计算不同用药组终点事件的年龄和性别标化发生率；分别以华法林和阿哌沙班作为对照组，运用 Cox 回归进行多因素分析，校正所收集的全部混杂因素，对各类抗凝药的风险进行了量化评估；将缺失数据定义为独立的分类，进行敏感性分析；基于链式方程对随机缺失变量（BMI、吸烟、饮酒、收缩压）进行填补；采用固定效应模型的逆方差加权法对两个数据库的分析结果进行合并分析，若出现异质性，采用随机效应模型进行合并；计算需治疗人数（number needed to treat）和需危害人数（number

needed to harm）以评估不同抗凝药与华法林相比的绝对风险；进行 4 次敏感性分析检验主要分析结果的稳健性，包括分别对剔除因改变抗凝药种类而出现终点事件入院者、剔除住院过程中发生删失者、剔除存在缺失值的个体以及在无缺失值的数据集中运用倾向性评分匹配选择可比的研究对象进行组间比较。

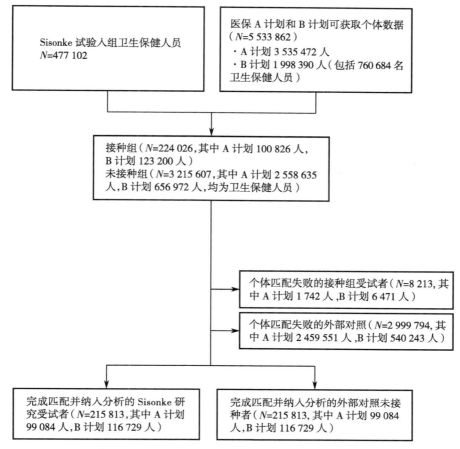

图 9-8 QResearch 和 CPRD 数据库研究对象筛选流程

8. 主要研究结果

（1）房颤患者中，与华法林相比，阿哌沙班服用者大出血发生风险（调整 $HR=0.66$, $95\%CI$ $0.54\sim0.79$）和颅内出血风险（$HR=0.40$, $95\%CI$ $0.25\sim0.64$）均降低；达比加群酯颅内出血风险亦降低（$HR=0.45$, $95\%CI$ $0.26\sim0.77$）；利伐沙班（$HR=1.19$, $95\%CI$ $1.09\sim1.29$）和低剂量阿哌沙班（$HR=1.27$, $95\%CI$ $1.12\sim1.45$）服用者全因死亡率均上升（表 9-6）。

表 9-6 房颤患者的年龄 - 性别标化发病率（每 1 000 人年）

药物	QResearch 数据库			CPRD 数据库		
	人年	事件数 / 例	每 1 000 人年标化发病率 /%（95%CI）	人年	事件数 / 例	每 1 000 人年标化发病率 /%（95%CI）
大出血						
华法林	72 487	1 813	25.1（24.0~26.3）	18 795	515	27.5（25.1~29.8）
达比加群酯	4 988	107	21.8（17.7~26.0）	886	17	19.1（10.0~28.3）
利伐沙班	12 515	338	26.5（23.7~29.4）	1 844	66	36.3（27.4~45.1）
阿哌沙班	7 471	119	15.4（12.6~18.3）	768	22	29.0（16.6~41.5）

续表

药物	QResearch 数据库			CPRD 数据库		
	人年	事件数 / 例	每 1 000 人年标化发病率 /%（95%CI）	人年	事件数 / 例	每 1 000 人年标化发病率 /%（95%CI）
颅内出血						
华法林	73 776	448	6.2（5.6~6.7）	19 080	112	5.9（4.8~7.0）
达比加群酯	5 082	14	3.0（1.4~4.6）	894	<5	1.0（0.0~3.0）
利伐沙班	12 668	66	5.1（3.9~6.3）	1 865	15	8.2（4.0~12.5）
阿哌沙班	7 508	22	2.6（1.4~3.7）	774	<5	5.0（0.0~10.0）
血尿						
华法林	73 105	585	8.0（7.3~8.6）	18 948	158	8.3（7.0~9.6）
达比加群酯	5 040	33	6.4（4.2~8.6）	890	7	7.3（1.8~12.8）
利伐沙班	12 610	100	7.9（6.4~9.5）	1 853	21	11.6（6.6~16.6）
阿哌沙班	7 498	33	4.4（2.9~5.9）	771	7	8.7（2.1~15.2）
咯血						
华法林	73 775	107	1.4（1.2~1.7）	19 069	27	1.4（0.9~1.9）
达比加群酯	5 067	8	1.4（0.4~2.5）	894	<5	1.3（0.0~3.8）
利伐沙班	12 669	18	1.4（0.8~2.1）	1 866	<5	1.2（0.0~2.8）
阿哌沙班	7 511	<5	0.5（0.0~1.1）	774	<5	1.2（0.0~3.6）
消化道出血						
华法林	73 360	691	9.5（8.8~10.2）	18 978	224	11.8（10.3~13.4）
达比加群酯	5 047	54	11.2（8.2~14.2）	890	8	9.4（2.9~15.9）
利伐沙班	12 603	158	12.1（10.2~14.1）	1 858	30	16.0（10.2~21.9）
阿哌沙班	7 489	62	8.2（6.1~10.2）	771	10	14.1（5.2~23.0）
缺血性卒中						
华法林	59 343	794	13.5（12.6~14.5）	15 349	225	14.7（12.8~16.6）
达比加群酯	3 744	58	15.9（11.8~20.1）	642	7	11.4（2.7~20.2）
利伐沙班	10 278	128	12.0（9.9~14.1）	1 413	34	23.6（15.5~31.7）
阿哌沙班	5 573	86	15.2（11.9~18.5）	535	9	16.4（5.5~27.3）
静脉血栓						
华法林	69 569	215	3.1（2.7~3.5）	17 676	68	3.8（2.9~4.8）
达比加群酯	4 921	6	1.2（0.2~2.2）	846	<5	1.3（0.0~3.9）
利伐沙班	11 992	50	4.1（2.9~5.2）	1 726	12	6.7（2.8~10.6）
阿哌沙班	7 230	19	2.5（1.3~3.6）	726	5	6.8（0.6~13.0）
死亡率						
华法林	73 839	3183	44.6（43.0~46.1）	19 094	780	41.7（38.7~44.6）
达比加群酯	5 083	212	43.1（37.3~49.0）	894	38	41.9（28.4~55.5）
利伐沙班	12 679	757	54.6（50.6~58.6）	1 866	112	53.2（42.9~63.4）
阿哌沙班	7 511	472	53.5（48.4~58.5）	774	56	61.9（45.0~78.9）

（2）非房颤患者中，与华法林相比，阿哌沙班服用者大出血发生风险（调整 $HR=0.60$，95%CI 0.46~0.79）、全消化道出血风险（调整 $HR=0.55$，95%CI 0.37~0.83）均降低；利伐沙班颅内出血风险降低（调整 $HR=0.54$，95%CI 0.35~0.82）；利伐沙班（调整 $HR=1.51$，95%CI 1.38~1.66）和低剂量阿哌沙班（调整 $HR=1.34$，95%CI 1.13~1.58）服用者全因死亡率均上升（表9-7）。

表 9-7 非房颤患者的年龄-性别标化发病率（每 1 000 人年）

药物	QResearch 数据库			CPRD 数据库		
	人年	事件数 / 例	每 1 000 人年标化发病率 /%（95%CI）	人年	事件数 / 例	每 1 000 人年标化发病率 /%（95%CI）
大出血						
华法林	39 335	1 132	29.2（27.5~30.9）	10 796	378	35.2（31.6~38.7）
达比加群酯	1 129	33	31.0（18.8~43.1）	183	6	28.6（4.2~53.0）
利伐沙班	8 066	238	29.4（25.6~33.1）	1 143	41	34.9（24.0~45.7）
阿哌沙班	3 273	71	18.3（13.6~23.1）	219	<5	5.9（0.0~13.0）
颅内出血						
华法林	39 929	244	6.3（5.5~7.1）	10 952	78	7.2（5.6~8.8）
达比加群酯	1 137	<5	2.9（0.0~5.8）	184	<5	3.5（0.0~10.3）
利伐沙班	8 155	29	3.5（2.2~4.8）	1 156	<5	2.7（0.0~5.4）
阿哌沙班	3 297	19	5.2（2.7~7.7）	220	0	NA
血尿						
华法林	39 685	351	8.9（8.0~9.8）	10 897	109	10.0（8.1~11.9）
达比加群酯	1 133	8	7.9（2.0~13.8）	184	<5	8.4（0.0~25.0）
利伐沙班	8 119	71	9.0（6.9~11.1）	1 150	11	9.2（3.7~14.7）
阿哌沙班	3 291	21	4.3（2.4~6.1）	219	<5	3.0（0.0~7.2）
咯血						
华法林	39 912	691	9.5（8.8~10.2）	10 950	24	2.2（1.3~3.0）
达比加群酯	1 137	54	11.2（8.2~14.2）	184	0	NA
利伐沙班	8 151	158	12.1（10.2~14.1）	1 155	<5	3.8（0.1~7.6）
阿哌沙班	3 300	62	8.2（6.1~10.2）	220	0	NA
消化道出血						
华法林	39 684	485	12.4（11.3~13.5）	10 885	171	15.9（13.5~18.2）
达比加群酯	1 133	19	17.7（8.1~27.4）	184	<5	16.6（0.1~33.1）
利伐沙班	8 114	126	15.2（12.5~17.9）	1 150	22	18.8（10.8~26.8）
阿哌沙班	3 286	31	8.8（5.2~12.3）	220	<5	2.9（0.0~8.6）
缺血性卒中						
华法林	34 121	371	11.2（10.1~12.4）	9 459	109	11.6（9.4~13.8）
达比加群酯	755	19	20.8（10.7~30.9）	117	<5	21.1（0.0~45.1）
利伐沙班	6 996	83	11.8（9.2~14.3）	990	9	7.9（2.6~13.3）
阿哌沙班	2 311	44	15.4（10.6~20.3）	121	<5	17.5（0.0~37.3）

药物	QResearch 数据库			CPRD 数据库		
	人年	事件数 / 例	每 1 000 人年标化发病率 /%（95%CI）	人年	事件数 / 例	每 1 000 人年标化发病率 /%（95%CI）
静脉血栓						
华法林	18 496	766	41.0（38.1~44.0）	4 526	182	40.0（34.2~45.9）
达比加群酯	1 055	10	9.7（3.5~15.9）	166	6	35.1（28.4~55.5）
利伐沙班	4 001	688	180.3（166.5~194.1）	532	112	239.7（193.7~285.8）
阿哌沙班	2 748	89	44.0（33.4~54.7）	188	<5	11.7（0.0~25.0）
死亡率						
华法林	39 960	2 226	44.6（43.0~46.1）	10 963	606	56.6（52.1~61.1）
达比加群酯	1 137	75	43.1（37.3~49.0）	184	14	60.1（26.9~93.2）
利伐沙班	8 158	758	54.6（50.6~58.6）	1 156	130	108.4（89.3~127.6）
阿哌沙班	3 301	312	53.5（48.4~58.5）	220	21	86.2（25.4~146.9）

9. 研究结论　总体而言，阿哌沙班被发现是最安全的抗凝药。与华法林相比，阿哌沙班发生重大颅内和胃肠道出血的风险降低；利伐沙班和低剂量阿哌沙班与全因死亡率增加相关。

10. 方法学解析　本研究是一项基于电子医疗数据库开展的观察性研究。在研究设计上，采用前瞻性队列研究设计，研究对象均来源于实际诊疗，样本量大，研究终点事件明确且客观，收集了相关混杂因素；在数据质量上，研究数据来源于两个英国大规模医疗数据库，经过筛选，各研究指标数据较完整，数据质量较高；在统计分析上，从多维度开展，终点事件发生率用年龄和性别进行了标化，增加了组间可比性，应用多因素 Cox 回归模型、倾向性评分匹配等方法校正混杂因素，并进行了不同药物剂量（高剂量与低剂量）、不同患病情况（房颤与非房颤）亚组分析和不同数据集的敏感性分析等，采用需危害人数和需治疗人数量化了暴露药物的绝对风险，为结果解读提供了充分量化的信息。因此，本研究产生的真实世界证据具有较高的可靠性。

第三节　国际多中心临床试验

多中心临床试验（multicenter clinical trial, MCT）指由一个主要研究者总负责，多个单位的研究者合作，按同一个临床试验方案，在不同中心同时进行的临床试验。新药的 Ⅱ、Ⅲ 期临床试验往往是多中心的，研究者发起的临床研究亦可为多中心，其优点是可以在较短的时间内招募足够多的病例数，且病例覆盖范围广，较单中心更具代表性，因而结论的应用面更广泛。

药物研发日益趋于全球化，药物的全球同步研发是一种共享资源的开发模式，可以减少不必要的重复临床试验，缩短地区或国家间药品上市延迟，提高患者获得新药的可及性。在多个国家或区域的多个中心按照同一临床试验方案、同期开展的临床试验称为国际多中心临床试验（multi-regional clinical trial, MRCT）。

一、多中心临床试验的中心效应

相对于单中心临床试验，多中心临床试验在优化了受试者招募效率和外推性的同时，也面临一些挑战。例如,多中心增加了研究设计的复杂性,包括需要选择研究对象的入组方式(固定入组或竞争入组)、中央随机化问题、制订统一标准化的终点指标和量化指标等;为使多中心试验的结论具有可解释性和外推性,研究方案需要统一,且有相应的管理措施,对试验的实施过程提出更高要求。由于各试验参与中心的试验条件不完全相同,不同中心在受试者的基线特征、临床实践等方面可能存在差异,可能导致不同中心间所对应的总体疗效出现差异,即中心效应。

（一）中心效应的来源

理论上,多中心临床试验各中心的结论应当一致,当试验结果出现严重的中心效应时,将无法提供可信服的疗效证据。中心效应的来源很多,包括在受试者选择、指标测量、手术操作、护理措施等方面产生各类偏倚。如具有不同优势科室的医院所面对的患者疾病谱往往不同,不同地理位置的医院的目标患者群体民族、生活习惯和水平等也常常存在差异;不同中心的研究者治疗经验和操作熟练度不同或对评分量表等具有主观性质的指标理解不一致,会或多或少地造成试验过程中的方案偏离;不同中心医疗水平、技术条件和习惯伴随用药的差异也会对处理效应的估计产生影响。此外,若未对各中心例数进行合理控制,个别中心可能会因为入组速度较慢,最终样本例数过少,由此也会导致结果的不稳定,疗效与其他中心明显不同,很有可能导致中心效应。

（二）设计实施阶段的考虑

ICH-E9 中明确指出,要使多中心试验的结论具有可解释性和外推性,研究方案的实施方式必须清晰,在各中心必须一致,并且样本量与检验效能的计算均假设各中心处理间的效应是相同的、无偏的。制订一个统一的试验方案,并以此指导整个试验,这一点在多中心临床试验中十分重要。

在设计阶段,中心数和各个中心的病例数分配是多中心临床试验首要考虑的问题,要避免当个别中心病例数较多时,导致这些中心成为主导,产生显著的中心效应。多中心临床试验需统一随机化,完善的设计应使各中心的各处理组受试者分布均匀,因此常将中心作为分层因素进行分层随机化。

在实施阶段,通过质量控制保证各研究中心始终严格遵循临床试验方案。临床研究中心(clinical research unit, CRU)可根据主管部门要求及相关管理办法,制订相应的质量控制操作细则,包括项目组负责的一级质控(项目组自查)和 CRU 负责的二级质控(CRU 监察)。对于多中心临床试验,监察员的角色十分重要,监察员需要统一培训,定期汇报和交流,保证各中心严格按方案执行,对严重违背方案者及时上报。实验室检查要统一测量标准,对各中心的测量仪器精确性进行质控。对于影像学等需要主观判断的项目可设置中心实验室统一读取结果。中心实验室可以有效地避免不同实验室存在的差异,提高临床试验质量。多中心临床试验要在各中心同步进行,因此应规定各中心第一名受试者和最后一名受试者入组和完成时间,使得临床试验在一定时间完成,也使各中心不至于因为时间相差大而影响其相互的一致性。

高质量的临床试验需要信息化系统的支持。利用临床试验管理系统(CTMS),提高多中心临床试验管理的效率,使中心间信息交流共享更便捷。应用源数据的电子化和电子数据采集(EDC)系统,提高数据采集的准确性与时效性,规范化源数据的电子化采集、集中化的远程质控和源数据的核查工作。

（三）中心效应分类

中心效应可分为以下 3 种情况:①无中心效应,此时所有中心试验组的疗效相同,各中心对照组的疗效亦相同。此为最理想情况,称各中心的疗效完全一致(图 9-9A)。②有中心效应,但不同中心之间的干预效应相同,即不同中心试验组和对照组的疗效之差相同。称干预效应在各中心同质,但试验组和对照组在各中心的疗效不尽相同（图 9-9B）。③有中心效应，但中心之间的干预效应不全相同，即至少存在两个中心试验组和对照组的效应之差是异质的，中心与处理组间存在定量或定性的交互作用。定量交互作用指不同中心干预效应值不同，但方向相同（图 9-9C）；而定性交互作用指不同中心干预效应表现为质的不同，即方向不同（图 9-9D）。

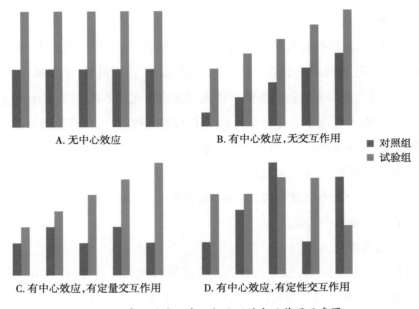

图 9-9　中心效应、中心与处理的交互作用示意图

　　只有前两组情况（图 9-9A、图 9-9B）才可能估计出试验组和对照组的疗效之差，即处理的主效应；而第三种情况（图 9-9C、图 9-9D）下，试验组和对照组的疗效之差，在各中心表现不一致，无法估计"处理的主效应"。

（四）中心效应的评价

　　对于中心效应有两个统计学问题值得关注：一是中心效应是否存在，尤其是交互作用是否存在；二是如何扣除中心效应对疗效评价的影响。表 9-8 总结了不同类型资料的中心效应常用分析方法。

表 9-8　不同类型资料的中心效应常用分析方法

因变量类型	中心效应分析方法	注意事项
二分类	Mantel-Haensel 估计	即使在分层较多且每层例数较少的情况下也能很好地估计，但中心数较多（如 >10）时不适用
	基于 $a\text{-}\hat{e}$ 的检验，Breslow-Day 检验	中心数较多（如 >10）时不适用
	基于 Logistic 模型的评价	同时考虑中心效应、交互作用、基线等协变量。中心数较少，中心作为固定效应；中心数较多，中心作为随机效应
等级变量	有序结果的 Logistic 回归模型	
单位时间内发生事件数	Poisson 回归模型	
连续型	线性模型	
生存资料	Mantel-Haensel 法；分层 Log-rank 检验	只考虑中心效应，中心数较多（如 >10）时不适用
	Cox 比例风险模型及其衍生模型	同时考虑中心效应、交互作用、基线等协变量；中心数较少，中心作为固定效应；中心数较多，中心作为随机效应

关于中心效应的分析,ICH-E9 中有这样的建议:

1. 分析主效应时模型中应考虑中心效应。

2. 中心与处理组的交互作用的分析通常用于对中心效应异质性的评价,但主效应模型中不建议包含中心与处理的交互项,因为中心间处理效应一致时在模型中包含此项将降低主效应的检验效能。一般临床试验是为验证主效应而设计的,因此对交互作用项的检验把握度是偏低的。如果各中心均有足够数量的样本,且处理效应有统计学意义时,为说明结论的可推广性,一般需检验中心与处理的交互作用,以对中心间处理效应的一致性进行探索。

3. 若存在交互作用,解释时需非常谨慎,应努力从试验的管理、受试者的基线特征、临床实践等方面寻找原因。当存在定量交互作用(quantitative interactions)时,则需要采用合适的统计学方法来处理效应,以保证结果的稳健性。当存在定性交互作用(qualitative interactions)时,如找不到合理的解释,则需要进一步的临床试验,直到处理效应的估计可靠为止。

4. 当中心数较多,或每个中心样本数均较少,一般不需要考虑中心效应对主要变量及次要变量的影响,因为此时中心效应不会影响临床效果。

5. 采用何种策略分析中心效应需事先在试验方案或统计分析计划中阐明。

6. 对于多中心临床试验资料,首先评价中心一致性(中心效应、中心与处理组的交互作用),当不存在交互作用时,再进行后续的分析。主效应、中心效应、中心与处理组的交互作用间是独立的。只有当中心与处理组无交互作用的情况下,才有必要去估计处理组的主效应。在评价中心一致性时,可先不考虑其他协变量的影响。

7. 当中心数较多(如 >10)时,上述方法可能不再适用。此时,各中心的样本量较低,单元格频数很稀疏,Breslow-Day 检验或 Logistic 回归均不稳健。此外,将中心变量哑变量化后纳入回归模型,因中心数较多,回归模型需要消耗较多的自由度,这不利于组间效应的假设检验。研究中心往往被看成从试验区域随机选择的样本,本身也存在一定的随机性。更为重要的是,临床试验中关注的重点是扣除中心效应后组间效应的大小,并不关心中心效应。鉴于上述考虑,最好考虑随机效应模型(random effect model)用以处理中心数非常多且各中心例数也不少时的中心效应。

虽然在统计分析阶段可以对中心效应进行校正处理,但是统计不是万能的,真正的最佳处理办法是合理的设计方案,严格地执行方案,有效控制各中心存在差异的因素。

二、国际多中心临床试验的发展背景

MRCT 不同于一般的(在同一国家或区域开展的)多中心临床试验。MRCT 需要回答两个问题:该药物在所有地域的"总疗效"是否存在;在总疗效存在的条件下,总体疗效存在的结论是否能够推广到某个特定地区或地域间的疗效是否具有相似性。

MRCT 相关指导原则的发展迄今已历经 20 余年(表 9-9)。早在 1998 年,人用药品注册技术要求国际协调会(ICH)即推出 ICH-E5,主要关注不同地区患者的内在特征和与环境和文化相关的外在特征对不同区域研究结果的影响,先分析目标区域的结果,再与总 MRCT 进行比较。同时,ICH-E5 提出"桥接研究"的概念,即新区域的监管机构可要求提交其他地区的试验数据以批准新产品或适应证。然而,一方面,由于"桥接策略"依赖其他区域完整的"数据包",导致部分救命药物在新地区上市滞后;另一方面,随着全球同步临床试验的快速发展,ICH-E5 的内容已不能满足 MRCT 发展的现实需求,因此于 2017 年,ICH 对原有的

ICH-E5 加以补充,形成 ICH-E17,以便与其他 ICH-E 类指南一同使用。E17 指南重点描述了 MRCT 试验规划和设计的基本原则,目的是提高 MRCT 数据在全球不同区域监管机构提交中的可接受性。其思路为先基于全球的总体数据进行分析,再进一步评估各地区的一致性趋势。相较于 E5,E17 不提桥接研究,而是鼓励 "同步" 进行药物临床试验;涉及的试验类型不限于确证性试验,也包括临床开发早期或后期进行的探索性试验;涉及品类上不仅包括药物、生物制品,也可是其他类型治疗。简而言之,E17 在 MRCT 方案设计、试验执行、项目管理、数据分析等方面都更加复杂;同时也对不同区域监管机构间的协调、跨区域的一致性趋势评价方法、区域和亚组人群的定义、区域样本量要求等方面的实践提出新的挑战。

表 9-9　国际多中心临床试验指导原则概览

组织机构	相关指导原则
ICH	E5《接受国外临床试验数据中有关种族因素的指导原则》 E17《多地区临床试验指导原则》(General Principle on Planning/Designing Multi-Regional Clinical Trials)
日本 PMDA	《全球临床试验基本原则》(Basic Principles on Global Clinical Trial)
EMA	《欧洲以外临床试验结果外推至欧洲人群的反馈表》(Reflection Paper on the Extrapolation of Results from Clinical Studies Conducted Outside of the EU to the EU Population)
CFDA（现 NMPA）	《国际多中心药物临床试验指南》

PMDA:《药品与医疗器械法》(Pharmaceutical and Medical Device Act); EMA: 欧洲药品管理局 (European Medicines Agency)。

三、国际多中心临床试验设计及评价

（一）MRCT 方案设计类型

目前常见的 MRCT 方案设计包括:

1. 内含型 MRCT　目标地区所有数据与总 MRCT 同步收集与分析。所有目标地区和非目标地区的数据分析结果都放在总 MRCT 的分析报告和审评申报中。该设计是最理想的、接受度最高,同时是应用最为广泛的设计方案。

2. 独立型 MRCT　目标地区数据不用于 MRCT 非目标区域的数据分析。实践中,由于每个地区项目启动和试验开始的时间可能差别较大,因此,可考虑非目标地区的数据先用于审评申报,同时与目标地区数据一起用于目标地区的分析报告和审评申报。然而,也正是由于目标地区和非目标地区的试验时间无法同步,数据的整合分析和可比性问题有待商榷,因此一般不太推荐此设计方案。

3. 扩展型 MRCT　目标地区的部分数据与总 MRCT 同步收集与分析;在总 MRCT 分析数据截止之后继续收集目标地区的数据。因需协调各地区的法规要求,并且考虑目标地区入组时间较晚,可能出现在非目标地区已经完成试验,而目标地区还没有完成的情况,这样可能影响非目标地区的分析和申报上市的时间。

4. 药物全球同步研发项目(simultaneous global drug development program, SGDDP)　该设计是独立型与扩展型的综合方案。总体思路是借助 MRCT 中已搜集的疗效信息检验目标人群疗效,通过降低非目标人群在加权检验统计量中的信息权重,从而评估在目标人群中药物的有效性。同时可根据需要纳入一个当地试验(local clinical trial, LCT),与 MRCT 具有相同的设计,将其视为 MRCT 的扩展,以此支持在目标地区的注册。

不同的 MRCT 设计有不同的优劣势,研究者可根据实践中面临的招募时间、本地样本量特殊要求等

综合选择合适的设计方案。

（二）样本量分配方法

在确定 MRCT 总样本量后,需考虑各区域的样本量分配,通常结合科学性和合理性通盘考虑,最终采取权衡的方法以保证可行性。目前常见的区域样本量分配方法有下列 5 种:

1. 等量分配（equal allocation with similar trends） 使每个地区均拥有相同的样本量,显示相似的疗效趋势。然而大多数情况下,受制于入组难易程度等现实因素,该方法较难实现。

2. 效应保留（preservation of effect） 使待评估地区保留总体疗效的特定百分率,是目前国际上最常用的方法。但如果 MRCT 中多个地区都有相同的要求,则样本比例也会趋于相似。

3. 比例分配（proportional allocation） 根据区域的大小和疾病患病率,在每个地区采取固定比例分配。但可能导致个别地区样本量特别大,占据主导,难以评估疗效一致性。

4. 确保地区统计检验效能（local stat significance） 样本分配以保障各地区都具有足够的统计学检验效能为目标,但该思路背离了基于 MRCT 加速研发和节省资源的初衷。

5. 固定区域最小值（fixed minimum per region） 固定一个或某几个区域的最小样本量,但现实中通常难以定量预估所需最小值。

（三）一致性评价

MRCT 中最核心的问题是如何合理评价不同区域之间疗效的一致性。"一致性"通常理解为:疗效评估时（有效性和安全性）分析不同区域或亚组与总人群的相似或等效性。可采用假设检验分析一致性,但各区域往往因为样本量较少而缺乏检验效能。在 MRCT 不同区域 / 亚组分析中,研究者更多关注"趋势"一致性。除了相似或等效,还包括目标区域远好于非目标区域等情况。具体而言,有效性评估主要观察:疗效方向一致、效应大小一致、相似的剂量反应关系以及亚组分析结果与全球亚组、亚洲亚组（特别是东亚人群）结果一致。对安全性评估而言,主要指相似的不良反应及强度。

目前,疗效一致性趋势评价的方法可简单分为定性方法和定量方法两类。

定性方法主要包括多元定性方法及定性交互作用检验等。例如:

1. 日本 PMDA 推荐的日本厚生省"国际临床试验基本原则"指南中提出了日本方法 1 和日本方法 2。方法 1 要求药物的疗效在日本人群中至少保留 MRCT 总疗效的一定比例（常取 50%）。方法 2 将一致性定义为包含日本在内的几个区域均显示正向疗效趋势。此时即使疗效差异较大,只要疗效方向为正,即可认为一致。目前国际上 MRCT 实践中,最常以这两种方法用于样本量的假设估计。

2. 通过与预先设定的界值进行比较的评价研究法。

3. 通过与预先设定的界值进行比较的置信区间评价法。

不同于定性方法,定量方法构造统计量以检验各区域的疗效与总 MRCT 疗效之间,或每两个区域之间疗效的定量差异。常用的定量方法包括定量交互作用检验、假设检验、置信区间和贝叶斯方法等。有学者对多种定型方法进行模拟研究,结果显示:基于对置信区间估计的不等检验的重现概率比法、贝叶斯法等均有较好的表现。

此外,还有部分图示工具,如漏斗图（funnel plot）和正态概率图（normal probability plot）,可辅助 MRCT 疗效一致性趋势评价。其中,漏斗图较为常用,但其局限在于区域样本量不足导致的假阳性率增大。另一种正态概率图,综合考虑了假阳性率和统计检验效能,但由于正态概率图法并不对各区域评价进行多重性校正,也会在一定程度上增大假阳性概率。

考虑到临床需求和临床实践中种族因素的潜在影响,国内 MRCT 一致性工作小组于 2015 年提出"分级评价方案",建议将疾病种类分为 3 个级别:级别 1,未满足的临床需求和罕见病;级别 2,无潜在种族差异的普通疾病;级别 3,有潜在种族差异的普通疾病。对应不同的疾病等级分类,推荐 3 种不同级别的一致性评价策略,使评价更趋于量化。从弱到强一致性分别为:级别 1,疗效结果在某地区和总体人群之间呈相同的趋势(某地区点估计值较对照好);级别 2,疗效结果在某地区和总体人群之间呈一定比例(某地区的疗效保留总人群的一定比例);级别 3,某地区范围内的疗效结果也证实具有临床显著性和统计严谨性(某地区设计独立,统计检验效能 80% 以上)。

总而言之,药物在新地区是否与原地区或全球一致,需要多角度综合评价:除了关注"有效性"的一致性,也要关注"安全性"的一致性;除了关注"统计学"上的一致性,还应关注治疗效果"临床意义"的一致性。

(四)案例分析

与一般的多中心临床试验相比,MRCT 在设计、管理、实施、分析方面都更复杂。在一项针对免疫治疗失败非小细胞肺癌人群的 MRCT 中,研究某小分子抑制剂对比多西他赛的疗效,在研究设计时对以下因素进行了考量。

1. 影响研究结果的潜在内外因分析

(1)内在因素

1)药代动力学:早期数据表明药物暴露量在白人和亚裔之间不存在明显差别;群体药代动力学数据表明体重不会显著地影响药物清除率。

2)疾病特征:中国和西方人群在非小细胞肺癌的发病机制和病理学分型上没有明显的差别。

3)分子生物学分型:中国人群 PD-L1 表达水平与国外类似;中国人群的 EGFR 表达的比例较高,但由于研究排除了 EGFR 阳性的患者,因此不会影响研究结果。

(2)外在因素

1)临床实践:对驱动基因阴性的肺癌临床实践,美国国立综合癌症网络(NCCN)和中国临床肿瘤学会(Chinese Society of Clinical Oncology, CSCO)指南原则基本相同;因此选择与国外相同人群定义和对照药物符合国内临床需求。

2)既往治疗:试验设计时,国内前线使用免疫联合化疗患者的比例不高,而国外已经达到 80%,早期数据提示该因素可能显著影响患者预后。

3)监管要求:对无进展生存期(PFS)能否作为双主要终点之一,国家药品监督管理局药品审评中心(Center for Drug Evaluation, CDE)和 FDA 存在差别。此外,国内免疫治疗获批药物种类多于国外,对 FDA 未批准的免疫治疗是否能在 MRCT 定义为免疫治疗失败可能存在分歧。

(3)综合考虑　影响研究结果的潜在因素主要来自中国与国外既往治疗和监管要求差异,因此研究设计进行了以下调整以应对潜在因素的影响:

1)合并亚组:将中国,而非亚洲,作为独立的分层因素,确保中国亚组内两组能保持基线均衡。

2)地区样本量分配:提高中国入组的比例,使得期中分析时有足够多的事件数,保证区域一致性趋势的概率接近 80%。

3)研究终点选择:依然采用双终点设计,但在期中分析时,如果总生存期(OS)未显示显著差异,独立数据监察委员会（Independent Data Monitoring Committee, IDMC）不会建议提前中止试验。

4）监管要求：与 FDA 沟通中国人群免疫治疗失败的定义并达成一致。

2. 研究设计和样本量计算

（1）MRCT 整体采用成组序贯设计，设置 1 次期中分析，假设 OS 的 *HR* 为 0.73，采用 1∶1 随机，共需 372 个死亡事件以达到 85% 的统计学效能，总体样本量为 532。

（2）采用内含型 MRCT 设计，所有地区数据作为整体进行分析。地区亚组的一致性趋势评价采用效应保留法，标准为至少观察到相对于 MRCT 总样本 50% 的疗效保留。

（3）经计算，中国亚组发生 80 个 OS 事件（总事件数的 21.5%）时，具有至少 80% 的概率呈现疗效的趋势一致性。因此，中国亚组人数比例设置在 20%，约为 108 例。考虑到中国亚组相较其他地区有可能发生入组滞后，若研究期间中国共入组 20% 患者，但首例入组时间存在 6 个月滞后，则中国亚组最终分析时将约发生 60 个 OS 事件，占总事件数的 16.1%，趋势呈一致性的概率为 76.2%，在一定程度上仍可满足监管与试验设计需求。

四、国际多中心临床试验的注意事项

在设计国际多中心药物临床试验时，需要考虑到由于国家、地区和人群的不同，导致社会环境、生活习惯、医疗环境、诊疗水平等诸多因素的不同，均可能影响药物的安全性和有效性。除上述统计方法学相关考虑外，还需从全局及操作层面加以考虑。

（一）全局考虑

疾病的流行病学特征是药物研发中首先需要考虑的问题，对制订药物整体研发策略有十分重要的指导意义。例如，不同的发病率和患病率主要会影响对所在地区临床需求重要性的判断，以及进行临床试验入组受试者难易程度的分析。对同一疾病，流行病学研究发现的病因不同，危险因素不同，可能导致药物的安全、有效性结果不同，需要针对可能导致有效性不同的因素制订研发策略。某些疾病需根据病原生物学、细胞学或分子生物学等特点进行人群分类，避免将异质性（heterogeneity）患者入组同一国际多中心药物临床试验，导致对结果的影响或者无法代表相应区域患者人群的实际情况。若缺乏系统完整的流行病学资料将为各国家或地区间的差异比较和研究带来困难。必要时，可开展相关人群研究，获得基础数据，再开展 MRCT。

其次，有些药物在不同种族人群之间的药代动力学方面表现出显著性差异，甚至在同一地区的不同人群中也存在一定的差异。评价药物的种族差异，主要是评价药物在不同种族人群中的 PK/PD，并用以解释临床疗效和安全性，最终形成综合判断。药代动力学包括吸收、分布、代谢和排泄，必要时还应评价药物 - 食物以及药物 - 药物相互作用。

另外，剂量的选择是 MRCT 设计中的关键问题之一。除种族差异对药物代谢的影响外，医疗实践的差异，包括各国治疗指南的差异带来的影响也应加以关注。因此，各国或地区的治疗策略不同，可能导致临床试验设计中剂量选择的差异化。

（二）操作考虑

医疗领域的全球交流已十分广泛，针对一些疾病，各国的诊疗指南推荐了比较相似的治疗方案，甚至在全球范围内采纳完全相同的诊疗指南。但由于疾病的差异、医疗实践和资源的不同，在不少疾病治疗领域中，各国制订了不同的指南。因此，在设计 MRCT 方案时，要有主要参加区域或国家的专家成员参加,并应高度关注各国医疗实践的差异。

MRCT要对拟采用的对照药物、基础用药等进行充分论证,关注其在相应国家和地区已获得批准的适应证、可及性及其使用情况等。使用安慰剂时,应充分考虑不同国家和地区伦理委员会审批原则和标准的差异。我国药品监督管理部门要求,MRCT所用的对照药物必须是已经在我国批准上市的并且有相应适应证的药物。

对确证性国际多中心药物临床试验,建议设立独立的疗效或安全性判定委员会,对主要终点指标、安全性指标等进行统一、独立的评价;建立中心实验室,对重要的实验室指标进行集中、统一检测,保证研究结果的客观一致性。如果主要终点指标是与语言、文化相关的量表,使用前要首先考虑在不同国家和地区该量表不同语言版本的文化调适和量表的等价性,并对量表的效度、信度进行验证,确保评价工具的科学性和可靠性。

第四节　肿瘤临床试验方法学进展

近年来,恶性肿瘤的诊疗技术和药物研发飞速发展。随着分子生物学及各种检测技术的进步,恶性肿瘤的诊疗逐步走入了精准时代;药物治疗也已从过去相对单一的化疗,走向了靶向治疗,免疫治疗等共存的时代。这些在不断满足临床上未能满足的需求的同时,也对于临床研究的设计提出了更高的要求,针对恶性肿瘤的临床试验设计逐步在往高效和精准的方向发展。

一、研究推进上的加速

肿瘤临床试验基本都面临着加速推进研究进度的需求,以便用较短时间得到统计学认可的且相对确切的研究结论,以满足肿瘤患者巨大而迫切却仍未满足的临床需求。

(一)无缝设计

然而,大多数确证性的Ⅲ期临床试验需要提供生存获益的疗效数据,试验周期较长,造成部分疗效好的药物或治疗方法无法早期用于患者而使其获益。在此背景下,可以尝试采用探索性的开发模式,按照预定的期中分析计划,依据不断积累的信息,对临床试验方案进行统计分析计划框架内的合理调整。同时,开展新的试验方法——"无缝设计"(seamless trials design)以取代传统的三阶段药物研发模式成为加快获得研究结论的重要路径。例如:无缝Ⅱ/Ⅲ期设计试图消除Ⅱ期和Ⅲ期试验之间的空白期,既可以采用操作无缝设计,将Ⅱ期试验受试者排除在主要分析之外,也可以采用推断无缝设计,在主要分析中纳入Ⅱ期试验受试者;前者不需要对Ⅰ类错误的控制进行多重性调整,但对于后者,则可能需要根据适应性的性质和假设检验策略做出相应的调整。近年来,肿瘤新药研发模式也发生了巨大变革,使用具有扩展队列的早期临床无缝试验设计,即通过一定的方法和标准(如动态处理数据、队列扩展等),将传统分期试验压缩成一个单一的连续试验,以实现传统多个分期试验所需实现的目标。例如安全性和有效性无缝推进、单次给药和多次给药无缝推进、有效人群无缝探索等,从而有助于提高研发效率、降低试验成本及缩短临床开发总时间。2015年上市的奥希替尼,是一种针对T790M突变的晚期非小细胞肺癌患者的选择性第3代表皮生长因子受体(epidermal growth factor receptor,EGFR)小分子抑制剂,其通过无缝Ⅰ/Ⅱ期设计,在早期剂量爬坡观察安全性的同时观察有效性,并进行人群分层,防止无效人群对结果的稀释,最后仅基于411例患者的两项单臂研究结果数据即获得美国食品药品监督管理局(FDA)的加速批准,用于治疗具有 EGFR T790M 突变阳性晚期非小细胞肺癌,该药从启动临床试验到获批仅用了两年半的时间。需要特别指出的是,无缝设计并非只有优点,相对于传统分期设计,无论是对研发还是对监管都提出了严峻的挑战,试验快速推进带来的受试者伦理风险控制(如使更多患者暴露于毒性未知且可能获益有限的药物中)需要得到充分考量。为了更好地控制含有多个扩展队列的无缝试验的风险,增加扩展队列试验的安全性,FDA 指南对申办方提出了四种建议:监测和报告安全问题、建立独立的安全评估委员会(Independent Science Advisory Committee, ISAC)或独立的数据监测委员会(Independent Data Monitoring Committee, IDMC)、与伦理审查委员会(Institutional Review Board, IRB)保持一致的沟通,定期更新知情同意书。目前我国正处在新药开发的蓬勃期,如何更快、更高效地开发有效安全可控的药物是监管部门、制药企业和研究者在内的多方共同的目标和面临的挑战。

　　(二) Ⅰ期试验设计

　　Ⅰ期临床试验剂量探索时,主要目的是确认最大耐受剂量(maximum tolerated dose, MTD)或最佳生物效应剂量(optimal biological dose, OBD)以及Ⅱ期临床研究推荐剂量(recommended phase 2 dose, RP2D)。

　　为尽快达到研究主要目的,越来越多新的试验设计方法问世,并得到了实践的检验。目前的Ⅰ期研究方法大致可以分为三类:①基于规则／算法的设计,如传统 3+3 设计、加速滴定设计及药理学指导剂量爬坡方法(pharmacologically guided dose escalation, PGDE)设计等;②基于模型的设计,如连续重评估方法(continual reassessment method, CRM)设计、控制过量用药的剂量递增方法(escalation with overdose control, EWOC)设计等;③基于模型辅助的设计,如贝叶斯最优区间设计(bayesian optimal interval design, BOIN)、改进的毒性概率区间设计(modified toxicity probability interval, mTPI)和 mTPI-2 设计、Keyboard 设计及 i3+3 设计等。传统的 3+3 设计原理为在假设药物效应和毒性随剂量增加而增加的条件下使用预先确定的规则(目标毒性率固定为 33.3%)进行剂量增减,优势是原理简单、操作方便,缺点是不能按临床需要变化、获得 MTD 准确性偏差,结果可能导致在指导Ⅱ期临床试验时,由于剂量不足而不能显现应有的疗效。为了克服传统 3+3 设计的缺点,产生了加速滴定的 3+3 设计,主要特点为快速的初始剂量递增并允许对同一受试者进行剂量递增,有助于减少接受低剂量治疗的受试者数量并能加快研究进度。此外,PGDE 法设计可实时测量每位患者的药动学数据以确定随后的剂量水平,只要血药浓度 - 时间曲线面积(area under the curve, AUC)未达预先定义水平,就按每剂量一个患者进行剂量爬坡,剂量增量通常为 100%,而一旦达到目标 AUC 或剂量限制毒性反应(dose-limiting toxicity, DLT)发生,剂量爬坡方法就被切换为传统 3+3 设计,剂量增量开始减小(通常约 40%)。基于模型辅助设计的方法和基于模型设计的方法具有相似的准确性,但更为简单易用;这类方法的特点是剂量增减的规则类似于传统 3+3 设计,但是规则的制订则基于统计模型的估计,因此,相较于 3+3 设计具有更好的统计特性,相较于模型设计的方法具有更好的易用性。我国创新药物的研发正在走向世界并与国际接轨,按照目前国际发展趋势和加快临床试验的客观需求,使用模型和模型辅助设计取代传统 3+3 设计将成为必然,这需要临床学者、生物统计学者以及监管部门的通力合作。

　　二、设计所覆盖广度上的提升

　　既往对于恶性肿瘤的药物治疗主要是围绕发病部位和形态病理而开展。随着分子生物学技术的不断发展,人类对肿瘤分子表型的认识也不断加深,从而对于恶性肿瘤也逐渐步入了基于肿瘤特定分子表型的精准诊疗时代。伴随着精准肿瘤学的不断发展,过去根据发病部位和形态病理而确定为某一种肿瘤的患者,目前可能被分割为数种甚至数十种肿瘤。当然,过去由于发病部位和形态病理不同而作为不同种的肿瘤,目前也有可能因为其分子生物学特征的相同而划分为同一类肿瘤。大量肿瘤患者亚群持续出现,针对这些群体个体化的治疗药物也在不断研发,这就对传统的临床试验设计提出了新的挑战。

传统的临床试验设计是一个临床试验方案仅在单一疾病人群中进行一两个药物或方案的试验。这对于大量涌现的肿瘤亚群就存在研发速度上的局限性,尤其对于那些亚群患者数量较少的肿瘤就显得尤为滞后,需要大量筛选患者和智能试验设计才能有效利用资源。主方案(master P、protocol)的试验设计也在此背景下应运而生。

(一)主方案设计介绍

主方案试验是一个被设计为解决多个问题的整体性试验方案,含有多个子方案,不同的子方案可同时检验一种药物对于多种疾病的临床效果,也可同时检验多种药物对于一种疾病的临床效果,或者同时检验多种药物对于多种疾病的临床效果。简单讲,主方案就类似于搭建了一个基础架构,在此架构上可有系列类似的子研究同时开展。大家比较熟知的较早开展的主方案设计包括篮式试验(basket trial)和伞式试验(umbrella trial)。2017 年 FDA 在 *The New England Journal of Medicine* 上发表综述对主方案设计进行了系统的介绍,FDA 也出台了该试验设计的指导原则,这两篇报告均在传统篮式和伞式试验的基础上对主方案设计进行了拓展。

篮式试验旨在评估一种药物治疗具有同一种生物学特征的不同疾病类型的临床效果,每一个子方案都针对一种或多种传统疾病类型(图 9-10)。伞式试验旨在评估多种药物针对同一种疾病但不同生物标志物类型的患者的治疗效果(图 9-11)。篮式试验是类似于"异病同治",而伞式试验是"同病异治"的方案设计。当然,这里的"异病"和"同病"是基于传统的按照发病部位和形态病理所做的诊断,伞式试验和篮子试验只是形象说法,其背后的实质是精准医学理念的临床实践。

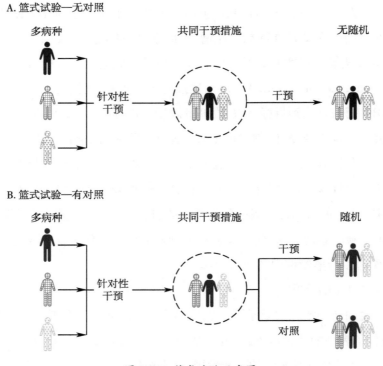

图 9-10 篮式试验示意图

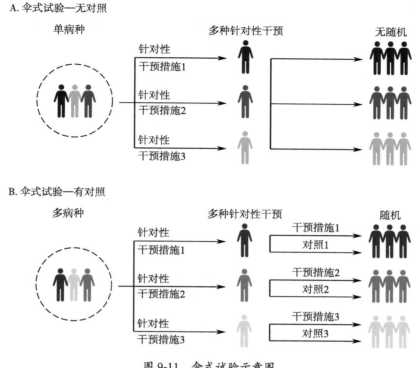

图 9-11 伞式试验示意图

在传统篮式和伞式试验的基础上,主方案设计可进一步拓展,主要从两个方面:第一,把篮式和伞式试验融合在一起的一体化设计。如美国国家癌症研究所(NCI)的 MATCH 试验(NCT02465060)是根据肿瘤的遗传和分子特征来探索相应治疗方法的疗效,而不考虑肿瘤类型或原发肿瘤在体内的位置,这里面不同原发部位肿瘤具有同一分子标识可接受同一方案的治疗(篮式),而同一原发部位不同分子标识的肿瘤又可接受不同方案的治疗(伞式)(图 9-12)。第二,从传统设计的单纯研究框架搭建转化成研究平台的搭建,即所谓的平台试验(platform trial),在这个平台上可添加新的药物和停止无效药物,没有固定的截止时间,具有永久性和动态性两大特点:一般采用贝叶斯等自适应决策规则确定是否和何时停止

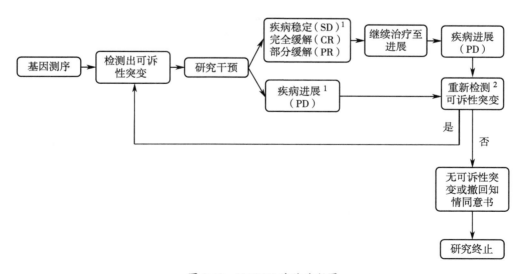

图 9-12 MATCH 试验流程图

[1]:CR,PR,SD,PD 均依据 RECIST 标准判定;[2]:重新活检,如果存在新的突变接受新的靶向治疗。

具有低成功概率或有不良反应的治疗方案,以及确定是否或何时将未来成功概率高的治疗方案推进研究;对于已有前期研究结果并具备条件的新药物或治疗方案可新纳入平台;对于已取得成功并获批适应证的药物和方案将调整成为平台相应子研究对照组。乳腺癌新辅助治疗的 I-SPY2 试验是平台设计经典的案例,有兴趣的读者可作参考。

（二）主方案设计的优点

主方案设计最大的优势是"共享",通过共享来提高效率,加快药物开发速度。但需要提示的是这个共享的基础是其子方案设计必须具有高度的相似度,包括入组患者的类别、治疗药物或方案的属性、疗效评估和研究终点的选择等。共享所带来的优势包括如下方面:

1. 子方案设计的共享　由于前面所提到的子方案的高度相似度,从而子方案的设计毫无疑问在方法学上可以做到最大程度的共享。

2. 患者筛选平台的共享　如果按照传统的临床试验方式,主方案中的每个子方案都要进行一次独立的筛选,这样势必会因为这个过程的重复延缓患者入组的速度,甚或患者因为疾病的进展而失去进入试验的机会;另外还会让潜在的受试者接受过度的有重叠的筛选期检查,尤其需要提示有些检查是无法重复进行的,如需要组织样本所进行的分子生物学检测就有可能因为组织样本量有限使得患者失去筛选入组的机会。

3. 试验管理平台的共享　主方案作为一个独立的框架或平台,其信息化系统、数据监管、毒性评估、疗效判定、试验决策的人员配置等均可做到中心化管理,除了高效外还可提高试验的质量。此外,主方案设计作为单一的临床试验也可以同时对于每个子方案独立进行注册。

4. 共享对照组　受试者是临床试验最重要的资源,对于那些进行随机对照临床试验设计的子方案采用多个子方案共享一个对照组毫无疑问可以节约受试者资源,这对于疾病本身就较罕见的患者群体尤为重要。目前,依治疗反应而自适应性调整随机的临床试验不断受到关注,这在拥有多个子方案的主方案设计中会享有更大的游刃度。

5. 有利于后续转化研究　在主方案设计中所有子方案入组患者的中心化的试验过程自然使得所有患者的数据同质化,为后续基于较大样本进行高质量的转化研究提供了强有力的支撑。

在主方案设计中,那些传统临床试验设计中科学高效的创新方法同样是可以融入的,如上节所提到的无缝设计就可以应用到 Lung-MAP 伞式试验中。

（三）主方案设计的难点和考量

主方案设计作为临床试验设计的重要创新,在其具备顺应时代发展优点的同时,也存在着一些难点需要在实践中考量。

1. 相比于传统的临床试验,主方案设计所纳入的药物或方案要多得多,从而涉及的药品研发企业也会是多家,因此如何把这些不同企业的药品和其他资源进行合理整合是一大难点。由主要研究者本人、学会组织或政府机构牵头均可行,但最好由相关部门出台指导原则对于利益的共享和分享有合适的机制,尤其对于新药的注册试验的主方案设计要有准入规范。

2. 主方案设计所涉及的研究药物、方案以及在整体研究中所入组患者数目和患者的异质性均会增加,给统计设计和分析也带来了很大的挑战。如篮子试验虽然入组的是具有同一种生物学特征的人群,但按发病部位和形态病理的传统疾病分类也会对疗效产生影响,不合理的对照组参照就有可能因为疾病的混杂出现统计学效力的稀释和假高。平台试验的动态性自适应设计和决策的统计学方法目前还不够完善,尤其是期中分析样本量较低,可能会导致错误结论;若试验期间增加了新的治疗臂,会使得决策更加复杂。因此强大的统计学团队不可或缺。

3. 不同的药物的毒性反应谱不一样,多数药物的纳入会使得研究的毒性管理以及需要根据毒性来评估进行方案决策的团队尤为重要,必须在临床试验前根据前期的研究数据慎重考虑,建议尽可能全地纳入相关学科专家,并能及时进行调整。

三、设计考虑肿瘤治疗获益人群的精准选择

在当今精准肿瘤治疗时代,患者个体水平的分子表型测定变得切实可行,越来越多的临床试验选择以生物标志物驱动,将寻找试验药物的最佳获益人群与个性化管理作为开展研究的首要目标。通过有效的生物标志物精准筛选潜在获益人群,有助于提高临床试验成功率,同时还能避免将获益可能性小的患者人群暴露于不必要的安全性风险中。在具备合理的设计与充足的资源保障的前提下,生物标志物驱动的临床研究可以有效且高效地为患者个性化治疗提供证据。与传统的基于特定病理组织学分类进行疗效评价的研究相比,由生物标志物驱动的临床研究设计及其分析计划需要额外考虑标志物的性质、检测准确性和临床实用性等问题。

常见的为精准选择肿瘤治疗获益人群而开展的生物标志物驱动的临床研究设计可分为富集设计与标志物分层设计两大类(图 9-13)。前者仅针对标志物阳性人群进行随机(图 9-13A),后者基于标志物分层后分别进行随机,实际是针对全人群进行随机(图 9-13B)。当存在多个生物标志物时,一项试验也可以组合不同的基本设计,比如针对一个标志物进行富集,针对另一个标志物进行所有人群随机并分层。例如,许多 PD-1/PD-L1 抑制剂相关的研究先富集 EGFR 阴性人群后,再针对 PD-L1 表达水平进行分层随机。

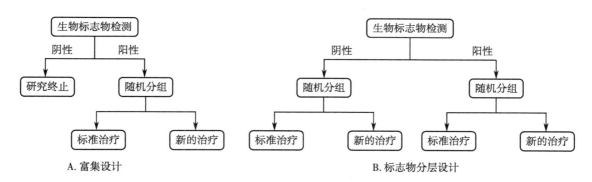

图 9-13 富集设计与标志物分层设计示意图

(一)富集设计

临床试验中,由于受试者病理生理学特点与药物作用机制的复杂性,不同受试者的药物治疗效果不尽相同,可能影响临床试验的效率。为了让更多预期可能从试验药物中获益较多的受试者入组,提高临床试验效率,富集策略应运而生。

富集是指在临床试验中根据受试者的某些特征(如人口学、病理生理学、组织学、基因组和蛋白质组学等)前瞻性地精准定义能从试验药物中获益最大化的目标人群。广义上来说,临床试验的入组和排除标准也是一种富集策略。通常所说的富集策略主要是指随机对照临床试验中用于选择最有可能获益的

受试者的方法,但也可扩展到使用外部对照的单臂试验。

常见的以生物标志物驱动的富集策略包括预后型富集、预测型富集、复合型富集和适应性富集等策略,研究者可以根据临床试验关注的主要问题选择合适的策略。

1. 预后型富集是通过对预后标志物的识别,入选更容易出现预后结局或疾病进展的人群,该策略可增加试验的绝对效应而非相对效应。预后因素的判断只需通过看无治疗或在对照组治疗下,标志物阳性与阴性患者发生终点事件的风险是否有差别。

2. 预测型富集是根据疾病特征选择对试验药物最可能有应答的受试者以提高试验效率,该策略既可增加试验的绝对效应,也可增加相对效应,能以较小的样本量获得较高的检验效能。预测因素的判断需要通过比较标志物阳性人群中的药物疗效(即治疗组对比对照组的风险比)与标志物阴性人群中的药物疗效之间的差异。值得注意的是,预后型与预测型并不是绝对的,某研究中是预后型的因素在其他研究中也可以作为预测型出现,一个既是预后型也是预测型标志物的典型实例就是乳腺癌的 HER2 表达状态,HER2 过表达既代表患者在无治疗情况下预后更差,也是抗 HER2 靶向治疗药物的疗效预测因素。

3. 复合型富集是指同时使用多个标志物(如综合评分的形式)以减少受试者异质性来提高试验效率的策略。

4. 适应性富集则是按照预先设定的计划,在保证试验合理性和完整性前提下,根据试验期中分析结果对目标人群进行适应性调整,例如改变入组标准或仅纳入一个标志物亚组的受试者等。

富集设计针对标志物阳性人群可以高效地提供获益风险证据,一般所需样本量也较小。然而值得注意的是,采用富集设计还需要考虑以下几个关键问题。

第一,是生物标志物检测的灵敏度和特异度,应该对选择高风险或对试验药物有应答的受试者具有较高的灵敏度,同时对鉴别低风险或对试验药物无应答的受试者有较高的特异度。当标志物检测准确性不够时,假阴性会导致入组效率较低,假阳性又会稀释研究疗效。

第二,要考虑试验结果在生物学上是否具有可解释性或可重现性,以及临床实践中的可推广性。

第三,研究结果的适用性与外推性是富集策略的主要问题,所以对于不符合富集入选标准的人群进行研究也同样重要。例如当存在标志物检测阈值不确定时,可以考虑入组更宽泛的阳性人群,然后基于不同检测阈值进一步做分层随机。

第四,富集设计不能进一步探索标志物的预测性,为了克服这个局限性,实际上有些试验采取了更灵活的设计形式,比如同时设计一个阴性人群的独立队列,在不影响主要队列分析的情况下,提供进一步探索标志物的预后和预测性以及药物在阴性人群中的获益风险比的可能性。

(二)标志物分层设计

根据功能特点的不同,与药物研发相关的生物标志物可分为多个类型,包括诊断性、预后性、预测性、药效学、安全性和监测性生物标志物。其中,预后性生物标志物常常在临床试验中被用作分层因素,可以区分未接受治疗干预下诊断相同但自然进程不同的患者人群。在对照研究中利用预后性生物标志物可以降低受试者的异质性和混杂因素对试验结果的干扰,减少组间偏倚,提高结果的可靠性。

对于前期已有充分的基础研究数据支持但未经临床验证的预测性标志物,通常不建议仅在标志物阳性患者中开展新药临床研究,而建议将标志物作为分层因素同时纳入阳性与阴性患者人群进行研究。纳入全人群随机可允许研究者随时间了解标志物预测性的变化,针对性地调整分析计划;当标志物检测不成熟时,入组全人群可以支持针对不同标志物检测方法和阈值的探索性分析。但是,当标志物阳性率较低或阴性人群获益非常有限时,试验效率也会低,通常需要更大的样本量和更大的全人群检测成本。

标志物分层的设计经常会涉及主要研究终点是阳性亚组还是整体人群的多重性问题。当设计以阳性亚组作为主要研究终点之一或关键次要终点,并且设计了足够的样本量,研究结果有足够把握度证明标志物阳性亚组人群能够从新药治疗中显著获益,则该研究结果可基于生物标志物支持批准试验药物在阳性亚组人群中的适应证。值得注意的是,设计多个主要研究终点时,还需要考虑合适的策略保证整体 I 类错误 α 不增加,可以采取平行策略对 I 类错误 α 进行拆分、回收或采取固定次序序贯检验策略保持恒定的 α。

实践发现,常见的先检验标志物阳性人群再检验标志物阴性人群或全人群的序贯策略不一定是最优选择,标志物的阳性率、检测准确性以及公司投资风险的判断等都可能是统计分析决策的考量点之一。当采用固定次序检验策略时,第一层检验的效度对整体研究是否成功至关重要。如果标志物流行率很低,预测作用实际上也不是很显著,那就不适合作为第一层进行设计,因为研究检验效能既受疗效影响,也受事件数 / 样本量的影响,相同随访时长下标志物阳性亚组不一定有更高的检验效能。

第五节　医学大数据挖掘

一、医疗大数据概念

随着信息技术的发展,人类利用传感器获得了越来越多自然界的"信息",并且以计算机及网络方式来进行存储和处理,人与人之间、人与信息系统之间也由于网络交换信息而产生了大量的交互数据。因此,社会生活的方方面面越来越多地依赖数据,也导致对于数据的利用和处理方法发生了重大的转变。"大数据"不仅仅是对数据的本体描述,也是现代社会生产生活中的思路和方法。

大数据的概念常用其特点来描述。在维克托·迈尔 - 舍恩伯格及肯尼斯·库克耶编写的《大数据时代》一书中,大数据指不用随机分析法(抽样调查)这样的捷径,而采用能够获得的全部数据进行分析处理的方法。IBM 提出大数据具备 5V 特点:大量(volume)、高速(velocity)、多样(variety)、低价值密度(value)、真实性(veracity)(表 9-10)。

表 9-10　大数据的特点

特点	解释
大量	体量大是大数据区别于传统数据最显著的特征。一般关系型数据库处理的数据在 TB 级,大数据所处理的数据量通常在 PB 级以上
高速	速度是大数据区别于传统数据的重要特征,在海量数据面前需要实时分析获取需要的信息,数据处理的效率就是组织的生命
多样	大数据所处理的计算机数据类型早已不是单一的文本形式或者结构化数据库中的表单,它包括订单、日志、LOG、微博、音频、视频、物理传感器高频采样
低价值密度	大数据是针对真实世界的全量、全息记录,相对于某一应用目的来说,单位体量的数据(如条数)包含的信息量密度比较低,但是大量数据中蕴含的潜在价值比较大,能够产生多元的应用,宜使用算法挖掘其应用价值
真实性	大数据是对真实世界的客观记录,相对于传统的经过人工观察和信息浓缩得到的统计记录来说,对原始过程的映射更加真实、客观

大数据的方法和思维也在医疗行业生根发芽。一方面,仪器设备、诊疗方法、业务流程不断深度数字化,产生了更加类型丰富、信息容量大、体积巨大的客观数据;另一方面,由于医疗控费、服务效能提升、医疗质量改进等内外部需求驱动,国家政策、行业共识和医院规划不断推动诊疗过程、后勤管理、物资调度、设备配置、人员行为管理的数字化,过程数据持续增加。数据驱动、数字说话、数字决策等思想不断渗透医疗行业,医疗信息化中数据呈现多样化发展、全量收集、大规模利用、快速闭环等特点,大数据的特性明显。

在医学研究中,精准医疗、数字诊疗、智能医疗、循证医学等理念和方法不断深化,更大的样本(多中心、长周期收集)、更全的数据(院前、院中、院后,多组学、多分辨率、多模态)、更深度的分析和认知(系统层次的分析、从整体到分子、全寿命周期健康管理)等研究思路和方法大行其道,对医疗健康数据的收集、整理、分析、解释都全面进入了大数据时代。

(一)医疗大数据的来源

《信息安全技术健康医疗数据安全指南》(GB/T 39725—2020)按照安全属性对医疗健康数据进行了分类分级,主要包括个人属性数据、健康状况数据、医疗应用数据、医疗支付数据、卫生资源数据、公共卫生数据。该分类在一定程度上反映了医疗大数据的来源和应用领域。

进一步来说,如果从产出方式上追溯医疗大数据的来源,可以分为设备客观数据(例如检验、数字病理切片、医学影像、基因测序、质谱图谱、手术录像、监护仪、生命支持类设备数据等)、观察记录数据(护理病情记录单、门诊病情观察记录、住院病程记录等)、业务过程数据(收费、结算、挂号、预约、医保对账、输血管理、抗生素管理、院感管理、手术麻醉管理、库房管理、药房管理、耗材管理、护理单、治疗记录、术前谈话记录、查房记录等)、分析评判记录(医嘱、诊断、检查检验报告、会诊意见等)等类型。

按照数据利用的算法侧重和人工智能技术应用的领域,也可以分为医学影像(超声、CT、MR、内镜、心超等)、电子病历(半结构化文本为主,门诊、住院)、设备波形(心电、EEG、血压、血糖、呼吸等生命体征,时序性,采样频率高)、音视频(互联网医院交互记录、手术录像、远程医疗交互录像等)、分子诊疗(基因测序、质谱、电镜、电泳等)等类型。另外,随着技术的进步,院外使用的可穿戴设备数据也逐步进入到医疗应用中,成为全寿命周期健康管理、慢病管理、随访等应用的重要数据来源。

如果按照数据的产出部门分类,也可以分为临床科室、后勤总务、财务、人事、设备等数据类型,覆盖医院的"人、财、物"信息流动。如果按照医疗大数据的贡献人员来分,可以分为"医、护、技、后勤"类型,产出数据的内容与方法有所不同。

根据《国家卫生信息资源分类与编码管理规范》(WS/T 787—2021),国家层面对于医疗信息资源的分类包括基础资源、业务资源,以及并列的主题分类。

总之,医疗大数据来自医疗过程对患者本体及延伸健康信息的观察和记录,可以是直接的(人的观察和记录),也可以是间接的(仪器设备的信号记录),具有数据样本量大、信息多元、类型多样、多用途等特点。

(二)医疗大数据的特点

除了具备 5V 特征外,从数据挖掘的角度,医疗大数据下面的一些特征需要关注:

1. 时空分布特性明显 从数据采集角度来看,现代医疗重心从疾病诊治发展到健康管理,全寿命周期过程管理需要关注疾病的发生、发展和结局,具有明显的时序特征。相关数据的采集分布在家庭、工作场所、医疗机构、康复医院等不同场所,具有显著的空间分布特征。

对于单次的疾病诊疗来说,其过程需要"医护技"不同类型人员的参与,一次完整的诊疗需要多次循序渐进的检验检查和观察判断,对于疑难重症,甚至需要在对症治疗控制病情的过程中,反复探究,集多人之力解决问题,数据具有典型的时空分布特性。

时空分布的特性决定了对医疗大数据的挖掘需要关注时序、数据质量异质分布、部分信息缺失等问题。

2. 主客观数据结合　医疗大数据既有客观信息的记录,也有医护技观察判断的结果,疾病诊治过程中存在误诊误判、操作失误、试错纠偏等情况,主客观数据的混合利用,需要在分析挖掘中更加关注噪声、子类型划分、异常值、离群点等问题。

3. 数据与知识深度结合　医疗大数据的产生、利用过程需要来自生物、医学、化学、物理、生命科学等多学科的知识支撑,知识决定应该如何采集和处理数据,而数据分析可以产生更新的认知,进一步明确分类和边界,从而形成了知识和数据相互生成的闭环。这个特点决定了医疗大数据的挖掘需要多学科人才的参与,需要重视知识库的利用。

4. 多分辨率与多元信息融合　随着精准医疗理念的不断推广,系统化、个性化的诊疗方案需要利用从宏观体征到分子检测的数据,医疗大数据在空间上呈现多分辨率。另外,医疗大数据中既有间断性的诊疗记录,也有高采样率的波形数据,时间分辨率上差异也比较大。而诊疗是对这些多分辨率数据的综合运用,数据挖掘需要能够处理这些多分辨率的数据,实现多来源信息的融合。

（三）医疗大数据开发利用的组织架构

医疗大数据的开发和利用存在多种类型的协作,上至人类整体、国家和区域,下至多医疗机构、团体和个人,其数据的收集、治理和分析方法不同,所产生数据的覆盖范围、质量、用途也有很大不同。

1. 医学和全球治理层面　很多疾病和健康问题,是全人类共同面对的,为此需要在一定的组织框架下,对这些问题进行研究。例如,慢性病管理、人类免疫缺陷病毒（human immunodeficiency virus, HIV）防治、全球性传染病预防等都需要世界范围内广泛的协作。人类基因组计划（human genome project, HGP）、人类蛋白质组计划（human proteomics project, HPP）、人类脑计划（human brain project, HBP）等国际大型研究计划为国际医疗健康的研究协作提供了典范,其数据收集、共享、发布等机制,为医疗大数据的开发利用提供了思路。

在临床医学研究方面,以数据标准、开源工具和分布式数据分析协作机制为支撑,观察性健康医疗数据科学与信息学（Observational Health Data Sciences and Informatics, OHDSI）为国际性的研究协作提供了框架。

2. 国家层面　我国一直比较重视健康医疗大数据的建设,在国家层面致力于推动全面健康信息共享和利用,践行健康中国战略、数字中国战略,推动医疗健康事业的高质量发展。

2017年,国家卫生和计划生育委员会发布"十三五"全国人口健康信息化发展规划（国卫规划发〔2017〕6号）,提出要构建统一权威、互联互通的人口健康信息平台。2017年上半年,国家卫生和计划生育委员会统一组织筹建了医疗大数据产业"国家队"——中国健康医疗大数据产业发展集团公司、中国健康医疗大数据科技发展集团公司、中国健康医疗大数据股份有限公司。2020年,由央企牵头又成立了联仁健康医疗大数据科技股份有限公司。持续推动"1+5+X"（即1个国家数据中心、5个区域数据中心、X 个应用发展中心）的总体规划。这些产业集团的建设在一定程度上推动了健康产业国家级数据利用,但是到目前为止,在数据源建设、数据资产化、数据所有权等问题上并没有获得突破性的进展,其数据保有量和应用服务所见不多,并没有诞生国家级的应用生态。

为推动全国医疗卫生事业的统筹协调和区域均衡化发展,国家一直致力于推动建设全国统一的电子健康卡体系,从总体架构、技术标准、试点方案等方面进行了系列工作,各省也逐步推广电子健康卡体系的建设和使用,为国家层面的医疗大数据建设奠定了坚实的基础。

统计数据上报是国家卫生统计事业的重要工作,从原卫生部的统计调查发展到今天的自动化数据上报,为公立医院绩效考核、全国卫生统计公报和年鉴的编写提供了原始数据。也是宏观层面分析了解我国医疗卫生行业发展情况的重要数据资源。

医保部门正在推行建立全国性的医保数据平台,实现统一的数据收集、存储和使用,为推行按病种分布付费和大数据分组付费（DRGs/DIP）的改革提供了支撑。另外,医保数据对于打击骗保、高值耗材控制、药品集中带量采购、药品零加成、慢病管理、互联网＋医疗健康、分级诊疗、全科医师签约等政策与改革措施的制订与实施有重要的支撑作用。

3. 区域层面　依据国家政策要求和区域发展需要,各省市也在推动区域医疗大数据的建设,省级的全民健康卡平台、互联网医院监管平台、影像云平台、处方流转平台、远程会诊平台、区域检验中心平台等都有大规模的建设与应用。业务开展的同时,也积累了相关的大数据资源。

“十四五”开局,县域医共体的建设更加被重视,以县域医共体为载体的区域信息化平台能够积累更多的医疗大数据,互联互通的医学检验、医学影像、心电诊断、病理、消毒供应等资源共享五大中心将成为区域大数据的重要来源。

自 2006 年开始建设的上海市“医联工程”已经进入到 2.0 的发展阶段,从以“互联互通互认”为目标的市级医院连通,发展到设备、资产、诊疗、人力、安防、后勤等大数据的全面数据收集与统筹发展,已经积累并且不断拓展着上海的区域医疗大数据。在医院的考核评价、区域医疗的重点专科建设、临床研究推动、医疗人工智能发展等方面发挥了重要作用。未来,重点专科建设和区域互联互通互认有望成为“十四五”国家医疗卫生事业发展的重点工作。

4. 医疗机构和多医疗机构协作层面　“十四五”以来,公立医院高质量发展需求迫切。大型医院借助新基建、数字化转型、智慧医院建设等政策,掀起了一轮一院多区建设的高潮,全院建设数字化的运营平台,提升数据驱动的医教研管的一体化发展能力,成为医院信息化建设的重点,院级大数据呈现整合发展趋势,医院大数据资源的积累和应用加速。

随着分级诊疗制度的推行,各类医联体成为医院联合的重要方式,城市医疗集团、医疗协作体、专科联盟、县域医共体等组织方式提供了医疗协作框架,也为医院间的数据共享和互联互通提供了机制,形成了医院协作的大数据资源。

5. 学科和专科层面　国家医学中心、区域医疗中心、临床医学研究中心是从国家层面对医学科学发展的总体规划,也是医疗行业大数据资源建设的重要组织依托。以临床医学研究中心为例,为实现医学研究的全国性大联合,以获得更广的循证证据、更多的专家参与、更深入的辩证分析,从医学发展的高度汇聚和组织全国研究力量,目前已经申报了 5 批,建立了 50 个不同专科类别的中心,正在申报中的第五批有 28 个中心。一般来说,临床医学研究中心都会依托信息平台,开展多中心的数据资源建设,形成专科方向的大数据资源。

依托各类的全国性行业协会及其分会,如中国医师协会、中华医学会、研究型医院协会、中国医学装备协会、中国医院协会等,形成的各种专科、专业方向的联盟也在有组织地建设全国的专病、专科协作网络,有的形成了全国性专科联盟,也成了医疗大数据的重要资源集聚点。

6. 院内和课题组层面　随着数字化的渗透,医院科研在组织方式和研究方法上都越来越重视数据。一方面,全院科研管理、信息资源平台的建设有助于提升数据收集的效率、质量、范围,提升全院数据共享的能力,保证科研工作的可持续性和可追溯性。这些信息平台包括全院的电子数据收集平台(EDC)、科研管理平台、临床试验管理平台、科研数据资源共享平台、科研成果转化平台、样本管理平台、研究型病房信息系统等。另一方面,医学技术的发展也呈现数智化的特征,科研的重点方向都依赖于数据的利用,专科和课题组越来越重视数据的收集和整理,借助信息化平台建设专病库或者科室的专题数据资源已经成为科室发展所必需的。

在院科两级的现代医院管理体系下,如何实现院级大数据和科室大数据建设的互补,尽最大可能实现共性数据的共享使用和专科数据的深度收集,实现大数据的高质量发展是目前数字化转型的问题之一。

7. 个人研究和探索发现　对于医师来说,个人专病方向的研究和探索也需要建设个性化的大数据。一方面,依托全院信息资源平台,获得专病方向的基础数据资源,并且获得这些数据存储和管理的资源支撑。另一方面,需要自己动手或者借助全院的信息平台,收集和整理专病方向的数据资源,实现患者的专业化管理,形成数据闭环,实现数据到知识的升华,形成知识和数据闭环(图 9-14)。

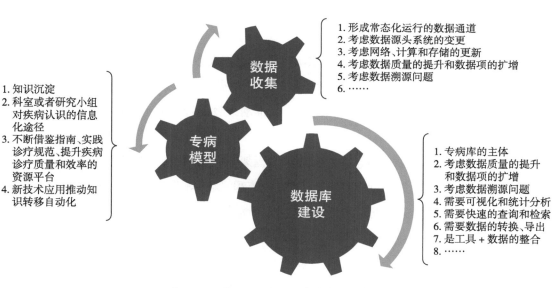

图 9-14　"三位一体"的专科专病库建设

（四）医疗大数据的标准规范

为了推动医疗信息化的发展,我国以卫生行政部门牵头,已经出台和供给了 200 多项的各类标准。医疗大数据挖掘涉及的标准包括安全技术标准、数据标准和管理标准。其中安全标准涉及数据的收集、存储和利用全过程,针对数据安全的泄露、丢失和篡改问题。数据标准覆盖元数据、术语体系、数据交换标准、数据存储标准、大数据系统的体系架构等。管理标准包括伦理、遗传信息保护、个人信息保护、数据安全、数据资产、数据质量等方面。相关的标准列举如附录 9-1 中的附表 9-1-1~ 附表 9-1-3,包括国家标准、行业标准、政策规范等类型。

（五）医疗大数据公开资源

随着人工智能研究与应用的快速发展,以及生命科学研究的国际大联合和协作,数据共享和公开数据集成为国际科学研究的重要资源,对于科研的快速发展起到了很大的促进作用。规范的数据共享和开发利用,对于医疗大数据利用和方法研究有重要的促进作用。一些国际上可以公开访问的数据集,对于从事医疗大数据分析方法研究来说,可能有一些帮助,例如 HCUP 数据集是美国国内医疗卫生行业的质量、效能、收费、产出等方面的数据,用于 AI 的开放数据集合包括 including X ray、Ultrasound、Whole Slide Images、CT scans 等, IEEE 数据仓库收录了 200 多个医疗健康数据集。

二、医疗大数据治理与管理

虽然没有统一定义,但是根据其他行业的实践,以及医疗大数据应用已经开展的工作,医疗大数据治理可以有一个统一描述:医疗大数据治理（data governance）是在一定的组织架构下,根据数据利用的目的,指导开展数据管理（data M、management）的一套体系,包括组织架构、制度体系、工作机制、工具平台、标准规范等,而数据管理是具体工作的实现,包括平台建设、日常管理、数据运营等。采用数据治理的方法来推动医疗大数据的挖掘和应用,可以同步推行医疗大数据建设的标准规范体系实施、数据共享机制建立、数据质量管理、数据资产运营、大数据平台建设等关联工作,也是根据医院战略发展目标,推进数字化转型的系统化实践。

（一）医疗大数据治理的体系架构

医疗大数据治理的体系架构包括组织架构、制度体系、工作机制、工具平台、标准规范等不同内容,都和大数据的挖掘密不可分。

在组织架构方面,医疗机构层面的大数据治理需要建立大数据管理部门,一般依托信息部门建设,承担大数据的规划设计、咨询论证、评估评价、项目实施、数据服务、数据安全管理、数据资产管理、数据质量控制、主数据治理、元数据治理等具体工作,不断推动医教研管各项工作中的数据采集、存储、分析、应用。

在制度体系方面,需要在原来信息系统管理制度框架下,建立数据安全管理、数据资产管理、数据质量管理、数据服务流程等方面的制度,明确相关的规则流程、操作规范和激励措施,推动大数据的建设和应用。依据制度体系,还需要建立配套的工作机制,从而为大数据治理的可持续发展提供知识资源,通过教育培训形成大数据治理的人力资源。

医疗大数据建设需要有"共同的语言",这就需要一套标准规范体系来支撑数据的全寿命周期管理。放在整个社会的大背景下,医疗大数据的标准规范需要遵循或者借鉴融合国家标准、行业标准、团体标准、地方标准,符合法律政策要求,从满足医疗机构自身发展的角度进行构建。例如,研究型医院会更多关注医疗前沿技术产学研发展需要,以及"云大物移智"等信息技术的运用。而电子病历、互联互通、智慧管理、智慧服务、单病种质控、病种诊疗规范、临床路径、专家共识等基础的知识体系为医疗大数据建设的基本遵循。

数据利用离不开信息化的工具平台,"数字化"工作的自身需要"数字化",也就是需要依托工具平台来开展大数据治理的质量、安全、资产等管理工作,甚至标准规范自身也需要提供机器能够直接理解的

"数字化知识"。当然,数据的收集、加工、处理等基础模块是大数据治理平台的核心。经过多年的探索,已经有不少医疗机构使用的大数据治理平台架构可供参考。其中,以数据湖、数据加工、数据集市、数据仓库、临床数据中心、科研数据中心、运营数据中心、专病库等为具体组成的架构体系应用最广。

（二）医疗大数据质量控制

在众多的数据治理活动中,数据质量控制是数据价值提升的关键,也是当前医疗大数据挖掘和分析价值的基石。医疗大数据质量的提升往往伴随着业务流程的规范化,甚至需要基于信息技术的应用,重新考量和定义业务流程。大数据质量控制需要考虑的问题包括数据的正确性、完整性、一致性、及时性等。

目前,在政策引导和医疗业务客观需求的推动下,以电子病历为核心的医疗机构业务系统建设成为主流。电子病历智能化的质控系统建设能够从源头上提升数据质量。基于数据和人工智能引擎的质控方法得到了应用,能够实现多达几百上千条规则的形式化质控,以及基于数据结构化分析的内涵质控。

当然,为了能够满足日益精细化的管理需求、技术不断进步的医学研究需求以及规范化的临床需求,医疗大数据的质控体系需要的不仅仅是软件工具,而是对整个医疗机构需要什么样的数据、怎样获取高质量数据的思考。例如,在专病库建设中,数据全面程度的把握很难判定,利用几百甚至几千个字段来描述疾病的记录也不一定能够满足全部的研究需要,对于疾病认知的不断发展变化,以及研究本身的探索特性,决定了数据质量的提升是一个不断追求完美的过程。建立数据质量管理的人员团队、技术平台,实施持续的迭代和改进,是数据质量管理的现实路径。

（三）医疗大数据相关技术平台

提到大数据,一般会想到 Hadoop 开源架构,在医疗大数据技术平台中也经常使用,此外,医疗大数据挖掘涉及数据源建设、数据存储和分析平台、数据共享与利用业务系统等,所利用的技术平台包括物联网、云计算、大数据分析、人工智能、区块链、5G 通信等,涉及技术和工具比较广泛,为了能够快速了解相关技术,这里整理了一个概览表（表 9-11）。

表 9-11　医疗大数据相关技术方法概览

技术名称	特点与用途
Hadoop	分布式系统基础架构,包括 HDFS
Spark	用于大规模数据处理的统一分析引擎
K8S	容器编排器
Kafka	开源流处理平台
Hive	数据仓库工具,用来进行数据提取、转化、加载
Elasticsearch	分布式多用户能力的全文搜索引擎,基于 RESTful 网接口
MapReduce	编程模型,用于大规模数据集（>1TB）的并行运算
Yarn	Hadoop 资源管理器
HBase	面向列式存储的分布式数据库
Flume	分布式的海量日志采集、聚合和传输的系统
Sqoop	主要用于在 Hadoop（Hive）与传统的数据库（Mysql、PostgreSQL）间进行数据传递
ZooKeeper	分布式的,开放源码的分布式应用程序协调服务

续表

技术名称	特点与用途
Oozie	开源工作流引擎
Azkaban	一套简单的任务调度服务
Flink	分布式流数据引擎
Logstach	具备实时数据传输能力的管道
Docker	开源的应用容器引擎
HDFS	Hadoop 分布式文件系统
REST	表述性状态传递
OpenRefine	Google 免费的数据变换和清洗工具

（四）医疗大数据治理的典型案例

医院级别的数据治理在很多医院都已经开展，并且产生了不小的效益。例如，四川大学华西医院建设了"云平台 + 数据资源 + 应用"大数据集成平台，并且应用于智慧管理、医疗质量管理、医院绩效管理、科研专病库、科研项目服务、医师画像。上海交通大学医学院附属瑞金医院以精准医学、转化医学和智慧医院的建设需求为驱动，以不同的业务应用驱动，建设了多中心临床科研大数据平台、运营数据中心、医疗设备数据应用、科研大数据平台，并且形成了对医联体协作、影像辅助诊断等方面的支持。

三、医学大数据挖掘的技术方法简介

医学大数据挖掘的方法已经有不少书籍进行了系统介绍，这里对数据挖掘所使用的方法进行分类列表，以便读者查询和了解（表 9-12，表 9-13）。

（一）统计分析方法及工具

表 9-12 主要统计方法及用途

方法名称	用途简介
描述性分析	通过统计参数的计算、分布拟合、统计图表等方法展现数据的特性。例如均值、方差、标准差、变异系数的计算，直方图、散点图、雷达图、气泡图等的绘制
统计推断	通过采样数据推测全局的数据分布特性，包括传统假设检验方法、Bootstrap 再抽样、刀切（Jackknife）估计、EM 算法、Logistic 回归、稳健（Robust）回归、Markov 链、Monte Carlo 等方法
假设检验	用来判断样本与样本、样本与总体的差异是由抽样误差引起还是本质差别造成的统计推断方法，常用的有 Z 检验、t 检验、卡方检验、F 检验等
数据降维	高维数据向低维空间的映射方法，一般是基于保留统计中的最大数据变化特性，常用主成分分析（principal component analysis, PCA）、滤波、核方法、岭回归、流形学习等
数据预处理	包括缺失值填充、归一化、滤波、重采样、数据插值等方法，主要是为了补全数据，消除数据趋势项，避免计算误差积累等
回归分析	主要是采用函数模型建立变量之间的关系，包括最小二乘回归、稳健回归、核回归、SVM 回归、偏最小二乘回归
参数估计	根据从总体中抽取的随机样本来估计总体分布中未知参数的过程。包括点估计、区间估计，有矩法估计、最小二乘估计、似然估计、贝叶斯估计等方法，有一次性计算方法和递推计算方法
统计分类	统计分类是在特征空间上，根据样本接近某一类样本概念率分布的程度判定其所属类别的方法，包括 Fisher 分类器、LDA 判别、贝叶斯分类器、SVM、k- 邻近、Boosting、AdBoosting 等方法

续表

方法名称	用途简介
聚类分析	基于统计方法的聚类分析是根据样本特征空间上的聚集或者连通特性,将样本分为不同的类别,并且进一步通过统计特征描述类别的方法,包括层次聚类、k-means、谱聚类、高斯混合模型聚类、Mean-shift、Affinity propagation、BIRCH 等算法
蒙特卡洛方法	也称统计模拟法、统计试验法,是把概率现象作为研究对象的数值模拟方法,也就是根据概率分布,模拟产生样本,然后进行统计分析的方法
特征选择	从原始收集的特征中,选择一组最能代表样本的特征,包括最优组合搜索、互信息量、过滤、封装等不同方法

表 9-13　主要工具

名称	主要功能
SPSS	几乎全部的统计功能,延伸到神经网络、数据挖掘功能,绘图,支持 Excel 等
SAS	强大的统计分析软件,支持数据访问、数据储存及管理、应用开发、图形处理、数据分析、报告编制、运筹学方法、计量经济学与预测等,支持分布式计算
Matlab	统计工具箱提供了描述性统计、统计分布、统计检验、回归分析等分析功能,支持分类和聚类,支持机器学习方法,支持绘图,可以使用 m 语言编程,支持并行计算
R	开源工具,通过语言支持开发,拥有多达 18 000 多个工具包,很多学术研究发布的工具包也是以 R 语言提供,支持绘图,支持并行化处理
GSL	C 语言的科学计算库,支持大部分的统计分析算法
Scipy	Python 的科学计算库,包括优化、积分、插值、线性代数、矩阵分析、微分方程等方面的计算能力,包括大多数统计分析功能
Boost	C++ 科学计算库,支持基础的统计分析计算
Mathematica	强大的符号运算软件,支持大部分统计分析功能

说明:本表所列方法详情参考文献。

（二）机器学习方法及工具

表 9-14 和表 9-15 分别给出了机器学习方法的简介和工具资源。

表 9-14　主要机器学习方法及用途

方法名称	用途简介
最邻近分类	包括 K-NN 及其变种的算法,利用 k 个最邻近训练样本确定未知样本类别的算法
贝叶斯学习	基于贝叶斯原理的系列分类算法,包括贝叶斯网络、贝叶斯动态网络、贝叶斯推断、简单贝叶斯分类器等方法
决策树	决策树是一种树形结构,其中每个内部节点表示一个属性上的测试,每个分支代表一个测试输出,每个叶节点代表一种类别。决策树可以使用 ID3,C4.5 和 C5.0 生成树算法构建
基于事例推理的学习	通过构建案例库,找到新的事例和案例库中相似的案例,从而对新的事例进行分类或者解释的方法
关联规则学习	关联规则学习挖掘的目的是从事务数据集中分析数据项之间潜在的关联关系,揭示其中蕴含的对于用户有价值的模式,常见的算法有先验算法、FP-Growth 算法、基于图的关联规则挖掘等
神经网络	模拟生物脑神经元之间连接结构,从而从训练样本中学习分类或者回归问题的方法,传统的神经网络包括 BP 网络、自适应共振网络、玻耳兹曼机,基于误差反向传播算法、竞争学习等原理。单纯从模拟生物神经网络的结构的方法还可以分为权重神经网络和脉冲神经网络两个类别

续表

方法名称	用途简介
支持向量机	是利用该方法将复杂的非线性分类问题转化为高维空间的线性分类问题的方法,能够用于解决分类和回归两类问题
遗传算法	模拟自然界的遗传筛选过程的优化方法,一般用于找出各种情况中的最优解
集成学习	通过构建并结合多个学习器来提升学习器的性能。一般是:先产生一组"个体学习器",再用某种策略将它们结合起来。结合策略主要有平均法、投票法和学习法等
强化学习	又称再励学习、评价学习或增强学习,用于描述和解决智能体(agent)在与环境的交互过程中通过学习策略以达成回报最大化或实现特定目标的问题
聚类分析	聚类分析本身也是一种无监督的学习方法

说明:本表所列方法详情参考文献。

表 9-15 主要工具及功能

工具名称	主要功能
Scikit-Learn	Python 语言的机器学习工具箱,支持大多数统计功能,支持流形学习、聚类、特征处理等复杂功能
Weka	Java 语言的机器学习工具包,支持数据预处理、分类、聚类、回归、关联规则挖掘等算法
Apache Mahout	基于 Java 的数据处理算法库,支持在 Spark 上部署和使用,支持 GPU 和 CUDA
Shogun	C++ 的机器学习算法库,支持多种语言开发和使用,支持云部署
Matlab	提供了神经网络、SVM、聚类等不同类型的算法库,支持 m 语言的开发
Java-ML	支持特征选择、分类、聚类等算法
Nengo	脉冲神经网络的 Python 库
Pycaret	基于 Python 的机器学习库,包括数据分析、数据预处理、模型训练、模型解释等模块

（三）自然语言处理与结构化

自然语言处理（natural language processing, NLP）是以语言为处理对象,利用计算机技术来分析、理解和处理自然语言的方法、算法和工具,包括自然语言理解（natural language understanding, NLU）和自然语言生成（natural language generation, NLG）两部分。根据处理侧重点不同又称为自然语言理解（natural language understanding, NLU）、人类语言技术（human language technology, HLT）、计算语言学 Hl（computational linguistics）、计量语言学（quantitative linguistics）、数理语言学（mathematical linguistics）。

在医疗大数据分析中,常用自然语言处理的方法来完成电子病历数据的结构化提取、生成和分析,也可以用来完成语音识别、语义理解和语音生成等任务,用于诊疗过程中患者、医师的人机交互（表 9-16,表 9-17）。

表 9-16 自然语言处理的方法及用途

方法名称	用途简介
分词	将中文句子切分成一个个的词的过程,其难点是解决歧义问题
词性标注	判断出每个词在句子中的语法角色
实体识别	识别文本中具有特殊意义的实体,例如医学名词
句法解析	根据给定的语法体系,自动给出句子的语法结构,识别出句子的语法单元及它们之间的关系
语义理解	在特定的上下文环境中,解析表达的不同方面的含义,包括关键词的意义、情感分析、标签分类等,需要利用分词、句法分析等方法

续表

方法名称	用途简介
语义计算	直接理解就是计算语言单元（包括字、词、短语、句子、文章、段落等）的意义，构建结构化的语义表示，例如按照句法结构表示语义、利用知识图谱表示语义等
语料库	根据研究需要，以一定格式存储的产生于社会生活的文章、段落、句子等自然语言的原始素材。例如，小说集，报纸摘要，新闻报道集合，网络博文集合，Wiki 全文集合等
语义知识库	为了分析和挖掘的方便，经过确认建立的词汇库、词汇关系库、语义网络、知识图谱等形式的知识库，包括语言的基本要素、语法关系的结构描述和大量的实例
语义网	是一种用图来表示知识的结构化方式。在一个语义网络中，信息被表达为一组节点，节点通过一组带标记的有向直线彼此相连，用于表示节点间的关系。知识图谱语义网的一种

说明：本表所列出的方法为应用层的方法，是对系列算法的综合运用，包括概率图、HMMs、随机场、极大似然、贝叶斯方法、长短记忆网络 LTSM、搜索算法等。

表 9-17　主要工具及功能

工具名称	主要功能
LTP 4	提供了一系列中文自然语言处理工具，用户可以使用这些工具对于中文文本进行分词、词性标注、句法分析等
Stanford NLP	多种语言的 NLP 处理工具包，支持大部分算法，Java 语言开发
Fast NLP	中文自然语言处理工具包，包含为实现这些任务的机器学习算法和数据集
Han NLP	提供了庞大的中文语料库、各种 NLP 底层算法及上层应用功能
ICTCLAS	汉语分词系统
Ansj	中文分词系统
结巴分词	中文分词系统
BERT	预训练语言模型，能够以较高准确率地完成预读理解等复杂任务
EasyDL	基于百度飞桨开源架构的自然语言处理工具箱

（四）基于深度学习的挖掘方法

表 9-18 和表 9-19 给出了深度学习方法的简介和工具。

表 9-18　深度学习方法及用途

方法名称	用途简介
卷积神经网络 CNN	是一类包含卷积计算且具有深度结构的前馈神经网络（feedforward neural networks），具有表征学习（representation learning）能力，能够按其阶层结构对输入信息进行平移不变分类（shift-invariant classification），因此也被称为"平移不变人工神经网络"（shift-Invariant Artificial Neural Networks, SIANN） 诞生了 GoogLeNet、AlexNet、ZFNet、VGGNet、ResNet、UNet、YOLO、DeepPose、WaveNet、genCNN、ByteNet 等著名应用 用于人脸识别、姿态识别、声音处理、动态目标识别等处理
递归神经网络 RNN	是一类以序列（sequence）数据为输入，在序列的演进方向进行递归（recursion）且所有节点（循环单元）按链式连接的递归神经网络（recursive neural network）。诞生了 Transformers、XLNet、ELMo、BERT 等应用网络。自然语言处理的 LTSM 网络就属于这一类
深度神经网络 DNN	层数比较多的神经网络，本质上是普通的权重连接网络，模拟人类视觉系统的多层网络结构，常用于图像处理与分析

说明：更多的深入的介绍可以参考文献。

表 9-19　主要工具及功能

工具名称	主要功能
TensorFlow	Google 提供的开源深度学习框架,因数据表示使用多维数组(tensor 张量的一种表示)方法而得名。支持 RNN、CNN、DNN 等不同网络结构,提供了大量的预训练网络模型及训练数据集
Pytorch	深度学习的 Python 框架,支持多类型网络和大量的预训练模型。支持模型训练、测试和应用部署
paddlepaddle	百度开源的深度学习框架,提供了丰富的模型库和大量的语音识别、图像处理、姿态识别等预训练模型
QNNPACK	移动终端上边缘计算的深度学习框架,已经整合入 Pytorch
Keras	Python 编写的开源人工神经网络库,可以作为 Tensorflow、Microsoft-CNTK 和 Theano 的高阶应用程序接口,进行深度学习模型的设计、调试、评估、应用和可视化
AutoML	自动机器学习(AutoML)是将机器学习应用于现实问题的端到端流程自动化的过程。实现特征选择、网络结构优化、参数调优、训练测试等的自动化
Caffe	是一个兼具表达性、速度和思维模块化的深度学习框架。支持多种类型的深度学习架构,面向图像分类和图像分割,还支持 CNN、RCNN、LSTM 和全连接神经网络设计。Caffe 支持基于 GPU 和 CPU 的加速计算内核库,如 NVIDIA cuDNN 和 Intel MKL
NVIDIA Deep Learning SDK	NVIDIA GPU 的深度学习支持,包括张量核、CUDA-X、模型的训练、测试和部署工具,提供一些预训练的模型,主要特色是针对 GPU 的计算性能优化,支持主流的 DL 框架
Microsoft Cognitive Toolkit	微软为深度学习打造的开源框架,支持各个类型网络构建,支持 C# 和 C++ 开发,使用 ONNX 开放神经网络交换格式
MxNet	Apache 基金会下的深度学习框架,支持模型性能和构建便捷性之间的权衡,支持分布式训练和 8 种主要的编程语言,提供了模型库和工具集,包括根据自然语言描述生成场景的 D2L.ai、GluonCV、GluonNLP、GluonTS 等模型
Matlab	提供了深度学习工具箱,具备网络的设计、训练和测试功能,使用 m 语言进行开发,能够编译成 c/c++ 代码,支持 GPU 和分布式计算

四、医学大数据的挖掘应用

医学大数据挖掘的应用领域及主要思路在《大数据技术与应用:医疗大数据》一书中已有系统介绍,包括电子病历、医学影像、临床检验、医患行为、医保政务、医学文献、制药行业、医药销售、生命科学、人口学、环境科学、互联网数据资源等数据利用,覆盖临床应用、药学应用、中医应用、针灸大数据应用、基因大数据应用、公共卫生大数据应用、区域医疗中的大数据应用、健康物联中的大数据应用等不同方面。这里结合一些新的文献案例进行补充说明,以便读者了解如何进行医疗大数据的挖掘。

（一）电子病历的分析与挖掘

电子病历,英文为 electronic health record(EHR)、electronic medical record(EMR)或者 personal health record(PHR),是记录健康信息的电子记录,包含了个人身体状态的观察记录和客观数据,反映了疾病诊疗、处置和干预的措施,及这些措施所产生的后果。电子病历以个人或者单次的诊疗数据为基本单元,能够形成个人历次诊疗记录的"全息视图",大量患者的诊疗数据也能够用于分析特定疾病的临床问题。

随着医疗事业的发展和健康中国战略的推进,电子病历系统的应用已经超出了医疗机构,国民电子健康信息的跨机构共享、互联互通和贯穿全生命周期的数据记录集成为医疗大数据的挖掘提供了丰富的资源。

近年来,医疗信息化快速发展,医疗机构的电子病历数据不断完善和丰富,数据质量不断提升。一方面,国家政策要求提供规范化的电子病历记录,通过电子病历应用测评、互联互通测评等政策落实,引导医疗机构建设完善的电子病历系统,提供高质量的诊疗数据。另一方面,行业和医疗卫生主管部门不断推出疾病诊疗的规范、行业共识和质量监测标准,形成对疾病诊疗过程的指导性框架。这些发展都有力地推动了电子病历数据质量的提升,也促进了电子病历大数据的应用。

2019 年 2 月,广州市妇女儿童医疗中心联合企业在《自然医学》(*Nature Medicine*)发表了题为"使用人工智能评估和准确诊断儿科疾病"(*Evaluation and accurate diagnoses of pediatric diseases using artificial intelligence*)的文章,使用 1 362 559 名儿科患者就诊的 1.016 亿个数据点训练和测试了一个儿童常见病诊断的模型。研究者首先使用 NLP 方法从 EHRs 中自动提取临床数据的概念和特征,然后使用逻辑回归分类器基于解剖学(器官系统)进行诊断分类。训练得到的模型预测诊断具有较高准确率,对于神经系统疾病的诊断准确性为 0.98,呼吸系统疾病的准确性为 0.92,全身性疾病的准确性为 0.87,最低的消化系统疾病的准确性为 0.85。和人类专家相比,超过了普通专家,不如高级专家。

2022 年,Leng J 等人尝试了利用前期文本处理 + 预测模型的思路,在呼吸道疾病上继续尝试了基于电子病历数据的疾病诊断预测,虽然使用的数据量比较少,但是采用算法组合比较"豪华",前期处理采用了"BiLSTM+ 扩张卷积 +3D Attention+CRF"用于中文实体识别提取特征,分类模型采用 XGBoost 实现。

早在 2018 年,Alvin Rajkomar 等人就利用 114 003 位患者的 216 221 条住院记录,产生了 46 864 534 945 个数据点,进行院内死亡率和出院诊断的预测,AUROC 均达到了 0.9 以上。该工作采用了 LTSM、TANN 和基于神经网络下的线性分段预测模型,基于 HL7 FHIR 数据交换标准和国际疾病分类(international classification of diseases, ICD)-9 编码进行数据的整理。

Cao Xiao 等人在 2018 年对基于电子病历的深度学习建模问题进行了综述,认为主要应用方向为疾病的检测和分类、临床事件序列预测、概念嵌入、数据增强和隐私保护等方面,RNN、CNN、AEs(自动编码器)、GANs(生成对抗网络)等方法都有应用,主要的挑战包括很难从 EMR 临床事件的长时间序列中提取到预测的关键事件,数据中存在不规则记录,数据的多模态性需要不同的模型进行处理,缺乏数据标注,模型如何解释等。

2020 年 Yala Solares JR 等对基于 EMR 的深度学习数据集、方法和可能的突破点进行了综述,梳理了 CPRD 数据集,以及多种模型资源,为该领域的研究者提供了学习资料。

总之,电子病历大数据的利用,可以为疾病的诊疗提供辅助决策的模型,发现疾病发生发展的规律,筛选更为有效的诊疗方法,从数据中产生了知识。这些知识反过来也通过更新诊疗规范和疾病认知等方式,作用于电子病历数据采集的过程,从而形成了数据积累和知识发现的良性循环。

(二)医学影像数据分析与挖掘

医学影像是无创检查的重要方式,针对不同的疾病、人体器官部位发展出了类型丰富的影像设备以及诊断方法。从影像设备的类型上看,包括电子计算机断层扫描(computed tomography, CT)、磁共振(magnetic resonance, MR)、数字化 X 射线摄影(digital radiography, DR)、内镜(endoscope)、正电子发射计算机断层显像(positron emission tomography and CT, PET/CT)、正电子发射型计算机断层成像仪 / 磁共振成像仪(PET/MR)、超声(medical ultrasound)、皮肤镜(dermatoscopy)、眼底拍照(fundus photography)等。从检查部位上看,覆盖了脑、心、肝、肺、血管、肾等人体主要器官部位。一般来说,医疗机构中数据的 70%~90% 都是影像数据。影像数据的存储和传输也有比较规范的 DICOM 标准,以及发展成熟的 PACS

系统,数据质量一般比较高。

另外,随着病理数字化的发展,病理切片扫描成图像后,也可以使用影像数据的处理方法来进行开发和利用。由于采用了显微镜放大,病理数字切片的体积更大,包含的细节信息更多,需要的存储和计算资源也比较多。

由于和计算机视觉、图像处理等领域的问题在方法上有较大的相似度,医学影像的数据挖掘天然具有方法丰富、基础良好的特点,技术发展和研究探索都比较多。从数据量上来看,影像数据在医疗数据中所占据的份额比较大,数据类型和信息复杂度都比较高,适合使用大数据的平台和技术进行挖掘和处理。

医学影像数据挖掘的主要应用包括图像预处理、定量分析、信息提取、特征提取、影像组学、病灶识别和计算、疾病的分类分期预测、基于影像的预后预测、肿瘤的良恶性判别等,覆盖了从底层图像处理、定量指标计算到上层应用,从已有的标准数据中训练、拟合出模型,然后利用模型进行新的图像分析,是目前数据挖掘的主要思路,其中深度学习的方法是研究的热点和重点。

利用皮肤镜数据,斯坦福大学在 2017 年训练了一个 CNN 模型,使用了代表 2 032 种疾病的 129 450 临床图像,进行疾病分类的预测。测试表明,模型可以获得 55%~72% 的判别精度,达到了人类专家的水平(21 名专家对比)。2020 年,来自不同国家的 17 位作者在皮肤病诊断问题上,共同研究了人机协作问题,通过和 41 个国家的 302 个人类专家(169 个知名高水平专家,77 位高级专科实习医师,38 位普通从业人员)进行判别对比,CNN 模型能够达到甚至略微超过人类专家的判别准确度,人机配合可以提升判别的准确度,达到 63%~77% 的水平。并且在人机配合上,低年资专家会出现盲目相信人工智能结果的现象。

为了回答机器学习的泛化性能疑问,McKinney SM 等人在乳腺癌筛查上进行了跨国交叉验证,结果表明机器学习模型可以有比较好的推广性,并且能够达到和人类专家同样的判别水平。

另外一些探索包括影像与电子病历数据的融合,超声动态影像的实时跟踪、多器官数据融合等方面。

医学影像大数据的挖掘和利用当前热点是人工智能模型的建立,面临的困难是标准数据集的缺乏。一般来说,临床诊疗中给出的报告对于影像数据的解读不全面、不完整,有的甚至不准确或者不精确,例如缺乏准确的病灶区域标注,只针对当时就诊的疾病给出了简单注释等。因此,影像数据的挖掘需要通过自动化算法辅助、数据常态化注释等方式实现更大、更高质量数据集的建立。一定程度上来说,学术界和产业界有序的数据开放共享能够促进影像数据标注和挖掘的发展。

(三)多组学数据分析与挖掘

随着技术发展和认识的深入,生命科学研究通过质谱(mass spectrometry)、高通量测序(high-throughput sequencing)、基因或者蛋白质芯片(gene or protein microarray)、流式细胞(flow cytometry)等高通量实验技术的帮助,针对生物分子开展整体或者系统性的研究与分析成为可能,诞生了基因组(genome)、外显子组(exome)、转录组(transcriptome)、表观遗传组(epigenome)、微生物组(microbiome)、糖组(glycome)、多肽组(peptidome)、蛋白质组(proteome)等不同的概念与方法,产生了海量数据,并且通过网络共享。目前,多组学研究在组织、器官和细胞多个层面展开,已经发展到了单细胞分析的层面。

随着分子诊断、生物治疗技术的开发与应用,基因测序、质谱分析、高通量抗体筛选、流式细胞等高通量实验技术用于临床研究,以疾病为中心来组织来自临床和高通量实验的数据,分析疾病分类规律、发生发展过程,从而获得更好的分子水平的诊断和治疗方案成为研究热点。国际上也有不少公开的数据库出现,例如癌症基因图谱(the cancer genome atlas, TCGA)。

随着数据类型和数量的不断丰富,多组学(multi-omics)数据挖掘对于数据融合的需求突出,从中心法则过程的不同层面以及分子相互作用,甚至是系统生物学(system biology)的角度进行更高维度的建模与分析成为可能。

海量组学数据的整合面临信息部分缺失、不同实验体系获得数据不完全对等、数据维度高等分析难题,需要在不同数据集之间重叠与互补信息的利用上提供稳健性比较好的算法支持。Subramanian I 等人对多组学数据整合的算法进行了总结,学术界已经研究并发展出了一大批可利用的工具。

多组学数据整合可以用于癌症的精细化分类、疾病亚型分类、病情评估、预后预测等,深度学习的方法也有一些应用。

多组学数据的挖掘往往需要大规模的服务器集群,海量的存储设备,以及专业的软件工具,开展所谓的高性能计算(high performance computing, HPC)、高通量计算(high-throughput computing, HTC)、网格计算(grid computing)。

（四）音视频数据分析与挖掘

音视频是人类记录客观世界的主要手段,发展到今天,记录设备类型丰富,功能强大,体积越来越小,在社会生活中的作用也越来越多。随着计算机视觉和微型 MEMS 传感器的发展,音视频已经从场景记录发展到精确测量,能够获得观察对象的大小、运动、形状、颜色、形变等信息,还能分析行为、动作和开展类型识别,其成本相对较低,数据采样频率高,并且可以一套设备多功能使用,在医疗领域有着广泛的用途。

虽然处理和分析的技术比较成熟,与传统的病历、医学影像等数据不同,音视频作为医疗数据使用的发展比较缓慢。但是,随着人脸识别、行为识别、动作识别、移动目标识别、物体和动物识别等技术的快速发展与成熟,利用音视频数据获取医疗过程的有效信息也成为可能。Haque A 等人以题为"Illuminating the dark spaces of healthcare with ambient intelligence"(用环境智能照亮医疗领域的黑暗空间)的文章阐述了多类型传感器在医疗场景数据采集的应用。其中,音视频数据能为院感控制、物资材料供应的盘点、医疗行为监管、人员流量统计、手术室监控、手术机器人视觉导航等提供支撑。

基于视觉测量和行为分析,视频分析还可以用于脑病诊断,包括孤独症(autism spectrum disorder, ASD)、阿尔茨海默病(Alzheimer disease, AD)、精神分裂症(schizophrenia, SZ)和抑郁症(major depressive disorder, MDD)等。视觉测量还可以用于一般性骨折的评估和分析、骨科的生物打印(bioprinting)辅助等。

（五）ICU 大数据建设与应用

重症监护室有医疗设备多、医护人员密集、专业化程度高、救护争分夺秒等特点。重症监护病房诊疗器械配备齐全,产出了大量的数据。国际上已经发展出电子重症监护室(electronic intensive care unit, eICU)、远程重症监护室(tele-intensive care unit, Tele-ICU)等基于信息化手段的重症监护模式,诞生了MIMIC-Ⅰ~MIMIC-Ⅳ多个版本的数据库,为重症医学研究和人工智能发展提供了丰富的大数据支撑。重症大数据能提供高频率采样的波形数据,对于疾病发展过程的研究可以更加深入和细致。利用重症大数据挖掘,研究疾病的发展规律、开发预警模型等研究已经有很多。

重症大数据整合患者诊疗数据、监护类和生命支持类的仪器设备数据,以及重症相关的知识库,形成了完整的、覆盖重症诊疗过程的大数据。对于疾病的研究可以深入到短时快速变化的过程,具有很大的挖掘潜力。

(六)真实世界数据

真实世界数据(RWD)是指来源于日常所收集的各种与患者健康状况、诊疗及保健有关的数据。相关概念包括随机对照试验(RCT)、真实世界研究(RWR/RWS)、真实世界证据(RWE)。一般来说,RWD相对于RCT收集的数据来说,数据内容更多,能够覆盖的人群更广,包含的信息也更为庞杂,分析起来比较困难,更需要采用大数据的技术和方法。

2016年,美国国会通过《21世纪治愈法案》(*21st Century Cures Act*),明确FDA可在合适情况下使用RWD作为医疗器械及药品上市后研究及新适应证开发的审批证据。2017年FDA发布《采用真实世界证据支持医疗器械的法规决策》草案及相关指南。2019年,FDA基于RWD批准了爱博新(Ibrance)的一项新适应证。

我国2021年4月由国家药品监督管理局药品审评中心制定了《用于产生真实世界证据的真实世界数据指导原则(试行)》。同年,工业和信息化部办公厅、国家药品监督管理局综合和规划财务司发布《关于组织开展人工智能医疗器械创新任务揭榜工作的通知》(工信厅联科函〔2021〕247号),把人工智能医疗器械真实世界数据应用中心建设作为揭榜任务之一。

常见的RWD来源包括医院信息系统、医保支付、登记研究、药品安全性主动监测、自然人群队列、可穿戴和移动设备采集、死亡登记、患者结局报告、组学研究等。然而,由于缺乏严格的实验设计与质量控制,数据采集、存储和处理的方法比较随意,RWD存在完整性、标准化、可信度等方面的风险,也可能包含大量与研究问题无关的信息。因此并非所有的真实世界数据都能产生有效的真实世界证据。

RWD在癌症研究、慢病管理被寄予厚望,对医学人工智能医疗器械的产品开发与评价似乎比较适合,在突发传染病传染规律分析、管控方案评价、药物研究、治疗方案筛选、疫苗研究中已经发挥了重要作用。虽然真实世界研究方法形成了一些专家共识和探索性的案例,但是还需要数据质控、共享机制等方面的研究和发展。

(七)医保支付

医保控费是在我国医疗资源相对不足、分布不均衡、老龄化和医疗需求快速增长情况下,保证医疗事业可持续发展的重要举措。在经历了DRGs的探索与试点后,上海和广州探索了基于大数据的病种分值付费(diagnosis-intervention packets,DIPs)体系,并且将这种大数据分组方法应用到了医院管理中,引导医疗行为向提质增效的方向发展。来自上海市卫健委的许速、谢桦、邬惊雷等人一直致力于推动DIP的实施,通过一组文章讨论了方法原理、实践经验和应用效果。

2020年以来,国家医保局连续以政策形式发布了医保支付改革的指导性文件,包括《关于印发DRG/DIP支付方式改革三年行动计划的通知》(医保发〔2021〕48号)、《关于印发按病种分值付费(DIP)医疗保障经办管理规程(试行)的通知》(医保办发〔2021〕27号)、《关于印发按疾病诊断相关分组(DRG)付费医疗保障经办管理规程(试行)的通知》(医保办发〔2021〕23号)、《关于印发国家医疗保障按病种分值付费(DIP)技术规范和DIP病种目录库(1.0版)的通知》(医保办发〔2020〕50号)、

《关于做好支付方式管理子系统DRG/DIP功能模块使用衔接工作的通知》（医保办函〔2022〕19号），并且将支付制度的改革任务写入了《"十四五"全民医疗保障规划》（国办发〔2021〕36号）。同时，通过大数据分析和人工智能方法来进行医保监控、打击骗保等行为的工作也在快速发展，并且取得了良好的效果，甚至发布了《医疗保障基金智能审核和监控知识库、规则库管理办法（试行）》（医保发〔2022〕12号）。

通过大数据的利用，将复杂的医疗行为和价格形成机制变成以数据为基础的横向可比较的计算方法，在社会公平和医学发展中寻求平衡，为技术应用和个人选择找到依据，引导医院和医师走提质增效的高质量发展之路，简化了问题，提升了效率，是医疗大数据的典型应用案例。

（八）医院运营管理

2021年6月，国务院办公厅发布《推动公立医院高质量发展的意见》（国办发〔2021〕18号），提出了健全运营管理体系、加强全面预算管理、完善内部控制制度、健全绩效评价机制4项提升能效手段。2020年，国家卫生健康委发布《关于加强公立医院运营管理的指导意见》（国卫财务发〔2020〕27号），2022年发布《公立医院运营管理信息化功能指引》（国卫办财务函〔2022〕126号），都强调利用大数据和信息化手段来加强医院的运营管理。事实上，近年来公立医院绩效考核、单病种质控、高质量发展的指标体系、智慧医院评级等政策的实施，无不在利用大数据的手段和方法。

在医院内部，设备、耗材、人力资源、空间管理等都在借助物联网和大量的传感器实现自动化的数据采集、传输和分析，通过人工智能模型和方法的使用提升决策的智能化水平，寻求医院运行从疾病诊疗、服务、后勤物资供应等方面实现管理的全局优化。主要应用包括医疗设备的精细化智能化管理、门诊综合管理运营、智慧病房、数字化手术室、供应链管理等。这些方面的大数据应用既是医院高质量发展的个性化需要，也有行业共性和值得研究的问题。

参考文献

［1］陶秋山，詹思延，李立明．流行病学研究中的病因与病因推断．中华流行病学杂志，2004，（11）：1000-1003.

［2］PEARL J. An introduction to causal inference. Int J Biostat, 2010, 6（2）: Article 7.

［3］黄丽红，魏永越，陈峰．如何控制观察性疗效比较研究中的混杂因素（一）已测量混杂因素的统计学分析方法．中华流行病学杂志，2019，40（10）：1304-1309.

［4］韦伦特加斯．观察性疗效比较研究的方案制定．詹思延，译．北京：北京大学医学出版社，2014.

［5］黄丽红，魏永越，陈峰．如何控制观察性疗效比较研究中的混杂因素（二）未知或未测量混杂因素的统计学分析方法．中华流行病学杂志，2019，40（11）：1450-1455.

［6］黄丽红，赵杨，魏永越，等．如何控制观察性疗效比较研究中的混杂因素（三）混杂因素控制的敏感性分析方法．中华流行病学杂志，2019，40（12）：1645-1649.

［7］陈峰，于浩．临床试验精选案例统计学解读．北京：人民卫生出版社，2015.

［8］HILL S. Memories of the British streptomycin trial in tuberculosis: the first randomized clinical trial.Control Clin Trials, 1990, 11（2）: 77-79.

［9］陈峰,夏结来.临床试验统计学.北京:人民卫生出版社,2018.

［10］黄丽红,王陵,言方荣,等.新视角解读临床试验中的意向性原则.中国临床药理学与治疗学,2021,26（4）:449.

［11］KENT DM, STEYERBERG E, VAN KLAVEREN DJB. Personalized evidence based medicine: predictive approaches to heterogeneous treatment effects. BMJ, 2018, 363: k4245.

［12］BROOKHART MA, STÜRMER T, GLYNN RJ, et al. Confounding control in healthcare database research: challenges and potential approaches. Medical Care, 2010, 48（6 Suppl）: S114.

［13］MCMAHON AD. Approaches to combat with confounding by indication in observational studies of intended drug effects. Pharmacoepidemiol Drug Saf, 2010, 12（7）: 551-558.

［14］STÜRMER T, GLYNN RJ, ROTHMAN KJ, et al. Adjustments for unmeasured confounders in pharmacoepidemiologic database studies using external information. Medical Care, 2007, 45（10 Suppl 2）: S158.

［15］UDDIN MJ, GROENWOLD RHH, ALI MS, et al. Methods to control for unmeasured confounding in pharmacoepidemiology: an overview. Int J Clin Pharm, 2016, 38（3）: 714-723.

［16］ROSENBAUM PR, RUBIN DB. The central role of the propensity score in observational studies for causal effects. Biometrika, 1983, 70（1）: 41-55.

［17］NOAH MA, PEEK GJ, FINNEY SJ, et al. Referral to an extracorporeal membrane oxygenation center and mortality among patients with severe 2009 influenza A（H1N1）. JAMA, 2011, 306（15）: 1659-1668.

［18］CHEN Y, BRIESACHER BA. Use of instrumental variable in prescription drug research with observational data: a systematic review. J Clin Epidemiol, 2011, 64（6）: 687-700.

［19］DAVIES NM, SMITH GD, WINDMEIJER F, et al. Issues in the reporting and conduct of instrumental variable studies: a systematic review. Epidemiology, 2013, 24（3）: 363-369.

［20］BURGESS S, SMALL DS, THOMPSON SG. A review of instrumental variable estimators for Mendelian randomization. Stat Methods Med Res, 2015, 26（5）: 2333-2355.

［21］ZHU Y, WEI Y, ZHANG R, et al. Elevated platelet count appears to be causally associated with increased risk of lung cancer: a mendelian randomization analysis. Cancer Epidemiol Biomarkers Prev, 2019, 28（5）: 935-942.

［22］邱嘉平.因果推断实用计量方法.上海:上海财经大学出版社,2020.

［23］柏柳安宁,夏结来,王陵,等.真实世界研究中的常见偏倚及其控制.中国临床药理学与治疗学,2020,25（12）:1422-1428.

［24］GAJRA A, ZETTLER ME, FEINBERG BA. Randomization versus Real-World Evidence. N Engl J Med. 2020, 383（4）: e21.

［25］UNGER JM, COOK E, TAI E, et al. The role of clinical trial participation in cancer research: barriers, evidence, and strategies. Am Soc Clin Oncol Educ Book, 2016, 35: 185-198.

［26］国家药品监督管理局.真实世界证据支持药物研发与审评的指导原则（试行）.（2020-01-07）[2022-07-01]. https://www.nmpa.gov.cn/xxgk/ggtg/qtggtg/20200107151901190.html.

［27］国家药品监督管理局.用于产生真实世界证据的真实世界数据指导原则（试行）.（2021-04-15）[2022-07-01]. https://www.cde.org.cn/zdyz/domesticinfopage?zdyzIdCODE=7d2e46cea0e459358257760383526e9d.

［28］国家药品监督管理局.真实世界研究支持儿童药物研发与审评的技术指导原则（试行）.（2020-

08-27）［2022-07-01］. https：//www.cde.org.cn/zdyz/domesticinfopage?zdyzIdCODE=ba982425987c0a65a
fe6012399964385.

［29］国家药品监督管理局.真实世界数据用于医疗器械临床评价技术指导原则（试行）.（2020-11-24）
［2022-07-01］. https：//www.nmpa.gov.cn/xxgk/ggtg/qtggtg/20201126090030150.html.

［30］国家药品监督管理局.药物真实世界研究设计与方案框架指导原则（征求意见稿）.（2022-07-31）
［2022-08-01］.https：//www.cde.org.cn/main/news/viewInfoCommon/ea778658adc3d1ae3ffe3f1cc0522e5e.

［31］FORD I, NORRIE J. Pragmatic trials. N Engl J Med, 2016, 375（5）：454-463.

［32］MC CORD KA, EWALD H, Agarwal A, et al. Treatment effects in randomised trials using routinely
collected data for outcome assessment versus traditional trials：meta-research study. BMJ, 2021, 372：n450.

［33］胡贵平,詹思延.PRECIS-2：基于研究目标的试验设计.中华流行病学杂志,2018,39（2）：222-226.

［34］ZWARENSTEIN M, TREWEEK S, GAGNIER JJ, et al. Improving the reporting of pragmatic trials：an
extension of the CONSORT statement. BMJ. 2008, 337：a2390.

［35］BASCH E, SCHRAG D. The evolving uses of "real-world" data. JAMA, 2019, 321（14）：1359-1360.

［36］PICKARD R, STARR K, MACLENNAN G, et al. Medical expulsive therapy in adults with ureteric colic：a
multicentre, randomised, placebo-controlled trial. Lancet, 2015, 386（9991）：341-349.

［37］BEKKER LG, GARRETT N, GOGA A, et al. Effectiveness of the Ad26.COV2.S vaccine in health-care
workers in South Africa（the Sisonke study）：results from a single-arm, open-label, phase 3B, implementation study.
Lancet, 2022, 399（10330）：1141-1153.

［38］VINOGRADOVA Y, COUPLAND C, HILL T, et al. Risks and benefits of direct oral anticoagulants versus
warfarin in a real world setting：cohort study in primary care. BMJ, 2018, 362：k2505.

［39］张晓方,黄丹,王翔宇,等.国际多中心临床试验监管指南研究报告.中国新药杂志,2017,26（17）：
2052-2058.

［40］辛卫权,苟鹏程,于浩,等.新药临床试验中的桥接试验.中国临床药理学与治疗学,2008,13（3）：6.

［41］HUNG HMJ, WANG SJ, O'NEILL RT. Consideration of regional difference in design and analysis of multi-
regional trials. Pharm Stat, 2010, 9（3）：173-178.

［42］WANG WILLIAM, JIANG ZW, QIU JJ, et al. A nested group sequential framework for regional evaluation
in global drug development program. J Biopharm Stat, 2017, 27（6）945-962.

［43］HUANG Q, CHEN G, YUAN Z, et al. Design and sample size considerations for simultaneous global drug
development program. J Biopharm Stat, 2012, 22（5）：1060-1073.

［44］YING L, SONG F, CHOW SC, et al. On evaluation of consistency in multi-regional clinical trials. J
Biopharm Stat, 2018, 28（5）：840-856.

［45］International Council of Harmonization. Ethnic factors in the acceptability of foreign data（ICH-E5）. 1998,
83：31790-31796. http：//www.pharmadj.com/upload/ueditor/file/20181221/1545343379554014272.pdf.

［46］European Medicines Agency. EMA/INS/GCP/154352/2010. Clinical trials submitted in marketing
authorization applications to the EMA.［2010-11-05］. http：//www.ema.europa.eu/docs/en_GB/document_library/Other/
2009/12/WC500016819.pdf.

［47］Ministry of Health, Labour and Welfare of Japan. Basic principles on global clinical trials. Notification

No.0928010 . [2007-09-28]. http : //www.pmda.go.jp/operations/notice/2007/file/0928010-e.pdf.

[48] International Council of Harmonization. General principle on planning/designing multi-regional clinical trials (ICH-E17). [2014-05-21]. http : //www.ich.org/fileadmin/Public_Web_Site/ICH_Products/Guidelines/Efficacy/ E17/E17_Final_Concept_Paper_July_2014.pdf.

[49] 国家药品监督管理局 . 国家食品药品监督管理总局关于发布国际多中心药物临床试验指南（试行） 的通告（2015 年第 2 号）. [2021-11-15]. http : //www.fredamd.com/hydt/9460.

[50] CHEN J, QUAN H. Multiregional clinical trials for simultaneous global new drug development. New York : Chapman and Hall/CRC, 2016.

[51] CHEN J, QUAN H, BINKOWITZ B, et al. Assessing consistent treatment effect in a multi-regional clinical trial : a systematic review. Pharm Stat, 2010, 9 (3): 242-253.

[52] European Medicines Agency, Reflection paper on the extrapolation of results from clinical studies conducted outside of the EU to the EU Population. [2009-10-22]. http : //www.emea.europa.eu.

[53] GALLO P, CHEN J, QUAN H, et al. Consistency of treatment effect across regions in multiregional clinical trials, part 2 : monitoring, reporting, and interpretation. Drug Inf J, 2011, 45 (5): 603-608.

[54] LIU JP, CHOW SC. Bridging studies in clinical development. J Biopharm Stat, 2002, 12 (3): 359-367.

[55] 刘丽亚, 于浩, 柏建岭, 等 . 基于短期结局预测概率剂量筛选的 Ⅱ / Ⅲ 期无缝设计研究 . 中国卫生统 计, 2015, 32 (2): 243-247.

[56] PROWELL TM, THEORET MR, PAZDUR R. Seamless oncology-drug development. N Engl J Med, 2016, 374 (21): 2001-2003.

[57] JÄNNE PA, YANG JC, KIM DW, et al. AZD9291 in EGFR inhibitor-resistant non-small-cell lung cancer. N Engl J Med, 2015, 372 (18): 1689-1699.

[58] GUAN S. Statistical designs for early phases of cancer clinical trials. J Biopharm Stat, 2012, 22 (6): 1109- 1126.

[59] POTTER DM . Phase Ⅰ studies of chemotherapeutic agents in cancer patients : a review of the designs. J Biopharm Stat, 2006, 16 (5): 579-604.

[60] LIN R. Bayesian optimal interval design with multiple toxicity constraints. Biometrics, 2018, 74 (4): 1320- 1330.

[61] GUO W, WANG SJ, YANG S, et al. A bayesian interval dose-finding design addressing ockham's razor : mTPI-2. Contemp Clin Trials, 2017, 58 : 23-33.

[62] ANANTHAKRISHNAN R, GREEN S, CHANG M, et al. Systematic comparison of the statistical operating characteristics of various phase Ⅰ oncology designs. Contemp Clin Trials Commun, 2016, 5 : 34-48.

[63] CONAWAY MR, PETRONI GR. The impact of early-phase trial design in the drug development process. Clin Cancer Res, 2019, 25 (2): 819-827.

[64] ZOHAR S, O'QUIGLEY J. RE.Dose escalation methods in phase Ⅰ cancer clinical trials. J Natl Cancer Inst, 2009, 101 (10): 708-720.

[65] BERNHARDT MB, DE GUZMAN MM, GRIMES A, et al. Rapid infusion of rituximab is well tolerated in children with hematologic, oncologic, and rheumatologic disorders. Pediatric Blood & Cancer, 2018, 65 (1):

e26759.

［66］WOODCOCK J, LAVANGE LM. Master protocols to study multiple therapies, multiple diseases, or both. N Engl J Med, 2017, 377（1）: 62-70.

［67］BERRY SM, CONNOR JT, LEWIS RJ. The platform trial: an efficient strategy for evaluating multiple treatments. JAMA, 2015, 313（16）: 1619-1620.

［68］PARK JW, LIU MC, YEE D, et al. Adaptive randomization of neratinib in early breast cancer. N Engl J Med, 2016, 375（1）: 11-22.

［69］RUGO HS, OLOPADE OI, DEMICHELE A, et al. Adaptive randomization of veliparib-carboplatin treatment in breast cancer. N Engl J Med, 2016, 375（1）: 23-34.

［70］REDMAN MW, PAPADIMITRAKOPOULOU VA, MINICHIELLO K, et al. Biomarker-driven therapies for previously treated squamous non-small-cell lung cancer（Lung-MAP SWOG S1400）: a biomarker-driven master protocol. Lancet Oncol, 2020, 21（12）: 1589-1601.

［71］FREIDLIN B, KORN EL. Biomarker enrichment strategies: matching trial design to biomarker credentials. Nat Rev Clin Oncol, 2014, 11（2）: 81-90.

［72］HU C, DIGNAM JJ. Biomarker-driven oncology clinical trials: key design elements, types, features and practical considerations. JCO Precis Oncol, 2019, 3: PO.19.00086.

［73］维克托·迈尔-舍恩伯格,肯尼斯·库克耶.大数据时代:生活、工作与思维的大变革.杭州:浙江人民出版社, 2013.

［74］赵刚.大数据:技术与应用实践指南.2 版.北京:电子工业出版社, 2016.

［75］于广军,杨佳泓.大数据技术与应用:医疗大数据.上海:上海科学技术出版社, 2015.

［76］中华人民共和国国家卫生健康委员会.国家卫生信息资源分类与编码管理规范.（2021-10-27）［2021-11-09］. http://www.nhc.gov.cn/wjw/s9497/202111/1c78b59adacc4ff1b6b45ec2d9225905.shtml.

［77］GREEN ED, WATSON JD, COLLINS FS. Human genome project: twenty-five years of big biology. Nature, 2015, 526（7571）: 29-31.

［78］LEGRAIN P, AEBERSOLD R, ARCHAKOV A, et al. The human proteome project: current state and future direction. Mol Cell Proteomics, 2011, 10（7）: M111.009993.

［79］D'ANGELO E. The human brain project. Funct Neurol, 2012, 27（4）: 205.

［80］SIVESIND TE RT, BRANDA M, et al. Dermatologic research potential of the observational health data sciences and informatics（OHDSI）network. Dermatology, 2022, 238（1）: 44-52.

［81］国务院办公厅.关于促进和规范健康医疗大数据应用发展的指导意见.［2016-06-24］. https://www.gov.cn/xinwen/2016-06/24/content_5085211.htm.

［82］中国共产党中央委员会.健康中国 2030 规划纲要.中国实用乡村医生杂志, 2017, 024（007）: 1-12.

［83］十三届全国人大四次会议.中华人民共和国国民经济和社会发展第十四个五年规划和 2035 年远景目标纲要.［2021-03-11］. https://www.gov.cn/xinwen/2021-03/13/content_5592681.htm.

［84］国务院办公厅.关于推动公立医院高质量发展的意见.（2021-05-14）［2021-06-04］. https://www.gov.cn/gongbao/content/2021/content_5618942.htm.

［85］国家卫生健康委员会.全国医院数据上报管理方案（试行）.（2019-04-19）［2019-05-07］. http://

www.nhc.gov.cn/guihuaxxs/gongwen12/201905/e615f42ce0f346149dc74e4457099af6.shtml.

［86］国家卫生健康委员会.关于加强二级公立医院绩效考核工作的通知.（2019-11-28）［2019-12-05］.
http://www.nhc.gov.cn/yzygj/s3585/201912/1c39484b830442c4bd25c87ed0ee07b8.shtml.

［87］国家卫生健康委办公厅.关于按照属地化原则开展三级公立医院绩效考核与数据质量控制工作的通
知.（2019-08-08）［2019-08-13］.http://www.nhc.gov.cn/yzygj/s3594q/201908/66384fc3e96a40ef96de77aa29dfea8a.
shtml.

［88］国务院办公厅.关于印发"十四五"全民医疗保障规划的通知.（2021-09-23）［2021-09-29］.https://
www.gov.cn/zhengce/content/2021-09/29/content_5639967.htm.

［89］国家卫生健康委员会办公厅.关于印发"千县工程"县医院综合能力提升工作方案（2021—2025年）的
通知.（2021-10-27）［2021-11-03］.http://www.nhc.gov.cn/yzygj/s3594q/202111/6fb05c3d29ae4e72bce35f11180f0044.
shtml.

［90］国家卫生健康委员会办公厅.关于加快推进检查检验结果互认工作的通知.（2021-07-13）［2021-
07-16］.http://www.nhc.gov.cn/yzygj/s7659/202107/0439d0f61888438385ee1b20c9de9fc5.shtml.

［91］国家卫生健康委.关于印发《"十四五"国家临床专科能力建设规划》的通知.（2021-10-09）［2021-
10-18］.http://www.nhc.gov.cn/yzygj/s7657/202110/cd03f50d5ea4400794524290baef05a3.shtml.

［92］科技部、国家卫生和计划生育委员会、军委后勤保障部、食品药品监管总局.国家临床医学研究中
心五年（2017—2021年）发展规划.（2017-07-19）［2017-09-07］.http://www.nhc.gov.cn/qjjys/s3577/201707/
2a823284cb1745a8a1e29d3054b58ffe.shtml.

［93］国家卫生和计划生育委员会."十三五"国家医学中心及国家区域医疗中心设置规划.（2017-01-22）
［2017-02-06］.http://www.nhc.gov.cn/yzygj/s3594q/201702/b32824adcb3a4d35a4f3f0ee5c6dc3c4.shtml.

［94］屠强,徐冬,平措.国家重点临床研究中心下的健康医疗大数据平台研究建设与发展.中国临床研
究,2019,32（5）:4.

［95］国家卫生健康委员会.医学科研诚信和相关行为规范.（2021-01-27）［2021-06-03］.http://www.nhc.
gov.cn/qjjys/ycgfxwj/202106/70fc15045a6f4376a855000fd2b188a8.shtml.

［96］陈敏,牟海燕,秦健.健康医疗大数据标准体系框架研究.中国数字医学,2018,13（4）:4.

［97］董方杰,李岳峰,杨龙频,等.我国卫生健康信息标准工作进展与展望.中国卫生信息管理杂志,
2019,16（4）.

［98］兰蓝.医疗健康大数据治理.重庆:经济管理出版社,2021.

［99］叶清,刘迅,周晓梅,等,健康医疗大数据应用存在的问题及对策探讨.中国医院管理,2022,42
（1）:3.

［100］阮彤,邱加辉,张知行,等.医疗数据治理——构建高质量医疗大数据智能分析数据基础.大数据,
2019,5（1）:12-24.

［101］罗辉,薛万国,乔屾.大数据环境下医院科研专病数据库建设.解放军医学院学报,2019,40（8）:6.

［102］孟若谷,杨羽,张路霞.健康医疗大数据质量评估方法进展与展望.中国卫生信息管理杂志,2019,
16（6）:5.

［103］孟岩,孙雪梅,王雪,等.人工智能技术应用于电子病历质控的研究与思考.中国卫生质量管理,
2021,28（12）:63-65.

［104］孟庆涛.医疗大数据助力智慧医院管理的分析.数字技术与应用,2020,38(7):209-211.

［105］师庆科,王觅也,郑涛.基于大数据平台的公立医院绩效管理系统建设.中国数字医学,2021,16(10):10-15.

［106］王觅也,刘然,王尧,等.基于大数据平台的科研病种库系统设计与实现.医疗卫生装备,2021,42(9):29-35.

［107］孙雅婧,李春漾,杨晓妍,等.大型三甲医院建立数据驱动的科研项目服务模式实践与探索.中国医院,2021,25(7):76-77.

［108］郑涛,王觅也,宋雪,等.医疗大数据生态下基于标注引擎的医生画像研究.中国数字医学,2021,16(7):39-43.

［109］宁光.大数据与智慧医疗时代临床研究的策略性思考.中华内分泌代谢杂志,2018,34(7):537-538.

［110］朱立峰,刘淑君,陈德华,等.多中心临床大数据平台建设及深度应用.大数据,2018,4(3):46-53.

［111］左铭,李春伟,徐琪,等.大型医院运营数据中心的应用与实践.中国数字医学,2022,16(10):5-9.

［112］张坚,金忠新,沈懿明.物联网下大型医学装备运行数据的探索与挖掘.中国医疗器械杂志,2019,43(5):330-333,340.

［113］赵艳,朱立峰,万歆.城市医疗联合体的信息共享方案和实现.中国数字医学,2021,16(5):5.

［114］柏志安,朱铁兵.基于影像云的智能辅助诊断在分级诊疗中的应用实践.中国数字医学,2020,15(7):109-111.

［115］华琳,李林.医学数据挖掘案例与实践.北京:清华大学出版社,2016.

［116］岳根霞.医疗大数据分析与数据挖掘处理研究.北京:中国原子能出版社,2021.

［117］孙丽萍,张良均.临床医学大数据分析与挖掘——基于Python的机器学习的临床决策.北京:电子工业出版社,2020.

［118］蒋艳凰,赵强利.机器学习方法.北京:电子工业出版社,2009.

［119］郑捷.NLP汉语自然语言处理原理与实践.北京:电子工业出版社,2017.

［120］SCHMIDHUBER J. Deep learning in neural networks: an overview. Neural Netw, 2015, 61: 85-117.

［121］LIANG H, TSUI BY, NI H, et al. Evaluation and accurate diagnoses of pediatric diseases using artificial intelligence. Nat Med, 2019, 25(3): 433-438.

［122］LENG J, WANG D, MA X, et al. Bi-level artificial intelligence model for risk classification of acute respiratory diseases based on Chinese clinical data. Appl Intell(Dordr), 2022. 22: 1-18.

［123］RAJKOMAR A, OREN E, CHEN K, et al. Scalable and accurate deep learning with electronic health records. NPJ Digit Med, 2018, 1: 18.

［124］XIAO C, CHOI E, SUN J. Opportunities and challenges in developing deep learning models using electronic health records data: a systematic review. J Am Med Inform Assoc, 2018, 25(10): 1419-1428.

［125］LUNDERVOLD AS, LUNDERVOLD A. An overview of deep learning in medical imaging focusing on MRI. Z Med Phys, 2019, 29(2): 102-127.

［126］ESTEVA A, KUPREL B, NOVOA RA, et al. Dermatologist-level classification of skin cancer with deep neural networks. Nature, 2017, 542(7639): 115-118.

［127］TSCHANDL P, RINNER C, APALLA Z, et al. Human-computer collaboration for skin cancer recognition. Nat Med, 2020, 26（8）: 1229-1234.

［128］MCKINNEY SM, SIENIEK M, GODBOLE V. International evaluation of an AI system for breast cancer screening. Nature, 2020, 577（7788）: 89-94.

［129］HUANG SC, PAREEK A, ZAMANIAN R, et al. Multimodal fusion with deep neural networks for leveraging CT imaging and electronic health record: a case-study in pulmonary embolism detection. Sci Rep, 2020, 10（1）: 22147.

［130］GHORBANI A, OUYANG D, ABID A, et al. Deep learning interpretation of echocardiograms. NPJ Digit Med, 2020, 3: 10.

［131］LE GOALLEC A, DIAI S, COLLIN S, et al. Using deep learning to predict abdominal age from liver and pancreas magnetic resonance images. Nat Commun, 2022, 13（1）: 1979.

［132］DAS S, MUKHOPADHYAY I.TiMEG: an integrative statistical method for partially missing multi-omics data. Sci Rep, 2021, 11（1）: 24077.

［133］SUBRAMANIAN I, VERMA S, KUMAR S. Multi-omics data integration, interpretation, and its application. Bioinform Biol Insights, 2020, 14: 1177932219899051.

［134］CHAUDHARY K, POIRION OB, Lu L, et al. Deep learning-based multi-omics integration robustly predicts survival in liver cancer. Clin Cancer Res, 2018, 24（6）: 1248-1259.

［135］FENG J, JIANG L, LI S, et al. Multi-omics data fusion via a joint kernel learning model for cancer subtype discovery and essential gene identification. Front. Genet, 2021, 12: 647141.

［136］HAQUE A, MILSTEIN A, FEI-FEI L. Illuminating the dark spaces of healthcare with ambient intelligence. Nature, 2020, 585（7824）: 193-202.

［137］POLLARD TJ, JOHNSON AEW, RAFFA JD, et al, The eICU Collaborative Research Database, a freely available multi-center database for critical care research. Sci Data, 2018, 5: 180178.

［138］UDEH C, UDEH B, RAHMAN N, et al, Telemedicine/virtual ICU: where are we and where are we going? Methodist Debakey Cardiovasc J, 2018, 14（2）: 126-133.

［139］JHOU HJ, CHEN PH, YANG LY, et al, Plasma anion gap and risk of in-hospital mortality in patients with acute ischemic stroke: analysis from the mimic-Ⅳ database. J. Pers. Med, 2021, 11（10）: 1004.

［140］ZHAO L, YANG J, ZHOU C, et al, A novel prognostic model for predicting the mortality risk of patients with sepsis-related acute respiratory failure: a cohort study using the MIMIC-Ⅳ database. Curr Med Res Opin, 2022, 38（4）: 629-636.

［141］MENG C, TRINH L, XU N, et al.Interpretability and fairness evaluation of deep learning models on MIMIC-Ⅳ dataset. Sci Rep, 2022, 12（1）: 7166.

［142］ZHOU S, ZENG Z, WEI H, et al. Early combination of albumin with crystalloids administration might be beneficial for the survival of septic patients: a retrospective analysis from MIMIC-Ⅳ database. Ann Intensive Care, 2021, 11（1）: 42.

［143］ZHOU W F, CHENYU H E, SHUANGJUN, et al. Impact of platelet transfusion thresholds on outcomes of patients with sepsis: analysis of the MIMIC-Ⅳ database. Shock, 2022, 57（4）: 486-493.

附录9-1　医疗大数据相关的政策标准和规范

附表9-1-1　安全标准与规范

编号 / 名称	发布单位	发布日期
国家健康医疗大数据标准、安全和服务管理办法	国家卫生健康委	2018.09.13
个人信息和重要数据出境安全评估办法（征求意见稿）	国家互联网信息办公室	2017.04.11
个人信息出境安全评估办法（征求意见稿）	国家互联网信息办公室	2019.06.13
数据安全管理办法（征求意见稿）	国家互联网信息办公室	2019.05.28
人类遗传资源管理条例实施细则（征求意见稿）	国家科技部	2022.03.22
信息安全数据安全分类分级实施指南	全国网络安全标准化技术委员会	2017.10.17
医疗卫生机构开展研究者发起的临床研究管理办法（试行）	国家卫生健康委	2021.10.1
医学科研诚信和相关行为规范	国家卫生健康委	2021.01.27
移动互联网应用程序信息服务管理规定（征求意见稿）	国家网信办	2022.01.05
医疗卫生机构信息公开管理办法	国家卫生健康委	2021.12.29
国家医疗保障局关于印发加强网络安全和数据保护工作指导意见的通知	国家医保局	2021.04.06
网络安全审查办法	国家互联网信息办公室	2021.12.28
区块链信息服务管理规定	国家互联网信息办公室	2019.01.10
常见类型移动互联网应用程序必要个人信息范围规定	国家互联网信息办公室	2021.03.12
云计算服务安全评估办法	国家互联网信息办公室	2019.07.02
医疗机构病历管理规定	国家卫生计生委	2013.11.20
电子病历应用管理规范（试行）	国家卫生计生委	2017.02.15
GB/T 39725—2020 信息安全技术—健康医疗数据安全指南	国家市场监督管理总局 中国国家标准化管理委员会	2021.07.01
GB/T 37973—2019 信息安全技术大数据安全管理指南	国家市场监督管理总局 中国国家标准化管理委员会	2019.08.30
GB/T 35274—2017 信息安全技术大数据服务安全能力要求	国家标准化管理委员会 国家质量监督检验检疫局	2017.12.29
GB/T 31168—2014 信息安全技术云计算 服务安全能力要求	国家标准化管理委员会 国家质量监督检验检疫局	2014.09.03
GB/T 35279—2017 信息安全技术云计算 安全参考架构	国家标准化管理委员会 国家质量监督检验检疫局	2017.12.29
GB/T 37988—2019 信息安全技术数据安全能力成熟度模型	国家市场监督管理总局 中国国家标准化管理委员会	2019.08.30
GB/T 20986—2007 信息安全技术信息安全事件分类分级指南	国家市场监督管理总局 中国国家标准化管理委员会	2007.06.14
WS/T 788—2021 国家卫生信息资源使用管理规范	国家卫生健康委	2021.10.27

附表 9-1-2　数据标准与规范

编号 / 名称	发布单位	发布日期
WS 445—2014 电子病历基本数据集	国家卫生计生委	2014.05.30
WS 365—2011 城乡居民健康档案基本数据集	卫生部	2011.08.02
WS 375.9—2012 疾病控制基本数据集	卫生部	2012.03.15
WS/T 447—2014 基于电子病历的医院信息平台技术规范	国家卫生计生委	2014.05.30
WS/T 448—2014 基于健康档案的区域卫生信息平台技术规范	国家卫生计生委	2014.06.20
WS 482—2016 卫生信息共享文档编制规范	国家卫生计生委	2016.07.20
WS/T 500—2016 电子病历共享文档规范	国家卫生计生委	2016.09.29
WS/T 483—2016 健康档案共享文档规范	国家卫生计生委	2016.07.12
WS/T 447—2014 基于电子病历的医院信息平台技术规范	国家卫生计生委	2014.06.20
WS/T 448—2014 基于居民健康档案的区域卫生信息平台技术规范	国家卫生计生委	2014.06.20
WS/T 543.4—2017 居民健康卡技术规范	国家卫生计生委	2017.07.25
WS 363—2011 卫生信息数据元目录	卫生部	2011.08.02
WS/T 598.6—2018 卫生统计指标	国家卫生健康委	2018.05.23
WS/T 303—2009 卫生信息数据元标准化规则	卫生部	2009.09.23
WS/T 304—2009 卫生信息数据模式描述指南	卫生部	2009.01.22
WS/T 305—2009 卫生信息数据集元数据规范	卫生部	2009.09.15
WS/T 306—2009 卫生信息数据集分类与编码规则	卫生部	2009.09.15
WS 370/375—2012 卫生信息基本数据集编制规范	卫生部	2012.09.01
WS/T 529—2016 远程医疗信息系统基本功能规范	国家卫生计生委	2016.12.13
WS/T 682—2020 卫生信息标识体系 - 对象标识符编号结构与基本规则	国家卫生健康委	2020.07.08
WS/T 681—2020 卫生信息标识体系 - 对象标识符注册管理规程	国家卫生健康委	2020.07.08
WS/T 672—2020 国家卫生与人口信息概念数据模型	国家卫生健康委	2020.06.04
WS/T 671—2020 国家卫生与人口信息数据字典	国家卫生健康委	2020.06.04
WS 670—2021 医疗机构感染监测基本数据集	国家卫生健康委	2021.04.19
WS 539—2017 远程医疗服务基本数据集	国家卫生计生委	2017.07.25
WS 218 卫生机构（组织）分类与代码（征求意见稿）	国家卫生健康委	2020.07.28
WS/T 778—2021 药品采购使用管理分类代码与标识码	国家卫生健康委	2021.04.19
GB/T 2260 中华人民共和国行政区划代码	国家市场监督管理总局 中国国家标准化管理委员会	2007.11.14
WS 364 卫生信息数据元值域代码	卫生部	2011.08.02
GB/T 2261 个人基本信息分类与代码	国家市场监督管理总局 中国国家标准化管理委员会	2003.07.25
GB/T 2659 世界各国和地区名称代码	国家市场监督管理总局 中国国家标准化管理委员会	200.07.31
GB/T 3304 中国各民族名称的罗马字母拼写法和代码	国家市场监督管理总局 中国国家标准化管理委员会	1991.08.30
GB/T 4658 学历代码	国家市场监督管理总局 中国国家标准化管理委员会	2006.10.09

续表

编号 / 名称	发布单位	发布日期
GB/T 6864 学位代码	国家市场监督管理总局 中国国家标准化管理委员会	2003.12.01
GB/T 8561 专业技术职务代码	国家市场监督管理总局 中国国家标准化管理委员会	2001.09.01
ICD-9-CM 国际疾病分类	WHO	2001.11.20 （国内实施）
ICD-10 国际疾病分类	WHO	2001.11.20 （国内实施）
ICD-11 国际疾病分类	WHO	2019.5
HL7 RIM、FHIR R4	HL7	2021.3
SNOMED CT	SNOMED International	2022.6

附表 9-1-3　相关管理标准及政策要求

编号 / 名称	发布单位	发布日期
卫办发〔2002〕116 号医院信息系统基本功能规范	卫生部	2002.04.27
国卫医发〔2014〕51 号国家卫生计生委关于推进医疗机构远程医疗服务的意见	国家卫生计生委	2014.08.21
国卫办规划发〔2014〕69 号远程医疗信息系统建设技术指南	国家卫生计生委	2014.12.10
国卫办规划函〔2017〕1232 号医院信息化建设应用技术指引	国家卫生计生委	2017.12.13
国卫办规划发〔2018〕4 号全国医院信息化建设标准与规范（试行）	国家卫生健康委	2018.04.13
国家医疗保障局办公室关于贯彻执行 15 项医疗保障信息业务编码标准的通知（医保办发〔2020〕51 号）	国家医保局	2020.11.20
国家医疗保障局关于印发医疗保障定点医疗机构等信息业务编码规则和方法的通知（医保发〔2019〕55 号）	国家医保局	2019.10.08
国家医疗保障局关于印发医疗保障标准化工作指导意见的通知（医保发〔2019〕39 号）	国家医保局	2019.6.20
国家医疗保障局关于印发加强网络安全和数据保护工作指导意见的通知（医保发〔2021〕23 号）	国家医保局	2021.04.06
国务院办公厅电子政务办公室、人力资源社会保障部办公厅《关于依托全国一体化在线政务服务平台做好社会保障卡应用推广工作的通知》	人力资源社会保障部	2020.03.26
国家卫生健康委办公厅关于印发医院智慧服务分级评估标准体系（试行）的通知（国卫办医函〔2019〕236 号）	国家卫生健康委	2019.03.18
关于印发全国公共卫生信息化建设标准与规范（试行）的通知（国卫办规划发〔2020〕21 号）	国家卫生健康委	2020.12.01
国务院办公厅关于促进和规范健康医疗大数据应用发展的指导意见（国办发〔2016〕47 号）	国务院办公厅	2016.06.21
国家健康医疗大数据标准、安全和服务管理办法（试行）（国卫规划发〔2018〕23 号）	国家卫生健康委	2018.07.12
关于进一步推进以电子病历为核心的医疗机构信息化建设工作的通知（国卫办医发〔2018〕20 号）	国家卫生健康委 国家卫生健康委	2018.08.22

续表

编号 / 名称	发布单位	发布日期
关于印发电子病历应用管理规范（试行）的通知（国卫办医发〔2017〕8号）	国家卫生计生委办公厅和国家中医药管理局办公室	2017.02.15
关于加快推进电子健康卡普及应用工作的意见（国卫办规划发〔2018〕34号）	国家卫生健康委	2019.01.07
国家医疗健康信息区域（医院）信息互联互通标准化成熟度测评方案（2020年版）（国卫统计信息中心）	国家卫生健康委	2020.07.30
病历书写基本规范（卫医政发〔2010〕11号）	卫生部	2010.01.22
医疗机构病历管理规定（2013年版）（国卫医发〔2013〕31号）	国家卫生计生委	2013.11.20
中医病案质量控制中心建设与管理指南（试行）（国中医药办医政函〔2020〕126号）	国家卫生健康委	2020.05.19
电子病历系统功能应用水平分级评价方法及标准（试行）（2021版）	国家卫生健康委	2021.08.31

第十章　临床研究数据管理

　　临床研究数据管理是临床研究过程的重要环节,其核心目标是产出高质量的临床试验数据,充分支撑统计学检验从而得到可靠的研究结论。临床研究数据管理贯穿临床研究的整个周期,包括病例报告表(CRF)的设计及数据库搭建、临床研究数据逻辑核查、数据管理软件应用、临床研究数据治理等内容。规范的数据管理应从早期的数据收集方案讨论开始,到数据的产生、收集、录入、审核、修正、锁定、导出、归档等过程,确保信息被准确记录,使数据具有真实性、完整性、可靠性。临床研究方案被认为是临床研究的核心和灵魂,而病例报告表依据研究方案设计,是临床研究中仅次于研究方案的重要文件,是研究者获取原始研究数据的主要来源。临床研究数据质量是关系到整个临床研究项目成败的关键和核心。在前期制订的临床研究方案指导下,临床研究项目组成员在完成研究对象的招募、干预措施实施、疗效评估以及全程同质化的数据采集过程中和数据采集后,均需要开展一项重要的工作,即临床研究数据核查。特别是在项目进展过程中,适时地开展临床研究数据核查可以及时发现数据采集过程中存在的问题,随后即可整改可以提高研究的数据质量。此外,在临床研究项目组完成所有的数据采集工作后,对数据库开展整体的数据核查可以发现数据库中存在的异常值、逻辑错误和缺失值等问题,在此基础上针对发现的问题对数据库进行清洗和数据填补,可以保障后续统计分析的高效性和正确性,也是临床研究项目最终获得高质量研究结论的重要保证。

第一节　临床研究数据管理和数据治理

　　临床研究数据是临床研究的"产品",数据质量的高低直接影响到研究成果的科学应用。同时,临床研究是生产数据的过程,对临床研究的全过程管理是确保数据质量的重要环节。严格的数据处理流程是确保数据的准确性、可溯源性和透明性的基础,是构建高质量临床研究的关键。然而,临床研究中会面对各种不同研究设计、不同数据来源、不同获取方式的数据,而且随着医疗大数据的快速发展,数据规模大、数据类型多、数据更新快、数据价值大,对临床研究数据管理带来极大的挑战。本节基于临床试验数据管理的基本原理和管理要求,介绍临床研究数据管理和数据治理,针对不同数据来源、不同数据收集方式采取不同的数据处理过程。概括地讲,对于主动收集的数据,数据处理方式主要是数据管理全过程。对于直接从医院电子病历(EMR)系统中提取的既有健康医疗数据,数据处理方式主要是数据治理,包括数据链接、数据提取和数据清洗。无论是数据管理还是数据治理,都是为了降低数据产生过程中的人为误差和信息偏移,达到数据完整性、准确性、真实性和一致性的要求。

一、临床研究数据管理

（一）数据管理的定义

数据管理的概念最初来源于数据与信息管理领域,国际数据管理协会（Data Management Association, DAMA）对数据管理（data management, DM）的定义是:为了交付、控制、保护并提升数据和信息资产的价值,在其整个生命周期中制订计划、制度、规程和实践活动,并执行和监督的过程。该定义将数据作为一种至关重要的资产,从而获得持续的价值。当然,数据中的价值不可能凭空产生或依赖于偶然,需要有目标、规划、协作和保障,也需要管理和领导力,通过全生命周期（即全过程）的管理活动（计划、组织、实施、监督）来保障。数据管理指在临床试验中,依据相关法规和监管要求,对数据进行采集、分类、组织、编码、存储、检索和维护的系列性工作,以及保证数据质量所采取的各种方法、措施的总和。该定义指出了临床试验中数据管理的具体工作,并为保证数据质量需要采取相应的管理手段。综合以上对数据管理的定义可以看出,数据管理是临床研究中针对数据质量所采取的全过程的管理活动,目的是获得高质量的临床研究数据,发挥数据的应用价值。

（二）数据质量要求

真实、准确、完整和可靠是保证临床试验数据质量的基本原则。根据《临床试验数据管理工作技术指南》（2016）,ICH-GCP E6（R2）对临床试验数据的要求,良好的数据质量应该达到 ALCOA 要求,具体含义包括:

可归因性（attributable）:可鉴别采集数据的来源,也称为可追溯性。源数据应该是有来源的、清晰的、时间一致的、原始的、准确的和完整的。源数据的修改应该是可溯源的,不能遮掩最初的记录。

易读性（legible）:采集的数据可被他人阅读和理解,任何不能被清楚地认读的数据或术语缩写都可能造成误解,或被数据录入人员错误地输入系统中。

同时性（contemporaneous）:数据的实时记录伴随着数据的实时观察而完成,数据延迟录入可能会造成数据记忆的偏差和错误。电子数据采集系统中任何数据的输入都应伴有输入日期和时间,便于核对数据输入日期和时间与数据实际产生的日期和时间。研究者应注意数据实时记录的要求,保证采集数据是及时、准确的。

原始性（original）:第一次被记录或采集的数据为原始数据,任何数据点不能有多重源数据。研究者需做好原始数据的收集及记录,若需对数据进行任何更改或更正,都需要保留原来的记录清晰可见,并注明更改或更正日期,签署姓名,解释原因。

准确性（accurate）:数据应是正确、真实、有效和可靠的,与实际操作一致,无主观造假或客观输入错误。数据的采集方法符合方案的要求。临床试验数据记录常见的问题是逻辑错误、不按方案要求访视、操作或同一个数值被多次记录,而出现不一致的情况。

以上列出的 ALCOA 要求隐含的是记录应该是完整、一致、持久和有效的。为了强调这些要求,ICH-GCP E6（R2）提出 ALCOA+ 原则,即数据质量管理除需要满足 ALCOA 原则外还应符合完整性（complete）、一致性（consistent）、持久性（enduring）和可获得性（available when needed）的要求。具体含义是:

完整性（complete）:临床试验原始数据及原始文件保存应完整无误。临床试验的所有数据文档（包括源数据记录）的保存都应当有相应的文档管理规程,以便保障数据记录和文档的完整无误。数据链能反映过程管理质量和数据及其支持证据的真实可靠性。

一致性（consistent）：与实际生成逻辑顺序一致，显示的记录人与操作者一致，操作者与授权表的职责分工一致。

持久性（enduring）：任何临床试验电子文件的保留应符合国际和申办方有关临床试验记录文档保留时限的规定，并在需要时可恢复，如 CD、硬盘等。按照我国 GCP 法规要求，研究者应保存临床试验资料至临床试验终止后 5 年。

可获得性（available when needed）：研究者收集的所有数据（包括数据质疑和数据变更轨迹记录）需在临床试验进行期间随时在研究机构都可以被审阅和监察；在临床试验结束后的保存期限内，当药监部门和稽查人员需要审阅时能及时提供。同时纸质化或电子化的数据管理均需要制订标准操作流程（SOP）进行权限控制（access control）与管理。

总之，在临床试验的每一个进展阶段，都应依据数据质量 ALCOA+ 原则来操作，体现数据的完整性、准确性、及时性、可溯源性等方面的指标。同时，这些数据质量指标也是对临床研究数据质量的通用要求。

（三）数据管理要求

1. 制订数据管理计划　数据管理计划（data management plan，DMP）是由数据管理人员依据临床研究方案书写的一份动态文件，它详细、全面地规定并记录某一特定临床研究的数据管理任务，包括人员角色、工作内容、操作规范等。数据管理计划应在研究方案确定之后、第一位受试者筛选之前定稿，经批准后方可执行。数据管理计划应全面且详细地描述数据管理流程、数据采集与管理所使用的系统、数据管理各步骤及任务，以及数据管理的质量保障措施。数据管理计划已成为临床研究中数据管理的标准规范，需要在研究开展之前由专业人员按照管理要求制订。数据管理计划包括以下内容：

（1）临床研究概述：简述临床研究方案中与数据管理相关的内容，一般包括研究目的和总体设计，如临床试验中的随机化方法及其实施、盲法及设盲措施、受试者数量、评估指标、试验的关键时间节点、重要的数据分析安排及对应的数据要求等。

（2）数据管理流程及数据流程：列出数据管理的工作流程以及试验数据的流程，便于明确各环节的管理，可采用图示方式。

（3）采集/管理系统：列出采集数据的方法，如纸质或电子的病例报告表（CRF）、采用的数据采集/管理系统的名称及版本。描述系统用户的权限控制计划，或者以附件形式提供相应信息，包含权限定义、分配、监控及防止未经授权操作的措施或方法、权限撤销等。数据采集/管理系统是否具备稽查轨迹、安全管理、权限控制及数据备份的功能，是否通过系统验证。

（4）数据管理步骤与任务：包括 CRF 及数据库的设计，数据的接收与录入，数据核查与质疑，医学编码，外部数据管理，盲态审核，数据库锁定、解锁及再锁定，数据导出及传输，数据及数据管理文档的归档要求等。

（5）质量控制：数据管理计划需确定数据及数据管理操作过程的质控项目、质控方式（如质控频率、样本选取方式及样本量等）、质量要求及达标标准、对未达到预期质量标准的补救措施等。

2. 制订数据管理的标准操作规范　高质量的临床研究数据管理需要有切实可行的标准操作规范（standard operation process，SOP）。SOP 是数据管理人员工作的行为规范和准则，明确规定各项工作由哪个部门、团队或个人做，怎样做，使用何种方法做，在何种环境条件下做等。制订并严格执行 SOP 是保证相同的工作即使是不同的人员做，都可以达到同样的质量标准和效果。数据管理工作的 SOP 包括但不限于以下 SOP：

（1）数据库建设 SOP：目的是建立规范的数据库系统，确保临床研究结果科学可靠，适用于临床研究团队开展临床研究项目的电子病历采集系统建设。主要内容包括数据管理责任人、数据库管理程序（CRF 样稿、变量字段、研究设计、数据库建立、医学词典编写、数据库测试、相关账号建立等）等。

（2）权限管理 SOP：目的是保证临床研究合作项目及审查项目数据的质量和安全，适用于临床研究团队开展临床研究项目的电子病历采集系统建设。主要内容包括数据库管理责任人、数据库管理程序（账号角色权限管理、账号研究权限管理、账号变更锁定、特殊账号管理）等。

（3）数据核查 SOP：目的是保证临床研究合作项目及审查项目数据的质量，基于电子数据采集（EDC）和确定统计学方法，选取可测量、可行性高的指标，进行数据质量控制及风险评估，作为中心化监查的技术手段。主要内容包括 EDC 项目进展、数据概况和数据核查。

（4）数据库锁库 SOP：锁库的目的是对于经过核查确认的数据进行最后的锁定，避免人为对数据做随意修改，确保临床研究数据的严谨性。数据锁库的责任人是数据管理员，锁库的条件是研究已经完成或提前终止、所有受试者应当填写的数据均填写完毕，所有的数据质疑均处理完毕、主要研究者（PI）确认锁库。锁定后的数据库原则上不再解除锁定，特殊情况下由 PI 提出申请，相关人员确认有必要解除锁定时，数据管理员负责解除锁定。

3. 源数据的管理要求 源数据（source data）是临床研究中的临床发现、观察或其他活动的原始记录及其可靠副本中的全部资料。源数据是数据溯源的重要依据，每个源数据的产生者、产生日期和时间、与受试者的关系、修改时的原因及其相关证据均应清晰地记录，并贯穿从数据产生到最后形成数据分析集的整个流程。源数据包含在源文件中（原始记录或可靠副本）。源文件可以是纸质文件，也可以是计算机系统中的电子形式。

4. 计算机化系统数据管理 临床研究数据管理已进入利用数据管理系统进行计算机化管理的阶段。基于纸质的数据管理工作及传统的 Excel 数据管理工具都无法满足临床研究数据管理对数据溯源、权限管理、数据核查的要求，数据的可靠性和安全性无法得到保障。为此，临床研究项目需要借助 EDC 实现临床研究数据采集、管理和传输的功能。目前大多数 EDC 系统软件是商用的，临床研究者也可以选择一些优秀的开源软件，如 REDCap、OpenClinica、OpenCDMS、TrialDB、PhOSCo 等。其中，REDCap 系统是目前全球最大的临床与转化医学研究数据库系统。

（四）数据管理内容

数据管理贯穿于整个临床研究，工作内容分为临床研究设计阶段、临床研究进行中和临床研究结束后 3 个阶段。

在临床研究设计阶段，数据管理人员根据研究方案设计 CRF 或 eCRF 及其填写指南，制订数据管理计划，建立并测试数据库及数据录入界面、逻辑核查计划。

在临床研究进行中，数据管理工作集中在电子病例报告表（eCRF）数据的录入，临床数据的核查与清理，临床研究数据的医学质量审查，实验室数据管理，不良事件与严重不良事件的收集、报告与一致性检查，保证按照时间节点锁定数据库。

临床研究结束后,整理数据管理中的文档并归档,提交全套的锁定后数据库。

(五)数据管理流程

临床研究的数据管理是一系列工作的综合,一般流程包括 CRF 设计,数据库建立与测试,数据录入、质疑、修正、编码,数据的质量控制,数据库锁定,存档与提交等(图 10-1)。

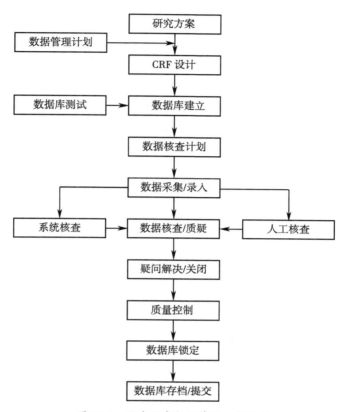

图 10-1　临床研究数据管理一般流程

1. CRF 与数据库设计　CRF 与数据库设计依赖于研究方案,确保研究方案中所需的数据能被全面且完整地收集。一般 CRF 由数据管理员(data manager, DM)设计之后,由统计、医学以及临床工作人员等进行审核,审核之后,确保数据能够在临床研究中获取,并满足统计需求。

2. 数据采集与录入　近年来,临床研究纸质 CRF 已经逐步被 eCRF 所取代,研究数据通过 EDC 系统采集。eCRF 数据录入可手工录入,部分数据也可来源于医院临床数据中心(CDR)或医院业务信息系统,如医院信息系统(HIS)、检验信息系统(LIS)、放射科信息系统(RIS)、电子病历系统(EMR)等,通过建立电子数据采集(EDC)系统提取。采集数据需要经过授权的数据管理员、数据监查员(CRA)等人员进行数据核查确保数据的准确性。

3. 数据核查与质疑　数据录入后需要有核查与质疑过程确保录入数据的准确性。数据审核包括医学审核、CRA 审核、DM 审核,审核过程中遇到有问题的数据字段,会通过系统发送质疑,把问题发送给数据录入人员,数据录入人员看到质疑之后,需要对该问题进行澄清,或者修改相应的数据,直至该问题得到解决之后关闭质疑。

4. 数据库锁定与归档　数据库的锁定是临床研究过程中的重要里程碑,能够防止无意的或未经授权的更改。数据库锁定前需根据数据管理计划完成锁库前的任务,如完成所有录入、一致性检查、逻辑核查、医学编码和医学核查等步骤,关闭所有质疑。在特殊情况下,锁库后发现严重的数据问题需要对数据进行修改,需要研究团队讨论后决定,谨慎地重新开锁并记录整个过程。数据保存需要保证数据的安全、完整和可及性,并对保存过程进行记录。研究完成后,对研究数据和相关文档进行分类保存与归档。

（六）数据管理团队的分工和培训

1. 数据管理团队的分工　临床试验的数据管理是复杂、烦琐、周期比较长的工作,需要有效的项目管理。一般在一个临床试验中,除了整个临床试验项目管理经理(project manager,PM)以外,数据管理团队也需要一名项目管理人员,从数据管理方面进行项目管理。在一般的临床研究中,需指定一名主要数据管理人员负责项目的数据管理工作分配、进度管理、外部沟通、数据相关文件撰写等工作,领导数据设计团队和数据录入团队,负责第1例受试者入组后到数据库锁定之前的数据管理工作。

数据库构建团队主要负责数据库的构建和编写核查程序,以及临床数据管理系统维护工作,通常由至少两位数据库程序员组成。

医学编码人员主要负责临床数据中的医学事件,如既往史、不良事件和药物的编码工作,以及编码字典的更新维护工作,通常由至少两位人员组成。

除数据管理团队外,临床试验监查员(CRA)、临床试验协调员(CRC)、研究者、生物统计师、临床试验项目经理等都会参与到数据管理过程中。

2. 数据管理培训　数据管理作为一项专业工作,数据管理人员也需要接受相应的培训和考核,以确保数据管理人员具备相应的工作资质和能力,保证临床试验项目的数据管理质量。临床研究团队应注重对数据管理人员的培训,制订相关的标准操作流程(SOP),制订培训计划,所有培训需要完整记录并归档,接受定期审核。

数据管理的培训内容主要分为三大类:临床试验和数据管理相关法规的培训,数据管理操作规程和数据采集/管理系统相关的培训,项目专属培训。相关法规培训包括ICH-GCP、《药物临床试验质量管理规范》《临床试验数据管理工作技术指南》《药物临床试验数据管理与统计分析的计划和报告指导原则》《药品数据管理规范》、CDM出版的《良好的临床数据管理规范》(*Good Clinical Data Management Practice*)、临床数据交换标准协会(Clinical Data Interchange Standards Consortium,CDISC)标准等。临床试验基础知识培训包括了解临床试验的整个过程及各相关环节的人员分工和职责。数据管理操作规程培训包括数据管理计划、数据管理标准操作规程(SOP)、数据管理相关文件的学习。数据采集/管理系统培训包括EDC/CTMS及其他计算机软件培训。项目专属培训包括医学与药学基础知识、项目特定的临床试验方案、项目管理计划、项目操作细则、项目数据管理文件、统计分析计划等的培训。

（七）医院研究者发起的临床研究数据管理实践

上海某儿童专科医院开展一项研究者发起的临床研究,针对新生儿惊厥病因锁定难、治疗缺乏循证诊疗指南的问题,研究者开展一项"新生儿惊厥表型基因型相关精准诊疗流程的建立及临床应用研究"。研究团队在医院临床研究中心(CRU)的指导下,基于医院临床研究整合平台(CRIP),开展临床研究数据管理工作。

主要研究者(PI)基于团队情况,指定了数据管理项目负责人、数据录入员、数据核查员,组成项目组的数据管理团队。根据研究方案制订数据管理计划,将医院CRU数据管理SOP作为项目数据管理的操作指南。研究团队设计病例报告表(CRF),依托医院CRIP,在建库工程师的指导下建立数据库。

1. 病例报告表的设计与管理　CRF 是临床研究中收集受试者信息的一种研究表格,用于收集研究方案所要求的受试者的所有信息,包括受试者的基础情况、所接受的处理、受试者对处理的反应以及研究者的评定结果等内容。CRF 有纸质 CRF 和电子 CRF 两种形式。本研究根据研究方案,建立 eCRF。

CRF 收集的内容是根据研究方案规定进行设计的,至少包括受试者的人口学特征、知情同意、入排标准、方案中规定的主要、次要等研究终点数据(比如安全性数据、有效性数据等)以及研究总结、不良事件、合并用药。

CRF 内容的组织一般按照研究内容的顺序进行编排,便于研究者填写,一般按顺序包括 CRF 封面(或首页),通常包括:①研究标识信息(如研究题目、研究方案号);②受试者标识信息(如受试者编号);③研究者、受试单位等内容。为了让研究者对试验各步骤有一个清晰的了解,应有研究流程图提示研究者在不同的访视及其时间窗内需要完成的任务(图 10-2)。

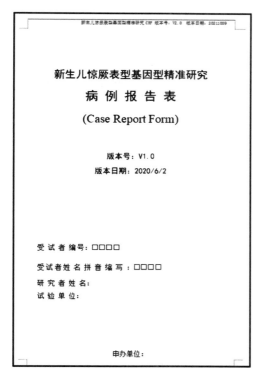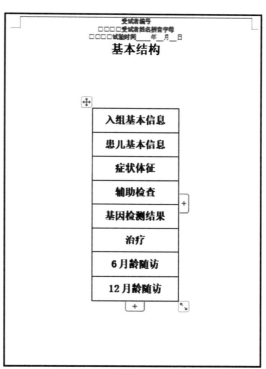

图 10-2　CRF 封面、基本结构

CRF 正文,通常包括:①受试者的知情同意;②受试者的人口学特征;③相关病史;④受试者入选标准与排除标准;⑤研究用药记录;⑥研究期间的新增合并药物与其他干预措施;⑦疗效评价数据;⑧实验室检查;⑨不良事件/严重不良事件;⑩研究总结(受试者完成研究的日期、提前终止总结)等内容(图 10-3)。

2. 数据库的建立　数据库设计通常包括研究基本信息(basic information)设置、表单(form)设计、字段(item)设计、编码表(code list)设计、访视(visit)设计、CRF 发布等工作。数据库通常在 EDC 系统开发,本研究在基于医院统一部署的临床研究整合平台(CRIP)中进行数据库设计、创建、测试和发布的过程。

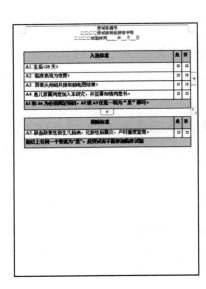 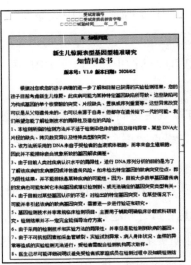 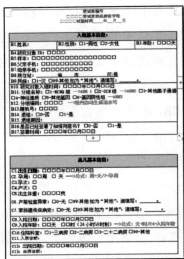

图 10-3 CRF 正文内容

（1）研究基本信息设置：设置临床研究基本信息，便于临床研究项目管理和数据库设计。主要内容包括：研究项目名称、试验分期（Ⅰ期、Ⅱ期、Ⅲ期、Ⅳ期，其他）、研究类型（观察性研究、实验性研究）、研究目的（诊断、治疗、预后）、研究开始日期、研究结束日期、研究任务路线图（规定临床研究实施过程的关键节点，与后期表单设计、随访表单设置相关联）、解决质疑的天数、预计样本量、预计中心数、盲法、随机化等信息（图 10-4）。

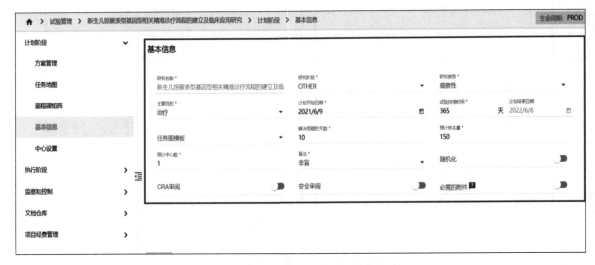

图 10-4 研究基本信息设置

（2）表单设计：一项临床研究根据收集的内容进行分类，收集到不同的表单中，每个表单独立设计，称为单独表单（unique form）。单独表单可以根据方案中的访视流程分配到不同的访视中，建立表单和访视间的关联。本新生儿惊厥表型基因型研究，根据 CRF 设计分解为受试者日期、访视日期、入选标准、排除标准、入组基本信息、患儿基本信息、症状体征、辅助检查、基因检测结果、治疗、治疗（详细）、用药、用药（详细）、随访基本信息、临床评估、发育评估 16 个单独表单。

1）字段设计：字段设计是数据库设计的核心，主要包括字段名、描述、数据类型、长度、精度、范围、是否使用编码表等属性。字段名一般作为变量名（variable）存储在数据库中，应注重数据标准化。命名规则尽量按照成熟的数据标准，如 CDISC 中的 CDASH 标准、专业领域常用的命名规则，如"访视日期"采用 CDASH 标准中的受试者访视（subject visits，SV）和日期命名后缀 -DAT，命名为 SVDAT（图 10-5）。

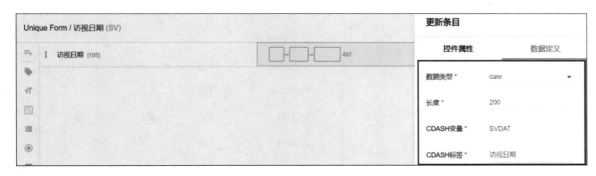

图 10-5　字段设计

2）编码表设计：字段设计中需要对于一些文本型数据进行特别的编码，以方便后期的统计分析。编码表根据 CRF 进行设计，明确编码字段的编码值所能覆盖的范围，尽可能包含所有的情形，如无法做到则编码表中增加一个"其他"的编码值选项，以便数据录入时使用。如对新生儿惊厥的治疗药物进行编码，编码表在字段设计时可以直接引用（图 10-6）。

← 抗惊厥药物		C	+
值	文本	操作	
1	1-苯巴比妥	✎ 🗑 ✛	
2	2-开浦兰	✎ 🗑 ✛	
3	3-德巴金	✎ 🗑 ✛	
99	99-其他	✎ 🗑 ✛	

图 10-6　编码表设计

3）表单规则设计：在表单设计中可以设置逻辑规则，及时发现数据录入中的问题，如缺失数据、正常值范围之外的数据、数据类型错误的数据、逻辑和方案违背的数据等。如研究对象入组时间作为关键时间点数据，可设定"必填"规则（如"mustAnswer"），并规定提供完整日期（如"isValidDate"）（图 10-7）。

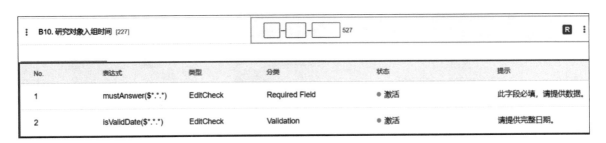

图 10-7　逻辑规则设计

4）访视设计：通过添加访视、关联表单完成设置。如本研究设置了筛选期、6月龄随访、12月龄随访3个访视阶段（图 10-8）。然后在筛选期关联了 11 个表单，6月龄随访关联了访视日期和用药、评估等 5 个独立表单（图 10-9）。

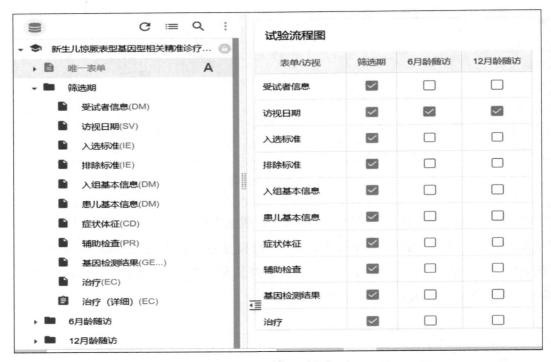

图 10-8　筛选期关联表单

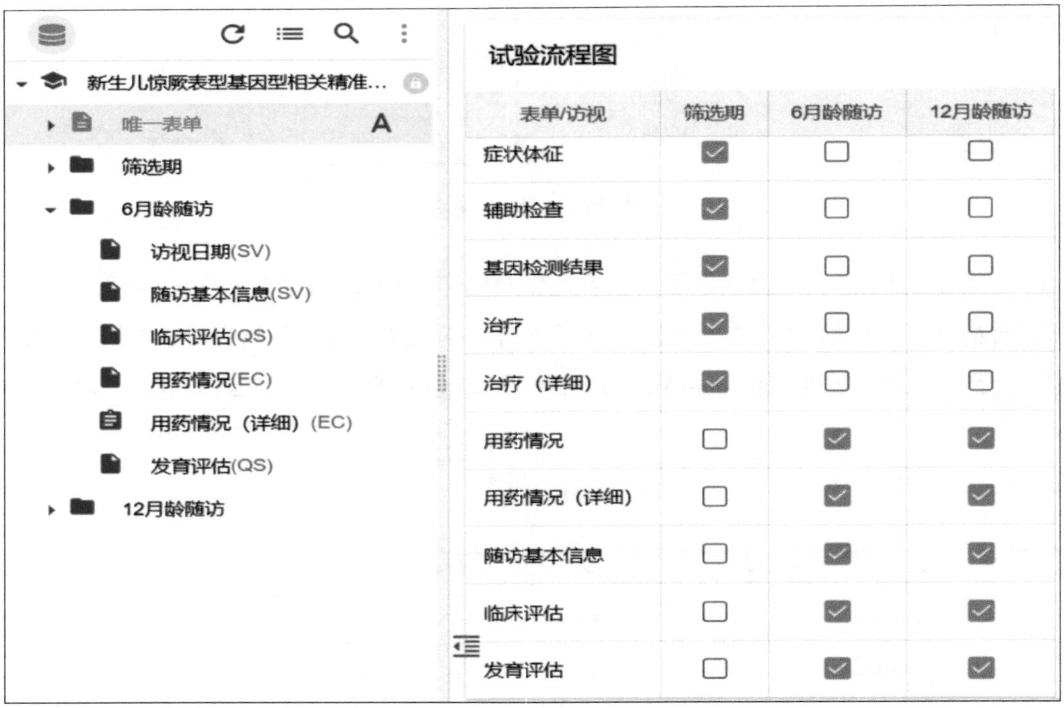

图 10-9　访视期关联表单

5）研究流程设置：可了解每个受试者完成表单数据采集后所处的研究阶段。如本研究项目设置了筛选期、筛选成功期、随访完成期 3 个阶段（图 10-10），当受试者数据完成阶段性采集后，提示受试者所处的当前阶段和下一阶段（图 10-11）。

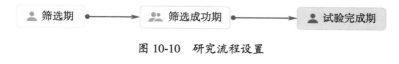

图 10-10　研究流程设置

中心代码	受试者编号 ↑↓	当前阶段	下一阶段	CRF版本	状态	操作
××大学附属儿科医院	NS001	筛选期	筛选成功	v4.0.1.1+2021062204435805 8	初始化	ⓘ ✎ ⋮
××大学附属儿科医院	NS002	筛选期	筛选成功	v4.0.1.1+2021062204435805 8	初始化	ⓘ ✎ ⋮
××大学附属儿科医院	NS003	筛选期	筛选成功	v4.0.1.1+2021062204435805 8	初始化	ⓘ ✎ ⋮
××大学附属儿科医院	NS004	筛选期	筛选成功	v4.0.1.1+2021062204435805 8	初始化	ⓘ ✎ ⋮
××大学附属儿科医院	NS005	筛选期	筛选成功	v4.0.1.1+2021062204435805 8	初始化	ⓘ ✎ ⋮
××大学附属儿科医院	NS006	筛选期	筛选成功	v4.0.1.1+2021062204435805 8	初始化	ⓘ ✎ ⋮
××大学附属儿科医院	NS007	筛选期	筛选成功	v4.0.1.1+2021062204435805 8	初始化	ⓘ ✎ ⋮
				v4.0.1.1+2021062204435805		

每页行数 25　第1-25条，共34条　|< < > >|

图 10-11　数据采集后受试者研究阶段显示

6）发布 CRF 到 EDC：数据库上线是数据管理中的一个重要的里程碑事件。数据库采集界面设计完成之后，需要数据管理员和研究项目组成员在系统"用户验收测试"（user acceptance test，UAT）环境下对研究数据库表单进行测试。测试通过后正式发布到生产环境（production，PROD），发布到 EDC 系统。不同版本的 CRF 可通过 EDC 设计系统进行版本管理，保证后期可以回溯（图 10-12）。

Study Designer ⇄
新生儿锦蕨表型基...⌄

　　　　　　　　　试验设计　编码列表　受试者阶段　版本管理

版本信息

版本	状态流程	发布到EDC	签名 #	操作
v4.0.7.1+20210624063350050	PROD阶段	Y	0	重新归档
v4.0.6.1+20210617014951051	中止	Y	0	
v4.0.5.1+20210615063712012	中止	Y	0	
v4.0.4.1+20210615054309009	中止	Y	0	
v4.0.3.1+20210615022515015	中止	Y	0	
v4.0.2.1+20210615020657057	中止	Y	0	
v4.0.1.1+20210414061326026	中止	Y	0	

图 10-12　CRF 发布及版本管理

3. 数据核查　数据核查需要研究团队不同角色的人员来完成，包括医学专员核查、临床监查员核查（CRA）、统计师核查等。在 EDC 系统中，各角色按照各自的任务分工执行数据核查，对于数据问题及时发送数据质疑，直至数据质疑得到解决。完成数据核查后，各角色人员在系统中予以确认（图 10-13）。

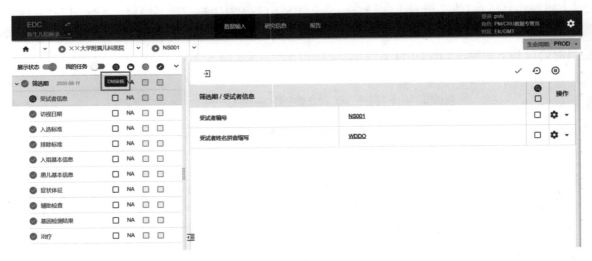

图 10-13 数据核查完成确认

4. 数据库锁定和数据保存 数据库锁定（database lock，DBL）是临床研究过程中的一个重要里程碑事件。数据库锁定意味着整个数据收集过程全部完成，数据审核和清理结束，存在的错误得到了解决。锁定后的数据是完整的、可靠的，可以用于统计分析。最终，临床研究数据做好数据保存和存档，用于后续临床研究数据追溯和临床研究成果发表后回答数据有关的问题。EDC 系统中可实现相关的锁库操作（图 10-14）。

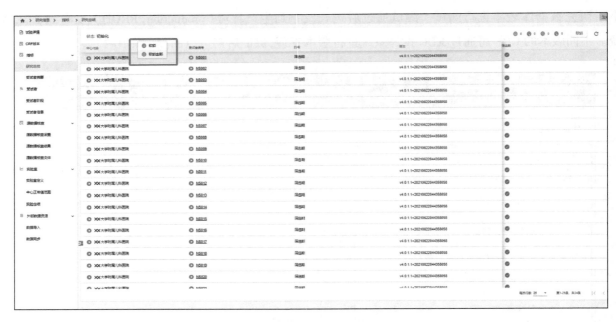

图 10-14 数据库锁定（软锁）

注：该研究目前尚处于研究中，研究结束后，可对每个受试者先进行"软锁"（如图所示），对锁定数据完成核查后进行"硬锁"，用于统计分析。

二、临床研究数据治理

（一）数据治理的内涵

数据治理的定义从不同的层面和角度出发，会有不同的侧重。国际数据管理协会（DAMA）对数据治理（data governance，DG）的定义是：在管理数据资产过程中行使权利和管控，包括计划、监控和实施。数据治理的目标是使组织能够将数据作为资产进行管理。数据治理提供治理原则、制度、流程、整体框架、管理指标、监督数据资产管理，并指导数据管理过程中各层级的活动。数据治理是从组织总体的视角强调组织对数据管理的指导，确保数据被恰当地管理，而不是直接管理数据。数据管理则是从执行层面，通过管理数据达到组织既定的目标。

近年来，我国部分医院在推动自身信息化建设和数据利用的过程中，逐步引入"数据治理"的理念。医院数据治理是指医院通过建立组织架构，明确管理职责要求，制订和实施系统化的制度、流程和方法，确保数据统一管理、高效运行，并充分发挥价值的动态过程。医院数据治理分为技术和管理视角：技术视角指医院数据全生命周期各个环节的治理，包括数据采集、数据归集、数据共享、数据利用、数据开放、数据价值等；管理视角指技术、组织、能力、法规等不同层面的治理。该定义从医院信息化建设的背景出发，强调数据的统一管理、高效运行和价值发挥。

随着医疗大数据的快速发展，临床研究的数据越来越多地来源于医院机构（如电子病历系统、实验室信息系统、影像和放射信息系统）、不良反应监测平台、特需药械追溯平台的常规收集数据。这些常规收集数据是当前真实世界研究数据的主要来源。要获得完整、准确、可利用、实用的真实世界数据，就需要从管理层面和技术层面进行数据治理。临床研究中，数据治理与数据管理适用情况有所不同。针对前瞻性数据，数据采集主要采取主动收集的方式，需要临床协调员、临床检查员、数据管理员为主开展数据管理工作，具体包括 EDC 系统建立、CRF 设计、数据录入、数据核查等工作。对于回顾性数据，数据采集主要采取常规收集的方式，则需要以医学信息工程师、统计师为主对数据资源评估后开展数据治理工作，具体包括数据链接、数据提取、数据清洗等工作。本节针对既有健康医疗数据简述数据治理的过程。

（二）数据治理过程

基于既有健康医疗数据开展临床研究，数据的产生通常是基于医疗管理和决策目的的，而非特定研究目的，如医院 EMR、医保理赔数据（claims data）。从常规收集的原始健康医疗数据到基于一定研究目的的研究数据，需要信息技术对原始数据进行数据治理，包括采集、链接、集合，甚至建立变量字典进行数据标准化，最后形成供临床研究使用的集成数据。开展数据治理之前，研究者首先需要基于总体研究方案，制订数据提取方案，包括：①明确研究数据结构：熟悉数据库结构，包括表单构成、表单链接和索引方式；明确变量表单覆盖变量、变量来源及意义；②明确研究所需变量的存储模块；③制订数据提取变量集。

1. 数据链接　当研究数据来源存在两个及以上的数据库之间，便涉及个体水平、机构水平或其他数据进行的数据链接（data linkage）。根据常规收集卫生数据开展观察性研究的报告规范（RECORD 指南），研究者需要提供数据链接的方法以及对其进行质量评价的方法，并使用流程图或其他图表展示说明数据链接过程，包括每一步骤中能实现数据链接的个体人数。

数据链接的技术要点包括：①确定患者唯一标识码；②基于患者唯一标识码实现多源数据链接；③评估数据链接的比例及准确性。

确定患者唯一标识码需要考虑以下方面：

（1）标识对象：一般临床研究数据以"患者"作为唯一识别对象，链接不同的数据表（或数据库），描述该患者整个就诊和诊疗过程。如美国食品药品监督管理局（FDA）用于上市后药品、疫苗和医疗器械安全监测的哨点系统（sentinel initiative），以病历号（patient identity，ID）作为链接医疗业务运行数据（administrative data）、临床数据（clinical data）、登记数据（registry data）、患者住院数据（inpatient data）等数据表链接的唯一标识，标识码的对象是"患者"（patient）。在母婴链接数据库中（mother-infant linkage data）需要设置母亲 ID（mother ID）和孩童 ID（child ID）。在有的数据表（或数据库）中针对其他对象进行唯一标识，如医疗机构 ID（facility ID）、医疗服务者 ID（provider ID）、字典编码中的概念 ID（concept ID）等，用于不同的数据链接目的。

（2）标识观察单位：同一患者会有多次就诊的情况，因此在医院信息系统中确定患者唯一识别号，需要区别不同识别号的含义。如门诊信息系统，一般以"门诊编号"作为门诊患者的身份标识，以"挂号编号"作为患者每次就诊（挂号）的唯一标识；住院信息系统，一般"住院号"表示的是患者每次住院的编号。在医院信息系统中选择患者唯一标识符，需注意"人"和"人次"的区别。

（3）标识码唯一性：标识码在信息系统中记录时，会因为一些特殊情况而影响到标识码的唯一性。如以"门诊编号"作为门诊患者的身份标识，因患者临时办理就诊卡，会出现同一患者有不同的门诊编号。如从住院号（按照"住院患者编号"+"住院次数"的命名规则）中提取患者信息，也会出现同一住院患者有多个住院患者编号的情况。

（4）隐私保护：患者唯一标识号如以身份证号作为身份识别，存在隐私安全风险。对于儿童患者，由于身份证号未作为就诊时必须采集的身份信息，常常造成数据缺失的情况。

2. 数据提取 数据提取（data extraction）一般是信息技术人员或数据专业人员与临床研究者和统计师一起根据研究目的制定数据提取表单或提取变量列表（list of variables），然后采用信息化的技术手段对数据进行抽取。无法通过信息化手段进行提取的信息，临床研究者通过数据采集（data collection）的方式进行补充。最后，数据提取和数据采集的数据由统计师进行合并。统计师对合并的研究数据进行描述性分析，描述变量的缺失、矛盾数据、极端值、异常值的情况，并交给临床研究人员进行核查和验证。

数据提取的主要技术要点是：①基于预先制订的数据提取表单提取数据；②对提取的数据进行核查，评估数据提取的准确性；③采用描述性分析描述变量的缺失、矛盾数据、极端值、异常值的情况。

数据提取的范围包括但不限于以下医院信息系统（表 10-1）。

表 10-1 数据提取范围及信息

序号	业务系统	提取数据信息
1	医院信息系统（HIS）	患者、挂号、入出转院、就诊、处方/医嘱、申请、收费等信息
2	医院检验系统（LIS）	标本、检验结果等信息
3	放射信息系统	放射检查、放射报告系统等信息
4	核医学信息系统	核医学检查、核医学报告系统等信息
5	超声信息系统	超声检查、超声报告等信息
6	病理信息系统	病理检查、病理标本、病理报告等信息
7	内镜信息系统	内镜检查、内镜报告系统等信息

续表

序号	业务系统	提取数据信息
8	放疗信息系统	放疗处方、放疗记录等信息
9	心电信息系统	心电检查、心电报告等信息
10	电子病历系统（EMR）	入院记录、出院记录、病程等病历信息
11	移动护理系统	护理记录、观察记录、护理文书、用药记录等信息
12	病案管理系统	病案首页信息
13	重症监护系统	重症护理记录、观察记录、护理文书、用药记录等信息
14	手术麻醉系统	手术记录、时间、用药等信息
15	输血管理系统	输血观察记录、不良反应等信息
16	基因检测系统	基因检测报告、基因分型等信息

数据提取的方式通常采用 ETL（extract-transform-load）工具将数据从数据源经过抽取（extract）、转化（transform）、加载（load）至目标数据库。ETL 的主要特点是快速接收数据提取系统传过来的大量数据，缩短数据集提取时间，减少数据提取对生产业务系统的冲击，能够同时实现对多个数据源的统一数据提取，提高数据提取的可靠性、一致性。

3. 数据清洗　数据清洗（data cleaning，DC）是通过信息化手段检测数据中存在的错误信息、重复数据、不一致数据等问题，删除或更正它们，从而提高数据质量。来源于医院信息系统的数据多来源于多个生产业务系统，不同医院统一系统的数据格式也不尽相同，而且医院原始系统中的数据存在各种异常的数据格式。为了能顺利进行数据加工和数据利用，需要通过清晰的信息化技术将数据做格式、内容上的清洗梳理。

数据清洗主要针对以下 3 个数据问题：①数据不完整，主要表现在应该有的信息缺失，如患者身份标识、疾病既往史、检验指标等。对于不完整的数据，部分客观指标可以通过其他系统关联、计算或推导来重新获取，也有一部分是需要主观输入的记录性数据，需要查阅原始资料进行补充。②数据不准确，主要由于患者就诊不规范或医院信息系统记录过程不严谨导致。如诊疗数值超出合理范围，同一患者记录了多条身份标识，医师在记录过程中因输入习惯增加空格或逗号等操作造成数据识别错误。③数据不标准，医院各业务系统因为建设时期的不同、使用场景的差异，造成数据生产阶段就与国家要求的数据标准不统一。同时，医院的电子病历等业务核心系统都是以自然语言文本记录相关数据，如入院记录、手术小结、影像报告等。对于非结构化数据需要采用医学自然语言处理技术来对关键数据进行清洗。

数据清洗的过程包括以下 4 步：①分析"脏"数据类型；②定义清洗策略；③通过清洗工具进行清洗；④评估验证。其中清洗策略是核心，主要包括标准的数据类型定义、标准的数据完整性规则、标准的安全性定义以及清洗函数规则等。数据清洗的工具要执行空值数据检核、重复数据检索、非标准化非正常值清洗等动作。

数据清理的主要技术要点是：①制订变量字典；②明确极端值、异常值、缺失值的处理；③明确矛盾数据处理优先级及文本信息结构化原则。清理规则的制订需基于研究问题及临床实际，并结合数据分布情况；每一变量均须有明确清晰的清理规则，并保留原始数据及清理记录；所有原始数据在研究前均须脱敏去除患者识别信息,并采用有效措施保护数据安全。

(三)数据治理质量评价

数据治理的质量需要对基于既有健康医疗数据的研究型数据库的构建过程和数据治理过程开展评价,包括数据链接、数据提取及数据清理(表 10-2)。

表 10-2　基于既有健康医疗数据的数据治理评价

内容	关键考核指标	解释	核对
数据链接	是否链接研究重要变量	链接多源数据库通常可获得更全面、完整的变量信息。重要变量包括患者人口学信息、诊断、用药、手术、检验等信息	是 / 否
	数据库之间是否有较高的链接比例及准确性	提供链接比例及验证链接的准确性(通常通过身份证进行链接的准确性较高)	是 / 否
数据提取	是否有预设的数据提取(收集)表,数据提取、收集过程是否有较高的准确性	预设的数据提取表可保证研究的透明和可重复性,并在一定程度上提高数据提取(收集)的准确性及完整性	是 / 否
		随机抽取一定数据量的患者,人工核对患者相关信息,评估数据提取、收集的准确性	是 / 否
数据清理	是否有清晰明确的数据处理规则及流程	为保证研究透明和可重复性,研究者应保存所有原始数据,建立数据清洗规则及规范化流程,记录所有数据处理流程,并提供详细的数据清理规则	是 / 否
	是否建立明确合理的变量字典	不同研究者所需建立的变量字典不同,变量字典需明确且合理(通常需基于研究问题并符合临床实践)	是 / 否
	极端值、异常值、缺失值及矛盾数据的处理是否规范	有明确的极端值、异常值、缺失值处理规则,规则的制订基于临床实践及数据特点;明确的矛盾处理规则,制订数据处理优先级	是 / 否
	文本信息结构化是否有较高准确性	原始文本数据是否有较高的准确性;不同的变量在原始文本数据中的准确性不同;结构化的结果进行验证,判断结构化的准确性	是 / 否

链接多源数据库可获得更完整、全面的信息。数据库链接的评估,包括对数据库所链接变量的范围,及链接准确性、完整性的评价。提供链接的比例及对链接验证的结果有助于评价链接的准确性。

清晰透明的数据提取、清理过程可在一定程度上增加研究的可重复性及可信度。整个数据提取过程需基于预设的数据提取表提取或收集数据,数据提取方式不同,准确性亦不同,需对提取的数据进行核查。对于结构化信息,基于信息技术的数据提取过程的准确性及完整性取决于人工病历收集的质量。对于人工病历收集,双人背靠背数据提取再进行数据核对可提高数据收集的准确性。对数据提取或收集过程的评估,可随机抽取一定比例的数据与原始记录进行人工核对,评价其准确性。

评价数据清理过程,需要判断是否有清晰明确的数据清理规则及流程,以及这些清理规则、流程是否合理规范。通常数据清理规则包括制订变量字典、文本结构化规则以及数据处理规则。对文本信息结构化的质量评价首先是评价原始文本信息的准确性,其次是对结构化过程的评估。不同的医疗工作者对于不同信息记录的准确性及完整性存在差异。此外,无论采用何种结构化技术均存在错分(misclassification)的可能,需要对结构化信息进行验证了解错分的大小及方向。可随机抽取一定比例的记录,由相关领域专家基于统一的标准,独立判断这些信息的准确性。研究问题不同所需建立的变量字典不同,对极端值、异常值、矛盾数据的定义及处理规则不同,因此对清理规则合理性及规范化的评价需要基于研究问题,并结合临床实际及数据的实际情况进行评价。

（四）医院门诊大数据分析的数据治理实践

1. 数据治理目的　基于医院信息系统（HIS）门诊患儿就诊挂号登记表的 10 年全样本数据,系统开展数据清洗（诊断、地址、重复、离群、缺失）、数据集成（数据库链接和匹配）、数据规约、数据脱敏和数据核查,分析门诊患儿就诊特征及医疗服务趋势。

2. 医院门诊大数据治理面临的问题

（1）数据来源:医院门诊系统经历不同时期的改造,不同时期系统间的门诊数据不统一;门诊系统数据涉及多个来源,包括患者就诊数据、诊断数据、医师服务数据等。

（2）数据质量:门诊数据体量大（该院每年门诊就诊人次在百万级人次）,来源于医院生产系统的数据质量难以保证,如门诊患儿地址信息结构化程度不高,缺失严重;门诊患儿诊断信息与住院首页诊断信息相比规范性、准确性不足等。

（3）数据链接:因儿童就诊缺少身份证号记录,确认患者唯一身份标识存在困难。

（4）数据提取:不影响医院业务系统运行的前提下提取数据,并对提取数据进行初步的评估。

（5）数据清洗:如何对大量提取的数据进行结构化、标准化处理。

3. 数据治理过程

（1）制订数据提取方案:以 HIS 门诊挂号数据库采集的信息作为母数据。在母数据中有两个重要标识号,门诊编号:患儿身份的唯一识别号;挂号编号:每个患儿每次挂号的唯一识别号。主要采集的研究数据包括:

1）人口学信息:性别,出生年月日,年龄（就诊年月 - 出生年月,年差值为整数岁,余月 /12 为小数岁）。联系地址:门诊挂号登记的患儿当前居住地址。

2）就诊初始信息:①挂号日期截取至年月,用于描述年度和月度趋势;②挂号时间截取至时,用于判断医师接诊时间;③付费方式分为医保和自费;④就诊门诊名称。

3）门诊诊断编码:以采用《国家疾病分类》第十次修订版（ICD-10）为依据（6 位）。

（2）数据链接:按照挂号编号链接门诊就诊数据、诊断数据,形成含有诊断信息的门急诊数据仓库。为了分析不同职称医师的接诊量和门诊服务时间,根据医师姓名与人力资源部门的职称列表数据进行匹配。具体链接流程见图 10-15。

（3）数据提取:根据研究变量表,采用 ETL 工具进行数据提取。自 2017 年开始,该医院建立了临床数据中心（CDR）系统。为了减少对业务系统运行的影响,2017 年后数据从 CDR 系统中提取。采用描述性分析方法,评估提取数据的准确性。具体规则为:

1）重复数据:门诊编号可能存在同一患儿有多个门诊编号,考虑占比较低,未做判断和处理;挂号编号表示多次就诊挂号,用于人次统计,不存在重复数据。

2）离群数据:医师日均接诊量低于四分位间距 1.5 倍的下限视为离群数据。

3）缺失数据:描述人口学信息、就诊初始信息、门诊诊断编码的缺失率,比较缺失人群特征。

（4）数据清洗:根据变量字典、数据提取评估结果,确定数据清洗规则,并基于自然语义处理技术、数据库 SQL 编程,实现数据清洗。具体做法:

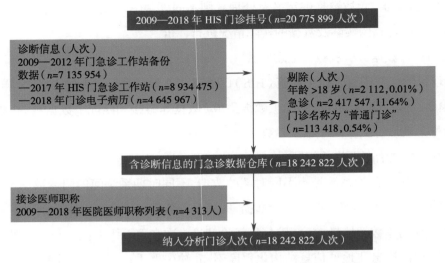

图 10-15　研究对象选取与数据链接过程流程图

1）数据结构化：开发 ICD-10 疾病代码融合及治理功能模块，提取首个诊断作为门诊诊断，截取 ICD-10 类目（3 位）、亚目编码（4 位）；开发地址数据标准化融合及治理功能模块，将挂号地址信息分解为固定顺序的 7 个字段，依次为：省份、城市、区 / 县、路 / 街（含号）、小区名、楼栋名、室号，本文仅提取省（包括自治区和直辖市）份信息。

2）数据规约：通过数据分类，提取数据特征。①将年龄分为婴儿（<1 岁）、幼儿（1~3 岁）、学龄前儿童（3~6 岁）、小学儿童（6~17 岁）、初高中儿童（≥18 岁）。②将门诊分为四类：内科门诊、外科门诊、感染传染科门诊和其他科门诊。内科门诊包括：普通内科，呼吸、心血管、消化、肾脏、风湿、免疫、内分泌、神经、血液、新生儿专业；外科门诊包括：普外科、骨科、泌尿外科、肝胆外科、神经外科、肿瘤外科、心外科；感染传染科门诊：传染病、肠道、肝病、感染；其他科门诊：儿保、康复、口腔、皮肤、五官、心理、中医、眼科、临床营养、放射科。③基于 ICD-10 的类目分类产生内科、外科、感染传染科和其他疾病病种前 20 位的排序并结合临床专家对疾病分类的意见，形成最终病种排序。④医师职称分类：副高职称及以上、中级职称、初级职称。⑤专科门诊：普通内科和普通外科门诊以外的门诊。⑥专病门诊：专科门诊中以系统疾病命名的门诊。

4. 数据治理其他考虑

（1）数据脱敏与数据库安全：基于 HIS 信息采集的信息中不涉及患儿姓名、身份证号、家长姓名、家长联系电话等，均以删除方式进行脱敏。该研究主数据在医院内网环境下运行，独立于医院 HIS 业务运行系统，数据分析通过医院堡垒机访问，设置权限和密码以保证 HIS 数据库安全。

（2）偏倚及其分析：门诊编号虽为患儿身份的唯一识别号，但同一患儿可能持有多张自费门诊卡（门诊编号），可能会夸大就诊人数。由于信息化是个逐步完善的过程，人口学信息、就诊初始信息和门诊诊断缺失不可避免，可能影响门诊患儿就诊特征与医疗服务趋势的描述。该研究进行了偏倚风险分析：一是以医院当年年报数据，与当年全院门诊量与分科门诊量比较；二是抽取 2013—2018 年某单日门诊就诊数据与医师日均接诊量比较。

5. 数据治理评价　根据"基于既有健康医疗数据的数据治理评价"，对该项目开展数据治理评价（表 10-3）。

表 10-3 基于既有健康医疗数据的数据治理评价

内容	关键考核指标	核对	说明
数据链接	是否链接研究重要变量	是	包括患儿挂号编号(就诊唯一识别码)、患儿人口学信息(年龄、性别、诊断)
	数据库之间是否有较高的链接比例及准确性	是	匹配比例为:18 242 822/20 775 899=87.8%
数据提取	是否有预设的数据提取(收集)表,数据提取、收集过程是否有较高的准确性	是	有数据提取变量表
		是	抽取患者进行人工核对,但未做随机抽取
数据清理	是否有清晰明确的数据处理规则及流程	是	有明确的数据清洗规则,编写数据清理程序。规范化流程未落实到书面形式
	是否建立明确合理的变量字典	是	有明确的变量字典
	极端值、异常值、缺失值及矛盾数据的处理是否规范	是	极端值定义明确,异常值、矛盾值处理有依据
	文本信息结构化是否有较高准确性	是	诊断和地址的文本结构化准确性高,能够体现就诊特征

6. 数据治理效果 通过规范化的数据治理过程,分析了该医院近 10 年 1 800 余万次的门诊患儿就诊记录,全面描述了该院就诊患儿的就诊特征、医师工作负荷和医院专科、专病化发展趋势,为医院各科医疗服务需求和学科发展方向,医院进一步制订发展目标提供数据支持,同时也为儿科医疗机构医疗服务供给提供参考。

第二节 CRF 设计及数据库搭建

研究方案被认为是临床研究的核心和灵魂,而病例报告表(CRF)依据研究方案设计,是临床研究中仅次于研究方案的重要文件,是研究者获取原始研究数据的主要来源。CRF 表单的设计,决定着研究个体数据的采集质量。而研究数据的分析,需要将研究中所有研究对象的观察数据有机地汇总到一起,形成供统计分析用的数据资源。这个数据汇总及整合的过程,就是数据库的搭建。临床研究数据库搭建的质量,决定了数据的质量及数据使用的效率。这不仅仅取决于 CRF 表单的设计和个体数据的采集,也受到数据库类型、结构等因素的影响。CRF 的设计和数据库搭建与临床研究数据标准及临床数据交换标准协会(CDISC)密切相关。针对临床试验数据格式不兼容、方法不一致等问题,从 20 世纪 70 年代起,CDISC 就临床研究的不同节点,开发制订了一系列的标准。其中临床数据采集标准的协调(CDASH)、研究数据制表模型(study data tabulation model, SDTM)和数据模型(analysis data model, ADM)等核心标准在注册类临床试验中获得普遍应用。但由于其要求较为繁复,在研究者发起的临床试验、真实世界药物研究、流行病学研究等研究类型中,尚未得到广泛应用和推广。本节将依照 CRF 构建的流程和顺序,结合 CDISC 相关的标准和原则,介绍和探讨 CRF 设计及数据库搭建中的操作要点和注意事项。

一、CRF 的设计

(一)CRF 设计的人员和分工

CRF 设计几乎涉及研究项目的所有人员。与传统认为的 CRF 表单由研究者和医学人员主导不同,CRF 的设计需要数据管理员、数据录入人员、统计师的深度参与。例如,可由流行病学和统计学专业人员主导设计,临床医学人员协助。在 CRF 设计阶段,参与临床研究的不同角色人员应保持良好的沟通和交流。设计完成之后,由统计、医学、运营、研究者等从各自专业和实际操作的角度对 CRF 及其关联文件进行审核,使 CRF 满足不同成员的需求,增强可用性,减少后期的数据清理工作,提高数据质量。

（二）CRF 设计的基本原则

CRF 设计的主要原则有以下几方面:

1. 核心原则　CRF 设计需要依据研究方案进行,纳入研究必备的组成模块。

2. CRF 设计需要以统计分析方案中对数据的要求为目标。

3. 尽可能采用标准模板和模块。例如,在 CDISC 中,提供了众多标准化的 CRF 问题模板可供选择和参考。

4. 不可有漏项,也应尽量避免不必要的数据收集。对于衍生变量,如可通过多个变量计算出的各种评分和符合评价指标,原则上采集原始数据变量,而不采集衍生变量。例如,采集患者的身高、体重,而不是 BMI。

（三）CRF 设计的一般流程

参考 CDASH 推荐的 CRF 设计流程,CRF 表单设计一般包括以下步骤:首先,需要仔细解析、研读研究方案,根据研究方案决定 CRF 表单应采集哪些数据。常见的 CRF 表单应包括:基本人口统计学信息、可供检查入排标准、分层因素的相关数据采集、预后因素相关数据、研究终点指标、研究安全性相关数据等。其次,需要对照数据获取协调标准（CDASH）,进行表单内容的规划和设计。然后,进行 CRF 设计后的质量控制和调整。进而,根据研究的特点,选择合适的工具部署 CRF,进行数据收集。最后,进行 CRF 表单测试和投入使用。

（四）CRF 必备的组成模块和内容

在内容上,虽然要收集哪些变量是根据试验的内容所决定的,但是也有一定的原则可循。首先,CRF 的组成模块一般相对固定,通常至少应该包括以下模块:人口统计学资料、入选/排除标准、病史、生命体征、体格检查、孕检、不良事件、药物暴露、合并用药、试验总结页、DV。此外,对于每个模板所包含的变量,可以参考行业认可的、已发表的核心数据集。在构建数据集时,可以借助开展研究的思路,从"预测变量""结局变量""中介及混杂因素"等方面进行文献阅读和考量。

确定 CRF 表单内容,主要可以通过阅读专家共识、进行文献查询、参考已有模板、依照标准拟定四个途径进行。其中,常常作为标准的参考是 CDISC 标准。变量收集的种类最终归纳在 CRF 中。以结局指标为例,一个研究通常除了主要结局,还会设定多个次要结局指标,从不同方面观察临床干预或者暴露的结果。然而,结局指标的选取需要是通用的、公认的,非标准的研究结局指标采集会影响研究结果的可信度,并且增加不必要的研究成本。世界卫生组织最初在肿瘤研究领域提出结局指标核心数据集（core outcome sets, COS）,旨在减少同类临床研究由于不同结局指标选择导致异质性而无法纳入系统评价的情况,同时也能更容易识别出临床研究中潜在的选择性报告偏倚。根据 COMET 组织发布的指南,各个研究领域具体的 COS 通过专家共识和文献综述相结合的方式来确定,已经建立了 COS 数据库,更多的 COS 研究正在不断地纳入该数据库中。

需要注意的是,不同的临床研究类型对应的 CRF 内容会有区别。与临床试验项目有明确且相对单一的治疗、暴露因素及结局不同,流行病学调查问卷的设计往往需要在研究中纳入、整合、收集大量的不同暴露因素及结局信息,数据维度和数据量更大、更复杂。但是其设计的原则及基本流程仍然是类似的。通常,在 CRF 模块和内容设置过程中,有以下注意事项:

1. 人口统计学信息一般应至少包括:年龄、性别、民族等。

2. 受试者纳入排除标准相关指标不可遗漏。

3. 数据应保证受试者能被合理地分层。

4. 详细收集用于分析预后因素的数据。

5. 完整收集安全性相关数据,如生命体征、体格检查、实验室检查、不良事件等。

(五)通过优化 CRF 表单提升研究数据质量和研究可行性

常见的 CRF 表单构建误区包括:数据结构表单问题过于复杂、可操作性差;数据重复收集、表单冗长、收集大量无关数据,采集衍生变量而不是原始变量。此外,还应注意:①CRF 设计时即须保持数据的整洁,注意问题间的逻辑和时间顺序。具体可参考 CDASH 的最佳实践建议设计 CRF 中提问和结构。②注意措辞和语气,尽量使用主动语句,便于执行人员清楚地阐述;尽量避免被动语句,尽量将复合问句拆分成系列单句,每次问一个问题,便于更清楚问题的中心和层次;避免诱导性或矛盾性的问题。③使用 CDASH 域中极力推荐的变量和推荐 / 条件变量,结局指标参考核心数据集(COS)。④CRF 中的所有代码列表尽可能地使用当前发布的 CDISC 控制术语及其控制术语子集。

(六)CRF 填写说明及注释

CRF 的填写说明(或填写指南)也是 CRF 必备的一部分,通常显示在内封(除去封面的第一页),或一个单独的文档打印出来。对电子数据采集(EDC)系统而言,填写指南也可采取针对表单的说明、在线帮助或提示等形式。CRF 的填写说明对 CRF 的标准填写起到提示作用,填写说明有一定共通性,示例见图 10-16。无论采取何种形式,应保证研究人员在研究开始前已进行过方案、CRF 填写相关培训,保证CRF 表单填写质量。

填 写 说 明

1. 筛选合格对象填写病例报告表。

2. 填写记录请一律用钢笔或水性笔。

3. 病例报告表填写务必准确、清晰,不得使用任何涂改工具。**错误之处纠正时需用横线划去**,将更正内容在一旁另行写明,并签署修改者姓名及修改时间。

4. 表中凡有"□"供选择的项,请在符合的条目上划"√"。表格中所有栏目均应填写相应的文字或数字,**不得留空**。

5. 若有检验项目因故未查或漏查,请填写 ND(not done)或用"/"划去;信息或时间不明,请填写 UK(unknown)或用"/"划去。

图 10-16 CRF 填写说明示例图

CRF 注释指在 CRF 空白处对收集的字段进行标注,标明其在数据库中对应的变量名和编码。每一个 CRF 中所收集的字段均须进行标注。CRF 注释是 CRF 和数据库的重要关联纽带,可帮助数据管理员、统计人员、审评机构及人员等了解数据库。

二、临床研究数据库

研究个体数据的采集,将研究中所有研究对象的观察数据有机地汇总到一起,形成供统计分析用的数据资源,就是数据库(database)的搭建。简单地说,数据库就像是存储数据的仓库,类似于仓库进货、出货、盘点库存,数据库的用户可以对数据库中的数据进行增、删、查、改等操作。设计良好的 CRF 表单可以便捷地转换为高质量的临床研究数据库。本节主要从临床科研工作者的角度,简要阐述临床研究项目数据库建设的共性建设要点及建立中需要考虑的问题,参照研究开展的过程,首先分为数据库设计、数据收集、数据质控三个部分展开;最后,对于两类常见的临床研究数据库类型——临床试验数据库和基于真实世界电子病历的数据库搭建,简要介绍共性与区别。

(一)数据库设计阶段

数据库设计需要考虑两方面,一个是数据集的设计,一个是数据库构架的设计。

1. 数据集设计 是基于研究 CRF 进行的。在将 CRF 转化为数据表单的过程中,数据集的数据字典与编码说明起到非常重要的作用。数据字典是数据库中变量及其属性和说明的集合。在临床研究开始前,应参考国际标准,对每一变量的命名规则、数据类型、单位、变量标签和编码规则等进行统一、明确的规定,建立数据字典。基于统一、标准化的通用数据单元建立数据字典,可极大方便数据库的统一管理并实现多中心、多项目间的数据对接,促进临床研究项目间的数据共享。

结合使用习惯和需求,数据字典的建立可采用 CDASH 标准。此标准主张同领域的数据库用统一的变量类别、名称、格式、单位等来建立数据库,以方便临床数据的交换和重复利用,已被数据管理业界普遍接受。然而,由于其规则较为烦琐,自明性略差,一般被大型的临床研究、电子数据采集系统采用。

对于小型的临床研究,也可以类似地采取"模块 + 变量"的首字母拼音或英文缩写的方式进行命名。变量的命名尽量做到自明性,同时尽量短,以方便输入;同时,考虑数据处理和分析的需求,要避免使用空格和特殊字符。即通过变量名可方便地理解此变量所代表的意义。例如,变量"His_HBP"可作为患者高血压史的记录变量名。

在完成编码说明书后,应根据编码说明书进行 CRF 的注释,帮助数据管理员、统计人员等数据使用方了解数据库,方便后期数据管理与统计分析。

2. 数据库架构的设计 数据库的类型根据数据存储的方式可以被分为关系型数据库(relational database management system, RDBMS)和非关系型数据库。通俗地讲,关系型数据库存储数据,使用的是常用的行 X 列的表格存储形式,每一个观察或研究对象为一行,每一项观测指标(也称为字段或变量)为一列。而不同于关系型数据库,非关系型数据库存储的数据类型可以包括数值数据、图结构、文档等,通常将大量的不同类型的数据以数据集的方式集中存储在一起。

由于关系型数据库采用表格存储形式,因此在后期处理和分析时,仅需要调用相关行和列的数据进行分析即可,非常便捷,对于临床研究而言,是最常用和最实用的。其缺点是面对高并发读写和海量数据时性能相对不足、效率较低。但是绝大多数临床研究并不像互联网等行业对数据的并发读写有如此高的要求,相反,对于临床研究而言,所要求的数据的高一致性和整洁性,均是关系型数据库的优势特征。因此,在构建临床研究数据库的时候,建议主要使用关系型数据库构建,并且尽可能地采用更简单的关系,将尽可能多的数据整合进入尽可能少的表单。

然而,随着在临床研究中多模态数据的引入,尤其是随着高通量测序数据及影像图片资料的引入,虽然目前数据库构建仍然以关系型数据库为主,不使用表格存储方式的非关系型数据库也越来越多地被使用。复杂的、海量的多模态数据,可采用非关系型数据库存储,并通过唯一的 ID 和关系型数据库内容进行链接。关系型数据库和非关系型数据库两者结合的存储方式已经成为趋势和主流。

除了数据库的类型,还需要考虑数据表格的组织形式。常见的数据组织形式可分为纵向数据结构和横向数据结构两大类。横向数据结构中,一行代表一个观察对象/受试者,一列代表一个变量,所有变量横向展开;由于此类表格通常变量数多而常被通俗地称为"宽表"。纵向数据结构中,多个同类型或者重复测量的变量被整合在一个变量名下,表格纵向展开。由于表格往往较长,也被通俗地称为"长表"或"纵表"。纵向和横向数据结构的特点决定了它们在数据采集和数据分析上各具优缺点——纵向数据结构在数据采集阶段更加方便高效,但是在数据分析时,横向结构数据更高效,也更能够满足临床分析需求。

在 CDISC 数据模型的设计中,也提供了对应采集型的研究数据列表模型(SDTM)和对应分析型的分析数据模型(analysis data model,ADaM)。SDTM 标准提供了组织和结构化数据的标准,以简化收集、管理、分析和报告的流程。实施 SDTM 可促进数据的整合和标准化存储,促进数据的挖掘和再利用,简化数据的共享,辅助数据审查,完善监管审批流程。目前,SDTM 是向美国 FDA 和日本 PMDA 提交数据所需的标准之一。除了应用于临床研究,SDTM 还常被应用于非临床数据(SEND)、医疗设备和药物基因组学/遗传学研究。ADaM 多采用横向数据结构,数据经过清洗和整理,可直接用于分析。此标准对数据集和元数据进行规定,支持高效的生成、复制和审查临床试验统计分析,保证分析结果、分析数据和研究数据制表模型(SDTM)中展示的数据的可追溯性。目前,ADaM 也是向美国 FDA 和日本 PMDA 提交数据所需的标准之一。在临床研究的实际实施过程中,往往首先采用"纵向数据结构"建立采集型数据库,全面记录试验的信息;在此基础上,进一步整理,将分析数据转为横向数据结构,同时对变量进行分类和编码,建立分析型数据库。

(二)数据收集阶段

数据收集包括 CRF 的人工填写和信息化的自动填充。在研究开展过程中,研究者需要根据原始资料数据准确、完整、及时、规范地填写 CRF。参与数据录入的人员,需进行必要的培训,包括熟悉项目背景、CRF 的结构与编码、数据库录入操作及录入的 SOP 等。数据录入流程必须明确该试验的数据录入要求。常使用的数据录入流程包括:带手工复查的单人录入,双人双份录入,直接采用 EDC 方式等。如果两人录入不一致,应核对原始数据后再录入正确的数据。

此外,CRF 数据的修改必须遵照 SOP,保留修改痕迹。例如,可将原始记录错误处用一条横线划去,在旁边写上正确数据,同时标注修改理由、修改人员及修改时间。如采用电子数据库,数据库系统则应能够对数据记录和修改操作留痕,记录修改前数据和以上修改信息。

常用临床研究数据收集工具及特点比较详见表 10-4。

表 10-4　常用临床研究数据收集工具及特点比较

工具名称	优点	不足
纸质 CRF	简单易学,填写方便	易出现漏填、错填等问题 需转换成电子版,费时费力,效率低
Excel	普及性好,可操作性强,培训成本低,耗时相对短	一般为单机版的数据录入,若有不同来源的录入,无法及时确认是否存在重复输入 含有较多变量时,界面呈现不友好 无法进行嵌套变量的设置 变量解释呈现效果不好 无法直接根据是否符合纳入排除标准,对后续操作进行限定 对数据的保护性差,较易进行更改 若对数据进行处理,难以追踪溯源
Access	登录界面可以进行设置,并可设置不同登录权限和密码 录入界面较友好 录入界面可以设置为多个录入菜单	包含不同的操作对象和视图界面 操作步骤较烦琐,需要编程等 数据库在使用过程中,易出现报错的情况 数据库的单个数据表只能储存 255 个及以下变量
在线问卷	快速,经济 对敏感问题能诚实回复 任何人都可回答,被调查者可以决定是否参与,可以设置密码保护 易于制作电子数据表格 采访者的主观偏见较少	存在样本选择问题 测量的有效性问题 难以核实回复人的真实身份 存在重复提交问题 问卷回复率较低
Epidata	易安装,对计算机要求不高,简单方便,数据核查功能强	变量名如果设置为中文,数据整理时不予识别 变量名最长为 10 个英文字符。字符变量的长度最长只能为 80 个字符 呈现界面不够友好。不能设置模块化菜单 虽然可以设置 Jump 逻辑,但不能实现某些值出现才会弹出某个变量对话框的功能
RedCap	成熟、免费、安全可靠、网络化。界面友好,不需要计算机背景和专门 IT 知识就能快速灵活地建立自己的数据库。本身可以进行简单数据统计,也可以导出到 SPSS、Excel、SAS、R 等软件进一步分析	在医院内部使用需要有权限
ResMan	公共开放;可设置权限;对数据可追踪;提高数据记录可靠性;可为单中心、多中心研究等提供数据库和管理平台	有一定的费用;对于经费有限的研究,实行免费服务
OpenEDC	公共开放;对数据可追踪;提高数据记录可靠性	数据存在安全性问题
商用 EDC	数据录入方便,操作便利高效 系统核查功能强大 所有数据实时同步,一触即达 数据安全性高,可实现权限管理、多重备份、全面的数据操作记录 CRF 版本管理非常灵活 在线监查源数据,数据真实性高 导出数据清洗易用	建立数据库的操作较为复杂

（三）数据整理阶段

在数据收集过程结束后，导出的数据库往往并不能够直接应用于数据统计分析，而是需要进一步的数据整理。

以临床试验为例，数据核查与清理过程需要由项目数据管理员对 CRF 中的各指标的数值和相互关系根据研究方案要求进行核查，对于存在缺失、逻辑矛盾、错误或不能确定的数据，以疑问表的形式由研究监查员传递给研究者。数据核查与清理发现的任何问题，均应及时通知监查员，要求研究者做出回答。由研究者对疑问做出回答后，经核实后再对数据库数据进行修订。所有疑问表及回答、错误数据内容、复核及修改结果均应有详细记录并妥善保存。在数据清理完成后，还应由主要研究者、生物统计学家、数据管理员和申办者共同对数据库内数据进行核对和评价，对脱落病例、主要疗效、安全性等数据进行确认和盲态审核。在盲态审核认为所建立的数据库正确，所有数据疑问质询均已进行澄清和解答后，对数据库进行锁定。锁定后的数据文件不允许再作变动，交统计分析人员进行统计分析。

无论对于何种类型的临床研究，均涉及数据的核查、管理、治理、新变量的计算、医学编码、隐私数据加密及转换等过程，将在后续章节中进一步详细讲解。

（四）临床试验与基于真实世界电子病历数据的临床研究数据库搭建的共性与区别

临床试验作为一种特殊类型的临床研究，其数据库构建内容是针对一个试验项目而建立的（单任务型），所涵盖的变量数、数据量相对少，收集工作量不大，但是在数据库的设计、管理与质量控制方面往往更为严格。这类数据库的构建工作一般由申办方主导进行，详细流程和注意事项建议参考《临床试验数据管理工作技术指南（2016 年第 112 号）》和《药物临床试验数据管理与统计分析的计划和报告指导原则（2021 年第 63 号）》，在本节中不进行展开探讨。

临床目前越来越常见、需求也日益增长的，是基于真实世界电子病历数据的临床研究数据库。其中，专病数据库是典型的代表。这类数据库不同于有一个或数个具体的研究目的和观测结果的，以临床试验项目为目标建立的数据库，是以某一种或者某一类疾病患者为对象，基于真实世界诊疗数据建立的，数据库的建立为多项临床研究项目提供数据支撑（多任务型）。其特点包括：多模态，数据量更大、更复杂，数据库建立和整理的信息化要求更高。同时，此类数据库的构建过程中，往往会有一部分通过"文本识别"等后结构化技术和过程产生的数据。此类数据库的数据质量很大程度上取决于原始病历资料的准确度和数据质量。

在此类数据库构建过程中，类似于临床研究的 CRF，专病数据集的建立及数据库结构的设计尤为重要。有些研究者建议在数据库建设中，先建立采集性数据库，在此基础上进行数据清洗和整理。然而，数据采集过程中如果不做好规划，后期大量的结构化和数据清洗整理工作，将大大影响数据库建立后的工作效率和数据质量。因此，建议在专病数据库搭建过程中，就将 CDISC 相关的数据标准与实际研究工作需求相结合，对数据进行一定的结构化和标准化。同时，需要对后结构化的数据进行质控和优化。

在此基础上，可在多个机构之间建立多中心专病数据库，而这一类数据库，在数据加密和传输、共享方面，往往借助区块链技术和隐私计算的技术，若非特殊需要，对患者的 ID、姓名、地址、电话等敏感信息进行转换或做删除处理，用加密转换后的"唯一 ID"替代，确保多中心科研协作通过互联网存储和传输时的数据安全。同时，应当建立数据提取、导入、导出的申请和审批流程，加强日志管理，实现数据的统一管理和对数据操作的全流程管控。

第三节　临床研究数据核查

临床研究数据质量是关系到整个临床研究项目成败的关键和核心。在前期制订的临床研究方案指导下,临床研究项目组成员在完成研究对象的招募、干预措施实施、疗效评估以及全程同质化的数据采集过程中和数据采集后,均需要开展一项重要的工作,即临床研究数据核查。特别是在项目进展过程中,适时地开展临床研究数据核查可以及时发现数据采集过程中存在的问题,随后即可整改可以提高研究的数据质量。此外,在临床研究项目组完成所有的数据采集工作后,对数据库开展整体的数据核查可以发现数据库中存在的异常值、逻辑错误和缺失值等问题,在此基础上针对发现的问题对数据库进行清洗和数据填补,可以保障后续统计分析的高效性和正确性,也是临床研究项目最终获得合规合法的高质量研究结论的重要保证。

一、临床研究数据核查的重要性

临床研究数据是药物研发、干预措施疗效评价过程中最重要最有价值的产出之一,是整个临床试验过程中的核心内容。临床试验数据的采集、报告和处理过程中均可能存在错误,数据管理和数据核查是确保临床研究数据完整和准确的重要程序,是最终评估药物或干预措施疗效和安全性评估结果的可靠性和可信性的重要保证。对于以注册为目的的医药企业发起的临床试验(industry sponsored clinical trial, IST),数据核查的另一个重要目的是满足后续申报过程的审评审批服务,确保申报数据材料的真实、可靠、完整和准确的重要保障。

临床研究的研究对象为患者或健康受试者,研究过程中往往需要给予患者或健康受试者药物治疗或实施干预措施,特别是实施有创性干预措施或设置安慰剂对照时,往往涉及医学伦理学问题和患者的知情同意。因此,临床研究数据核查也可以保障受试者的权益,确保临床研究过程数据采集和管理按照《临床数据质量管理规范》《药物临床试验质量管理规范》(GCP)、《临床试验数据核查指导原则》《临床试验数据管理工作技术指南的通告》等文件或规范实施和开展,保障临床研究的合法性和合规性。

作为临床研究数据核查的重要组成部分,临床数据管理工作的开展需要有严谨的科学态度、坚实的医学知识和统计学知识、对数据管理软件的熟练掌握和较好的沟通能力。因此,临床研究团队通过建立临床数据管理小组,明确每个人在项目管理过程中承担相应的职责,并依据临床研究项目进度开展数据管理和数据核查工作,是对临床科研团队整体能力的锻炼和提升。因此,数据核查不仅是对数据的管理,还在于对项目团队成员的培养,加强对数据核查人员的培训和队伍建设是保证临床试验数据管理实施的重要手段,同时也是解决临床试验数据管理问题的重要基础。

传统临床研究中,临床数据的记录载体是纸质病例报告表(CRF),并通过 CRF 来展示数据的真实性,临床观测数据及实验室检测数据经由研究者根据研究病历进行人工抄写,然后经由数据录入员录入电子管理系统。在整个过程中,人为环节多,虽然通过对数据录入采取双人、双次的录入方式减少误差,但在实际操作过程中,仍有很多人为的错误出现。既增加了数据管理的成本,又降低了研究的效率和质量。近年来随着电子信息科技日益发达,越来越多的临床试验的数据采集、录入、核查、分析已不再采用CRF,而是被电子数据采集(EDC)系统所取代。EDC 实现了临床试验全程信息管理的自动化,不仅节省临床试验的时间和成本,还更好地保证了数据的质量和完整性,极大地提高了临床研究效率。我国临床试验还处于从纸质 CRF 向 EDC 过渡的阶段,相关数据管理法规有待完善。采用 EDC 不仅是简单的数据获取形式的转变,还牵涉立法、制度转变、工作流程、人员角色与职责分工的改变,以及电子数据采集、存档、传输、递审标准的建立等,在这个过程中也存在数据转录错误的风险。因此,在纸质 CRF 向 EDC 过渡的重要阶段,开展临床研究数据核查也是临床研究项目数据管理顺利转型的重要保障,确保研究数据的可靠性和合法性(图 10-17)。

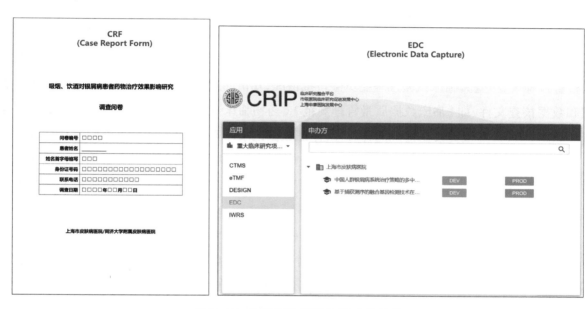

图 10-17 临床研究 CRF 和 EDC 数据库

二、临床研究数据核查的指导原则

临床研究数据核查是保障临床试验过程合法规范,临床试验数据完整、清洁、真实可信的重要措施。因此,临床研究数据核查应遵循如下指导原则。

1. 临床研究数据核查过程应做到公平、公正和公开。临床研究数据核查员应该由临床试验非利益相关者承担,最好是第三方人员,数据核查员应秉承"独立、公正"的原则开展数据核查工作,同时做到数据核查过程公开透明、全程有详细的核查数据记录,强调数据的可溯源性。

2. 临床数据核查的专业性。临床试验数据核查工作需要严谨的科学态度、扎实的医学知识和统计学知识、丰富的数据核查经验,以及对数据管理软件的熟练掌握和较好的沟通能力。因此,应组建或聘请专业的团队开展临床研究数据核查工作。数据核查团队一般由 2~4 人组成,数据核查员的遴选应注重是否具有数据核查经验,是否接受过正规培训,工作能否做到认真负责等。

3. 临床研究数据核查应确保受试者的安全和权益保护。数据核查应关注临床试验方案,重点核查临床试验方案的违背情况以及修改情况,确保所有的试验方案及其修改应经伦理委员会的审定和通过后方可实施,同时要保证临床试验的实施应该首先得到受试者候选人或其合法代表人的知情同意签字方可开展。

4. 确保试验数据的真实性和可靠性。临床研究数据核查应关注数据的真实性问题,确保数据库记录数据资料与原始数据的一致性,同时查看原始数据的记录情况,确保其真实性,禁止任何形式的弄虚作假。同时,关注临床研究数据的可靠性,应标准一致地评价临床试验数据的记录和管理,保证数据记录的真实准确、清晰可溯源、原始一致、及时同步记录、能归属到人、数据完整持久,并且采取必要的措施确保数据的完整性。

5. 确保临床试验开展的合规性。数据核查过程中,应对标临床研究数据管理和数据核查相关的文件,如《临床数据质量管理规范》《药物临床试验质量管理规范》(GCP)、《临床试验数据核查指导原则》等,按照文件精神开展数据核查工作,保障临床研究实施的合法性和合规性。

三、临床研究数据核查的分类

临床研究数据核查可划分为研究数据合规性核查和数据逻辑性核查。临床研究数据合规性核查过程应重点关注临床试验是否确保了受试者的安全和权益,是否确保临床试验开展的合规性等问题。在数据核查过程中,应查阅临床试验伦理委员会审批情况、知情同意书签署情况,同时对标临床研究数据管理和数据核查文件,如《临床数据质量管理规范》《药物临床试验质量管理规范》《临床试验数据核查指导原则》等,认真核查数据记录的合规性,保证数据记录的真实准确、清晰可溯源、原始一致、及时同步记录、能归属到人、数据完整持久,保障临床研究实施的合法性和合规性。而数据逻辑性核查重点关注临床试验数据质量,保证试验数据完整、准确、可靠、清洁、真实可信,是临床研究数据核查的核心内容。

临床研究数据逻辑核查中通常会涉及缺失值、极端值、异常值、逻辑嵌套等情况的核查和处理。临床研究数据逻辑核查的分类方式多样,如根据数据逻辑质疑产生方式的不同,可以将试验数据逻辑核查划分为系统核查、人工核查等;如根据系统内核查撰写方式的不同又分为系统内置核查、人工撰写的逻辑核查等。为便于临床研究者和数据核查员的理解和操作,本文将临床研究数据逻辑核查划分为如下四大类。①窗口/范围核查:因为临床试验研究中涉及的日期通常具有一定的前后逻辑关系并且大部分日期需要在一定的访视窗范围内完成;②交叉逻辑关系的核查:临床试验研究中各个数据点并不是独立存在的,其通常与其他数据点具有一定的逻辑关系,需在某一数据点的条件下考虑另一数据点的数据情况,如受试者性别与妊娠试验的关系;③缺失/不完整:临床试验中一些数据点的缺失及日期数据不完整的情况,如人口学资料、知情同意日期等;④其他类型数据核查:不同的临床试验项目可能具有一些不同的数据核查要点,大部分不具有共通性。同时临床试验中还有一部分外源性数据,如实验室检查、严重不良事件等,需要对临床数据库中的数据进行人工的一致性核对,见图 10-18。

(一)临床研究数据的范围及窗口的逻辑核查

临床试验研究方案通常会对临床试验期间的各个时间点有着严格的规定,各日期之间有一定的前后关系且有固定的窗口期,规范的临床试验研究程序会严格按照事先设定的时间节点和窗口期开展。临床试验研究实施过程中,研究者一般采用病例报告表(CRF)或电子数据采集(EDC)库对这些日期进行收集。因此,数据管理员和数据核查员需要对这些日期、时间点进行认真核查,以确认各访视、检查研究过程等确实按照方案进行执行,而违反方案的日期确实是操作中的实际情况而非填写错误等。通常情况下,临床试验各个访视期内的各检查日期均应在本次访视及下次访视之间。数据核查员应重点检查这些记录,发现异常情况及时登记在数据质量核查表上。另外临床试验受试者的知情同意书的填写时间需要是临床试验中最早的一个日期(既往史除外),同时数据核查员还需要关注临床试验中所有临床操作是

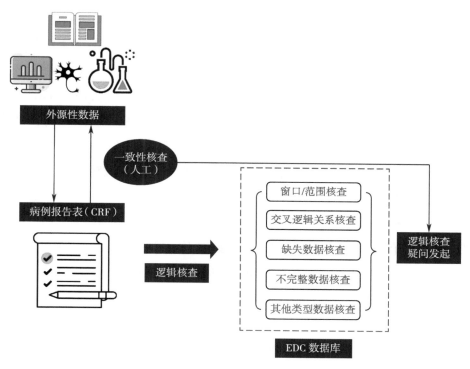

图 10-18　临床研究数据逻辑核查分类

否都在受试者签署知情同意书之后进行,发现异常及时登记。在肿瘤类临床研究项目中,由于无进展生存期(PFS)、总生存期(OS)等常常被用来作为主要结局指标或次要结局指标,其时间记录的完整性和准确性往往决定着临床试验的成败。因此,数据核查时核查员应对受试者和研究对象的疾病进展日期、死亡日期等尤为敏感,需要对其进行细致的确认及核对,如进展日期与死亡日期的一致性核对等,确保数据记录的真实性和准确性。

(二)临床试验模块间的交叉逻辑核查

临床试验研究中,研究方案所涉及的各个数据点之间并不是独立存在的,其通常与其他数据点之间具有一定的逻辑关系,需要在某一数据点的条件下考虑另一数据点的数据情况,例如受试者性别与妊娠试验的关系模块间的交叉逻辑核查,数据核查员需特别关注选项为"男"的受试者,其后面的"妊娠试验"部分的数据是否填写,如果填写情况为"空缺"表示数据记录合理;如果出现任何形式的数据记录,表示该处的数据记录不符合逻辑性,需要开展合规的数据清理。

临床研究数据逻辑核查的实践过程中,最常见的临床试验模块交叉核查内容包括病史、不良事件、合并用药及实验室检查之间的关系核查。病史通常记录的是受试者在进入试验前存在过或仍存在的疾病,通常与试验目的、适应证及药物特点有关。当病史中存在一些慢性病时,如高血压、糖尿病时,这类疾病通常是难以治愈且需要持续用药控制的,这时注意核查合并用药中是否记录了相应的药物。不良事件作为药物安全性的重要佐证,是临床试验数据极为重要的一部分,不良事件的出现意味着可能出现的实验室检查异常及相应的合并用药及治疗。合并用药记录中包括针对既往病史及不良事件的用药情况,可能还会存在一些预防用药。需要对病史及不良事件进行核查,以防漏记或错记等情况发生。同时合并用药对后续方案中违禁用药的判断、分析集的划分而言是非常重要的。实验室检查(生命体征、体格检查)通常与不良事件相对应,两者之间互为因果关系,需要对其进行一致性的核对。

　　此外,在数据模块交叉逻辑核查时,还需要关注数据模块间涉及数据录入时跳转的问题(出现跳转后,后续相应变量的数据应该为缺失值);身高、体重、年龄等一般人口学特征是否存在异常数据,以及异常数据是否符合逻辑性的问题(如成年人身高 1.7cm,幼托儿童身高 180cm 等问题);不同性别研究对象数据填写的逻辑性问题[如男性研究对象的生育史应为缺失值,如出现 gestation,G(2)、production,P(1)、abortion,A(1)、live birth L(1)的数据即表明出现逻辑错误]等。临床试验模块间的交叉逻辑核查通常需要耗费大量时间来进行,基于目前临床试验数据管理趋势,今后可考虑通过临床数据交换标准协会(CDISC)标准标准化、模块化 CRF 及前期数据管理准备等工作来减轻后期数据核查的工作量,进而提高工作效率及数据质量。

　　(三)临床研究数据缺失或不完整的核查

　　临床试验中往往存在一些数据点的缺失及日期数据不完整的情况。数据缺失及不完整的核查在数据清理过程中占很大比重。对于已完成数据录入数据库的完整性,研究者应全面核查数据库变量的缺失值情况,对于主要结局变量,争取做到无缺失值发生。同时,在临床试验数据收集时,有些数据点是必须收集的,如患者或受试对象的知情同意书签署日期、性别、年龄等。在数据采集过程中,需要注意区别数据确实未采集与数据漏填的情况,较好的方法是规定单个独立的数据点都需要填写数据,如数据未知或不适用,则填写 UK(unknown)或 NA(not available),以便进行清晰明确的区分。此外,对于主要结局指标和核心变量发生数据缺失,后续应采用数据填补技术[均值填补、K 紧邻填补、回归填补、随机森林填补、末次观察值结转(last observation carried forward,LOCF)、多重插补和热卡填充等]进行数据填补。除单个数据点外,临床试验中收集的数据通常具有一定的前后关联,病例报告表中一般会收集一些提示性变量,这些变量并非均为关键性数据点,其主要作用在于:①提示研究者注意此处是否进行了检查以及是否检查了但未誊写至 CRF;②用于数据管理核查,如无此变量,数据核查无法确认此数据点是否确实未做或是漏填写。此类逻辑核查项目的设置在临床试验中十分常见,并且也涵盖了临床试验逻辑核查的大部分内容。此类逻辑核查往往较为简单,但在撰写数据核查计划时需要考虑周到全面,防止遗漏。

　　(四)临床研究数据的人工核查

　　临床研究数据人工核查是指数据核查员通过 CRF 所收集的数据获取核查所需的受试者相关数据信息,整理成数据清单或列表(data lists)的形式进行,根据医学相关专业知识对数据之间的逻辑关系通过人工方式核查,找出有逻辑错误之处,而后通过质疑进行确认。临床研究中需要人工核查的数据,通常其数据形式为开放填写内容,数据杂乱无序,无法通过程序来进行统一的判断。例如,同一个不良事件"谷丙转氨酶升高",在不同临床研究中心、不同受试者,甚至同一个受试者的不同访视阶段名称可能各不相同,比如描述为"谷丙转氨酶升高""肝功能异常"等,这时候就需要通过人工方式来核查这些数据的逻辑性、准确性和合理性。此外,临床研究受试者的纳入排除标准(是否符合诊断标准、纳入标准、排除标准,各条目之间是否有遗漏)、脱落剔除病例情况(中止日期、中止原因是否填写完整)、受试者依从性(应用数量、次数,实际用量、次数)、记录的规范性(病史、用药、不良事件等名称术语是否规范)等问题,一般情况下也需要通过人工方式进行核查。

　　(五)临床研究外部数据的一致性核对

　　临床试验研究过程中,有时会出现一部分外部数据需要与临床数据库中的数据进行比对,如中心实验室、严重不良事件等外部数据基本信息的一致性核对。其中严重不良事件(SAE)是药物安全性的重要组成部分。临床试验中,目前国内 SAE 需要在获知后 24 小时内上报,通常临床运营团队会进行采集整理,而另一方面 SAE 作为不良事件的一部分,在 CRF 中也进行了收集。这两部分数据的一致性核对是临床试验中一个重要部分。SAE 的数据点较多,人工核查费时费力,目前可以通过 SAS 软件的 DDE 语言编程来实现不一致数据点的标记,使 SAE 数据一致性核对更加的精准、直观和方便。此外,临床研究外部数据的一致性核对也可以通过 Excel 办公软件的 VB 语言,对数据进行处理及核对标记。两种方法虽然途径不同,但主要目的还是通过计算机语言对不一致处进行标记以提高一致性核对的效率。在数据库最终锁定之前,数据核查员、数据管理员、项目责任统计师、项目负责人、项目资助方、监察员等各方需要开展一次数据核查会,对数据进行评估和检查,对存在的难以解决的数据疑问进行讨论确定具体解决方案。

(六)对临床研究数据合理值和检验值进行核查

临床试验数据核查时,核查员和数据管理员需要根据设定的数据合理值范围开展数据范围核查。比如,临床试验中规定受试者的招募年龄为 18~55 岁,在开展逻辑核查时,核查员可以通过撰写"逻辑核查程序",将年龄填写为非 18~55 岁的数据进行质疑标记,并记录在册。临床试验数据中,年龄、心率、脉搏、呼吸、血压、实验室检测指标等常需要进行范围核查。其次,对于多中心随机对照试验,各中心随机化分组后病例的入组日期是否符合随机序列,需要根据患者入组时间和随机号对应的序列顺位进行逻辑性核对。对于实验室检测值判定,数据核查员应根据实验室各指标的正常值范围来核查数据库中临床意义的判定是否正确。

四、制订临床研究数据核查计划

参考《药物临床试验数据管理和统计分析计划和报告指导原则》,为保证临床试验数据的真实完整、准确可靠、高质量和科学性地评价其有效性和安全性。临床试验研究项目需事先对数据管理工作和统计分析原则制订详细的计划书。在开展临床研究数据核查前,应制订详细的数据核查计划(data validation plan,DVP),以明确数据核查内容、方式与核查要求。数据核查员应根据制订的 DVP 开展数据核查逻辑编程、人工核查数据表制作,并据此开展数据核查,之后发出质疑确认数据。无论是采用 CRF 或电子数据库记录数据,数据核查工作开展之前均应该撰写制订项目完备、逻辑清晰、时间组织合理的 DVP,以便能够高效、准确地开展数据核查工作。

DVP 详细阐述数据库中需要控制的字段名称,说明每一个核心字段应如何控制,标明字段时间的逻辑关系。数据核查计划也是一个动态文件,数据核查员可以根据 DVP 进行数据库的核查编程,数据管理员也可以根据 DVP 进行数据核查。数据核查计划一般应用 Excel 办公软件撰写,对于规范实施的临床试验研究项目,其 DVP 的编制往往可以参考前期的临床试验项目的 DVP 模板进行改写,可大大提高工作效率。如表 10-5 所示,在临床研究中,应根据"制订临床研究数据逻辑核查的框架",对临床研究中的每一个变量进行域名(domain)、标签(label)、标注码(edit number)、病例记录表页码(crf page)、访视号、数据变量名称(data collection field)、选项名称列表(codelist value)、关联变量(related variable)、逻辑表达(logic expression)、输出信息(output message)和核查方法(method)等方面进行限定,保障 DVP 的规范性和可操作性。

表 10-5 制订临床研究数据逻辑核查计划的框架

项目名称	描述
域名	说明变量所属的数据库,及在数据库中的位置
标签	变量标签名称(如性别)
标注码	数据核查编码,保证数据核查结果的可追溯性
病例记录表页码	变量在 CRF 上所属的页码
访视号	访视号
数据变量名称	数据变量名称,与域名一致,如年龄、性别等
选项名称列表	变量所对应的选项,如 1. 男;2. 女
关联变量	该变量可能涉及的关联变量名
逻辑表达	以"变量"或"计算机语言"表达的逻辑关系
输出信息	数据"质疑"描述方式,应简洁准确
核查方法	规定变量的核查方式,系统核查还是人工核查

五、临床研究数据核查的实施要点

临床研究数据质量会直接影响到最终临床试验数据的递交。因此,数据核查是提高递交数据质量以供统计分析及报告的必经步骤和核心环节。近年来,临床试验研究的快速发展及新兴技术的不断涌现,为临床试验数据管理与数据清理带来了新气象。为保障临床研究数据核查过程的规范、公平、公正,提高临床数据核查结果的真实性、完整性和可靠性,需要做好以下几个方面的工作。首先,在开展临床研究数据核查前,应制订详细的数据核查计划,明确数据核查内容、方式与核查要求,保证临床试验数据的真实完整、准确可靠,高质量和科学性地评价其有效性和安全性。其次,组建临床研究数据核查团队,一般由 2~4 人组成,数据核查员的遴选应注重既往数据核查经验和工作态度,并根据制订的 DVP 开展数据核查员统一培训,合理安排数据核查的进度,保障数据核查工作的一致性和高效性。又次,重视数据核查工作的权威性和公正性,临床研究数据核查员应该由临床试验非利益相关者承担,最好是第三方人员,数据核查员秉承"独立、公正"的原则开展数据核查工作,同时做到数据核查过程公开透明、全程有详细的核查数据记录,强调数据的可溯源性,保障临床研究数据核查过程的公平、公正和公开。再次,数据核查应确保试验数据的真实性和可靠性。临床研究数据核查应关注数据的真实性问题,确保数据库记录数据资料与原始数据的一致性,同时查看原始数据的记录情况,确保其真实性,禁止任何形式的弄虚作假。同时,关注临床研究数据的可靠性,并采取必要的措施确保数据的完整性。最后,保证临床试验开展的合规性。数据核查过程中,应对标临床研究数据管理和数据核查相关的文件,按照文件精神开展数据核查工作,保障临床研究实施的合法性和合规性。

近年来,随着信息技术的发展和临床试验研究工作经验的积累,临床研究数据采集已经由早期的 CRF 纸质问卷转变为目前盛行的 EDC 系统,临床试验数据管理逐渐向电子化转换。目前国内出现的各类 EDC 系统给临床试验数据的清理提供了一些新的方法和思路。传统基于纸质版 CRF 填写转录为 Epi-data 数据库的数据清理存在有一定的滞后性,而 EDC 系统可通过内嵌的程序自动产生怀疑,使临床试验的数据清理呈动态进行。因此,基于 EDC 系统的数据核查,需要完善的前期数据核查计划撰写及系统的配置、测试,项目进展过程中的动态数据清理在一定程度上减轻了后期数据核查和清理的工作量,保证了质疑的时效性。目前部分 EDC 系统除有 CRF 构建、逻辑核查、实验室管理等基本功能外,还可以通过光学符号识别(optical character recognition, OCR)技术识别化验单并进行自动读入,通过系统内嵌程序智能提醒 AE 与 CM 的关联度,通过语音进行质疑答复等,使传统的数据采集、清理变得更加高效简洁;同时,临床研究数据库与药物安全警戒等数据库的直接对接,也在一定程度上降低了数据库之间的不一致性。

第四节　临床研究数据管理软件

数据管理是临床研究的重要环节,其核心目标是产出高质量的临床试验数据,充分支撑统计学检验从而得到可靠的研究结论。数据管理贯穿临床研究的整个周期,从早期的数据收集方案讨论开始,到数据的产生、收集、录入、审核、修正、锁定、导出、归档等过程,确保信息被准确记录,使数据具有真实性、完整性、可靠性。随着互联网和电子信息技术的发展,临床研究数据管理突破传统的纸质版模式,越来越多的电子化数据管理软件被应用于临床数据的储存和管理。本节主要介绍电子数据采集(EDC)系统的发展过程和基本功能,同时对临床试验管理系统(CTMS)、临床研究随机和药物管理系统、电子文档管理系统(EDMS)和药物安全警戒系统等数据管理软件的功能进行简介,以期为大家今后开展临床研究数据管理提供参考。

一、临床研究数据采集模式的发展

针对临床试验数据的管理,国际上和国内已制订相关法规和规范。国际人用药品注册技术协调会在《药物临床试验质量管理规范》(ICH-E6-GCP)中对开展临床试验各方角色的职责和开展过程中涉及数据管理的主要流程提出了框架性的原则要求;1997 年美国发布了 21 号联邦法规第 11 部分(21 CFR PART-11),规定某些情况下的电子记录和电子签名与纸质记录和手写签名具有同等效力,确保了电子数据的有效可靠,为 FDA 电子化改革提供了依据和标准;2007 年美国 FDA 发布《临床试验中应用计算机系统的技术指导》,推荐开展临床试验的各个流程使用计算机系统,确保临床试验的原始数据和原始文档的真实性和完整性,并对电子数据在生产、控制和运维等一系列过程提出了 ALCOA 原则,为相关计算机系统的研发提供了参照要求;该行业的国际相关领域专家组成临床试验数据管理学会并编写了《优良的临床数据管理实践》,其对临床试验中涉及数据管理的每一个主要环节提供了最低要求和最高标准,从实践方面给出了具体的操作指导。

我国相关行业虽然在这方面起步较晚,但正紧跟国际趋势快速提高水平。2003 年国家食品药品监督管理局参照国际公认原则发布《药物临床试验质量管理规范》,并在 2020 年发布了更贴近国际 ICH-E6-GCP 要求的新版,新版内容紧随信息化浪潮的趋势,包括提出纸质文件与电子文件效力一致、鼓励使用计算机系统等;2009 年国家药品监督管理局药品审评中心组织翻译《临床试验中应用计算机系统的技术指导原则》,并分别于 2016 年和 2020 发布《临床试验数据管理工作技术指南》和《药物临床试验数据递交指导原则(试行)》,基于国际相关监管要求和国内现状,推荐在临床试验的每个阶段使用满足一定验证条件计算系统,促进实现临床试验数据从源头的真实、准确、完整和可靠,并从实践角度提出临床试验数据的采集、清理、分析和展现的规范性要求,鼓励临床试验数据材料在各个递交流程遵循临床数据交换标准协会(CDISC)的相关标准,促进信息的互通和共享,提高药物的研发和监管效率。

采集临床试验数据是临床研究中的核心内容,临床研究数据管理大致经历了3个阶段(图10-19)。

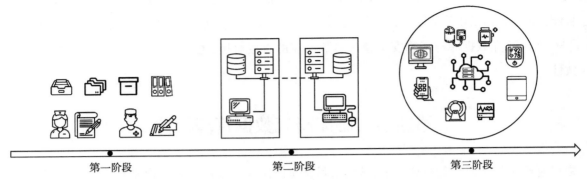

第一阶段   第二阶段   第三阶段

图 10-19 临床研究数据采集模式的发展

第一阶段是用纸质的病例报告表(CRF)来收集临床试验数据。从1948年英国开展了世界上第一个随机对照研究(RCT)以及20世纪80年代中国开始普及RCT起,CRF由有经验的设计人员根据试验方案(protocol)制作,并依据有关法规要求由研究人员进行手工复写3~4份,申办方、研究者、监管方等各保留1份。一般临床试验的受试者数量从二十几人到几百人不等,每个受试者在试验中共有几十至上百个检查,导致手工书写纸质CRF的工作量大、易出错,保管材料费时费力,围绕纸质CRF进行数据核对、质疑、回复、修改留痕等操作不便,以及最终数据分析时也有较大挑战。

第二阶段是基于计算机客户端软件的电子病例报告表(eCRF)采集临床试验数据。在各项行业政策、法律规范、指导原则和技术指南等体系引导下,在信息化技术的发展推动下,以电子数据采集(EDC)软件为核心的各类临床试验的电子化计算机系统应运而生。EDC数据库的设计人员将纸质CRF中方案需要采集的全部数据项预置在软件内,研究人员可在各个地理位置安装EDC客户机软件(client)的计算机录入数据,客户端计算机中的数据通过专网直连定期上传至数据库服务器(server)集中。基于"客户机/服务器"(client-server, C/S)结构的EDC解决了传统纸质CRF填写效率低、错误率高的问题,同时eCRF交互性更高、数据存取较安全。但其缺点也比较明显,方案修改在临床试验中时常发生,EDC厂商会定期升级软件,此时每台客户机的eCRF和软件都需独立变更,维护与管理难度较高,灵活度受限。

第三阶段是基于浏览器/服务器(browser/server, B/S)结构的数据采集模式。随着近年来互联网、大数据、云计算等技术的兴起,越来越多的临床试验项目采用B/S的临床试验系统平台架构。相较C/S模式,B/S模式下客户端计算机不需要安装EDC软件,EDC系统部署在中心化的服务器端,临床研究人员在联网的计算机使用万维网浏览器通过超文本传输协议(hyper text transfer protocol, HTTP)的通信标准请求EDC服务端网页地址,访问eCRF界面填写表单内容后,数据直接提交至服务器数据库存储,并可随时随地浏览查询。由于临床研究数据管理的事务处理主要发生在服务器端,所以B/S模式下的EDC系统只需对服务器端进行升级、开发、扩展和维护等工作,简单快捷,同时具有数据实时性高、共享性强、便于管理等优点。

二、电子数据采集软件 EDC 的优势

行业越来越意识到B/S模式EDC相对于其他方法的优势,并且正在利用EDC来支持临床试验。EDC系统的优势包括节约时间和成本、更好的数据安全性、准确性高、数据可视化等。

（一）节省试验时间和成本

EDC 系统可以实时访问数据并提高数据管理效率，免去了从纸质 CRF 二次转录到本地数据库的过程，从而节省大量时间。所有的数据疑问全部在系统内实时显示给研究人员，方便研究人员在线确认并解决，避免了传统过程来回寄送的烦琐流程，进一步缩短了研究的整个时长，从而可以更快地获得数据用于分析。同时，也节省了相关的 CRF 专用纸张的打印、寄送、接收、清点等隐性成本，帮助申办方整体降低研究费用。

（二）数据更加安全

EDC 系统在线存储，只要在基于 Web 的界面上完成数据输入即可。EDC 系统供应商会确保数据的保护和备份。此外，EDC 可以更好地控制权限，确保只有合适授权的人员可以进行数据相关操作。

（三）更加准确

EDC 系统提高了数据质量。比如根据方案预先设定内置的核查规则，可以及时发现潜在的数据问题。同时对于某些需要计算衍生的数据，EDC 系统可以设定自动计算逻辑，计算出准确无误的数据。

（四）数据可视化

EDC 系统的使用提高了临床试验的效率。EDC 普遍具有搜索功能，可以方便用户轻松准确地查找和过滤所需数据，并且可以随时导出。此外，很多 EDC 系统提供大量标准或者自定义的可视化报表，帮助用户快速获得所需信息和发现问题。

（五）更加合规

EDC 必须符合法规要求，特别是美国 FDA Title21 CFR Part11 中对临床研究中系统关于电子记录和电子签名的相关要求发布后，更好地保证了临床试验的合规性。EDC 通常具有完整的稽查痕迹，以便于研究人员随时追溯数据记录的过程，确保整个试验过程更加真实合规。

三、电子数据采集系统的基本功能

（一）eCRF 设计和建库

在 EDC 系统内或与之配套的模块提供内置各种表单元素的组件，建库人员可以通过灵活地排列、搭配和编码组件将方案 CRF 的各个问题和数据变量制作成 eCRF，如文本标签、文本框、日期、时间、单项选择、下拉选择、多项选择等。每个变量组件可以参照临床研究数据相关标准（如 CDISC）进行变量命名，便于规范化试验数据导出后的统计分析和结果递交。字段之间还可以通过自定义函数，自动计算和填充某些组件数值，提高数据录入效率和数据质量。eCRF 设计模块还易预置各专科领域临床试验常用问卷和量表模板，以及保存研究者自定义的表单，以提升表单的复用性、提高建库效率、促进试验标准化水平（表 10-6）。

（二）自动逻辑核查

基于 eCRF 的表单字段组件，可以通过关联组件和创建各种形式的计算和逻辑规则表达式用于识别可能的数据错误，即当在试验开展期间录入的数据不符合设定的规则时自动触发，系统可在页面用醒目的标识提示研究者潜在的录入错误，但不可以自动为其更正可能有误的内容。在数据录入阶段通过该程序化的前置数据质量检查方式，对临床研究数据质量的提高发挥重要作用。

表 10-6 电子数据采集系统的基本模块和功能

模块名称	基本功能点
eCRF 设计和建库	多种表单元素组件 支持 CDISC 标准 预置模板
自动逻辑核查	关联组件创建计算和逻辑规则 自动触发 不可以自动更正数据
数据库多版本管理	清晰的版本号 记录旧版本 多版本生效
多个操作环境	设计、测试和正式环境互相隔离
实验室正常值管理	多个中心的正常值范围管理 单位转换 自动提示填写异常值
数据录入与数据库锁定	填写、保存和修改数据 锁定不同范围的数据
质疑管理	多角色标记有疑问的数据点 质疑回复和关闭
稽查轨迹	记录数据和文件的变更情况 稽查痕迹可导出
电子签名	当前登录用户操作 签名需二次输入密码
数据导出	以多种格式和标准导出研究数据 导出空 CRF、注释 CRF 和填写数据的 CRF
数据集成	支持多源电子数据对接 支持多系统集成协作管理

（三）多版本管理

多版本的管理主要体现在两个方面。一个是在试验方案和 CRF 变更后，eCRF 需要随同做相应调整，在能够保留旧版本的基础上创建新版本生效使用；另一个是在多中心临床试验项目中支持为不同中心分配不同版本的 eCRF。多版本的 eCRF 应有清晰的版本号作为标识，以满足各个项目管理和审查的要求。

（四）支持多个操作环境

建库过程中，eCRF 设计人员配置开发完成后，研究人员需进行填写测试，并将测试的问题反馈给设计人员修改更正，调整和复测完成后，再将测试通过的 eCRF 投入正式实施的数据采集。因此，开发、测试和正式采集的 3 个步骤应有相应的隔离环境支持不同阶段的操作，避免版本混乱和数据误录。

（五）实验室正常值管理

支持单中心设置正常值范围的同时，支持多中心设定不同的正常值范围，并可对正常值范围与测量单位进行转换。在数据录入过程中如果填写的数值不在正常值范围内，系统会自动提示异常值。

（六）数据录入与数据库锁定

系统支持在建库和测试完成的数据库中按照 eCRF 设计填写、保存和修改试验数据。支持多中心、多用户的数据录入操作以及上传录入数据的电子版原始凭证。

根据研究项目的阶段需要,系统支持对数据库不同范围的数据进行灵活锁定,防止在统计、核查、归档等过程中的数据修改,范围级别包含 eCRF 表单、访视、受试者、研究中心和全部项目等。

（七）质疑管理

在数据录入阶段,支持不同临床试验项目角色在数据核查过程中在系统 eCRF 中对有疑问的数据进行质疑标记和文本输入,如项目数据管理员（data management,DM）、临床监查员（clinical research associate,CRA）、医学审核等,并将质疑定向发送至某角色或用户提醒。相关角色在 eCRF 上填写内容答复质疑,质疑解决后可在系统中关闭。

（八）稽查轨迹

根据我国和国际行业相关法律法规和指导原则的要求,对于 eCRF 的试验数据,EDC 系统须记录数据的全部操作和变更,包括变更类型（新增、修改、删除等）、变更内容、操作人员、操作时间以及变更原因等。若项目方案涉及电子文件,系统须支持导出文件稽查痕迹,覆盖所有文件、文件的操作痕迹,包括上传、更新、移动、复制、审批等操作记录。

（九）电子签名

在满足国内外相关法规和指导原则要求下,系统支持根据自定义 SOP 设置审批、签字时身份验证的密码策略,包括电子签名。在临床研究中,对受试者入组、随机过程和药物发放和回收等任何相关环节中进行电子签名表明签名人接受或认可了其签署的相关电子记录文件内容或结果。系统应记录所有电子签名的日期时间。进行电子签名需先使用用户名和密码登录系统,该用户将被作为电子签名的默认用户,并在签名时需要使用密码进行二次验证。

（十）资料及数据导出

系统内可导出 eCRF 空表模板、表说明、注释用于递交伦理和监管部门审查以及统计参考,并可导出全部 CRF 数据用于交付统计和监管部门。支持以多种格式导出试验数据集,如 PDF 形式的 CRF 数据,以及按照相关国际标准（如 CDISC）以 Excel、SAS、XML 格式导出全部或指定受试者的数据。

（十一）可视化报表

支持多种标准的常用报表组成可视化仪表板,通过预先设定各项指标和图表,从概览到详细多层级、多维度反映相关工作的完成进度,例如各中心相关项目人员工作量和完成情况报表,包含数据录入和核查报表等,以及关于受试者状态、受试者访视计划、受试者超窗等有关受试者信息的查询和展现。

（十二）数据集成

EDC 系统本质上是电子数据采集工具,除了传统的手工抄录 eCRF 的方式,还可支持产生电子数据的源头系统直接采集。美国 FDA 于 2013 年 9 月也发布了关于"临床研究行业中电子源数据指南"（Guidance for Industry Electronic Source Data in Clinical Investigations）,指出源数据在满足可归因性、可辨识性、同时性、原始性和准确性以及相关记录保存的监管要求的情况下,可以通过电子方式获取源数据并传输至 eCRF。从数据源系统直接采集数据填写至 eCRF 减少了人工抄录过程的错误,提升数据采集的效率和质量,临床研究数据源系统可以是电子健康档案（electronic health records,EHR）、实验室信息系统（laboratory information system,LIS）、生命体征检测设备（如心电图机、血压测量仪等）、报告信息系统（如影像报告系统、病理报告系统等）以及由临床研究受试者填写的电子日记系统和电子化患者报告结局

（electronic patient reported outcome, ePRO）系统。

除与生产临床研究数据的源系统对接之外，EDC 系统还可对接涉及临床研究的基本信息、实施流程以及主要文档等数据相关应用的信息系统，如临床试验管理系统（CTMS）、电子主文档管理（electronic trial master file, eTMF）系统、中央随机化系统、药物安全警戒系统、编码系统等（图 10-20），覆盖临床研究的完整生命周期，进一步提高临床研究管理和实施的规范性和效率，将在本节下一部分详细阐述。

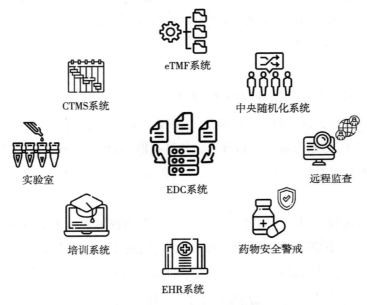

图 10-20　电子数据采集系统的集成

四、临床研究数据管理协同软件

临床研究涉及的过程多，是一个精细分工、专业性强的系统化工程项目，在国家法律规范的要求、行业发展趋势和研究项目的需求驱动下，临床研究项目的各个环节越来越多地采用信息系统管理，并且数字化平台以 EDC 系统为核心与其他协同软件呈一体化信息互动的模式发展。

（一）临床试验管理系统

临床试验项目管理系统是基于网络的规范化、集成化、多协作的一站式临床研究项目管理协同平台，通过对临床试验各阶段的系统化管理，实现对试验项目的实时在线跟踪及监控。CTMS 以协同级数据为核心，面向临床研究中的应用场景。通过建立起标准化、流程化、数据化及可视化的任务协作机制及管理模式，提升临床研究项目的协同管理效率，有效缩短临床研究周期。

CTMS 应以项目信息为基础，覆盖项目的全过程管理。项目信息包括项目配置、基本信息、参与中心、参与组织、人员分配等，项目过程包括中心筛选、在线立项、伦理递交、协议管理、审批管理、中心启动、中心监查、中心关闭等。在中心管理中，CTMS 可对各研究中心的基本信息、入组进度、监查计划、监查报告、受试者基本信息、知情同意、严重不良事件等追踪和管理，通过多级多维可视化数据报表清晰快速地了解项目实时动态，及时发现项目风险，确保项目顺利开展。

（二）临床研究随机和药物管理系统

随机和研究供应管理（randomization and trial supply management, RTSM）系统可以通过系统智能的随机化和药物发放过程，在包含随机化设计的临床研究中，实现临床试验用药品从库房 - 机构 - 受试者 -

机构 - 库房的完整闭环管理。RTSM 通常采用交互式响应技术(interactive response technology, IRT),采用基于网络 IRT 的 RTSM 称为基于网络的交互系统(interactive web-based response system, IWRS),其融合了多种硬件设备以及移动互联网技术,通过中央化的随机过程,解决在多中心竞争随机化入组的场景中传统线下使用盲码信封编盲的不便,更加符合现代临床研究方案和方便操作。

IWRS 应支持多种随机方法,如简单随机、区组随机、分层随机、分层区组随机、动态随机等,并且可记录下随机种子用于复现随机结果。在受试者出现紧急状况时系统应允许研究者揭盲操作,知晓其试验分组,在揭盲时需要研究者电子签名并填写揭盲原因。IWRS 宜与 EDC 系统对接联动,即在 IWRS 生成随机表后,由 EDC 系统实现对受试者的随机与访视发药操作。

(三)电子文档管理系统

eTMF 系统即临床试验主文档管理系统,主要用于保存、管理和跟踪临床试验文档,确保其完整、及时与准确。eTMF 系统应支持根据监管部门的必备文件目录或医院管理部门的个性化要求,自定义文件夹目录结构模板,重复用于多个临床试验项目,减少每次手动重复创建。系统应根据项目的人员架构灵活自定义角色,设定不同的详细角色权限范围,如查看、上传、下载、修改、借阅、删除文件,以及创建、删除、编辑目录等操作,并基于角色、用户或用户组的层级关系对文件及所属上下级目录等内容授予权限。eTMF 可在指定目录上传多种格式的电子文件,并可对文件的多个版本进行保存和查阅等有效管理。系统支持自定义多级审批流程,上传的文件在通过所有审批后生效。系统满足审计追踪要求,可记录文件的上传、更新、移动、复制、提问、提交、审批等操作记录,在稽查痕迹中包含文件名称、操作模块、操作动作、操作字段名、操作新旧值、操作者等信息,并支持对文件进行质控管理,反映各目录的文件收集进度、文件状态、文件问题、文件延期等情况,满足内外部检查、审计、质量控制应用场景。eTMF 系统宜与 EDC 系统对接联动管理受试者的文件资料与试验数据文件,如影像数据等。

(四)药物安全警戒系统

临床研究中收集和递交安全性数据是核查的重要内容之一。随着中国于 2017 年加入 ICH 国际组织,国内以 ICH 为基础的药物警戒技术规范日益完备。我国相关法规对研究中发生的严重不良事件(SAE)有严格的管理和报告时限要求。药物安全警戒系统可提高 SAE 的管理效率,通过对接 EDC 系统,可在 EDC 中录入完成 SAE 后传输至药物安全警戒系统,并快速生成符合 E2B R3 标准校验规则的报告,将报告在线直接发送至中心机构、伦理及申办方团队,追踪 SAE 任务进度,减少人工重复录入。

参考文献

[1] U.S. Food and Drug Administration. ICH E6(R2)Guideline for Good Clinical Practice of the Internatinal. 2016.

[2] U.S. Food and Drug Administration.21 CFR PART-11.1997.

[3] U.S. Food and Drug Administration.Guidance for Industry:Computerized Systems Used in Clinical Investigations.2007.

[4] 国家药品监督管理局. 药物临床试验质量管理规范.(2020-04-23)[2020-04-26]. https://www.nmpa.gov.cn/xxgk/fgwj/xzhgfxwj/20200426162401243.html.

［5］国家药品监督管理局药品审评中心.临床试验中应用计算机系统的技术指导原则.2016.

［6］国家药品监督管理局.临床试验数据管理工作技术指南.（2016-07-27）［2016-07-29］.www.nmpa.gov.cn/xxgk/ggtg/ypggtg/ypqtggtg/20160729183801891.html.

［7］国家药品监督管理局药品审评中心.药物临床试验数据递交指导原则（试行）.（2020-07-20）.https://www.nmpa.gov.cn/xxgk/ggtg/ypggtg/ypqtggtg/20200720171201514.html.

［8］U.S. Food and Drug Administration.Guidance for Industry Electronic Source Data in Clinical Investigations. 2013.

［9］蒋慧勇,娄冬华.临床试验既往病史、不良事件和合并用药数据清理的方法.南京医科大学学报（自然科学版）,2018,38（10）:1463-1466.

［10］周蓓,于浩.临床试验逻辑核查的分类及应用.中国临床药理学与治疗学,2019,24（6）:670-674.

［11］王瑞平,李斌.临床医学研究数据库的创建和质量控制要点.上海医药,2022,43（1）:10-14.

［12］周蓓,于浩.临床试验中严重不良事件一致性核对的优化.中国临床药理学与治疗学,2018,23（4）:428-433.

［13］杨焕.新药上市前临床试验安全性数据的分析与评价.中国临床药理学杂志,2009,25（5）:464-467.

［14］王瑞平,李斌.临床研究数据采集策略和要点.上海医药,2022,43（9）:37-42.

［15］董冲亚,姚晨,等.加强医院临床研究源数据管理,提高我国临床研究数据质量.中国循证医学杂志,2019,19（11）:1255-1261.

［16］王雯,高培,吴晶,等.构建基于既有健康医疗数据的研究型数据库技术规范.中国循证医学杂志,2019,19（7）:763-770.

［17］DAMA国际.DAMA数据管理知识体系指南（DAMA-DMBOK 2）.北京:机械工业出版社,2021.

［18］夏结来,黄钦.临床试验数据管理学.北京:人民卫生出版社,2020.

［19］刘艳梅,任燕,贾玉龙,等.真实世界数据体系构建的模式探索.中华流行病学杂志,2022,43（3）:418-423.

［20］聂晓路,彭晓霞.使用常规收集卫生数据开展观察性研究的报告规范-RECORD规范.中国循证医学杂志,2017,17（04）:475-487.

［21］LAMER A,FICHEUR G,ROUSSELET L,et al. From data extraction to analysis: proposal of a methodology to optimize hospital data reuse process. Stud Health Technol Inform, 2018, 247: 41-45.

［22］胡建平.医院数据治理框架、技术与实现.北京:人民卫生出版社,2019.

第十一章　临床研究质量管理

临床研究的质量控制管理日益受到重视。本章从临床研究质量管理的体系着手制订法规、标准及明确职责,阐述 IST 与 IIT 的质量管理流程及质控要点、临床研究数据的质量控制,介绍具有中医特色的中药新药临床试验的质量管理以及相关临床研究的质量问题及案例分析,探索既符合国际标准又具有中国特色的临床研究质量管理模式,推动我国临床试验的蓬勃发展。

第一节　临床研究质量管理体系

一、临床研究质量管理相关法规

（一）临床试验质量相关法规

1998 年,我国卫生部颁布了《药品临床试验管理规范（试行）》,成为我国首部以法规形式出现的用于规范临床试验的文件。2003 年 9 月 1 日,国家食品药品监督管理局（State Food Drug Administration,SFDA）正式实施《药物临床试验质量管理规范》（局令 3 号）。该版 GCP 是在 1998 年版 GCP 的基础上对试验药物的制备、受试者权益、研究者职责、记录与报告等方面做了修订,使之更加规范。

2020 年 7 月 1 日,国家药监局联合国家卫生健康委发布的新修订的《药物临床试验质量管理规范》（国家药监局国家卫生健康委 2020 年第 57 号）正式实施,这也标志着沿用十余年的 2003 年版 GCP 告别历史舞台。2020 年版 GCP,针对试验方案,将基本信息、背景资料、试验设计、入排标准、受试者的治疗、有效性评价、安全性评价、统计分析等方面进行了详细要求,更符合国际惯例。

2017 年我国加入了人用药品注册技术要求国际协调会议（ICH）。ICH-GCP 是我国 2020 年版 GCP 编写的主要来源和依据,但在临床研究的批准,伦理委员会的设置及组成,方案的设计,对受试者的医疗处理,安全性报告,监查计划,临床试验相关文件的保存等内容尚存在一些区别。

（二）各国颁布的《药物临床试验质量管理规范》

各国监管部门颁布了一系列法规和指导原则,为临床试验数据管理的标准化、规范化提供具体的指导依据。例如,美国 FDA 颁布了《临床研究工业监督指南——临床试验风险基础的监查方法》《临床试验申办者指南——建立和实施临床试验数据安全监督委员会》《标准化研究数据指导原则》《供药物审评中心药政视察用的研究机构临床试验数据总结》等,欧洲药品管理局（EMA）颁布了《试验主文档》《临床试验中的基于风险的质量管理》等。随着临床试验信息化的发展,欧美等发达国家率先关注电子数据的质量管理,发布了一系列标准和法规,分别从信息系统、软件验证、电子签名、在线申报,电子源数据等方面制定了临床试验电子化数据管理的标准操作规程,推动了信息化系统在临床试验中的运用及普及。例如,美国 21 号联邦法规第 11 部分（21 CFR Part 11）对临床试验数据的电子记录和电子签名的规定（1997 年）及《临床试验数据电子记录和电子签名的规定》《临床试验中采用计算机系统的指导原则》和欧盟的《临床试验中的电子源数据和转录到电子数据采集工具中的数据》《电子数据采集》等。

（三）研究者发起的临床研究管理法规

研究者发起的临床研究（IIT）是指医疗卫生机构开展的，以人个体或群体（包括医疗健康信息）为研究对象，非以药品医疗器械注册为目的的，研究疾病的诊断、治疗、康复、预后、病因、预防及健康维护等活动，是医学研究的重要组成部分，可以成为药企支持的临床研究的有力补充，随着《关于全面推进卫生与健康科技创新的指导意见》的出台，《健康中国行动（2019—2030 年）》的推进，IIT 研究发展迅速。由于资源相对不足，质控体系尚未完善，同时缺乏相应成熟的法规监管，IIT 研究还存在不少问题。有研究显示 IIT 研究项目监查发现的常见问题包括研究文件不规范、伦理规范问题、方案不依从、数据质量问题、入组进度延迟、项目提前终止等。

为规范临床研究管理，提高临床研究质量，促进临床研究健康发展，提升医疗卫生机构诊断治疗、预防控制疾病的能力，国家卫健委根据《基本医疗卫生与健康促进法》《科学技术进步法》《执业医师法》《药品管理法》《医疗机构管理条例》《涉及人的生物医学研究伦理审查办法》等有关法律法规，制订了《医疗卫生机构开展研究者发起的临床研究管理办法》，于 2021 年 10 月 1 日在北京市、上海市、广东省和海南省先行试点。

二、临床研究数据质量的相关标准

临床试验数据是新药审批的关键依据。临床试验数据的质量控制是保证数据应用的基础，有助于加速新药的审批。近年来，为了让临床试验数据管理的质量控制越来越朝向系统性、规范性、科学性方向发展，监督管理部门更新并出台了一系列法律法规，对临床试验提出了更高要求。在这种背景下，研究数据质量成了临床试验能否满足设计目标的一个有效检验，加强临床试验数据管理的质量控制也就势在必行。

（一）国内临床试验数据质量管理的相关标准

《药物临床试验质量管理规范》对临床试验数据管理提出了纲领性要求，后续又出台了一系列指导原则进行具体规范，包括《药品数据管理规范（征求意见稿）》《药物临床试验数据递交指导原则》《临床试验数据管理工作技术指南》等。随着电子化数据采集与数据管理系统应用的普及，监管部门颁布了《临床试验的电子数据采集技术指导原则》以使临床试验数据管理规程更加标准化，为保障临床试验数据质量提供了良好的环境。各地行业协会也建立了临床试验数据质量管理的若干共识，如上海市药学会发布的《智能化临床研究专家共识》，广东省药学会发布的《药物临床试验 质量管理·广东共识》《药物临床试验 受试者隐私保护·广东共识》等，规范临床试验数据质量管理。

（二）国际临床试验数据质量管理的相关标准

1. 国际通用法则 国际上，临床试验数据质量管理的相关监管法规、规范和指导原则都以"人用药品注册技术要求国际协调会议"的《药物临床试验质量管理规范》（ICH E6 GCP）为纲领。对临床试验数据管理质量提出了数据的追溯性、清晰性、及时性、原始性和准确性的原则。此外，1964 年首次颁布的《世界医学协会赫尔辛基宣言》，是全球关于人体临床研究伦理道德规范的基石，制订了涉及人体的医学研究的道德原则。该宣言明确任何不遵循伦理而产生的临床试验数据及其结果都是不被认可和接受的。健康保险携带和责任法案（Health Insurance Portability and Accountability Act, HIPAA），则对有关医疗数据安全和隐私保护进行了详细的阐述,将安全标准进行分类管理,临床试验中涉及个人健康或医疗记录信息的存储、维护和传输,都应严格遵循 HIPAA 的条例规定(临床试验数据管理国际法规的概述)。

2. 行业或协会标准 临床数据管理学会(SCDM)形成了一部《良好的临床数据管理规范》。该文件详细阐述了临床试验数据管理工作的每个关键环节的要求,为临床试验中数据质量管理提供了技术指导。临床数据交换标准协会(CDISC)建立了一系列标准用于临床试验数据的收集、交换、提交和归档,以便提供全球性的临床数据标准平台,如基础标准包括方案表述模型(protocol representation model,PRM)、临床数据获取协调标准(CDASH)、研究数据列表模型(SDTM)、分析数据模型(ADaM)等,数据交换标准包括 CTR-XML、ODM-XML、研究/试验设计模型(study/trial design model,SDM)-XML 等。

三、临床研究质量控制各方职责

1. 申办者 临床研究的发起方,是保证临床研究数据质量的最终责任人。申办者应制订临床研究数据质控体系,制订数据质控的标准操作规程(SOP),在该体系下开展日常的临床研究数据管理工作。申办者应设立临床研究监查部门,也可将相关工作委托给合同研究组织(CRO),委派监查员进行临床研究数据的日常监督和审核。申办者也可设置临床研究稽查部门或委托独立的临床研究机构进行稽查,由不直接涉及研究的人员定期对数据质控体系的依从性进行系统性检查。

2. 研究者 临床研究的关键角色,其负责与受试者的直接沟通及临床研究相关数据的采集。研究者应经过系统的 GCP 培训,应遵循临床研究方案,及时、准确、真实地记录源数据,源数据的修改应当留痕,不能掩盖初始数据,并记录修改的理由。以患者为受试者的临床试验,相关的医疗记录应当载入门诊或者住院病历系统。研究者应确保以病例报告表(CRF)或其他形式报告给申办者的数据准确、完整与及时,而且应保证 CRF 上的数据来自受试者病历上的源数据,并必须对其中的任何不同给出解释。研究者应积极配合监查员及稽查人员对临床研究的数据质控工作。

3. 监查员 申办者和研究者之间的主要联系人,应当按照申办者的要求认真履行监查职责,确保临床研究按照研究方案正确地实施和记录。监查员应经过系统的 GCP 培训,应熟悉临床研究方案及整个临床研究的流程。监查员应根据源文档核查 CRF 上的数据,一旦发现其中有错误或差异,应通知研究者,并根据所发现的错误或差异,记录相应的质疑,以确保所有数据的记录和报告正确和完整。监查员应当确保所作的更正、添加或者删除是由研究者或者被授权人操作,并且有修改人签名、注明日期,必要时说明修改理由。

4. 数据管理员 按照临床研究方案的要求,参与设计 CRF、建立数据库、对数据标准进行管理并建立和测试逻辑检验程序。在 CRF 接收后,数据录入人员要对 CRF 做录入前的检查;在 CRF 数据被录入数据库后,利用逻辑检验程序检查数据的有效性、一致性、缺失和正常值范围等。数据管理员对发现的问题应及时清理,可通过向研究者发送数据质疑而得到解决。数据管理员应参加临床研究者会议,为研究团队及时提出改善与提高数据质量的有效措施。

5. 合同研究组织(CRO) 指通过签订合同授权,执行申办者或者研究者在临床试验中的某些职责和任务的单位。申办者可以将与临床试验有关的工作和任务,部分或全部委托给一个 CRO,但申办者永远是临床研究数据的质量和完整性的最终责任方。申办者应明确数据管理外包的范围,对 CRO 的资质和能力应从其质量控制、质量保证的流程;数据管理系统的验证,以及设施条件;数据管理 SOP 以及遵守

SOP 的证明；员工资质、对 SOP 的掌握情况及其培训记录；文档修改控制过程的记录；文件保管系统等方面进行综合评价。一旦做出选择，申办者须与 CRO 签订有效合同，在合同中需明确双方的责、权、利。在临床研究数据管理过程中，申办者需对 CRO 进行的活动进行及时有效的管理、沟通和核查，以确保其遵守共同商定的流程要求。

6. 临床研究协调员（CRC） 部分临床研究项目会聘请 CRC 协助研究者开展临床研究工作。CRC 需经过系统的 GCP 培训，需要在经过研究者的授权后方可协助研究者开展工作。CRC 需要熟悉临床研究方案，可协助研究者填写 CRF，确保填写的数据均来自源文件，并准确、及时与完整地记录数据，不得随意更改研究数据，不得替代研究者进行实验室检查数据的判断，在研究过程中需要配合监查员的日常监查质控工作。

四、临床研究质控体系的分级

质控必须分级，层层把控。北京大学临床研究所撰文指出，"在确定了质控重在过程，管理依靠项目、承担单位及上级管理部门共同参与的整体思路后，三级质量控制体系得以确认"。三级质控中一级质控为项目自查，责任人为项目负责人；二级质控为单位核查，责任人为项目承担单位；三级质控为稽查，责任人为上级管理部门。

1. 一级质控 要求研究团队须明确一名质量控制员，负责本项目的质量控制工作。质量控制员在项目实施期内不得更换，且不能由学生担任。单中心研究的质量控制员和项目负责人可为同一人。质量控制员主要工作职责如下：启动前接受项目资助方质量控制培训，获得培训证书；每年根据资助方要求实施自查，并及时填报项目自查表；每年按规定及时填报年度执行情况报告等。

2. 二级质控 项目承担单位的临床研究管理部门负责组织对本单位承担的所有首发项目进行核查。核查在每年度各项目提交项目自查表后进行，并将单位核查表备案。

3. 三级质控 由上级管理部门委托第三方或组织专业团队不定期抽样进行。稽查情况分为两种：有因稽查和常规稽查。有因稽查指管理部门收到投诉、举报或其他项目重大问题报告后，组织进行的项目稽查；常规稽查需综合考虑项目风险程度和进度情况等，按照一定比例进行随机抽查。

临床研究的规范性需要法规的指导与约束，世界范围内各方监管部门在不断完善、更新法规，制订临床试验数据标准，明确临床研究质量控制的各方职责，细化质控体系，以促进临床研究的健康发展。

第二节 医药企业发起的临床研究常见问题和质量管理

一、从药物临床试验数据核查阶段性报告看数据质量主要问题

2015 年 7 月，国家食品药品监督管理总局发布了《关于开展药物临床试验数据自查核查工作的公告》（2015 年第 117 号）。随后两年时间内，国家食品药品监督管理总局食品药品审核查验中心（以下简称核查中心）为保障临床试验数据质量共派出检查组 185 个，组织检查员 1 635 人次，对 313 个已提交自查资料的药品注册申请进行了临床试验数据现场核查，其中有 38 个注册申请的临床试验数据涉嫌数据造假。具体情况如下：

1. 总体情况 依据《药物临床试验数据现场核查要点》对核查的缺陷进行分类，发现缺陷条款数量最多的部分依次为：临床试验过程记录及临床检查、化验等数据溯源方面（占 28.1%）、方案违背方面（占

12.0%)、试验用药品管理过程与记录方面(占 11.6%)和安全性记录、报告方面(占 10.1%),共发现缺陷 3 161 项,占 61.8%(图 11-1)。

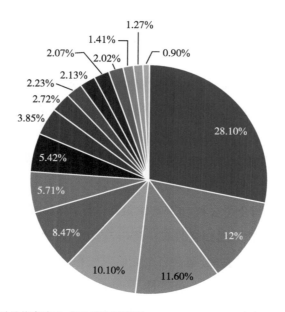

图 11-1 核查缺陷分布情况

国家药品监督管理局对"待审药品注册申请的药物临床试验数据"核查发现的问题及某药物临床试验机构对药物临床试验进行质量控制发现的问题指出,影响技术审评的问题主要分为两大类:一类是真实性问题;一类是规范性、完整性问题。2017 年临床试验核查工作统计结果表明,平均每个临床试验机构发现缺陷 5.6 条,4 个药品注册申请的临床试验数据存在真实性问题,占 2017 年核查总数的 1.7%。与 2017 年 6 月发布的《药物临床试验数据核查工作阶段性报告》相比,真实性问题、平均缺陷数量均有所减少。临床部分高频次缺陷条款分布总计 4 583 项,分析测试部分缺陷总计 528 项。

2. 发现的主要问题(数据质量方面) 数据记录不一致,例如病例数据与医院 HIS/LIS 中的数据存在差异;体检单上性别栏显示为男性,但 X 线片图像显示为女性;受试者仍继续有访视记录和检验报告,但研究病历显示已死亡。数据逻辑错误,例如不同受试者的报告值完全相同;心电图图谱、报告真实性存疑,同一受试者试验前后波形不一致等。数据不规范,例如检测报告单上无检测人和复核人的签名;药品发放记录单中修改不规范等。生物样本检测试验过程中数据质量问题主要为数据不完整,例如缺乏生物样本预处理、保存等关键部分记录,样本分析过程记录原始记录缺失;数据不一致,例如图谱文件与血样没有关联性。

临床试验数据关系着整个试验的成功与否,也是药品审评审批的依据,其质量直接影响药品的安全性和有效性。临床研究数据的清理、核查和质量控制作为一项专题工作,需要花费较多的时间和精力,应由富有经验的专业统计人员开展,建议有条件的项目组应提前建立"数据质控小组"对数据采集的质量进行核查和质量控制。

二、医药企业发起的临床研究质量管理

(一)临床试验准备阶段

1. 项目接洽

(1)机构办公室:申办者或CRO向机构办公室提交资质证明和全套研究资料,机构办公室在3个工作日内对申办者提交的资料进行初审。包括以下方面:①国家药品监督管理局(NMPA)批件/临床试验通知书;②药品生产资质;③生产质量管理规范(Good Manufacturing Practices, GMP)证书;④所有试验用药品的检验报告;⑤所委派检查员的GCP培训情况;⑥所委托的合同研究组织资质和委托专业组提出的研究人员资质。

初审合格者将被告知根据我国合同法和GCP要求设计的较规范的合同模板中各方人员的职责以及试验相关的费用情况;初审不合格者则退回修改或补充相关资料,直到完全符合GCP要求为止。

(2)主要研究者:初审合格者机构办公室会将全套研究资料直接交往主要研究者再进行复审,主要研究者在7个工作日内就试验方案的安全性、有效性、科学性、合理性和可实施性进行复审,待主要研究者同意接洽该项目并和机构办公室共同签订《接洽表》后,机构办公室秘书登记《项目编码表》。

2. 伦理审查所有以人为对象的研究必须符合《世界医学大会赫尔辛基宣言》,即公正、尊重人格、力求使受试者最大程度受益和尽可能避免伤害。进行临床试验必须有充分的科学依据。在进行人体试验前,必须周密考虑该试验的目的及要解决的问题,应权衡对受试者和公众健康预期的受益及风险,预期的受益应超过可能出现的损害。选择临床试验方法必须符合科学和伦理要求。临床试验实施前,研究者应当获得伦理委员会的书面同意;未获得伦理委员会书面同意前,不能筛选受试者。临床试验实施前和临床试验过程中,研究者应当按照伦理委员会送审资料清单要求提供所有文件。

药物临床试验开始前,应向伦理委员会递交如下文件:

(1)初始审查申请表(项目负责人签名并注明日期,GCP负责人签名并注明日期)。

(2)研究者手册。

(3)已签字的临床试验方案(含修订版)、病例报告表样本。

(4)提供给受试者的信息(样本):知情同意书(包括所有适用的译文)、其他提供给受试者的任何书面资料、受试者的招募广告(若使用)。

(5)受试者保险的相关文件(若有)。

(6)其他:伦理委员会对试验方案及其修订版、知情同意书、提供给受试者的任何书面资料、受试者的招募广告(若使用)、对受试者的补偿(若有)、病例报告表样本的书面审查、同意或否定的文件(包括用于证明伦理委员会人员组成符合《药物临床试验质量管理规范》要求的参会人员签到表),都要有签名、盖章,注明日期。

(7)药品监督管理部门对临床试验方案的许可、备案。

(8)经授权参与临床试验的医师、护士、药师等研究人员签名的履历和其他资质证明。

(9)试验用药品的检验报告。

(10)试验用药品及其他试验相关材料的说明(若未在试验方案或研究者手册中说明)。

（11）申办方资质（营业执照、机构代码证、生产许可证、GMP 证书）。

（12）CRO 资质（营业执照、委托书）。

3. 合同签署　临床试验必须事先签订临床试验合同。机构根据《药物临床试验质量管理规范》（2020 年版 GCP）和《中华人民共和国合同法》有关规定与申办者 /CRO 签订合同，双方共同恪守。CRO 须获得申办方授权并由申办方为其提供担保，保证对本临床试验的受试者提供保险，并且负责对本临床试验过程中发生的与本试验相关的损害或死亡的受试者提供相应的治疗费用及经济补偿（图 11-2）。

　　_____药物临床试验机构：

　　　　为有效开展_____临床试验，兹委托_____公司为本次试验合同研究组织（contract research organization，CRO），全权负责本临床试验的相关事项，并且_____公司已获得我公司授权并由我公司为其提供担保，保证对参加本临床试验的受试者提供保险，并且负责对本临床试验过程中发生的与本试验相关的损害或死亡的受试者提供相应的治疗费用及经济补偿。

　　　　附：（如有相关保险单据等证明性材料可附在本委托书后）

　　　　　　　　　　　　　　申办方：_____公司
　　　　　　　　　　　　　　　　　　　　　　年　月　日

图 11-2　授权委托书

临床试验合同用以证明研究者和临床试验机构与申办者之间或临床试验各相关方对临床试验的财务规定。合同的类型包括：研究者和临床试验机构与申办者签署的合同、研究者和临床试验机构与 CRO 签署的合同、申办者与 CRO 签署的合同、申办者 /CRO 与数据管理 / 统计方签署的合同、申办者 /CRO 与样本检测方签署的合同、申办者 /CRO 与临床机构管理组织（SMO）签署的合同、申办者 /CRO 与冷链运输公司签署的合同、申办者 /CRO 与受试者招募公司签署的合同等。

临床试验合同主要内容包括：双方合作方式、目的和内容，各方承担的责任，合同履行期限和限度，合同结束对技术内容的验收标准及方式，委托临床试验研究合同方费用及支付方式、支付时间，知识产权及成果的归宿和分享，违约处理方法，争议的解决方法，合同变更及其他相关事项，合同生效日期。

4. 召开项目启动培训会

（1）参加研究人员的确定：主要研究者根据试验需要安排人员参加项目启动培训会，一般应包括：主要研究者、研究者、研究协助人员、机构办公室相关人员、药物管理员、申办方 /CRO 等（当项目有特殊需求时还需有辅助科室人员参加）。

（2）启动会流程：机构项目管理员应根据科室具体情况有针对性地进行 GCP 知识培训，特别要注意的是新进临床试验研究者的 GCP 资质。

主要研究者或申办方 /CRO 对试验进行培训，包括以下方面：①临床试验方案的培训：受试病例选择标准（诊断辨证标准，纳入标准，排除标准），治疗方案，观察指标及其观察时点；②研究病历和病例报告表记录的培训：讲解研究病历和病例报告表记录的规定与要求，特别是量表；③讨论落实临床试验流程及其各环节的职责和标准操作规程：如各部门间工作衔接的程序；④讨论确定研究分工，明确职责。

研究者充分提问答疑，及时沟通解决项目细节性问题。做好研究相关物资及试验用药物的交接。

（3）注意事项

1）研究者和研究协助人员具有与其岗位相适应的专业资格和经验,在院内启动会上经过有关试验方案、标准操作规程以及临床试验管理规范的培训后,经主要研究者在"药物临床试验相关人员职责分工表"（表11-1）上签字同意授权后方可参加试验。

2）未参加院内启动会,需补培训后才能被授权参加研究。

3）由于病例报告表常常先由研究者的助手（如临床研究协调员等）完成填写或录入系统,研究者进行审核并签字,因此,研究协助人员必须参加培训。

4）涉及辅助科室的检查应以书面形式告知临床试验相关辅助科室,并给予《项目启动通知》,做好签收记录。

5）项目启动会时,研究机构应向申办者提供以下材料:研究者签名的履历和其他资格文件,在试验方案中涉及的医学、实验室、专业技术操作和相关检测的参考值和参考值范围（每个项目均应制作各自的"临床试验相关实验室检查项目正常值范围表"）,医学、实验室、专业技术操作和相关检测的资质证明（资质认可证书或者资质认证证书或者已建立质量控制体系或者外部质量评价体系或者其他验证体系）。

6）项目启动会时,申办者应向研究机构提供以下材料:递交伦理委员会的全套资料,试验用药品的包装盒标签样本,总随机表（证明受试人群的随机化方法）,申办者试验前监查报告,试验启动监查报告。

7）交接药物和资料时,有完整的试验用药品及其他试验相关材料的运送记录（证明试验用药品及其他试验相关材料的运送日期、批编号和运送方式。可追踪试验用药品批号、运送状况和可进行问责）。

表 11-1 药物临床试验相关人员职责分工及签名样张

项目名称: 项目编号:

姓名	职称	研究角色	签名样张			联系电话	主要研究者签名	授权起止日期
			签名	姓名首字母	研究职责			
								起:
								止:
								起:
								止:
								起:
								止:
								起:
								止:
								起:
								止:
								起:
								止:
								起:
								止:

姓名	职称	研究角色	签名样张			联系电话	主要研究者签名	授权起止日期
			签名	姓名首字母	研究职责			
								起：
								止：
								起：
								止：
								起：
								止：

（二）临床试验进行阶段

1. 知情同意阶段

（1）知情同意的必要性：任何受试者在参加试验前必须获得一份经伦理委员会批准的知情同意书。

（2）知情同意书的内容：知情同意书的内容必须包括：试验药物／器械及试验目的、试验内容和过程、试验的益处和风险、试验分组、参加试验的自愿原则、受试者参加试验及个人资料的保密、受试者补偿等。

（3）知情同意的过程及知情同意书的签署：受试者在受试者接待室经仔细阅读、充分考虑后做出自愿参加试验的决定，并亲笔签署姓名、日期、电话，研究者电话应留能够随时接通的手机。知情同意过程记录应包括知情同意的时间、地点、试验相关内容、受试者是否完全理解并有足够时间考虑、受试者的提问。

（4）针对特殊受试者

1）对无能力表达同意的受试者，应向其法定代理人提供上述介绍及说明。

2）对无行为能力的受试者，如果伦理委员会原则上同意、研究者认为受试者参加试验符合其本身利益时，则这些患者也可以进入试验，同时经其法定监护人同意并签名及注明日期。

3）儿童作为受试者，必须征得其法定监护人的知情同意并签署知情同意书，当儿童能做出同意参加研究的决定时，还必须征得其本人同意。

4）在紧急情况下，不可能事先得到受试者的知情同意时，应该请求受试者的合法可接受代表（如果在场）的同意。当受试者的事先知情同意不可能，并且受试者的合法可接受代表不在场时，受试者的接纳需要按方案和／或其他文件中描述的、得到机构审查委员会／独立伦理委员会的书面批准／赞成意见的方法进行，以保护受试者的权利、安全和健康，并保证依从适用的管理要求。尽可能快地通知受试者或其他合法可接受代表关于试验的事，并应得到他们继续参加试验和其他事项的知情同意。

（5）知情同意书的修改　如发现涉及试验的重要新资料或需要修改内容时，则必须将知情同意书做书面修改送伦理委员会批准后，再次取得未出组受试者同意并签署知情同意书，已出组受试者不再予以知情。

2. 入组及随访阶段

（1）项目过程管理

1）定期向监查员了解试验进展情况：机构项目管理员严格把控监查员协议上签署的监查频率，年终对监查员做出考核评价（根据方案和进度，按照协议规定的监查频率监查；特殊情况下，可适当调整，与研究者事先预约，增加或减少监查次数）。定期通过电话或当面向监查员了解项目入组、随访、原始病历和病例报告表的填写、有无不良事件（AE）/严重不良事件（SAE）等情况。

2）定期或不定期检查试验质量：各机构根据机构自身特点制订质量控制相关SOP，项目质量保证（QA）人员定期或不定期去科室进行质控抽查。根据质控抽查结果，可不定期去科室抽查。如果研究者因一次性大批量入组受试者而致使项目管理员无法按相应的时间节点进行质控抽查，则项目管理员可酌情选择适当的时间检查，并做好质控记录（表11-2，表11-3）。

检查重点：①确保知情同意书签署规范；②数据的完整性、准确性、可辨认性、合理性；③安全性数据及记录，确认有无严重不良事件发生；④入选、排除标准，有无违反方案要求；⑤是否按访视日期分配受试者随机号码；⑥受试者是否按规定要求进行访视，有无拖延或遗漏；⑦记录前后的一致性、有无矛盾或遗漏；⑧实验室检查结果，尤其是异常结果的记录和追踪情况；⑨检查质量控制（QC）体系是否按照法规、SOP和方案要求正常运行。

表 11-2　阶段性 QA 核查报告表

核查日期	年　月　日		
试验名称		开始日期	年　月　日
已纳入病例数		已完成病例数	
核查病例 /CRF 编码			

核查内容和结果（本次核查的内容请在相应的□内打√）

内容	结果		是否执行
与研究者谈话	研究者熟知试验方案和标准操作规程		是□ 否□ NA□
	研究者了解试验中存在的问题		是□ 否□ NA□
研究书面材料审核	授权表和职责分工表一致		是□ 否□ NA□
	试验病例筛入选表填写规范		是□ 否□ NA□
	研究病历记录及时规范		是□ 否□ NA□
	CRF 填写与录入及时规范		是□ 否□ NA□
	知情同意书	签署时间在各项检查和入组前	是□ 否□ NA□
		受试者与研究者亲笔签署	是□ 否□ NA□
		签名和日期均未涂改	是□ 否□ NA□
方案依从性审核	病例选择符合纳入标准		是□ 否□ NA□
	按照方案要求的时间窗进行随访		是□ 否□ NA□
真实性审核	已完成的化验可溯源		是□ 否□ NA□
不良事件和严重不良事件处理审核	如果发生不良事件和严重不良事件，则进行规范的记录、处理与报告		是□ 否□ NA□
其他：			是□ 否□ NA□

问题与处理意见（可添加附页）：

机构项目管理员签字：

项目负责人：已阅□　　　　　　　　签字：　　　　　　　　　　　日期：

表 11-3　QA 核查问题细目表

项目名称：

编号	知情同意	研究病历	病例报告表	化验单	其他	研究者	是否完成整改
							是□ 否□
							是□ 否□
							是□ 否□
							是□ 否□
							是□ 否□

项目管理员告知研究者需要修改的内容,在规定时间内检查临床专业科室整改情况。必要时,项目进行过程中还需进行化验单抽查与溯源,做好资料借阅交接。

3）文件的更新：及时更新并备案如下研究者文件（如需）：研究者手册（证明所获得的相关信息被及时反馈给研究者）,试验方案、病例报告表、知情同意书、其他提供给受试者的任何书面资料、受试者招募广告的修订版（证明临床试验期间,生效文件的修订信息）,药品监督管理部门对试验方案修改及其他文件的许可、备案,经授权参与临床试验的医师、护士、药师等研究人员更新的履历和其他资质证明,更新的医学、实验室、专业技术操作和相关检测的参考值和参考值范围,现场访视之外的相关通信、联络记录（往来信件、会议记录、电话记录）。机构质量保证部在每年年初确认更新的医学、实验室、专业技术操作和相关检测的资质证明（资质认可证书或者资质认证证书或者已建立质量控制体系或者外部质量评价体系或者其他验证体系）,申办者向研究者通报的安全性资料,向伦理委员会和药品监督管理部门提交的阶段性报告,受试者筛选表,受试者鉴认代码表,受试者入选表,完成受试者编码目录,体液/组织样本的留存记录。

当有新增或更换研究者时,应提供新授权研究者职责分工及签名页（证明所有参加临床试验研究人员被授权的职责和签名样张,包括填写或修正病例报告表人员的签名）,并终止被替换研究者的授权。

临床实验室根据《实验室质量管理规范》,做好临床试验检查项目的质量控制。

及时填写并保存如下受试者文件：签署的知情同意书,原始医疗文件,已签署研究者姓名、记录日期和填写完整的病例报告表,原始数据及病例报告表修改记录,研究者向申办者报告的严重不良事件,申办者或者研究者向药品监督管理部门、伦理委员会提交的可疑且非预期严重不良反应及其他安全性资料。

（2）药物管理

1）药物接收：药物管理员接收试验用药物时需检查：试验用药物名称、规格、批号、有效期、包装、标签等信息与方案和药检报告是否一致,运输过程中的条件是否与方案贮存要求相符。保存试验用药物的运送记录（证明试验用药物的运送日期、批编号和运送方式,可追踪试验用药品批号、运送状况和可进行问责）。如果试验过程中需使用新生产的药物,则备案新批号试验用药品的检验报告。对于需要冷链运输的药物,应当对其运输方式、运输过程的温度记录进行检查,如符合要求就打印或复印保留备案,如不符合要求则退回给监查员。

2）药物储存：药房根据功能分为试验药物验收区、发放区、回收药物存放区、不合格药物存放区等,配有专用药架或药品冷藏柜、阴凉箱,并有不同颜色的标识：试验药物发放区为绿色标识,回收药物存放区、不合格药物存放区为红色标识,试验药物验收区为黄色标识。

按药物的储存条件（常温、阴凉、低温、避光等）保存,需要阴凉或冷藏的药物应放置在相应的药物保存柜内。

《中华人民共和国药典（2015 年版）》的储存要求：阴凉处：系指不超过 20℃；凉暗处：系指避光并不超过 20℃；冷处：系指 2~10℃；常温：系指 10~30℃。储存药品相对湿度一般为 35%~75%。

3）药物发放：被授权的研究者开具《临床试验药物发放领取凭证》，要求该凭证中受试者姓名、药物名称、数量、规格、用法用量、研究者签字盖章、日期等信息齐全、准确、清晰。领药人持该凭证领药，经药物管理员查验无误，给予发药。领药人为受试者或受试者委托的人员（包括但不限于受试者家属、CRC、护士或医师），并注明关系。填写试验用药品在临床试验机构的登记表，确保相关人员签字及日期完整。

4）药物回收：临床试验后受试者未使用的剩余药物及空包装（铝箔、药盒、药瓶等）应及时回收：对于单次发药者，观察疗程结束后回收剩余药物；对于多次发药者，下次发药前回收上次发药的剩余药物。在药物回收过程中，若发现违背试验方案（如回收数量、回收日期等），药物管理员应第一时间与研究者沟通，并记录，情节严重的向机构办公室和申办方 /CRO 汇报。严禁将剩余药物用于非临床试验受试者。严禁将临床试验剩余药物用于销售及营利。

5）药物返还：临床研究结束后，药物管理员与监查员共同对试验用未发药物和受试者返回药物（总称剩余药物）进行逐一清点，清点到最小单位，并核实试验用药物的收、发、余、退上的数量差额，若有不一致，应进行调查并得到合理的解释、核对和记录。

（3）监查与稽查

1）监查：监查员严格按照临床试验合同中规定的监查频率进行监查。监查员须对研究方案充分知晓并理解，及时跟进项目的实施，包括监督检查实施的进度、实施中出现的问题，对出现的问题如实做好书面记录，及时告知研究者，通知其在规定的时间内改正，并最终由监查员确认无误。保存监查访视报告备查。

2）稽查：各临床试验机构根据本机构实际情况要求监查员负责联系申办方派出稽查员进行第三方稽查工作，递交稽查报告。

3. 临床试验完成阶段项目负责人在试验结束后 10 个工作日内将所有病例资料从各个研究者手中收集回来，并对项目进行自查和整理，确保临床研究的质量。监查员确认无误后，将相关研究资料递交临床试验机构质量保证部。项目管理员收到研究资料后进行资料终审，病例溯源，如果发现问题及时交由研究团队整改。收回纠正的资料后，重审并确认无误。

（1）数据答疑：监查员就项目中统计方及组长单位等提出的疑问联系主要研究者或项目负责人答疑，监查员负责做好书面记录。答疑记录需最终备案 1 份至机构办公室项目管理员处。

（2）总结盖章：临床试验完成后，研究者应根据观察结果和统计分析报告写出试验总结或小结报告。最终定稿的总结或小结报告经主要研究者签名、注明日期，研究者、监查员、机构办公室三方共同确认无误后，在临床试验总结或小结报告上盖章。

（3）文件管理：在临床试验准备阶段和临床试验进行阶段所需文件的基础上保存以下文件：试验用药品销毁证明、稽查证明（若需要）、试验结束监查报告、试验分组和揭盲证明、研究者向伦理委员会提交的试验完成文件、临床试验分中心小结和总结报告。

关于 IST 的质量管理，从临床试验的准备、进行、完成阶段分别进行详细阐述，包括需要的材料、各方人员的职责及培训要求、伦理审查要点、项目的过程管理、药品及文件管理等方面，供参与临床试验相关人员借鉴学习，保障 IST 的顺利开展。

第三节 研究者发起的临床研究常见问题和质控要点

一、研究者发起的临床研究常见问题

上海交通大学医学院临床研究中心评估了 2015—2018 年上海市医疗机构研究者发起的临床研究项目,共计中期评估 IIT 研究项目 187 个,发现实施过程中部分 IIT 研究项目存在影响研究进度、研究质量、伦理规范、科学性的问题(表 11-4)。

表 11-4 2015—2018 年上海市医疗机构研究者发起的临床研究项目存在的问题

存在的问题	项目数	占比
中期入组率 <30%	69/187	36.9%
中期经费执行率 <10%	90/187	48.1%
未按方案要求采集关键性数据	21/155	13.5%
关键性数据不能溯源	82/155	52.9%
关键性数据填写错误	48/155	31.0%
随机分配表不可重复、未做好随机分配隐藏	26/84	30.9%
盲法执行问题	8/33	24.2%
方案违背(实际执行的入排标准、分组干预情况、主要终点指标、次要终点指标、随机化生成方法)	75/155	48.4%
伦理批件欠规范	81/182	44.5%
知情同意书(informed consent form, ICF)签署方面欠规范(ICF 版本号和版本日期、方案名称与伦理批准的版本不一致,签署时间不合理、知情同意书信息填写不完整、研究者签字和受试者签字欠规范)	76/149	52.8%

中心化监查主要核查 CRF 中的关键数据与方案中关键数据一致情况、主中心 / 分中心伦理批件情况、伦理跟踪审查情况、任务书中关键数据与研究方案中关键数据一致情况、研究方案变更情况、研究注册情况、研究方案发表情况等。现场核查主要核查伦理跟踪审查情况、知情同意书签署情况、研究方案依从性情况、抽查受试者溯源与原始医疗文件一致性情况等。研究者发起的临床研究项目实施过程质量评估工作流程见图 11-3。

依据中心化监查和现场核查的重点,针对近期的 IIT 研究监查和核查中也发现相关问题:

1. 举例 1 项目编号:×××××;项目名称:××××在房室传导阻滞患者中的应用。

监查核查中存在的问题:伦理批件未见审查资料清单,ICF 未见版本号及版本日期,中期项目入组率为 11.4%;有 5 例抽取的受试者知情同意书上无研究者的签名和联系方式(签署知情同意的研究者为研究生,无 GCP 证书,且未被 PI 授权签署工作。所有联系方式均为研究生联系方式);抽取的受试者主要终点指标相关数据不可溯源(均为外院检查,原始数据未存档);抽取的受试者次要终点指标相关数据不可溯源(原始数据未存档);随机化盲底(如信封等)未妥善保存,两例受试者违规入排。

2. 举例 2 项目编号:×××××;项目名称:××××联合××××一线治疗 ××××的 Ⅱ 期临床研究。

监查核查中存在的问题:未见伦理审查文件清单;未见 ICF;未见方案及 CRF;核查中未见 5 例抽取的受试者知情同意书;生物样本采集的原始记录与方案 /SOP 不一致,3 例受试者部分入选标准条目不可溯源。

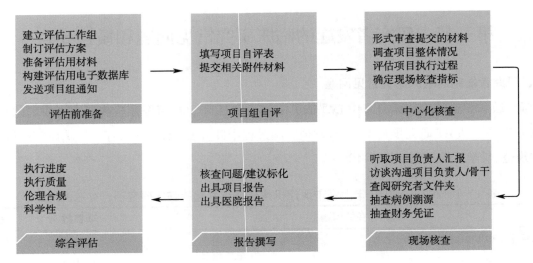

图 11-3 研究者发起的临床研究项目实施过程质量评估工作流程图

IIT 研究和药企申办的研究（IST 研究）核查中发现的问题，IIT 研究和 IST 研究均可能存在不能溯源、方案违背等情况，但 IIT 研究还可能会出现入组滞后、经费使用滞后、前瞻性研究无 CRF、调整干预措施等问题。IIT 研究项目在执行过程中项目的执行进度、执行质量、伦理合规和科学性都有待加强。项目相关方可以从这 4 个维度对研究进行基于风险的质量评估，及早发现执行过程中存在的问题，提升临床研究的质量。

二、临床研究项目质控要点

临床研究的质量控制管理是决定 IIT 研究质量的重要一环，目前针对 IIT 研究尚缺乏有效监管方式及质控标准流程。因此有必要建立质量控制体系，明确各个环节质量控制要点，从而实现对临床研究项目的全程全面的质量控制与监管。

（一）立项质控要点

国家卫健委发布的临床研究管理办法意见稿提出临床研究实行机构立项制度，未经机构批准立项的临床研究不得实施，根据法律法规、规范性文件和国际惯例等要求，临床研究涉及行政审批、备案、登记、注册等事项的，在未按要求完成上述事项之前，机构不得批准研究者启动实施临床研究。管理办法意见稿同时指出主要研究者应当制订临床研究方案，并按照要求向机构临床研究管理部门提交临床研究方案和相关资料，接受全程管理。机构应当制定临床研究科学性审查管理制度、细则和工作程序，组织开展科学性审查。科学性审查的内容应当包括研究的合理性、必要性、可行性，以及研究目的、干预措施、研究假设、研究方法、样本量、研究终点、研究安全性等。科学性审查的专家应覆盖临床研究所属专业领域和研究方法学（统计学或流行病学）领域。干预性研究的科学性审查程序一般包括机构外专家匿名评审环节。

机构伦理（审查）委员会按照工作制度，对临床研究独立开展伦理审查，确保临床研究符合伦理规范。

临床研究管理部门应当对提交的材料进行审核。有以下情形之一的，不予立项：①不符合法律、法规、规章及规范性文件要求的；②未通过科学性审查和伦理审查的；③违背科研诚信规范的；④研究前期准备不足，临床研究时机尚不成熟的；⑤临床研究经费不足以完成临床研究的；⑥药品、器械等产品不符合使用规范的;⑦临床研究的安全风险超出实施机构和研究者可控范围的;⑧可能存在商业贿赂或其他不当利益关系的;⑨依据法律法规和国家有关规定应当禁止研究的其他情形。

研究者应当签署利益冲突声明并与研究方案等一并提交机构审查,在发表研究结果时应当如实披露。

1. 临床研究选题与方案的评估 临床研究选题的质控可以参照 FINER 标准进行,FINER 标准是 Brain 等提出的研究选题评价标准,即具备可行性(feasible):有充足的研究对象、技术专家,时间和经费足够,规模可控;研究兴趣(interesting):研究者、同行和社会群体对于研究结果感兴趣;创新性(novel):新发现或对既往研究发现的确证、反驳或延伸研究;符合伦理学规范(ethical):能获得伦理委员会批准;相关性(relevant):与科学知识、医疗和卫生政策和未来的研究方向相关。

临床研究方案的质控可以参照 PICOT 标准进行,PICOT 标准如下。研究人群(population):目标特定的研究人群是什么;干预措施(intervention):研究的干预措施如何;对照设置(comparison):针对干预措施设置的对照组是什么;终点指标(outcome):研究目标及其对应的终点指标是什么;评价时点(time):评价终点指标的恰当时间是什么。研究方案的撰写通常需与其结果汇报相对应。

机构受其他机构委托、资助开展临床研究或者参与多中心临床研究的,应当与委托、资助机构或多中心临床研究牵头机构签订临床研究协议,明确双方权利、义务及责任分担等。牵头机构对临床研究负主体责任,参与机构对本机构参与的临床研究内容负责。参与机构应当根据自身情况对多中心研究中是否采用牵头机构科学性审查、伦理审查意见进行规定。

在正式启动实施前 30 天,临床研究的有关信息应当通过医学研究登记备案信息系统(以下简称"系统")完成登记。观察性研究向医疗机构的执业登记机关登记,卫生机构向同级卫生健康行政部门登记。干预性研究向省市级卫生健康行政部门登记。机构应当对临床研究信息的真实性、准确性、完整性等进行审核,并对相关内容负责,机构审核后完成登记。在研究开始前,研究方案需在临床试验注册网站上进行注册,常用的注册网站包括 Clinical Trials.gov 和中国临床试验注册中心。

2. 临床研究团队与资质的评估 评估临床研究团队与资质是临床研究项目启动前的重要质控环节。

临床研究团队评估的质控要点包括:研究团队是否人力充足、资质合格、分工合理、职责清晰,研究团队成员是否包括研究负责人、研究者、统计师、药品管理员、研究护士、数据管理员、研究协调员等。临床研究团队人员资质评估的质控要点包括:研究人员的临床经验、临床试验相关法规的培训、临床试验技术水平的考核、相关仪器、设备操作水平;参加临床试验的人员均须获得 GCP 培训证书;发起或参与临床研究的研究机构应具备研究开展所需的条件支持,如研究所涉及的软件、硬件配备和药物,患者诊治量;研究人员在临床研究项目中的授权分工。

3. 临床研究质控计划的评估 在临床研究开展过程中,尤其是多中心研究管理内容繁多,由于研究者水平各异,各研究中心管理能力、审核力度不同,研究数据质量和真实性难以确认等问题存在,主要研究者如何管理好多个研究中心,保证入组进度、病例质量,顺畅传递中心指令和信息等十分关键。为了规范、有序地开展研究,在准备阶段,需制订临床研究项目质量控制计划,明确项目质量控制的标准操作规程(SOP)和预期进度目标。

临床研究质控计划的质控评估要点包括:切实可行的入组进度计划;总样本量及各研究中心病例数

分配；对研究重点环节制订工作制度和 SOP；随访周期、研究指标测量时间、数据录入和清理时间等。

（二）项目实施过程的质控要点

参考《药物临床试验质量管理规范》，提出临床研究项目质控重点如下：

1. 伦理批件及知情同意书合规性

（1）知情同意书的内容符合 GCP 要求。

（2）筛选的受试者均签署知情同意书。

（3）知情同意书中受试者和/或监护人（如需要）、研究者、公平见证人（如需要）的签字和签署时间、签署版本等符合 GCP 要求。

（4）知情同意书签署时间不得早于伦理批准时间，筛选时间不得早于知情同意书签署时间。

（5）向受试者或其监护人解释试验内容并获得知情同意的研究者或指定研究人员为经过授权的研究人员，且具备在本院的执业资质。

2. 受试者筛选入组及方案执行

（1）有源数据支持以证实所有受试者确实参与了临床试验。

（2）受试者筛选应遵守临床试验方案规定的入选/排除标准，入组受试者应保留足够的支持性证据。

（3）研究者遵守临床试验方案规定的随机化程序。

（4）盲法试验（如涉及）：按照试验方案的要求设盲、保持盲态和实施揭盲；意外破盲或因 SAE（严重不良事件）等需紧急揭盲时，研究者应按照紧急揭盲规程操作并书面说明原因。

（5）研究者按照临床试验方案规定的试验流程和评估方法实施试验（如访视、给药、采血、安全性检查和疗效评估等），采取措施保证关键步骤实施的准确性，并保存相关记录，如偏离试验方案应予以记录和解释，合并用药或合并治疗与禁用药物的记录符合方案规定的要求。

3. 安全性信息处理与报告

（1）对受试者的相关医学判断和临床决策由本机构具有执业资格的医学专业人员执行并记录。

（2）研究者应完整记录 AE、SAE，与药物相关性判断标准符合试验方案规定和医疗常规。

（3）研究者确保发生 AE、SAE 的受试者得到及时合理的观察与治疗。

（4）除试验方案或者其他文件中规定不需立即报告的 SAE 外，研究者立即向申办者书面报告所有 SAE，随后及时提供详尽、书面的随访报告。

（5）涉及死亡事件的报告，研究者向申办者和伦理委员会提供其他所需要的资料，如尸检报告或最终医学报告。

（6）药物临床试验期间发生的可疑且非预期严重不良反应、研发期间安全性更新报告，申办者根据《药物临床试验期间安全性数据快速报告的标准和程序》中按有关程序和规范要求向药品审评部门、伦理委员会等进行报告。

4. 临床试验数据记录和报告

（1）临床试验源文件的管理符合医疗管理要求，源数据应满足临床试验数据质量通用标准（ALCOA）：可归因性（attributable），清晰可辨性（legible），同步性（contemporaneous），原始性（original）和准确性（accurate）。

（2）日常诊疗已使用电子病历系统的,临床试验应使用电子病历。

（3）以患者为受试者的临床试验,相关医疗记录载入门诊或住院病历。病历中记录受试者知情同意的具体时间和人员。

（4）源数据和病例报告表中的数据修改留痕,不掩盖初始数据,保留修改轨迹,注明修改理由,修改者签名并注明日期。

（5）病例报告表的填写和修改符合申办者提供的指南,病例报告表及其他报告中的数据准确、完整,清晰、及时,与源文件一致。

（6）病例报告表、总结报告（或数据库）中记录的 AE 相关数据与源数据一致,无漏记、误判和误记。

（7）病例报告表、总结报告（或数据库）中的 SAE 相关数据记录和报告情况与源数据一致,无漏记、误判和误记。

（8）申报资料的总结报告中筛选、入选和完成临床试验的例数与实际例数一致。

（9）受试者筛选失败、脱落、中止、退出和剔除按照临床试验方案的要求执行,记录实际情况并保存原始记录,证据链完整,与总结报告一致。

（10）源数据、病例报告表、数据库及申报资料之间数据一致。

5. 临床试验数据溯源

（1）病例报告表中入组、知情同意、病史或伴随疾病、访视、给药记录、病情记录等信息与试验源数据和 / 或医院信息系统（HIS）一致。

（2）总结报告中记录的合并用药和合并治疗等可在 HIS 系统、医疗记录中或受试者日记卡中溯源。

（3）病例报告表中的来自临床试验机构检验科、影像科、心电图室、内镜室等的医学检查数据可在该机构的实验室信息管理系统（LIS）、医学影像存档与通信系统（PACS）等信息系统或仪器设备中溯源。

（4）经研究者评估得出的疗效和安全性数据溯源至评估人、评估时间、原始评估结果及其修改过程。

（5）以受试者自评结果作为疗效和安全性数据结果的溯源至有受试者署名确认的原始评估记录（如受试者日记卡、受试者自评报告等）。

（6）申报资料中的受试者编号、给药周期、给药顺序、制剂种类等信息与源数据之间一致。

6. 生物样本管理

（1）生物样品采集、处理、储存、转运等各环节的管理遵守相应的规定并保存记录。

（2）生物样品的采集、处理、储存和转运的条件符合临床试验方案的要求。

（3）样本容器的标识易于识别和具有唯一性,且不泄露受试者隐私及制剂种类。

（4）生物样品管理各环节的异常情况及时评估、处理、记录。

7. 试验用药品管理

（1）具有试验用药品的来源证明、检验报告和在符合 GMP 条件下生产的证明文件。

（2）研究者和临床试验机构指派有资格的药师或其他人员管理试验用药品。

（3）试验用药品的接收、贮存、分发、使用、回收、退还及未使用药品的处置（如授权销毁）等环节留有记录。

（4）试验用药品运输和储存过程中的条件符合方案要求。

（5）试验用药品的使用数量、剩余数量和其他情况（如丢失、授权销毁等）与申办者提供的数量一致。

（6）药品管理各项记录中的试验用药品批号与药检报告、总结报告等资料一致。

（7）研究者对生物等效性试验的临床试验用药品进行随机抽取，并按要求留样。

（8）临床试验用药品管理各环节的异常情况应及时评估、处理、记录。

（三）临床研究项目整体情况质控要点

1. 项目人员及培训　研究团队成员是否包括研究负责人、研究者、统计师、药品管理员、研究护士、数据管理员、研究协调员等。临床研究团队人员资质评估包括：研究人员的临床经验、临床试验相关法规的培训、临床试验技术水平的考核、相关仪器、设备操作水平；参加临床试验的人员均须获得 GCP 培训证书；发起或参与临床研究的研究机构应具备研究开展所需的条件支持，如研究所涉及的软件、硬件配备和药物，患者诊治量；研究人员在临床研究项目中的授权分工。

2. 数据管理　机构应当建立临床研究源数据的管理体系和加强临床研究档案管理，实现集中统一存储，保障临床研究数据在收集、记录、修改、处理和保存过程中的真实性、完整性、规范性、保密性，确保数据可查询、可溯源。如实记录并妥善保管相关文书档案。自研究结束之日起，档案保存年限不低于 10 年。在确保安全的前提下，可以实行电子归档。

3. 项目执行进度情况　临床研究进度管理是临床研究能够高质量完成的重要依靠，针对项目执行进度的质控可以着眼于研究者按时间节点上报入组进度包括计划入组例数、筛选例数、现入组例数；研究期间是否发生方案修改，召开研究者会议、项目培训和沟通会议。

4. 项目变动情况　在研究过程中，研究者需要对已立项的临床研究项目进行变更的，应当向机构临床研究管理部门报告。临床研究管理部门应当按照科学性审查和伦理审查制度组织评估，对涉及研究目的、研究方法、统计方法以及研究对象等实质性修改的，应当重新进行科学性和伦理审查。对需要重新审查的，应当及时启动审查。研究者可以申请暂停或终止临床研究。申请暂停或终止临床研究的，应当向临床研究管理部门报告并说明原因。暂停或终止的干预性临床研究，已经有受试者入组的，机构及研究者应当制订方案，妥善保障已经入组受试者的权益。

5. 经费执行进度　机构应当根据国家法律法规规定和文件要求，建立临床研究经费管理制度，对批准立项的临床研究经费纳入单位收支进行统一管理，专款专用。机构内设科室、部门和个人不得私自收受临床研究项目经费及物品。研究者应当严格执行本机构规章制度，按照临床研究经费预算，合理使用研究经费，不得擅自调整或挪作他用。

临床研究经费管理的实施办法是根据立项部门要求，按照预算批复数、实际到位数、应付未付数、预算执行率等指标进行管理，其中劳务费和受试者补贴单列。对于经费执行进度的质控需要按照以下几点进行：受试者补贴是否经伦理委员会批准；经费入账的及时性以及各类费用的比例是否管理规范；费用支出是否按任务计划书进行，涉及经费调整的需要根据经费管理细则核实调整内容是否真实合理，符合研究方案内容。

从 IIT 常见问题着手，明确从项目立项至实施过程以及项目整体情况的质量控制要点，参考 IST 质量管理，建立针对 IIT 的质控体系，实现全程全面的质量控制与监管。

第四节　临床研究数据质量控制

一、临床研究数据质量的基本要求

数据质量的基本要求主要包括4个方面：完整性、一致性、准确性和及时性。

1. 完整性　数据完整性聚焦数据信息的缺失程度，包括变量的缺失和变量值的缺失，具体指研究是否包含相关变量和研究人群，以及是否存在变量缺失情况。虽然临床研究无法避免数据缺失问题，但缺失比例应有一定限度。因为数据缺失过多，将会加大研究结论的不确定性，此时需要慎重考虑数据能否作为支持临床研究结果的依据。不同类型的研究中，数据的缺失程度、缺失原因和变量值的缺失机制不尽相同，需要对数据的缺失进行详细描述，通过对缺失原因的详细分析来提升数据可靠性。当涉及填补缺失数据时需要慎之又慎，根据缺失机制的合理假设采用正确的填补方法。

2. 一致性　数据一致性要求数据记录应规范并符合逻辑，主要体现在：概念的一致性，如对于肾损伤的概念应保持一致；值域的一致性，测量的单位应保持一致；格式的一致性，变量的赋值类型应保持一致等。此外，数据库数据应与原始数据一致，记录受试者信息的临床试验管理系统及原始资料保持一致。比如，医院门诊信息库、检验科系统、临床试验数据库、医保病历等信息是否存在差异。为了保证数据一致性，应当建立标准操作规程明确原始数据收集、记录的过程，并对原始记录进行审核审批，建立原始数据安全归档制度保证其在保存期内易获得。纸质数据的归档应当确保安全且便于查阅，电子数据的归档应当确保安全并可以重现。

3. 准确性　数据准确性是指数据与其描述的客观特征是否一致，包括源数据是否准确、数据值域是否在合理范围、结局变量随时间变化趋势是否合理、编码映射关系是否对应且唯一等。准确性用于评价数据能否正确、真实、有效、可靠地体现数据所记录的活动。作为数据质量的重要评价标准，应采取相应的措施保证数据的准确。包括临床研究中所使用的设备都经过校准、确认和维护，电子系统应经过验证，涉及的分析方法和生产工艺应经过验证，所有临床研究数据都经过审核并且记录异常值原因等。

4. 及时性　数据及时性包括病例报告表和数据库设计的及时性、数据录入的及时性和数据审核和处理的及时性。病例报告表和数据库设计及启用的及时性是指在第一位受试者入选前，病例报告表和数据库获准启用。数据录入的及时性包括受试者信息的及时录入和研究数据的及时录入，保证所有发生的事件及时录入数据库。数据审核和处理的及时性是指数据管理的及时性，数据的质疑、答疑及处理的及时性，尤其发生了不良事件和严重不良事件应及时处理、上报、记录。数据的及时记录可防止因数据输入延滞造成的数据记忆偏差和错误。此外，任何数据的输入都应当伴有输入的时间，以便监查或稽查人员能比对数据输入与实际产生的时间差。

二、临床研究数据质量控制的相关流程

建立临床试验数据质量控制管理体系，形成科学有效的质量控制管理体制和运行机制，强化数据质量控制管理。针对临床研究的不同阶段，明确质量控制细化措施，在启动阶段应明确研究方案的目的，制订良好的数据管理计划，设计CRF及构建数据库，对数据质量框架进行分析与评估；在进行阶段一般多采用实时在线的质量控制模式，提出清晰的质量控制要求与达标规范，应在数据的采集、核查、质疑、变更

等关键环节做好风险的评估,明确数据质量问题的类型和范围,制订相应的预防及改进方案,并严格按照数据管理计划和改进方案实施数据质量的持续改进与控制;在结束阶段应关注数据的审核、锁定及归档,形成项目的数据管理报告(图 11-4)。

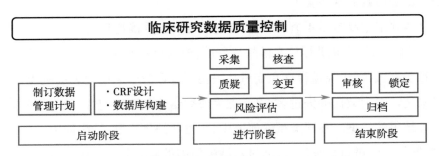

图 11-4 临床研究数据质量控制的主要流程及内容

(一)临床研究启动阶段

1. 数据管理计划 数据管理计划(DMP)是由数据管理人员依据临床试验方案书写的一份动态文件,它详细、全面地规定并记录某一特定临床试验的数据管理任务,包括人员角色、工作内容、操作规范等。数据管理计划是临床研究数据管理工作的指导性文件。数据质量管理实施的依据,涵盖了试验概括、数据管理的工作流程、数据的流程、数据管理系统、数据管理步骤与任务以及质量控制。临床试验方案定稿后,数据管理计划批准并实施,才可以开展首例受试者筛查,并随着临床试验开展根据实际情况及时更新与修订。

2. CRF 设计及数据库构建

(1)CRF 设计:研究设计不合理、报告表设计不完整是导致原始数据获取不足的最主要原因之一。一些研究人员在试验设计阶段未能在研究设计中充分考虑原始数据的获取问题,造成原始信息数据采集不足。CRF 是临床试验中记录临床资料的表格,每一受试者有关试验的资料均应记录在预先按试验方案设计的病例报告表中。它们依据原始病历而填写,以便申办者对不同试验单位的资料进行集中分析。其实质是为了数据库而设置,用于统计分析。CRF 收集试验方案要求的用于评价安全性和有效性资料的数据。GCP 规定在统计分析中发现有遗漏、未用或多余的数据要加以说明,所以 CRF 中不应收集与试验方案或研究无关的数据,否则应注明理由。病例报告表的格式与内容因药物临床试验类别和目标适应证的不同而异,但其基本要求相似。

CRF 是临床研究数据采集最主要的工具,设计是否合理直接影响数据的质量。其数据必须与格式病案数据完全一致,由申办者委派的监查员对数据进行核对,填写数据确认后任何人不得修改、删除数据;将填写完整的 CRF 及时提交专业统计人员。不论是何种数据记录方式,均需对相应 CRF 填写指南的建立和管理有所阐述。合理设计的 CRF 便于数据采集、核查,大大降低数据管理与统计分析的难度,提高临床研究的效率(CRF 的设计详见第十章第二节)。

(2)数据库构建:数据库的设计通常按既定的注释 CRF 和/或数据库设计说明执行,建立逻辑核查,经用户接受测试合格后方可上线使用。数据库的合理构建是数据管理最重要的环节之一,数据管理计划中对此过程应进行简要描述和说明。

目前,大部分临床研究通常采用电子化数据采集(EDC)和临床数据管理(CDM)建立研究数据库,对数据进行规范管理与质量控制。通过电子数据库,可实现记录和修改数据的所有操作痕迹的查询、对录入数据进行逻辑核查,达到数据管理与质量控制的要求。(数据库设计与管理要求详见第十章第二节)。

（二）临床研究进行阶段

1. 数据的采集　数据的采集包括采集的方式和过程,包括填写、接收和录入(或导入)等。数据录入人员应按照病例报告表填写指南,准确、及时、完整、规范地填写数据。

2. 数据核查及质疑　根据数据核查的标准操作规程或数据核查计划,按时间点对数据进行监查,保证数据的及时性、一致性、完整性和准确性。核查内容包括(数据核查内容详见第十章第三节):①核查纳排标准;②核查时间窗;③用药情况;④数据填写及溯源;⑤不良事件记录;⑥异常值处理;⑦质疑。

3. 风险评估　临床试验数据质量控制的方法应当与临床试验潜在风险的性质和程度相适应,并和采集信息的重要性相符,确保临床试验的合规性和科学性。建立完善的风险管理体系不仅可以帮助申办者或数据管理机构更全面、更系统地评估临床试验数据质量,还可以识别临床试验关键环节和数据,提高监查的效率。

失效模式与效应分析(failure mode and effect analysis,FMEA)是风险评估方法在临床试验数据质量控制中的应用之一。FMEA指在临床试验设计和实施阶段,对试验每一个环节逐一分析,找出所有潜在的失效模式,并分析其可能的后果,从而预先采取必要的措施,以提高临床试验数据质量。具体流程为:

（1）成立临床试验数据风险评估小组:成员包括质控员、研究者、数据管理员和统计人员。

（2）确定 FMEA 评估方法及等级判定依据:①严重性(severity,S):根据影响临床试验数据的完整性、准确性、一致性、及时性的程度分为关键、高、中、低 4 个水平;②可能性(probability,P):根据风险产生的可能性分为:极高、高、中、低可能性 4 个水平;③可检测性(detectability,D):潜在风险造成危害前,可被检测发现的可能性分为极低、低、中、高可检测性 4 个水平。

（3）计算风险系数(risk priority number,RPN):RPN $=S \times P \times D$。

（4）根据 RPN 制定评价标准:高风险(不可接受风险),必须立即采取控制措施;中风险则要求采取控制措施;低风险(可接受风险),不需要采取措施。

（5）制订风险评估报告:包含风险控制关键点、风险识别、风险分析、风险评价和风险控制措施等。

质量控制部门应根据临床试验和管理机构的实际情况,选择合适的风险评估方法,避免因风险控制措施不到位,导致临床试验数据存在质量问题。

（三）临床研究结束阶段

1. 数据审核及锁定　临床研究结束期间,应当组织包括临床研究人员、统计学家、数据管理者、申办方在内的小组对于研究数据进行评价,分析药物主要疗效实现情况、用药安全性等,核查脱落病例的记录情况,并对盲态进行审核确认。在确认建立的数据库无误,关于数据相关疑问均已得到准确回应后,才能实施锁库动作,并填写数据库锁定的任务核查表,样例见表 11-5。

表 11-5 数据库锁定的任务核查表（样例）

| 任务 | 注解／状态 | 完成形式 | | 锁定／重新锁定任务 完成状态 | | | 任务完成日期 |
		EDC	PDC	是	否	不适用	
1 建立锁定时间表							
2 通知相关方数据锁定事项							
2.1 通知合作伙伴锁定时间表和 EDC 系统需要停止自动发布的数据							
3 接收到的所有电子数据,附加供应商列表（如适用）							
3.1 IVRS							
3.2 中心实验室							
3.3 心电图							
3.4 安全性数据							
3.5 其他（请说明）							
4 所有数据完成录入／更新	<任何不包括在锁定中的表格,附加一个清单并在注释栏描述原因>						
5 所有经审核的数据已冻结	<任何不包括在锁定中的表格,附加一个清单并在注释栏描述原因,统计员签署及明确临时和最后锁定的日期>						
6 所有质疑已收到并已解决。确定未完成项目的数量并附上详细列表。如果任何质疑在锁定时仍尚待解决或未解决,申办方接受数据库为最终数据库,则申办方应提供签署声明并说明为什么这是可接受的							
6.1 不存在未解决的质疑	<如果有质疑尚待解决,请附加这些质疑报表>						
6.2 所有自明性纠正（SEC）已完成（如适用）	<在锁定时,应用于每个站点的所有 SEC 已经被每个研究机构的 PI 签名批准>						
6.3 所有传真过来的质疑与原始文档一致（签名,仅在申办方需要时）	<在锁定之前,获得每个研究的数据管理计划时的湿墨签名;或从申办方获得相关文件注释,说明不需要湿墨签名>						
7 外部数据一致性核查。确定未完成项目的数量并附上详细列表。如果有任何不一致,则需要申办方的备忘录／信件,表明他们接受这些项目仍然不一致,并说明为什么提前锁定							
7.1 逻辑核查发现的问题已解决							
7.2 不良事件／严重不良事件核对完成							

续表

任务	注解／状态	完成形式		锁定／重新锁定任务			任务完成日期
				完成状态			
		EDC	PDC	是	否	不适用	
7.3　供应商数据核对完成							
7.4　中央随机化数据核对完成							
7.5　中心实验室数据核对完成							
7.6　本地实验室数据核对完成（如适用）							
8　对所有电子病例报告表进行锁定和签署	＜最终锁定时所有 CRF 应锁定并签署，签名可用于临时锁定＞						
9　编码完成和批准。在锁定之前如有未完成编码的数据，应获得申办方的同意并备注							
9.1　不良事件							
9.2　伴随药物							
9.3　适应证							
9.4　ATC 代码							
9.5　程序							
9.6　疾病史							
9.7　体格检查							
9.8　其他（请说明）							
10　质量管理审查完成。确定仍待完成的数量；如果在锁定时没有完成，需从申办方处获取一份说明							
10.1　关键字段审查							
10.2　综合评价							
10.3　质量管理结果							
10.4　数据库错误率在接受范围内	数据库错误率： 可接受错误率：						
11　运行最终程序							
11.1　所有 SAS 逻辑核查都已解决或被认为是可以接受的							
11.2　整合数据审查列表（包括频率和列表）							
12　通知数据库锁定／重新锁定的相关方							
12.1　数据处理							
12.2　研究者							
12.3　统计编程							
12.4　数据管理编程							
12.5　统计师							

续表

| 任务 | 注解 / 状态 | 完成形式 | | 锁定 / 重新锁定任务 | | | 任务完成日期 |
| | | | | 完成状态 | | | |
		EDC	PDC	是	否	不适用	
12.6　质量控制							
12.7　EDC 设计师							
12.8　质量保证							
12.9　药物安全							
12.10　其他（请说明）							
13　影像系统（如适用）	＜影响序列名称＞						
14　数据库访问权限撤销的准备							
14.1　SAS 托管环境							
14.2　EDC							
14.3　其他（请说明）							
15　最终数据库传输。适用于申办方在软锁定之后批准数据且不需要发送补充转换的情况							
15.1　创建最终的原始数据库传输							
15.2　获得申办方对数据库的接收							
15.3　其他（请说明）							

注：PDC 意思为"纸质问卷采集"。

通常情况下数据库锁定后，数据不再更改，随即进入统计分析环节。但即使在数据库锁定前做了仔细核对，仍有可能在数据库锁定后发现数据问题，包括数据错误和数据缺失等。需要评估这些数据错误对研究药物安全性和有效性结论的可能影响，并据此做出相应处理：①所有数据错误均需在数据库里更正；②只有数据错误对研究药物安全性和有效性评估有重要影响才需要在数据库里更正；③不在数据库里更正，而在统计分析时进行更正并记录在数据库勘误表（表 11-6）中。如果数据错误对研究药物评估没有影响，也可以只在统计分析结果和临床研究报告中进行说明，而不做任何改正。但解锁的具体条件和流程应在数据管理计划中详细说明（数据库解锁申请表见表 11-7），并在排除问题后，重新对数据库进行锁定。

表 11-6　数据库勘误表

申办方：　　　　　　　　方案编号：
研究编号：

编号	受试者编号	不一致表述	确认人签字
1			
2			
3			
4			

夏结来，黄钦．临床试验数据管理学．北京：人民卫生出版社，2020：319-323．

表 11-7 数据库解锁申请表

申办方：　　　　　　　　方案编号：

研究编号：

核心项目团队同意进行数据库解锁,具体原因如下:

数据库权限授予项目人员列表:

编辑权限:

编辑权限:

编辑权限:

审阅:

数据库解锁日期　<dd-mm-yyyy>.

主要研究者—xxx	签字	日期
申办方代表—xxx	签字	日期
统计师—xxx	签字	日期
数据管理人员—xxx	签字	日期
项目经理—xxx	签字	日期

夏结来,黄钦.临床试验数据管理学.北京:人民卫生出版社,2020:319-323.

2. 数据归档范畴　需要归档的数据包括临床试验数据、实验室检测参考值范围、逻辑检验及衍生数据变更控制列表、数据质疑表和程序代码等。同时需要进行归档的管理文档包括:数据管理计划、空白 CRF、CRF 填写指南、完成的 CRF、注释 CRF、数据库录入说明、数据核查计划、数据质控核查报告等。以上文件以及授权记录、数据稽查轨迹等都需要完整保存。

传统上,最常用的临床数据保存格式是将原始数据从临床数据库导出生成 SAS 数据集。目前 SAS 数据集仍是临床数据存储归档的重要格式,但近年来由于电子化技术进展,数据归档的法规要求也在演变。目前行业常用的开放数据格式见表 11-8。因为一项临床试验通常需要保存不同类型的信息和数据,所以会包括多种不同的保存格式。选择何种格式保存数据,也会受到不同数据格式和不同数据管理系统的影响。

所有临床研究都需要根据数据质量的完整性、一致性、准确性和及时性的基本要求,建立临床试验数据质量控制管理体系,细化临床研究的不同阶段各项措施,着重设计临床研究数据采集的主要工具 CRF 及构建数据库,促进数据管理效率,提高数据质量。

表 11-8 临床数据归档常见文件格式

格式	描述	优点	缺点
Csv	是 ASCII 文本格式,以逗号作为分隔符。Csv 文件可以用文本编辑软件、Word 处理器和微软 Excel 进行编辑	直观,容易导入任何数据库	需要额外的元数据、管理数据(administrative data)和稽查轨迹(audit trail)
XML	不依赖于某一供应商,基于 ASCII 格式,可用于在不同系统之间进行结构化数据传输,是 CDISC ODM.XML 的基础	开放标准,非常适合临床数据。XML 可以在一个文件里包括结构化元数据、管理数据和临床数据	对于许多数据管理人员来说仍不太熟悉
SAS Transport（XPT）	由 SAS 公司提供的开放格式,被广泛用于美国 FDA 临床数据申报递交。可以用 SAS View 来读数据。SAS View 免费,可以在 SAS 公司网站获得	数据管理人员和药监局非常熟悉。适用于 SAS 等分析软件	有知识产权的数据格式,变量的命名有限制。需要额外的元数据、管理数据和稽查轨迹
Adobe PDF	由 Adobe 公司提供的广泛使用的文本交换标准,是向 USFDA 递交资料的标准格式,可以用 Adobe Reader 打开和阅读。Adobe Reader 免费,可以在 Adobe 网站上获取	许多软件可以输出 PDF 文件	从 EDC 软件导出的事先定义的 PDF 不一定符合申办方的标准,也不易编辑

夏结来,黄钦.临床试验数据管理学.北京:人民卫生出版社,2020:319-323.

第五节 中药临床试验质量管理

一、机构质量保证体系的建立

中药临床试验中存在的质量相关问题可能是中医学科本身的特殊性造成的,也有中药新药临床试验整体质量与化学药物等存在差距的原因所造成,因此有必要建立具有中医中药特色的质量保证体系,以期提高我国中药新药临床研究的整体质量。

1. 建立专门的药物临床试验质量保证部门 配备专职质量保证工作人员,要建立临床试验质量保证日常工作制度及相关标准操作规程(SOP)。针对中药新药临床试验,研究机构需制订相关质量保证措施,重点要围绕证候数据质量及可溯源性等关键环节建立有针对性的措施。

2. 加强中医证候数据质量工作相关培训 在西医药物临床试验机构开展中药新药临床试验的,项目中需要授权有中医专业背景研究者,要对拟参加试验的中医背景研究者进行试验相关内容培训,培训内容应涵盖研究方案纳入标准,中医证候诊断及中医证候疗效评价,培训结束应进行培训效果考核,合格者方可参加试验,同时要保留相关培训证据。

3. 建立研究机构层面的整体中医证候数据质量保证体系 中医证候数据如果是纸质源文件要关注文件的受控管理,如果是电子源文件要关注电子系统本身的安全性、可靠性及是否经过相关信息验证。

二、中药新药临床试验安全性数据

（一）中药新药既往人用经验安全性数据的收集

为保证中药新药人用经验安全性数据收集的质量,应满足以下几点:

1. 中药新药处方的来源,要说明来源于某位医师或者某医疗机构院内制剂。

2. 数据收集的方式,要说明是来源于临床实践或者临床研究。

3. 人用经验数据的样本量,如果是临床经验方或院内制剂要说明大体有多少数量级的患者使用,如果是既往临床研究要详细报告参加研究的受试者数量。

4. 详细描述人用经验发生的安全性事件以及与药物关系的判断,要尽可能全地收集临床使用期间发生的不良反应或者其他安全性事件,如果是临床研究要全部列出所发生的不良事件以及与药物是否有关。

5. 人用经验数据与动物实验安全性结果一并作为安全性内容纳入《研究者手册》,以作为临床试验实施过程中安全性事件评估的重要技术依据。

6. 在试验实施过程中任何新发现的人用经验安全性数据要进行实时收集,并及时将收集到的最新安全性数据更新到《研究者手册》中。

（二）申办者对可疑且非预期严重不良反应的判断与报告

根据 ICH-GCP 及我国新修订 GCP 的要求,申办者要负责组织对临床试验中发生的 SAE 是否为可疑且非预期严重不良反应（SUSAR）进行判断。鉴于此,中药新药研发申办者在临床试验实施前应组建高水平的 SUSAR 判断团队。团队成员应由以医学专家、毒理学专家（尤其要有中药毒理专业背景者）为主的人员组成,应建立具有可操作性的书面运行管理机制。

（三）研究者对临床试验实施过程中发生安全性事件的判断

研究者在实施临床试验过程中要及时、完整收集所有发生的不良事件 AE,发生 SAE 要第一时间报告申办者及所在研究机构伦理委员会,要完整记录 AE 的开始时间、结束时间、处理及最后结局。考虑到中药多成分、多靶点的特点,而且对多数中药基础毒理研究并不深入,因此中药中可能存在不少既往未被关注到的 AE,建议中药新药临床试验中对 AE 与药物关系秉承"审慎"原则,所谓"审慎"是在基于前期人用经验安全性数据及动物实验安全性基础上研究者判断 AE 与药物关系应偏向保守,如试验过程中发生肝功能异常,且无明确其他原因导致肝功能异常,尽管无既往试验药导致肝功能损伤的数据,但是研究者应基于审慎原则判断该肝功能损伤与试验药物的关系为"可能相关",或者至少是"无法判断",而不是"可能无关"或"肯定无关",有助于最大限度早期发现试验药物潜在的安全性风险。

三、中药新药临床试验有效性数据

（一）主要疗效指标数据的可溯源性

主要疗效指标设计是否合理、数据质量是否能够得到保证、数据结果能否达到预期结果是决定新药能否上市的关键性因素。具体涉及中药新药临床试验,以量表等软性指标为主要疗效指标者较多,因此为保证临床试验的质量有必要对此类主要疗效指标数据采集方式进行规范。国内已经有很多学者关注到了此类问题,明确提出在中药新药临床研究中"创建电子化患者报告结局（PRO）",指的是通过电子化方式获取患者报告,获取途径包括访谈、在线问卷、量表等。运用 PRO 能够实现数据溯源并可以保留操作轨迹,包括数据采集。同时"移动信息技术应用于中药临床研究中对质量控制的意义"相比传统的量表、日志卡等方法,新的移动信息技术能更好地满足客观、定量、便捷、低成本和持续动态观测的要求,或可在一定程度上解决中医药临床试验质控方面的困难。

（二）中药新药临床试验中医证候数据的质量

不同于化学药及生物制剂，中医证候的诊断及疗效评价是中药新药临床试验所特有的。既往只是由研究者在试验实施过程中根据受试者实际情况填写相关中医证候数据，中医的四诊关键信息，如受试者的舌象、脉象、面色等，均无图像或其他数据进行佐证，如果研究结束后对这些数据填写是否真实、有无误差等均无法进行有效核实，就无法达到新修订 GCP 对"源数据"的基本要求。上述情况对中医证候相关数据的质量控制带来的风险是显而易见的，长此以往，没有有效的外部约束机制也会导致研究者、研究机构、申办者对中医证候相关数据质量的不重视，因此对中医证候数据质量进行规范是亟待解决的问题。

目前多数中药临床试验均以电子病例报告表（eCRF）的形式进行数据管理，在建立 eCRF 时，应建立对应的中医证候量化信息。在试验阶段，按方案要求，对每次随访的中医证候变化进行量化记录。证候量化设计流程见图 11-5。

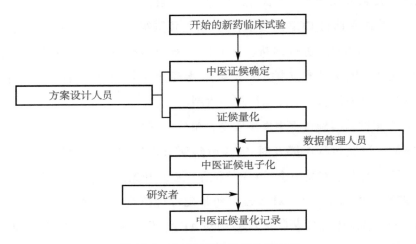

图 11-5　中医证候量化设计流程图

（三）中药新药临床试验盲法的质量

中药安慰剂的 4 个基本属性为安全性、适用性、相似性和可控性。考虑到中药新药药学研究的实际情况，中药新药多以颗粒剂为主，但是在双盲实验中由于中药特殊的气味、性状及颜色，导致中药颗粒剂、口服液等安慰剂的制作非常困难，试验实施过程中极易破盲。

鉴于此，关于中药新药临床试验盲法的质量，建议：

1. 中药新药盲法临床试验实施前要对拟使用的中药安慰剂进行盲法效果评价。

2. 对中药安慰剂的相似性评价要从外观、性状、气味、味道等至少 4 个维度进行评价。

3. 要设计相似性评价量表评价中药安慰剂与试验药的相似度，量表内容可以参照视觉模拟评分或者按照不同等级进行评价。

4. 关于中药安慰剂的评价主体，目前较多采用人工评价，评价人可以为研究者、患者、药学专家或者其他独立专家，至少需要 3 个独立评价人完成评价，一致性评价的原始记录文件要留档保存。鼓励使用现代技术手段如电子鼻、电子舌等先进工具进行评价。

5. 中药安慰剂建议至少保存至临床试验注册现场核查结束。

四、中医药临床研究数据的质量控制

中医证候数据的质量控制对中医证候的诊断及疗效评价是中药新药临床试验所特有的,中医证候质量控制的优劣直接影响到中药新药审评结果。既往研究中,对此类中医证候数据只是由研究者在试验实施过程中根据受试者实际情况填写相关中医证候数据,对中医的四诊关键信息如受试者的舌象、脉象、面色等均无图像或其他数据进行佐证,无法有效核实数据填写是否真实、有无误差等。因此,建立客观、科学评价疗效的方法是保证研究质量的关键。

对中药新药临床试验中产生的中医证候源数据进行客观化记录及保留。譬如,通过摄像装置记录气色、舌苔等望诊信息,通过录音设备记录声音等闻诊信息,通过仪器的内置量表记录症状等问诊信息,通过脉诊装置记录脉象、体表感受等切诊信息。

运用现代化仪器和技术收集四诊信息,例如使用四诊采集仪,确保数据可溯源可量化。

将中药新药临床试验中采集的四诊信息与临床试验电子化系统进行数据接口,以实现相关中医四诊信息数据实时抓取。

五、临床试验质量控制方法举例

中药新药处方来源于临床经验方或院内制剂,包含着重要的人体有效性和安全性信息,其中辨证论治是中药发挥疗效的理论基础,证候质量控制的优劣直接影响到中药新药审评结果,故临床试验质量控制方法以中医证候为例如下。

1. 明确与西医适应证的联系与区别　中药新药的临床定位一定程度上会受到西医适应证的影响,在明确定位的过程中,既应吸纳现代医学研究成果,也应考虑到中医特色,挖掘其临床合理性。如某个中药的证候是风邪犯肺、肺气失宣证,根据临床经验治疗感冒后咳嗽作用明显,但西医并没有"感冒后咳嗽"这一适应证,但本着基于疗效的原则,专家讨论了"感冒后咳嗽"的诊断标准,并用于Ⅱ、Ⅲ期临床试验,也取得了良好的效果。

2. 证候量表的完善　中药新药研发是我国新药研发的重要组成部分,中医药临床疗效评价研究是中医药领域的热点、难点问题。由于中药新药疗效评价指标的特点,多数中药新药临床试验中选择量表作为疗效指标。但是,如何对量表进行质量控制、保证数据真实可溯源是一项富有挑战的工作。

量表是证候具体化的重要途径,其设计也需要完善。第一,每一条症状指标都要经过临床反复推敲,去除不重要的指标,适合该证候。第二,量表的评分标准主观性较强,故在使用前应通过测试其信度、效度、反应度,尽可能避免人为因素的影响。第三,需设定合理的尺度系数及每一个条目的权重,部分指标可以结合视觉模拟评分法(visual analogue scale, VAS),从而使数据更加接近真实的临床表现,或适当加强主症的权重,必要时将主症和次症分开评价。

3. 中医的数字化与客观化　中医数字化与客观化主要体现在对四诊信息的收集上,譬如通过摄像装置记录气色、舌苔等望诊信息,通过录音设备记录声音等闻诊信息,通过仪器的内置量表记录症状等问诊信息,通过脉诊装置记录脉象、体表感受等切诊信息。其中比较常用的是舌诊仪和脉象仪,舌诊仪的舌苔图像质量评价并没有公认的标准,脉象仪应用压力位移双向传感系统获得的数据也受限于脉诊本身的主观性,但已经对证候诊断客观化起到了抛砖引玉的作用。

4. 建立辨证新体系　证候数据分析常用回归分析、人工神经网络、因子分析等方法,经这些统计方法得出疾病的位置、性质等,结合成证候群,即证素,并由此建立辨证新体系,这一概念在业内接受程度已

经比较高。但其缺点在于将中医辨证方法简单化,忽略了疾病本身的复杂性,只从证素得出相对应的证候,这种逻辑推导方式是线性的,而根据中医理论,证候可能是由气血、阴阳、痰饮、外感等多重因素共同作用形成。该辨证体系易建立标准,但也会损失一些临床信息。

中医药研发者应建立具有中医中药特色的质量保证体系,保证中药新药安全性、有效性数据的质量,明确与西医的区别,阐述临床试验质量控制方法,以期提高具有特色的中药新药临床研究的整体质量。

第六节　临床研究质量控制实践与案例

一、常用临床研究数据采集管理系统简介及其质控功能

近年来,随着计算机网络信息技术在临床试验领域的渗透,传统的纸质资料正逐步为计算机系统所取代。临床研究中使用的计算机化系统(表 11-9)有:临床试验管理系统(CTMS)、临床试验数据管理系统、临床试验不良事件管理报告系统、临床试验项目管理系统、临床试验主文档管理(trial master file,TMF)系统、临床研究数据采集(EDC)系统(图 11-6)。

表 11-9　计算机系统在临床试验中的应用

临床阶段	电子化系统	应用描述
试验准备阶段	临床试验管理系统	进行临床研究规划和预算,筛选合格的临床研究基地及相应的研究者,以及项目合同管理
	试验方案设计系统	起草、设计和管理临床研究方案,包括应用模型化分析和临床试验模拟技术来优化方案设计
试验实施阶段	电子化数据采集系统	通过网络对受试者进行实时的电子化数据采集,采集的数据可来源于纸质或电子文件
	临床数据管理系统	对各种研究数据进行数据管理并生成报表,包括实验室数据、安全性数据、疗效数据等
	实验室信息管理系统	批量检测和记录临床试验研究标本数据,并基于实验室参考值范围做出临床意义判断
	中央随机系统	通过网络、电话、手机短信等多种方式对受试者进行随机分配及入组
	试验药物供应系统	根据受试者入组和访视情况及时配送研究药品,减少药品浪费并监测药品有效期
	医学编码系统	可以自动进行医学编码,包括不良事件编码和合并用药编码等
	安全性报告系统	快速对 SAE 进行报告处理,并生成规范的报告文档
	受试者电子日记系统	通过掌上电子设备及时地记录受试者生命体征数据、受试者报告结局、受试者日记等内容
	临床试验监查系统	可以实施基于风险的监查(risk-based monitoring,RBM),合理安排监查计划,并记录监查日志
数据分析阶段	数据库整合系统	以统一的格式(CDISC)整合各种不同系统来源的临床研究数据,形成标准的数据库
	自动化数据分析系统	根据统计分析计划编写程序代码,自动对数据库中的数据进行抽取并实时分析形成统计报告

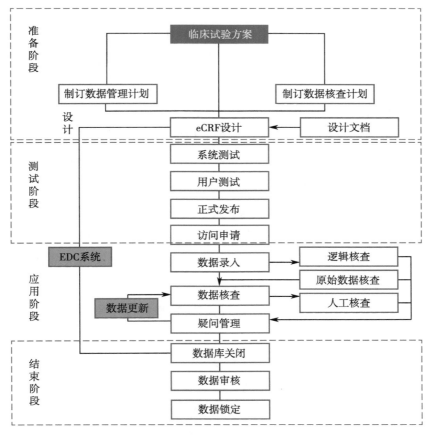

图 11-6 EDC 在临床试验中的应用

（一）REDCap 质控功能

目前常用的 REDCap 是一种临床试验远程电子数据采集系统。它具备 EDC 系统全部的优势和特点，可进行标准化数据采集，促进多中心临床研究的协作和数据共享，能提供完善的 CRF 模板，可以实现在线数据录入和外部数据载入，大大提高研究者的工作效率，节省人力资源时间成本，通过电子签名、数据提供自动化导出程序，供 Excel、SPSS、SAS、Stata、R 等使用。

1. 数据采集　使用 REDCap 数据采集及时、规范，并且可以最大程度控制自由写入，提高数据采集质量。

2. 逻辑核查　系统可以设置逻辑规则，对录入数据进行逻辑核查。

3. 数据答疑处理　软件会对数据答疑设置提醒功能，确保数据问题及时解决，同时统计数据答疑的处理时间、已完成个数等，方便数据质控。

4. 操作轨迹　数据录入、双份核查、答疑、修正、锁定全程轨迹可查。

电子采集系统实现了临床试验全程信息管理的自动化，不仅节省临床试验的时间和成本，还可更好地保证数据的质量和完整性，极大地提高了临床研究效率。

（二）远程智能临床研究的数据质控

1. 网络在线数据核查方法　网络数据核查是基于电子数据采集系统对填报的数据进行动态的审核与修正。

（1）试验开启前召开数据核查协调会，制订数据核查计划。

（2）试验开启后研究者利用 EDC 系统填报数据。

（3）监查员与质控人员使用系统或程序对数据进行核查并质疑,在线发送电子质疑通知。

（4）在研究者填报数据过程中,数据核查程序自动进行核查判断,将质疑信息立刻反馈给研究者,要求核对修改。

（5）研究者在线处理完答疑后回复质控人员,由质控人员将核查警告关闭,结束核查程序。

2. 远程监查　是申办者或其代表,如临床监查员（CRA）、数据管理人员或项目经理等对在非临床研究中心进行的试验进展远程监督,并保证临床试验质量的行动。ICH GCPE6（R2）和 2020 年中国新版 GCP 均明确提出申办者应采用系统的、基于风险的方式对临床试验进行监查,不同情况可考虑采取不同的监查策略,并强调了远程监查的优势,如及时监督临床试验进行、同步查看受试者入组数据等。

临床试验远程监查系统为浏览器 / 服务器（B/S）架构,系统服务器部署在医院信息科机房,与院内集成平台 / 临床数据中心 / 受试者全息视图对接,只采集或调阅参与临床试验受试者相关的诊疗信息数据,整个部署与对接过程接受医院信息中心统一监管和统一防护。用户通过云上统一身份认证平台的人脸识别及短信验证双认证登录远程监查系统,选择被授权的医院在线查看授权的相关审查项目。

（三）多维度临床研究数据的质量控制系统与模式

随着近年来组学技术的发展,基于转化医学的临床研究数据呈现出多维度数据的高度整合,包括临床电子病历数据、检验检查数据及生物样本多组学检测数据等。高通量测序是一种基于基因组学的检测技术,能够对数百万个 DNA 片段进行平行序列测定,可以同时对大量遗传变异进行鉴定和分析。在临床研究中引入基因测序,可以将受试者的遗传变异与临床表型、生物标志物等数据相结合,为疾病机制的研究和药物靶标的开发提供丰富的资源。下面结合基因测序项目的设计原则,构建基因测序项目管理与质控标准化流程。

1. 基因检测项目的流程　基因测序项目的设计原则为能满足可扩展性、可重复性及可溯源性的需求。项目流程分为临床部分、样本处理与检测、数据分析处理。

2. 基因测序项目的质量控制　基因测序项目的质量控制包括:①基因检测数据的相互验证。为了确保样本在传递、提取、上机的过程中没有被搞混,需要安排其他基因检测方式,以验证 DNA 样本和测序数据来自同一个体;②样本编号去标识化。涉及临床研究的基因测序项目,为了保护患者隐私和避免人类遗传资源数据安全遭到威胁,不仅需要对患者信息进行脱敏及去标识化,而且建议使用全新编号;③样本溯源。测序过程中每个样本在各个环节的信息都应留有记录,方便溯源及核查。④基因测序项目要确保测序数据与生物样本对应关系准确。做好基因测序项目的质量控制,可以最大概率降低批次效应和系统偏差,保证生物样本安全与数据安全。

二、平台化的数据质量控制案例

（一）中国国家罕见病临床研究数据质量控制平台

罕见病是发病率和患病率很低的一系列疾病的统称。1983 年美国《孤儿药法案》定义罕见病为美国患者数不到 20 万人的病症。欧盟则将患病率低于 1/2 000 的疾病称为罕见病。中国人口基数大,罕见病患者众多,我国将 121 类罕见病纳入《中国第一批罕见病目录》。与欧美发达国家相比,我国罕见病研究较晚,总体水平偏低,因此为了加快罕见病研究进度,提高罕见病临床试验质量,由北京协和医院负责建设国家级罕见病在线注册平台（national rare diseases registry system，NRDRS），收纳了我国患病率相对较高、疾病危害较大的罕见病研究，旨在确立统一的罕见病注册标准和规范，推动我国罕见病临床研究进展。

NRDRS 关于罕见病临床研究数据质控的策略介绍如下：

1. 罕见病临床数据特征

（1）患者数量少，收益低：每种罕见病的患者数量少且个体差异较大，使得罕见病药物研发困难重重，成本高、市场窄、难度大。因此，治疗罕见病的药物被称为"孤儿药"。

（2）患者分布散，随访难度大：罕见病患者往往分散各地，大部分需要辗转多地就医，患者随访困难，失访率高，随访周期长。

（3）患者以儿童为主，增加临床试验设计及受试者招募难度。

（4）因罕见病临床研究样本量较小，是否将可用数据视为代表该病患者总数以及是否有充分证据，即是否具备充分的统计学把握度，往往受到质疑。

（5）因既往研究匮乏和缺乏对罕见病机制的了解，罕见病临床研究终点难以选择。

2. NRDRS 的数据质量控制　NRDRS 制定了针对罕见病临床研究的质量控制策略和研究技术标准，从多个环节推进数据标准化并加强数据质量核查。

（1）数据标准化方面

1）制订统一框架的表单：包括基础信息、生物样本信息、基因信息、生存状态、中文人类表型标准用语。

2）规定表单的逻辑结构：研究者需按照临床试验方案要求将数据整理后输入系统。

3）规定信息采集表单的必填项目：填写完基础信息和疾病基础信息的必填项后才算完成试验注册。

4）统一数据类型和结构：研究者将信息分类为①基本信息；②病史；③查体；④辅助检查；⑤治疗干预；⑥评估量表；⑦混合（同时属于上述 2 个及以上分类标签的信息）；⑧其他（不属于以上分类标签的信息）。

（2）数据质量核查方面：研究者将数据上传至 NRDRS 数据库后，平台管理组进行数据质量核查，包括数据规范性、完整性、唯一性、准确性、逻辑性的核查。对存疑的数据，与研究者核实确认后进行修正。

3. 平台管理流程　针对用户、表单、群组三个方面，NRDRS 建立了各自的管理流程，协同提升平台管理效率，确保研究各环节的科学性与规范性，开创了专业管理模式的体系化探索。

（二）中国甲状腺肿瘤临床研究数据管理与控制平台

近年来，依托"云数据"等技术的升级换代，互联网科技与大数据分析在医疗领域的应用场景不断丰富。以大数据库为基础的临床研究引导各指南的制订和更新，推动甲状腺外科临床实践的进步。中国甲状腺临床研究数据库将涉及的研究数据分为四级，并在分级管理方面开展了有益尝试。

1. 0 级数据　0 级数据指患者主诉的疾病信息。数据特点为主观性较强，无法直接进入数据库，须由研究者转化为 1 级数据。

2. 1 级数据　1 级数据指初始病例信息，包括原始病历本信息或医疗系统中记录的信息，往往经过患者口述、医师记录、录入病历框架、转录、研究者总结等过程，存在一定的数据损失风险。1 级数据的标准化、数字化程度越高,后续数据库建立越简单、越低成本。因此 1 级数据的质量是数据库整体质量的基础和关键。

1)1A 级数据:检查数据、病理报告:1A 级数据包括检验检查数据和病理报告,数据客观性高,主观成分较低。

甲状腺癌最常用的实验室检查包括血清甲状腺功能、血清甲状腺球蛋白和降钙素。此类指标为内分泌常用指标,检测方法众多,仪器种类繁杂,再加上每一家中心的正常值不同,检查套餐和质控标准千差万别,造成数据标准化难度增加,建议同一受试者在一家中心随访便于数据的标准化和疗效对比。

病理检查是开展疾病诊断分类,准确评价疾病发展、死亡风险以及开展针对治疗的通行标准,也是个性化治疗与后续随访的必要参考。因此建议各中心按照统一标准评估病理检查结果,例如可参考《未分化甲状癌患者的管理:2021ATA 指南》,该指南为未分化甲状癌患者最为全面和翔实的指南之一,是甲状腺领域临床研究指导临床实践的标杆。

2)1B 级数据:超声报告。甲状腺超声具有无创、无辐射、价格低廉、操作简便等特点,是结节初始评估的首选方法。甲状腺超声恶性风险分类常用方法为甲状腺影像报告和数据系统(thyroid imaging reporting and data system, TI-RADS),但是我国甲状腺超声报告的 TI-RADS 应用仍非常混乱,各中心甚至不同的医师分类标准都不一致。因此,提高超声报告质量不但是建设临床数据库的基础,也是提高甲状腺疾病临床诊疗水平的要求。

3)1C 级数据:文字记录。文字记录主要包括患者病史、体格检查、诊疗信息、手术记录和病程记录等。文字记录涉及患者的主观表述,研究者将陈述内容和体格检查结果写入病历框架内,由于研究者诊疗习惯及关注点的差异,导致文字记录标准化程度低、数据质量参差不齐。因此,建议有条件的研究中心实行结构化的门诊病历、住院病历和手术记录,降低临床数据进入数据库的难度,提高整体数据库质量。

3. 2 级数据库 指临床数据库的"成品",如 SEER 数据库、国立癌症数据库(national cancer data base, NCDB)等肿瘤数据库,均属该范畴。此类数据的难点和注意事项可参见临床试验数据库设计篇章内容。需要注意的是作为通用型数据库,数据类目不可过于详细且繁多,以免降低数据库的实用性。

4. 3 级数据库 3 级数据库即为科研成果数据库,知名的有 PubMed、中国知网等大型的专业文献库,目前已成为应用便利的科研数据资料。

从临床研究的药物临床试验数据核查阶段性报告指出的数据质量主要问题表明数据质量仍有大缺陷。临床研究数据采集管理系统已从纸质形式变为电子化系统,进行数据采集、质控等。本节以案例形式介绍了中国国家罕见病临床研究数据质量控制平台与中国甲状腺肿瘤临床研究数据管理与控制平台。

参考文献

[1]彭朋,元唯安,胡薏慧,等.中药新药临床研究中医证候质量控制的思考.中华中医药杂志,2020,35(6):2722-2724.

[2]王停,周刚,赵保胜,等.中药新药研发策略分析.中国新药杂志,2017,26(8):865-871.

[3]元唯安,唐健元,高蕊,等.中药新药临床试验质量控制关键问题的专家共识.中国中药杂志,2021,

46（7）：1701-1705.

［4］刘妤,陆明莹,张田香,等.药物临床试验各环节的风险管理.药物评价研究,2018,41（11）：2113-2116.

［5］王美容,汪海波,吉萍,等.在中国开展国际合作学术性临床研究项目的质量管理思考.中华医学科研管理杂志,2017,30（3）：164-168.

［6］胡婷婷,吕文文,沈恩璐,等.研究者发起的临床研究常见质量问题和对策分析.中国新药与临床杂志,2021,40（11）：746-749.

［7］吕文文,胡婷婷,张维拓,等.研究者发起的临床研究项目实施过程质量评估流程的探讨.中国新药与临床杂志,2020,39（1）：17-21.

［8］康玫,李宪辰,曹佩,等.研究者发起的临床研究立项质量评估探讨.中华医学科研管理杂志,2019,32（5）：392-396.

［9］王佳楠,钱雪,李见明,等.药物临床试验数据核查工作及常见问题分析.中国新药杂志,2018,27（11）：1273-1276.

［10］李泳桃,苏健芬,慕燕萍,等.探讨某机构临床试验质量控制问题及改进分析.现代临床医学,2020,46（2）：110-112.

［11］李会娟,宋玫,王月香,等.首都卫生发展科研专项项目质量控制体系介绍.中华医学科研管理杂志,2020,33（1）：29-31.

［12］郝升,项荣武.浅析临床试验数据管理的质量控制.名医,2018（11）：243.

［13］陈朝华,黄钦,邓亚中,等.临床试验数据管理质量评价指标体系.药学学报,2015,50（11）：1374-1379.

［14］刘川.临床试验数据管理国际法规的概述.药学学报,2015,50（11）：1443-1451.

［15］潘岳松.临床研究的数据管理与质量控制.协和医学杂志,2018,9（5）：458-462.

［16］朱之恺,黄馨莹,姜勇.临床研究数据库的构建与管理.中国卒中杂志,2022,17（1）：36-42.

［17］王瑞平,李斌.临床研究数据采集策略和要点.上海医药,2022,43（9）：37-42.

［18］李书珍,金香兰,余学杰,等.中医临床研究中电子化数据采集过程的质量控制探讨.中国中医急症,2014,23（8）：1416-1417,1420.

［19］陈君超,郑青山,何迎春,等.电子化临床试验的发展及未来.中国新药杂志,2014,23（4）：377-380,396.

［20］王翔.浅谈药物临床试验数据管理中风险评估的应用研究.中国药物评价,2019,36（5）：392-396.

［21］刘智,商洪才,翟静波,等.基于网络的中医药临床试验在线数据核查.天津中医药,2014,31（11）：670-673.

［22］魏宇梅,余一旻,李妍,等.临床试验远程监查解决方案.中国新药与临床杂志,2022,41（6）：347-351.

［23］刘阳,许喆,程丝,等.面向临床研究的基因测序项目的设计原则、管理流程与质量控制标准.中国卒中杂志,2022,17（3）：227-235.

［24］夏结来,黄钦.临床试验数据管理学.北京：人民卫生出版社,2020：318-323.

［25］MITANI AA,HANEUSE S. Small data challenges of studying rare diseases. JAMA Netw Open,2020,3（3）：

201965.

［26］郭健,吕浩涵,李杰,等.中国国家罕见病注册系统架构和数据质量控制及管理流程.中国数字医学,2021,16（1）:17-22.

［27］KIM J, GOSNELL JE, ROMAN SA. Geographic influences in the global rise of thyroid cancer. Nat Rev Endocrinol, 2020, 16（1）: 17-29.

［28］程若川,刘文.厚积薄发——中国甲状腺肿瘤临床数据库分级质量管理的建议与思考.中国普通外科杂志,2020,29（11）:1285-1292.

附录 11-1 药物临床试验相关人员职责分工及签名样张职责列表

1	与申办者共同讨论、制订临床试验方案	9	接待监查员	17	定期检查药物有效期,确保所发放药物均在有效期间内	25	审核分中心小结及总结报告
2	受试者招募	10	对临床试验项目中发生的情况及时告知主要研究者	18	将剩余药物临床试验结束时返回申办者或做好药物销毁工作,保证临床试验药物为临床试验专用.	26	协助机构办公室管理试验文件
3	获取知情同意	11	把控试验进度	19	观察、记录（或协助观察、记录）不良事件	27	与医院相关部门沟通
4	记录病史、人口学信息	12	给药（限注射剂）	20	评估不良事件的因果关系	28	专业内部质控
5	体格检查	13	评估受试者是否符合入选排除标准	21	报告（或协助报告）严重不良事件	29	
6	进行和记录以下评估:体温、呼吸、脉搏、血压	14	研究药物的接收与保管	22	CRF填写、签名	30	
7	评价实验室检查、心电图、B超、胸片等结果	15	药物储藏室温湿度记录	23	数据录入与核查	31	
8	原始病历填写	16	药物发放	24	回答数据质疑	32	

第十二章　临床药理研究及实践

临床药理学是研究药物与人体相互作用规律的一门学科。它以药理学和临床医学为基础,阐述药物代谢动力学(简称药动学)、药物效应动力学(简称药效学)、不良反应的性质和机制及药物相互作用规律等。从药物的生命周期看,临床药理学贯穿于药物临床试验、药物上市后研究与评价、药物临床治疗等阶段。作为创新药、新适应证、联合用药、新给药途径、特殊人群用药临床研究不可缺失的研究内容,临床药理学有助于深入理解药物在体内的作用过程和机制等,为后续临床研究的设计提供指导,需在药物整体研发策略和各关键时间点,结合临床研究整体进度进行科学合理的研究设计和考虑。

第一节　临床研究的一般考虑

一、临床研究基本原则

(一)受试者保护

1. 执行相关法律法规　以人体为对象的临床研究必须遵循世界医学大会赫尔辛基宣言,执行国家食品药品监督管理局公布的《药物临床试验质量管理规范》《医疗器械临床试验质量管理规范》等相关法律法规。

2. 应具备的安全性基础　开展任何临床研究之前,其非临床研究或以往临床研究的结果必须足以说明干预措施在所推荐的人体研究中有可接受的安全性基础。

如涉及药物研发,在整个研发过程中,应当由药理毒理专家和临床专家等动态地对药理毒理数据和临床数据进行评价,以评估临床研究可能给受试者带来的安全性风险。对于正在或将要进行的临床研究方案,也应进行必要的调整。

参与临床研究的有关各方应当按各自职责承担保护受试者职责。

(二)临床研究的一般规律

1. 临床研究分期　临床研究是指在人体进行的研究,用于回答与研究药物/器械/方法预防、治疗或诊断疾病相关的特定问题。药物干预性临床研究通常采用两类方法对临床研究进行描述。

按研发阶段分类,将临床研究分为Ⅰ期临床研究、Ⅱ期临床研究、Ⅲ期临床研究和Ⅳ期临床研究;按研究目的分类,将临床研究分为临床药理学研究、探索性临床研究、确证性临床研究、上市后研究。或者将两者结合分为机制性验证(proof of mechanism, PoM)、概念性验证(proof of concept, PoC)和关键性临床研究。但是,研究分期的概念并不意味着研究必须按照固定的顺序进行,因为对于某些药物来说,按照常规顺序进行的研究是不适宜或者不必要的。例如,尽管临床药理学研究一般是在Ⅰ期进行,但在其他各期中也常进行很多此类研究,有时仍会被归入Ⅰ期研究。

概念性验证是指验证潜在药物的药理效应可以转化成临床获益,一般在早期临床研究阶段进行,用以探索安全耐受剂量下有效性的信号,降低临床开发风险。

临床药理学研究的目的是评价耐受性,明确并描述药动学及药效学特征,探索药物代谢和药物相互作用,以及评估药物活性。

探索性临床研究的研究目的是探索目标适应证后续研究的给药方案,为有效性和安全性确证的研究设计、研究终点、方法学等提供基础。

确证性临床研究的研究目的是确证有效性和安全性,为支持注册上市、高等级循证证据提供获益/风险关系评价基础,同时确定剂量与效应的关系。

上市后研究、真实世界研究的目的是改进对药物在普通人群、特殊人群和/或环境中的获益/风险关系的认识,发现少见不良反应,并为完善给药方案提供临床依据。

2. 以目标为导向的临床研发　在创新药物/器械/疗法临床研发策略上,应采用以目标为导向的临床研究研发模式。整个临床研发计划要设定明确的终极目标与清晰的研究路径;每个具体的临床研究应有明确的研究目的。

3. 阶段性临床研究决策　临床研究的过程,是一个不断决策的过程。在每个临床研究结束后,都应及时进行阶段性获益与风险评估,以决定终止或继续进行临床研发。如有数据提示有明确风险(缺乏有效性或存在安全性问题),临床研究应尽早终止。如果数据提示研究药物有研发前景,临床研究应在已有研究数据支持的基础上,逐步向前推进。临床研发计划应随着研究结果而做适当调整,如临床有效性验证的研究结果可能提示需要进行更多人体药理学研究。在某些情况下,根据临床研究筛选结果,需要放弃或改变原来拟定的适应证。

4. 规范临床研究过程　临床研究应科学地进行设计、实施和分析,保证试验过程规范、结果科学可靠,并完整真实地呈现在临床研究报告中。

二、开展临床研究的基础

在开展临床研究前应制订整体临床研发计划。临床研发计划主要考虑两个方面的内容:一方面是考虑非临床研究中是否具备充足的数据,来指导临床研究设计中对临床受试者安全性和有效性的考量,以及用于临床研究的研究药物是否具有稳定的质量基础;另一方面是在以目标为导向的整体临床研究设计思路下,如何设计不同阶段及不同研究目的临床研究。

非临床研究的设计应关注与后续临床研究相关的因素:①计划在各受试者中的药物总暴露量及持续时间;②药物特征(如长半衰期);③目标适应证;④在特殊人群中的使用(如育龄妇女);⑤给药途径。

综合已有的毒理、药理、药代动力学等非临床研究结果,以判断非临床研究数据对拟进行的临床研究的支持程度(具体可参照药品监督管理部门的相关指导原则)。

(一)临床前安全性研究

在新药首次进行人体临床研究、首次新的给药途径前,应对非临床药代动力学、药理学及毒理学数据进行综合评价。非临床研究数据必须能提供足够的信息用于确定人体起始剂量和安全的暴露时间,同时也能提供研究药物的药理学及毒理学作用的信息。

(二)临床前药理学及药代动力学研究

非临床研究数据是开展临床研究的基础,同时也会对临床研究的研究方向产生影响。在进行临床研究前,一般应获取以下非临床研究信息:①药物主要作用的药理学依据(药物作用机制,包括生物标志物等分子靶点研究等);②剂量效应或浓度效应关系,以及作用持续时间;③可能的临床有效给药途径;④一般药理学,包括药物对主要器官系统的药理作用和生理学效应;⑤研究药物的吸收、分布、代谢和排泄;⑥必要时,还需要相关药物基因组学、蛋白质组学等的研究结论。

第二节 临床药理学的研究内容

一、临床药理学研究的目的和作用

临床药理学研究结果是支持探索性和确证性临床研究设计和上市申请的重要科学依据,用于支持说明书撰写或者修改,将体现在说明书中的用法用量、药代动力学、药物相互作用、药物过量、禁忌和注意事项等项目内容中,其他如特殊人群用药的内容也体现了临床药理学研究结果,如肝功能不全患者、肾功能不全患者、儿童、老年人以及孕妇和哺乳期妇女等。

二、临床药理学研究内容

临床药理学的主要工作为:①在可接受的安全性下,预测人体对药物的最大耐受剂量;②在全剂量范围之内表征剂量限制性的、跟暴露量相关的不良效应;③如果有合适的生物标志物,还可以在这个范围内表征药代/药效关系;④争取获得机制验证或概念验证的研究结果。因此临床药理学研究的核心内容为剂量-暴露-效应。

主要研究内容包括药物对人体的效应(药效学和不良反应)、人体对药物的处置(药代动力学)、药物代谢及物质平衡、剂量-暴露量-效应关系、药物相互作用、药物基因组学、定量药理学、特殊人群的临床药理学、群体药代动力学等。临床药理学研究是问题导向的研究,通常根据药物特性、拟开发适应证和临床治疗领域的特点等综合评估需开展的研究内容,往往包含多个研究项目,在不同临床研究阶段开展。

除此之外,建议汇总临床研发阶段各项研究中收集的药代动力学(pharmacokinetics,PK)数据,综合分析影响药物 PK 特征的内在因素和外在因素,包括但不限于年龄、性别、体重、种族、药物相互作用等。

(一)药代动力学研究

根据非临床研究结果可对创新药在人体内的吸收、分布、代谢等情况进行预测,并可用以解释临床研究结果,比如考察肠吸收和通过血脑屏障能力的渗透性研究、体外蛋白结合研究、肝脏代谢和药物相互作用研究等。体外药物代谢和药效学研究通常为体内研究设计提供依据,比如体外研究结果可为后续如体内药物相互作用临床研究以及基于生理的药代动力学(physiologically-based pharmacokinetic,PBPK)模型构建等提供设计依据和重要参数。早期获得的体外研究结果将有助于后续临床研究的开展。有时需要在新药临床研发全程根据临床研究结果,适时设计针对性的体外研究以回答某些特定的临床药理学问题。

1. 单次/多次给药剂量递增研究 单次给药剂量递增(single-ascending dose,SAD)研究和多次给药剂量递增(multiple-ascending doses,MAD)研究通常包含安全耐受性评价和 PK 评价等。SAD 研究可以在较宽剂量范围内获得新药单次给药不同剂量下的安全性和耐受性、PK 特征、剂量比例特征、线性范围等数据。MAD 研究可获得新药多次给药不同剂量下的安全性和耐受性、PK 特征、剂量比例特征、线性范围、时间依赖性、蓄积程度等数据。

通过早期临床 PK 研究,可以探索和了解给药剂量与药物体内暴露之间的关系,评价药物制剂的合理性及指导制剂优化等。为了更早和更好地了解暴露 - 效应关系,建议在 SAD 和 MAD 研究中尽可能考察药物在较宽剂量范围内的 PK 及药效动力学(pharmacodynamics,PD;如可能),为后续临床研究方案的选择提供依据。

早期 SAD 和 MAD 研究通常在健康志愿者中进行。有时,可根据药物的特性、适应证特点和临床需求等选择患者开展研究。

2. 患者药代动力学研究 患者 PK 研究主要研究药物在目标适应证人群中的 PK 特征,以及患者与健康志愿者(如有)的 PK 差异。患者 PK 研究结果为以患者为受试者的探索性和确证性临床研究提供设计依据。患者 PK 研究有时是独立研究,如在 Ⅰ 期或 Ⅱ 期临床研究早期阶段开展小样本患者 PK 研究,有时嵌套在评估患者疗效和安全性的探索性和确证性临床研究中,为后续临床研究设计提供重要支持性依据。

在后期临床研究阶段,仍要继续进行临床药理学相关研究工作,包括特殊人群的临床药理学研究、药动学相互作用研究和药效学相互作用研究。其主要目的在于:①研究内在因素(年龄、性别、种族、体重、身高、疾病、遗传多态性、受孕和器官功能障碍等)和外在因素(药物、草药、饮食、吸烟和饮酒等)对暴露量(和 / 或效应)的影响;②评价这些暴露量的变异对有效性或安全性的影响;③根据已知的暴露 - 效应关系和变异情况,针对每个因素调整剂量和给药方案。

(二)药效动力学研究

1. 药效学指标 广义的药物效应包括疗效和不良反应。表征药物效应的指标有多种,包括生物标志物、替代终点、临床终点等。

(1)生物标志物:生物标志物在量效关系研究中被广泛应用,可被定量、动态检测。生物标志物为创新药临床研究设计和上市剂量选择提供依据。生物标志物的变化对药物作用机制进行验证的同时,可对药物效应进行定量、动态地评估。如果药物靶点在健康志愿者和患者人群都存在,药物效应研究可以最早开始于健康志愿者的早期临床研究。为了尽早了解认知药物的药理学特性,建议尽早收集生物标志物信息,不断基于新获得的研究数据进行 PK/PD 分析。

(2)替代终点:在患者人群中进行的早期临床研究,药效学指标除了与药物作用靶点相关的生物标志物外,也可以是替代终点,比如血压、血脂、糖化血红蛋白或者肿瘤响应率等。

替代终点一般具有循证医学证据,与临床终点存在明确的相关性,并且这类指标一般在短期临床研究中可定量、动态观察。这类指标虽然不是金标准的临床终点,但其对创新药用法用量的选择具有重要指导意义,并且对临床终点的预测非常重要。由于替代终点较临床终点可在相对早期获得反应结果,是制订和优化患者人群用法用量常用的具有可行性的评价指标。

(3)临床终点:临床终点是新药研发药效学的最佳指标。临床终点通常需要较长时间发生变化,需要较长时间的随访观察,所以相应临床研究周期长、样本量大、成本高。但也正因如此,新药剂量优化依然可以继续通过以临床终点金标准为药效学指标的确证性临床研究进行。在大样本量的确证性临床研究中,以患者为受试者的整个人群和各种亚群体的量效关系都具有足够数据进行量化,从而支持以最终临床终点为指导,进行整个患者人群和不同亚群体的最优化用法用量的制订。

2. 药效动力学研究

（1）体外药效学研究：随着体内研究数据的积累，体外药效学研究数据的权重通常逐渐降低，但是对于某些适应证，体外药效学研究对后期临床研究的意义非常重大。比如抗感染药物，通常通过体外药效学研究获得药物对病原体的杀菌效果以及其他重要的药效学指标，对临床研究的剂量选择和给药频率有重要的指导意义。有些特殊情况下无法开展人体研究，体外药效学研究数据可以作为 PK/PD 分析的支持性证据。

（2）临床研究中的药效动力学研究：在支持创新药上市的确证性临床研究之前，通常通过开展探索性临床研究探索合适的患者人群、剂量、给药时间和给药频率等。从临床药理学剂量优化的角度，探索性临床研究通常包含对多个剂量水平或者不同给药频率等不同给药方案的探索，研究结果为确证性临床研究的用法用量提供重要依据。

对于某些适应证，早期临床研究的疗效和安全性指标不能准确预测长期临床疗效和安全性指标，从临床药理学剂量优化的角度，确证性临床研究可考虑选择不同剂量水平进行以长期临床疗效和安全性为终点指标的研究，从而以长期临床疗效和安全性指标为基础，优化最终整体患者和各个亚群体的用法用量。建议在确证性临床研究中收集尽可能多患者的 PK 数据，以便进行患者群体药代动力学分析和暴露 - 效应关系分析，为用法用量和药品说明书的撰写提供理论依据。

（三）暴露 - 效应关系研究

药物给药剂量、体内暴露量、药物效应之间的关系及其影响因素和可能的机制，是创新药临床药理学研究的核心内容，贯穿临床研发始终。暴露 - 效应关系对于指导创新药后续研发决策（如是否有必要继续研发等）、临床研究方案设计、用法用量方案、目标适应证人群的选择、疗效确证、风险管控措施的制订、药品说明书撰写等具有重要意义。同时，暴露 - 效应关系还有助于早期的 PoM 和 PoC。

暴露 - 效应关系是连接给药剂量和药物疗效 / 安全性指标的重要内容。在整个剂量 - 暴露 - 效应的证据链中，PK 量化了剂量和暴露量之间的关系以及个体间暴露量差异的因素，而暴露 - 效应关系则进一步量化了药物暴露量和疗效 / 安全性指标的关系以及不同亚群体甚至不同个体在疗效 / 安全性指标上的差异及其影响因素。

基于早期生物标志物或者替代终点的暴露 - 效应关系分析，可以指导后续临床研究的用法用量的选择和优化等。而基于临床终点的暴露 - 效应关系分析，可以作为药物有效性的重要证据，也可以用于评价获益风险比，以及推荐拟注册的用法用量等。

（四）药物相互作用研究

患者的联合用药或者生活习惯（饮食、吸烟和饮酒）等外在因素，通常会给药物的暴露和效应带来变异。这些变异也会影响药物的有效性和安全性。因此需要进行药物相互作用（drug-drug interaction，DDI）研究，提出相应的剂量调整方案。通常考虑进行下列因素的临床相互作用研究：①有体外药动学相互作用研究基础的体内的药动学相互作用。通常考虑：药物是否是细胞色素 P450 同工酶（cytochrome P450 proteins，CYP）的底物？代谢是否受遗传影响？药物是否是 CYP 酶的抑制剂和 / 或诱导剂？药物是否是 P- 糖蛋白转运体的底物和 / 或抑制剂？是否有其他代谢 / 转运途径，是否是重要途径？②说明书中明确与其他药物合并用药，以及其他可能会给予目标患者人群的联合用药。这些药物之间的药动学和药效学相互作用需要评估。

DDI 研究结果将指导后续临床研究入排标准、联合用药、剂量调整等设计问题，并将作为说明书中相关内容的撰写依据。否则，在获得 DDI 研究结果前，通常需要在后续临床研究中设计相对严格的入排标准，以确保受试者的安全性和 / 或有效性。

当药物经多种代谢酶代谢且各代谢酶均对药物的代谢起关键作用时，可能需要开展多项体内 DDI 研究。在后期评估安全性和有效性的临床研究中，可以收集患者合并用药信息，通过患者群体药代动力学等方法评估早期的健康志愿者 DDI 研究结果是否适用于患者人群，并有助于发现可能的新的 DDI。

（五）特殊人群的临床药理学研究

特殊人群的内在因素通常会对药物的暴露和效应带来变异，这些变异又会影响药物的有效性和安全性。临床试验中，需要这些研究结果来调整对于特殊人群的剂量和给药方案，并形成说明书信息。主要按照相关指导原则进行以下特殊人群研究：①老人；②儿童；③性别；④人种；⑤肾功能损害；⑥肝功能损害；⑦药物基因组学相关临床研究；⑧受孕和哺乳期；⑨对药物的有效性和安全性评价很重要的其他人体因素。

（六）药物基因组学研究

药物基因组学研究可在非临床研究阶段开始。早期临床研究中，与基因组相关的用药剂量、有效性或安全性的数据虽然受到样本量的限制缺乏确证性，但为后期临床研究（确证性临床研究）的药物剂量和受试人群的选择提供了依据。从研发策略来讲，在早期临床研究中运用准确有效的给药剂量，选择合理的患者亚群，结合敏感且精准的药效动力学生物标志物，或合理的替代性临床终点，研究者可以尽早获知有关药物对靶点的直接调节作用，了解对疾病的有效性等信息，从而达到机制验证或概念验证的目的。可能为研发的决策和导向提供临床依据。

三、临床药理学研究方法

近些年，临床药理学研究的理念和策略、技术手段和方法等较传统模式发生了改变，不局限于临床 PK 研究，而是以研究问题为导向，注重将药物的剂量、暴露量、生物标志物、临床终点（包括有效性和安全性终点）进行量化分析，为后续临床研究的设计提供指导以及为最终的药品说明书推荐用法用量。

定量药理学对于创新药研发和上市后广泛人群应用、个体化用药指导均具有重要意义。模型引导的药物研发（model-informed drug development，MIDD）理念贯穿药物研发、评价全过程。建模与模拟技术可在多个关键决策点发挥重要作用。在整个临床研究过程中，可采用模型引导的药物研发模式，不断积累研究数据，并及时分析剂量 - 暴露 - 效应关系及其关键影响因素，为后续研发提供依据，包括选择优化的目标适应证人群 / 亚人群、用法用量等。

（一）经典研究方法

基于个体密集 PK 数据的非房室模型和房室模型分析方法在量化小样本平均 PK 参数领域有重要作用，比如生物利用度和生物等效性研究、食物影响研究、DDI 研究、肝 / 肾功能不全等特殊人群患者研究等，都基于此类研究方法。经典 PK 研究通常采用描述性统计方法报告研究结果，初步描述药物的 PK、PD 及安全性特征。

（二）基于模型的研究方法

基于模型的研究方法应用于新药研发的各个阶段，常用模型包括群体药代动力学模型、PBPK 模型、基于模型的荟萃分析、暴露 - 效应关系分析、疾病进展模型等。

患者和 / 或健康志愿者的密集和稀疏 PK、PD 数据,在群体分析方法中都可以被采纳。群体分析方法的优势是可以量化 PK、PD 的个体间变异和随机变异,并分析变异来源,结合药物暴露 - 效应关系分析的结果,判断是否需要对某些特殊人群进行相应的剂量调整。

随着药物研发知识的积累,一些跟人体相关的影响药物 PK 的共性知识逐渐完善,可以被用于构建 PBPK 模型。这种分析方法可以用于指导 DDI 等研究。

（三）其他前沿方法

近年来,一些新技术的理论和方法得到了快速发展,逐步应用于创新药临床药理学（包括定量药理学）研究中的暴露 - 效应关系分析、用法用量设计和优化等领域,如定量系统药理学（quantitative systems pharmacology, QSP）、机器学习（machine learning）、人工智能（AI）等。新药开发人员可以在科学合理的条件下,采用这些新技术进行研究探索。采用新技术和新方法时,应有科学的评估或验证。

四、生物制品药物的基本考虑

生物制品药物和化学药物的临床药理学研究的必要性和研究设计等考量有所不同。相对于化学药物结构已知,大多数生物制品是复杂的混合物,其覆盖面广,包括疫苗、血液制品、细胞治疗、基因治疗和治疗性蛋白药物等。其中治疗性蛋白药物与化学药物的研究方法较为接近,但因分子结构存在较大差异,二者的临床药理学研究也存在不同之处。

在药物吸收方面,多数化学药物通过优化后可以做到口服给药。在研发过程中通常会涉及食物影响和与抑制胃酸药物的相互作用的研究。在体内经过代谢酶代谢时,可能形成活性代谢产物,本身也可能是代谢酶的抑制剂或诱导剂;其体内过程同时受转运体的调节,也有可能抑制或诱导转运体。需根据体外代谢酶和转运体的研究结果来制订 DDI 以及物质平衡等临床药理学研究计划。

对于治疗性蛋白药物,其在体内经催化降解为小的多肽或氨基酸并通过肾脏排出体外,或进一步参与到氨基酸循环。其 DDI 研究的考虑主要有以下方面:①本身是炎性因子或能够调控炎性因子,从而改变代谢酶的表达;②通过影响生理过程（比如胃排空）,从而改变其他药物的吸收;③影响其他药物作用的靶点或靶点介导的药物消除而产生 DDI;④通过影响 FcRn 而产生 DDI;⑤为免疫抑制剂,通过影响免疫原性而产生 DDI。针对治疗性蛋白药物消除和代谢的特定研究（比如微粒体、全细胞或组织匀浆研究）以及体外代谢物鉴定的必要性和可行性,应视具体情况而定。

五、结语

临床药理学研究的核心早期是统筹研究安全性方面和有效性方面的暴露量 - 效应关系,为后续的临床研究推荐出适合一般患者人群的剂量范围和给药方案;后期研究则是研究特殊人群和联合用药等特殊情况下暴露量 - 效应关系的变异,推荐相应的剂量调整方案。各项临床药理学研究可以在临床研究总体策略和阶段性目标的框架下灵活调整安排,为药物研发决策、说明书信息的形成与完善、药物的上市申请和上市后临床合理用药等提供临床药理学的科学依据。

第三节　临床药理学实践

在真实世界的医疗实践中,由于患者基础疾病、病情严重程度等因素的改变,患者的药物剂量和给药方案会随之相应调整,有时候会出现超适应证及超说明书用法用量。同时,针对更广大人群的用药需求,以及临床应用中出现的给药方案合理性的问题,都需要借助临床药理学研究的方法和手段进一步研究和完善。因此,围绕药物不同剂量、用药时间、用药策略或用药改变之间变化的临床药理学研究是真实世界研究的主要内容之一,寻找药物剂量和临床疗效以及安全性定量关系并精准化不同患者人群给药方案的临床药理学研究也是主要内容之一,如起始剂量的合理设置、随治疗进程和疾病进展的剂量调整、特殊人群的个体化用药方案等。主要采用的临床药理学方法包括:①治疗药物监测(therapeutic drug monitoring, TDM);②群体药代动力学(population pharmacokinetics, popPK);③药代动力学/药效学(pharmacokinetic/pharmacodynamic, PK/PD);④生理药动学(physiologically-based pharmacokinetics, PBPK)等。本节内容以万古霉素的10年真实世界研究为例,结合应用上述临床药理学的研究方法和内容,为临床的个体化剂量优化提供数据支持,并为模型引导的临床精准给药提供示例。

一、简介

万古霉素为糖肽类抗生素,是治疗耐甲氧西林金黄色葡萄球菌(methicillin-resistant staphylococcus aureus, MRSA)感染的一线药物,主要适应证为耐药革兰氏阳性菌引起的严重感染以及青霉素类过敏患者的严重革兰氏阳性菌感染,包括血流感染、中枢神经系统感染和肺部感染等。万古霉素的药代动力学(PK)个体差异较大,治疗的安全窗窄,且可能发生肾毒性和耳毒性等不良反应,推荐进行治疗药物浓度监测(TDM),以提高患者的临床有效率和安全性以及减少耐药菌产生的概率。虽然万古霉素已在临床上使用60余年,在上市之后无论国际还是国内都在不断更新TDM的指南,但对于优化治疗和减少毒性的最合适方法仍存在争议。

万古霉素上市后推荐的血药谷浓度(minimum concentration, C_{min})范围为5~10mg/L,血药峰浓度(peak concentration, C_{max})范围为20~40mg/L,血药 C_{max}>50mg/L、C_{min}>10mg/L 为可能中毒浓度。体外和小鼠大腿感染模型药效学研究表明,24小时药时曲线下面积/最低抑菌浓度(24h area under the concentration-time curve to minimal inhibitory concentration, $AUC_{0\sim24}$/MIC)是预测万古霉素对金黄色葡萄球菌活性的最佳指标。万古霉素 $AUC_{0\sim24}$/MIC≥400 是与疗效相关的临床 PK/PD 靶值。

2009年美国感染病学会(Infectious Diseases Society of America, IDSA)万古霉素应用共识指南和2011年MRSA治疗指南推荐对于大多数万古霉素 MIC≤1mg/L 的金葡菌引起的血流感染、感染性心内膜炎、骨髓炎、脑膜炎和医院获得性肺炎等复杂感染,血药谷浓度15~20mg/L可作为 $AUC_{0\sim24}$/MIC≥400 的替代指标,以此来优化万古霉素的治疗,简化剂量调整和监测。血清谷浓度是监测万古霉素有效性最精确和实际的方法,应在稳态时检测,即肾功能正常患者第4剂给药前采集谷浓度标本,现有证据不支持监测峰浓度以降低肾毒性的发生。但自从实施这些推荐项以来,有大量关于在成人和儿童患者中使用高谷浓度(15~20mg/L)增加肾毒性发生的报道。PK/PD和安全性的研究显示,与传统的监测谷浓度方法相比,监测 $AUC_{0\sim24}$/MIC 可显著降低万古霉素暴露量和肾毒性,而疗效并没有因此降低。因此,2020年,在美国卫生系统药师协会(American Society of Health-system Pharmacists, ASHP)、IDSA和感染病药师学会(Society of Infectious Diseases Pharmacists, SIDP)的基础上,增加了儿童感染性疾病学会(Pediatric Infectious Diseases Society, PIDS)更新修订的万古霉素给药和监测的共识指南。该指南推荐万古霉素治疗严重MRSA感染时,$AUC_{0\sim24}$/MIC 应维持在 400~600[假设肉汤稀释法(broth microdilution method, BMD)万古霉素 MIC=1mg/L],以达到临床疗效并保证患者安全性。基于严重MRSA感染患者的有效性和肾毒性数据,不再推荐仅以谷浓度15~20mg/L作为监测靶值。对于儿童患者,从疗效的角度推荐

AUC_{0-24}/MIC 400，从肾毒性的角度则推荐 $AUC_{0-24}<800mg \cdot h/L$ 和谷浓度 <15mg/L。

　　2016 年中国药理学会治疗药物浓度监测研究专业委员会制订的《中国万古霉素治疗药物浓度监测指南》，推荐监测血药谷浓度以提高疗效和降低肾毒性。成年患者万古霉素血药谷浓度应维持在 10~15mg/L，成年人严重 MRSA 感染血药谷浓度应维持在 10~20mg/L。在 2020 年 6 月万古霉素 IDSA 指南更新后，同年 12 月中国药理学会治疗药物监测研究专业委员会也更新了《中国万古霉素治疗药物监测指南》。考虑 AUC_{0-24} 指导临床用药方案的调整较血药谷浓度指导用药可能会降低肾毒性的发生风险，但临床有效性角度未发现获益，且部分医疗机构不具备监测万古霉素 AUC_{0-24} 的技术和专业人员，所以同时推荐监测谷浓度和 AUC_{0-24}。对于普通感染和 MRSA 感染的成年患者，谷浓度的推荐范围同 2016 年，新增了新生儿/儿童患者的谷浓度 5~15mg/L 的推荐范围。针对 MRSA 感染，考虑到万古霉素 $MIC \leqslant 1mg/L$ 的比例高，且 MIC 的测定存在不确定性，推荐万古霉素 AUC_{0-24} 的目标范围在 400~650mg/（L·h）（假定万古霉素 MIC 为 1mg/L）。

二、万古霉素十年真实世界临床研究实例介绍

　　Zhang 等研究团队自 2012 年以来，结合国内外最新的万古霉素 TDM 指南，开展了一系列单中心、回顾性研究和多中心、前瞻性研究。通过研究谷浓度、AUC_{0-24}/MIC 与疗效、安全性的定量关系，寻找中国革兰氏阳性菌感染患者万古霉素的目标治疗浓度范围。

　　（一）万古霉素谷浓度与疗效相关性的单中心、回顾性临床研究

　　2009 年 IDSA 指南发布后，中国的很多临床医师仍在使用 5~10mg/L 的低谷浓度，因为没有非常有力的证据来证明高谷浓度的优越性。而且多个临床研究显示谷浓度 >15mg/L 或 20mg/L 可能会引起万古霉素相关肾毒性的发生。

　　Zhang 等研究团队回顾性收集了复旦大学附属华山医院 2004 年 3 月—2014 年 9 月万古霉素 TDM 的 148 例革兰氏阳性菌感染患者的临床数据以及相应的万古霉素血清谷浓度数据。万古霉素平均疗程为 11~13d，从 111 例患者中共分离出 113 株革兰氏阳性菌（包含复数菌），细菌清除率为 67.3%（76/113），其余 37 例为经验用药的患者。细菌清除和未清除组的谷浓度中位值（四分位距）为 8.1（4.3，12.4）mg/L 和 7.3（5.6，11.3）mg/L，差异无统计学意义（P=0.846 2）。多变量逻辑模型分析显示，万古霉素谷浓度与临床结局无关（OR：1.0，95%CI：0.92~1.08，P=0.961 3）。共发生 16 例次万古霉素相关不良反应，包括血肌酐上升 13 例次和白细胞减少 3 例次，未发现与万古霉素谷浓度的相关性。这项回顾性分析未能证明万古霉素谷浓度与临床和微生物学疗效之间的相关性，有必要进行前瞻性临床研究，以进一步确定较高谷浓度对于临床疗效的必要性。

　　（二）万古霉素谷浓度与疗效、安全性相关性的单中心队列研究

　　Zhang 等研究团队开展了一项单中心队列研究，收集了复旦大学附属华山医院 2005 年 1 月至 2014 年 9 月进行万古霉素 TDM 的 128 例住院患者。暴露队列为 2012 年 9 月至 2014 年 9 月前瞻性研究收集的革兰氏阳性菌感染确诊或拟诊患者，并根据 TDM 调整万古霉素给药方案的患者（调整组）64 例，比较队列为 2005 年 1 月至 2009 年 8 月使用万古霉素进行 TDM 但并未根据 TDM 结果调整的患者 64 例（未调整组）。调整组基于 TDM 结果和患者病情调整万古霉素剂量。一般感染患者的万古霉素谷浓度调整范围为 10mg/L，血流感染、感染性心内膜炎、骨髓炎等患者的谷浓度调整范围为 15~20mg/L。未调整组感染患者未调整给药方案。

结果显示调整组的初始谷浓度与未调整组无显著性差异（$P=0.097\ 0$），但调整组调整后谷浓度较未调整组高（$P=0.002\ 6$）。调整组无论是初始日剂量或调整后日剂量，均高于未调整组（$P<0.000\ 1$）。从疗效来看，调整组和未调整组的临床治愈率分别为 79.7% 和 75.0%，差异无统计学意义（$P=0.531\ 6$）。调整组的细菌清除率显著高于未调整组（85.9% 对比 66.7%，$P<0.001$），综合疗效（临床疗效＋细菌学疗效）也是如此（76.6% 对比 66.7%，$P<0.001$）。调整组和未调整组在不同谷浓度水平的细菌清除率有显著性差异（$P=0.027$）。调整组在 <10mg/L、10~<15mg/L、15~<20mg/L 和 ≥20mg/L 浓度范围内的细菌清除率分别为 83.9%、88.9%、84.6% 和 100%；未调整组则为 66.7%、80.0%、42.9% 和 100%（图 12-1）。Cox 比例风险模型提示，调整给药方案是临床疗效（RR: 0.369, 95%CI: 0.218~0.624, $P<0.001$）、细菌学疗效（RR: 0.418, 95%CI: 0.218~0.624, $P<0.001$）和综合疗效（RR: 0.408, 95%CI: 0.215~0.773, $P=0.006\ 0$）的保护因素。与药物相关的不良事件有 18 例次，其中调整组 11 例次，未调整组 8 例。肾毒性方面，调整组和未调整组各出现 5 例次和 3 例次血肌酐升高，在调整剂量或停药后可下降或恢复。耳毒性方面，两组均未观察到听力损害的不良事件。

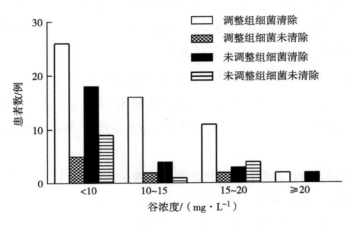

图 12-1　万古霉素不同谷浓度的细菌学疗效

综上结果显示，在临床实践中根据 TDM 结果积极调整患者的万古霉素给药方案，对于患者的预后和病原菌的清除都有重要意义。由于样本数量有限，且前瞻性研究中临床不良事件较回顾性研究多，不能明确血药谷浓度与药物不良事件的相关性，需要进一步地收集大样本量的前瞻性数据来支持中国人群的安全性区间。

（三）万古霉素目标治疗浓度的前瞻性、多中心、大样本量的临床研究

为了获得中国人群中的有效性和安全性靶值，复旦大学附属华山医院牵头上海市 13 家医院开展了万古霉素 TDM 的前瞻性、多中心、大样本量的临床观察性研究，并较前期单中心队列增加了儿童感染患者。根据患者的肾功能给予初始剂量，并在 TDM 的指导下调整万古霉素的剂量。肾功能正常的患者，在第 5 剂给药前 0~0.5 小时采集血药谷浓度标本，给药结束后 0.5~1 小时输液的对侧手臂采集血药峰浓度标本。肾功能中、重度损伤患者，即肾小球滤过率（glomerular filtration rate, GFR）<30mL/min（包括血透、腹透），在第 2 剂给药前后采集血药谷峰浓度标本。万古霉素 TDM 的谷浓度靶值设定为普通感染患者 10~15mg/L，MRSA 引起的菌血症、心内膜炎、骨髓炎、脑膜炎和医院获得性肺炎等复杂感染为 15~20mg/L。如果谷浓度低于目标范围，但原给药方案显示出积极的临床和微生物学结果，临床医师可继续维持剂量，

每周跟踪谷浓度。

1. 疗效

（1）成年感染患者：共纳入 470 例 MRSA 等革兰氏阳性菌感染确诊患者，包括 370 例成年患者和 100 例儿童患者。成年和儿童患者的细菌清除率分别为 86.22%（319/370）和 96%（96/100）。成年和儿童患者的万古霉素平均谷浓度分别为 10.54 ± 8.08 mg/L 和 6.74 ± 8.93 mg/L，且细菌清除和未清除组间没有显著差异［成人：8.64（4.65~14.17）mg/L 对比 9.03（5.07~15.22）mg/L，$P=0.748\,3$；儿童：3.00（3.00~5.98）mg/L 对比 3.00（3.00~13.71），$P=0.676\,4$］。

由于血药谷浓度和 $AUC_{0~24}$/MIC 之间的非线性关系，且 popPK 模型和临床研究表明，谷浓度可能不足以预测 $AUC_{0~24}$。2020 年国际指南和中国指南推荐的 PK/PD 靶值（$AUC_{0~24}$/MIC 400~600）大多来源于 MRSA 血流感染患者，且这一靶值大多来源于回顾性、单中心、非病原学治疗的临床研究，疗效的评价终点为临床疗效，包括 30 天全因死亡率和归因死亡率，仅有 2 篇研究涉及了临床微生物学疗效。临床疗效容易受不同生理、病理等影响较难判别，临床微生物学疗效是较临床疗效更客观也更易判定万古霉素治疗疗效的评价指标。因此，Zhang 等研究团队开展了革兰氏阳性菌感染患者的临床疗效和微生物学疗效与万古霉素 $AUC_{0~24}$/MIC 的相关性研究。

基于收集的 370 例成人感染患者的临床和 PK 数据，建立了万古霉素的 popPK 模型（图 12-2），肌酐清除率（creatinine clearance rate，CCR）是影响万古霉素清除率（clearance，CL）的重要协变量（典型值 3.87L/h，个体间变异 12.5%），而年龄是影响分布容积（distribution volume，V）的重要协变量（典型值 45.1L/h，个体间变异 24.8%）。

$$CL\,(\text{L/h}) = 3.87 \times \left(\frac{CCR}{86}\right)^{0.519} \times EXP\,(\eta_{CL})$$

$$V\,(\text{L}) = 45.1 \times \left(\frac{AGE}{61}\right)^{0.452} \times EXP\,(\eta_V)$$

图 12-2　典型 PK 参数的最终群体模型

在 370 例患者中，334 例患者为 PK/PD 分析可评估患者，临床有效率（临床症状和体征的改善）为 78.7%（263/334）。316 例患者为微生物学疗效可评估患者，微生物学有效率（细菌清除）为 86.4%（273/316）。单一和多种细菌感染的临床有效率为 79.4%（247/311）和 69.6%（16/23）。按感染部位和细菌分类分层进行统计，单变量分析显示，在由耐甲氧西林凝固酶阴性葡萄球菌（methicillin-resistant coagulase-negative *Staphylococcus*，MRCNS）引起的血流感染中，峰浓度在微生物学治疗失败和成功组之间有显著差异（$P=0.031$），$AUC_{0~24}$ 在临床有效和无效组之间有显著差异（$P=0.036$）。但多变量逻辑回归分析结果表明，PK 参数和 PK/PD 指数（C_{min}，C_{max}，$AUC_{0~24}$ 和 $AUC_{0~24}$/MIC）与临床 / 微生物学疗效之间无显著相关性。

按指南推荐的 $AUC_{0~24}$/MIC<400 和 ≥400 分类，不同适应证患者的疗效与 $AUC_{0~24}$/MIC 的相关性见表 12-1。对于血流感染来说，$AUC_{0~24}$/MIC<400 和 ≥400 两组间的临床有效率和微生物学有效率较接近。对于肺部感染，$AUC_{0~24}$/MIC≥400 和 <400 两组间的临床有效率接近，但 $AUC_{0~24}$/MIC≥400 具有更高的微生物学清除率（80.80% 对比 69.20%），皮肤软组织感染则相反（90.90% 对比 68.80%）。

表 12-1 万古霉素治疗不同适应证患者的疗效与 PK/PD 相关性

感染部位		AUC$_{0-24}$/MIC < 400	AUC$_{0-24}$/MIC ≥ 400
血流感染	例数	57	69
	临床有效率 /%	84.20%	89.90%
	微生物学清除率 /%	86.00%	78.30%
肺部感染	例数	39	78
	临床有效率 /%	64.10%	66.70%
	微生物学清除率 /%	69.20%	80.80%
皮肤软组织感染	例数	11	16
	临床有效率 /%	81.80%	75.00%
	微生物学清除率 /%	90.90%	68.80%

不同适应证疗效和谷浓度的相关性见表 12-2,肺部感染的患者谷浓度≥10mg/L 的微生物学疗效高于 <10mg/L 组（84.50% 对比 69.50%），15mg/L 也是如此。

表 12-2 万古霉素治疗不同适应证患者疗效与谷浓度的相关性

感染部位		谷浓度			
		<10mg/L	≥10mg/L	<15mg/L	≥15mg/L
血流感染	例数	70	56	91	35
	临床有效率 /%	85.70%	89.30%	85.70%	91.40%
	微生物学清除率 /%	82.90%	80.40%	82.40%	80.00%
	AUC$_{0-24}$/MIC 中位值（四分位间距）	340（245，429）	589（446，925）	354（268，474）	832（582，1 315）
肺部感染	例数	59	58	80	37
	临床有效率 /%	62.70%	69.00%	67.50%	62.20%
	微生物学清除率 /%	69.50%	84.50%	73.80%	83.80%
	AUC$_{0-24}$/MIC 中位值（四分位间距）	366（277，510）	715（503，1 316）	404（311，552）	928（596，1 470）
皮肤软组织感染	例数	17	10	24	3
	临床有效率 /%	70.60%	90.00%	83.30%	100%
	微生物学清除率 /%	76.50%	80.00%	79.20%	66.70%
	AUC$_{0-24}$/MIC 中位值（四分位间距）	417（293，497）	519（324，1 030）	418（281，527）	1 217

进一步分析发现谷浓度与临床 / 微生物学有效率之间无相关性,AUC$_{0-24}$/MIC 与临床 / 微生物学有效率之间有微弱的相关性,中国成年感染患者的 AUC$_{0-24}$/MIC 靶值可能在 200~300。综合来看,中国患者可能不需要通过 AUC$_{0-24}$/MIC 400 来获得足够的临床疗效。

（2）儿童感染患者:对于儿童患者,国内外仍缺乏万古霉素疗效和 PK/PD 指数的研究,其临床应用时借鉴于成人患者的数据。与成年人相比,儿童的万古霉素清除率增加,且 PK 在不同年龄组间的儿童患者中差异很大。

近年来,一些回顾性研究结果显示谷浓度 >15mg/L 不会带来疗效的提高,反而增加了肾毒性的发生。此外,也有研究显示 $AUC_{0\sim24}/MIC \geqslant 400$ 并未提高儿童患者的万古霉素疗效。以上研究也表明,儿童患者的万古霉素目标治疗浓度可能与成年患者不同,仅以成年患者数据用于儿童患者的万古霉素个体化精准用药存在风险。

2020 年美国 IDSA 更新的指南中首次增加了儿童患者的推荐项,疗效方面借鉴了成人 $AUC_{0\sim24}/MIC\ 400$ 的靶值。在中国,基于专家的临床经验和前期临床前瞻性研究中儿童感染患者平均谷浓度数据($6.74 \pm 8.93mg/L$ 时细菌清除率达 96%),万古霉素 TDM 指南中儿童感染患者的谷浓度的推荐值为 $5\sim15mg/L$。$AUC_{0\sim24}/MIC\ 400\sim600$ 的靶值是否适合中国儿童感染患者尚未有研究报道。

Zhang 等研究团队继续收集了 108 例儿童患者的万古霉素数据,并建立了成人外推儿童患者的 popPK 模型,肌酐清除率和体重是清除率的重要协变量,年龄和体重是表观分布容积的重要协变量。PK 参数和 PK/PD 指数(C_{min},C_{max},$AUC_{0\sim24}$ 和 $AUC_{0\sim24}/MIC$)与临床疗效或微生物学疗效之间没有明显的相关性。$AUC_{0\sim24}/MIC$ 的中位值为 $200\sim300$,并没有达到 400 的目标值,但临床有效率为 92.6%。根据 popPK 模型预测的万古霉素在儿童中的 $AUC_{0\sim24}/MIC$ 目标值和谷浓度,结合中国儿童感染者的临床有效率,建议治疗中国儿科革兰氏阳性感染患者的最佳剂量方案为 $60\sim80mg/(kg \cdot d)$,1 次 /6~8h (<12 岁);$50\sim60mg/(kg \cdot d)$,1 次 /6h 或 1 次 /8h (>12 岁)。<12 岁的中国儿科患者的最佳剂量方案与 IDSA 的推荐剂量基本一致,而 12 岁以上的中国儿科患者的推荐剂量与 IDSA 指南相比略低。此外,通过建立万古霉素的儿童 PBPK 模型,分别对 $40mg/(kg \cdot d)$,1 次 /6h 和 $60mg/(kg \cdot d)$,1 次 /6h 给药方案下的 popPK 和 PBPK 模型的谷峰浓度预测值与实际观测值之间进行了比较。结果显示,PBPK 模型的预测值相比 popPK 模型的预测值稍高(几何平均值比值为 $1.36\sim1.99$),popPK 模型的预测值较为接近实际观测值(几何平均值比值为 $1.07\sim1.17$)。但需要进行更多的前瞻性研究来证实这些结果。

（3）肾功能亢进患者：相比于 2016 年的中国万古霉素指南,2020 年还推荐对肾功能亢进(augmented renal clearance,ARC)患者进行 TDM。ARC 患者是指肾脏消除能力增强,定义为 $CCR>130mL/(min \cdot 1.73m^2)$。由于万古霉素主要通过肾脏排泄,肾功能亢进会明显影响其消除。基于前期收集的前瞻性、多中心临床数据,Zhang 等研究团队根据成人患者的 CCR 分成 88 例 ARC 患者和 326 例非 ARC 患者,两组间的谷浓度分别为 $7.1 (3.9\sim10.6) mg/L$ 和 $9.6 (5.3\sim15.3) mg/L$,谷浓度 <10mg/L 的比例分别为 71.6% 和 53.7%。ARC 和非 ARC 患者的 $AUC_{0\sim24}/MIC$ 分别为 $360.5 (253.8\sim475.0)$ 和 $494.7 (357.3\sim728.2)$,$AUC_{0\sim24}/MIC<400$ 的比例分别为 63.6% 和 33.1%。

ARC 与低于治疗水平的万古霉素低谷浓度和 $AUC_{0\sim24}/MIC$ 有关,因此,这类患者可能需要比常规剂量更高的剂量。

2. 肾毒性　中国感染人群的肾毒性的靶标及阈值仍缺乏,此外,基于谷浓度还是 $AUC_{0\sim24}$ 的个体化调整剂量来降低肾毒性的发生仍不明确。在纳入的 470 例患者中,大部分为血流感染(122 例成年人和 49 例儿童)和肺部感染(133 例成年人和 29 例儿童)的患者。在纳入的 370 例成人患者中,报道了 36 (9.6%)例万古霉素相关的肾毒性。Logistic 回归分析显示,谷浓度与临床疗效没有显著的相关性(成年人 $P=0.75$,儿童 $P=0.68$),但谷浓度是成年患者的万古霉素相关肾毒性的独立危险因素($P<0.000\ 1$)。万古霉素相关肾毒性的谷浓度切点为 13mg/L,具有 80% 的敏感性和 78% 的特异性。由于该阶段研究仅为上海地区的患者数据,且儿童患者例数偏少难以确定血药谷浓度范围,因而需要进一步的临床数据支持。

Zhang 等研究团队增加部分外省市医院,在全国 26 家医院中继续入组了 200 余例感染患者,发现成人肾毒性的血药谷浓度切点为 15mg/L。$AUC_{0\sim24}$ 与谷浓度具有良好的相关性($r=0.87$),万古霉素相关肾毒性的 $AUC_{0\sim24}$ 切点应在 500mg/($L\cdot h$)左右。

在这一多中心、前瞻性研究中,首次报道了中国感染患者肾毒性的谷浓度切点 15mg/L,这与国外文献报道的万古霉素谷浓度切点一致。2020 年国际指南推荐以 $AUC_{0\sim24}$ 进行个体化剂量调整。与谷浓度指导用药组相比,$AUC_{0\sim24}$ 组指导用药组肾毒性发生率更低,且更具有相关性。因此,在万古霉素的临床应用中,实现基于 $AUC_{0\sim24}$ 的个体化给药可能是提高疗效、降低肾毒性的有效策略。

（四）开发基于 $AUC_{0\sim24}$ 给药的万古霉素个体化用药软件

2020 年国际指南推荐使用贝叶斯软件进行 $AUC_{0\sim24}$ 监测,该软件嵌入了基于丰富采样的万古霉素浓度数据的 PK 模型作为贝叶斯先验,基于患者的 1 或 2 个万古霉素浓度来优化万古霉素给药,至少具有 1 个谷浓度。

目前国外可用于万古霉素个体化用药的软件包括 VancoPK、Bestdose、Nextdose 和 DoseMeRX 等,均注册了软件的版权;国内包括 JPKD、Smartdose、PharmVAN 和儿童万古霉素个体化浓度预测系统（专利公开号:CN105335616A）等。这些软件主要针对肾功能稳定的成人感染患者,仅 1 项主要针对儿童患者,目前尚未推广应用于临床。但上述软件采用的 popPK 模型来源于回顾性、单中心临床研究,入组的病例并非病原学确诊的革兰氏阳性菌感染患者,且缺乏中国感染患者的 TDM 靶标。基于前期建立的成人和儿童患者全生命周期的 popPK 模型,华山医院自主开发了万古霉素个体化用药软件,该软件以 2020 年 IDSA 指南推荐的 $AUC_{0\sim24}$/MIC 400~600 和中国指南推荐的谷浓度 10~15mg/L 为监测指标,实现了万古霉素初始剂量和调整剂量的计算。临床医师可根据患者的人口统计学和血肌酐值等计算患者的药动学参数和预测谷浓度、峰浓度和 $AUC_{0\sim24}$/MIC,据此推荐给药方案,便于临床医师进行万古霉素个体化精准用药。

（五）主动治疗药物监测是万古霉素未来个体化用药发展方向

过去,一直采用的万古霉素 TDM 给药策略模式是基于说明书进行经验用药,用药 3~5 天后采集血样测定稳态血药浓度,根据推荐的 TDM 范围（靶值）进行经验给药方案调整。传统 TDM 无法及时有效制订个体化方案,满足疗效和安全性的需求,重要的因素为无法预估患者生理病理情况等对药物的药代动力学的影响,无法精准用药。

主动治疗药物监测（active therapeutic drug monitoring, ATM）给药策略是建立在 popPK 以及 PK/PD 模型的基础上,根据患者的个体生理、病理因素预测药物体内的 PK 参数推荐首次用药给药方案,可在用药当天未达稳态前进行 TDM,结合患者病情变化及时调整给药方案,使调整后的方案在达到药效水平的前提下,减少 AKI 及其他不良反应的发生。与传统 TDM 给药方案策略相比,ATM 中患者首次用药即可根据 popPK 模型及患者生病理因素进行预测,不再仅依赖说明书及临床医师的经验判断;用药当天即可进行 TDM,相比于传统的 3~5 天,时限更短,使患者更早达到治疗浓度并减缓耐药;更重要的是,应用 ATM 可在患者用药过程中,结合患者病情变化及时调整用药方案,传统 TDM 难以做到,这对于降低 AKI 发生率至关重要。

模型引导的精准用药（model-informed precision dosing, MIPD）是通过数学建模与模拟技术,将患者的生理、病理、药物的药理学和疾病进程等信息进行整合,指导患者的个体化精准用药。

MIPD 的一般步骤如下：①依据已建立的群体 PK/PD 模型和特征参数，结合患者的目标浓度和个体的生理、病理等特征，制订患者的初始给药方案；②给药后，对患者的治疗效果进行评估；③如果达到满意治疗效果，则维持原方案；④如果未达到预期治疗效果，则基于优化采样理论，尽早采集样本并检测药物浓度；⑤依据已建立的群体 PK/PD 模型和药物浓度，结合后验贝叶斯法计算患者个体的 PK/PD 参数；调整给药方案，以期达到目标药物浓度和治疗目标；重复③～⑤步直至达到预期的治疗效果。

若使用 MIPD 并结合贝叶斯估计法辅助万古霉素个体化给药，可在用药后的任意时间进行 TDM。为了促进 MIPD 的应用，2021 年日本化疗协会和日本治疗药物监测协会发布了万古霉素 TDM 的临床实践指南，推荐应考虑使用 MIPD 方法在达到稳定状态前的第 2 天（24~48 小时）进行 TDM，以提高实现第 2 天 $AUC_{0\sim24}$ 目标的概率。

Zhang 等团队继续开展了一项"ATM 技术在万古霉素治疗耐药革兰氏阳性菌感染患者个体化用药中的应用及推广"项目，分为采用 ATM 技术指导的成人和儿童耐药革兰氏阳性菌等感染患者前瞻性、多中心的临床研究队列，以及和前期完成的 700 例病例 TDM 历史队列进行对比，旨在降低其 AKI 发生率，提高临床和微生物学疗效。基于 MIPD 的理念，通过 ATM 的技术，并借助抗感染个体化用药指导平台这一临床决策支持系统，实现了患者的万古霉素初始剂量和调整剂量计算。

（六）国内临床分离菌对万古霉素敏感性较高

2020 年美国 IDSA 指南中提到根据当前国家的万古霉素敏感性监测数据，在大多数经验用药情况下，万古霉素的 MIC 应当假定为 1mg/L。2013 年，美国疾病控制与预防中心（Centers for Disease Control and Prevention，CDC）监测万古霉素对金黄色葡萄球菌的 MIC=0.5mg/L 的比例仅为 10.4%，而本研究该比例达到 44.9%，目前也尚无万古霉素耐药的金黄色葡萄球菌。中国革兰氏阳性菌感染患者的 $AUC_{0\sim24}$/MIC 靶值在 200~300，可能与国内临床分离菌对万古霉素的敏感性较高有关。

但近年来，Zhang 等研究团队筛选了中国成人和儿童患者的万古霉素异质性中介金黄色葡萄球菌（heterogeneous vancomycin-intermediate *Staphylococcus aureus*，hVISA）检出率，在肺炎患者中其检出率高达 76.2%（48/63）。因此，降低中国感染患者的万古霉素 $AUC_{0\sim24}$/MIC 的靶值可能有待于进一步的研究。

三、TDM 采样时间点的实践

2009 年国际指南和 2016 年《中国万古霉素治疗药物监测指南》推荐仅采集血药谷浓度，2020 年国际指南推荐收集 2 个血药浓度时间点（最好在输液后 1~2 小时采集达到接近稳态的峰浓度，在给药间隔结束时采集谷浓度）。仅谷浓度就足以使用贝叶斯方法估计 $AUC_{0\sim24}$，但需要更多数据才能确定不同患者群体使用谷浓度数据的可行性。鉴于早期治疗的重要性，万古霉素目标暴露量应在治疗的早期达到，优选最初的 24~48 小时。

在前瞻性、多中心的临床研究中，Zhang 等研究团队推荐同时采用谷浓度和峰浓度进行 TDM。虽然基于贝叶斯方法仅采集谷浓度也能计算 $AUC_{0\sim24}$，但峰谷浓度比仅谷浓度预测 $AUC_{0\sim24}$ 更准确。过去一直采用稳态谷浓度来进行 TDM，即给药后第 5 剂前后采集血药谷峰浓度。基于国际指南和贝叶斯反馈的个体化给药软件，Zhang 等研究团队将 TDM 的时间提前至给药后 24~48 小时，以减少万古霉素相关肾毒性的发生。

四、总结

在 10 年的 TDM 临床研究中，Zhang 等研究团队以回答临床问题为驱动收集真实世界数据，通过

popPK、PK/PD 等临床药理学的手段和方法,基于数据 - 证据 - 指南,循序渐进,质量为先,逐步解决一个个临床问题。通过临床、药学和微生物学等多学科合作,在临床实践中根据万古霉素 TDM 结果积极调整给药剂量,对于患者的预后和病原菌的清除具有重要的意义。

儿童感染患者的谷浓度研究结果被《中国万古霉素治疗药物监测指南(2020 更新版)》引用。此外,在前瞻性研究中还获得了成年人万古霉素相关肾毒性的谷浓度切点 15mg/L。虽然万古霉素 AUC_{0-24}/MIC 与疗效无显著的相关性,其靶值可能在 200~300,但由于分离自中国感染患者的 hVISA 病原菌检出率较高,仍推荐 AUC_{0-24}/MIC≥400,为中国感染患者的有效和安全浓度差提供了数据支持。通过自主开发的 ATM 软件,在万古霉素初始用药时即可实现个体化用药,结合 MIPD 的理念通过及早进行 TDM,采用 popPK 模型结合贝叶斯方法计算 AUC_{0-24},以此预测调整剂量,为中国感染患者的个体化用药提供了有效的临床决策支持系统,最终降低万古霉素相关肾毒性的发生率,提高临床和微生物学疗效。

参考文献

[1] CH M4E: The Common Technical Document on Efficacy. 2016.

[2] ICH E4: Dose-Response Information to Support Drug Registration. 1994.

[3] ICH E14: The Clinical Evaluation of QT/QTc Interval Prolongation and ProarrhythmicPotential for Non-Antiarrhythmic Drugs. 2005.

[4] ICH E14: The Clinical Evaluation of QT/QTc Interval Prolongation and Proarrhythmic Potential for Non-Antiarrhythmic Drugs. Questions and Answers(R3). 2015.

[5] 国家药品监督管理局. 模型引导的药物研发技术指导原则. 2020.

[6] 国家药品监督管理局. 群体药代动力学研究技术指导原则. 2020.

[7] 国家药品监督管理局. 儿科用药临床药理学研究技术指导原则. 2020.

[8] 国家药品监督管理局. 儿科人群药代动力学研究技术指导原则. 2014.

[9] 国家药品监督管理局. 药物相互作用研究技术指导原则(试行). 2021.

[10] 国家药品监督管理局. 治疗性蛋白药物临床药代动力学研究技术指导原则. 2021.

[11] 国家药品监督管理局. 化学药创新药临床单次和多次给药剂量递增药代动力学研究技术指导原则. 2021.

[12] 国家药品监督管理局. 肾功能不全患者药代动力学研究技术指导原则. 2021.

[13] 国家药品监督管理局. 新药研发过程中食物影响研究技术指导原则. 2021.

[14] 国家药品监督管理局. 创新药人体生物利用度和生物等效性研究技术指导原则. 2021.

[15] 国家药品监督管理局. 药物临床研究的一般考虑指导原则. 2017.

[16] 国家药品监督管理局. 肝功能损害患者的药代动力学研究技术指导原则. 2012.

[17] FDA. Guidance for Industry: Pharmacokinetics in Pregnancy?Study Design, Data Analysisand Impact on Dosing and Labeling. 2004.

[18] RYBAK MJ, LOMAESTRO BM, ROTSCHAFER JC, et al. Therapeutic monitoring of vancomycin in adult patients: a consensus review of the American Society of Health-System Pharmacists, the Infectious Diseases Society of America, and the Society of Infectious Diseases Pharmacists. Am J Health-Syst Pharm, 2009, 66(1): 82-98.

［19］LIU C, BAYER A, COSGROVE SE, et al. Clinical practice guidelines by the Infectious Diseases Society of America for the treatment of methicillin-resistant *Staphylococcus aureus* infections in adults and children. Clin Infect Dis, 2011, 52（3）: e18-55.

［20］RYBAK, MJ, LE J, LODISE, TP, et al. Therapeutic monitoring of vancomycin for serious methicillin-resistant Staphylococcus aureus infections: a revised consensus guideline and review by the American Society of Health-System Pharmacists, the Infectious Diseases Society of America, the Pediatric Infectious Diseases Society, and the Society of Infectious Diseases Pharmacists. Am J Health-Syst Pharm, 2020, 77（11）: 835-863.

［21］RYBAK MJ, LE J, LODISE TP, et al. Therapeutic monitoring of vancomycin for serious methicillin-resistant Staphylococcus aureus infections: a revised consensus guideline and review by the American Society of Health-system Pharmacists, the Infectious Diseases Society of America, the Pediatric Infectious Diseases Society, and the Society of Infectious Diseases Pharmacists. Clin Infect Dis, 2020, 71（6）: 1361-1364.

［22］YE ZK, CHEN YL, CHEN K, et al. Therapeutic drug monitoring of vancomycin: a guideline of the Division of Therapeutic Drug Monitoring, Chinese Pharmacological Society. J Antimicrob Chemother, 2016, 71（11）: 3020-3025.

［23］HE N, SU S, YE Z, et al. Evidence-based guideline for therapeutic drug monitoring of vancomycin: 2020 Update by the Division of Therapeutic Drug Monitoring, Chinese Pharmacological Society. Clin Infect Dis, 2020, 71（Suppl 4）: S363-S371.

［24］CAO G, LIANG X, ZHANG J, et al. Vancomycin serum trough concentration vs. clinical outcome in patients with gram-positive infection: a retrospective analysis. J Clin Pharm Ther, 2015, 40（6）: 640-644.

［25］梁晓宇, 吴菊芳, 杨敏婕, 等. 万古霉素治疗药物浓度监测队列研究. 中国感染与化疗杂志, 2015, 15（5）: 472-478.

［26］LIANG X, FAN Y, YANG M, et al. A prospective multicenter clinical observational study on vancomycin efficiency and safety with therapeutic drug monitoring. Clin Infect Dis, 2018, 67（suppl_2）: S249-S255.

［27］SHEN K, YANG M, FAN Y, et al. Model-based evaluation of the clinical and microbiological efficacy of vancomycin: a prospective study of Chinese adult in-house patients. Clin Infect Dis, 2018, 67（suppl_2）: S256-S262.

［28］MCNEIL JC, KAPLAN SL, VALLEJO JG. The influence of the route of antibiotic administration, methicillin susceptibility, vancomycin duration and serum trough concentration on outcomes of pediatric *Staphylococcus aureus* bacteremic osteoarticular infection. Pediatr Infect Dis J, 2017, 36（6）: 572-577.

［29］HAHN A, FRENCK RW JR, ALLEN-STAAT M, et al. Evaluation of target attainment of vancomycin area under the curve in children with methicillin-resistant *Staphylococcus aureus* bacteremia. Ther Drug Monit, 2015, 37（5）: 619-625.

［30］SHEN K, FAN Y, YANG M, et al. Modeling approach to optimizing dose regimen of vancomycin for Chinese pediatric patients with gram-positive bacterial infections. Front Pharmacol, 2021, 12: 648668.

［31］ZHAO J, FAN Y, YANG M, et al. Association between augmented renal clearance and inadequate vancomycin pharmacokinetic/pharmacodynamic targets in chinese adult patients: a prospective observational study. Antibiotics, 2022, 11（7）: 837.

［32］TANGDEN T, RAMOS MARTIN V, FELTON TW, et al. The role of infection models and PK/PD modelling for optimising care of critically ill patients with severe infections. Intens Care Med, 2017, 43（7）: 1021-1032.

［33］焦正,李新刚,尚德为,等.模型引导的精准用药:中国专家共识（2021版）.中国临床药理学与治疗学,2021, 26（11）: 1215-1228.

［34］FAN Y, CHEN M, LI N, et al. Sequence type 5（ST5）as a possible predictor of bacterial persistence in adult patients with methicillin-resistant *Staphylococcus aureus* pneumonia treated with vancomycin. Microbiol Spectr, 2022, 10（5）: e0134822.

［35］MATSUMOTO K, ODA K, SHOJI K, et al. Clinical practice guidelines for therapeutic drug monitoring of vancomycin in the framework of model-informed precision dosing: A consensus review by the japanese society of chemotherapy and the japanese society of therapeutic drug monitoring. Pharmaceutics, 2022, 14（3）: 489.

第十三章　专病临床研究案例及实践

临床研究实践将科学研究的概念引入临床医学领域,严格按照设计、测量和评价的方法学要求,通过支持体系和人才队伍,由点及面,将患者个体诊治扩大为群体研究,为探讨疾病的病因、诊断、治疗、预后等问题提供高质量的指导意见,是制定临床诊疗规范或指南的证据来源,促进提升临床医务人员业务水平和对疾病的认识、推进诊断治疗方法创新及进行医疗设备改进,提高临床诊疗决策的科学化,增强疾病诊治的科学性、安全性、有效性、适用性和经济性。迄今,众多优秀的临床研究工作者已在方法学指导下,在各专科领域规范开展了大量高质量的临床研究。本章将回顾国内外代表性专科的经典临床研究案例并结合上海市级医疗机构开展的相应专科临床研究实践经验进行点评分析,帮助读者加深对临床研究实践和成果应用的理解。

第一节　呼吸病的临床研究

一、呼吸病学临床研究概况

呼吸疾病是临床常见病,已成为我国最为突出的公共卫生与医疗问题之一。近年来,由于吸烟、空气污染、人口老龄化等因素的影响,呼吸系统疾病如肺癌、慢性阻塞性肺疾病、支气管哮喘发病率明显升高,急性呼吸窘迫综合征、免疫功能低下患者并发肺部感染等疑难危重症也居高不下。在全球十大死因中,呼吸系统疾病占据 3 位,分别为慢性阻塞性肺疾病、下呼吸道感染、肺癌。此外,已暴发数次全球性呼吸道传染疾病,如严重急性呼吸综合征(severe acute respiratory syndrome, SARS)、甲型流行性感冒等。呼吸道传染性疾病传染性强,危害性大,且缺乏特异性的治疗药物,给人民健康和国民经济造成巨大损失。

慢性呼吸疾病具有高患病率、高致残、高致死、高疾病负担的特征,常见的慢性呼吸疾病包括慢性阻塞性肺疾病、哮喘、肺心病、肺癌和胸腔内肿瘤、间质性肺疾病、慢性胸膜病、睡眠呼吸障碍等。这些慢性呼吸系统疾病严重威胁人民健康,给家庭乃至社会带来沉重的经济负担。

近年来,我国呼吸学科临床研究取得了显著成就:在慢性呼吸道疾病研究领域,慢性阻塞性肺疾病已经成为中国三大最流行的慢性病之一,我国慢性阻塞性肺疾病患病率超 8%, 40 岁以上逾 13%,患者人数为 9 990 万人;哮喘流行病学调查结果首次表明,哮喘总体患者达 4 570 万人,其中 1 310 万人有气流受限。在呼吸系统感染领域,建立社区获得性肺炎 - 中国(community acquired pneumonia-China, CAP-China)网络,研究我国社区获得性肺炎的病原体构成,有力推进疫苗开发、抗生素的合理使用和药物开发,有助于全球对病毒性呼吸道疾病的控制。在肺栓塞与肺血管病研究领域,我国肺血栓栓塞症注册登记研究数据在 *European Respiratory Journal* 正式发表,分析了在不同危险分层下的初始治疗方案和住院期间病死率的变化趋势,阐明了我国肺栓塞的发病、临床特征、临床转归以及预后特征。肺癌领域,我国学者长期致力于肺癌基础研究和临床转化,开展科技攻关、建立早筛、早诊、早治体系,实现了重大理论创新与技术突破,达到肺癌早期诊断率和5年生存率"双提升"的目标,使手术可治愈的早期肺癌(IA1期)诊断率提高了10倍,达到11.82%,IA期肺癌诊断率从2011年的26.48%提高至2018年的60.78%,有力推动了我国肺癌精准诊疗。烟草病学方面,评估了我国小气道功能障碍流行状况、负担及可预防风险因素,弥补了我国乃至全世界该领域研究证据的不足。

中国呼吸病学领域有不少很好的临床实践经验,但很多资料来源于回顾性研究,且资料不齐全,要把临床经验转化为循证医学依据,同时提高中国呼吸病学在国际的影响力,前瞻性、多中心临床研究是必由之路。当前呼吸病学临床研究存在一些薄弱环节,如重大呼吸疾病现有临床诊疗指南中少有基于中国人群研究的循证证据;呼吸疾病临床诊疗规范化评估及质控体系亟待完善;鲜见具自主知识产权的诊疗关键技术,研究成果转化缓慢等。

专家还指出,未来呼吸系统疾病临床研究的重点科技攻关领域包括对于下呼吸道感染的研究,重点研发呼吸道感染病原诊断及耐药监测新技术;开发基于耐药基因的快速耐药分子诊断技术;研究结核菌等耐药病原体耐药新基因及机制;研究肺脏免疫失衡的细胞和分子机制,病原微生物侵入或逃逸肺脏免疫的机制;开发非抗生素类药物及非传统给药模式等紧迫性临床问题。

对于慢性呼吸疾病方面,重点包括研究慢性呼吸道疾病的表观遗传学、免疫学和病理生理学特征;解析我国人群的遗传易感因素、临床表型和分子表型特征;寻找早期诊断、预后判断及精准治疗的标志物,结合人工智能提升疾病诊断水平;研究吸烟、环境污染物诱发慢性阻塞性肺疾病、哮喘相关分子机制及代谢通路;针对慢性阻塞性肺疾病、哮喘新靶点开发新药物;研究干细胞、淋巴细胞、基因编辑等新型药物的疗效和机制;研究早期康复方案对慢性呼吸道疾病患者影响的机制,探索安全有效的康复方案等关键性临床问题。

急性肺损伤与呼吸窘迫综合征研究主要包括探讨不同因素引起急性肺损伤的炎性损伤机制及修复机制;确定病程中各细胞亚群,区域免疫、代谢、微生态与炎症的特征和相互关系;探索急性肺损伤修复的物理、化学、生物学科交叉产生的新疗法;研究正压机械通气、ECMO等ARDS治疗新技术对肺气-血屏障损伤-修复的二重影响和机制,为优化临床治疗策略提供理论基础和治疗靶点。

对于支气管扩张症,目前发病机制尚未完全明确,缺乏特异性干预手段:主要攻克领域包括构建我国多中心支气管扩张生物资源库;探讨临床分型及其与预后的相关性;支气管扩张合并症对支气管扩张病程的影响;借助动物模型,研究支气管扩张及急性加重期病原体感染、气道炎症、气道微环境变化与结构破坏的相关性等病理机制;探索大环内酯类药物及中药等对稳定期支气管扩张患者的调节作用;阐明肺早期发育关键分子的异常表达与成年期支气管扩张的关系。

我国呼吸病学领域的发展水平虽然稍落后于欧美发达国家,但部分研究领域有优势,如呼吸道感染性疾病的临床研究、肺癌的靶向治疗、呼吸衰竭的无创和序贯治疗等。要继续加大呼吸病学基础研究和临床研究的投入,加速呼吸病学临床研究成果向医学实践的转化,促进呼吸病学与肿瘤科、影像科、感染科等学科之间的交流与合作,通过加强呼吸病学领域的研究发展来解决实际问题,使得呼吸病学科由"大学科"向"强学科"不断发展(图13-1)。

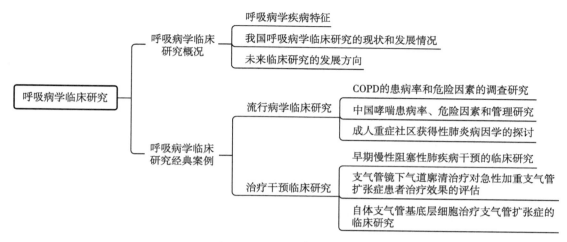

图 13-1 呼吸病学临床研究

二、呼吸病学临床研究经典案例

呼吸病流行病学临床研究

1. 中国慢性阻塞性肺疾病的患病率和危险因素研究［中国肺健康（China Pulmonary Health，CPH）研究］ 慢性阻塞性肺疾病（chronic obstructive pulmonary disease，COPD）在中国成年人口中的患病率尚不清楚。为了解中国 COPD 的患病率和危险因素，进行了 CPH 研究，在这项全国性的横断面研究中，纳入年龄≥20 岁成年人的 57 779 个代表性样本。

在 PubMed 和中国国家知识基础设施数据库中检索筛选论文，确认目前没有中国 40 岁以下成年人 COPD 患病率的全国性数据。在 CPH 研究中，目标是估计 COPD 在≥20 岁中国人中的患病率和负担。

大型、全国性的横断面研究使用多阶段分层整群抽样程序，登记了具有全国代表性的≥20 岁成年人样本。在第一阶段，选择了按地理区域分层的 10 个省、自治区、直辖市。在第二阶段，从每个省或自治区中随机抽取一个大城市、一个中等城市、一个经济发达的县和一个欠发达的县。在第三阶段，从每个城市随机抽取两个城区，每个县随机抽取两个乡镇。在每个直辖市内，随机抽取 4 个城区、2 个经济发达县乡和 2 个欠发达县乡。在第四阶段，随机选择了两个城市住宅来自市区或乡镇的社区或乡村社区。在最后阶段，再从选定的社区中随机挑选年龄在 20 岁以上的个人。在当地社区卫生中心获得了数据后，面试者进行标准化问卷调查，包括人口统计学特征、病史、父母呼吸道疾病病史和风险因素等信息。对吸烟、生物质利用等统一定义。

样本为 50 991 名来自中国普通人群的成年人。所有受试者都接受了支气管扩张剂后的肺功能测试，以诊断慢性阻塞性肺疾病。结果表明，中国慢性阻塞性肺疾病患病率高，40 岁及以上人群慢性阻塞性肺疾病患者近 1 亿，并仍呈上升趋势；≥40 岁慢性阻塞性肺疾病患病率为 13.7%；≥20 岁慢性阻塞性肺疾病患病率为 8.6%。

综上所述，本次研究表明 COPD 在中国成年人中高度流行。吸烟和空气污染是该病的主要可预防风险因素。在中国，使用肺活量测定法预防和早期发现 COPD 应该是公共卫生的优先事项，以减少 COPD 相关的发病率和死亡率。

我国每例慢性阻塞性肺疾病急性加重患者的年平均住院费用从 15 953.5 元增长到 19 874.5 元，慢性阻塞性肺疾病严重影响生存质量,造成巨大经济负担。

2. 中国哮喘患病率、危险因素和管理研究 哮喘是全世界常见的慢性气道疾病。尽管人口众多,但中国尚未对全国哮喘的患病率、危险因素和治疗进行全面研究。因此,有关学者领衔了一项哮喘全国性横断面研究,流行病学调查结果:明确了全国哮喘流行状况、风险因素及诊疗现状。

本研究采用多阶段分层抽样方法,在 2012 年 6 月 22 日至 2015 年 5 月 25 日,为全国横断面中国肺健康(CPH)研究招募了 57 779 名 20 岁及以上成年人的代表性样本。从 6 个地理区域选出了代表所有社会经济环境的 10 个中国省份,所有评估均在当地卫生中心进行。统一哮喘诊断标准(欧洲共同体呼吸健康调查哮喘问卷),再通过对所有参与者进行多变量调整分析来检查哮喘的危险因素。通过自我报告的哮喘患者、医师诊断、治疗和就诊史来评估疾病管理。

在 2012 年 6 月 22 日至 2015 年 5 月 25 日,CPH 研究共招募了 57 779 名受试者。50 991 人(21 446 名男性和 29 545 名女性)完成了问卷调查,并有完整的支气管扩张剂后肺功能测试结果,因此被纳入最终分析。研究结果表明,中国哮喘患病率高,20 岁及以上人群哮喘患者总数达 4 570 万;≥20 岁哮喘患病率为 4.2%;≥40 岁哮喘患病率为 5.4%。患病的 4 570 万人,其中 1 310 万人患有气流受限,占人口的 1.1%。此外,在中国,哮喘在很大程度上被漏诊和治疗不足。吸烟、生物质的使用、暴露于高浓度的颗粒物、家中存在霉菌以及体重异常为主要的可预防风险因素。

此项研究表明,哮喘是中国的一项重大公共卫生挑战,呼吁制订一项国家计划来改善哮喘的预防和管理。重要的是,提高对哮喘的认识和传播标准化治疗是减轻哮喘负担的重要公共卫生优先事项。

3. 对成人重症社区获得性肺炎病因学的探讨 重症社区获得性肺炎(severe community-acquired pneumonia, SCAP)病原复杂、病死率高、预后差,是全球共同关注的重大公共卫生问题。我国 SCAP 疾病流行谱尚不完整,从 2018 年 6 月至 2019 年 12 月,在全国 10 个城市 17 家中心开展成年人 SCAP 前瞻性、多中心临床流行病学调查,纳入收住于急诊科、呼吸科病房和呼吸重症监护室中,符合中国《成人社区获得性肺炎诊断和治疗指南(2016 年版)》中 SCAP 诊断标准的成年患者,综合开展多项微生物标本检测,包括分中心常规微生物培养、尿检及血清学检测、中心实验室统一特殊病原体抗体检测、宏基因组二代测序(metagenomic next generation sequencing, mNGS)等,长期连续随访临床资料,数据传入为本项目设计的在线病例随访系统。为了使结果在临床上可靠,实验过程由科学委员会负责研究设计、通用报告格式设计、研究协调和数据审计。

根据中华医学会呼吸病学分会指南诊断 SCAP,入组时评估肺炎严重程度指数,由临床研究协调员将电子病例报告表上传到在线数据库。随后,抗菌治疗开始之前,尽快进行多样本标本采集(如血液、尿液和呼吸道标本),用于常规培养、抗原检测,聚合酶链反应(PCR)和 mNGS 的适当设计,并且将所有临床数据都上传到在线数据库中。由主治医师根据微生物学结果、临床特征和对治疗的反应进行病因学确认及统计分析。

最终,纳入 275 例患者进行分析。联合检测方法使鉴定率高达 74.2%,而仅使用常规培养物时为 14.4%,不使用 mNGS 时为 40.8%。流行性感冒病毒、肺炎链球菌、肠杆菌科、嗜肺军团菌、肺炎支原体是前五大常见病原体。在 37% 的患者中发现了细菌,其中肺炎链球菌仍然是最常见的病原体。金黄色葡萄球菌和铜绿假单胞菌分别占据 5% 和 3.5%。呼吸道病毒在社区获得性肺炎(community-acquired pneumonia, CAP)中的作用越来越大,特别是在 SCAP 中。流行性感冒病毒是 SCAP 中确定的与冬季有关的顶级病原体,其死亡率为 23.9%。腺病毒是 SCAP 的第二大病毒,更常见于年轻患者。

总之,此项多中心前瞻性研究为首个提出综合病原学检测,并利用包括宏基因组二代测序在内多种检测手段分析我国 SCAP 病原学构成的研究。使用联合检测方法结合 SCAP,提高了病原体的识别率,表明流感病毒、肺炎链球菌、肠杆菌科是中国季节性流行 SCAP 的主要原因。更多的公共卫生工作应侧重于老年人,以预防 SCAP 和戒烟。在新兴分子技术的新时代,非典型和典型病原体的阳性率增加。早期即采用综合检测方法提高了致病源检出率,对 SCAP 患者生存有益。

三、治疗干预临床研究

1. 支气管扩张症的干预性临床研究　支气管扩张症是呼吸系统常见的慢性病,与慢性阻塞性肺疾病和支气管哮喘共同构成呼吸系统三大慢性气道炎症性疾病。但目前我国对支气管扩张症的认识相对不足,临床上诊治和科学研究水平都有待提升。为了提升中国支气管扩张症患者诊治和研究水平,规范和统一国内支气管扩张症的诊治方案,2020 年,有关专家学者组织和发起"支气管扩张症临床诊治与研究联盟"(BE-China),支气管扩张症联盟是一个全国多中心以支气管扩张症为重点的临床研究网络,研究者以全国各省市知名三级医院呼吸和危重症临床医师为主,以上海市及长三角为依托,覆盖全国。支气管扩张症联盟旨在建立全国多中心支气管扩张症患者数据库,发现中国目前支气管扩张症诊治中的疑难问题,开展多中心临床研究,创新诊疗新方法并应用于支气管扩张症的临床诊治,改善患者生活质量和降低病死率、致残率。目前已有 89 家联盟单位加入,入组随访病例超过 5 000 例。

由于英国胸科学会支气管扩张症指南强调,需要随机对照试验来评估支气管镜下气道廓清治疗(bronchoscopy-airway clearance therapy, B-ACT)对正在经历急性加重的支气管扩张症患者的效果。研究团队依托支气管扩张症联盟患者库,开展了一项针对 189 名中度至重度支气管扩张症伴急性加重的患者的前瞻性、随机对照临床研究:评估经支气管镜下气道廓清治疗对支气管扩张症急性加重期患者的疗效及安全性。

189 名支气管扩张症患者经计算机 Excel 软件随机编码表分为对照组和实验组(B-ACT 组,经过支气管镜气道清除和支气管肺泡灌洗治疗)。为了避免评价者的主观偏见,本研究采用盲法评价。同时,为了规范支气管镜下治疗操作流程,支气管镜下气道廓清治疗操作均由同一家单位完成。

对于对照组的患者,给予药物治疗(包括抗生素和排痰治疗)。而对于 B-ACT 组的患者,给予药物治疗基础上进行 B-ACT 治疗。随后对两组患者进行定期电话随访,记录比较两组结果。研究结果表明,B-ACT 组的出院后首次急性加重的中位时间长于对照组,急性加重发生率也更低,CAT 和莱塞斯特咳嗽生命质量问卷(Leicester cough questionnaire, LCQ)评分的改善幅度也更大。支气管镜下图像和胸部 CT 扫描都显示 B-ACT 组患者气道中大量脓性痰液潴留显著减少。因此,研究得出结论:与对照组相比,支气管镜下气道清除治疗和支气管肺泡灌洗显著延长了出院后首次急性加重的时间,显著改善临床预后。此项研究强调"基于基线症状指导支扩临床个体化治疗"新理念,率先采用支气管镜进行气道廓清治疗,为临床医师开发支气管扩张症患者的个体化疗法提供一种新的治疗手段,研究结果发表在 *Lancet* 子刊上。

依托支气管扩张症联盟,学者们还主导了"人自体支气管基底层细胞移植治疗支气管扩张症的探索性研究",以评价自体支气管基底层细胞移植治疗支气管扩张症的有效性及安全性为目的,采用了随机、单盲、平行对照研究设计。在本研究中,团队将通过纤维支气管镜技术从肺脏原位获取支气管基底层微量细胞,在体外大量扩增,并使用气道回输的方式将细胞自体移植到受试者肺脏中,再通过后期的随访来评估自体支气管基底层细胞治疗支气管扩张症的安全性和有效性。在小样本的临床研究中,支气管基底层细胞移植后,受试者的肺弥散功能较治疗前得到提升,生活质量评分改善,6分钟步行距离增加,肺通气功能也得到了不同程度的改善。此项研究将推动支气管基底层细胞在支气管扩张症治疗中的应用,有望从根本改变支气管扩张症治疗现状。

在支扩联盟的影响及多方建议和推动下,国家自然科学基金委"十四五"纲要正式将支气管扩张症添加到申报项目的目录中,这意味着支气管扩张症获得了与慢性阻塞性肺疾病、哮喘同等的地位;支气管扩张症联盟发布2021年新版中国成人支气管扩张症诊治专家共识,制定了支气管扩张症的规范化诊断流程。日后,支气管扩张症联盟将引领多家医院,在搜集大量临床资料的基础上,提出引领前沿的学术思想,继续开展临床研究工作,补齐国内支气管扩张症临床诊治和研究的短板。

2. 早期慢性阻塞性肺疾病干预的临床研究 慢性阻塞性肺疾病(COPD)是一种非常普遍的疾病。全球≥40岁人群的患病率为10.1%。COPD已成为全球第三大死因,预计到2030年将成为全球第七大负担的疾病。超过70%的COPD患者属于早期患者[慢性阻塞性肺病防治全球倡议组织(Global Initiative for Chronic Obstructive Lung Disease,GOLD)1/2级],伴有非常轻微或没有明显的呼吸道症状,如运动受限和呼吸困难。

噻托溴铵作为一种长效抗胆碱能支气管扩张剂,选择性地与气道平滑肌细胞上的毒蕈碱受体结合;能改善中度~重度COPD患者的气流受限,减少空气潴留和劳力性呼吸困难,改善运动耐受性和生活质量。但是目前,对GOLD1级和2级的COPD的治疗作用知之甚少。在小型试验和涉及COPD患者的试验亚组分析中,噻托溴铵治疗改善了GOLD 1级和2级疾病患者的肺功能[用力呼气量(forced expiratory volume,FEV)和用力肺活量(forced vital capacity,FVC)]。中国的专家团队进行了一项前瞻性试验,以调查噻托溴铵对GOLD 1级或2级COPD患者肺功能(通过FEV1测量)的影响。

多中心、随机、双盲、安慰剂对照试验随机分配了841名慢性阻塞性肺疾病GOLD 1级或2级严重程度COPD患者,419例患者接受每日1次吸入18μg的噻托溴铵,422例患者则使用对应剂量的安慰剂,持续2年。1个月后首次随访,此后每3个月进行1次。同时收集以下数据:症状评分评估、体格检查、不良事件、药物管理、急性加重信息和吸烟状况。

在每次单独就诊期间,在一天中的大约同一时间(在4小时内),由同一训练有素的技术人员根据国际统一标准测量肺功能。实验过程中定义了COPD急性加重,并且对COPD严重程度进行分级。由调查人员记录患者COPD急性加重的持续时间,间隔,严重程度和治疗记录。在整个试验过程中,避免长期同时使用其他治疗COPD的维持药物。进行统计分析后,最终得出以下结论:噻托溴铵延长了COPD首次急性加重的时间,并减少COPD患者的急性加重的总数,并改善了GOLD 1级或2级COPD患者的肺功能和生活质量。

呼吸系统疾病的高发病率和高致死、致残率,对改进和改变临床实践的临床研究的需求越来越迫切,这就需要呼吸病学临床医师共同努力,从临床科学问题出发,坚持从严遵守临床试验的各项要求,切实推进呼吸病学临床研究,持续改进呼吸系统疾病的诊治,最终不断让患者受益。

第二节　冠心病的临床研究

一、冠心病外科临床研究经典案例分析

冠状动脉粥样硬化性心脏病（冠心病）已成为世界范围内的第一死因，在我国仅次于脑血管病（卒中）位列第二死因。现代冠心病的治疗包括作为基石的二级预防药物治疗，以及血运重建治疗，后者则主要包括经皮冠状动脉介入治疗（percutaneous coronary intervention, PCI）与冠状动脉旁路移植术（coronary artery bypass grafting, CABG）。

CABG 为外科冠脉血运重建，是冠心病外科治疗的核心，是其他冠心病、心肌梗死机械并发症的外科治疗的前提与基础。对于复杂高危的冠脉病变，已有充足的循证依据论证了其作为首选的冠脉血运重建方式的"金标准"地位，无论相较于单纯药物治疗，还是相较于 PCI，CABG 均存在着显著减少死亡、心肌梗死等临床事件的获益，而且这种获益随着时间的延长而更加显著。目前，每年全世界范围内有近百万患者会接受 CABG 手术，极大地改善了冠心病患者的临床预后。

CABG 从问世至今已有超过 60 年的历史，号称人类历史上被研究最多的单一手术方式。CABG 的临床研究，已经跨越了"放卫星式"的技术首例创新报道阶段，而进入了成熟的依托前瞻性随机对照研究（RCT）的循证论证阶段。现就近年来冠心病外科与 CABG 相关的临床试验简要介绍如下：

（一）动脉化外科冠脉血运重建试验（ART, ISRCTN46552265）

1980 年左胸廓内动脉（left internal thoracic artery, LITA）的使用，显著改善了患者术后的远期生存，从而使之成为"金标准"桥血管。随后的观察性研究发现，使用双侧胸廓内动脉（bilateral internal thoracic artery, BITA）和桡动脉（radial artery, RA）进行多支动脉甚至全动脉化 CABG，可以进一步获得更好的桥血管远期通畅和临床预后。为了验证 CABG 中使用 BITA 相较于使用单侧胸廓内动脉（single internal thoracic artery, SITA）的临床结局（全因死亡）优效性，David Taggart 等学者发起了动脉血运重建试验（arterial revascularization trial, ART; ISRCTN46552265）研究。它是这一领域目前为止样本最大（3 102 例）、随访最长（10 年）的前瞻性随机对照研究（RCT），于 2007 年完成了全部 3 102 例入组随机，受试者来自澳大利亚、奥地利、巴西、印度、意大利、波兰和英国。

2019 年 ART 研究的 10 年最终结果发表于 *The New England Journal of Medicine*，其随访率高达 98%。在全因死亡和复合终点（全因死亡、心肌梗死和脑卒中）上，均未见 BITA 相较于 SITA 的优势。

ART 作为一项优效性检验设计而结果阴性的 RCT，但对其阴性结果的解读应该慎重。首先，研究设计者坚持使用全因死亡作为唯一的主要终点，这无疑是最"硬"的临床研究终点，但它也客观地受到诸多非心脏或手术因素的影响，尤其是在长达 10 年这样的长期随访中。相较于现在更常用的心血管复合终点（常见比如心因性死亡与心肌梗死、脑卒中和 / 或再次血运重建的复合），单一的全因死亡终点设置可能增加了研究需要的样本量和随访时间。其次，BITA 技术难度更高，对外科医师是个挑战，研究设计时设定的手术医师的经验资质条件仍较低。结果随机到 BITA 组的受试者最终有 14% 因外科医师的因素（常是获取 BITA 失败），实际上使用了 SITA（导致方案交叉违背），无疑缩小了随机化应该显现的两组疗效本身的差异。再次，由于研究设计时的历史局限，没有考虑到另一种动脉桥血管即桡动脉（RA）桥血管的潜在干扰因素。随机到 SITA 组的受试者有约 22% 使用了 RA 桥血管；随机到 BITA 组的受试者

最终有约 20% 使用了 RA 桥血管。RA 桥血管很可能会更大程度上改善随机到 SITA 组的受试者的临床生存,从而缩小了与 BITA 组的疗效差异。最后,药物二级预防因素对研究结果造成了影响:研究设计至今,CABG 术后二级预防药物治疗学有了长足进步,改善了 CABG 人群的远期预后,包括减少全因死亡,这无疑也会潜在地缩小两组的疗效差异(事实上 SITA 组的 10 年死亡率 21.2%,远低于研究设计假设的 25%)。

综上,尽管 ART 研究设计时的历史局限以及在实施方面存在不足,但 ART 研究依然是迄今该领域内最为出色的研究,对其的继承和反思,一定能为未来的探索实践带来宝贵的启示。

(二)STICH 研究(NCT00023595)

外科治疗缺血性心力衰竭(surgical treatment for ischemic heart failure,STICH)的研究是 2002 年发起的目前全球最大的一项针对缺血性心肌病[冠心病合并严重心力衰竭,左心室射血分数(ejection fraction,EF)≤35%]的前瞻性随机对照临床试验,旨在①比较药物治疗联合冠状动脉旁路移植术(CABG)与单纯心力衰竭"黄金三角"药物治疗的疗效;②评价 CABG 同期行外科左室成形术(surgical ventricular restoration,SVR)的临床疗效。

STICH 研究采取较复杂的分层随机方案,受试者首先由内科医师评估,判断是否适合单纯内科药物治疗(medicine,MED),再判断患者是否适合行 SVR,共纳入 2 136 例受试者。适合药物治疗不适合 SVR 的受试者(A 层,1 061 例)被随机分为 MED 组或 CABG 组(两组);既适合药物治疗又适合 SVR 的受试者(B 层,216 例)被随机分为 MED 组、CABG 组或 CABG+SVR 组(三组);不适合单纯药物治疗但适合 SVR 的受试者(C 层,859 例)被随机分为 CABG 组或 CABG+SVR 组(两组);既不适合药物治疗又不适合 SVR 的受试者则未被纳入 STICH 研究。

通过系列的长期随访,STICH 研究的结果分别对上述两个假设做出了解答。2009 年,该研究 48 个月的随访结果显示,相比 CABG,CABG+SVR 显著减少了受试者左心室的收缩末容积指数(6% 对比 19%,$P<0.001$),但两种治疗在改善症状、心血管相关再次住院以及全因死亡方面尚没有显著性差异。研究结果否定了既往认知的 SVR 临床价值,但也存在一定争议。2011 年,56 个月的随访发现,与单纯药物治疗相比,CABG 虽然尚未能显著减少全因死亡率(36% 对比 41%,$P=0.12$),但是显著减少以下复合终点:①全因死亡或心力衰竭住院;②全因死亡或心血管事件住院;③全因死亡或全因住院;④全因死亡或再次血运重建治疗。

2016 年,STICH 研究长达 9.8 年的长期随访同样提示,相比单纯药物治疗,CABG 联合药物治疗显著减少了全因死亡[58.9% 对比 66.1%,风险比率(HR)0.84,95%CI 0.73~0.98]及心血管相关死亡(40.5% 对比 49.3%,$HR=0.79$,95%CI 0.66~0.93)。综上所述,STICH 研究对于真实世界临床实践的启示是:对于传统上尝试单纯药物保守治疗的缺血性心肌病患者,CABG 联合药物治疗的中远期疗效依然优于单纯药物治疗。

2019 年,来自 STICH 研究的又一项亚组分析再次发表于《新英格兰医学杂志》(NEJM)。该研究对 STICH 研究中通过单光子发射计算机断层显像(single photon emission computed tomography,SPECT)或多巴酚丁胺心脏超声负荷试验进行心肌活力检测的 601 位受试者进行了长达 10.4 年的随访。研究结果显示,该亚组中 CABG 联合药物治疗组受试者的全因死亡显著低于单纯药物治疗组(62% 对比 69%,$HR=0.73$,95%CI 0.60~0.90),再次巩固了 CABG 在低 EF 缺血性心肌病治疗中无可争议的地位。

该研究同时还发现,术前有无存活心肌与 CABG 获益之间不存在交互关系(交互 $P = 0.34$)。即一方面,基线评估 "有存活心肌" 的受试者(传统认知里 CABG 可获益),接受 CABG 联合药物治疗后 EF 显著改善,并观察到远期全因死亡减少;而接受单纯药物治疗后 EF 值也会改善,但这种 EF 值的改善并不能预示远期死亡的减少。而另一方面,那些基线评估 "无存活心肌" 的受试者(传统认知里 CABG 获益存疑),尽管接受 CABG 后 EF 的改善并不显著,但全因死亡依然减少。因此,STICH 研究结果对传统缺血性心肌病的 CABG 手术指征提出了挑战,认为存活心肌的存在与否并不能成为低 EF 缺血性心肌病患者接受 CABG 手术的前提条件。

但是该研究也有值得商榷之处:首先,该亚组分析纳入的 601 例受试者,仅约占 STICH 研究总样本人群的 1/4,且其中仅 114 例受试者 "无存活心肌",因此可能存在选择偏移;其次,该亚组分析采用 SPECT 或 DE 技术评估心肌存活性,但未采纳研究方案中提及的、更精确的心脏磁共振(cardiovascular magnetic resonance,CMR)及正电子发射断层成像(positron emission tomography,PET)等技术的检查结果,对存活心肌的评估不够全面,"无存活心肌" 可能存在潜在的假阴性;最后,在该亚组分析中虽然 "有存活心肌" 组与 "无存活心肌" 组的基线水平大致相当,但是作者并未提供缺血性二尖瓣反流这一与受试者预后密切相关的关键数据。

综上所述,笔者认为,虽然 STICH 研究的亚组分析大胆地挑战了经典认知,但仍需要更多的证据来支持该观点。在获得大样本、前瞻性临床随机对照研究结果之前,仍需要对低 EF 的缺血性心肌病患者进行全面的心肌活力检测(DE、SPECT、PET、CMR 等),不仅用于指导临床决策,也为未来的研究留下循证医学证据。

(三) RADIAL 研究

RADIAL 研究是一项继 2018 年美国胸外科协会(American Association for Thoracic Surgery,AATS) LBCT 公布后,2018 年 4 月 30 日发表于 NEJM 上的池式荟萃分析。其研究数据证实,在经典的冠状动脉旁路移植术(冠脉搭桥术,CABG)中,相较于传统的隐静脉桥血管,应用桡动脉作为桥血管可以改善中远期临床预后。

在平均长达 60 个月(5 年)的随访中,桡动脉桥血管组比传统隐静脉桥血管组患者的主要临床复合终点(全因死亡、心肌梗死、再次血运重建)显著降低(HR=0.67,P=0.01)。这里需要强调,以上比较的两组均是在接受了左胸廓内动脉(LITA)- 左前降支(left anterior descending branch,LAD)旁路手术策略的基础上的。历史已经证实,LITA-LAD 是已知进行冠状动脉粥样硬化性心脏病血运重建治疗(包括 PCI 与 CABG)的 "金标准"。

在 RADIAL 研究的次要终点分析中,桡动脉桥血管组具有较低的桥血管闭塞率(HR=0.44,P<0.001);较低的再次血运重建事件率(HR=0.50,P<0.001);"似乎" 较少的心肌梗死发生率(HR=0.72,P=0.04)。比较遗憾的是,全因死亡率的减少仅停留在数字表观趋势上,尚没有达到统计学差异(HR=0.90,P=0.68)。

在既往的回顾性观察研究中,包括笔者中心已经发表的最大样本中国数据均表明,桡动脉显示了优于隐静脉的桥血管通畅率,无论短期(1 年内)还是中期(3~5 年),甚至在某些回顾性研究中观察到了中远期的临床获益。然而几个同主题的 RCT 研究均由于样本较小的局限而无法在统计学上证实桡动脉之于隐静脉桥血管的临床终点获益。RADIAL 研究应用 "池式荟萃分析法" 克服了这一点。该研究可以说集合了全世界心脏外科桡动脉研究者的力量,把 6 个同主题的 RCT 原始数据汇总到一起,进行整合分析,进而能够用足够的样本量证实了桡动脉桥血管相较传统隐静脉桥血管的复合临床终点获益。

在我国桡动脉桥血管应用的比例同样很低(<5%),这主要可能不是受限于外科技术而是受限于外科医师的工作精力,应用桡动脉桥血管的搭桥手术需要更多的手术时间;当然还有一个不可回避的问题,桡动脉桥血管由于自身的组织特性,容易产生痉挛,故而存在潜在增加的围手术期死亡和心肌梗死风险。自然,更精细的外科操作和更有效的药物抗痉挛治疗,可以克服桡动脉桥血管的这一自身短期缺陷,而获得长期的疗效优势。摆在我们面前的机遇,是"做与不做",和"做,然后如何做到更好"的选择。

全动脉桥血管搭桥术明显改善远期生存和降低再次血运重建,桡动脉是继胸廓内动脉后的第二动脉桥血管优选,尤其是对于合并糖尿病的患者使用双侧胸廓内动脉存在较高胸骨感染风险时。

(四)FAME-3 研究(NCT02100722)

指南推荐,冠心病多支血管病变的治疗应该首选冠状动脉旁路移植术(CABG),但经冠状动脉血流储备分数(fractional flow reserve, FFR)指导并使用最新一代的药物洗脱支架(drug eluting stent, DES)的冠状动脉介入治疗(PCI)是否能达到同样的治疗结果呢?FAME-3 为此进行了非劣效临床随机对照研究,主要终点为 1 年的主要心脑血管不良事件(major adverse cardiovascular events, MACE)(死亡、心肌梗死、脑卒中、再次血运重建)。

FAME-3 最新研究结果的公布可以说是有些出乎大家预期的:术后 1 年的 MACE 复合终点结果比较中,FFR 功能学指导下使用最新一代佐他莫司洗脱支架的 PCI,依然输给了经典的 CABG(MACE-4 比较:PCI 对比 CABG:10.6% 对比 6.9%;HR=1.5, 95%CI 1.1~2.2,基于预设非劣效界值 1.65,非劣效失败且达到了统计学劣效),而且即使去除"再次血运重建"这个通常被认为有利于 CABG 的"软"终点,劣效的趋势依然存在(MACE-3 比较:PCI 对比 CABG:7.3% 对比 5.2%;HR=1.4, 95%CI 0.9~2.1)。正如加拿大渥太华心脏研究中心的 Marc Rule 教授所说,"我个人对研究的结果预测完全错误了,我原以为 FAME-3 结果应该在术后 1 年时达成非劣效的。借鉴 SYNTAX、FREEDON、EXCEL 和 NOBLE 研究的结果,CABG 与 PCI 在术后不良结局的曲线通常会需要术后 2~3 年的时间交叉并分离,再形成稳定的 CABG 远期优势,而显然在 FAME-3 研究中,CABG 的优势出乎意料地提前了"。

FAME-3 研究表明,经 FFR 指导后,PCI 的支架数较既往研究明显减少(FAME-3 对比 SYNTAX,3.7 对比 4.6),PCI 导致的 MACE 也几乎下降了 1/2(FAME-3 对比 SYNTAX,6.9% 对比 12.4%)。但是,为什么没有发现非劣效呢?而且,除脑卒中以外,PCI 的 1 年死亡率、心肌梗死和再次血运重建均高于 CABG。笔者认为,主要原因为外科 CABG 的技术和患者管理也得到了同步的改进和提高。

首先在桥血管材料的选择上,在 FAME-3 研究中接近 1/4(24.5%)的 CABG 使用了多支动脉桥血管,而作为"金标准"桥血管的左侧胸廓内动脉桥使用率,更是达到了 97%。这基本持平了 SYNTAX 研究中的多支动脉桥血管使用率(27.6%)。虽然在术后 1 年这么短的时间内,无法确认动脉桥相较于静脉桥的优势,但目前循证已证实了前者相较于后者更高的中远期通畅率和更好的临床结局。FAME-3 研究中动脉桥血管的使用率数据,一方面令人对这组 CABG 的远期疗效充满信心,另一方面也提示外科术者可以更积极地使用多支动脉桥血管。

其次,在体外循环技术的使用上,FAME-3 研究中近 1/4(24.1%)的 CABG 使用了非体外循环不停跳(off-pump 技术),除了中心与术者的习惯因素驱动,大部分是因为患者合并卒中、肺功能、肾功能不全等体外循环高风险因素,以期进一步降低了围手术期潜在并发症风险。值得注意的是,在 SYNTAX 研究中 off-pump 技术的使用率为 15%,FREEDOM 研究中则为 18.5%,可见欧美主导的临床研究中 off-pump 技术的使用率有缓步上升的趋势。在循证研究已证实总体人群中使用 on-pump 技术与 off-pump 技术疗效差别不大的背景下,针对特定的体外循环高风险人群选择性地使用 off-pump 技术或许是破局的关键。

再次,在术后二级预防上,FAME-3 研究中 CABG 人群可以说是做到了前所未有的与 PCI 人群同质化地规范。CABG 术后他汀的使用率在 FAME-3 研究中达到了 94%,而在 SYNTAX 研究中这一比例仅 70%。类似的术后双联抗血小板的比例达 45%,β 受体阻滞剂达 83%,血管紧张素转化酶抑制剂(angiotensin converting enzyme inhibitor, ACEI)或血管紧张素受体阻滞药(angiotensin receptor blockers, ARB)达 67%,都高于或至少持平既往大型 RCT 研究中的数据。研究者们将这一改进归因于 CABG 疗效改善的最关键因素之一。

最后,功能学 FFR 指导血运重建。FAME-3 与既往研究一致证明,FFR 指导的 PCI 明确提高疗效。那么,CABG 是否同样需要类 FFR 技术的指导? 很遗憾 FAME-3 研究中并不要求 CABG 组也使用 FFR 指导,仅有 10% 的 CABG 术前非随机地接受了 FFR 测量,所以只能期待事后分析结果或者将来专门的临床研究。既往已有的几个小样本的 RCT 也均未能证实 FFR 指导可以改善 CABG 的近期结果,但是对桥血管材料的选择有明确的指导价值。具体而言,FFR≤0.78 已证实是使用胸廓内动脉桥血管,避免其功能性闭塞的必要前提,而对于静脉桥血管这一指导作用似乎并不存在。笔者认为,FFR 指导 CABG,至少能减少部分临界病变的"非必要"搭桥,节约医疗资源,取得非劣效的近期疗效;而对于中远期结果的影响,取决于"竞争血流效应"对桥血管病变与自然冠脉病变演变的博弈平衡。总之,越是更多地使用动脉桥血管,越是更有效的二级预防药物治疗下,功能学 FFR 指导的价值将越大。

FAME-3 研究的意义在于进一步推动了冠状动脉功能学评价指导的血运重建,同时也倒逼心脏外科改进手术技术、使用多支动脉桥和加强 CABG 术后二级预防,最终使患者获益。

二、冠心病外科临床研究实践——以 DACAB 研究为例

CABG 依然是冠心病左主干或多支病变血运重建的标准,尤其对于合并糖尿病或左室功能不全的患者,而维持桥血管的通畅是 CABG 术后中远期疗效的根本保证。目前,抗血小板治疗是保障桥血管通畅的药物治疗基石。研究表明,急性冠脉综合征(acute coronary syndrome, ACS)患者应用阿司匹林 +P2Y12 受体拮抗剂(替格瑞洛等)进行双联抗血小板治疗(dual antiplatelet therapy, DAPT)可增强抗血小板效果,改善患者预后,那对于行 CABG 的患者,DAPT 是否能进一步提高桥血管的通畅率呢? DACAB 研究对这一临床问题给出了答案。

由中国学者牵头开展的 DACAB 研究显示,对于冠状动脉旁路移植术(CABG)治疗患者,替格瑞洛联合阿司匹林可显著提高术后静脉桥血管的 1 年通畅率,为 CABG 术后双联抗血小板治疗(DAPT)提供了关键性的临床证据。该项研究继 2017 年在美国心脏学会(American Heart Association, AHA)年会的最新重磅临床研究发布专场上公布后,于 2018 年正式发表于 *The Journal of the American Medical Association* 主刊,并被 2021 年美国 AHA 冠脉血运重建指南(2021 *ACC/AHA/SCAI Guideline for Coronary Artery Revascularization*)引用。

DACAB 研究是一项前瞻性、随机、开放标签、平行对照的多中心临床研究,旨在比较替格瑞洛 + 阿司匹林、单用替格瑞洛或单用阿司匹林的患者 CABG 术后 1 年的静脉桥血管通畅率。

研究将我国 6 家三甲医院纳入 500 例 18~80 岁择期进行 CABG 的患者,按 1∶1∶1 比例随机分为三组,于 CABG 术后 24 小时内分别接受替格瑞洛(90mg b.i.d.)+ 阿司匹林(100mg q.d.)(n=168)、替格瑞洛(90mg b.i.d.)(n=166)或阿司匹林(100mg q.d.)(n=166)治疗。研究主要终点为 CABG 术后 1 年的静脉桥血管通畅率。

共有 461 例(92.2%)患者完成了研究。意向性分析(ITT)结果显示,替格瑞洛 + 阿司匹林双药组的静脉桥血管通畅率为 88.7%(432/487),替格瑞洛单药组为 82.8%(371/485),阿司匹林单药组为 76.5%(404/488)。替格瑞洛 + 阿司匹林双药组较阿司匹林单药组显著增高 12.2%(95%CI:5.2%~19.2%,P=0.000 6),替格瑞洛单药组比阿司匹林单药组高 6.3%(95%CI:1.1%~13.7%,P=0.096 2)。在次要临床终点方面,在 1 年随访期内,共发生 16 例主要心血管不良事件,其中替格瑞洛 + 阿司匹林双药组 3 例(1.8%)、替格瑞洛单药组 4 例(2.4%)、阿司匹林单药组 9 例(5.4%)。对于 TIMI 定义的大出血事件,三组发生率均较低(替格瑞洛 + 阿司匹林双药组 3 例、替格瑞洛单药组 2 例、阿司匹林单药组 0 例),其中 2 例患者发生 CABG 相关的出血,替格瑞洛 + 阿司匹林双药组 1 例,替格瑞洛单药组 1 例。

从 DACAB 研究的实践中可以得到如下体会:

1. 聚焦存在循证缺失的关键临床科学问题作为研究者发起的临床研究,其本质与核心任务是发现并解决临床实践中存在的科学问题。但并不是所有临床问题都适合开展 RCT 研究。因为 RCT 研究耗费资源巨大,应该聚焦于重大临床医学问题,也就是循证指南中亟须解决而又证据缺失的热点问题。可以通过仔细研究权威的临床诊疗指南,系统地寻找这些重大临床科学问题。同时这些问题应该具备"临床均衡性",即在临床实践中,不同医师,不同单位之间存在较广泛的差异性,同时谁也不能基于现有的证据说服对方,在整个学术界层面存在争议。可以通过问卷调查,注册登记研究等形式获取这些临床实践"均衡性"的数据。

DACAB 研究设计之初,瞄准的临床问题是"CABG 术后的最佳抗血小板策略"。抗血小板治疗是把"双刃剑",一方面更强效的抗血小板治疗可以减少心肌梗死、卒中以及它们继发的心血管死亡事件,另一方面也可能增加临床出血,甚至致命的大出血事件。因此,在临床实践中,不同的单位存在巨大的习惯性做法差异。保守的经典做法是术后阿司匹林单药治疗,而激进的做法是仿效 PCI 术后更强的双联抗血小板治疗,以期在不明显增加大出血风险的同时,进一步减少血栓事件风险。在北美,大多数单位采取保守的单药策略,而在欧洲采取保守单药策略和激进双联策略的单位各一半,而在我国大多数单位采取激进策略。而当时的循证指南给予双联激进策略的推荐级别是 Ⅱ b 类,证据级别 B-NR 级,即认为获益 ≥ 风险,同时没有良好的循证依据。于是这个临床问题便成为一个循证医学亟待解决的热点问题。当时欧美同期也有 3 项 RCT 研究在设计或早期开展阶段。

2. 严格遵守伦理和 GCP 规范要求 在 DACAB 研究设计和启动准备阶段,应严格遵循伦理和 GCP 规范要求。研究设计方案参照 GCP 要求系统设计,反复讨论酝酿,并主动联系国际同行评议。研究设计方案成形后主动申报中心伦理审查,参照反馈意见完善修改,并在后续研究开展过程中始终定期向伦理委员会反馈沟通,任何涉及方案的变更修改都应得到伦理委员会的持续审查。知情同意书力求明了易懂,用患者能理解的语言充分解释风险。坚持连续筛选入组的原则,同时不"强制入组",保证合理的入组率。在对照组设置的考量上,坚持以当时指南明确的"金标准"即单药治疗作为对照,以确保受试者至少都能随机接受一种抗血小板治疗。

在获得伦理批件后,规范、公开地进行研究注册,向国际同行详尽地披露研究设计细节,并尽量争取关注度。同时在后续的研究入组随访开展阶段,定期在网站上更新研究注册信息,以保证研究全流程的可追溯性。

3. 选择合适的研究终点,计算合理的样本量　RCT 主要终点的选择是研究设计的核心要素,它直接关系到研究的临床价值和样本量可行性。理论上,重大临床预后事件永远是重要性上高于中间替代终点事件的,但实践中,重大临床预后事件往往发生率较低,故而要比出它们的统计学显著差异常常需要更大的样本量。临床复合终点事件的设置可能部分解决这一难题,但也会因为复合终点各组分间重要性的不一致引起争议。考虑到 RCT 研究开展的现实可行性,中间替代指标,如果已有研究证实了其与远期临床预后的强关联性,也可以考虑作为研究主要终点,但研究设计者永远应该首先记住它们的局限性。

DACAB 研究设计之始,自然首先考虑过选用复合的重大临床预后事件(即经典的重大心血管不良事件,包括死亡、心肌梗死、卒中与再次血运重建事件的复合)作为研究主要结局终点,但据此推导出的样本量远超了研究者们当时的组织能力,不存在可行性。故而只能退而求其次,选用"桥血管病变"作为中间替代指标。相较于临床发生率较低的"重大心血管不良事件","桥血管病变"的发生率较高,据此计算出的样本量较小,在研究者的组织能力范围之内。另一方面,依据影像学图像裁定的"桥血管病变",存在较好的客观可重复性与稳定性,故恰当地对"影像学终点委员会"设盲,即实现评价者盲法,较好地保证了研究主要终点裁定的公正性。最后留下的问题就是,"桥血管病变"中间替代终点与"重大心血管事件"临床硬终点之间的关联性如何? 通过文献复习与国际同行咨询,研究者们初步确认了两者间存在较好的临床关联性,并将在延长的临床随访中进一步证实。

4. 入选排除标准的设置,考虑广泛的临床代表性　RCT 设计由于"随机"要素的存在,可以最大程度地减少各种已知的、未知的偏移因素对研究结果与结论的影响,即存在较好的内部真实性;但同时 RCT 最常被人诟病的一点,则是其研究人群可能高度选择,并不能很好地代表真实世界的临床实践,即较差的外部真实性(广泛性)。作为研究者发起的 RCT,应当来源于临床(基于实践问题),最终也回归到临床(应用于临床实践),理应更多地考虑研究的外部广泛性这一点。在设计层面则应该更加谨慎地设置入选与排除标准,避免不必要地从研究者利益出发排除临床实践中本就存在的患者人群代表,而应该尽可能地使研究人群接近现实临床实践中的人群。

DACAB 研究设计入排标准时,预设的纳入研究人群为"拟接受单纯择期首次 CABG",在临床上这是一个较广泛的患者人群。而排除标准中,仅排除了根据当时的指南,必须接受"双抗"或"单抗"治疗的,以及存在"双抗"或"单抗"治疗禁忌证的,即不允许随机的人群。而在 CABG 手术的其他方方面面,包括是否使用动脉桥,是否使用体外循环技术,是否术前在急性冠脉综合征状态等,均纳入了研究人群中,即保留了较好的外部广泛性。

综上,在以 DACAB 研究为代表的研究者发起的 RCT 研究的设计与实践中,我们深刻感悟到的四点经验是:①选好适合 RCT 的重大科学问题;②严格遵守伦理和 GCP 规范要求;③选择合适的研究终点,计算合理的样本量;④入选排除标准的设置,考虑广泛的临床代表性。

第三节 胰腺癌的临床研究

一、胰腺癌经典临床研究

胰腺癌是恶性程度极高的消化系统肿瘤,目前其 5 年总生存率不超过 10%。手术切除是目前唯一可潜在根治胰腺癌的治疗手段,但初诊适合手术切除的患者仅占 15%~20%。以化疗为主的综合治疗仍是当前胰腺癌的主要治疗模式。但可供选择的化疗药物和方案比较有限,靶向和免疫治疗仍进展缓慢,因此临床试验仍是胰腺癌诊疗实践中重要的治疗选择。

(一)内科经典临床研究

1. 局部进展期和转移性胰腺癌的系统化疗　超过 80% 胰腺癌患者在就诊时已处于晚期,从而失去手术根治的机会,预后较差,出现远处转移的患者 5 年总生存率仅 2%。目前转移性胰腺癌的治疗仍以系统化疗为主。

1997 年发表的Ⅲ期临床研究结果首次揭示,吉西他滨治疗晚期胰腺癌临床获益率达 23.8%,中位生存时间为 5.7 个月,1 年总生存率为 18%。随后,吉西他滨单药作为晚期胰腺癌化疗的标准方案被广泛采用,并被多项大型临床研究证实可延长根治性术后患者的无病生存期(disease free survival,DFS)和总生存期(OS)。此后直到 2011 年,研究者报道了在 342 例转移性胰腺癌患者中,FOLFIRINOX 方案[5- 氟尿嘧啶(5-FU)/ 亚叶酸钙(LV)、奥沙利铂、伊立替康]对比吉西他滨单药化疗的临床试验结果。接受 FOLFIRINOX 方案化疗的患者中位 OS 较吉西他滨单药化疗的患者增加 4.3 个月(11.1 个月对比 6.8 个月,$P<0.001$),死亡风险降低 43%,患者的中位无进展生存期[(PFS):6.4 个月对比 3.3 个月,$P<0.001$]和客观缓解率(ORR:31.6% 对比 9.4%,$P<0.001$)均显著提高。2013 年,研究者报道了Ⅲ期 MPACT 临床试验的结果。在体力状态较好(KPS/PS≥70)的晚期胰腺癌患者中,与吉西他滨单药相比,采用 AG(吉西他滨联合白蛋白结合型紫杉醇)方案可显著提高患者的中位 OS(8.5 个月对比 6.7 个月,$P<0.001$)、中位 PFS(5.5 个月对比 3.7 个月,$P<0.001$)及 ORR(23% 对比 7%,$P<0.001$),死亡风险降低 28%。当前 FOLFIRINOX 方案和 AG 方案作为胰腺癌化疗的一线方案在临床广泛使用,尚无直接比较两者疗效差异的大型国际多中心随机对照临床试验在研。

转移性胰腺癌二线化疗方面,NAPOLI-1 研究是一项比较伊立替康脂质体联合 5-FU/LV 疗效与安全性的Ⅲ期临床研究。2020 年公布的 132 例亚洲人群生存数据显示,联合化疗具有明显的生存获益。基于 NAPOLI-1 研究,国外推荐伊立替康脂质体联合 5-FU/LV 作为标准二线化疗方案用于临床,国内因药物专利的原因暂未引入。

2. 术后辅助化疗　胰腺癌术后易出现局部复发及远处转移,未行术后化疗的患者平均 6 个月即出现复发转移,辅助化疗有助于消灭隐匿性微转移、延长患者生存时间。

ESPAC-1 是胰腺癌辅助治疗的经典研究,术后 5-FU 单药辅助化疗对比单纯手术治疗,结果显示中位 OS 和 5 年总生存率均有明显获益。2007 年Ⅲ期临床试验 CONKO-001 对比了 368 例手术切除后的胰腺癌患者接受 6 个疗程吉西他滨单药化疗与不接受辅助治疗的预后。结果表明,虽然吉西他滨单药化疗组与对照组患者的中位 OS 无显著差异(22.1 个月对比 20.2 个月,$P=0.06$),但吉西他滨化疗组患者的中位 DFS 显著优于对照组(13.4 个月对比 6.9 个月,$P<0.001$)。尽管该试验未纳入 CA19-9>92.5KU/L

的患者,但亚组分析表明,患者辅助化疗的获益独立于肿瘤分期、手术切缘状态以及淋巴结转移情况。CONKO-001试验明确了胰腺癌患者术后接受吉西他滨辅助化疗的有效性。

随后ESPAC-3试验对比了5-FU/LV与吉西他滨单药化疗的优劣。结果表明,5-FU/LV组与吉西他滨单药化疗组患者的中位OS接近(23.0个月对比23.6个月,$P=0.39$),但吉西他滨单药化疗组腹泻、口腔黏膜炎等不良事件的发生率显著低于5-FU/LV组(7.5%对比14.0%,$P<0.001$)。据此,ESPAC-3研究奠定了吉西他滨和5-FU作为胰腺癌患者术后辅助化疗一线药物的地位。2016日本JASPAC-01研究对比了替吉奥与吉西他滨在可切除胰腺癌患者术后辅助化疗的效果。该项非劣效研究结果表明,吉西他滨组患者的中位OS和5年总生存率分别为25.5个月和24.4%,而替吉奥组患者的中位OS和5年总生存率分别为46.5个月和44.1%(非劣效性$P<0.001$,优效性$P<0.001$)。吉西他滨组有发生率更高的≥3级不良事件,包括白细胞减少、中性粒细胞减少和肝酶升高,而口腔炎和腹泻在替吉奥组更常见。替吉奥目前已成为日本胰腺癌患者术后辅助化疗常用的药物选择。

随着研究的推进,研究者也在寻找更有效的辅助治疗方案,在联合化疗中,ESPAC-4研究比较了胰腺癌根治术后应用吉西他滨单药与吉西他滨联合卡培他滨化疗的疗效。结果表明,在吉西他滨静脉化疗的基础上加用卡培他滨可使患者的中位OS延长2.5个月(28.0个月对比25.5个月,$P=0.032$)。联合化疗组的5年总生存率由16.3%提高至28.8%。值得注意的是,接受两种方案化疗患者发生毒副反应的比例接近(24%对比26%,$P>0.05$),耐受性均良好。在欧洲及北美很多国家,吉西他滨联合卡培他滨已成为胰腺癌根治术后的标准辅助化疗方案。2018年,PRODIGE 24研究探索的是改良FOLFIRINOX方案对比吉西他滨单药在胰腺癌辅助治疗中的疗效和安全性。结果显示改良FOLFIRINOX方案组的主要终点DFS有接近一倍的提高(21.6个月对比12.8个月),次要终点之一的OS也有大幅度提高(54.4个月对比35个月)。该研究是胰腺癌领域有史以来首项中位OS超过50个月的研究,然而因术后患者耐受性下降的原因,该方案并不适合在所有患者中推广。

3. 术前新辅助化疗 近年来,随着多学科协作诊疗模式的兴起,胰腺癌综合治疗的理念和方法不断进步。新辅助化疗在胰腺癌中的价值日渐凸显,适用范围也不断放宽。

2020 V1版NCCN指南建议对所有临界可切除胰腺癌患者行新辅助化疗,针对可切除胰腺癌,新辅助化疗或手术均可选择,但对具有高危因素(血清CA19-9水平明显升高、肿瘤较大、区域淋巴结肿大、体重明显减轻、剧烈疼痛)的可切除胰腺癌患者,优先推荐新辅助化疗。由于缺乏高级别循证医学证据,胰腺癌新辅助化疗的具体方案目前并无明确共识。但建议新辅助化疗应在大型胰腺中心进行,并鼓励开展相应临床试验。

来自韩国的一项多中心Ⅱ/Ⅲ期随机对照试验结果显示,接受新辅助化疗的交界性可切除胰腺癌患者R0切除率及中位生存期均明显提高;而荷兰多中心研究PREOPANC方案的亚组分析结果亦显示,新辅助化疗能够延长交界性可切除胰腺癌患者的OS和PFS等。

SWOG S1505是第一项评价改良FOLFIRINOX方案与AG作为可切除胰腺癌围手术期化疗方案的安全性和有效性的前瞻性临床试验。研究共纳入147名可切除胰腺癌患者,其中103名符合入组资格。77名(76%)患者完成了术前新辅助化疗并接受手术。在77例患者中,有73例(95%)手术成功;21例(29%)需进行血管重建,62例(85%)R0阴性,24例(33%)患者对治疗有完全或主要的病理反应。在73例完成手术的患者中,有57例(78%)正在进行或已完成术后辅助化疗。该研究在2020年美国临床肿瘤协会年会中首次披露,两个一线方案无显著差异。改良 FOLFIRINOX 方案组的 2 年总生存率为 41.6%,AG 组为 48.8%,均未能达到 58% 的预设目标。改良 FOLFIRINOX 方案组的中位 OS 和 DFS 分别为 22.4 个月和 10.9 个月,AG 组的中位 OS 和 DFS 分别为 23.6 个月和 14.2 个月,均无显著差异。

4. 靶向药物治疗　靶向药物的开发和转化研究的深入为肿瘤治疗指出了新的方向,然而临床试验有其特殊性,需要开展相关靶点和生物标志物的精准检测。

在一项 II 期临床研究中,吉西他滨联合尼妥珠单抗相较于吉西他滨单药改善了 OS(8.6 个月对比 5.1 个月,$P=0.034\ 1$)和 PFS(5.4 个月对比 3.4 个月,$P=0.016\ 3$)。亚组分析表明,对于 ≥62 岁(8.8 个月对比 5.2 个月,$P=0.034$)和 KRAS 野生型(11.6 个月对比 5.6 个月,$P=0.03$)的患者,吉西他滨联合尼妥珠单抗获益更加明显。

2019 年发表的 POLO 研究开创了胰腺癌精准诊疗新时代,既首次验证了胰腺癌分子标志物指导下的临床试验研究新模式,又标志着胰腺癌进入维持治疗的 III 期临床研究新时代。其结果显示,胚系 *BRCA* 基因突变(gBRCAm)的转移性胰腺癌患者采用奥拉帕利维持治疗的中位 PFS 为 7.4 个月,而安慰剂组只有 3.8 个月,疾病进展或死亡风险降低 47%。此外,奥拉帕利组较安慰剂组的 2 年无进展生存率提高了 2 倍,分别为 22% 和 9%。

NTRK 基因融合突变可见于 <1% 的胰腺癌患者。NAVIGATE 研究揭示,拉罗替尼用于 55 例 *NTRK* 基因融合患者的缓解率达到 75%,其中 1 例达到 PR。NCCN 指南已将 *NTRK* 抑制剂推荐用于晚期胰腺癌患者。

(二)外科经典临床研究

外科手术相关的临床研究中,最受关注的是微创和开放手术的比较。LEOPARD 临床试验旨在比较微创远端胰腺切除术(minimally invasive distal pancreatectomy, MIDP)和开放远端胰腺切除术(open distal pancreatectomy, ODP)的功能恢复时间。研究共纳入 108 例患者,随机分配至 MIDP 和 ODP 组,主要终点是功能恢复时间。结果显示,与 ODP 相比,MIDP 缩短了功能恢复的时间(4 天对比 6 天,$P<0.001$)。尽管并发症的总发生率没有降低,但 MIDP 与较少的胃排空延迟和更好的生活质量显著相关,且不会增加成本。LEOPARD-2 临床试验旨在比较腹腔镜胰十二指肠切除术(laparoscopic pancreatoduodenectomy, LPD)和开放胰十二指肠切除术(open pancreatoduodenectomy, OPD)的功能恢复时间。共 40 名接受 PD 的患者纳入分析,尽管结果没有统计学意义,但 LPD 比 OPD 发生更多的并发症相关性死亡,而且两组在功能恢复时间上没有差异。这个研究结果使得 LPD 的安全性令人担忧。

术后胰瘘是胰十二指肠切除术(pancreatoduodenectomy, PD)的严重并发症之一。中国学者团队发明设计了一项新的“乳头状残端封闭型”胰空肠吻合术,并开展了前瞻性的随机对照临床试验。研究共纳入 308 例行 PD 的患者,旨在评估“乳头状残端封闭型”胰空肠吻合术是否能降低术后胰瘘的发生率。结果显示,对比导管 - 黏膜胰空肠吻合术组,“乳头状残端封闭型”胰空肠吻合术组术后胰瘘的发生率显著下降(9% 对比 20.3%,$P=0.005$)。

当前的营养指南建议在胃肠道手术患者中使用肠内营养而非肠外营养。但是,PD 术后是否接受鼻空肠早期肠内营养(nasojejunal early enteral nutrition, NJEEN)仍然存在争议。专家基于此争论设计了前瞻性临床试验,研究共纳入 204 例接受 PD 的患者,其中 103 例为 NJEEN 组,101 例为全肠外营养(total parenteral nutrition, TPN)组,主要终点为术后并发症发生率。结果显示,NJEEN 组术后并发症发生率显著升高（77.5% 对比 64.4%，*P*=0.04），术后胰瘘的发生频率（48.1% 对比 27.7%，*P*=0.012）和严重程度也显著升高（29.4% 对比 13.9%，*P*=0.007）。因此，在安全性和可行性方面，不建议使用 NJEEN。

二、经典案例剖析

（一）PRODIGE 24-ACCORD：胰腺癌根治术后应用改良 FOLFIRINOX 方案辅助化疗对比吉西他滨辅助化疗的疗效

对于某些改写治疗指南的临床研究，其意义不是针对某些特定基因突变或特定要求的小部分人群，而是大多数患者，这样的临床试验的普适性和应用价值会更大，其意义也更大。胰腺癌恶性程度高，预后差，术后患者的 5 年生存率不足 25%。胰腺癌术后辅助治疗研究如 CONKO-001、ESPAC-1 等为吉西他滨、5-FU 作为胰腺癌术后辅助治疗的标准选择提供了证据支持，但这些早期研究在统计学方法和亚组分析中还有一定缺陷。

PRODIGE 24-ACCORD 研究是对比改良 FOLFIRINOX 方案和吉西他滨在胰腺癌术后辅助化疗的疗效，发表在 2018 年《新英格兰医学》杂志。

这个开放式、多中心、随机对照的Ⅲ期临床试验纳入 493 例胰腺癌术后未接受过放化疗的患者，并根据切缘、肿瘤大小和淋巴结转移做分层处理。主要终点是 DFS。结果显示改良 FOLFIRINOX 方案组中位 DFS 为 21.6 个月，显著优于吉西他滨组的 12.8 个月。次要终点总生存期的数据虽不成熟，但也显示改良 FOLFIRINOX 方案组优于吉西他滨组（54.4 个月对比 35 个月）。此外，不良反应分析显示改良 FOLFIRINOX 方案组的不良反应较吉西他滨组更多但可控。

此项研究设计缜密，根据预期假设 3 年 DFS 从 17% 提高到 27%，计算样本量为 493。在试验设计中已考虑到分层因素，如研究中心、切缘状态（R0 或 R1）、淋巴结（pN0 或 pN1），N0 还分淋巴结检查数是否≥12。另一个特点是改良 FOLFIRINOX 方案组的药物剂量设计，众所周知改良 FOLFIRINOX 方案的不良反应是限制其应用的主要因素之一。结合改良 FOLFIRINOX 方案在转移性胰腺癌一线治疗的数据（PRODIGE 研究），本试验规定了对前 30 名患者先接受 2 个周期治疗，评估其 3~4 级腹泻发生率，后续将发生 3~4 级腹泻的患者伊立替康剂量降低至 150mg/m²。因此本研究改良 FOLFIRINOX 方案组的腹泻发生率较之前的 PRODIGE 研究中的 FOLFIRINOX 方案组的发生率明显减低。

（二）POLO 研究：奥拉帕利维持治疗在胚系 BRCA 突变的转移性胰腺癌中的效果

靶向治疗在肿瘤治疗中占有重要地位，比如靶向药物给 *EGFR* 突变的非小细胞肺癌，HER2+ 的乳腺癌带来变革性的获益。但胰腺癌的靶向治疗一直举步维艰，究其原因主要是胰腺癌的驱动基因突变没有适合的靶点。此外维持治疗在胰腺癌中也是一个新概念。

BRCA1/2 基因突变或功能丧失与多种肿瘤的发生相关，如卵巢癌、乳腺癌、胰腺癌等。在胰腺癌中约 4%~7% 的个体具有胚系 *BRCA* 突变。*BRCA* 基因编码的蛋白参与 DNA 双链同源重组修复。同源重组修复缺陷的细胞（例如具有 *BRCA* 突变的细胞）对多腺苷二磷酸核糖核酸聚合酶（polyadp-ribose polymerase，PARP）抑制剂的作用很敏感。PARP 抑制剂奥拉帕利（olaparib）已证实对胚系 *BRCA* 突变的卵巢癌或乳腺癌有效，并且成为卵巢癌维持治疗的手段。Ⅱ期临床研究证实奥拉帕利在铂类化疗后的胚系 *BRCA* 突变转移性胰腺癌中具有抗肿瘤活性。

POLO 研究于 2019 年在 *NEJM* 上发表，旨在评估对 *BRCA* 突变的转移性胰腺腺癌一线铂类化疗无进展后应用奥拉帕利维持治疗的疗效。结果显示，奥拉帕利组的无进展中位生存期显著长于安慰剂组（7.4 个月对比 3.8 个月；*HR*=0.53）；总生存期的中期分析显示奥拉帕利组和安慰剂组之间没有差异（18.9 个月和 18.1 个月；危险比 0.91）。POLO 研究为胰腺癌靶向治疗和维持治疗带来重要意义，首先在胰腺癌的系统治疗中提供了针对特定基因突变的靶向治疗的选择，同时对转移性胰腺癌一线化疗后的维持治疗也提供了积极的证据支持。但 POLO 研究的阳性结果也是基于苛刻的基线患者筛选条件——具有胚系 *BRCA* 突变且在一线 16 周铂类化疗后无进展。因此在 3 315 名初筛患者中，只有 7.5% 有胚系 *BRCA* 突变。而这些具有突变的患者中，有 21.7% 的患者因为在铂类化疗期间出现疾病进展而出组，最终只有 154 例患者成功入组。POLO 研究采用双重选择标准，可能放大了 PARP 抑制剂在入组患者中的疗效。

（三）标准胰腺切除术后早期拔除与晚期拔除引流管的对比

目前临床研究的设计和宗旨多为开发新药和药物适应证，其他临床实践中的问题，特别是手术方式选择和探索也可以设计成临床研究。但外科很大程度是经验性学科，不同级别的临床中心的经验水平良莠不齐，不同外科医师的水平和经验也不同，对手术的操作和术后的处理很难达到基线统一。而且术后患者的恢复受多种因素影响，因此外科前瞻性临床试验的设计影响因素会更大。

胰腺切除术后放置腹腔内引流的作用、意义和拔除引流管最佳时间仍存在争议。针对此设计了前瞻性随机试验，并于 2010 年发表在《外科学年鉴》杂志。这项研究纳入 114 例行标准胰腺切除术且术后胰瘘风险低的患者，随机分配至早期拔管组（术后第 3 天）或标准拔管组（大于术后 5 天）。该研究的主要终点是胰瘘的发生率。结果显示，早期拔管与胰瘘发生率降低显著相关。对于胰瘘风险较低的患者，可以在标准胰腺切除术后 3 天安全地拔除腹腔引流管。引流管放置时间延长会导致更高的术后并发症发生率，并增加住院时间和费用。

这个前瞻性临床研究的研究目的简洁单纯，且纳入标准很严格。正是它规定了纳入对象为术后胰瘘风险低的患者，因此可以有效平衡两组的基线特点，减少术后并发症对拔管时间的干扰。另外，对于研究终点的定义给出了客观的评判标准，使结果的统计更客观有效。

三、总结述评

10 余年来，胰腺癌的临床试验发展迅速，取得了令人瞩目的成就。得益于这些高质量的循证医学证据，世界范围内各大胰腺癌诊疗指南均做了适时更新，以期将最新的研究成果用于指导临床实践，患者的 5 年总生存率也从 10 年前的不足 5% 逐步升至如今的接近 10%。然而我们也应该看到，近 10 年来胰腺癌的一线化疗方案研究并未取得明显的进步，一些在其他实体瘤较有潜力的新药也未能在胰腺癌适应证的拓展中获得成功。反而是一些治疗理念的更新或者微创技术的引入，可能最终使患者获益。基于此，中国研究团队创新性地发起了"胰腺癌肝转移患者转化化疗后行同步切除原发灶及肝转移灶的多中心前瞻性随机对照Ⅲ期试验（CSPAC-1，NCT03398291）"，以期探明转移性胰腺癌患者经转化化疗后能否从根治手术当中获益。针对国际上恶性肿瘤不能从微创手术当中获益的矛盾结论，又发起了"腹腔镜对比开放胰体尾癌根治术的多中心前瞻性随机对照Ⅲ期临床试验（CSPAC-2，NCT03792932）"，以期从手术安全性以及肿瘤学获益方面获得更可靠的循证医学依据。经过近 10 年的临床和基础研究，人们发现血清肿瘤标志物糖类抗原（carbohydrate antigen，CA）125 是反映胰腺癌转移的良好指标，因此，近期又发起了"血清 CA125 升高的可切除胰腺癌患者做与不做新辅助化疗的多中心前瞻性随机对照Ⅲ期临床试验（CSPAC-4，NCT04835064）"，以期证实 CA125 作为转移肿瘤负荷标志物的临床价值。

　　然而我们也应该看到,一个大型,尤其是多中心临床试验的发起并非一朝一夕之事,整个过程可能遇到各种各样的困难。结合其在项目立项和组织实施过程中遇到的问题和瓶颈,从试验立项、组织实施和结果总结 3 个方面来进行系统探讨。

　　临床试验研究的出发点是为了解决临床实践中遇到的实际问题,主要包括申办方发起的新药或新器械研发和研究者发起的新方案或新疗法探索。从患者的根本利益出发,为了解决某个关键问题,研究者在进行方案设计时就需要进行统筹规划,需要根据主要研究目的科学地设定试验分组和计算出预期所需样本量,此外还需要预判试验过程中可能遇到的种种困难并预备解决措施,必要时还需要进行方案修正,从而保证试验的顺利完成,获得预期研究结果并公开发表,最终用于指导临床实践。

　　以 CSPAC-4 为例,当前国际主流观点认为胰腺癌新辅助化疗可使患者获益,交界性可切除和局部进展期患者经新辅助化疗和根治性手术后生存期显著延长,然而在可切除胰腺癌患者,近期公布的PREOPANC 和 SWOG S1505 结果却显示 OS 并不延长。因此研究者推测,可能仅有部分具有高危因素的患者才能从新的辅助化疗中获益。血清肿瘤标志物 CA19-9 是反映局部肿瘤负荷的主要生物学标记,CA19-9 显著升高的患者术后易于早期复发转移,因而成为当前临床医师参考的唯一生物学高危因素。然而在实践中,临床医师却无法对 CA19-9 升高的具体数值进行界定。此外,对于 CA19-9 假阴性的患者,临床医师就更加难以判断高危因素的存在。为解决这一瓶颈,中国研究者根据团队近 10 年来对另一血清肿瘤标志物 CA125 的研究成果,发起了这项国内多中心的Ⅲ期临床研究,以探索 CA125 作为肿瘤转移负荷标志物的潜在价值。然而将 CA125 升高作为高危因素以决定可切除胰腺癌患者是否做新辅助化疗的依据,在国内外属于首创,研究者并无先前成功的模式可供参照,因而只能在实践中进行探索。研究者也很担心这类新辅助化疗可能延误手术时机,从而使患者失去根治的机会,因而在《知情同意书》中明确注明了这点,患者将完全自主决定是否参加这一研究。同时,研究者还向伦理委员会进行伦理备案,并设定中期分析,根据分析结果决定是否继续该项研究,以充分保证患者的权益不受损害。在设定主要研究目的时,研究者也是从患者的生存获益出发,参照同类研究,以总生存期为主要研究终点,如此设计虽然需要较大的样本量来支撑,然而其所获结果最可靠,一旦获得阳性结果将可在临床快速推广,从而使更多患者受益。在设定入组/排除标准时,研究者也充分考虑到了年龄、多中心分布、影像评估肿瘤大小、CA19-9 水平、患者的体力状态和癌痛等分层因素,从而尽可能排除混杂因素的干扰,使试验结果更加可靠。此外,研究者还将组建专业的顾问团队和实施团队,在病史记录、样本保存、病例报告填写、患者跟踪随访、中心数据库建立等方面做到尽善尽美,以备上级部门监查和稽查。最后,研究者还将聘请专业的临床统计机构参与这一研究,以保证统计结果准确可靠,为达到研究目的保驾护航。通过系列研究的发起,笔者希望我国的胰腺癌临床研究能够走在世界前列,获得创新性的结果,最终使广大胰腺癌患者获益。

第四节　肾脏病的临床研究

　　慢性肾脏病(chronic kidney disease, CKD),其高发病率及高致死致残率已成为当今一大医疗负担。据不完全统计,我国慢性肾脏病发病率高达 10.8%,全国已有约 1.2 亿成年人罹患慢性肾脏病,如何防止慢性肾脏病的发生和发展,改善肾脏病患者的预后是临床医务人员面临的巨大挑战和考验。CKD 领域的临床试验近年来层出不穷,致力于改善慢性肾脏病预后,减少并发症,同时提升 CKD 患者的生活质量。

CKD 领域相关研究根据研究目的主要分为两大类,一类是研究降低蛋白尿、延缓肾衰竭进展、减少死亡率的治疗方法,一类是治疗慢性肾脏病相关并发症如心脑血管并发症、肾性贫血、肾性骨病等。慢性肾脏病相关研究涉及的问题较广,研究目标的制订、人群的选择及研究终点的制订是一个成功临床试验的关键。下面以罗沙司他在非透析患者中的应用为例浅谈肾脏病相关临床试验设计。

慢性肾脏病临床研究

2020 年肾性贫血治疗新药物 - 罗沙司他相关临床试验的发表具有里程碑式的意义。罗沙司他是一种具有全新机制的肾性贫血治疗新药,作为首个低氧诱导因子(hypoxia-inducible factor, HIF)脯氨酰羟化酶抑制剂(prolyl hydroxylase inhibitor, PHI),通过抑制 HIF-PHD 活性,维持 HIF-a 稳态,促进促红细胞生成素(erythropoietin, EPO)表达的同时,增加对铁的利用及吸收,改善 CKD 患者贫血。该药两项 Ⅲ 期临床研究由中国肾脏科专家牵头,在各中心的共同努力下,顺利实施并取得成功。研究成果在 NEJM 上发表,推动该药作为国产 1.1 类新药全球在中国率先上市,令人振奋。该临床试验相对样本量较小,设计巧妙,成为 CKD 领域研究的经典之作。

(一)分析要点 1: 研究目的

临床试验的目的是为患者寻找安全有效的治疗方法。贫血是慢性肾脏病最常见的并发症之一,占 18.50%~22.20%。非透析 CKD 患者常患有贫血,且其程度与肾功能成反比,即肾功能越差的患者,贫血发病率越高。既往文献报道改善贫血可改善 CKD 患者不良预后,降低 CKD 患者死亡率,降低心血管事件发生率,延缓肾功能进展,以及改善患者认知功能及生活质量等。本研究聚焦 CKD 患者的贫血治疗,对于改善 CKD 患者预后具有较大的临床意义。

(二)分析要点 2: 入排标准的选择

罗沙司他研究中主要纳入未行透析治疗的 CKD3~5 期同时血红蛋白为 7~10g/dL,同时排除严重贫血(需每月定期输血)及具有心血管事件高危风险患者。选择这些入排标准主要有以下考量:罗沙司他新药研究聚焦于 CKD 非透析患者的贫血治疗。血红蛋白 7~10g/dL 的 CKD3~5 期非透析患者因 CKD 引起 EPO 产生不足,并由此干扰红细胞生成和代谢是造成贫血的主要原因,罗沙司他的治疗作用可能更为显著,更容易收集到终点事件。

伦理:在治疗贫血相关的临床试验中,最常见的不良反应是贫血纠正过快以及 EPO 升高相关并发症如血压升高、发生血栓栓塞性事件等。罗沙司他的临床试验中,研究者在入组前即确定了高风险人群并将其剔除,确保临床试验伦理合规,同时减少了相关不良事件发生风险。

可行性:既往文献报道在非透析 CKD 人群中,贫血发生率约 75.25%,且其严重程度与肾功能成反比,随着 CKD 病情进展,CKD3 期、4 期和 5 期患者贫血程度逐渐加重,其血红蛋白水平分别为(119.0 ± 23.2)g/L、(102.3 ± 20.4)g/L、(86.1 ± 19.3)g/L;贫血患病率依次为 43.2%、71.3%、95.9%,其中重度贫血占各期贫血的人数分别为 1.2%、2.6%、9.1%。在该组人群中进行肾性贫血相关治疗,有迫切的临床需求和较大的获益,临床入组可行性较强。排除非肾性贫血相关因素,减少结果偏差。

罗沙司他研究中主要排除可能存在自身免疫相关、血液肿瘤相关、营养不良及失血性相关的贫血患者。

临床:由于自身免疫性疾病、血液系统恶性肿瘤、营养不良及胃肠道失血都可能造成贫血,其机制有别于肾性贫血,慢性炎症及 EPO 缺乏等引起的红细胞生成减少并非主要贫血原因,因而罗沙司他治疗效果有限,排除标准中将该组患者剔除,以免削弱临床试验的结果。

统计学:通过样本量计算得出足够研究效能的入组患者数量,通过随机去除混杂因素对结果造成的偏差。

可行性:通过限定合并用药(排除 3 个月内使用激素及免疫抑制剂)及客观指标(白蛋白 <2.5g/dL)等,进一步排除自身免疫性疾病、血液系统恶性肿瘤及营养不良等合并症,增加研究的可行性。

识别与排除依从性较差的人群:临床试验中,依从性问题会损害研究的质量和科学性,在入组前应尽可能通过入排标准剔除依从性较差的受试者。可识别的依从性风险主要包括两大类:一类与个人生活方式及社会经济情况相关,另一类与受试者已经存在或可能发生的临床情况相关,导致其无法按照临床试验的流程完成。

（三）分析要点 3:研究终点的选择

本研究将首要终点定为基线与干预后第 7~9 周血红蛋白的差值;次要终点分为三类,为改善贫血、减少血脂及治疗安全性指标。根据药物的特性及先前的 II 期临床试验结果提示罗沙司他在用药 5~6 周起可明显改善贫血、铁代谢及降低血脂,以此作为基础,本研究确定了首要终点,在次要终点中将相关指标细化进一步深入探索,阐明了罗沙司他有效改善肾性贫血,纠正脂代谢紊乱及不良反应少的特点。

综上所述,由于肾脏相关研究多样化,涵盖慢性肾脏病患者的方方面面,在选题时需结合实际临床需求,根据既往文献报道,确定研究目的,以此作为依据来选择相应的人群及终点进行临床研究。

第五节　脑血管病的临床研究

一、脑血管病临床研究概述

脑卒中又称脑血管意外,属于脑血管病的急性发作,是国人致死、成年人致残的首要原因。脑血管病的规范化诊疗与高质量的临床试验密不可分,自 20 世纪 90 年代开始不断有里程碑式的临床研究发表,极大地推动了脑血管病的诊治工作。笔者按照时间轴,对脑血管病领域标志性的临床试验做一简要回顾如下:

（一）北美症状性颈动脉内膜剥脱试验

1991 年发表的北美症状性颈动脉内膜剥脱试验是卒中治疗史上的第一个重大里程碑。该试验主要针对颈动脉内膜切除术(carotid endarterectomy, CEA)是否可减少新近症状性颈动脉狭窄患者的卒中发病风险,以及不同程度颈动脉狭窄患者接受手术后的获益程度进行了探究。研究分成两个阶段进行:第一阶段研究在 50 家具有成熟 CEA 手术技术的医疗机构中纳入 659 例颈动脉重度狭窄(70%~99%)患者进行治疗,患者在治疗前 120 天内有短暂性脑缺血发作(TIA)或非致残性卒中病史,其中 328 例行 CEA,331 例用药物治疗,随访 2 年后,累计卒中、死亡率在 CEA 组和药物组分别为 9.0% 和 26.0%,研究提示颈动脉重度狭窄患者可明显获益于 CEA 手术。1998 年发表的第二阶段研究纳入 2 226 例轻、中度狭窄患者(<50% 或 50%~69%),患者治疗前 180 天内有 TIA 或非致残性卒中病史,对其中 1 108 名患者予以 CEA 治疗,1 118 名患者进行单纯药物治疗,经过平均 5 年的随访发现对于 50%~60% 中度狭窄的患者,CEA 可以轻度降低卒中风险,而对于狭窄小于 50% 的患者无明显获益,此外对第一阶段重度狭窄患者 8 年的随访结果显示,接受 CEA 手术的这类患者的依然有着持久的获益。该项研究为

CEA作为手术治疗来预防卒中提供了坚实基础,标志着脑血管病治疗进入循证医学时代。

（二）美国国立神经系统疾病和卒中研究所t-PA研究

1995年,美国国立神经系统疾病和卒中研究所（National Institute of Neurological Disease and Stroke,NINDS）重组人组织型纤溶酶原激活物（tissue-type plasminogen activator, t-PA,阿替普酶）静脉溶栓试验打开了脑卒中急性期治疗的大门。该项随机、双盲实验主要研究了急性缺血性卒中发病3小时内静脉使用t-PA对患者的功能预后及死亡率的影响。试验分为两部分进行:第一部分探究了t-PA早期改善卒中后神经功能障碍的作用,共纳入291例发病时间明确的卒中患者,144例进行了t-PA治疗,147例接受了安慰剂治疗,其主要结局评价指标为卒中发病24小时后的美国国立卫生研究院卒中量表（National Institute of Health stroke scale, NIHSS）评分改善程度是否达到4分及以上,然而该部分试验结果并未能证实t-PA在早期改善预后的作用;第二部分试验研究者纳入了168例溶栓治疗与165例安慰剂治疗患者,将主要评价指标关注在了卒中3个月后的NIHSS评分、Barthel指数、改良Rankin量表（modified Rankin scale, MRS）评分以及格拉斯哥预后评分（Glasgow outcome scale, GOS）,结果显示t-PA治疗组相较对照在4项指标中均有明显改善,而出血风险有所增加;此外研究者将两部分试验的患者均根据发病时间分为0~90分钟、91~180分钟及0~180分钟3组进行分析,发现越早使用t-PA获得良好临床结局的可能性越高。该研究最终告诉我们在急性缺血性卒中发作后3小时内接受静脉注射t-PA治疗的患者,尽管脑出血的发生率有所增加,但在3个月时的临床结果得到了改善。自此,脑卒中治疗迈入应用溶栓药进行闭塞血管再灌注治疗的时代。

（三）中国急性缺血性卒中试验与国际卒中试验

1997年,两项同时开展的大型随机对照试验——中国急性卒中试验（China acute stroke trial, CAST）与国际卒中试验（international stroke trial, IST）研究,奠定了阿司匹林作为口服药物在脑卒中急性期治疗中的地位。其中CAST在413家中国医院中开展,共纳入21 106名发病48小时内的卒中患者,试验组10 554名患者以每天160mg的剂量使用阿司匹林,共计使用4周,10 552名对照组患者给予等剂量的安慰剂,主要终点为4周计划用药期内的卒中死亡率以及患者出院时的死亡率和自理程度。研究结果提示,在急性缺血性脑卒中急性期使用阿司匹林可以显著降低死亡率和卒中复发率,阿司匹林组缺血性卒中风险显著降低,出血性卒中发生率轻度增加,但没有统计学差异,大约每1 000名接受阿司匹林治疗的患者中,有9例死亡或非致命性卒中得以避免。IST研究在36个国家467家医院内纳入了19 435例发病48小时内的卒中患者,该试验同时探究了发病48小时内开始给予规律的肝素治疗与阿司匹林治疗对于急性期死亡率（14天）及发病后6个月后死亡率及自理能力的影响。研究人员首先将全部患者随机分至肝素治疗组与非肝素治疗组（各占1/2）,肝素组有1/2患者接受低剂量肝素治疗（2次/d 5 000IU的肝素皮下注射）,另一半接受中等剂量肝素治疗（2次/d 12 500IU的肝素皮下注射）,非肝素组不予肝素治疗;同时研究采用析因设计的方法,又将全部患者随机分为阿司匹林治疗组与非阿司匹林治疗组,阿司匹林治疗组给予每天300mg口服阿司匹林治疗,对照组不予阿司匹林。所有的试验组治疗方案规律维持2周。研究结果显示,肝素治疗患者未见明显获益,而阿司匹林治疗对于发病6个月后卒中复发率和死亡率,有着较小但很有意义的改善,出血性卒中风险发生率没有变化。CAST/IST两项研究的荟萃分析提示,阿司匹林可以显著降低缺血性卒中急性期死亡率以及梗死复发率。时至今日,尽管这两项研究奠定了阿司匹林在急性脑卒中治疗中的基石地位,然而临床上却甚少按照该研究方案进行治疗。就算能够处方阿司匹林 200~300mg，给药时间却很少按照上述的 14 天或 4 周。究其原因，可能与担心出血风险增加有关。

（四）培多普利预防卒中复发研究

2001 年发表的培多普利预防卒中复发（PROGRESS）研究首次证实了早期降压在卒中预防中的二级预防作用。研究共纳入 6 105 名既往 5 年内有卒中史（包括出血性、缺血性、TIA 发作）的患者，3 051 试验组患者均接受了血管紧张素转化酶抑制剂培多普利（4mg/d）的积极降压治疗，对其中部分患者治疗医师可根据临床需要酌情加用利尿剂吲达帕胺联合降压治疗，3 054 名对照组患者均接受单药/联合安慰剂治疗。研究的主要终点是总的卒中发病情况。经过 4 年多的随访，降压组患者平均血压相比对照组降低了 9/4mmHg，卒中发病的相对风险降低了 28%，整体心血管事件相对风险降低了 26%；其中联合用药组血压降低 12/5mmHg，卒中风险降低 43%，而单药治疗使血压降低 5/3mmHg，卒中风险没有明显降低。该试验说明，对于既往卒中或 TIA 病史的患者，无论有无高血压病史，降压治疗均可降低其卒中和心血管事件的风险，而其中联合强化降压比单一药物治疗更能降低风险。

（五）强化降低胆固醇预防脑卒中研究

2006 年，强化降低胆固醇预防脑卒中研究（stroke prevention by aggressive reduction in cholesterol levels，SPARCL）打破了他汀类药物防治脑卒中的沉寂。SPARCL 研究首次专门针对脑卒中/TIA 患者而设计，入选患者为 4 731 名起病 1~6 个月、无已知的冠心病，低密蛋白（low density lipoprotein，LDL）-C 水平为 100~190mg/dL（2.6~4.9mmol/L）、非心源性（无心房颤动或其他心源性栓塞）的脑卒中/TIA 患者（4 731 例），2 365 名患者给予阿托伐他汀 80mg/d 治疗，2 366 名患者给予安慰剂治疗。经过平均 4.9 年的随访。结果显示，基线 LDL-C 水平为 132~133mg/dL，治疗后阿托伐他汀组降至 73mg/dL，安慰剂组降至 129mg/dL。强化阿托伐他汀治疗降低脑卒中/TIA 患者的再发脑卒中 HR 16%，降低主要冠状动脉事件风险 35%，且这种获益是在积极降压和抗血小板治疗的基础上获得的，尽管他汀治疗增加了出血性卒中风险。同时研究表明，LDL-C 水平与随后的风险之间有很强的关系，较低的 LDL-C 水平风险也较低，对于 LDL-C 水平到底应该控制于何种水平，后续多项大型临床研究正在不断进行探索。依据 SPARCL 研究，国内外指南对脑卒中患者的他汀类药物治疗给出了更积极的推荐，对于非心源性缺血性脑卒中/TIA 均应使用他汀类药物；脑卒中后，尽早启动他汀类药物有助于改善近远期预后。SPARCL 作为脑卒中二级预防的里程碑，深刻影响了脑卒中防治指南。

（六）双抗降低急性非致残性脑血管事件高危人群研究

2013 年发表的氯吡格雷联合阿司匹林降低急性非致残性脑血管事件高危人群研究（colopidogrel in high-risk patients with acute non-disabling cerebrovascular events，CHANCE）使双抗治疗成为轻型卒中和 TIA 急性期治疗的突破口。CHANCE 研究纳入了 5 170 例 40 岁及以上、发病时间在 24 小时内的 TIA 或小卒中的患者。患者被随机分配到两组，在前 21 天，2 584 名双抗治疗组治疗患者使用阿司匹林（首日负荷剂量为 75~300mg，随后 75mg/d）加氯吡格雷（首日负荷剂量为 300mg，随后 75mg/d）治疗。21 天之后双抗治疗组的患者停用阿司匹林，单用氯吡格雷治疗总共 90 天；对照组 2 586 名患者前 21 天使用等剂量的阿司匹林加安慰剂治疗，第 22~90 天单用阿司匹林治疗。研究的主要有效性终点为 90 天内卒中复发情况，主要安全性终点为中重度出血事件。研究结果提示，虽然双抗治疗组轻微出血的发生率稍高一些，但双抗治疗组患者卒中复发率更低（8.2% 对比 11.7%）。该研究是中国脑血管病临床研究的新起点,对中国未来的临床研究起到了示范作用。

（七）伴有大血管闭塞的急性缺血性卒中的血管内治疗五大研究

2015 年,5 项采用血管内支架取栓技术治疗伴有大血管闭塞的急性缺血性卒中的临床研究陆续发表在《新英格兰医学杂志》,它们分别是:急性缺血性卒中动脉内治疗的随机临床研究(multicenter randomized clinical trial of endovascular treatment for acute ischemic stroke in the Netherlands, MR CLEAN)、基于灌注成像方法筛选患者的缺血性卒中的血管内治疗(EXTEND-IA)、缺血性脑卒中快速血管内治疗随机化研究(ESCAPE)、静脉 t-PA 结合支架取栓器取栓与单独 t-PA 治疗卒中(SWIFI PRIME)、缺血性卒中发病 8 小时内的取栓治疗(REVASCAT)。五大研究一致表明,采用经动脉支架取栓的方法能够显著改善伴有大血管闭塞的急性缺血性卒中的临床预后。2016 年 LANCET 发表五大研究荟萃分析进一步证实了这一结论。全球各地迅速更改了临床指南,开启了经动脉再灌注治疗急性大血管闭塞性缺血性卒中的新时代。

（八）中国急性大血管闭塞性缺血性卒中直接动脉治疗的疗效评估研究

2020 年,中国急性大血管闭塞性缺血性卒中直接动脉治疗的疗效评估(DIRECT-MT)研究的率先发表拉开了直接取栓与桥接取栓疗效评价的大幕。该研究在中国 41 家医疗机构纳入 656 例发病在 4.5 小时以内的前循环急性大血管闭塞性缺血性卒中患者,随机分至直接取栓组与桥接治疗组治疗,最终 326 名直接取栓组患者直接接受支架取栓治疗;328 名患者接受桥接取栓治疗,即阿替普酶治疗(0.9mg/kg)后进行动脉取栓治疗。主要结局终点为 90 天 MRS 评分,研究设定的非劣效检验界值为 0.8。研究结果发现,直接取栓组主要终点并不劣于桥接治疗组。研究结果有望进一步简化现有卒中救治流程,提高急性大血管闭塞性缺血性卒中救治效率,费用也随之降低。截至 2021 年上半年,SKIP 研究、DEVT 研究和 MRCLEAN-NO IV 研究也相继公布了研究结果。此外,关于这一焦点问题国际上还有二项随机对照研究正在进行,上述研究的主要研究者目前已经确定将会进行所有数据的汇总分析(IRIS 研究),有望最终回答这一重大临床问题。

二、案例分析与实践思考

笔者作为 DIRECT-MT 研究的主要研究者之一,亲历了研究从设计、实施到发表的全过程。该项研究历时 4 年,5 国合作,41 家中心全力以赴,所有研究者精诚协作,最终结果成功发表在《新英格兰医学杂志》,整个过程殊为不易,现结合自身体会从临床医师的角度谈几点感想,希望能对有志于开展高质量临床研究的同行有所帮助。

1. 端正工作态度 作为临床医师,往往并没有接受规范的临床研究培训,有限的临床研究知识往往来自既往开展的一些药品或器械注册试验中的积累。因此,每一位研究者都必须意识到自己临床研究方面的不足,端正态度,认真学习,经常向方法学专家寻求帮助。同时,临床医师更需意识到,开展一项临床研究需花费大量的时间精力,作为研究者,尤其是主要研究者,必须充分重视,把此项工作作为最重要的事投入足够多的时间参与到具体实施过程中,并长期坚持。也只有具备这样的态度,才可能成功。

2. 选择焦点问题 临床研究的重要性取决于科学问题的优劣,作为临床医师需要时刻关注本领域的前沿动态,准确把握研究方向,选对科学问题,这是临床研究成功的基石。好的科学问题,能够激发主要研究者的研究热忱,增强整个团队的凝聚力。在选择研究问题时务必警惕"独创性科学问题",重要的临床问题往往多个团队同时在攻关,例如五大取栓研究,6 项直接取栓研究等。看似独创的科学问题,往往意味着这个问题并非真正的焦点问题,或者此问题已经被证伪。

3. 共同设计方案　研究方案的设计,临床医师必须与方法学专家通力协作,反复打磨,并邀请国内外同行广泛讨论,才能最终获得科学可行的方案,DIRECT-MT 研究的临床方案确定前后历时约 1 年时间。

4. 多方筹措经费　临床研究的实施需要大量的人力物力确保研究的高标准执行,作为主要研究者,最重要的职责之一就是募集足够的纵向或横向资助经费,个人能力有限时须团结所有参研单位研究者共同募集。总体而言,目前我国开展临床研究较之欧美成本较低,且病源丰富,因此中国临床医师更应该借助这些优势,对人类健康和医学进步做出更大贡献。

5. 落实培训监管　目前我国临床研究水平整体较弱,因此在开展研究的过程中必须强化参研单位和医师的临床研究能力的培训,并落实研究过程的全流程监管,很多临床医师会把这些工作直接交给CRO 公司来实施,笔者认为这恰恰走进了一种误区,遇到研究实施过程中的具体问题,研究者比监察员认识更深,更容易找到解决方案,在督促分中心培训和改进时比监察员效果更佳。只有将研究的培训监管落到实处,才能从根本上保证临床研究的质量。

6. 大力推广研究　研究者从研究方案的设计开始,就需要不停地在各种学术会议、媒体、互联网等反复推广自己的研究,一方面经过不断的交流,可以进一步优化自己研究的方案,必要时可以向伦理申请做出研究方案调整;另一方面也可以增加研究的知名度,加深同行对本项目的了解,有助于成果在顶级期刊的发表,当然,大力推广研究并不是实现这一目标的充分条件,但可能是必要条件,尤其是对于拟在顶级期刊发表的研究而言。

以上就是笔者结合 DIRECT-MT 研究的实施所总结出来的个人思考和经验,总而言之,开展高质量临床研究是推动临床医学进步的关键工具,也是实现学科强大、医学科技创新的必由之路,相信在新形势下,随着国家和大学、医院对此项工作越来越重视,高质量的临床研究成果一定会如雨后春笋一般应接不暇。

第六节　内分泌代谢病的临床研究

一、内分泌代谢病领域临床研究概述

内分泌代谢性疾病是指内分泌腺或内分泌组织本身的分泌功能和结构异常时发生的症候群,包括激素来源异常、激素受体异常和由于激素或物质代谢异常引起的生理紊乱所发生的症候群。随着我国经济发展带来的居民生活方式改变和人口老龄化进程的不断加剧,内分泌代谢性疾病如糖尿病、骨质疏松症、肥胖和甲状腺疾病等的患病率逐年增加,给人类健康带来巨大的危害,同时给卫生保健支出和社会经济造成巨大负担。因此,加强对内分泌代谢性疾病的防治、早期诊断和提高临床诊疗水平,已成为医学界临床研究和基础研究的重要研究方向。糖尿病和骨质疏松症患者是内分泌代谢性疾病领域较为庞大的两个人群,笔者将分别以糖尿病和骨质疏松症为例,对具有代表性的高质量临床研究做一简要回顾。

（一）糖尿病领域具有代表性的高质量临床研究

随着我国经济快速发展和人口老龄化程度加剧,我国糖尿病患病率呈显著增长趋势,主要以 2 型糖尿病为主,1 型糖尿病和其他类型糖尿病较为少见,男性多于女性。糖尿病是一种长期慢性疾病,其诊疗和防治强调三级预防目标,对于已诊断为糖尿病的患者应预防糖尿病并发症的发生,延缓已存在的糖尿病并发症进展、降低致残率和死亡率,改善患者的生存质量。基于我国庞大的糖尿病患者基数,通过开展临床研究探讨新的诊疗方法,对于制订适合国民的糖尿病防治策略意义非凡。

1. 强化降糖对心血管结局的长期影响(ACCORD 研究) 2 型糖尿病是心血管疾病与死亡相关的强有力而独立的危险因素,既往研究发现强化降糖能降低晚期 2 型糖尿病患者死亡率及心血管疾病的风险。控制糖尿病心血管风险行动(action to control cardiovascular risk in diabetes, ACCORD)研究是为了明确将正常的糖化血红蛋白水平(即 <6%)作为目标的治疗方法是否可以降低患有 2 型糖尿病、糖化血红蛋白水平为 7.5% 或更高、同时合并其他心血管危险因素的中老年患者的严重心血管事件风险。该研究将受试者随机分为强化降糖组(目标糖化血红蛋白水平低于 6%)或标准治疗组(目标糖化血红蛋白水平为 7%~7.9%),在强化降糖治疗结束前,强化降糖治疗组与标准治疗组相比,主要终点指标(由非致死性心肌梗死、非致死性卒中或心血管原因造成的死亡组成的复合终点事件)组间比较无显著差异,非致死性心肌梗死的发病率较低,但强化降糖组受试者的死亡率较高。该研究终止强化降糖治疗,所有受试者糖化血红蛋白目标值均修改为 7%~7.9%,并随访至原计划的试验终点。因此,ACCORD 研究提出,与标准治疗相比,强化降糖治疗减少了 5 年的非致死性心肌梗死,但增加了 5 年的死亡率,该治疗方法不能推荐用于晚期 2 型糖尿病的高危患者。该研究于 2011 年发表于《新英格兰医学杂志》,为后续糖尿病领域临床研究提供了参考和借鉴。

2. 胰岛素 icodec 治疗 未使用过胰岛素的 2 型糖尿病患者目前被认为降低基础胰岛素注射频率可能有助于提高 2 型糖尿病患者对胰岛素治疗的接受度和依从性,从而有可能改善血糖控制。胰岛素 icodec 是一种用于治疗糖尿病,每周注射 1 次的在研基础胰岛素类似物。研究者开展了一项为期 26 周的随机、双盲、双模拟、2 期临床试验,纳入未接受过胰岛素长期治疗并且服用二甲双胍未能充分控制血糖的 2 型糖尿病患者。研究目的是比较每周注射 1 次胰岛素 icodec 与每天注射 1 次甘精胰岛素 U100 的疗效和安全性,主要终点是糖化血红蛋白水平从基线至第 26 周的变化量。该研究共纳入 247 例受试者并随机分配接受 icodec 或甘精胰岛素治疗,第 26 周时,icodec 组和甘精胰岛素组的糖化血红蛋白水平相对于基线的估计平均变化分别为 -1.33% 和 -1.15%,两组的估计平均值分别达到 6.69% 和 6.87%;相对于基线所发生变化的估计组间差异为 -0.18%(95%CI: -0.38~0.02)。在与胰岛素相关的关键不良事件方面,两组无差异,大多数不良事件为轻度,并且未发生与试验药物相关的严重事件。因此,对于 2 型糖尿病患者中,每周注射 1 次胰岛素 icodec 具有与每日注射 1 次甘精胰岛素相似的降糖效果和安全性。该研究为 2 型糖尿病患者的临床诊疗提供了新的研究证据。

3. 非奈利酮对肾脏病合并 2 型糖尿病患者心血管事件的影响(FIGARO-DKD) 慢性肾脏病可加剧与 2 型糖尿病相关的心血管风险,大多数慢性肾病患者发生心血管事件的风险高于发生肾衰竭的风险。非奈利酮是选择性非甾体盐皮质激素受体拮抗剂,在患尿白蛋白重度升高的 3 期或 4 期慢性肾脏病合并 2 型糖尿病的患者中,非奈利酮对心肾结局有良好效应。然而非奈利酮对 2 型糖尿病合并慢性肾病患者心血管事件的影响目前尚未可知。因此,研究者开展了一项事件驱动的 3 期、多中心、随机、双盲、安慰剂对照的临床试验(FIGARO-DKD),将慢性肾病合并 2 型糖尿病的患者随机分配接受非奈利酮或安慰剂治疗,主要终点指标是由心血管原因死亡、非致死性心肌梗死、非致死性卒中或心力衰竭住院构成的复合结局。该研究将 7 437 例受试者随机分组,在中位 3.4 年的随访时间,非奈利酮组 3 686 例患者中的 458

例（12.4%）和安慰剂组 3 666 例患者中的 519 例（14.2%）发生了主要结局事件,风险比为 0.87（95%CI:
0.76~0.98）,两组的不良事件总发生率无明显差异。在 2 型糖尿病合并慢性肾脏病患者中,非奈利酮与安慰剂相比改善了患者的心血管结局。该研究结果为非奈利酮药物的上市提供了重要的临床证据支持,非奈利酮为糖尿病患者带来了心血管获益。

（二）骨质疏松症领域具有代表性的高质量临床研究

骨质疏松症是一种以骨质流失和微结构退化为特征的骨骼疾病,而且是衰老所致失能后果中最严重者之一。骨质疏松症可发生于任何年龄,但多见于绝经后女性和老年男性。随着人口老龄化,骨质疏松症已成为我国面临的重要公共健康问题。一项全国横断面研究发现,骨质疏松症的患病率随年龄递增,男性 40 岁以上骨质疏松症的患病率为 5.0%,女性为 20.6%。骨质疏松性骨折是指受到轻微创伤或日常活动中即发生的骨折,是骨质疏松症的严重后果。研究表明,上海市社区 60~98 岁老年椎体骨折的患病率较高（男性为 16.99%,女性为 17.27%）,骨质疏松性骨折的发生率和相关费用逐年增加。骨质疏松性骨折的危害巨大,是老年患者致残和致死的主要原因,目前,关于骨质疏松症的临床研究多聚焦于如何降低骨折的发生以及抗骨质疏松症药物对降低骨折发生的影响。

1. 双膦酸盐类对非典型股骨骨折风险与脆性骨折的预防作用　双膦酸盐类药物已成为骨质疏松症的主要治疗药物,可以抑制破骨细胞介导的骨吸收和重塑,既往大量研究已证实了双膦酸盐能够显著增加骨密度并降低髋部和脊椎骨折的风险,然而对非典型股骨骨折的影响目前尚未可知。因此,研究者利用医院电子病历纳入接受双膦酸盐类药物治疗的 50 岁以上的女性,并进行长期随访,随访其非典型股骨骨折的发生情况。该研究共随访了 196 129 名女性,其中发生非典型股骨骨折共 277 例,非典型骨折风险随着双膦酸盐类药物用药时间的延长而增加,研究结果发现,与用药不到 3 个月的受试者相比,用药 3~5 年的受试者非典型骨折发生风险为 8.86 倍,用药超过 8 年的受试者非典型骨折发生风险为 43.51 倍。非典型股骨骨折风险随着双膦酸盐类药物用药时间的延长而增加,并且在双膦酸盐类药物停药后迅速降低。该研究利用医院电子病历数据库开展队列研究,对服用双膦酸盐类药物治疗的绝经后妇女进行了大规模和长时间的随访,弥补了双膦酸盐类药物对非典型股骨骨折风险影响的空白。

2. 中老年人补充维生素 D 与新发骨折之间的关系　维生素 D 补充剂被广泛用于维护一般人群的骨骼健康,但关于其能否预防骨折的研究结论仍存在争议。研究者在维生素 D 与 Omega-3 脂肪酸试验（VITAL）的一项辅助研究中,探讨了在美国成人中,补充维生素 D_3 与安慰剂相比能否降低发生骨折的风险。VITAL 是一项随机、对照试验,采用 2×2 析因设计,研究了补充维生素 D_3（2 000IU/d）、n-3 脂肪酸（1g/d）这两者对癌症和心血管疾病一级预防的影响。在这项辅助研究中,共纳入了 25 871 名美国男性（年龄≥50 岁）和女性（年龄≥55 岁）,研究了补充维生素 D_3 与安慰剂相比对新发骨折的影响,主要终点是首次发生的全部骨折、非脊椎骨折和髋关节骨折,中位随访时间为 5.3 年,共 1 551 例受试者发生了 1 991 起新发骨折事件。该研究发现,补充维生素 D_3 与安慰剂相比,对全部骨折、非脊椎骨折和髋部骨折的风险无显著影响。在根据基线年龄、性别、人种或族群、BMI 或钙或维生素 D 补充剂的个人使用情况划分的亚组中,效果没有变化。在敏感性分析中,在依从试验药物给药的参与者中,结果无变化,未发现延迟效应,补充维生素 D_3 与安慰剂相比也未降低复发性骨折的风险。该研究聚焦于中老年人是否应该补充维生素 D 这一临床问题开展临床研究,虽然研究结果是个阴性结果,但对临床诊疗和实践具有重大的指导意义。

二、经典案例剖析：卡格列净治疗 2 型糖尿病合并肾病患者的Ⅲ期临床试验

笔者对糖尿病和骨质疏松症领域发表的高质量临床研究进行回顾，并以卡格列净治疗 2 型糖尿病合并肾病患者的Ⅲ期临床试验（CREDENCE 研究）为例，详细介绍临床研究的设计和注意要点。

（一）研究介绍

2 型糖尿病是全世界肾衰竭的主要原因，但缺乏有效的长期治疗方法。在钠-葡萄糖协同转运蛋白 2（sodium-dependent glucose transporters 2，SGLT2）抑制剂的心血管试验中，探索性结果表明这些药物可以改善 2 型糖尿病患者的肾脏转归。

CREDENCE 研究是 2019 年发表于《新英格兰医学杂志》上的一项前瞻性、多中心、随机对照试验。研究在 34 个国家和 690 家中心进行，共纳入 4 401 例合并慢性肾脏病的成年 2 型糖尿病患者，在标准治疗的基础上，受试者按照 1∶1 的比例随机接受口服 SGLT2 抑制剂卡格列净 100mg/d 或安慰剂治疗，旨在探讨 2 型糖尿病合并肾病患者服用卡格列净药物相比于安慰剂治疗能否降低终末期肾病、血清肌酐水平加倍、肾或心血管等原因引起的死亡所组成的复合终点事件。研究发现，与安慰剂组相比，在中位随访期为 2.62 年时，卡格列净能降低肾脏复合硬终点风险达到 30%，心血管事件终点（心血管死亡、非致死性心肌梗死或卒中）风险降低 20%。因此，2 型糖尿病合并慢性肾病患者中，服用卡格列净相比于安慰剂能够显著降低肾脏事件的发生风险，同时能够降低心血管事件的发生风险。

（二）案例解析

1. 研究方法学内容介绍　随机对照试验的报告应参考临床对照试验报告统一标准（consolidated standards for reporting trials，CONSORT）指南。2010 年版 CONSORT 指南是针对两组平行设计的 RCT 报告规范，包括 25 个条目的检查清单和受试者招募流程图，其中检查清单包括文章的题目和摘要（条目 1）、前言（条目 2）、方法（条目 3~12）、结果（条目 13~19）、讨论（条目 20~22）和其他信息（条目 23~25）。接下来，将按照 CONSORT 指南方法学条目对 CREDENCE 研究进行剖析（表 13-1）。

表 13-1　CREDENCE 研究与 CONSORT 指南方法学部分条目对照表

对照项目	CONSORT 指南		CREDENCE 研究
	条目号	条目	
试验设计	3a	描述试验设计，包括受试者分配入各组的比例	本研究为随机、双盲、安慰剂对照、多中心临床试验，按照 1∶1 比例进行随机分组
	3b	试验开始后对试验方法所作的重要改变，并说明原因	在本研究开展期间，另外一项卡格列净试验发现下肢截肢风险增加。因此于 2016 年 5 月发布试验方案修正案，要求研究者在每次访视时检查患者的足部，如果患者出现有可能导致截肢的活动性疾病时，应暂停所分配的治疗
受试者	4a	受试者合格标准	患者年龄至少 30 岁，患 2 型糖尿病，糖化血红蛋白水平为 6.5%~12.0%。慢性肾脏病患者根据中央实验室的测定结果，肾小球滤过率 GFR 为 30~90mL/（1.73m² · min），有白蛋白尿
	4b	资料收集的场所和地点	本研究在北美、拉丁美洲、欧洲、南非和亚太地区的 34 个国家的 695 个地点进行
干预措施	5	详细描述各组干预措施的细节以使他人能够重复	本研究将符合入排标准的受试者，随机分组接受卡格列净（每天 1 次，每次口服 100mg）或安慰剂治疗

续表

对照项目	CONSORT 指南		CREDENCE 研究
	条目号	条目	
结局指标	6a	完整而确切地说明预先设定的主要和次要结局指标	主要结局指标为终末期肾病[透析至少 30d、肾移植，或者中央实验室评估结果显示 GFR<15mL/($1.73m^2·min$)持续至少 30d]，中央实验室评估结果显示血清肌酐水平相对于基线加倍并持续至少 30d，或肾脏或心血管原因的死亡构成的复合结局采用序贯分级检验次要结局指标
	6b	试验开始后对结局指标是否有任何更改，并说明原因	完善了肾脏死亡这个终点事件的具体定义。肾脏死亡的定义被明确为终末期肾脏疾病患者的死亡，在没有开始肾脏替代治疗的情况下死亡，并且没有通过裁决其他原因的死亡
样本量	7a	如何确定样本量	本试验设计为由事件驱动，需要纳入至少 4 200 例患者（844 起事件），在根据一项期中分析进行校正后，在 0.045 的 α 水平以 90% 的统计学功效检测出卡格列净组的主要结局风险比安慰剂组低 20%
	7b	必要时，解释中期分析和试验中止原则	405 例患者发生主要结局后，独立的数据监察委员会进行了一次期中分析。指导委员会向数据监察委员会提供预先规定的终止指南中提出，考虑到风险和获益的总体平衡，如果有明确证据表明在主要结局（$P<0.01$）以及由终末期肾脏病或者肾脏或心血管原因死亡构成的复合结局（$P<0.025$）方面有获益，则可以建议提前终止试验
随机方法			
序列的产生	8a	产生随机分配序列的方法	本研究采用中央随机化系统
	8b	随机方法的类型，任何限定的细节	利用区组随机化将患者随机分组，根据筛选时的 GFR 估计值分类[30~<45mL/($1.73m^2·min$)、45~<60mL/($1.73m^2·min$)或 60~<90mL/($1.73m^2·min$)]进行分层
分配隐藏机制	9	用于执行随机分配序列的机制，描述干预措施分配之前为隐藏序列号所采取的步骤	根据随机数字表，研究药物被进行统一的包装和贴上标签，药物编号将预先印在研究药物的标签上，患者在双盲治疗时进行分配
实施	10	谁产生随机分配序列，谁招募受试者，谁给受试者分配干预措施	随机编号、药物编号和治疗代码在基线时登录主办方指定的交互式网络响应系统后进行分配。系统将分配一个独特的治疗代码，这将决定患者治疗的分配情况。分配给患者的随机化编号与治疗分配情况联系起来的随机化代码将保留在系统中。当患者被随机分配到治疗后，系统将在每次访视时分配研究药物包。基线时的随机化号码用于连接所有后续研究药物包和受试者的识别号码
盲法	11a	如果实施了盲法，分配干预措施之后对谁设盲，以及盲法是如何实施的	患者入组之后采用双盲评估，患者和研究人员均不知道分组情况
	11b	如有必要，描述干预措施的相似之处	无论是研究药物卡格列净还是安慰剂，在外观上都是相同的，并将统一地进行包装

对照项目	CONSORT 指南		CREDENCE 研究
	条目号	条目	
统计学方法	12a	用于比较各组主要和次要结局指标的统计学方法	在意向治疗人群中,本研究根据筛选时的 GFR 估计值分类,利用分层 Cox 比例风险模型分析了主要和次要结局
	12b	附加分析的方法,诸如亚组分析和校正分析	在未进行多重检验校正的分层 COX 比例风险模型中,通过检验试验组和亚组之间交互作用的方式评估了亚组分析。该研究假设协方差是非结构化的,在对基线值、试验组、筛选时的 GFR 估计值分类、试验访视、试验组和访视之间的交互作用以及基线值和访视之间的交互作用进行校正的情况下,使用重复测量的混合模型在符合方案分析人群中分析了随时间推移的中间结局

2. 随机对照试验的设计　随机对照试验(RCT)作为原始研究中证据等级最高的研究类型,常被用于探讨医疗保健干预措施的效果,良好的研究设计和论文报告能够提供可靠的结果,为未来研究或临床实践提供参考。RCT 的设计要遵循 3 个基本原则,即设置对照组,研究对象的随机化分组和设置盲法。RCT 研究是从目标人群中选出合适的研究对象,通过随机化分组,对不同组别实施不同的干预措施,通过比较不同组别结局指标之间的差异来探讨干预措施的效果。CREDENCE 研究入选的是 2 型糖尿病合并肾脏疾病的患者,干预组受试者采用卡格列净治疗,对照组受试者采用安慰剂治疗,主要终点指标是终末期肾病、血清肌酐水平加倍、肾脏或心血管原因死亡所构成的复合结局指标,在文章中均进行了详细的解释和说明,确保了临床试验的科学性和规范性。

3. 临床试验方案　是一份研究计划书,用于指导所有参与临床试验的研究者如何启动和实施临床试验的纲领性文件,也是试验结束后进行资料统计分析的重要依据。临床试验方案确定后,每一个研究者在试验中必须严格遵循试验方案,对每一位受试者按方案中规定的程序和步骤进行诊断、筛选、治疗、处置和评价,不得任意更改,如若发生方案的重大修改,需要说明修改内容、原因以及需要重新得到研究机构伦理委员会的批准后才能实施。CREDENCE 研究在试验开展的过程中,由于已有研究证据表明服用卡格列净会增加下肢截肢的风险,因此随访过程中增加了对足部的检查,对于可能导致截肢的活动性疾病患者停止其所分配的治疗,该修改属于重大的临床试验方案修改,在研究结果发表时将原始研究方案和修改的研究方案均作为附件上传。

4. 样本量计算　是指为满足统计的准确性和可靠性(Ⅰ类错误的控制和检验效能的保证)计算出的所需的样本量。样本量计算是 RCT 研究中的重要内容,与主要终点指标密切相关,计算所需参数包括检验水准(一般为 0.05)、检验效能(通常为 0.8 或 0.9)、预期效应大小,同时也与研究设计类型、单双侧检验及数据类型等有关。CREDENCE 研究的主要终点指标是肾脏复合终点事件,样本量是按照事件驱动来计算的,根据期中分析校正 α 水平为 0.045 时,检验效能为 90%,当卡格列净组的主要结局风险比安慰剂组低 20% 时,所需样本量至少为 4 200 例(事件发生例数为 844 例)。

5. 随机化方法　随机化分组是指每一个受试者都有同等的机会被分配到某处理组,保证除研究因素以外的其他可能产生混杂效应的非处理因素在组间分布均衡。随机化分组是使各处理组的各种非处理因素,不论是已知或未知的、对疗效和安全性评价有影响的或没有影响的因素,在组间的分布趋于相似,使组间基线具有可比性。随机化最重要的事情是实际操作过程中要保证分配过程是真正的随机分配且不受人为干扰,常见的随机化方法包括简单随机化、区组随机化、分层随机化、分层区组随机化、中央随机化等。CREDENCE 研究通过中央随机化系统生成随机分配序列,采用将基线 GFR 估计值分类作为分层因素的区组随机化方法,确保基线每组分配的受试者发生终末期肾病的风险在组间均衡。

6. 盲法　是指参加临床研究的各方人员对所分配的干预措施不知晓,从而预防偏倚的产生。根据设盲程度的不同,临床试验分为双盲、单盲和开放标签试验。双盲实验是指研究者方和受试者方在整个试验过程中不知道受试者接受的是何种处理;单盲临床试验是指受试者方处于盲态;开放标签试验即不设盲的试验,研究者方和受试者方都知道患者采用何种处理。CREDENCE 研究是双盲临床试验,即研究者方和受试者方均不知道分组信息,使用安慰剂的感观、气味、用法用量与试验药物卡格列净一致,且不含药物的活性成分,能够有效避免研究者主观因素对结果评定的影响。

7. CREDENCE 研究对临床实践的影响　随机对照试验是评估临床某种疗法或药物效果的重要方法,能够得到确证性结论,在循证医学临床证据的分级中,随机对照试验的证据等级最高是 I 级证据,被公认为是评价某种药物或某种治疗方法疗效和安全的金标准,是指南中主要推荐的证据。

CREDENCE 研究是 20 年来首项证实卡格列净研究对肾脏硬终点获益的临床研究,基于 CREDENCE 研究,2019 年 9 月美国食品药品监督管理局(FDA)批准了卡格列净的肾脏获益适应证,即卡格列净用于成人 2 型糖尿病合并白蛋白尿的糖尿病肾病患者,对临床实践产生了重要影响。

第七节　血液疾病的临床研究

一、血液疾病临床研究概述

血液系统疾病是一门发展迅速且充满挑战性的内科临床学科。近年来随着免疫学、细胞生物学及分子生物学等基础学科的迅猛发展,临床血液学取得了突飞猛进的进步。随着精准医疗概念的提出,新型的诊疗技术、预后模型和治疗手段更加紧密地结合,进而涌现出了层出不穷的临床试验和新药,从根本上改变了人类对血液病的认识和血液病的预后。

血液病诊疗的更新与高质量的临床试验密不可分,自 20 世纪 90 年代开始不断有里程碑式的临床研究发表,极大地推动了血液病的诊治工作。笔者按照治疗手段的分类,对血液病领域标志性的临床试验做一简要回顾。

（一）造血干细胞移植

1. 外周血造血干细胞移植　在过去 70 年间,同种异体造血细胞移植(hematopoietic cell transplantation,HCT)的地位已从过去明显受困于并发症困扰的绝望境地,转变成为成千上万的血液病患者重生的最重要手段。现在,人类白细胞抗原(human leukocyte antigen,HLA)相合或者半相合的同种异体造血干细胞移植(hematopoietic stem cell transplantation,HSCT)治疗某些血液系统疾病的治愈率超过 85%,例如慢性粒细胞白血病、再生障碍性贫血或地中海贫血等。此外,非清髓性造血干细胞移植的最新发展为多种血液系恶性肿瘤的患者开辟了新的道路,使得很多血液系恶性肿瘤的患者获得治愈的可能。

早期,异基因造血干细胞移植的移植物来源于供者的骨髓(bone marrow,BM),想要获得足够数量的干细胞往往需要抽取供者大量的骨髓液,并且要全麻进行多个部位抽取,给供者带来了极大的痛苦,限制了自愿捐献的供者的人数,骨髓移植成为像其他器官移植那样严重受困于供体来源的一种移植方式。随着粒细胞集落刺激因子(granulocyte colony stimulating factor, G-CSF)的发现和用于临床,以及单细胞采集技术的发展,现在可以通过给予 G-CSF 动员,然后分离外周血中造血干细胞作为移植物去广泛用于移植,而不再依赖于抽取骨髓液去做移植。这种从复杂到简单的过程,是类智慧的结晶,也带来了血液系统疾病诊疗技术的高速发展。

1989 年, The Lancet 杂志上报道了一篇使用 7 个人进行的临床探索,瑞士和意大利的 3 个医疗中心的医师通过使用大剂量环磷酰胺(7g/m²)预处理后,使患者外周血中粒细胞 - 巨噬细胞集落形成单位(colony-forming unit-granulocyte/monocyte, CFU-GM)急剧增加(高达 1 000 倍),这些祖细胞循环到外周血后,通过白细胞分离术收集,并与自体骨髓细胞一起输入到经全身照射和美法仑治疗的 7 名癌症患者体内。所有 7 名移植患者在很短的时间内完全恢复了造血功能,还观察到黏膜炎的改善。这种方法使骨髓抑制患者的外周血常规快速恢复成为可能,有望提高放疗和化疗药物的治疗强度。这个研究尝试了使用外周血单个核细胞(peripheral blood mononuclear cell, PBMC)作为干细胞的来源,也是自体造血干细胞移植的雏形。由于自体造血干细胞移植不存在移植物抗宿主病,安全性较高,因此越来越多的中心逐渐开始使用 PBMC 替代骨髓进行自体移植。

在充分证明 PBMC 用于自体移植是安全有效之后,且随着人类白细胞抗原(HLA)分型系统的发展,世界各地的移植中心开始尝试用 PBMC 替代 BM 进行异基因造血干细胞移植的探索。1995 年,美国西雅图移植中心发起了一项多中心、随机对照试验,分别比较使用 HLA 相同相关供体的 PBMC 和 BM 进行异基因造血干细胞移植在疗效、安全性、急性和慢性移植物抗宿主病(graft versus host disease, GVHD)的发生率,并于 2001 在 NEJM 上发表。这项研究回答并确认了分别使用外周血和骨髓液进行异基因造血干细胞移植时,前者中性粒细胞和血小板恢复得更快,并不显著增加移植物抗宿主病的发生率。在这期间,另有四项随机对照研究报道了类似的临床研究结果,充分证明了外周血异基因造血干细胞移植所拥有的明确优点:与使用骨髓相比,外周血造血干细胞移植后的造血恢复更快,患者中性粒细胞、红细胞和血小板更快恢复,急性移植物抗宿主病(GVHD)的发生率没有明显增加,慢性移植物抗宿主病(GVHD)的发生率稍有增加。

但是比起分离供者骨髓所需的代价,外周血造血干细胞获取的便捷性和其进行移植的优势是显而易见的。现在几乎所有的异基因造血干细胞移植都是通过获取外周血造血干细胞来实施的,可以说外周血造血干细胞移植的出现极大地推动了骨髓移植的快速进展,使更多的患者获得治愈的希望和长期的存活。

2. 半相合移植 尽管外周血造血干细胞移植的发展极大地推动了骨髓移植的进展,但是临床上想要找到 HLA 全相合的移植供体本就是一件非常困难的事情,许多需要异基因造血干细胞移植(allo-HSCT)的患者缺乏人类白细胞抗原(HLA)匹配的供体。在国外,临床上只有 1/3 的患者有 HLA 匹配的兄弟姐妹供体,在我国,特殊的国情导致同胞供者更加稀少。即使世界上很多国家都创建了骨髓库,并且信息互通,但仍有许多人无法获得 HLA 匹配的无关捐赠者。此外,对于许多侵袭性血液系统恶性肿瘤的患者,寻找 HLA 匹配的无关供体可能会延长他们进行 allo HSCT 的时间,导致错过最佳治疗时机。

30 多年前科学家们就进行了单倍 HLA 不匹配的造血干细胞移植的探索。Fred Hutchinson 癌症研究中心在 1985 年的 NEJM 上报道了第一篇关于单倍体 HSCT 治疗白血病的探索。该研究提示,在使用

HLA 全相合和只有一个位点不合的供体进行 HSCT 后,持续缓解的白血病患者总生存率没有区别,而接受 HLA2 或 3 位点不相合供者的骨髓进行移植的患者的结局很差。因为与 HLA 相合的同胞供体移植相比,HLA 不相合单倍体移植的排异反应,GVHD 发生率显著升高,延迟植入和移植失败概率也显著升高,具有较高的死亡率。他们的结果甚至表明,在白血病中应常规避免接受 2 或 3 个位点不合供体的骨髓进行移植。从那时起,许多研究人员专注于将移植物进行离体 T 细胞耗竭(TCD)联合"大剂量"CD34⁺ 细胞输注的方案来提高单倍体移植的成功率,在成年患者中,急性粒细胞白血病(acute myeloblastic leukemia, AML)的最佳生存率约为 55%,急性淋巴细胞白血病(acute lymphoblastic leukemia, ALL)为 28%;移植后免疫重建不良和感染相关死亡率仍然是主要障碍。

北京大学人民医院作为开展了亚洲第 1 例骨髓移植的中心,一直专注于通过调节移植物和移植后免疫抑制来提高移植的成功率。2006 年报道了一种单倍体同种异体 HSCT 方案,该方案使用粒细胞集落刺激因子动员后采集的骨髓(G-BM)和外周血干细胞(PBSC),无须行体外 T 细胞耗竭(TCD)术。在这项研究中,171 名患者(包括 86 名高危组)接受了半相合家庭供体的移植。所有患者都实现了持续的、完全的供体嵌合。111 名患者在缓解期中位生存时间为 682(253~1 502)天。Ⅲ～Ⅳ级急性移植物抗宿主病(GVHD)的累积发病率为 23%,而广泛性慢性 GVHD 的累积发病率为 47%;这些不受 HLA 差异的影响。15 岁以下患者的 Ⅲ～Ⅳ级急性 GVHD 少于老年患者($P=0.044$)。标危患者的 2 年复发概率为 12%,高危患者为 39%。标危患者的 2 年无白血病生存率(LFS)为 68%,高危患者为 42%($P=0.000\ 9$)。Ⅲ～Ⅳ级急性 GVHD 与更好的 LFS 相关($P=0.001\ 7$)。这些结果表明来自单倍体家族供体的 BM 与 PBSC 结合作为供体,无须进行体外 TCD,就可用作 allo-HSCT 的良好干细胞来源。从此以后,"北京方案"将半相合移植在中国一炮打响,彻底解决了没有同胞供者血液病患者以及高龄血液病患者难以找到供体的被动局面。供者的可选余地除了亲兄弟姐妹和骨髓库,增加了父母、子女、叔伯姑姨、堂(表)兄弟姐妹等多种有血缘关系的人作为可选项。其中,兄弟姐妹可以作为移植供者的可能性从以前的 1/4,一下子变为了 3/4。

目前,单倍体移植体系被全世界 50% 以上的国家采用,并且被美国、英国骨髓移植学会的多项指南引用推荐,写入《托马斯造血干细胞移植》《临床移植》等国际教科书,并且作为美国骨髓移植学会继续教育教材。现在,单倍体移植已经推广覆盖至中国绝大部分骨髓移植中心,单倍体供者也已发展为我国白血病移植中第一位的供者来源,并在意大利、以色列等海外中心推广应用。我国学者探索出了一条成功的适合中国国情和中国人民的移植道路。

(二)免疫治疗:免疫抗体利妥昔单抗

1975 年,阿根廷科学家和德国科学家将正常的 B 细胞与骨髓瘤细胞融合,得到持续产生特异性抗体的杂交细胞,催生出杂交瘤技术,这成为人类利用免疫学技术生产特异性抗体的起点。1984 年,两人共同获得诺贝尔生理学或医学奖。由于 CD20 靶点在多种淋巴瘤细胞表面都能找到,此后的十几年间,无数科学家开始用抗 CD20 单抗对淋巴瘤发起试探性攻击,但几乎全部陷入失败阴影。1997 年上市的抗 CD20 单克隆抗体(Rituximab,利妥昔单抗)是美国食品药品监督管理局批准用于治疗癌症的第一个单克隆抗体,也是全球制药史上最成功的药品之一。它是一种基因工程嵌合(鼠-人)单克隆抗体(mAb),靶向结合于正常和肿瘤性 B 细胞表面的 CD20 抗原。

利妥昔单抗不仅彻底改变了 B 细胞恶性肿瘤的治疗模式,也开创了免疫抗体用于疾病治疗的先河。

虽然利妥昔单抗在上市后大放异彩,但是在开发之初,它也是几经波折。

利妥昔单抗上市前仅在复发性或难治性惰性 B 细胞淋巴瘤上开展了几个小规模的临床试验。但是,是金子总会发光的,利妥昔单抗上市后不断大放异彩,适应证版图也不断拓展,一直到现在,上市 20 多年了,仍然在不断探索新的治疗组合的可能,最为经典的就是 LNH-98.5 研究。

众所周知,B 细胞淋巴瘤中最常见的类型是弥漫性大 B 细胞淋巴瘤,约占新发淋巴瘤病例的 40%,并且超过 1/2 的弥漫性大 B 细胞淋巴瘤患者年龄超过 60 岁,这些老年患者的治疗是一项艰巨的挑战。既往,CHOP 方案(环磷酰胺、多柔比星、长春新碱和泼尼松)是年轻和老年弥漫性大 B 细胞淋巴瘤患者的标准治疗方案,但它仅在 40%~50% 的老年人中诱导完全缓解,患者的 3 年无事件生存率和总生存率分别为 30% 和 35%~40%。对于年轻患者,通过增加细胞毒性药物的剂量或者类型可能会改善预后不良的年轻患者的预后,但是对于老年患者来说,这些方案毒性太大,不能耐受且并不受益。事实上,足量的 CHOP 方案本身对老年患者毒性都太大。1999 年 Groupe d'Etude des Lymphomes de l'Adulte(GELA)进行了一项 LNH-98.5 的研究,比较 CHOP 加利妥昔单抗与单独的 CHOP 方案在老年弥漫性大 B 细胞淋巴瘤患者中的疗效,这项研究发表在 2002 年的 *New England Journal of Medicine* 上。该研究结果发现,接受 CHOP 加利妥昔单抗组患者的缓解率显著高于单独接受 CHOP 的患者(76% 对比 63%,$P=0.005$)。中位随访 2 年,CHOP 加利妥昔单抗组的无事件生存率和总生存时间显著增加(分别为 $P<0.001$ 和 $P=0.007$)。该试验得出结论:在 CHOP 方案中添加利妥昔单抗可提高老年弥漫性大 B 细胞淋巴瘤患者的缓解率并延长无事件生存期和总生存期,而临床毒性不会显著增加。

不仅如此,LNH-98.5 方案又进行了长达 10 年的随访,1999—2009 年。研究结果显示,R-CHOP 治疗组的患者的生存终点有明显改善:R-CHOP 组患者 10 年无进展生存率为 36.5%,而单独使用 CHOP 的患者为 20%,10 年总生存率分别为 43.5% 与 27.6%。在两个研究组中观察到由于其他疾病、继发性癌症和晚期复发而导致的死亡风险是相同的。通过 10 年的随访数据,进一步证实了在 CHOP 方案中添加利妥昔单抗的益处和耐受性。这一研究直接把利妥昔单抗推到了 B 细胞淋巴瘤的一线方案地位,也提醒我们,老年患者与年轻患者一样拥有治愈淋巴瘤的机会,而不是仅仅延长寿命或者姑息治疗。现在,以利妥昔单抗为基石,联合传统化疗药物的组合方案已成为滤泡性淋巴瘤、弥漫性大 B 细胞淋巴瘤、慢性淋巴细胞白血病和套细胞淋巴瘤的一线方案。

目前仍在通过持续不断的临床试验去探索各种联合治疗及与新药组合方法,B 细胞淋巴瘤的治疗已经逐渐迈入去化疗药物的时代。利妥昔单抗作为肿瘤靶向抗体治疗的先驱,不仅开辟了肿瘤靶向抗体治疗的全新时代,而且也使肿瘤的治疗具有同病异治、异病同治的可能。同时,利妥昔单抗也仿佛是个见证者,它见证着肿瘤进入各种靶向药物、抗体和小分子药物层出不穷,方案不断迭代升级的新时代。

(三)细胞免疫疗法:CAR-T 细胞疗法

在过去的 30 年里,使用转基因技术将自体细胞用于治疗癌症已经从概念到临床试验再到用于临床了。细胞免疫治疗也称为过继细胞疗法(adoptive cellular therapy),该疗法可以增加免疫细胞的数量和 / 或功能,从而提高免疫细胞对癌细胞的杀伤能力。目前,血液肿瘤中的细胞免疫疗法主要有两种类型:嵌合抗原受体(chimeric antigen receptor, CAR)-T 细胞治疗、嵌合抗原受体自然杀伤(chimeric antigen receptor natural killer, CAR-NK)细胞治疗。迄今为止最成功的细胞免疫疗法就是 CAR-T 细胞疗法。该技术是将基因工程技术修饰后的能够识别特定抗原受体的自体 T 细胞回输到患者体内,在体内进一步增殖后,靶向结合恶性肿瘤细胞上的特定表面分子从而介导它们被 T 细胞清除。

1989 年美国学者首次提出 CAR-T 细胞疗法的概念,他提出给 T 细胞装上一个能够识别肿瘤细胞特异性抗原的受体,将抗体的单链可变片段 scFv 连接到 T 细胞受体的 CD3ζ 上,这就是第一代 CAR 的结构,但是第一代 CAR-T 细胞在实验中观察到疗效不佳。但从此,CAR-T 细胞技术引起了科学家尤其是免疫学家的浓厚兴趣。1998 年第二代 CAR-T 细胞技术开始开展临床前研究,第二代 CAR-T 细胞增加了共刺激分子提供第二信号,优化 T 细胞的激活信号,在血液肿瘤领域率先取得突破性进展。第一个临床尝试发生于 2010 年 5 月,年仅 5 岁的患复发难治急性 B 淋巴细胞白血病的美国女孩,在传统治疗无效且生命垂危之际,勇敢地尝试了抗 CD19 CAR-T 细胞疗法,结果体内的白血病细胞被神奇清除,目前已经无病生存 12 年,达到治愈。从此,CAR-T 细胞治疗迅速成为肿瘤治疗领域的新星。

奇迹也证明了 CAR-T 细胞技术的成功,研究者随即开展了一项 CAR-T 细胞治疗慢性淋巴细胞白血病的临床研究。2011 年 *New England Journal of Medicine* 报道了这项重磅临床研究。研究发现,将经基因工程改造以特异性表达 CD19 的嵌合抗原受体(CAR)的自体 T 细胞回输到患者体内,可以特异性地结合并消灭难治性和复发性慢性淋巴细胞白血病患者的 B 细胞,达到清除肿瘤的目的。虽然 CAR-T 细胞对于慢性淋巴细胞白血病的治疗效果并不优于后续出来的 BTK 抑制剂和 BCL-2 抑制剂等小分子化合物,但无疑在 12 年前,当没有这些手段的时候,CAR-T 细胞技术打开了复发难治慢性淋巴细胞白血病患者的生存希望,同时也很好地验证了 CAR-T 细胞的安全性和有效性。

研究者不仅擅长开展临床试验,而且熟谙基因工程技术,不断地优化升级 CAR-T 细胞的结构、开发新的靶点,还将 CAR-T 细胞与其他治疗方式,比如 BTK、PD-1 抗体等进行组合去发挥更大的效应。此外,他们还从血液肿瘤拓展到实体肿瘤领域在做研究。

目前 CAR-T 细胞主要用于难治复发血液恶性肿瘤的治疗。抗 CD19 CAR-T 细胞治疗难治复发急性淋巴细胞白血病和非霍奇金淋巴瘤的完全缓解率分别可达 70%~90% 和 43%~59%,抗 B 细胞成熟抗原(B-cell maturation antigen, BCMA)CAR-T 细胞治疗多发性骨髓瘤的总反应率可达 100%。目前,已有 4 款抗 CD19 CAR-T 细胞产品获美国 FDA 批准用于治疗难治复发淋巴细胞白血病和 / 弥漫大 B 细胞淋巴瘤。随着更多的 CAR-T 细胞产品上市并被批准更多的适应证,预计不久的将来会有更多的患者接受 CAR-T 细胞治疗。

弥漫性大 B 细胞淋巴瘤是最常见的非霍奇金淋巴瘤,大约 1/2 的患者接受基于利妥昔单抗的免疫化疗获得成功治疗。当一线免疫化疗失败或者复发时,部分患者可以使用自体造血干细胞移植获得长期生存。然而,复发或难治性弥漫大 B 细胞淋巴瘤患者中只有 1/2 是这种方法的候选者,而且自体造血干细胞移植后 3 年无事件生存率仅约 20%。

(四)免疫检查点调节剂:PD-1 抗体

程序性死亡受体 1(PD-1)抗体应该是免疫检查点调节剂中的明星产品。PD-1 抗体和程序性死亡受体配体 1(PD-L1)抑制剂的出现给癌症治疗提供了一把新的利剑。迄今为止,FDA 已经批准了 2 款 PD-1 抗体(nivolumab 和 pembrolizumab)和 3 款 PD-L1 抑制剂(atezolizumab、avelumab 和 durvalumab)上市。这些药物通过阻断 PD-1 或 PD-L1 免疫检查点途径来阻断 T 细胞耗竭,重新激活 T 细胞介导的抗肿瘤免疫功能。PD-1 抗体最早是用在实体瘤,比如恶性黑色素瘤,肺癌等。PD-1 抗体顺利进入血液学领域,得益于临床研究。

研究者对多种肿瘤与 T 细胞耗竭的相关性的临床前研究表明，Reed-Sternberg 细胞利用 PD-1 途径来逃避 T 细胞的免疫监视。在经典型霍奇金淋巴瘤（classical hodgkin lymphoma，CHL）中，染色体 9p24.1 的改变增加了 PD-1 配体 PD-L1 和 PD-L2 的丰度，并通过 Janus 激酶（Janus kinase，JAK）- 信号转导和转录激活因子（signal transduction and activator of transcription，STAT）促进它们的诱导信号，进而逃避免疫监视。因此推测，当时已经上市用于实体瘤的 PD-1 抗体纳武单抗（nivolumab）可以通过抑制 T 细胞耗竭，增加 T 细胞识别和杀伤肿瘤细胞的功能，来发挥治疗复发或难治性霍奇金淋巴瘤的作用。一项使用纳武单抗治疗复发性或难治性霍奇金淋巴瘤的研究纳入了 23 名已经接受过多线治疗的复发性或难治性霍奇金淋巴瘤患者，患者每 2 周接受 1 次纳武单抗（剂量为 3mg/kg），直到达到完全缓解、肿瘤进展，或过度的毒性作用。这篇只有 23 人的单臂研究发表于 2015 年的 *New England Journal of Medicine* 上，客观缓解率达 87%，其中完全缓解率为 17%，部分缓解率为 70%。对于治疗难度非常大的复发性或难治性霍奇金淋巴瘤来说，完全不需要化疗，仅单药就能达到如此好的效果，作为开篇之作拉开了 CheckMate 系列研究（CheckMate -205 和 CheckMate -039）的序曲。在这个试验之前，PD-1 抗体在血液肿瘤的探索都是在非霍奇金淋巴瘤上，如滤泡性淋巴瘤和弥漫大 B 细胞淋巴瘤，但是试验结果并不理想，便被放弃了。基于对 T 细胞耗竭和 T 细胞的免疫调节功能的深入研究，研究者大胆尝试，并为血液肿瘤使用免疫检查点抑制剂来治疗打开了一扇新大门。PD-1 抗体也成为类似利妥昔单抗，用于多种血液肿瘤治疗的重要的组合药物之一，并引导人们去探索更多的治疗新方案。

（五）化学药物治疗的突破

1. 小分子靶向药物　格列卫简称伊马替尼或 STI571，是第一代酪氨酸激酶抑制剂（tyrosine kinase，TKI）。2001 年 5 月，全球第一个小分子靶向药物格列卫获批上市，标志着慢性粒细胞白血病（以下简称慢粒）的治疗进入了 TKI 时代。在 TKI 出现之前，慢粒的治疗方法主要是干扰素、羟基脲、阿糖胞苷，这些药物具有抗肿瘤细胞增殖作用和细胞毒作用，使用后可暂时控制白细胞升高、缩小脾脏，但不能延缓疾病的进展，而且不良反应极大，很多患者不能耐受，最终患者在短短几年后就从慢性期进入加速期，并很快进入急变期而失去生命。由于慢粒患者的发病年龄较为年轻，因此给家庭带来的打击巨大。格列卫的上市，让慢性粒细胞白血病成为除急性早幼粒细胞白血病之外，第二种不需要化疗和移植就可以长期存活的白血病。

格列卫发挥抗击慢粒白血病细胞（即 *Bcr/Abl* 阳性细胞）的功效机制：首先，慢粒的发病是癌细胞 9 号染色体长臂上的 *C-Abl* 原癌基因异位到 22 号染色体长臂的 *Bcr* 基因上，形成了一个新的 *Bcr/Abl* 融合基因。在 *Bcr/Abl* 融合基因的编辑下，癌细胞合成了 Bcr/Abl 融合蛋白，该蛋白具有酪氨酸激酶活性，能刺激癌细胞大量增殖。腺苷三磷酸（adenosine triphosphate，ATP）又名腺嘌呤核苷三磷酸，是生物体内最直接的能量来源。当 ATP 结合到癌细胞的 Bcr/Abl 融合蛋白上时，就像给癌细胞喂了一瓶营养液，细胞增殖的开关被打开，癌细胞开始疯狂地增殖。而 TKI 的作用机制，就是和 ATP 赛跑，其进入患者体内后直奔癌细胞而去，占据 Bcr/Abl 融合蛋白上原本该是 ATP 的位置，进而特异性地抑制了 *Bcr/Abl* 表达细胞的细胞增殖和肿瘤形成。

格列卫的上市，离不开规范的多中心临床试验，分别在慢性期慢性粒细胞白血病和急变期慢性粒细胞白血病患者中使用格列卫进行研究，对照组则为当时的治疗金标准：干扰素 + 阿糖胞苷。虽然病例数不多,但这两个设计严谨的关键性临床试验促成了格列卫在 1 个月后就被 FDA 批准上市。

早在 STI571 上市前的 5 年间,研究者就已经深入研究了 STI571 对 *Bcr/Abl* 阳性白血病细胞的体外杀伤作用,发现在慢性粒细胞白血病(chronic myelocytic leukemia, CML)患者外周血或骨髓的集落形成试验中加入 STI571 后,形成的 Bcr/Abl 集落数量减少了 92%~98%,但对正常集落形成没有抑制作用。这为 STI571 成功地治疗 *Bcr/Abl* 阳性白血病奠定了坚实的基础,而且也为这个小分子药物的临床试验做了非常好的探索。

现在,慢性粒细胞白血病已经从一开始的持续吃药进入到非常精细化治疗的阶段了,通过检测 *Bcr/Abl* 融合基因的水平,分层指导 TKI 的使用时间和是否需要更换更高级别的 TKI 药物。从 TKI 最为经典且里程碑式药物格列卫的上市过程中不难发现,基础实验是一切的基础,想要很好地开展临床试验,一定要有非常牢固的基础实验作为前提,能够同时对疾病的发病机制,基础研究和临床研究精通对科研和临床工作者有非常高的要求。

2. 维 A 酸 + 三氧化二砷　急性早幼粒细胞白血病(acute promyelocytic leukemia, APL)是占所有 AML 中大概 10% 的一类急性白血病,APL 由于其独特的病理生理过程,在起病早期,就会因为弥散性血管内凝血(disseminated inravascular coagulation, DIC)或纤溶亢进引起的自发性出血而迅速死亡,让血液科医师束手无策。1973 年,Bernard 等人证明了 APL 白血病细胞对化学治疗(chemotherapy, CT: 柔红霉素)相对敏感,在 34 名 APL 患者中产生了 19 例(55%)的完全缓解(complete response, CR)率。此后,由蒽环类药物(柔红霉素、伊达比星等)和阿糖胞苷(cytosine arabinoside, araC)组成的化学治疗成为 APL 的一线治疗药物,新诊断患者的 CR 率可达 75%~80%,缓解的中位持续时间为 11~25 个月,5 年 DFS 仅 35%~45%,与其他类型急性髓系白血病疗效相似。1985 年,东西方同时发现了全反式维 A 酸(all trans retinoic acid, ATRA)在 APL 中的运用,翻开了 APL 治疗史上的新篇章。中国团队在 1985 年对一个年仅 5 岁的终末期 APL 小姑娘使用了 $45mg/m^2$,1 次 /d 的 ATRA 进行挽救治疗,最终成功地将孩子从死亡线旁拉了回来。此后,基于 ATRA 和 CT 的联合方案在临床上不断尝试,进一步将 CR 率提高到 90%~95%,并且在初治低危患者中 5 年 DFS 达 69%。与此同时,自 90 年代初以来,中国研究者们发现三氧化二砷(arsenic trioxide, ATO)的应用能明显改善难治性或复发性以及新诊断的 APL 的临床结局。

尽管单独的砷剂或 ATRA 已经将 APL 的治愈率显著提高,但是它们的机制并不清楚。三位中国临床和科研工作者通过进一步研究,发现与单独使用 ATRA 或 ATO 相比,ATRA 与 ATO 联用时,PML-RAR 的转录本显著降低。进一步研究发现,ATO 可以调节相当一部分也受 ATRA 调节的基因,但调节程度远低于 ATRA。相比之下,ATO 诱导蛋白质组模式发生更深层次的变化,这表明蛋白质修饰而非基因表达调节可能是 ATO 的主要分子机制。在动物实验中他们发现,ATRA/ATO 联合治疗可以显著延长动物的存活时间甚至根除疾病。这些结果阐释了 ATRA 和 ATO 抑制急性早幼粒细胞白血病的作用机制,也激励着人们继续开展 ATRA/ATO 联合治疗新诊断的 APL 的临床试验。

虽然无论是 ATRA 还是 ATO,单药都可以达到 90% 以上的 CR 率,5 年 DFS 也达到 60%,但是在这些看似完美的结果后面,研究团队还是看出了缺陷,他们希望 5 年 DFS 更进一步提高,给患者带来更大的收益和减少复发的风险。他们设计了多中心联合的临床试验,去对比①ATRA;②ATO 和③ATRA+ATO 联合治疗三种方案对 APL 治疗结局的影响。整个临床研究从 2000 年开始,并最终在

2004 年发表在 PNAS 上。在上述临床试验中发现,尽管三组的 CR 率相同,但是联合治疗组达到 CR 的时间明显短于单药的另两组。并且联合治疗组的 4 年 OS 明显高于单药的两组。这些结果,连同其他中心的一些数据,一致证明了初治时同时使用 ATRA 和 ATO,才是治疗 APL 的最好选择。

现在,维 A 酸 + 三氧化二砷双诱导治疗已经通过临床试验数据的证明,成了初治和复发难治的 APL 的一线治疗方案。而且 2014 年发表于 *New England Journal of Medicine* 上的文章,进一步证明口服砷剂可以替代静脉砷剂来治疗 APL。至此,APL 已经成为不需要化疗,只需要吃口服药就可以达到治愈的白血病。维 A 酸 + 砷剂双诱导治疗 APL 可谓是中国对世界医药史所做的重要贡献之一。至此,在融合了东西方智慧的力量下,APL 已经成为不用靠化疗和移植就可以达到接近 100%CR 和几乎完全治愈的急性髓系白血病类型,成为治疗最成功的白血病。

二、案例分析与实践思考

CAR-T 细胞疗法是近年来发展迅速且最具应用前景的肿瘤免疫过继疗法之一。自 1989 年被美国科学家首次提出以后,CAR-T 细胞疗法在血液肿瘤领域取得突飞猛进的发展,极大地推动了血液肿瘤治疗手段的革新。鉴于 CAR-T 细胞疗法对白血病和淋巴瘤细胞的强大杀伤作用,2017 年至今 FDA 已经先后批准了 4 款 CD19 CAR-T 细胞产品用于治疗 B-ALL 和弥漫大 B 细胞淋巴瘤。2021 年国内也有两款 CAR-T 细胞产品上市。针对其他靶点的 CAR-T 细胞,比如针对多发性骨髓瘤的 BCMA CAR-T 细胞产品也在今年有两款通过 FDA 批准上市,其中一款来自中国的生物公司。

笔者作为国内最先开展 CAR-T 细胞临床研究的机构之一,通过众多的临床研究亲身经历了 CAR-T 细胞疗法在我国从无到有再到蓬勃发展的整个过程。CAR-T 细胞疗法也是中国医药领域发展速度最快、跟国外差距最小、接轨最紧密的新型治疗领域,并且正在从血液肿瘤向更广阔的实体肿瘤市场大步迈进。现结合 CAR-T 细胞疗法的发展特点,从科研和临床结合的角度谈几点感想,希望能对有志于开展高质量临床研究的同行有所帮助。

1. 选择焦点问题,尤其是患者最迫切的需求 仔细分析目前上市的最热门的 3 款 CAR-T 细胞产品,有的上市前关键性临床研究是 I 期,有的是 II 期还有的是 I/II 期,这跟我们以前认知中临床试验要做完 III 期才能上市似乎是矛盾的。这引发了我们的思考:为什么只做了 I 期临床试验的药物就能上市呢?仔细比较以后,我们发现其中一个 I 期的临床试验 TRANSCEND 研究纳入了 344 名患者,比另两款产品的 II 期临床试验所纳入的患者还要多。而且,TRANSCEND 研究纳入的病种也是最全面的,只要患者一般情况符合临床试验的入组条件,很多复杂的病种都被纳入了进来。比如伴有中枢神经系统侵犯的淋巴瘤,大家认为做 CAR-T 细胞疗法是风险非常大的,会导致患者因严重的中枢神经系统毒性而产生生命危险。因此没有人敢去尝试,更别说在临床试验中去探索了,而 TRANSCEND 研究纳入了这类特殊情况的淋巴瘤患者,并且证实不良反应是可控的。TRANSCEND 研究之所以成功,我想一个非常重要的原因是:研究的执行者不仅有很高的临床和科研造诣,而且有一颗想要去帮助更多患者受益的仁心。最终,TRANSCEND 研究中的 CAR-T 细胞产品不仅疗效优于前面已经上市的两款产品,而且毒副作用更低,并且获得了更多的适应证。

2. 要有耐心和毅力 CAR-T 细胞疗法领域的功勋教授不仅是一名非常优秀的科研工作者,还非常熟悉临床试验的开展,创办了自己的公司,持续不断地去优化 CAR-T 细胞技术,并用一篇篇顶级的高质量文章向人们做出呈现。TRANSCEND 研究的 CAR-T 细胞产品就是他们公司研发的。早在 2010 年,

CAR-T 细胞疗法就成功治愈了 1 例急性淋巴细胞白血病的女孩。这个原本处于急性淋巴细胞白血病终末期的小姑娘一直到现在都还"奇迹般"地活着。紧接着，他又做了第一个 CD19 CAR-T 细胞临床试验，发表在 *New England Journal of Medicine* 上，但是却没有第一个把产品上市，没有赚到"第一桶金"。CAR-T 细胞领域最早期的临床试验或者临床数据几乎都来自他的实验室。我们时常听到关于临床研究因为出现较为严重的 AE 被 FDA 叫停之类的信息，于是不由得对 CAR-T 细胞治疗技术能否顺利批准用于临床丧失信心。正当别的同类产品大放异彩的时候，教授带着他的 TRANSCEND 研究和自己最满意的 CD19 CAR-T 细胞产品做了展示。事实上，因为成功一定是来之不易的，在努力工作时，我们的周围可能会出现各种负面信息，如果动摇初心，没有坚持下去或被某些利益诱惑以次充好，那必然最终会暗淡收场。只有持之以恒地坚持初心，以治病救人作为自己的根本目标，才能成功。成功会迟到，但绝不会缺席。

3. 敢于创新和突破　2022 年 2 月 28 日，来自中国某生物公司的靶向 B 细胞成熟抗原（BCMA）的 CAR-T 细胞疗法西达基奥仑赛（Cilta-Cel）的生物制品许可申请（BLA）正式获美国食品药品监督管理局（FDA）批准上市，用于治疗复发 / 难治性多发性骨髓瘤（r/r MM）患者。这是首款获得 FDA 批准的国产 CAR-T 细胞疗法，BCMA CAR-T 细胞产品是其公司最早研发出来的针对多发性骨髓瘤的产品之一。不仅如此，他们还同步赴美做临床试验，把严格的 FDA 作为检验自己产品的完美"实验室"，最终以傲人的疗效经受了 FDA 的严格检验，成功在美上市，在同类产品中遥遥领先，成为中国的骄傲。BCMA CAR-T 细胞制品能够有 100% 的有效率是敢于创新和突破的范例。其实，产品在临床试验中，公司在发展过程中，经历了好多次差点夭折的考验，但是如此完美的制品来源于追求极致的精神，它是一定会走向成功的。

4. 精诚合作　好的临床试验不仅要有好的设计方案和团队，而且需要大家共同讨论，相互帮助，同时基础研究也要紧密结合临床问题。临床研究不是拍脑袋想出来的，一定是需要组织者有基础研究方面很深的造诣，并能去匹配相应的临床问题。从基础研究入手，去发现和验证预想的假设，接着通过开展精准的临床试验去回答自己的假设和解决重要的临床问题。历史上重要治疗方式的发现和推进，都不是凭一家之力可以达成的，多个国家、多中心的参与是必需的。成功运用 CAR-T 细胞治疗了第 1 例急性淋巴细胞白血病患者后，研究者们不是封锁技术，不让他人进展，而且无私地分享自己的技术，专注于推动 CAR-T 细胞治疗技术的拓展和升级。正是因为这些充满大爱的科学家们的推动，20 余年来，临床试验推动着血液肿瘤治疗领域的长足发展，新的治疗方案不断涌现，让患者不断受益。

5. 分享和交流结果　近年来，国际国内学术交流日趋频繁，各种研究结果能够被第一时间学习到，学术交流起了重要作用。事实上，中国的老一辈科研工作者是非常注重学术交流的，同时也很重视去国外学习新的技术和治疗手段。现在，随着中国的富强，科研平台越来越高，技术越来越先进，人才越来越充足，中国开始不再依赖于去国外进修学习，开始埋着头自己干，虽然科研产出越来越多，但是学术研究有太多雷同或者重复，医药领域缺乏创新。要知道学术交流可以达到：①使科学信息、思想、观点得到有效的沟通；②交流信息、开阔视野、掌握新知的目的；③启迪思维，产生新思想、新观点、新精神的作用。因此，多参与国际的学术交流，分享临床试验和科研研究的结果对于推动中国的医疗技术进步具有非常重要的作用。

以上就是笔者结合 CAR-T 细胞治疗的发展历史，结合本中心的经验进行思考所展开的分析。开展高质量临床研究是推动临床医学进步的必要过程,正是由于大量的临床试验的推动,血液肿瘤治疗领域近几十年有了突飞猛进的发展,CAR-T 细胞疗法的异军突起就是非常成功的案例。目前国际国内针对 CAR-T 细胞技术的研发正如火如荼地开展着,其中有不少创新之作,也有大量重复的低水平竞争导致的资源浪费,需要正确引导。开展高质量的临床试验,不断推动中国研发的优秀医药产品用于临床去挽救患者生命,最终会促进医药领域的快速发展,造福整个人类。

第八节 儿科疾病的临床研究

一、儿科领域临床研究概述

儿童是不同于成年人的一个特殊团体,在中国目前 18 岁以下的儿童约有 4 亿,是我国健康领域的关注重点。儿童不是成年人的缩小版,而是具有自己独特的生长发育特征的个体,为保持与促进儿童身心健康也形成独特的儿科领域。儿科领域的保健与疾病,既可像成人领域一样,按八大器官系统进行分类;同时也可以在此基础上,根据发病原因,分成与出生缺陷相关的遗传性疾病、与病原体相关的感染性疾病、儿童肿瘤等。儿科领域中的儿童保健和疾病的规范化诊疗与高质量的临床研究密不可分,自 20 世纪 70 年代开始不断有里程碑式的临床研究发表,极大地推动了儿科疾病的诊治工作。笔者将以代表性疾病为例,对儿科领域标志性的临床研究做一简要回顾。

（一）出生缺陷防控（以新生儿筛查为代表）的临床研究

出生缺陷是指婴儿出生前发生的身体结构、功能或代谢异常,可由染色体畸变、基因突变等遗传因素或/和环境因素及其他不明原因所致,通常包括先天畸形、染色体异常、遗传代谢性疾病、功能异常(如盲、聋和智力障碍等)。出生缺陷是导致早期流产、死胎、围产儿死亡、婴幼儿死亡和先天残疾的主要原因,不但严重危害儿童生存和生活质量,影响家庭幸福和谐,也会造成巨大的潜在寿命损失和社会经济负担,已成为影响人口素质和群体健康水平的公共卫生问题,如不及时采取适当的干预措施,将严重制约我国婴儿死亡率的进一步下降和人均期望寿命的提高。

据 2012 年中国出生缺陷防治报告统计,我国出生缺陷发生率在 5.6% 左右,年新增出生缺陷数约 90 万例,其中出生时临床明显可见的出生缺陷约有 25 万例。根据世界卫生组织(WHO)估计,全球低收入国家的出生缺陷发生率为 6.42%,中等收入国家为 5.57%,高收入国家为 4.72%。常见出生缺陷包括无脑儿、脑积水、开放性脊柱裂、脑脊膜膨出、唇裂、腭裂、先天性心脏病、唐氏综合征(21 三体综合征)。

WHO 提出三级预防策略来进行出生缺陷防控:一级预防是指在婚前、孕前和孕早期进行健康教育、优生检查和咨询指导,预防出生缺陷的发生,提倡适龄生育,重视遗传咨询、孕前保健、孕期合理营养,注意避免接触放射线和有毒有害物质,预防感染、谨慎用药、戒烟戒酒等来减少出生缺陷儿出生。二级预防是在孕期开展产前筛查和产前诊断,早期识别胎儿的先天缺陷,减少致死、严重致残缺陷儿的出生。三级预防是对新生儿进行先天性和遗传性疾病筛查和诊断,便于及时治疗与康复,减少儿童残疾,提高患儿生存质量和生命健康水平。

作为出生缺陷防控的最后一道防线,新生儿筛查是发现可防可治的先天性与遗传性疾病最经济有效的途径之一。在出生后黄金期对新生儿筛查,能及时发现危害严重的先天性、遗传性疾病,从而对疾病进行早期诊断、早期治疗和干预,避免儿童智力受损、发育障碍甚至死亡的发生,让患儿健康成长。

目前新生儿筛查可对遗传性、先天性疾病等进行早期筛查,世界各国根据不同疾病的发病率、防控措施与经济等,进行不同病种的筛查,主要包括遗传代谢病筛查、听力筛查、眼病筛查和先天性心脏病筛查等。

1. 国际新生儿筛查 新生儿筛查起步于美国 20 世纪 60 年代,最先是由筛查苯丙酮尿症(phenylketonuria, PKU)和先天性甲状腺功能减退症(congenital hypothyroidism, CH)两种遗传代谢病(inherited metabolic diseases, IMD)开始,目前在美国的覆盖率达到 100%,在美国新生儿筛查作为一项公共卫生措施,由州政府组织管理与立法,强制执行,但筛查病种存在地区差异,病种不断增加。2006 年,美国医学遗传学会新生儿筛查专家组公布了《新生儿疾病筛查:朝着统一病种和统一系统努力》的研究报告,建议将 29 种遗传代谢性病作为首要筛查疾病,2010 年又增加 2 种。筛查方法也由最初的生物化学法,逐步拓展到串联质谱法到分子生物学法。1977 年,美国 CDC 开始 IMD 实验室室间质量评估,建立新生儿筛查质量保证组织(Newborn Screening of Quality Assurance Organization, NSQAP),对全美实验室开展质量监控。在 2015 年,该质量监控已覆盖 77 个国家 625 个新筛实验室。在欧洲与澳大利亚等发达国家,新生儿筛查已成为这些国家的基本公共卫生政策,根据当地的高发病种、经济状况的不同,进行不同病种的早期筛查,以保障出生孩子的健康和正常发育。

先天性巨细胞病毒(cytomegalovirus, CMV)感染是听力损失的一个重要原因。一项旨在评估对新生儿唾液标本进行实时荧光定量 PCR 筛查 CMV 的有效性研究,采用前瞻性多中心筛查,评估采用唾液液体和干燥标本的实时荧光定量 PCR 检测方法与唾液标本的传统培养方法进行比较。液相 - 唾液 PCR 检测方法的敏感性和特异性分别为 100% 和 99.9%;干唾液 PCR 检测的灵敏度和特异性分别为 97.4% 和 99.9%。因此,液体和干唾液标本的实时荧光定量 PCR 检测显示出较高的敏感性和特异性,应该被认为是新生儿 CMV 感染的潜在筛查工具。

新生儿听力筛查是 20 世纪 60 年代首先在欧美国家发展起来的一项医学实用技术,以美国为代表,开始推荐高危因素登记筛查。1993 年,美国国家卫生院建议,在出生 3 个月内,对每个婴儿或新生儿进行听力筛查。至 1997 年,全美开展新生儿听力筛查的机构总数已达 127 个,涉及 31 个州。2000 年美国婴幼儿听力联合委员会对早期听力检测和干预的原则及指导方针做了明确规定。早期新生儿听力筛查普遍采用听觉行为反应方法。目前,多采用客观听力评价方法,主要使用筛查型听觉诱发电位和耳声发射检查,模式主要有两阶段[瞬态诱发耳声发射(transient evoked otoacoustic emissions, TEOAE)初筛 - 自动听性脑干反应(automatic auditory brainstem response, AABR)复筛]法和三阶段[耳声发射(otoacoustic emission, OAE)初筛 -OAE 复筛 -AABR 再筛]法。

新生儿眼病筛查是针对出生 24 小时后的新生儿进行的眼部检查,重点筛查视网膜病变、先天性青光眼、先天性白内障等眼病,目的是通过筛查,早发现、早治疗,避免儿童视力残疾。筛查包括初筛、复筛、治疗干预、随访 4 个部分。初筛时间为出生 24 小时后至 1 周以内,主要是外眼检查、对光刺激反应、红光反射、散瞳眼底检查等。初筛通过者在出生 42 天复查,然后进入正常儿童保健。未通过初筛,确诊有眼病的新生儿,对其进行早期有效的干预和治疗。越早发现治疗效果越好。因眼部病情隐匿,普通家长难以觉察,不少先天性眼病患儿,出现明显症状后才到医院诊治,此时为时已晚,一些患眼部恶性肿瘤的孩子,不仅失去视力,甚至可能失去生命。2003 年美国首先推进早产儿视网膜病变(retinopathy of prematurity,ROP)筛查,筛查对象逐渐由高危儿及早产儿扩展到部分地区内所有新生儿,检查的方法由最早的光刺激、眼前节联合红光反射检查逐渐扩展到前节联合间接检眼镜下的视网膜检查,至某些地区目前开展的数字化眼底成像系统。视网膜照相成为新生儿眼病筛查的新的重要工具并有较高的阳性检出率,以便有效地消灭儿童可预防盲症。

先天性心脏病(先心病)是胎儿时期心脏及大血管发育异常所导致的先天性畸形,发生率在活产新生儿中约为 1%,其中 1/4~1/3 为重症先心病。重症先心病如果没有得到及时治疗,可发生心力衰竭、心源性休克、酸中毒、缺氧性脑损伤等严重后果,是导致婴儿死亡和儿童残疾的主要原因之一。若在新生儿时期进行先心病的筛查可早期发现、及时诊断、合理治疗和干预,提高其治疗效果、降低死亡率,还能避免和减少先心病并发症及其所导致的经济负担,改善患儿的生活质量。新生儿先心病筛查,在出生后 6~72 小时之内出院之前,在助产机构,或出生后因为各种原因即转诊至重症监护病房的所在机构完成筛查,遵循知情同意原则,在新生儿早期采用简单易行、无创伤性的心脏听诊和经皮血氧饱和度两项检测进行筛查,方便快捷,准确度高。

2. 中国新生儿疾病筛查　　中国新生儿筛查始于 1981 年,也是由最初筛查 PKU 和 CH 两种遗传代谢病开始。1994 年《中华人民共和国母婴保健法》颁布,使开展新生儿疾病筛查工作有了根本的法律保障。1996 年,中国卫生部妇幼司和芬兰政府合作开展为期 3 年的"中国 - 芬兰新生儿筛查技术合作项目"(中芬项目),成为中国新生儿疾病筛查起步阶段具有里程碑意义的一站:在上海、天津、河南、湖南、江西 5 省及直辖市实施,仅 1998 年,筛查超 12 万新生儿,筛查出患儿近 50 例。1999 年,中华预防医学会儿童保健分会新生儿疾病筛查学组成立,先后编制了多个指南规范新生儿筛查。然而中国面临各地筛查水平仍不统一的难题:东部筛查率较高,中部筛查率较低,西部地区尤其低。在这种情况下,为期 5 年的中芬项目二期正式开启,在黑龙江、辽宁、湖北、广西、陕西、青海、贵州 7 省(自治区)实施,使全国新筛率提高到 50%。2009 年《新生儿疾病筛查管理办法》、2010 年《新生儿疾病筛查技术规范》发布,让新生儿筛查落地成为明确的、切实可行的操作。从 2012 年开始,国家卫健委在贫困地区启动了新筛项目,覆盖 21 个省(区、市)14 个集中连片特殊困难地区的 364 县。目前,全国 31 个省、自治区、直辖市新筛实验室 351 家,PKU 和 CH 两病筛查率已经高达 98.5%。自 2010 年开始,葡萄糖 6- 磷酸脱氢酶(glucose 6-phosphate dehydrogenase,G6PD)缺乏症、先天性肾上腺皮质增生症(congenital adrenal hyperplasia,CAH)及 40 余种遗传代谢病也陆续在全国多地区开始筛查并稳步发展,据统计 2020 年全国进行 PKU、CH、G6PD 和 CAH 四病筛查的省份已高达 28 个,有 26 个省市利用串联质谱技术筛查,人数也累计超过 1 000 万人次。2020 年后,新生儿基因筛查也逐步进入临床研究阶段,为防控多种单基因遗传病起着积极作用。

我国新生儿听力筛查工作起步于 20 世纪 80 年代。90 年代起,北京、山东、浙江、南京等省市相继开展新生儿听力普遍筛查项目。2000 年,中国残联、卫生部等 10 个部委在联合下发的《关于确定"爱耳日"的通知》中,首次提出把新生儿听力筛查纳入妇幼保健的常规检查项目。2004 年,卫生部制订"新生儿听力筛查技术规范"。2007 年 12 月,中国残联、卫生部等 8 部委联合印发了《全国听力障碍预防与康复规划(2007—2015 年)》,提出 2015 年我国听力障碍预防与康复工作的目标:已开展新生儿疾病筛查的地区,新生儿听力筛查覆盖率在 2005 年基础上提高 30%;新生听力障碍儿童助听器配戴(含人工耳蜗植入）率达 90%。2009 年,卫生部正式颁布《新生儿疾病筛查管理办法》,新生儿听力筛查工作在全国全面启动。但由于各方面条件限制,我国新生儿听力筛查普及率各地工作开展情况不均衡,一定程度制约了听力残疾儿童的及时发现和康复。

我国的新生儿眼病筛查,主要是早产儿视网膜病变筛查,自 2004 年《中国早产儿视网膜病变筛查指南》颁布后逐步发展,我国的 ROP 有所控制,致盲率减少,也让 ROP 的防治工作得到改善。

先心病是我国最常见的出生缺陷,严重危害儿童和人口健康。我国先心病发病率为万分之 71.53,每年有超过 250 万儿童遭受折磨、新增 18 万~22 万先心病患儿,其目前面临的困难主要是基层医师对新生儿先心病认识水平有限,难以做到早期发现、诊断和及时治疗,20%~30% 患儿在出生 1 年内因严重缺氧、休克、心力衰竭等并发症死亡。事实上,目前我国很多医疗机构的先心病手术存活率已高达 97%。先心病的早期发现对于及时诊断和有效干预至关重要。但在 2013 年以前,在国际范围内,该病筛查的时机、方法、标准等都尚未明确,且我国长期缺乏有效可靠的筛查技术,使许多先心病患者得不到早期救治。

2014 年 4 月 23 日,国际顶尖学术期刊 *The Lancet* 在线刊登了我国关于新生儿先天性心脏病筛查的研究成果 "Pulse oximetry with clinical assessment to screen for congenital heart disease in neonates in China: a prospective study"。全国 11 个省市 20 家医院开展多中心前瞻性研究,历经 3 年,完成了《新生儿先心病筛查、诊断与评估》项目,形成了《新生儿先心病筛查优化方案》。课题组发现,在新生儿早期（出生后 24~72 小时）,采用心脏听诊结合经皮血氧饱和度 2 项指标,筛查 129 523 名新生儿重症先心病,发现上海地区新生儿先心病的发病率高达 26.6‰,重症先心病的发病率为 3.5‰,与超声心动图金标准方法比较,该方法的敏感度为 93.06%、特异度为 97.98%。早发现、早诊断、及时治疗可显著改善先心病患儿预后,降低新生儿和婴幼儿死亡率。

The Lancet 同期刊登英国学者的评论文章指出:这是当时全球范围内样本量最大的研究;首次在发展中国家证明了开展新生儿先心病筛查的可行性和可靠性;为在全球范围内进一步推广开展新生儿先心病筛查提供了重要的循证数据,建立了完善的新生儿先心病筛查方案和流程,建立了基于先心病协作网络的医疗技术互助平台和基于计算机技术的先心病注册登记系统,确保先心病患儿一旦被筛查出来,即可在最短时间内明确诊断,并给予及时有效处理,为进一步推广新生儿先心病筛查奠定了良好的基础,也为政府决策提供了重要依据。自 2017 年起,上海市在全国首先推行新生儿先心病筛查,至 2023 年,陆续在河北、山西等 24 个省份开展出生后 6~72 小时的新生儿先心病筛查。

传统的新生儿筛查是针对无症状新生儿,筛查可干预的先天性、遗传性疾病等。目前,不同国家和地区根据区域内疾病特点和卫生经济学等考虑,实施不同的利用生化或质谱等方法,检测代谢物或酶活性的新筛方案,但这些方案多数只涵盖几种或几十种疾病。另外,由于所用的方法和技术不同,造成反复对新生儿进行足跟血采集,有时多达 8~10 个血斑,存在检验质量控制参差不齐、缺乏基因水平筛查和临床确诊、对筛查阳性者缺乏有效管理等问题。能否只采集 1~2 个血斑,把这些筛查方案归在一起,又能涵盖更多的单基因遗传病,还能实施闭环管理是个迫切需要研究的问题。针对此,利用高通量测序技术,针对多种单基因遗传病的新生儿筛查,2020 年我国专家团队设计了一个由 573 个基因组成的筛查测序包,用于筛查严重的遗传性疾病;2022 年国内也陆续报道:如使用多重 PCR 设计了一个包括 74 种先天性疾病的 134 个基因的 NBS 基因测序包、94 种常见遗传疾病的 164 个致病基因的新筛基因测序包,以及针对我国遗传性罕见病特点的 465 个已知致病基因、596 种疾病设计的 NBS 基因筛查包（newborn screening with targeted sequencing, NESTS），对中国不同区域 8 家妇幼保健机构的 11 484 名婴儿进行回顾性筛查发现，初筛阳性率为 7.85%，对初筛阳性新生儿随访发现，临床确诊率为 12.07%，推算其对新生儿的单基因遗传病诊断率为 0.95%，该研究还募集了 3 923 名新生儿进行 NESTS 的临床评价试验。通过对 220 例接受过 NESTS 检测的新生儿父母的问卷调查发现，91.4% 的受访者认为可从 NESTS 检测中获益，95.2% 受访者认为通过遗传咨询，对检测结果的焦虑得到缓解，并表示能接受反馈的致病基因携带者的信息。探索中的中国新生儿基因筛查临床研究见表 13-2。

表 13-2　探索中的中国新生儿基因筛查临床研究

研究题目	发表时间	发表杂志
新生儿筛查与严重遗传性疾病相关基因变异的单中心探索性研究（A pilot study of expanded newborn screening for 573 genes related to severe inherited disorders in China: results from 1, 127 newborns）	2020-09	*Ann Transl Med*
原发性纤毛运动障碍儿童致病基因、基因与表型的关系研究（Clinical and genetic spectrum of children with primary ciliary dyskinesia in China）	2021-05	*Chest*
中国浙江遗传性耳聋基因筛查多中心研究（Multi-center in-depth screening of neonatal deafness genes: Zhejiang, China）	2021-07-02	*Front Genet*
基于下一代测序技术的高通量基因靶向新生儿筛查方案及其临床应用（Newborn screening with targeted sequencing: a multi-center investigation and a pilot clinical study in China）	2021-08-12	*J Genet Genomics*
NeoSeq 新生儿遗传病基因筛查研究（NeoSeq: a new method of genomic sequencing for newborn screening）	2021-11-18	*Orphanet J Rare Dis*
中国新生儿疾病基因筛查多中心研究［Application of a next-generation sequencing（NGS）panel in newborn screening efficiently identifies inborn disorders of neonates］	2022-02-21	*Orphanet J Rare Dis*
基因筛查在新生儿筛查体系中的应用研究（Combined genetic screening and traditional biochemical screening to optimize newborn screening systems）	2022-03-01	*Clin Chim Acta*
全基因组测序在中国无选择性新生儿筛查中的应用研究（A pilot study of assessing whole genome sequencing in newborn screening in unselected children in China）	2022-06	*Clin Transl Med*

以上多项新生儿基因筛查的临床研究结果表明，在做好全流程闭环管理下，尤其是专业的遗传诊断和咨询团队，以及儿科分级诊疗体系的支持下，人工智能辅助的方案作为新生儿基因筛查的一线方案是可行的，为后续的临床应用与转化奠定了坚实基础。

（二）儿童感染性疾病（主要以脊髓灰质炎疫苗和肠道病毒 71 疫苗为代表）的临床研究

感染性疾病是指病原微生物和寄生虫在人体组织内繁殖，并引起的组织病变或损伤。感染性疾病是儿科疾病中发病率最高的一类，占儿童死因的首位。儿科常见的感染性疾病分为：①病毒感染，如麻疹、脊髓灰质炎、水痘、流行性腮腺炎、手足口病等；②细菌感染，如脓毒症、脓毒症休克、猩红热、细菌性痢疾；③深部真菌病又称侵袭性真菌病。常见的病原菌有假丝酵母菌属、曲霉菌属及新型隐球菌；④寄生虫病是儿童时期最常见的一类疾病，如蛔虫病、蛲虫病及钩虫病等。早期诊断与预防接种对于感染性疾病的预防与控制起着关键性的作用。

1. 国际脊髓灰质炎疫苗临床研究　1916 年,美国纽约爆发了历史上最严重的脊髓灰质炎疫情,报告了 8 900 个病例,有 2 400 人死亡,其中大多数是 5 岁以下儿童。为了控制脊髓灰质炎流行,1952 年美国研制成功第一个注射用脊灰疫苗,并在 1954 年进行了美国有史以来最大规模的双盲临床试验,为大约 100 万名小学生注射了疫苗或无效对照剂。1955 年该灭活脊髓灰质炎病毒疫苗(poliovirus vaccine inactivated,IPV)在美国获得使用许可。与此同时,在 1960 年研发的一种口服脊髓灰质炎病毒疫苗(oral poliovirus vaccine,OPV)获准使用。到 1979 年,美国宣布根除了自然产生的脊髓灰质炎。然而,在全球脊髓灰质炎难以根除的地区,选择 OPV 还是 IPV 一直存在广泛的争议。

2014 年,Science 杂志发表了一项联合使用沙克疫苗和沙宾疫苗的研究:该研究采用随机对照试验设计,研究对象为 6~11 个月、5 岁或 10 岁儿童,随机分成 3 组。第一组接种 IPV(Ⅰ型),第二组接种双价 bOPV(Ⅰ型\Ⅲ型),第三组不接种任何疫苗。4 周后,所有受试者再次接种双价 bOPV,然后分别在第 3 天、第 7 天和第 14 天检测排毒情况。接受 IPV 的Ⅰ型脊髓灰质炎病毒 3 个年龄组粪便排毒率分别为 8.8%、9.1% 和 13.5%,而接受双价 bOPV 的Ⅰ型脊髓灰质炎病毒排毒率为 14.4%、24.1% 和 52.4%,即 IPV 使Ⅰ型和Ⅲ型脊髓灰质炎排毒量分别减少了 38.9%~74.2% 和 52.8%~75.7%。因此,脊髓灰质炎疫苗接种个体的 IPV 能增强肠道黏膜免疫。这项研究成果帮助解决了对于疫苗选择长达 50 年的争议,两种疫苗相辅相成,应该综合利用,以尽可能最快、最有效的方式实现无脊髓灰质炎的世界。

2. 中国 EV71 疫苗Ⅲ期临床试验研究　2014 年 2 月,The New England Journal of Medicine 同期在线发表了两项我国学者开展的肠道病毒(enterovirus,EV)71 型灭活疫苗(EV71 疫苗)的最新研究,这是全球首次报道的关于 EV71 疫苗的Ⅲ期临床试验结果。2015 年,这两种疫苗均获得了 CFDA 批准上市。

其中一项为 EV71 疫苗Ⅲ期临床研究,该试验采用随机、双盲、安慰剂对照的多中心试验设计,纳入 10 007 名 6~35 月龄的健康婴幼儿,按照 1∶1 随机分配到接种组或安慰剂组,其中接种组采用 EV71 灭活疫苗(400U 的抗原 + 铝佐剂),而安慰剂组则是单纯的铝佐剂稀释液。按 0,28 天的免疫程序接种两针,随访 12 个月。主要终点是出现 EV71 相关的手足口病或疱疹性咽峡炎。在随访期内,共有 119 名儿童患上了 EV71 相关疾病,其中疫苗组 13 人(0.3%),安慰剂组 106 人(2.1%),提示该疫苗预防 EV71 相关手足口病或疱疹性咽峡炎的有效率为 94.8%。

另一篇为中国生产的 EV71 疫苗Ⅲ期临床研究,同样采用随机、双盲、安慰剂对照、多中心的试验设计,共纳入 12 000 名 6~77 月龄健康婴幼儿,按照 1∶1 随机分成接种组或安慰剂组,按 0,28 天的免疫程序接种两针疫苗或安慰剂,随访 11 个月,疫苗组共报告 202 例病例(3.4%),安慰剂组 392 例(6.5%),疫苗对 EV71 感染所致手足口病的有效性为 97.4%。这些来自中国的 EV71 疫苗,使用传统的灭活技术,表现出了对 EV71 相关疾病强大的预防作用。

(三)儿童遗传疾病(以苯丙酮尿症为代表)的临床研究

遗传病是指由遗传物质发生改变而引起的或是由致病基因所控制的疾病,常为先天性的,也可后天发病。目前在线人类孟德尔遗传(online Mendelian inheritance in man,DMIM)数据库发现的遗传病有 7 000 多种,儿童期发病的遗传病占 60% 左右,遗传病的致病因素是染色体、基因等遗传物质发生改变,在其不同亚型中,各种遗传病的机制有所不同,治疗策略也有很多不同。这里以遗传代谢病苯丙酮尿症为例,来介绍相关的临床研究。

苯丙酮尿症（PKU），现在疾病 ICD 中，将其归为高苯丙氨酸血症中的一种，是由于编码苯丙氨酸羟化酶的基因出现缺陷而导致的氨基酸遗传代谢性疾病之一。PKU 的规范化诊疗与高质量的临床试验密不可分，自 20 世纪 80 年代开始不断有里程碑式的临床研究发表，极大地推动了 PKU 的诊治工作。笔者按照时间轴，对 PKU 领域标志性的临床试验做一简要回顾。

1. 植物酶苯丙氨酸解氨酶治疗 PKU　1980 年，英国学者在 *The Lancet* 上发表了一项临床研究，探索植物酶苯丙氨酸解氨酶（phenylalanine ammonia-lyase, PAL）治疗 PKU。研究表明，PAL 可在肠道中存活足够长的时间，消耗来自食物蛋白的苯丙氨酸，从而减少餐后血液中苯丙氨酸的升高。这种作用已在健康成年人和苯丙酮尿症（PKU）患者中得到证实。当这种酶连续 12 天给予未经治疗的 PKU 患者（饭后每天服用 3 剂）时，患者的血液中苯丙氨酸水平平均降低了 1/4，证明 PAL 在 PKU 的治疗中占有一席之地。

2. 二盐酸沙丙蝶呤片治疗 PKU　2007 年，美国 FDA 批准上市二盐酸沙丙蝶呤片，用于治疗 PKU，大约 20% 的 PKU 患者对沙丙蝶呤的治疗有反应，可使血苯丙氨酸浓度下降。

3. 工程化大肠杆菌菌株 SYNB1618 治疗 PKU　2021 年，*Nat Metabol* 上刊登了美国研究人员进行的一项 Ⅰ/Ⅱa 期随机、安慰剂对照、双盲、多中心的研究（NCT03516487），探索了利用工程细菌菌株治疗 PKU。该试验主要包括了健康成年志愿者（$n=56$）和血液苯丙氨酸（Phe）水平 ≥600mmol/L 的 PKU 患者（$n=14$）。参与者被随机分配为接受单剂量的 SYNB1618 或安慰剂治疗，每天最多 3 次，持续长达 7 天。该研究的主要结果为药物的安全性和耐受性，次要结果为微生物动力学。D5-Phe 示踪剂（15mg/kg）用于研究药效学效应。结果显示，SYNB1618 安全且耐受性良好，不良事件主要为轻度至中度的胃肠道反应，所有参与者在最后一次给药后的 4 天内清除了该菌。研究人员观察到血液和尿液中菌株特异性 Phe 代谢物的剂量响应性增加。该研究表明，基因工程菌株 SYNB1618 能够在人体肠道内以剂量响应的方式消耗 Phe 并将其转化为无毒代谢物。

（四）儿童肿瘤（以白血病中的急性早幼粒细胞白血病为代表）的临床研究

儿童肿瘤是儿童期的常见疾病之一，与成人肿瘤有诸多不同点，机制多与组织的正常发育阻滞与基因突变相关，治疗效果一般较好，儿童肿瘤的种类繁多，但每种肿瘤的患病人数却相对较少，最常见的儿童肿瘤是血液系统肿瘤（白血病和淋巴瘤），其次是神经系统肿瘤（脑肿瘤）。本部分以儿童肿瘤中最常见的白血病为例，介绍相关的临床研究进展。

白血病是一类造血干细胞恶性克隆性疾病，约占儿童恶性肿瘤的 30%。儿童急性早幼粒细胞白血病（APL）为急性髓系白血病的一种，常以严重出血的弥散性血管内凝血（DIC）为首发表现，起病可十分凶险，导致早期死亡。APL 的规范化诊疗与高质量的临床试验密不可分，自 20 世纪 80 年代开始不断有里程碑式的临床研究发表，极大地推动了 APL 的诊治工作。笔者按照时间轴，对 APL 领域标志性的临床试验做一简要回顾。

1. 全反式维 A 酸联合化疗治疗 APL　1988 年，中国学者在 *Blood* 上刊登了采用全反式维 A 酸（all-trans-retinoic acid, ATRA）治疗 APL，大约 90% 的患者能够得到缓解，降低了早期死亡率的研究。由于部分患者在使用维 A 酸后出现疾病复发，之后又在维 A 酸基础上增加化疗，使疾病根治率达到 70% 以上。在此基础上，上海在国际上首次采用 ATRA 诱导分化治疗儿童 APL，并取得成功。

2. 维 A 酸联合三氧化二砷治疗 APL　20 世纪 70 年代开始，中国研究者引入三氧化二砷（arsenic trioxide, ATO；亚砷酸）治疗 6 例慢性粒细胞白血病患者。1996 年，研究者发现对于初诊的以及维 A 酸治疗后耐药的 APL 患者均有效,根治率提高到 80% 以上。2009 年,研究成果显示,将 APL 患者随机分配到 ATRA 单药、ATO 单药与 ATRA 和 ATO 两药联合 3 个组分别接受治疗,两药联合组达到完全缓解所需时间更短,证明了维 A 酸联合三氧化二砷治疗 APL 的优势。

3. 口服砷剂联合维 A 酸、化疗治疗 APL　　2013 年,中国血液病研究团队在 *J Clin Oncol* 上发表了一项采用口服砷剂联合维 A 酸、化疗治疗 APL 的临床试验,该工作收集了 2007—2012 年的 242 例 APL 患者,将传统方案中的静脉注射砷剂亚砷酸改为口服给药,结果显示口服砷剂与静脉砷剂疗效相当。与此同时,意大利学者也于 2013 年在 *The New England Journal of Medicine* 发表了一项随机对照研究,在中低危患者中证实维 A 酸联合静脉砷剂亚砷酸治疗优于维 A 酸联合化疗,在不使用化疗的情况下 2 年生存率可以达到 99%。2013 年,维 A 酸联合静脉亚砷酸成为美国国立综合癌症网络(NCCN)指南及欧洲指南推荐的 APL 标准治疗方案,也是国际公认的一线治疗的最佳方案,去掉传统方案中的化疗,根治率达到 98% 左右。

4. 口服砷剂和全反式维 A 酸治疗 APL　　2014 年,中国研究团队在 *The New England Journal of Medicine* 发表了一项"不化疗、不输液、仅用两种口服药物治疗 APL"的临床试验。该研究共纳入 20 例非高危 APL 患者,诱导治疗方案为口服砷剂联合全反式维 A 酸,直至完全血液学缓解,随后开始维持治疗。所有患者在中位时间 29.5 天左右达到血液学完全缓解,6 个月时为 100% 缓解,最后一次随访所有患者均无分子复发。该试验首次证实仅用两个口服药物治疗 APL 的可行性,使 APL 的治疗更为简便,避免化疗带来的多种不良反应,大大提高了患者的生存质量。研究者后续又进一步扩大人群,纳入 2014—2015 年 109 例非高危 APL 患者,进行了非劣效性、随机 3 期临床试验,结果进一步证实口服砷剂加维 A 酸治疗非高危 APL 不劣于静脉砷剂加维甲 A,这项研究于 2018 年发表在 *Lancet Oncol* 上。

5. 儿童 APL 的优化治疗　　2021 年,中国研究团队在国际知名期刊上发表了一项儿童 APL 优化治疗的临床试验。该研究对 2016 年 11 月至 2018 年 11 月间中国 38 家医院新诊断的儿童 APL 共 193 例进行了前瞻性的研究和分析。研究方案采用统一的 CCLG-APL2016 方案,并根据危险程度进行去/减化疗的优化治疗方案,同时监测砷剂有效浓度和安全性。随访中位时间 28.9 个月后,低危组 2 年总生存率为 99%(95%*CI* 97%~100%),高危组为 95%(95%*CI* 90%~100%)(*P*=0.088)。低危组 2 年无事件生存率为 97%(95%*CI* 93%~100%),高危组为 90%(95%*CI* 83%~96%)(*P*=0.252)。治疗中血浆砷有效浓度以及治疗后砷排泄浓度监测均在 WHO 所规定的安全范围内。该研究结果显示了儿童 APL 优化治疗的有效性和安全性。

二、案例分析与实践思考

笔者自 2015 年开始,陆续作为牵头 PI,开展 4 项中国多中心新生儿疾病筛查临床研究,从新生儿 G6PD 活性与基因筛查,到新生儿串联质谱筛查,到新生儿基因筛查,亲历了研究起始到结题的整个过程。这些研究包括 5~29 个中心的参与,从研究设计、实施到最终顺利结题离不开所有研究者的精诚协作,最终成功发表,整个过程特别不易,现结合自身体会从研究者的角度谈几点感想,希望能对有志于开展高质量临床研究的同行有所帮助:

1. **精诚合作与组织分工**　　一个高质量的临床研究并非单人可以完成,它需要包括临床医师、生物统计学家、临床协调员、数据管理员等各方面人才相互合作才能完成,若为多中心的临床研究则管理更加复杂,需要彼此间充分信任、合作,朝着共同的方向一起认真、负责地完成临床研究。

2. 做好选题 好的选题是成功的一半。临床研究的选题来源于临床实践,临床医师在工作之余应当勤于思考,关注相关领域的前沿知识,结合自己临床上遇到的问题、努力寻找新的科研思路。之后针对凝练出的科学问题提出科学假想,通过查阅文献来辅证自己的假想是否可行。比如我们的研究高通量测序技术[下一代测序(next genetion sequencing, NGS)技术]在新生儿疾病筛查中显示出一定的应用效能,国外已经开展了 NGS 在新生儿筛查中的临床研究,但是国内研究仍然是空白的基础之上。

3. 做好临床研究设计 根据选题特点,结合现有文献支撑来确定拟选择的临床研究设计。研究拟进行 NGS 在所有新生儿中进行筛查的应用,但是结合实际、考虑到可能筛查出的阳性率较低,因此选用两个队列进行研究,既保证了阳性率也实现了在所有新生儿中筛查应用的探索,保证了设计出适合中国人群的单基因遗传病新生儿筛查测序包,为后续的临床研究和转化奠定基础。

4. 制订详细可行的研究方案 临床研究的方案必须详细、可执行度高。多中心项目必须经各个分中心 PI 讨论、结合各中心特点后共同制订。各中心应严格遵循同一试验方案,保证所有数据的同一性。定期召开方案执行会议,对执行过程中有偏差的方案,尽早纠正。

5. 提升临床研究人员科学素养 所有参与临床研究的人员必须参加《药物临床试验质量管理规范》(GCP)培训,严格按照规范及法规进行临床研究。参与临床研究的人员必须增强规则意识,严格按照临床试验方案进行入组及分析。临床研究人员需要有强烈的责任心,指派专人负责项目推动进展,启动后的项目应认真努力完成。不得因个人原因擅自偏离方案。

6. 电子化规范数据管理与质控 良好的临床研究数据是高质量临床研究的关键,然而临床研究对应的部门和人员众多,数据繁杂。建立电子化数据库信息系统,对临床研究项目数据进行电子化收集、整理,能够有效保证数据的真实有效性。指派专人定期对临床研究数据的完整性、真实性进行质控和监管。

7. 定期进行问题的研究与总结 临床研究项目涉及人员众多,应经常交流讨论。定期开展会议,对于方案执行过程中的问题进行讨论分析,找出解决优化问题的方案。

第九节 眼病的临床研究

一、常见眼病临床研究概述

眼科是研究发生在视觉系统,包括眼球及与其相关联的组织有关疾病的学科。常见的眼病包括青光眼、白内障、视网膜病变以及屈光不正等多种眼科疾病。眼部疾病可导致视力损伤和盲,中国 1990—2019 年视力损失调查报告结果显示,2019 年有 6 000 万人患有视力损失或盲,其中主要病因是未矫正屈光不正、白内障、青光眼和黄斑变性。眼病的规范化诊疗与高质量的临床试验密不可分,自 20 世纪 90 年代开始不断有里程碑式的临床研究发表,极大地推动了眼病的诊治工作。笔者按照不同病种和时间轴,对眼病领域标志性的临床试验做一简要回顾。

(一)近视

目前全球近视人口约达 20 亿,据估计如无有效干预,至 2050 年全球约有 50 亿近视人口(约占 49.8%)。既往临床研究表明增加户外活动、使用阿托品、佩戴角膜塑形镜以及使用低强度单波长红光干预等措施可以控制近视的发生发展(表 13-3)。

表 13-3 不同近视控制措施的效果比较

研究者	入组条件	样本量	干预组	对照组	控制效果
Chia, et al.（2006）	6~12岁,近视200度及以上	400	等效球镜屈光度 0.5%: −0.30D/2y 0.1%: −0.38D/2y 0.01%: −0.49D/2y	−1.20D/2y	0.5%: 75% 0.1%: 70% 0.01%: 60%
He, et al.（2010）	12所小学1年级学生	1 903	累计近视发病率30.4%	39.5%	23%
Cho, et al.（2012）	6~10岁,近视50度~400度	102	眼轴长度0.36mm/2y	0.63mm/2y	43%
Walline, et al.（2016）	7~11岁,近视75度~500度	294	等效球镜屈光度 高附加光度: −0.60D/3y 低附加光度: −0.89D/3y	−1.05D/3y	高附加光度: 43% 低附加光度: 15%
Jiang, et al.（2020）	8~13岁,近视100度~500度	264	眼轴长度0.13mm/y	0.38mm/y	66%

　　2006年,新加坡国家眼科中心开展了阿托品干预随机双盲临床试验,有400名6~12岁近视200度以上散光不超过150度的儿童被随机分配（比例为2∶2∶1）接受0.5%、0.1%或0.01%的阿托品滴眼液,频率为每天1次。研究结果表明,3种浓度阿托品滴眼液应用2年控制近视的有效率分别为60%（0.01%）、70%（0.1%）和75%（0.5%）,经过1年洗脱期后近视进展>0.5D的所占比例分别为24%（0.01%）、59%（0.1%）和68%（0.5%）。研究结果还显示,应用0.01%浓度阿托品滴眼液控制儿童近视的5年平均等效球镜进展为−1.38D;在超过5年的时间里,与0.1%、0.5%浓度的阿托品滴眼液相比,0.01%阿托品滴眼液在减缓近视进展方面更有效,且视觉副作用发生率更低,因此低浓度阿托品被认为是用来控制近视进展相对安全的措施。

　　2010年,中国学者团队采用以学校为单位的整群随机研究,选取广州12所小学共1 903名一年级学生组成干预组和对照组纳入研究。干预组学校儿童在校期间增加每天40分钟户外活动课程,通过干预组学校儿童和对照组学校儿童3年近视累积发病率指标和3年等效球镜度和眼轴长度改变指标对比,评估增加户外时间对中国儿童近视发病的预防作用。结果表明干预组学校儿童近视的3年累计发病率为30.4%,相较于对照组下降了23%。结果表明,户外活动被明确为预防近视发生的有效措施。

　　2012年,香港理工大学眼科视光学院对102名6~10岁近视50~400度的儿童开展了为期两年的随机对照试验以评估角膜塑形（orthokeratology, OK）镜控制近视进展的效果,OK镜组的眼轴增长（0.36mm）明显低于对照组（0.63mm）,两年的近视控制率为43%。研究结果发现,儿童眼轴增长与年龄和矫正方式有关,与初始近视屈光度无关;在年龄低于9岁的儿童中,配戴OK镜后近视进展快者所占的比例（20%）明显低于对照组（65%）;而在年龄大于9岁的受试者中,近视进展快者所占的比例在两组间是相当的（9%对比13%）,表明年龄大于9岁的儿童近视进展速率慢与矫正方式无关,年龄小的儿童配戴OK镜的近视控制效果高于年龄大者。

　　2016年,美国学者团队开展了一项随机双盲临床试验,探讨了两种附加光度的多焦软镜在减缓儿童近视进展上的效果。研究者共招募了294名7~11岁低中度近视的儿童完成了3年的随访。受试者被随机分为三组,分别配戴单焦软镜,+1.50D附加光度的多焦软镜和+2.50D附加光度的多焦软镜。结果发现，3 年的时间里单焦软镜组屈光度增长了 –1.05D，+1.50D 组增长了 –0.85D，而 +2.50D 附加光度组近视度数只增加了 –0.60D，与单焦软镜相比，+2.50D 组减少了约 43% 的近视度数增长；+2.50D 附加光度组的眼轴增长了 0.42mm，+1.50D 附加光度组增加了 0.58mm，单焦组增加了 0.66mm，高附加光度软镜与单焦软镜相比，眼轴少增长了 0.23mm，减少了约 36% 的眼轴增长。研究提示，多焦软镜的近视控制效果对附加光度有量依赖性，附加量越高，近视控制效果越好。

2020 年，我国学者通过一项多中心随机对照试验，评估了低强度重复红光疗法对控制儿童近视进展的作用。研究共纳入 264 名散瞳后中低度近视的 8~13 岁儿童，其中 119 名儿童随机分配至干预组（红光 + 框架眼镜），145 名分配至对照组（框架眼镜）。结果表明 1 年后红光干预组的眼轴平均增长了 0.13mm，对照组平均增长了 0.38mm，两组平均差异为 0.25mm，意味着红光疗法延缓了 66% 的近视进展。此外，红光干预组中，39.8% 的近视儿童在第 1 个月时出现了超过 0.05mm 的眼轴回退。第 3、6、12 个月时，具有临床意义的眼轴回退占比分别为 29.2%、32.9% 及 21.6%。该研究显示，在 8~13 岁近视儿童中，重复低强度红光疗法可有效控制儿童近视进展。

（二）青光眼

青光眼是一组具有特征性视神经损害和视野缺损的眼病，可能会损害视神经及其视觉通路，最终导致视觉功能损害甚至失明。当前全球 40~80 岁人群中青光眼患病率约为 3.5%，据估计到 2040 年，约有 1.18 亿人会患有青光眼。临床研究证明，控制青光眼的措施包括控制血压、手术治疗等。

1998 年开展的一项多中心、随机对照临床试验（collaborative normal-tension glaucoma study，CNTGS）纳入了 140 名进展性正常眼压青光眼患者，并随机分为治疗组（通过药物、手术等手段降低眼压 30% 并维持 4 年）以及非治疗组。结果显示，治疗组平均眼压为 10.6mmHg，未治疗组平均眼压为 16.0mmHg；生存分析表明，以视盘外观和视野丧失为终点时两组的疾病进展有统计学差异；白内障在治疗组更为常见，尤其是接受手术治疗的人。基于本项临床研究，研究者认为有效降低眼压且无不良反应的治疗手段对有疾病进展风险的青光眼患者是有益的。

2001 年开展的一项前瞻性随机对照试验（collaborative initial glaucoma treatment study，CIGTS）比较了药物治疗与手术小梁切除术对早期诊断的开角型青光眼的效果，该研究纳入了 607 例开角型青光眼患者，随机分为药物治疗或手术小梁切除术组，随访 5~9 年。结果表明，手术治疗使眼压从平均 27mmHg 降至 14~15mmHg（降低 48%），药物治疗使眼压从平均 28mmHg 降至 17~18mmHg（降低 35%）。在随访过程中，两组患者视野损失无显著差异；小梁切除术后 1 年内出现白内障风险增加 8 倍，5 年内增加 3 倍；增加视野缺损风险的因素包括了年老和非白种人。

2002 年美国国立眼科研究所开展了一项随机多中心前瞻性临床试验（ocular hypertension treatment study，OHTS），针对非青光眼的高眼压症患者降眼压疗效进行研究，共 1 636 例患者入组，其中 1/4 患者为非洲裔美国人。患者年龄为 40~80 岁；单眼眼压为 24~32mmHg，而对侧眼眼压为 21~32mmHg，患者随机分为药物治疗组或观察对照组。药物治疗组的目标眼压为 <24mmHg 或眼压下降 20%。当患者出现视野缺损或视盘杯盘比增大即认为发展为青光眼，便终止研究。研究结果发现，高眼压症是青光眼的高危因素之一。5 年药物治疗组的患者眼压平均下降 22.5%，整个入组患者的眼压平均下降 4.0%，对照组的患者青光眼发病率为 9.5%，而药物治疗组的患者青光眼发病率为 4.4%，降低 60%。药物治疗被证实是安全的，但药物治疗组实施白内障手术率较观察对照组高。

（三）眼底病

眼底病是不可逆盲的首位病因,主要包括糖尿病视网膜病变、年龄相关性黄斑变性等,眼底病患者约占全部致盲性眼病患者的 54.7%。有长期随访及临床研究等发现了眼底病的危险因素并证明了激光和雷珠单抗（ranibizumab）等治疗方式的有效性。眼底病研究历程见图 13-2。

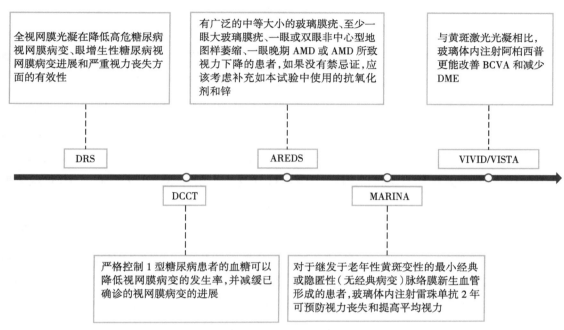

图 13-2　眼底病研究历程

1976 年开展的糖尿病视网膜病变研究（diabetic retinopathy study, DRS）,评估了全视网膜光凝在降低晚期糖尿病视网膜病变患者视力丧失和失明风险方面的安全性和有效性。1972—1975 年,1 758 名患者被纳入研究。患者每只眼的最佳矫正视力为 20/100 或更高,且至少一只眼存在增殖性糖尿病视网膜病变或双眼均存在严重的非增殖性视网膜病变,之前未接受过光凝治疗或垂体消融术。每名患者的一只眼随机分配氩激光或氙弧光凝剂光凝治疗,另一只眼不接受治疗每隔 4 个月对患者进行随访,观察 5 年随访的生存前景和可用性。主要结果表明与未接受治疗的患者相比,在 5 年随访中,氙弧和氙弧散射光凝治疗可减少约 50% 的严重视力丧失（定义为视力 5/200 或更差）,氩和氙气散射光凝可降低眼睛发展到增殖型糖尿病视网膜病变更严重阶段的速度,同时全视网膜光凝可降低眼压升高的风险,可以防止新生血管性青光眼的发展。此外,本研究还发现了 4 项增加严重视力损失的危险因素:存在玻璃体或视网膜前出血,有新生血管,在视盘上或附近有新生血管及新生血管严重程度。该项开创性的临床试验为全视网膜光凝在降低高危糖尿病视网膜病变患者增殖性糖尿病视网膜病变进展和严重视力丧失方面的有效性提供了坚实的证据基础。

1993 年开展的糖尿病控制和并发症试验（diabetes control & complications trial, DCCT）将 1 441 名 1 型糖尿病患者随机分为两组,分别接受强化血糖治疗和常规治疗。在 6.5 年的随访中,与常规治疗相比,强化治疗（中位 HbA1c 7.2%）将糖尿病视网膜病变的发生率降低了 76%,糖尿病视网膜病变的进展降低了 54%。长期观察数据显示,尽管研究终止后糖化血红蛋白逐渐趋于平衡,强化治疗组的糖尿病视网膜病变进展率仍显著低于传统组（"代谢记忆"）,这强调了在糖尿病早期严格控制血糖的重要性。然而研究也发现,严格的血糖控制有两个临床上重要的不良反应。首先,糖尿病视网膜病变有早期恶化的风险,强化治疗组 13.1% 的患者出现这种情况,而常规治疗组为 7.6%,这种早期恶化影响在 18 个月后被逆转,没有出现因早期恶化导致严重的视力丧失,强化胰岛素治疗的长期益处大大超过了早期恶化的风险。对于长期血糖控制不良的患者,在开始强化治疗前以及之后的 6~12 个月期间应每 3 个月进行眼科监测,特别是当视网膜病变处于或过去处于中度非增殖期时。对于视网膜病变已经接近高危期的患者,较为谨慎的做法是推迟开始强化治疗,直到光凝治疗完成,特别是针对糖化血红蛋白很高的患者。第二个不良反应为与常规组相比,严格的血糖控制与更频繁的严重低血糖发作相关。本研究证实,严格控制 1 型糖尿病患者的血糖可以降低视网膜病变的发生率,并减缓已确诊的视网膜病变的进展。

2001 年开展了一项大型、前瞻、长达 10 年的年龄相关性眼病研究(age-related eye disease study,AREDS)。年龄相关性黄斑变性(age-related macular degeneration,AMD)是美国等国家 65 岁以上人群视力丧失和致盲的主要原因,为评估 AMD 和白内障的临床进程、预后及危险因素,评估高剂量抗氧化剂和锌对 AMD、白内障和视力丧失的发展和进展的影响,3 640 名年龄介于 55~80 岁具有 AMD 症状的患者纳入研究,按照 AMD 临床表现分为四类(基本无 AMD 症状、早期 AMD、进展期 AMD 和单眼晚期 AMD)。每类中受试者随机分配接受锌、抗氧化剂、锌 + 抗氧化剂或安慰剂。主要观察指标为 AMD 进展和视力下降。平均随访期限为 6.3 年,2.4% 失访。研究表明,在进展期和单眼晚期 AMD 的患者中,5 年期间抗氧化剂 + 锌组 AMD 进展的危险性下降了大约 25%,而单独抗氧化剂组和单独锌组的危险性分别下降了17% 和 21%。在进展期和单眼晚期 AMD 的患者中,使用抗氧化剂 + 锌组,5 年期间可以使视力下降的危险减少 19%,而单独抗氧化剂组和单独锌组的危险性分别下降了 10% 和 11%。因此,55 岁以上人群应该进行散瞳检查来确定发生晚期 AMD 的危险性;那些有广泛的中等大小的玻璃膜疣、至少一眼大玻璃膜疣、一眼或双眼非中心型地图样萎缩、一眼晚期 AMD 或 AMD 所致视力下降的患者,如果没有禁忌证,应该考虑补充如本实验中使用的抗氧化剂和锌。

2006 年开展了一项 Ⅲ 期多中心、随机双盲对照试验(MARINA),评估了雷珠单抗(ranibizumab)治疗最小经典和隐匿性新生血管年龄相关性黄斑变性的有效性和安全性。716 名患者被随机分为两组,分别接受玻璃体内注射雷珠单抗(0.3mg 或 0.5mg)或安慰剂注射,为期 24 个月。主要终点是患者在 12 个月时从基线视力下降少于 15 个字母的比例。结果显示,95% 的治疗组和 62% 的对照组患者在 12 个月时视力损失少于 15 个字母;25% 和 34% 的治疗组(治疗剂量分别为 0.3mg 和 0.5mg)和 5% 的对照组患者在 12 个月时获得超过 15 个字母视力提升;治疗组视力平均增加 7 个字母,对照组减少 10 个字母;且治疗组与对照组相比,不良事件发生率如眼内炎、葡萄膜炎、严重的非眼部事件没有显著差异。因此对于继发于老年性黄斑变性的最小经典或隐匿性(无经典病变)脉络膜新生血管形成的患者,玻璃体内注射雷珠单抗 2 年可预防视力丧失和提高平均视力。

2011—2015 年开展的 VISTA 和 VIVID 是 2 项设计相似、双盲、随机、主动对照、148 周的 3 期试验,比较了阿柏西普(aflibercept)两种玻璃体内注射(intravitreal injection,IVI)方案和黄斑激光光凝治疗糖尿病性黄斑水肿(diabetic macular edema,DME)的安全性和有效性。872 名 DME 患者在接受 5 个月初始剂量或黄斑激光光凝治疗后,每 4 周(第二季度)接受 2mg 或每 8 周(第二季度)接受 2mg 阿柏西普玻璃体内注射。主要疗效终点是从基线到第 52 周最佳矫正视力(best corrected visual acuity,BCVA)的平均变化。次要疗效终点是中央视网膜厚度(central retinal thickness,CRT)的变化等。所有组中眼部和非眼部不良事件的发生率相似。研究结果表明,与黄斑激光光凝相比,玻璃体内注射阿柏西普更能改善 BCVA 和减少 DME。

二、案例分析——上海市"市、区、社区"近视三级预防研究体系

儿童青少年屈光发育发展是一个连续动态的过程,从出生时具有一定远视储备,随之逐渐消耗趋于正视,然而由于近视危险因素暴露增加,导致近视的发生发展。因此,针对儿童青少年屈光发育的规律,上海构建了享誉海内外的"市 - 区 - 社区"三级眼病防治网络体系,并在此基础上形成了近视三级预防研究体系(图 13-3),上海市户外近视干预研究(Shanghai time outside to reduce myopia trial, STORM)、上海市百万儿童屈光发育档案研究(Shanghai child and adolescent large-scale eye study, SCALE)和儿童高度近视登记研究(high myopia registration study: shanghai child and adolescent large-scale eye study, SCALE-HM),在眼科核心期刊发表了部分研究成果。于 2018 年,借助互联网技术和大数据分析,推出了"明眸"APP,通过儿童屈光发育档案信息化平台,儿童青少年可借助 APP 随时查阅眼健康档案,并提供预约挂号、在线问诊、近视风险评估、个性化方案等服务,畅通"视力屈光初筛反馈、转诊、预约、复诊、咨询、建档、科普及护眼行为档案管理"全程眼健康服务流程渠道。屈光发育档案信息化实时更新校园筛查数据和医院复诊数据,可实现儿童青少年视力和屈光发育的动态、连续、智能化管理。

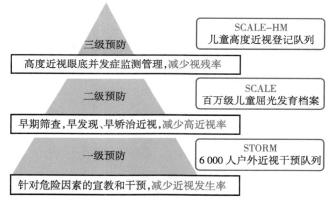

图 13-3　上海市近视预防三级体系

(一)一级预防——近视预防关口前移

近视发生后不可逆,延缓近视发生的年龄和控制近视进展的速度是降低成年期近视水平的两个关键因素。2016 年 12 月起,上海有关学者实施了一项为期 2 年、以学校为基础的前瞻性整群随机试验,聚焦当前影响近视发生最关键的因素,在上海 8 个区 24 所小学遵循随机对照前瞻设计、增加户外活动时间干预,自主专利研发可穿戴式腕表实现青少年户外活动时间客观监测,是迄今全球规模最大的近视行为干预试点,得到国际学术界的广泛关注和支持,2 年终期结果分析显示干预组青少年近视发生率明显下降(干预Ⅰ组校正后发病率相对下降 16%,干预Ⅱ组校正后发病率下降了 11%),且基于腕表监测数据,随着户外光照强度和户外时间的增加,近视发病率降低。本研究将为我国近视防控政策的制订和落实提供宝贵的循证证据。

(二)二级预防——建立屈光发育档案早发现早干预

在推进上海市政府公共卫生 3 年行动计划进程中,2012 年设计了一项覆盖上海市全域、以学校为基础的前瞻性调查研究。该调查构建并完善了全国独一无二的三级眼病防治网络,搭建"医教结合、医防融合"紧密协作工作机制,提出便捷、高效的适合大规模人群的裸眼视力联合非散瞳电脑验光近视筛查方法,率先在全国建成覆盖百万 4~18 岁儿童青少年的屈光发育档案体系,形成了近视防控"上海方案",至 2021 年底累计建档 312 万人、筛查服务 862 万人次,并根据筛查结果针对不同屈光状态进行分级管理,给出科学矫治建议。屈光发育档案建立的"上海方案"2018 年被国家卫生健康委和教育部采纳为全国儿童青少年近视率调查规范下发全国各省,2018 年全国儿童青少年近视率基线调查应用已逾千万人,将在全国范围逐步实现全覆盖。

（三）三级预防——减少高度近视导致的眼底损伤

高度近视由于眼轴过度伸长,会对眼底造成损伤,导致黄斑变性和视网膜脱落等并发症。因此应控制儿童青少年近视进展速度,降低成年期高度近视率。2018 年起,开展了一项上海市范围内、以学校为基础的前瞻性调查,对有高度近视风险的儿童青少年进行高度近视登记和健康管理。至 2021 年底已纳入了 2 438 名儿童青少年,每年进行全面眼科检查,尤其是眼底检查。通过早期监测,干预并发症,加强日常眼健康教育,探索儿童青少年高度近视的健康管理模式,同时了解自然病程、临床特征、危险因素和遗传机制等,探索并发症高危人群预测指标体系和预警值。

基于当前构建的上海市近视预防三级体系,可以更好地开展临床研究;此外,科学设计建立的一整套的数据库信息管理系统（图 13-4）,是持续进行规范研究的重要基础。

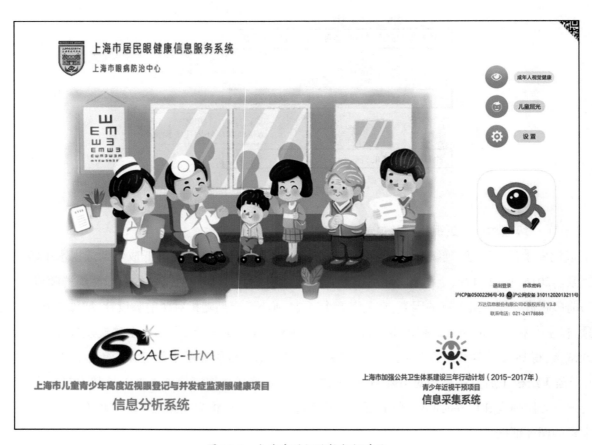

图 13-4 上海市近视防控数据系统

第十节　中医药领域的临床研究

一、中医临床研究的机遇与挑战

中医是一门包含药物疗法和非药物疗法、多学科综合的临床学科,具有独特的理论体系和极为丰富的人用经验,但目前能够被临床指南引用的特色诊疗措施数量有限。在循证医学为主流的医学模式下,中医临床诊疗实践亟待高等级、高质量的循证依据,中医临床研究正面临前所未有的机遇和挑战。循证医学既重视医师临床经验,又强调规范、科学的临床证据,二者不可或缺。基于循证的临床研究方法学,能规范、严谨地评价中医特色诊疗措施的安全性和有效性,进一步提升中医临床研究质量。针灸、功法等临床研究成果,已刊登在 *The New England Journal of Medicine*、*The British Medical Journal The Lancet*、*The Journal of the American Medical Association*、*Annals of Internal Medicine* 等临床研究顶级期刊,中医学与循证医学方法不断融合,将进一步提高中医临床研究的行业认可度,为临床指南提供更多中医临床证据。

但是,现代转化医学通常先开展基础研究,再借助循证医学方法最终走向临床实践;而传统中医药临床实践领先于其基础研究,这是中医临床研究与转化医学临床研究最大的区别。因此,中医临床研究与循证医学的融合过程存在诸多挑战。一方面,中医药几千年的临床实践中,既形成了中医理论的共性认识,又产生了大量个性的流派思想或临床总结,造成实施中医临床研究缺乏统一标准;另一方面,中医临床疗效通常依据患者和医师主观感知进行定性评价,缺乏规范的评价体系支持。此外,中医临床研究对不良事件的认识和关注度不足,缺少安全性数据管理和质量控制环节。

二、中医临床研究实践探索

传统中医学源于实践。古代中医通过归纳法、演绎法、推理法、观察法、比较法等朴素的方法学对疾病的诊疗活动进行思考和钻研,而这些朴素方法是现代科学方法论的雏形或重要组成部分。现代中医学既要传承精华,又要守正创新,中医临床研究借助科学理念和方法学,经过不断实践探索,取得一系列进展。

（一）中医药标准化

中医药标准化及其体系是顺应中医药现代化发展的需要,也是更好地传承发展中医药特色的要求。中医药标准可为中医临床研究提供规范参考,是开展高质量临床研究及其成果转化的助推器。

截至 2022 年 5 月,检索"全国标准信息公共服务平台"（http://std.samr.gov.cn/）,现行《中医临床诊疗术语》《中医病症分类与代码》《中医技术操作规范》《针灸技术操作规范》等中医药国家标准 71 项;现行《中医内科病症诊断疗效标准》《中医外科病症诊断疗效标准》《中医妇科病症诊断疗效标准》《中医儿科病症诊断疗效标准》《中医眼科病症诊断疗效标准》《中医耳鼻喉科病症诊断疗效标准》《中医肛肠科病症诊断疗效标准》《中医皮肤科病症诊断疗效标准》《中医骨伤科病症诊断疗效标准》共 9 项中医药行业标准。

中医药国际标准方面取得一系列突破。2009 年 5 月 25 日,第 72 届世界卫生大会审议通过了《国际疾病分类第十一次修订本（ICD-11）》,明确将中医学、印度阿育吠陀医学和顺势医学纳入,标志着以中医药为主体的传统医学纳入国际医学体系。2009 年 12 月 22 日,国际标准化组织/中医药技术委员会（ISO/TC249）正式成立,标志着我国中医药国际标准化工作取得重大突破。截至 2022 年 5 月,已有

81 项国际标准化组织（International Organization for Standardization, ISO）标准正式发布，如 *Categories of clinical terminological system to support the integration of clinical terms from traditional Chinese medicine and Western medicine*（ISO/TS 22 990：2019）、*Ginseng seeds and seedlings — Part 1：Panax ginseng C.A. Meyer*（ISO 17 217-1：2014）、*Test method of single-use acupuncture needles for electrical stimulation*（ISO 20 487：2019）、*Computerized tongue image analysis system — Part 5：Method of acquisition and expression of tongue colour and tongue coating colour*（ISO/TR 20 498-5：2019）、*Pulse graph force transducer*（ISO 19 614：2017），涉及术语、中药材、针灸器械、舌诊和脉诊客观化、农药残留测定、中药成分检测等方面，对中医临床研究中药制剂 / 器械管理与质量控制，证候类临床研究四诊数据采集和溯源等均具有重要的参考价值。

此外，世界中医药学会联合会已经颁布中医药名词术语、教育、医疗服务等十余项国际组织标准，世界针灸学会联合会建立了针灸国际标准制订转化国际网络联盟机制，这两个组织都成为 ISO/TC249 的 A 级联络机构，活跃在中医药标准化工作前沿。

（二）中医临床结局评价

临床结局是 PICO（participants, interventions, comparisons, outcomes）原则的重要组成之一。中医临床结局评价主要采用患者报告结局（PRO）、医师报告结局（clinician-reported outcome, ClinRO）、测量和表现结局（performance outcome, PerfO）、生物标记（biomarker）等。肿瘤患者最常见的临床结局是复发转移、死亡，常用终点指标是总生存率（OS）、无病生存率（DFS），是重要的疗效评价指标。

根据美国食品药品监督管理局（FDA）的定义，PRO 是"直接来自患者对自身健康状况、功能状态以及治疗感受的报告，不包括医护人员及其他任何人员的解释"，这与中医"因人制宜"的理念不谋而合。中医临床诊疗活动关注患者的主观感受，并将症状作为疗效评价的依据之一，如中医问诊以"十问歌"的形式对患者的全身症状进行全面收集。这种评价的意义在于疾病对患者的身心影响只能被自身感知（如疼痛、乏力等），而他人无法感同身受；尤其是体征、评价试验、临床指标等已经好转，但患者仍有疾病相关感受的情况。

ClinRO 指基于有医疗专业训练的医师对患者健康状况观察后的评估报告。中医临床诊疗实践通过望诊、闻诊、切诊等专业技术，以面色和舌象、声音和气味、脉象等关键信息为主要依据，并结合体格检查发现的特异性体征对治疗效果和结局进行专业的判断。

"病证结合"是目前开展最多的中医临床研究模式，即在现代医学"疾病"共性规律与患者个体"证候"特征有机结合的基础上进行临床研究。因此，中医临床研究常采用行业公认的疾病疗效评价指标评价患者结局：PerfO 是基于患者根据医疗专业人员给予的指令完成一项任务的表现结果的评估（如 6 分钟步行试验、洼田饮水试验等），需要患者合作和配合；生物标记是实验室指标或影像学参数等。

（三）中医药人用经验

2022 年 4 月 29 日，国家药监局药审中心发布《基于人用经验的中药复方制剂新药临床研发指导原则（试行）》《基于"三结合"注册审评证据体系下的沟通交流指导原则（试行）》将人用经验同中医药理论、临床试验一并纳入中药复方审评体系。

人用经验是中医药临床实践的总结，也是中医临床研究中评价诊疗措施安全性、有效性和临床价值的重要数据来源。中医临床研究通常在中医理论体系的指导下，在药物疗法或非药物疗法实践经验的基础上开展，即相应疗法在临床研究启动前，已经积累了一定疗效相关或安全相关的数据，如适用人群、用药剂量、疗效特点和临床获益情况、不良事件等。由于中医临床研究不同于化学药物或其他生物制剂的研究过程，人用经验数据是中医临床研究安全性评价、有效性评价不可缺少的前期基础，是中医临床研究安全性、有效性数据的重要组成部分和参考依据。因此，规范收集人用经验数据，保障人用经验数据的质量，是中医临床研究伦理审批和安全开展的前提。

（四）中医四诊数据的客观化

"辨证论治"是中医临床的特色和精髓，中医临床研究离不开证候诊断。面色、舌象等望诊信息和脉象切诊信息是证候诊断的核心指标组成。以往面色、舌象、脉象等关键信息存在操作采集不统一、可溯源性不足等问题，对中医证候数据质量进行规范是亟待解决的问题。《中药新药临床研究四诊客观化专家共识》提出建立统一的中医四诊临床信息采集及其报告行业标准/规范，应用国家有关部门批准的四诊采集设备，积极推动中医四诊客观化在中药新药临床研究中发挥示范作用。

中国中医药研究团队长期跨学科从事舌诊、脉诊、面色诊等中医诊断技术信息化研究。国家重点研发计划"中医智能舌诊系统研发"，其研究成果之一TFDA-1舌诊仪已获批二类医疗器械注册证。脉诊工程化与智能化结合，国家重点研发计划"基于系统辨证脉学的系列新型智能化脉诊仪研发"，研发产出智能脉诊仪及系列诊治仪器与设备。

（五）中医药研究数据库平台逐步完善

由中华中医药协会发布的2021年度中医药十大学术进展之一为"基于多国药典的本草基因组数据库（GPGD）上线"。该数据库是由中国中医科学院中药研究所陈士林研究团队主要依据中、美、日、韩、印、埃、巴西、欧洲等国家的药典整合而成，共收录了903个草药物种的34 346条数据，是全球首个针对药典收载草药物种的大型基因组学数据库。该平台在草药鉴定、药效成分解析、用药安全等方面可以提供可靠的信息支持。基于中药是一个多成分、多作用靶点和多作用途径的复杂系统的特点，同样在网络药理学领域，数据库建设也逐步规范。常用的数据库有TCMSP、TCMID、Swiss Target Prediction等。2021年3月，世界中医药学会联合会认证通过了《网络药理学评价方法指南》，这是中医药领域第一个正式制订的关于新兴学科的国际标准，是中医药原创研究引领交叉学科国际发展的关键一步。

（六）中医精准证候学发展及中医表型组学研究进展

传统中医辨证论治继承着祖国医学"三因制宜"的治疗理念，并且沿袭至今。近年来精准医疗注重于观察个体差异，针对基因和靶标进行明确细分和攻关克难，个体化治疗理念与中医"一人一方"的特色不谋而合。随着多组学、生物信息学、大数据技术、可穿戴设备的不断革新发展，基于上述科学技术对患者进行的个体化诊疗已成为国内外医学研究的热点，综合中医证候学特色，使得对疾病的认识从宏观、微观、介观的多角度得以阐释与探索，主观与客观多角度的认识，对提升整体医疗水平，更好地服务患者等方面具有重要意义。

中医证候学研究虽然已取得了一定的进展，但是其还存在一些局限性。传统中医诊疗方式的四诊应用获得的症状或体征判定具体证候，其受到医者主观性判断的局限性，缺少证候选择的统一性、规范性、稳定性，其可能会影响后续研究的延续性和数据再利用。其次中医证候研究是对疾病的宏观认识，缺少从微观层面的阐释。精准医学的技术和方法学支持恰恰可以弥补上述中医证候学的局限性，未来的中医证候发展趋势必定是宏观与微观的结合，传统与新兴的融合，从客观化、微观化、精准化、可持续可重复等角度全面提升和优化，可以将证候学的优势更好地应用于临床，服务于广大患者。

目前精准证候医学模型在不同疾病领域中也有更多的实践和应用。如基于血清代谢组学的高血压病中医证型代谢模式差异分析应用了代谢组学的研究技术,高血压肝阳上亢证患者血清中的花生四烯酸、雌二醇和孕酮水平降低,更容易诱发头痛、易怒的症状;阴阳两虚证患者的乳清酸水平下降,低能量和低 ATP 水平诱发畏寒的症状,鞘磷脂的升高导致脂质代谢紊乱引发肾损伤造成夜尿频多的症状,将传统中医证候与微观的生物标志物有机结合,宏观症状与微观靶点的联系对后续研究的开展提供了更有力的基础支持。

多组学与生物信息学共同推动精准证候医学的发展,*Phenomics* 发表题为"Chinese Medicine Phenomics(Chinmedphenomics):Personalized, Precise and Promising",首次在国际上倡导建立中医表型组学(chinmedphenomics),并论述了其"3P"理念,即中医表型组学具有个性化、精确性和广泛的应用前景。具体来说,中医从《黄帝内经》时期就奠定了其"个体化(Personalized)"的特点,"一人一方"的智慧比现代西方医学提出的个性化医疗要早 2 000 多年。而中医方剂中的"方证合一、药证合一""君臣佐使"等思想方法也是追求"精准(Precise)"的具体体现,结合如今的表型组技术,会让中医更加精准,且解读得更加清楚。面向国际舞台,中医学国际化也需要新的发展策略,以往从深奥的阴阳五行理论到中医临床应用这个模式的推广存在很多困难,而中医表型组学则从另一个角度、思路出发,先广泛地让国际理解中医的表型,有所感知、认识之后,再引导其不断理解中医的深刻理论,目的不变,沟通交流模式拓展,其将充满"期望(Promising)"(图 13-5)。

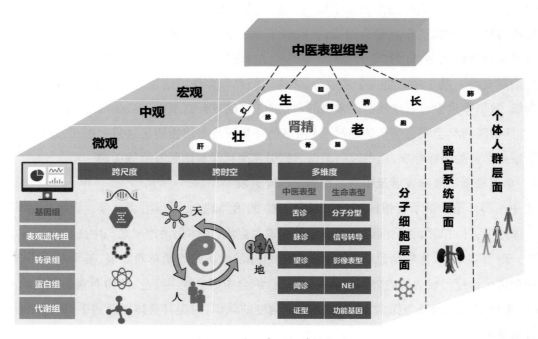

图 13-5 中医表型组学模式图

三、中医药临床研究经典案例与实践思考

（一）针灸学中医临床研究

针灸学是中医学科体系中最具原创性和优势的学科之一。证明针灸疗效的真实存在、有据可依是针灸临床研究的必由之路。中国研究者应用循证医学方法,取得一系列高等级、高质量的临床研究成果,使针灸成为中医循证医学实践的代表之一。在慢性稳定型心绞痛、癌痛、偏头痛、慢性前列腺

炎／盆腔炎疼痛、功能性便秘、压力性尿失禁等领域受到国内外的高度关注。*Nature* 发表了题为 "Deeper understandings of acupuncture and traditional Chinese remedies" 的报道，《英国医学杂志》在线发表了主题为 "Acupuncture: How to improve the evidence base" 系列合辑，该合辑介绍针灸临床研究最新进展和未来机遇、随机对照研究设计、经济学评估、临床指南评价等，为针灸临床研究提供关键方法学指导。

案例 1：中医药研究团队长期从事中医针灸临床评价方法研究，其研发的中医临床科研信息共享系统、中央随机系统、临床试验数据管理系统等，为中医临床信息数据化采集与分析利用提供解决方案；借鉴国际 PRO 理念及经验，建立卒中偏瘫、痴呆、消化系统疾病、颈肩腰腿痛等 10 种／类疾病的 PRO 量表，起草中国针灸学会标准《针灸临床研究管理规范：ZJ/T H001-2014》，对推进针灸临床研究规范具有重要意义。为探讨电针治疗慢性重度功能性便秘的临床疗效，开展一项多中心、随机、平行、假对照临床研究。该研究持续 20 周，1 075 名受试者被随机分配至电针（electro-acupuncture，EA）组和假针灸（sham acupuncture，SA）组。研究发现，1~8 周治疗期内，EA 组完全自发排便（complete spontaneous bowel movement，CSBM）较基线增加 1.76（95%*CI* 1.61~1.89），SA 组较基线增加 0.87（95%*CI* 0.73~0.97），二者差异具有统计学意义（$P<0.01$）。9~20 周随访期间，EA 组 CSBM 较基线增加 1.96（95%*CI* 1.78~2.11），SA 组为 0.89（95%*CI* 0.69~0.95），二者差异具有统计学意义（$P<0.01$）。此外，治疗和随访期间，EA 组平均每周有 3 次或 3 次以上 CSBM 的患者比例分别为 31.3% 和 37.7%，而 SA 组为 12.1% 和 14.1%，二者差异具有统计学意义（$P<0.01$）。两组治疗期间与针灸相关的不良事件均不常见，且均为轻微或短暂的。由此可知，8 周的电针治疗增加了完全自发排便，对慢性严重功能性便秘的治疗是安全的。

案例 2：评估电针对女性压力性尿失禁（stress urinary incontinence，SUI）的疗效，开展了一项多中心、随机对照临床研究。该研究持续 6 周，504 例受试者被随机分配至腰骶部电针组和假针刺组。基线时，电针组平均漏尿 18.4g，假电针组平均漏尿 19.1g。电针组 72 小时尿失禁平均为 7.9 次，假电针组为 7.7 次。研究发现，在第 6 周，电针组的平均漏尿量（-9.9g）比假电针组（-2.6g）下降更大，平均差 7.4g（95%*CI* 4.8~10.0）。在某些时间段内，电针组平均 72 小时尿失禁发作的变化比假电针组更大，在 1~6 周内，组间差异为 1.0 次发作（95%*CI* 0.2~1.7），15~18 周 2.0 次发作（95%*CI* 1.3~2.7），第 27~30 周发生 2.1 次发作（95%*CI* 1.3~2.8）。电针组治疗相关不良事件发生率为 1.6%，假电针组为 2.0%，所有事件均为轻度。由此可知，腰骶部电针治疗女性压力性尿失禁在 6 周后能减少尿漏症状。

案例 3：针刺治疗慢性前列腺炎／慢性盆腔疼痛综合征（chronic prostatitis，CP/chronic pelvic pain syndrome，CPPS）的疗效，Yuanjie Sun 等开展一项多中心、随机对照临床研究。该研究 8 周内进行 20 次针灸或假针灸，并随访 24 周，共 404 例男性受试者被随机分配至针刺组和假针刺组。研究发现，在第 8 周时，针灸组有效率为 60.6%（95%*CI* 53.7%~67.1%），假针灸组为 36.8%（95%*CI* 30.4%~43.7%）［调整后比值比为 21.6 个百分点（95%*CI* 12.8~30.4 个百分点）；调整优势比为 2.6（95%*CI* 1.8~4.0）$P<0.001$］。在第 32 周，针灸组有效的比例为 61.5%（95%*CI* 54.5%~68.1%），假针灸组为 38.3%（95%*CI* 31.7%~45.4%）［调整后差异为 21.1 个百分点（95%*CI* 12.2%~30.1%）；调整优势比为 2.6（95%*CI*, 1.7~3.9）；$P<0.001$］。针刺组和假针刺组分别报告了 20 例（9.1%）和 14 例（6.4%）不良事件。没有严重的不良事件报告。

案例 4：研究团队对经穴特异性规律及其生物学机制进行研究，并将循证医学及其方法学引入针灸临床研究领域，开创循证针灸学理论体系并运用于针灸临床实践。为评估针刺对无先兆偏头痛的预防作用,开展一项多中心随机对照研究。该研究持续 24 周,249 例受试者被随机分配至针刺(true acupuncture,TA)组、假针刺(sham acupuncture,SA)组及等待治疗(waiting list,WL)组(对照)。其中,TA 和 SA 分别接受每周 5 天,持续 4 周的相应针刺措施。TA、SA、WL 在治疗和随访期间均不使用药物,除非无法忍受的头痛可使用布洛芬紧急治疗。研究发现,1~4 周治疗期间,TA 组偏头痛发作频率减少(2.7±2.4)次,显著优于 SA 组(1.5±2.5)次(P<0.01)和 WL 组(0.8±1.9)次(P<0.01);治疗结束后的 16~20 周内,TA 组偏头痛发作频率减少(3±2)次,显著优于 SA 组(2.1±2.4)次(P<0.01)和 WL 组(1.4±2.6)次(P<0.01)。此外,1~4 周治疗期间,TA 组偏头痛发作天数、VAS 评分、使用止痛药情况均优于 SA 组(P<0.01)和 WL 组(P<0.01)。由此可知,在没有先兆的偏头痛患者中,与假针刺或等待治疗相比,针刺可能与长期减少偏头痛复发有关。

案例 5:为探讨针刺辅助抗心绞痛治疗降低慢性稳定型心绞痛发作频率的有效性和安全性,开展一项多中心随机对照临床研究。该研究共持续 20 周,404 例受试者被随机均衡分配至相关经穴(disease-affected meridian,DAM)组、不相关经穴(nonaffected meridian,NAM)组、假针灸组(sham acupuncture,SA)组、没有接受针灸(wait list,WL)组。所有受试者均接受临床指南推荐的心绞痛预防治疗,其中 DAM、NAM、SA 组分别接受每周 3 次,持续 4 周的相应干预。研究发现,DAM 组在第 13~16 周心绞痛发作频率明显低于 NAM(4.07,95%CI 2.43~5.71)、SA(5.18,95%CI 3.54~6.81)、WL(5.63,95%CI 3.99~7.27)。由此可知,与不相关经穴针刺、假针刺及未接受针刺相比,相关经穴针刺联合常规心绞痛预防治疗,能显著降低 4 周内心绞痛发作频率。

（二）肿瘤中西医结合临床研究

中草药是中医预防治疗疾病所使用的独特药物,也是中医区别于其他医学的重要标志。除了辅助化疗或放疗外,许多中国患者在积极治疗癌症期间也使用中草药。在香港地区进行的一项横断面调查显示,61% 的中国大肠癌患者将中医药作为其治疗的一部分。在不同的中医治疗中,近 55% 的癌症患者以前使用过中草药。

案例:中国中医药研究团队率先在国内开展多中心队列研究、RCT 试验、疗效评价标准研究和临床注册平台研究,擅长组织全国多中心临床研究并率先引入第三方监查团队机制,最早与国内外高水平方法学团队合作。其研究团队对 Ⅱ 期和 Ⅲ 期结直肠癌患者进行了一项 8 个中心前瞻性队列研究。所有入选患者在 2007 年 4 月至 2009 年 2 月期间接受了根治性手术,并根据美国国立综合癌症网络(NCCN)指南接受了常规辅助放疗或化疗。该研究将高暴露定义为患者使用个体化中草药超过 1 年,共将 312 名患者纳入队列,并进行了 5 年以上的随访,其中 166 人(53.2%)被归类为高暴露组,146 人(46.8%)被归类为低暴露组。终点指标为无病生存率(DFS)、总生存率(OS)。高暴露组的 1~5 年无病生存率(DFS)分别为 93.9%、87.0%、81.1%、79.7% 和 75.4%。低暴露组的 1~5 年 DFS 分别为 88.3%、77.1%、72.1%、66.1% 和 64.6%,P=0.016。应用 Cox 比例风险回归模型控制协变量后,中草药高暴露组的 DFS 更高(HR=0.62,95%CI:0.39~0.96)。高暴露组的 1~5 年总生存率(OS)分别为 99.4%、99.4%、95.4%、94.7% 和 93.2%,P=0.01。低暴露组的 1~5 年总生存率分别为 99.3%、95.1%、87.8%、84.0% 和 80.9%。中药高暴露组的总体 OS 显著提高(HR=0.41,95%CI:0.21~0.83)。结论:中草药高暴露的中国 Ⅱ 期和 Ⅲ 期结直肠癌患者 DFS、OS 更高。

该研究是国内第一个评估中药与结直肠癌患者预后之间关系的大型多中心前瞻性队列研究,在研究设计、实施、分析等方面为中医肿瘤学临床研究和流行病学研究搭建了基础。该研究虽存在患者是否接受过化疗这一主要混杂因素和对中药暴露时间测量的信息性偏倚,但其完成了多中心、大样本的临床研究并达到结局指标,这为多中心肿瘤中医临床研究方案设计提供了参考和依据。

中医临床研究除了循证模式、真实世界之外,还具有多元化特点,如国医大师学术思想或临证医案、人工智能对中医药临床数据挖掘等的研究。当前中医药发展迎来前所未有的机遇,做好"守正创新,传承发展"将会产生更多的中医临床研究成果,解决更多的临床问题,造福更多的患者。

参考文献

[1] 李为民,罗汶鑫.我国慢性呼吸系统疾病的防治现状.西部医学,2020,32(1):4.

[2] WANG C, XU J, YANG L, et al. Prevalence and risk factors of chronic obstructive pulmonary disease in China (the China Pulmonary Health [CPH] study): a national cross-sectional study. Lancet, 2018, 391 (10131): 1706-1717.

[3] HUANG K, YANG T, XU J, et al. Prevalence, risk factors, and management of asthma in China: a national cross-sectional study. Lancet, 2019, 394 (10196): 407-418.

[4] GUAN WJ, NI ZY, HU Y, et al. Clinical characteristics of coronavirus disease 2019 in China. N Engl J Med, 2020, 382 (18): 1708-1720.

[5] SHANG L, XU J, CAO B. Viral pneumonia in China: from surveillance to response. Lancet Public Health, 2020, 5 (12): e633-e634.

[6] 瞿介明.2021年度呼吸病学领域重要进展.中华医学信息导报,2021,36(24):15.

[7] ZHAI Z, KAN Q, LI W, et al. VTE risk profiles and prophylaxis in medical and surgical inpatients: the identification of Chinese hospitalized patients' risk profile for venous thromboembolism (DissolVE-2) -a cross-sectional study. Chest, 2019, 155 (1): 114-122.

[8] XIAO D, CHEN Z, WU S, et al. Prevalence and risk factors of small airway dysfunction, and association with smoking, in China: findings from a national cross-sectional study. Lancet Respir Med, 2020, 8 (11): 1081-1093.

[9] LI SY. Current status and development of interventional respirology in China. Zhonghua Jie He He Hu Xi Za Zhi, 2021, 44 (12): 1029-1031.

[10] 白春学.呼吸病学领域的发展态势分析.科学观察,2014,(3):5.

[11] QU J, ZHANG J, CHEN Y, et al. Aetiology of severe community acquired pneumonia in adults identified by combined detection methods: a multi-centre prospective study in China. Emerg Microbes Infect, 2022, 11 (1): 556-566.

[12] LIU Y, LU HW, GU SY, et al. Bronchoscopic airway clearance therapy for acute exacerbations of bronchiectasis. EBioMedicine, 2021, 72: 103587.

[13] 徐金富.推动支气管扩张症的精准化诊治和规范化管理.中华结核和呼吸杂志,2021,44(4):283-286.

[14] ZHOU Y, ZHONG NS, LI X, et al. Tiotropium in early-stage chronic obstructive pulmonary disease. N Engl J Med, 2017, 377 (10): 923-935.

［15］TAGGART DP, ALTMAN DG, GRAY AM, et al. Randomized trial to compare bilateral vs. single internal mammary coronary artery bypass grafting: 1-year results of the Arterial Revascularisation Trial (ART). Eur Heart J, 2010, 31: 2470-2481.

［16］TAGGART DP, ALTMAN DG, GRAY AM, et al. Randomized trial of bilateral versus single internal-thoracic-artery grafts. N Engl J Med, 2016, 375: 2540-2549.

［17］TAGGART DP, BENEDETTO U, GERRY S, et al. Bilateral versus single internal-thoracic-artery grafts at 10 years. N Engl J Med, 2019, 380: 437-446.

［18］JONES RH, VELAZQUEZ EJ, MICHLER RE, et al. Coronary bypass surgery with or without surgical ventricular reconstruction. N Engl J Med, 2009, 360: 1705-1717.

［19］VELAZQUEZ EJ, LEE KL, DEJA MA, et al. Coronary-artery bypass surgery in patients with left ventricular dysfunction. N Engl J Med, 2011, 364: 1607-1616.

［20］VELAZQUEZ EJ, LEE KL, JONES RH, et al. Coronary-artery bypass surgery in patients with ischemic cardiomyopathy. N Engl J Med, 2016, 374: 1511-1520.

［21］PANZA JA, ELLIS AM, AL-KHALIDIHR, et al. Myocardial viability and long-term outcomes in ischemic cardiomyopathy. N Engl J Med, 2019, 381: 739-748.

［22］GAUDINO M, BENEDETTO U, FREMES S, et al. Radial-artery or saphenous -vein grafts in coronary-artery bypass surgery. N Engl J Med, 2018, 378 (22): 2069-2077.

［23］FEARON WF, ZIMMERMANN FM, DE BRUYNE B, et al. Fractional flow reserve-guided PCI as compared with coronary bypass surgery. N Engl J Med, 2021, 386: 128-137.

［24］ZHAO Q, ZHU Y, XU Z, et al. Effect of ticagrelor plus aspirin, ticagrelor alone, or aspirin alone on saphenous vein graft patency 1 year after coronary artery bypass grafting: a randomized clinical trial. JAMA, 2018, 319: 1677-1686.

［25］MIZRAHI JD, SURANA R, VALLE JW, et al. Pancreatic cancer. Lancet (London, England), 2020, 395 (10242): 2008-2020.

［26］BURRIS HA, 3RD, MOORE MJ, ANDERSEN J, et al. Improvements in survival and clinical benefit with gemcitabine as first-line therapy for patients with advanced pancreas cancer: a randomized trial. J Clin Oncol, 1997, 15 (6): 2403-2413.

［27］CONROY T, DESSEIGNE F, YCHOU M, et al. FOLFIRINOX versus gemcitabine for metastatic pancreatic cancer. N Engl J Med, 2011, 364 (19): 1817-1825.

［28］VON HOFF DD, ERVIN T, ARENA FP, et al. Increased survival in pancreatic cancer with nab-paclitaxel plus gemcitabine. N Engl J Med, 2013, 369 (18): 1691-1703.

［29］WANG-GILLAM A, LI CP, BODOKY G, et al. Nanoliposomal irinotecan with fluorouracil and folinic acid in metastatic pancreatic cancer after previous gemcitabine-based therapy (NAPOLI-1): a global, randomised, open-label, phase 3 trial. Lancet (London, England), 2016, 387 (10018): 545-557.

［30］NEOPTOLEMOS JP, KERR DJ, BEGER H, et al. ESPAC-1 trial progress report: the European randomized adjuvant study comparing radiochemotherapy, 6 months chemotherapy and combination therapy versus observation in pancreatic cancer. Digestion, 1997, 58 (6): 570-577.

［31］OETTLE H, POST S, NEUHAUS P, et al. Adjuvant chemotherapy with gemcitabine vs observation in patients undergoing curative-intent resection of pancreatic cancer: a randomized controlled trial. JAMA, 2007, 297（3）: 267-277.

［32］NEOPTOLEMOS JP, STOCKEN DD, BASSI C, et al. Adjuvant chemotherapy with fluorouracil plus folinic acid vs gemcitabine following pancreatic cancer resection: a randomized controlled trial. JAMA, 2010, 304（10）: 1073-1081.

［33］UESAKA K, BOKU N, FUKUTOMI A, et al. Adjuvant chemotherapy of S-1 versus gemcitabine for resected pancreatic cancer: a phase 3, open-label, randomised, non-inferiority trial（JASPAC 01）. Lancet, 2016, 388（10041）: 248-257.

［34］NEOPTOLEMOS JP, PALMER DH, GHANEH P, et al. Comparison of adjuvant gemcitabine and capecitabine with gemcitabine monotherapy in patients with resected pancreatic cancer（ESPAC-4）: a multicentre, open-label, randomised, phase 3 trial. Lancet, 2017, 389（10073）: 1011-1024.

［35］CONROY T, HAMMEL P, HEBBAR M, et al. FOLFIRINOX or Gemcitabine as adjuvant therapy for pancreatic cancer. N Engl J Med, 2018, 379（25）: 2395-406.

［36］JANG JY, HAN Y, LEE H, et al. Oncological benefits of neoadjuvant chemoradiation with gemcitabine versus upfront surgery in patients with borderline resectable pancreatic cancer: a prospective, randomized, open-label, multicenter phase 2/3 trial. Ann Surg, 2018, 268（2）: 215-222.

［37］VERSTEIJNE E, SUKER M, GROOTHUIS K, et al. Preoperative chemoradiotherapy versus immediate surgery for resectable and borderline resectable pancreatic cancer: results of the dutch randomized phase III preopanc trial. J Clin Oncol, 2020, 38（16）: 1763-1773.

［38］SCHULTHEIS B, REUTER D, EBERT MP, et al. Gemcitabine combined with the monoclonal antibody nimotuzumab is an active first-line regimen in KRAS wildtype patients with locally advanced or metastatic pancreatic cancer: a multicenter, randomized phase II b study. Ann Oncol, 2017, 28（10）: 2429-2435.

［39］GOLAN T, HAMMEL P, RENI M, et al. Maintenance olaparib for germline brca-mutated metastatic pancreatic cancer. N Engl J Med, 2019, 381（4）: 317-327.

［40］DE ROOIJ T, VAN HILST J, VAN SANTVOORT H, et al. Minimally invasive versus open distal pancreatectomy（LEOPARD）: a multicenter patient-blinded randomized controlled trial. Ann Surg, 2019, 269（1）: 2-9.

［41］VAN HILST J, DE ROOIJ T, BOSSCHA K, et al. Laparoscopic versus open pancreatoduodenectomy for pancreatic or periampullarytumours（LEOPARD-2）: a multicentre, patient-blinded, randomised controlled phase 2/3 trial. Lancet Gastroenterol Hepatol, 2019, 4（3）: 199-207.

［42］XU J, ZHANG B, SHI S, et al. Papillary-like main pancreatic duct invaginated pancreaticojejunostomy versus duct-to-mucosa pancreaticojejunostomy after pancreaticoduodenectomy: a prospective randomized trial. Surgery, 2015, 158（5）: 1211-1218.

［43］PERINEL J, MARIETTE C, DOUSSET B, et al. Early enteral versus total parenteral nutrition in patients undergoing pancreaticoduodenectomy: a randomized multicenter controlled trial（Nutri-DPC）. Ann Surg, 2016, 264（5）: 731-737.

［44］BASSI C, MOLINARI E, MALLEO G, et al. Early versus late drain removal after standard pancreatic resections: results of a prospective randomized trial. Ann Surg, 2010, 252（2）: 207-214.

［45］CHEN N, WANG W, HUANG Y, et al. Community-based study on CKD subjects and the associated risk factors. NephroloDialTransplant, 2009, 24（7）: 2117-2123.

［46］DMITRIEVA O, DE LUSIGNAN S, MACDOUGALL IC, et al. Association of anaemia in primary care patients with chronic kidney disease: cross sectional study of quality improvement in chronic kidney disease（QICKD）trial data. Clincal Trial, 2013, 14: 24.

［47］STAUFFER ME, FAN T. Prevalence of anemia in chronic kidney disease in the United States. PloSOne, 2014, 9（1）: e84943.

［48］LI Y, SHI H, WANG WM, et al. Prevalence, awareness, and treatment of anemia in Chinese patients with nondialysis chronic kidney disease: first multicenter, cross-sectional study. Medicine, 2016, 95（24）: e3872.

［49］RN F, PS P, JD H, etal. The impact of anemia on cardiomyopathy, morbidity, and mortality in end-stage renal disease. AmJ Kidney Dis, 1996, 28（1）: 53-61.

［50］WALKER AM, SCHNEIDER G, YEAW J, etal. Anemia as a predictor of cardiovascular events in patients with elevated serum creatinine. J Am Soc Nephrol, 2006, 17（8）: 2293-2298.

［51］SINGH NP, SAHNI V, WADHWA A, et al. Effect of improvement in anemia on electroneurophysiological markers（P300）of cognitive dysfunction in chronic kidney disease. Hemodial Int, 2006, 10（3）: 267-273.

［52］North American Symptomatic Carotid Endarterectomy Trial Collaborators; BARNETT HJM, TAYLOR DW, et al. Beneficial effect of carotid endarterectomy in symptomatic patients with high-grade carotid stenosis. N Engl J Med, 1991, 325（7）: 445-453.

［53］BARNETT HJ, TAYLOR DW, ELIASZIW M, et al. Benefit of carotid endarterectomy in patients with symptomatic moderate or severe stenosis. N Engl J Med, 1998, 339（20）: 1415-1425.

［54］National Institute of Neurological Disorders and Stroke rt-PA Stroke Study Group. Tissue plasminogen activator for acute ischemic stroke. N Engl J Med, 1995, 333（24）: 1581-1587.

［55］CAST: randomised placebo-controlled trial of early aspirin use in 20, 000 patients with acute ischaemic stroke. CAST（Chinese Acute Stroke Trial）Collaborative Group. Lancet, 1997, 349（9066）: 1641-1649.

［56］The International Stroke Trial（IST）: a randomised trial of aspirin, subcutaneous heparin, both, or neither among 19435 patients with acute ischaemic stroke. International Stroke Trial Collaborative Group. Lancet, 1997, 349（9065）: 1569-1581.

［57］PROGRESS Collaborative Group. Randomised trial of a perindopril-based blood-pressure-lowering regimen among 6, 105 individuals with previous stroke or transient ischaemic attack. Lancet, 2001, 358（9287）: 1033-1041.

［58］AMARENCO P, BOGOUSSLAVSKY J, CALLAHANA, et al. High-dose atorvastatin after stroke or transient ischemic attack. N Engl J Med, 2006, 355（6）: 549-559.

［59］WANG Y, WANG Y, ZHAO X, et al. Clopidogrel with aspirin in acute minor stroke or transient ischemic attack. N Engl J Med, 2013, 369（1）: 11-19.

［60］BERKHEMER OA, FRANSEN PS, BEUMERD, et al. A randomized trial of intraarterial treatment for acute ischemic stroke. N Engl J Med, 2015, 372（1）: 11-20.

［61］CAMPBELL BC, MITCHELL PJ, KLEINIGTJ, et al. Endovascular therapy for ischemic stroke with perfusion-imaging selection. N Engl J Med, 2015, 372（11）: 1009-1018.

［62］GOYAL M, DEMCHUK AM, MENONBK, et al. Randomized assessment of rapid endovascular treatment of ischemic stroke. N Engl J Med, 2015, 372（11）: 1019-1030.

［63］SAVER JL, GOYAL M, BONAFE A, et al. Stent-retriever thrombectomy after intravenous t-PA vs. t-PA alone in stroke. N Engl J Med, 2015, 372（24）: 2285-2295.

［64］JOVIN TG, CHAMORRO A, COBOE, et al. Thrombectomy within 8 hours after symptom onset in ischemic stroke. N Engl J Med, 2015, 372（24）: 2296-2306.

［65］YANG P, ZHANG Y, ZHANG L, et al. Endovascular thrombectomy with or without intravenous alteplase in acute stroke. N Engl J Med. 2020. 382（21）: 1981-1993.

［66］中华医学会糖尿病学分会. 中国 2 型糖尿病防治指南（2020 年版）. 中华糖尿病杂志, 2021, 13（4）: 315-409.

［67］ACCORD Study Group. Long-term effects of intensive glucose lowering on cardiovascular outcomes. N Engl J Med, 2011, 364（9）: 818-828.

［68］ROSENSTOCK J, BAJAJ H S, JANEŽ A, et al. Once-weekly insulin for type 2 diabetes without previous insulin treatment. N Engl J Med, 2020, 383（22）: 2107-2116.

［69］PITT B, FILIPPATOS G, AGARWAL R, et al. Cardiovascular events with finerenone in kidney disease and type 2 diabetes. N Engl J Med, 2021, 385（24）: 2252-2263.

［70］WANG L, YU W, YIN X, et al. Prevalence of osteoporosis and fracture in China: the China osteoporosis prevalence study. JAMA Netw Open, 2021, 4（8）: e2121106-e2121106.

［71］GAO C, XU Y, LI L, et al. Prevalence of osteoporotic vertebral fracture among community-dwelling elderly in Shanghai. Chin Med J, 2019, 132（14）: 1749-1751.

［72］夏维波, 章振林, 林华, 等. 原发性骨质疏松症诊疗指南（2017）. 中国骨质疏松杂志, 2019, 10（5）: 413-443.

［73］BLACK DM, GEIGER EJ, EASTELL R, et al. Atypical femur fracture risk versus fragility fracture prevention with bisphosphonates. N Engl J Med, 2020, 383（8）: 743-753.

［74］LEBOFF MS, CHOU SH, RATLIFF KA, et al. Supplemental vitamin d and incident fractures in midlife and older adults. N Engl J Med, 2022, 387（4）: 299-309.

［75］PERKOVIC V, JARDINE M J, NEAL B, et al. Canagliflozin and renal outcomes in type 2 diabetes and nephropathy. N Eng J Med, 2019, 380（24）: 2295-2306.

［76］沈力, 于祥田, 胡承. 临床研究论文撰写及报告规范的介绍. 中华糖尿病杂志, 2022, 14（2）: 208-212.

［77］GIANNI AM, SIENA S, BREGNI M, et al. Granulocyte-macrophage colony-stimulating factor to harvest circulating haemopoietic stem cells for autotransplantation. Lancet, 1989, 2（8663）: 580-585.

［78］BENSINGER WI, MARTIN PJ, STORER B, et al. Transplantation of bone marrow as compared with peripheralblood cells from hla-identical relatives in patients with hematologic cancers. N Engl J Med, 2001, 344（3）: 175-181.

［79］P G BEATTY，R A CLIFT，E M MICKELSON，et al. Marrow transplantation from related donors other than hla-identical siblings. N Engl J Med，1985，313（13）：765-771.

［80］X-J HUANG，D-H LIU，K-Y LIU，et al. Haploidentical hematopoietic stem cell transplantation without in vitro T-cell depletion for the treatment of hematological malignancies. Bone Marrow Transplantation，2006，38（4）：291-297.

［81］COIFFIER B，LEPAGE E，BRIÈRE J，et al. Chop chemotherapy plus rituximab compared with chop alone in elderly patients with diffuse large-B-cell lymphoma. N Engl J Med，2002，346：235-242.

［82］COIFFIER B，THIEBLEMONT C，VAN DEN NESTE E，et al. Long-term outcome of patients in the LNH-98.5 trial，the first randomized study comparing rituximab-CHOP to standard CHOP chemotherapy in DLBCL patients：a study by the Groupe d'Etudes des Lymphomes de l'Adulte. Blood，2010，116（12）：2040-2045.

［83］PORTER DL，LEVINE B，KALOS M，et al. Chimeric antigen receptor-modified t cells in chronic lymphoid leukemia. N Engl J Med，2011，365（8）：725-733.

［84］ANSELL SM，LESOKHIN AM，BORRELLO I，et al. PD-1 blockade with nivolumab in relapsed or refractory hodgkin's lymphoma. N Engl J Med，2015，372（4）：311-319.

［85］DRUKER BJ，TALPAZ M，RESTA DJ，et al. Efficacy and safety of a specific inhibitor of the bcr-abl tyrosine kinase in chronic myeloid leukemia. N Engl J Med，2001，344（14）：1031-1037.

［86］DRUKER BJ，SAWYERS L，KANTARJIAN H，et al. Activity of a specific inhibitor of the bcr-abl tyrosine kinase in the blast crisis of chronic myeloid leukemia and acute lymphoblastic leukemia with the philadelphia chromosome. N Engl J Med，2001，344（14）：1038-1042.

［87］SHEN ZX，SHI ZZ，FANG J，et al. All-trans retinoic acidAs_2O_3 combination yields a high quality remission and survival in newly diagnosed acute promyelocytic leukemia. PNAS，2004，101（15）：5328-5335.

［88］ZHU HH，HUANG XJ. Oral arsenic and retinoic acid for non-high-risk acute promyelocytic leukemia. N Engl J Med，2014，371（23）：2239-2241.

［89］秦怀金，朱军.中国出生缺陷防治报告.北京：人民卫生出版社，2013.

［90］BOPPANA SB，ROSS SA，SHIMAMURA M，et al. Saliva polymerase-chain-reaction assay for cytomegalovirus screening in newborns. N Engl J Med，2011，364（22）：2111-2118.

［91］WROBLEWSKA-SENIUK KE，DABROWSKI P，SZYFTER W，et al. Universal newborn hearing screening：methods and results，obstacles，and benefits. Pediatric research，2017，81（3）：415-422.

［92］PATIL J，PATIL L，PARACHURI N，et al. Smartphone based ROP（S-ROP）screening-opportunities and challenges. Eye（Lond），2020，34（9）：1512-1514.

［93］HOPKINS MK，DUGOFF L，KULLER JA. Congenital heart disease：prenatal diagnosis and genetic associations. ObstetGynecol Surv，2019，74（8）：497-503.

［94］韩冰，历建强，兰兰，等.中国内地新生儿听力筛查情况的回顾性分析.听力学及言语疾病杂志，2012，20（1）：6-11.

［95］黄国英.我国开展新生儿先天性心脏病筛查的重要性.中华儿科杂志，2017，55（4）：3.

［96］ZHAO QM，MA XJ，GE XL，et al. Pulse oximetry with clinical assessment to screen for congenital heart disease in neonates in China：a prospective study. Lancet（Lond），2014，384（9945）：747-754.

［97］SINGH A, EWER AK. Pulse oximetry screening for critical congenital heart defects: a UK national survey. Lancet(Lond), 2013, 381(9866): 535.

［98］MARKS HM. The 1954 Salk poliomyelitis vaccine field trial. Clinical Trials, 2011, 8(2): 224-234.

［99］JAFARI H, DESHPANDE JM, SUTTER RW, et al. Polio eradication. Efficacy of inactivated poliovirus vaccine in India. Science(New York, NY), 2014, 345(6199): 922-925.

［100］ZHU F, XU W, XIA J, et al. Efficacy, safety, and immunogenicity of an enterovirus 71 vaccine in China. N Engl J Med, 2014, 370(9): 818-828.

［101］LI R, LIU L, MO Z, et al. An inactivated enterovirus 71 vaccine in healthy children. N Engl J Med, 2014, 370(9): 829-837.

［102］HOSKINS JA, JACK G, WADE HE, et al. Enzymatic control of phenylalanine intake in phenylketonuria. Lancet(Lond), 1980, 1(8165): 392-394.

［103］PUURUNEN MK, VOCKLEY J, SEARLE SL, et al. Safety and pharmacodynamics of an engineered E. coli Nissle for the treatment of phenylketonuria: a first-in-human phase 1/2a study. Nature Metabolism, 2021, 3(8): 1125-1132.

［104］HUANG ME, YE YC, CHEN SR, et al. Use of all-trans retinoic acid in the treatment of acute promyelocytic leukemia. Blood, 1988, 72(2): 567-572.

［105］RAO Y, LI R, ZHANG D. A drug from poison: how the therapeutic effect of arsenic trioxide on acute promyelocytic leukemia was discovered. Science China Life sciences, 2013, 56(6): 495-502.

［106］ZHENG H, JIANG H, HU S, et al. Arsenic combined with all-trans retinoic acid for pediatric acute promyelocytic leukemia: report from the CCLG-APL2016 protocol study. J Clin Oncol, 2021, 39(28): 3161-3170.

［107］XU T, WANG B, LIU H, et al. Prevalence and causes of vision loss in China from 1990 to 2019: findings from the Global Burden of Disease Study 2019. Lancet Public Health, 2020, 5(12): e682-e691.

［108］CHIA A, LU QS, TAN D. Five-year clinical trial on atropine for the treatment of myopia 2: myopia control with atropine 0.01% eyedrops. Ophthalmology, 2016, 123(2): 391-399.

［109］HE M, XIANG F, ZENG Y, et al. Effect of time spent outdoors at school on the development of myopia among children in China: A Randomized Clinical Trial. JAMA, 2015, 314(11): 1142-1148.

［110］CHO P, CHEUNG SW. Retardation of myopia in Orthokeratology(ROMIO)study: a 2-year randomized clinical trial. Invest Ophthalmol Vis Sci, 2012, 53(11): 7077-7085.

［111］WALLINE JJ, WALKER MK, MUTTI DO, et al.BLINK study group. effect of high add power, medium add power, or single-vision contact lenses on myopia progression in children: The blink randomized clinical trial. JAMA, 2020, 324(6): 571-580.

［112］JIANG Y, ZHU Z, TAN X, et al. Effect of repeated low-level red-light therapy for myopia control in children: a multicenter randomized controlled trial. Ophthalmology, 2022, 129(5): 509-519.

［113］Collaborative Normal-Tension Glaucoma Study Group. The effectiveness of intraocular pressure reduction in the treatment of normal-tension glaucoma. Am J Ophthalmol, 1998, 126(4): 498-505.

［114］LICHTER PR, MUSCH DC, GILLESPIE BW, et al. CIGTS study group. interim clinical outcomes in the collaborative initial glaucoma treatment study comparing initial treatment randomized to medications or surgery.

Ophthalmology, 2001, 108（11）: 1943-1953.

［115］KASS MA, HEUER DK, HIGGINBOTHAM EJ, et al. The Ocular Hypertension Treatment Study: a randomized trial determines that topical ocular hypotensive medication delays or prevents the onset of primary open-angle glaucoma. Arch Ophthalmol, 2002, 120（6）: 701-713; discussion 829-830.

［116］The Diabetic Retinopathy Study Research Group. Preliminary report on effects of photocoagulation therapy. Am J Ophthalmol, 1976, 81（4）: 383-396.

［117］NATHAN DM, GENUTH S, LACHIN J, et al. The effect of intensive treatment of diabetes on the development and progression of long-term complications in insulin-dependent diabetes mellitus. N Engl J Med, 1993, 329（14）: 977-986.

［118］Age-Related Eye Disease Study Research Group. A randomized, placebo-controlled, clinical trial of high-dose supplementation with vitamins C and E, beta caroteneand zinc for age-related macular degeneration and vision loss: AREDS report no. 8. Arch Ophthalmol, 2001, 119（10）: 1417-1436.

［119］ROSENFELD PJ, BROWN DM, HEIER JS, et al. MARINA Study Group. Ranibizumab for neovascular age-related macular degeneration. N Engl J Med, 2006, 355（14）: 1419-1431.

［120］KOROBELNIK JF, DO DV, SCHMIDT-ERFURTH U, et al. Intravitreal aflibercept for diabetic macular edema. Ophthalmology, 2014, 121（11）: 2247-2254.

［121］HE X, SANKARIDURG P, WANG J, et al. Time outdoors in reducing myopia: a school-based cluster randomized trial with objective monitoring of outdoor time and light intensity. Ophthalmology, 2022, S0161-6420（22）00483-3.

［122］HE X, ZHAO R, SANKARIDURG P, et al. Design and methodology of the Shanghai child and adolescent large-scale eye study（SCALE）. Clin Exp Ophthalmol, 2018, 46（4）: 329-338.

［123］HE X, DENG J, XU X, et al. Design and Pilot data of the high myopia registration study: Shanghai Child and Adolescent Large-scale Eye Study（SCALE-HM）. Acta Ophthalmol, 2021, 99（4）: e489-e500.

［124］王永炎, 刘保延, 谢雁鸣. 应用循证医学方法构建中医临床评价体系. 中国中医基础医学杂志, 2003,（3）: 17-23.

［125］申春悌, 张磊, 王忠, 等. 试论证候类中药新药临床试验四诊信息采集规范. 中医杂志, 2013, 54（15）: 1265-1267.

［126］元唯安, 唐健元, 高蕊, 等. 中药新药临床试验质量控制关键问题的专家共识. 中国中药杂志, 2021, 46（7）: 1701-1705.

［127］陈路平, 刘保成, 吕爱平, 等. 中医证候与精准医学结合创新诊疗模式——精准证候医学. 中国中西医结合杂志, 1-4［2022-10~24］.DOI: 10.7661/j.cjim.20220810.317.

［128］李超, 鞠建庆, 潘文慧, 等. 基于血清代谢组学的高血压病中医证型代谢模式差异分析. 中华中医药杂志, 2021, 36（9）: 5515-5520.

［129］ZHAO L, LI D, ZHENG H, et al. Acupuncture as adjunctive therapy for chronic stable angina: a randomized clinical trial. JAMA Internal Medicine, 2019, 179（10）: 1388-1397.

［130］HE Y, GUO X, MAY BH, et al. Clinical evidence for association of acupuncture and acupressure with improved cancer pain: a systematic review and meta-analysis. JAMA Oncology, 2020, 6（2）: 271-278.

［131］ZHAO L, CHEN J, LI Y, et al. The Long-term effect of acupuncture for migraine prophylaxis: a randomized clinical trial. JAMA Internal Medicine, 2017, 177（4）: 508-515.

［132］SUN Y, LIU Y, LIU B, et al. Efficacy of acupuncture for chronic prostatitis/chronic pelvic pain syndrome: A randomized trial .Ann Intern Med, 2021, 174（10）: 1357-1366.

［133］LIU Z, LIU Y, XU H, et al. Effect of electroacupuncture on urinary leakage among women with stress urinary incontinence: a randomized clinical trial. JAMA, 2017, 317（24）: 2493-2501.

［134］ZHANG Y-Q, JING X, GUYATT G. Improving acupuncture research: progress, guidance and future directions. BMJ, 2022, 376: o487.

［135］FEI YT, CAO HJ, XIA RY, et al. Methodological challenges in design and conduct of randomised controlled trials in acupuncture. BMJ, 2022, 376: e064345.

［136］LI H, JIN X, HERMAN PM, et al. Using economic evaluations to support acupuncture reimbursement decisions: current evidence and gaps. BMJ, 2022, 376: e067477.

［137］LU L, ZHANG Y, TANG X, et al. Evidence on acupuncture therapies is underused in clinical practice and health policy. BMJ, 2022, 376: e067475.

［138］ZHANG YQ, LU L, XU N, et al. Increasing the usefulness of acupuncture guideline recommendations. BMJ, 2022, 376: e070533.

［139］ZHANG YQ, JIAO RM, WITT CM, et al. How to design high quality acupuncture trials—a consensus informed by evidence. BMJ, 2022, 376: e067476.

［140］TANG X, SHI X, ZHAO H, et al. Characteristics and quality of clinical practice guidelines addressing acupuncture interventions: a systematic survey of 133 guidelines and 433 acupuncture recommendations. BMJ Open, 2022, 12（2）: e058834.

［141］刘迈兰,唐勇,梁繁荣. 构建循证针灸学的思路和方法. 中国针灸, 2008,（S1 vo 28）: 94-95.

［142］YUN XU, JUN J.MAO, LINGYUN SUN, et al. Association between use of traditional chinese medicine herbal therapy and survival outcomes in patients with stage Ⅱ and Ⅲ colorectal cancer: a multicenter prospective cohort study. J Natl Cancer Inst Monogr, 2017, 2017（52）: lgx015.

附录 13-1 胜任力、级别及考核目录

胜任力类别	知识培训	级别考核			参考资源
		初级	中级	高级	
医学护理与统计	医学及护理基础知识	√			大学课程 各类疾病相关诊治指南
	研究设计与方法		√		GCP 培训班
	临床试验数据管理		√	√	GCP 培训班
	生物统计基础		√	√	GCP 培训班
受试者保护与法规依从	《药物临床试验机构管理规定》		√		GCP 培训班及 NMPA 网站
	《医疗器械临床试验质量管理规范》	√			GCP 培训班及 NMPA 网站
	《药物临床试验质量管理规范》	√			GCP 培训班及 NMPA 网站
	《涉及人的生物医学研究伦理审查办法》	√			GCP 培训班及 NMPA 网站
	《药品注册管理办法》		√	√	GCP 培训班及 NMPA 网站
	《中华人民共和国人类遗传资源管理条例》		√	√	GCP 培训班及 NMPA 网站
	《医疗器械临床试验机构条件和备案管理办法》		√	√	GCP 培训班及 NMPA 网站
	《药品管理法》		√	√	GCP 培训班及 NMPA 网站
	《诊断试剂临床试验质量管理规范》	√			GCP 培训班及 NMPA 网站
	《赫尔辛基宣言》	√			GCP 培训班及 NMPA 网站
研究管理专科知识	设备管理		√		行业共识
	计划与实施	√	√	√	研究护士指南
	受试者管理	√			研究护士指南
	受试者宣教	√			研究护士指南
	安全性管理	√			研究护士指南
	试验药物管理	√			研究护士指南
	试验器械与试剂管理	√			研究护士指南
	样本收集与管理	√			研究护士指南
	数据管理	√			研究护士指南
	合同与经费管理		√	√	研究护士指南
	文件管理	√			研究护士指南
	物资管理	√			研究护士指南
	沟通协调	√	√		研究护士指南
	项目护理工作	√			研究护士指南
项目实施实践技能	启动基础工作	√			研究护士指南
	项目各类审查申请与跟进	√			研究护士指南
	项目启动工作	√	√	√	研究护士指南
	受试者招募实践	√			研究护士指南
	受试者筛选与知情同意	√			研究护士指南

续表

胜任力类别	知识培训	级别考核			参考资源
		初级	中级	高级	
项目实施实践技能	受试者入组访视	√			研究护士指南
	受试者访视管理	√			研究护士指南
	项目结题管理	√			研究护士指南
	CRF 录入	√			研究护士指南
	与试验相关的护理技能	√			研究护士指南
职业能力	沟通协调能力	√			实践学习与带教
	计划、组织与管理能力	√			实践学习与带教
	教育能力		√		实践学习与带教
	评判性思维		√		实践学习与带教
	慎独精神		√		实践学习与带教
	不断学习能力		√		实践学习与带教
	团队合作精神		√		实践学习与带教